根据《住院医师规范化培训内容与标准(2022年版)》及
住院医师规范化培训结业考核大纲编写
国家卫生健康委员会住院医师规范化培训规划教材

口腔医学
口腔病理科分册

Clinically Oral Pathology

第 2 版

主　编　钟　鸣　王　洁

副主编　李铁军　陈　宇　周　峻　肖　晶

编　　者（按姓氏笔画排序）

王　洁　河北医科大学口腔医院　　　　　　　　张建运　北京大学口腔医院

王海丞　同济大学附属口腔医院　　　　　　　　张艳宁　河北医科大学口腔医院

田　臻　上海交通大学医学院附属第九人民医院　陈　宇　四川大学华西口腔医院

刘　超　大连医科大学附属口腔医院　　　　　　陈小华　中山大学附属口腔医院

刘森茉　中国人民解放军总医院第一医学中心　　陈新明　武汉大学口腔医院

汤亚玲　四川大学华西口腔医院　　　　　　　　周　峻　空军军医大学第三附属医院

李铁军　北京大学口腔医院　　　　　　　　　　胡　赟　贵州医科大学附属口腔医院

肖　晶　大连医科大学口腔医学院　　　　　　　钟　鸣　中国医科大学附属口腔医院

张佳莉　武汉大学口腔医院　　　　　　　　　　韩　琪　四川大学华西口腔医院

主编助理（按姓氏笔画排序）

张佳莉　武汉大学口腔医院

张艳宁　河北医科大学口腔医院

人民卫生出版社
·北　京·

图书在版编目（CIP）数据

口腔医学 . 口腔病理科分册 / 钟鸣，王洁主编.
2 版 . -- 北京 ：人民卫生出版社，2024. 11. --（国家
卫生健康委员会住院医师规范化培训规划教材）.
ISBN 978-7-117-37121-6

I. R78
中国国家版本馆 CIP 数据核字第 2024F5Z967 号

人卫智网	www.ipmph.com	医学教育、学术、考试、健康，
		购书智慧智能综合服务平台
人卫官网	www.pmph.com	人卫官方资讯发布平台

口腔医学　　口腔病理科分册

Kouqiang Yixue　Kouqiang Binglike Fence
第 2 版

主　　编：钟　鸣　王　洁
出版发行：人民卫生出版社（中继线 010-59780011）
地　　址：北京市朝阳区潘家园南里 19 号
邮　　编：100021
E - mail：pmph @ pmph.com
购书热线：010-59787592　010-59787584　010-65264830
印　　刷：人卫印务（北京）有限公司
经　　销：新华书店
开　　本：889×1194　1/16　　印张：41
字　　数：1269 千字
版　　次：2016 年 1 月第 1 版　　2024 年 11 月第 2 版
印　　次：2025 年 1 月第 1 次印刷
标准书号：ISBN 978-7-117-37121-6
定　　价：158.00 元
打击盗版举报电话：010-59787491　E-mail：WQ @ pmph.com
质量问题联系电话：010-59787234　E-mail：zhiliang @ pmph.com
数字融合服务电话：4001118166　　E-mail：zengzhi @ pmph.com

出 版 说 明

为配合 2013 年 12 月 31 日国家卫生和计划生育委员会等 7 部门颁布的《关于建立住院医师规范化培训制度的指导意见》，人民卫生出版社于 2015 年推出了第一轮口腔住院医师规范化培训规划教材，在建立院校教育、毕业后教育、继续教育三阶段有机衔接的具有中国特色的标准化、规范化口腔临床医学人才培养体系中起到了重要作用。在全国各口腔住院医师规范化培训基地使用期间，人民卫生出版社对教材使用情况开展了深入调研，全面征求基地带教老师和学员的意见与建议，有针对性地进行了研究与论证，并在此基础上全面启动第二轮教材修订。

第二轮教材依然秉承以下编写原则：①坚持"三个对接"，与 5 年制的院校教育对接、与执业医师考试和住培考核对接、与专科医师培养与准入对接；②强调"三个转化"，在院校教育强调"三基"的基础上，本阶段强调将基本理论转化为临床实践、基本知识转化为临床思维、基本技能转化为临床能力；③培养"三种素质"，职业素质、人文素质和综合素质；④实现"三医目标"，即医病、医身、医心，不仅要诊治单个疾病，而且要关注患者整体，更要关爱患者心理。最终全面提升我国住院医师"六大核心能力"，即职业素养、知识技能、患者照护、沟通合作、教学科研和终身学习的能力。

第二轮教材的修订和编写特点如下：

1. 本套教材共 7 种，包含 7 个口腔医学亚专业。各专业教材围绕国家卫生健康委员会颁布的《住院医师规范化培训内容与标准（2022 年版）》及住院医师规范化培训结业考核大纲，充分考虑口腔医学各亚专业的培训特点，能够符合不同地区、不同层次的培训需求。

2. 强调"规范化"和"普适性"，实现培训过程与内容的统一标准和规范化。其中，临床流程、思维与诊治均按照口腔医学各亚专业的临床诊疗指南、临床路径、专家共识及编写专家组一致认可的诊疗规范进行编写。在编写过程中反复征集带教老师和学员的意见并不断完善，实现"从临床中来，到临床中去"。

3. 本套教材不同于口腔本科院校教材的传统模式，注重体现基于问题的学习（PBL）和基于案例的学习（CBL）的教学方法，符合毕业后教育特点，并为下一阶段口腔专科医师培养打下坚实的基础。

4. 充分发挥融合出版的优势，配以数字资源，包括操作视频、习题等。通过二维码形式与纸质内容紧密结合，打造优质适用的新形态教材。

本套教材是在全面实施以"5+3"为主体的临床医学人才培养体系，持续深化医学教育改革，培养和建设一支面向国家重大需求、面向人民生命健康需要的临床医师队伍的背景下组织编写的，希望全国各口腔住院医师规范化培训基地和广大师生在使用过程中提供宝贵意见。

主 编 简 介

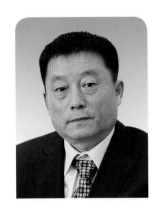

钟 鸣

　　男，1955年7月22日出生于辽宁省沈阳市，二级教授、主任医师、博士研究生导师、国际牙医师学院院士、国际牙科研究会会员、享受国务院政府特殊津贴专家、"辽宁名医"、中国医科大学口腔医学院终身教授、厦门医学院客座教授、厦门医学院附属口腔医院特聘专家，曾任厦门大学附属翔安医院口腔科主任。

　　任中华口腔医学会第六届口腔病理学专业委员会主任委员，辽宁省口腔医学会口腔生物学与病理学专业委员会第七届主任委员，中国医科大学第七届学位评定委员会委员，厦门大学附属翔安医院学术委员会委员。国家卫生和计划生育委员会住院医师规范化培训规划教材《口腔医学 口腔病理科分册》第1版主编，人民卫生出版社中国医学教育题库（口腔医学题库）之口腔组织病理学主编，《口腔组织病理学》（第6版、第7版、第8版）编者，《上海口腔医学》《现代口腔医学杂志》《口腔生物医学》《中国实用口腔科杂志》《国际口腔医学杂志》编委。

　　担任3项国家自然科学基金项目第一负责人，承担省市级课题15项（第一负责人11项，第二负责人4项）总计300余万。获辽宁省科学技术奖二等奖2项（第一完成人），辽宁省科学技术奖三等奖4项。在国内外杂志发表相关论文180余篇，担任副主编出版论著4部，参编论著7部。先后培养博士后3名，博士生15人，硕士生38人。

主 编 简 介

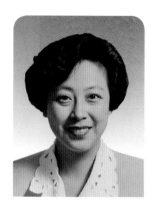

王 洁

女,1955 年 11 月出生于重庆市,医学博士、二级教授、主任医师、博士研究生导师、国际牙医师学院院士、享受国务院政府特殊津贴专家。1982 年 12 月毕业于四川医学院(现四川大学华西临床医学院),获医学学士学位。1993 年 7 月毕业于北京医科大学口腔医学院,获博士学位(口腔组织病理学专业)。1999 年 1 月至 2001 年 2 月,在美国东田纳西州立大学医学院从事博士后研究工作。河北医科大学病理学及病理生理学博士点创使人之一。河北医科大学口腔医院口腔病理科主任、口腔基础医学教研室主任,河北省口腔医学重点实验室主任。河北省有突出贡献的中青年专家,中华口腔医学会第一届至第五届理事,中华口腔医学会第四届至第六届口腔病理学专业委员会常委,中华口腔医学会第七届、第八届口腔病理学专业委员会顾问。中华口腔医学会第一届口腔生物医学专业委员会委员。教育部高等学校口腔医学类专业教学指导委员会委员、全国高等学校口腔医学专业第五届教材评审委员会委员。主编《口腔医学 口腔病理科分册》第 1 版,参编全国高等学校教材、国家卫生健康委员会"十三五"规划教材《口腔组织病理学》(第 8 版)。《中华口腔医学杂志》特约审稿专家,《实用口腔医学杂志》编委,《现代口腔医学杂志》编委。

从事口腔组织病理学医疗、教学、科研工作 40 余年。潜心于唾液腺肿瘤系列研究数十年,在国内外首次阐明了唾液腺肿瘤性肌上皮细胞分泌产生的蛋白多糖是唾液腺肿瘤增殖、侵袭、转移、迁徙,嗜神经生长及种植性生长等生物学行为发生的主要原因。阐明了蛋白多糖是唾液腺腺样囊性癌"嗜神经生长、肺转移"发生的重要原因。揭示了临床上蛋白多糖泄漏是导致唾液腺多形性腺瘤"好种植、易复发"的主要原因。培养博士研究生 24 人,硕士研究生 20 人。主持国家自然科学基金课题 2 项,河北省自然科学基金课题 5 项。在国内外发表第一作者及通信作者论文 100 余篇。主编教材 1 部,参编教材 1 部、学术著作 7 部。获省部级科学技术进步奖 6 项,获发明专利 1 项。

前　言

口腔病理学是病理学的分支学科,是口腔医学的重要组成部分。在口腔医学教育中,口腔病理学是口腔基础医学与口腔临床医学的桥梁课程,揭示疾病的病理变化及发生发展规律。在口腔临床医学中,口腔病理学为口腔颌面部疾病、肿瘤和瘤样病变的诊断、鉴别诊断及临床治疗,提供最后也是最权威的临床诊断。免疫病理学及分子病理学的不断发展,为口腔临床病理的诊断提供了新技术和新方法。

本教材是口腔住院医师规范化培训系列教材之一,根据口腔病理科住院医师规范化培训的目的和要求编写,将口腔临床病理的理论知识与临床技能相结合。全书共十三章,系统介绍了口腔临床病理技术学、牙体与牙周组织疾病、口腔黏膜疾病、口腔黏膜肿瘤及瘤样病变、唾液腺非肿瘤性疾病、唾液腺肿瘤、口腔颌面部囊肿、牙源性肿瘤和瘤样病变、颞下颌关节疾病、颌骨疾病、软组织肿瘤和恶性淋巴瘤的诊断及鉴别诊断,以及颌面部先天性发育畸形,并附有临床病例及病例讨论。其中,口腔黏膜肿瘤及瘤样病变、唾液腺肿瘤、牙源性肿瘤和瘤样病变、颌骨疾病、软组织肿瘤等章节,按照世界卫生组织(WHO)的新分类进行了新的修改和补充。每章着重介绍口腔颌面部的常见病和多发病,个别介绍疑难和少见病例。从临床病理诊断实际出发,针对具体问题,提出解决问题的思路框架,以培养年轻医师建立正确的临床病理诊断思路。各章节以大量的组织学图片阐述疾病的病理变化,并将重要的知识点总结列出,便于年轻医师理解和掌握。在各章节的知识拓展中,还介绍了口腔临床病理学的新进展、分子遗传学研究等内容。

在口腔临床病理技术学中,介绍了口腔病理科住院医师需要掌握的基本知识和基本技能,如常规的标本固定取材方法、染色方法,包括特殊染色及免疫组织化学方法,以及电子显微镜技术和分子生物学技术。每种方法都附有结果图片,做到图文并茂。本教材不仅可以作为口腔病理科住院医师、口腔其他临床住院医师的规范化培训教材,同时也可作为临床病理医师、研究生、进修生的参考教材。

借此书完成之际,谨向为口腔病理事业奉献一生的老一辈口腔病理学专家致以最崇高的敬意!感谢他们对我们的言传身教和辛勤培养,我们将铭记教诲,不忘初心,不辱使命,把口腔临床病理学的基本知识、基本理论和基本技能传授下去,更要把老一辈的敬业精神传承下去,使口腔病理学科不断发展壮大。

此版教材尚有很多不足之处,敬请各位专家、同行批评指正。

钟　鸣　王　洁

2024 年 10 月

目 录

第一章 口腔临床病理技术学

第一节 大体标本的处理

一、大体标本的固定

1. 常规外检标本的固定　手术或活检取材的新鲜标本,应立即固定于 10% 中性甲醛(福尔马林)中。标本应放在体积适宜的容器内,完全浸泡在固定液里,固定液量应是组织体积的 5 倍以上。大标本通常固定 24 小时以上,小标本固定 12 小时以上。10% 中性甲醛可长期保存标本。一般在标本制作切片之前转入乙醇-甲醛固定液(AF 液)中 1~2 小时,AF 液通常是一种过渡固定液。

（1）10% 中性甲醛固定液:40% 甲醛(原液)100mL、磷酸氢二钠 6.5g、磷酸二氢钠 4g、蒸馏水 900mL 混匀,溶解。

（2）乙醇-甲醛固定液(AF 液):甲醛 100mL,95% 乙醇 900mL。

2. 组织化学染色(特殊染色)标本的固定

（1）糖原染色采用新鲜标本,固定于 Carnoy 液中。

Carnoy 固定液的配制:无水乙醇 60mL,氯仿 30mL,冰醋酸 10mL(即无水乙醇:氯仿:冰醋酸=6:3:1),现用现配,4℃固定保存。

（2）酶组织化学染色标本,采用冷丙酮(4℃)固定。

（3）脂肪组织染色标本,加上 OCT 包埋剂后冷冻切片。

（4）其他组织化学染色标本,采用 10% 中性甲醛固定。

3. 免疫组织化学标本的固定

（1）免疫荧光标记的新鲜组织标本,采用冷冻切片,丙酮固定。

（2）细胞涂片或细胞爬片(即细胞爬在圆形盖玻片上),采用丙酮固定。

（3）其他免疫组织化学染色的组织标本,采用 10% 中性甲醛固定。

4. 电镜标本的固定　新鲜组织标本或细胞采用 1/15mol/L 磷酸盐缓冲液(phosphate buffered saline,PBS)稀释戊二醛原液作为固定液。戊二醛需要新鲜配制,放置于 4℃冰箱保存。当固定液出现混浊、絮状物或 pH(7.2~7.4)不准确时,不能使用,需要重新配制。

（1）透射电镜的新鲜组织标本,固定于 4% 戊二醛(磷酸盐缓冲液 A 液 11mL 与 B 液 55mL 混合,再加入 50% 戊二醛原液 6mL,混匀,pH 7.2~7.4)4 小时以上。

（2）透射电镜的细胞标本,细胞离心成团后,沿离心管壁加入 2.5% 戊二醛(磷酸盐缓冲液 A 液 20mL 与 B 液 80mL 混合后取 95mL,再加入 50% 戊二醛原液 5mL,混匀,pH 7.2~7.4),固定 4 小时以上,4℃保存,静止不晃动。

（3）扫描电镜标本,固定于 2.5% 戊二醛(配制方法同上)1~3 小时。

（4）磷酸盐缓冲液(PBS)的配制

1）A 液:磷酸二氢钾 1.816g 溶于双蒸水 200mL。

2）B 液:磷酸氢二钠 5.5g 溶于双蒸水 200mL。

3）1/15mol/L 磷酸盐缓冲液:A 液 25mL 加入 B 液 75mL(pH 7.2),或 A 液 20mL 加入 B 液 80mL(pH 7.4)。

5. 遗传学研究的标本固定

（1）原位杂交

1）组织标本采用 10% 中性甲醛固定,石蜡包埋。

2）冷冻切片或细胞涂片,采用 4% 多聚甲醛固定。

（2）提取 DNA 和 RNA:新鲜标本经液氮冷冻后,保存于 −80℃ 或 −150℃ 冰柜中。

（3）染色体核型分析

1）新鲜标本培养于含 20% 小牛血清、植物血凝素和双抗的 RPMI 1640 培养液中 68~70 小时。

2）细胞培养后,固定于甲醇:冰醋酸=3:1 的固定液中（详见本章第七节）。

【问题】为什么不宜单独采用乙醇直接或长期固定大体标本?

思路:乙醇具有很强的脱水能力。单独使用乙醇固定后的标本收缩变形,质地变硬,给切片制作带来困难。乙醇可以破坏和吸收大体标本中的一些成分,如破坏黏液细胞、吸收水分和黏液等,造成人工假象,给病理诊断带来困难和误区。

标本的固定方法

1. 常规石蜡标本　采用 10% 中性甲醛液固定。

2. 骨标本　采用 10% 中性甲醛液固定后,5% 硝酸脱钙液或乙二胺四乙酸（ethylene diamine tetraacetic acid,EDTA）脱钙液脱钙。

3. 冷冻标本　不固定,加上包埋剂（OCT 包埋剂）后冷冻切片。

4. 免疫荧光标记的标本或细胞涂片　采用丙酮固定。

5. 透射电镜组织标本　采用 4% 戊二醛液固定。

6. 透射电镜细胞标本　采用 2.5% 戊二醛固定。

7. 扫描电镜标本　采用 2.5% 戊二醛固定。

8. 糖原特殊染色标本　采用 Carnoy 液固定。

9. 酶组织化学标本　采用冷丙酮（4℃）固定。

10. 原位杂交的组织标本　采用 10% 中性甲醛固定。

11. 原位杂交的冷冻切片或细胞涂片　采用 4% 多聚甲醛固定。

12. 遗传学提取 DNA 和 RNA 的标本　经液氮冷冻后,保存于 −80℃ 或 −150℃ 冰柜中。

13. 染色体核型分析的新鲜标本　经细胞培养后,固定于甲醇:冰醋酸=3:1 的固定液。

二、大体标本的取材

验收送检的大体标本,核对患者姓名、性别、年龄、编号。取材前,先描述和记录标本的体积、数量、形态和质地。取材时,需要锋利的长刀、剪子、尺子和镊子。分切标本时,右手持刀,从刀根部下刀（图 1-1-1A）。由后往前切下,从标本的最大径切开（图 1-1-1B）。如果一刀没切透,将刀提起,再从刀根部下刀,切开标本。切忌来回切割,造成组织挤压。标本打开后,从最大径取一个平面的组织（图 1-1-1C、D）,分切成小块（图 1-1-1E）,取材的组织块大小不宜超过 2.0cm×1.5cm×0.3cm。用镊子轻轻地将标本放入包埋盒内（图 1-1-1F）,不可用力挤压标本。用铅笔在包埋盒上写明标本的病理号及小号。将分切后的组织块平放在包埋盒中,闭合包埋盒的盖子（图 1-1-1G、H）,将标本继续固定于 10% 中性甲醛中。

1. 肿瘤标本的取材　取材前首先观察肿瘤大体形态,有无包膜,包膜是否完整。采用长刀从肿瘤最大径切开。描述肿瘤剖面,如实性、囊性、部分实性或部分囊性,边界是否清楚。取材一个平面,将肿瘤平面分切,编小号,绘图。病理诊断时在显微镜下重建肿瘤的平面结构。

2. 囊肿标本的取材　采用剪刀剪开部分囊壁,观察和计算囊内容物的性质、含量和颜色。再用长刀切开囊肿的实性部分,取材一个平面。囊壁在石蜡包埋时,包埋面应包括纤维囊壁和上皮衬里。标本编小号,绘图。病理诊断时在显微镜下重建囊壁的平面结构。

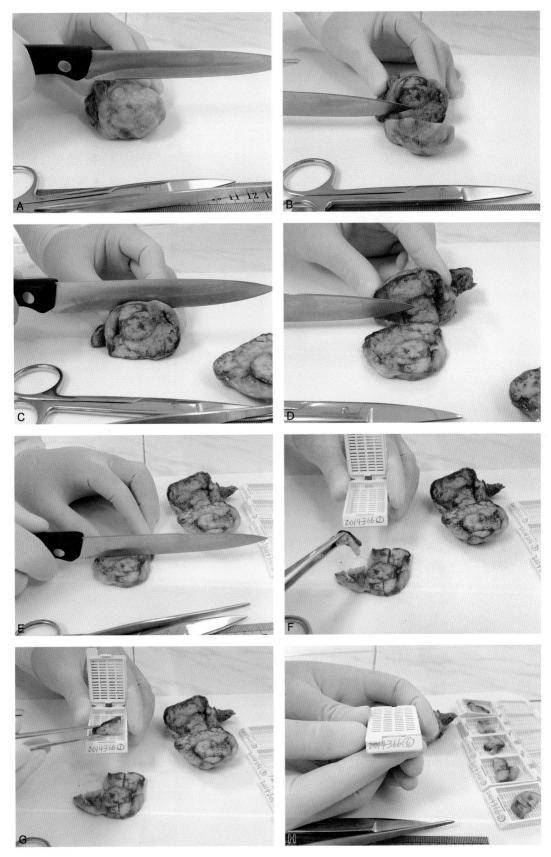

图 1-1-1　大体标本的分切

A. 从刀根部下刀；B. 沿标本的最大径切开；C、D. 从最大径取一个平面的组织；E. 将标本分切成小块；F. 用镊子将标本放入写有病理号的包埋盒内；G、H. 平放标本块后，闭合包埋盒的盖子。

3. 黏膜或皮肤标本的取材　需要先分清黏膜面(一般黏膜面颜色发白)或皮肤表面。取材时从黏膜表面或皮肤表面下刀分切。取材一个平面,编小号。取材的平面将是石蜡包埋的包埋面,应包括黏膜组织的黏膜层和黏膜下层,或皮肤组织的表皮和真皮。

4. 颌骨标本的取材　颌骨标本不规则,常带有牙齿。取材时可采用钢丝锯、钢锯或在骨组织病理切割机上分切。骨组织病理切割机分切颌骨标本时,先调节机器挡板,控制标本分切厚度(图 1-1-2A,图 1-1-2B)。从标本最大径切开,上颌骨沿唇腭面或颊腭面方向分切,下颌骨沿唇舌面或颊舌面方向分切(图 1-1-2C~图 1-1-2H)。取材标本的大小为 1.5cm×1.0cm×0.3cm,厚度不宜超过 0.5cm。

5. 冷冻切片标本的取材　仔细观察送检的标本,选取最具有代表性的组织进行冷冻切片。冷冻切片剩余的组织(冰剩)及冷冻切片同一组织块(冰对)的标本,都必须进行石蜡包埋切片,与冷冻切片对照。

6. 活检标本的取材　当活检标本最大径>1cm 时,应进行分切。当活检标本最大径<0.2cm 时,采用伊红点染标本,使之容易辨认。小标本用纱布包裹后,放入写有病理号的包埋盒中。

7. 针吸标本的取材

(1) 针吸的软组织标本:采用伊红点染标本,用纱布包裹,放入写有病理号的包埋盒中。

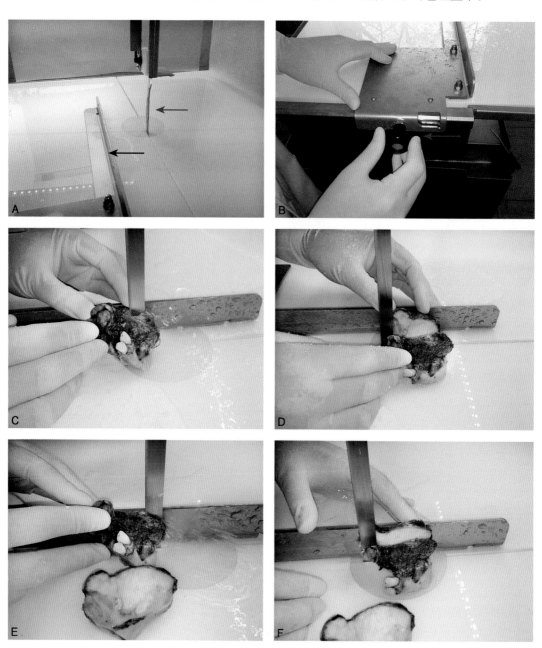

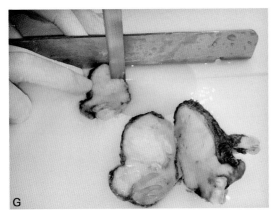
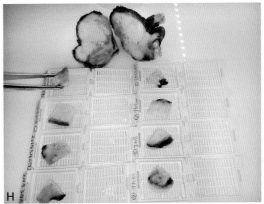

图 1-1-2 骨标本的分切

A.红色激光线显示标本推进方向,切割刀片(红色箭头示)垂直分切标本,分切时标本紧贴挡板(黑色箭头示);B.用松动旋钮(红色箭头示)调节挡板与标本的距离,控制标本分切厚度;C、D.从最大径切开骨标本;E、F.切取肿瘤组织一个平面;G、H.分切标本,放入写有病理号的包埋盒内。

（2）针吸的细胞标本:进行细胞涂片。采用乙醇-冰醋酸液(95% 乙醇:冰醋酸=99:1)固定。如果细胞量较大,可用纱布包裹,放入写有病理号的包埋盒中。

（3）针吸的液体标本:离心后收集沉淀,进行涂片。采用乙醇-冰醋酸液(95% 乙醇:冰醋酸=99:1)固定。如果离心后获取的沉淀物较多,可用纱布包裹,放入写有病理号的包埋盒中。

8. 淋巴结标本的取材 从淋巴结的最大径切开,保留淋巴结及被膜的完整性。切取淋巴结的一个平面,厚度为 0.2~0.3cm。放入写有病理号的包埋盒中。

9. 电镜标本的取材 将电镜标本浸泡在适当浓度的戊二醛中,置于蜡片上分切。将双面剃须刀片对折后,十字交叉分切标本(图 1-1-3A)。透射电镜标本分切为 1mm×1mm×1mm 大小的组织块。扫描电镜标本分切为直径不超过 2mm,高度不超过 5mm 的组织块。用 2 根牙签将分切后的标本放入装有适当浓度的戊二醛小瓶中(图 1-1-3B)。不要使用镊子,以免挤压组织。

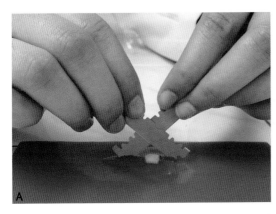
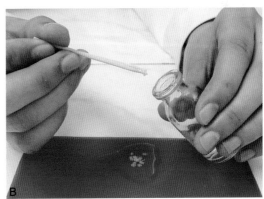

图 1-1-3 电镜标本的分切

A.将刀片十字交叉分切电镜标本;B.用牙签将分切后的标本放入瓶中。

三、大体标本的拍摄

1. 选择大小适当的背景(垫布或垫板),背景不吸水,不反光,其颜色能衬托标本的颜色。

2. 放置尺子在大体标本旁,垂直或平行于大体标本,尺子不应反光。

3. 拍摄大体标本时,需要同时拍摄标本的正面观(图 1-1-4A)和剖面观(图 1-1-4B)。

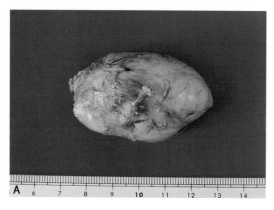
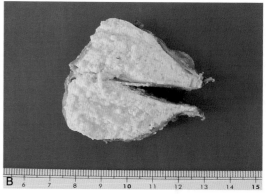

图 1-1-4　大体标本的拍摄

A. 正面观；B. 剖面观。

第二节　大体标本的制作

一、大体标本的石蜡切片制作

1. 标本组织块的固定、脱水、浸蜡　10% 中性甲醛固定标本→AF 液固定标本→乙醇上行梯度脱水→二甲苯透明、浸蜡（图 1-2-1）。

2. 标本的石蜡包埋　打开标本包埋盒，检查标本→将组织包埋面紧贴包埋模具底部→将带有病理号的包埋盒压在包埋模具上→灌注液体石蜡→形成蜡块（图 1-2-2）。

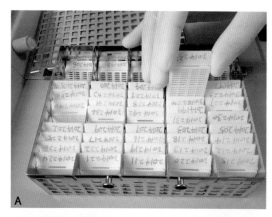
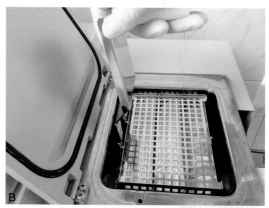
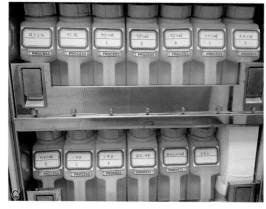
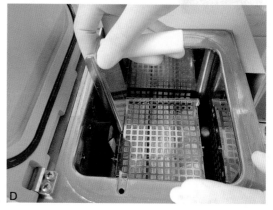

图 1-2-1　标本组织块的固定、脱水、浸蜡

A. 将装有标本组织块的包埋盒放入自动脱水机的样品框内；B. 用手柄将样品框放入脱水机内；C. 自动脱水机按程序进行标本的固定、脱水、浸蜡；D. 用手柄取出浸蜡后的样品框。

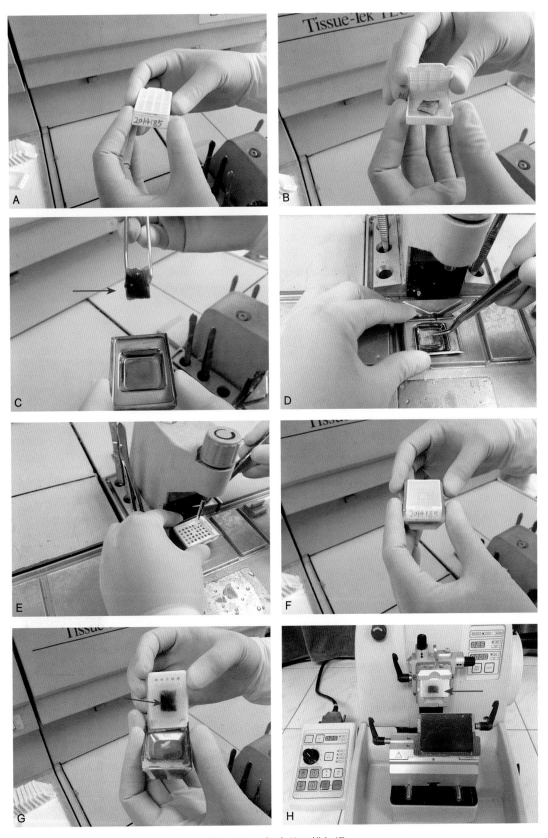

图 1-2-2　标本的石蜡包埋

A. 取出浸蜡后的标本包埋盒;B. 打开包埋盒,检查标本;C. 将标本的包埋面紧贴不锈钢包埋模具的底部(箭头示);D. 用镊子或填塞块压紧标本;E. 将带有病理号的包埋盒压在包埋模具上,灌注液体石蜡(石蜡包埋);F. 组织石蜡包埋后冷却;G. 打开包埋模具,标本的包埋面位于蜡块最表面(箭头示);H. 将蜡块放置于切片机上待切,标本的包埋面即切片上组织的观察面(箭头示)。

3. 标本的石蜡切片 将蜡块在石蜡切片机上切片（通常厚度为 4~5μm）→在展片池中展开蜡带, 捞片→在烤片仪上烤片→收集切片插入载片框内（图 1-2-3）。

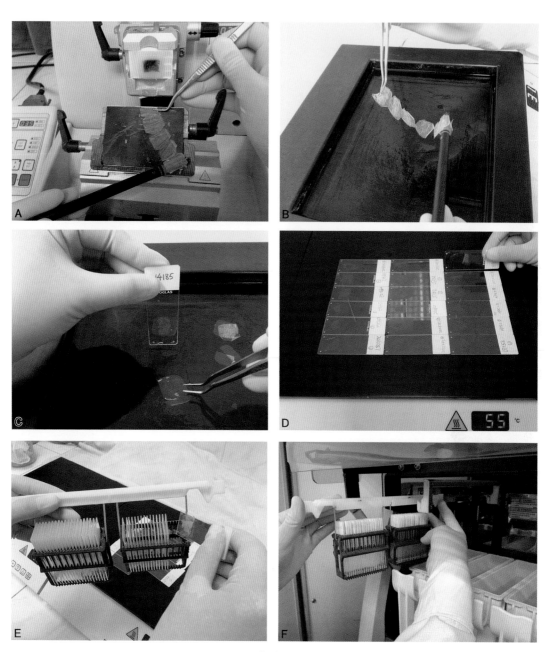

图 1-2-3 标本的石蜡切片

A. 在石蜡切片机上切片；B. 将蜡带在展片池中展开；C. 用写有病理号的载玻片捞取组织蜡片；D. 将切片放置于烤片仪上；E. 将烤好的切片插入载片框内；F. 将载片框挂入自动染色机内。

【问题】为什么在切片制作中可以采用乙醇脱水?

思路:大体标本在经过 10% 中性甲醛完全固定后,组织细胞的形态得到了很好的保存。在制作切片过程中采用乙醇上行梯度缓慢脱水,组织细胞的形态不会受到明显影响,这与新鲜大体标本直接采用乙醇固定是不一样的。

二、颌骨标本的脱钙

颌骨标本在经过 10% 中性甲醛固定 24 小时后,再置于 5% 硝酸脱钙液或乙二胺四乙酸(EDTA)脱钙液中脱钙。脱钙液的体积应是标本体积的 30 倍,每日更换一次新液。将脱钙标本放置于摇床上 24 小时摇动(图 1-2-4A)。用镊子取出标本,直至用大头针扎动骨组织,脱钙结束(图 1-2-4B,图 1-2-4C)。用自来水流动冲洗过夜或 24 小时(将酸从骨组织中完全洗出来)(图 1-2-4D),进行乙醇上行脱水,二甲苯透明,石蜡包埋。

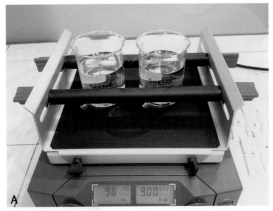
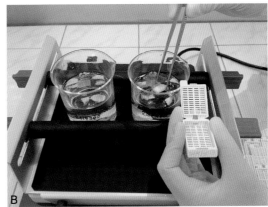
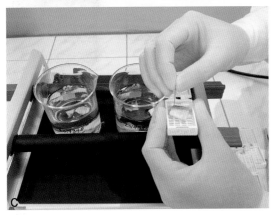
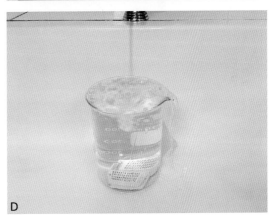

图 1-2-4 标本的脱钙处理

A.将脱钙标本浸泡于脱钙液中,摇动;B.取出标本;C.用大头针扎动骨组织;D.脱钙后用流水冲洗标本。

1. 5% 硝酸脱钙液 硝酸 5mL,10% 中性甲醛(福尔马林)95mL。

2. EDTA 脱钙液 EDTA 7g,0.1mol/L PBS 100mL,甘油 3mL,蒸馏水定容至 1 000mL。

3. 0.1mol/L PBS

(1)0.2mol/L Na_2HPO_4:$Na_2HPO_4 \cdot 12H_2O$ 71.6g,蒸馏水 1 000mL。

(2)0.2mol/L NaH_2PO_4:$NaH_2PO_4 \cdot 2H_2O$ 6.2g,蒸馏水 1 000mL。

(3)0.2mol/L PBS:0.2mol/L NaH_2PO_4 95mL,0.2mol/L Na_2HPO_4 405mL,蒸馏水 500mL,NaOH 或 HCl 调节 pH 至 7.4。

(4)使用时加入等量蒸馏水,1:1 稀释 0.2mol/L PBS 为 0.1mol/L PBS。

三、冷冻切片标本的制作

将新鲜组织浸没在冷冻切片包埋剂(OCT 包埋剂)中→放在冷冻切片机样本托上,编号→组织块置于液氮或 -80℃低温冰柜冷冻→上机进行冷冻切片→切下来的组织片贴在载玻片上,自然晾干→95% 乙醇固定 3 分钟→无水乙醇固定 2 分钟→95% 乙醇固定 1 分钟→入水→苏木精和伊红(HE)染色→二甲苯透明,封固(图 1-2-5)。

附:冷冻切片 HE 染色结果(图 1-2-6)。

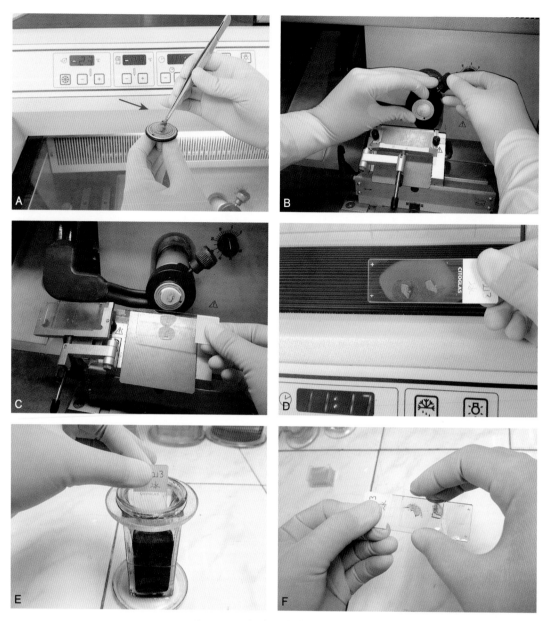

图 1-2-5　标本的冷冻切片过程

A. 将新鲜组织浸没在冷冻切片包埋剂（OCT 包埋剂）中（箭头示），冷冻标本；B. 上机进行冷冻切片；C. 将切下来的组织片贴在写有病理号的载玻片上；D. 自然晾干；E. 苏木精和伊红染色；F. 二甲苯透明，中性树胶封固。

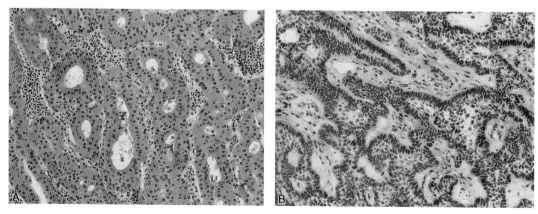

图 1-2-6　冷冻切片 HE 染色

A. 细胞质呈红色（HE 染色，200×）；B. 细胞核呈蓝色或蓝紫色（HE 染色，200×）。

知识拓展

硬组织磨片技术

1. 标本固定　固定液常采用 10% 中性甲醛。

2. 标本冲洗　自来水冲洗标本 30 分钟。

3. 标本脱水　75% 乙醇、80% 乙醇、95% 乙醇、100% 乙醇脱水各 7 天。

4. 标本浸透　30% 包埋材料(无水乙醇稀释)、50% 包埋材料、70% 包埋材料、100% 包埋材料浸透各 7 天。

5. 标本包埋　包埋模具底部依次放置模具填充粒料、标本、包埋材料,进行标本包埋。

6. 标本固化　通常需要 24 小时,也可根据标本大小调节固化时间。

7. 标本切片及磨片

（1）粘下载玻片:将样本固定于粘有双面胶的载玻片上,再取一载玻片即下载玻片将样本粘于其上,而后取下粘有双面胶的载玻片。

（2）分切。

（3）饰面。

（4）粘上载玻片。

（5）切薄片。

（6）磨片:分别用 P500、K1200 研磨纸和 P2500、K4000 抛光纸,进行磨片和抛光。

8. 标本封固　封固磨片。

9. 光镜下观察(图 1-2-7)。

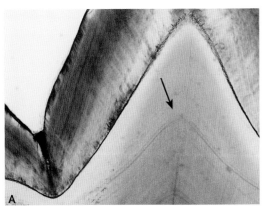 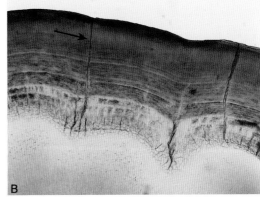

图 1-2-7　牙体组织磨片

A. 牙体纵磨片示牙本质内四环素沉积线(箭头示)(牙磨片,40×);B. 牙体横磨片示牙釉质内釉板(箭头示)(牙磨片,40×)。

第三节　苏木精-伊红染色（HE 染色）

苏木精(hematoxylin)和伊红(eosin)染色简称 HE 染色。细胞核的 DNA 带负电荷,呈酸性,容易被带有正电荷的苏木精着色。苏木精在碱性溶液中呈蓝色,所以细胞核被染成蓝色。细胞质的蛋白质带正电荷,伊红 Y 在水中离解成带负电荷的阴离子,能够与蛋白质的氨基阳离子结合,成为红色和粉红色。

一、试　剂

1. 苏木精染色液　苏木精 2.5g,硫酸铝钾 50g,红色氧化汞 1.25g,无水乙醇 50mL,蒸馏水 500mL。

在1 000mL烧杯里装入500mL蒸馏水,加热溶解硫酸铝钾50g,待完全溶解后,停止加热。用另一烧杯装入50mL无水乙醇,溶解苏木精2.5g,完全溶解后,缓慢倒入已溶解的硫酸铝钾溶液中,加热煮沸5分钟。待稍冷却后,缓慢加入红色氧化汞1.25g,搅拌,继续加热5分钟至染液变为紫红色。冷却后过滤,放置1周后,在500mL苏木精溶液中加入冰醋酸3mL,即可使用。如不急于使用,则装入三角瓶中,用纱布盖上瓶口。使用前过滤,加入冰醋酸。

2. 伊红染色液 伊红Y 0.5g,95%乙醇500mL,冰醋酸5滴。

先将伊红0.5g溶于95%乙醇250mL中,用玻璃棒搅拌。充分溶解后再加入250mL的95%乙醇,最后加入冰醋酸5滴,至溶液呈半透明状。

3. 1%盐酸乙醇分化液 75%乙醇495mL加入浓盐酸5mL。

4. 1%氨水 蒸馏水495mL加入氨水5mL。

二、染色方法

1. 石蜡切片二甲苯脱蜡12分钟,共2次。

2. 无水乙醇脱水2分钟。

3. 95%乙醇脱水2分钟。

4. 85%乙醇脱水2分钟。

5. 75%乙醇脱水2分钟。

6. 自来水流动冲洗2分钟。

7. 苏木精染液染8分钟。

8. 自来水流动冲洗2分钟。

9. 1%盐酸乙醇分化3秒(需要经常更换新液体)。

10. 自来水流动冲洗2分钟。

11. 1%氨水返蓝30秒(需要经常更换新液体)。

12. 自来水流动冲洗1分钟。

13. 75%乙醇脱水1分钟。

14. 85%乙醇脱水1分钟。

15. 伊红染液染5分钟(95%乙醇配制)。

16. 95%乙醇脱水2次,每次1分钟。

17. 无水乙醇脱水2次,每次2分钟。

18. 二甲苯透明2次,每次2分钟。

19. 中性树胶1~2滴,加盖玻片封片。

20. 在载玻片上贴上病理号标签(图1-3-1)。

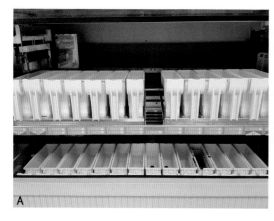
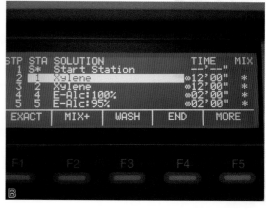

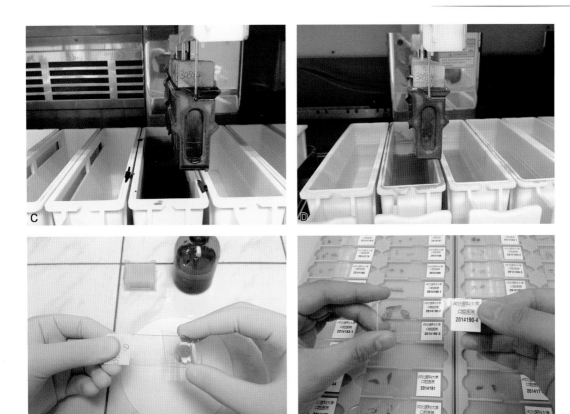

图 1-3-1　切片 HE 染色程序

A.将 HE 染色试剂放入自动染色机内;B.在操作面板上设置染色程序;C.苏木精染色;D.伊红染色;E.加滴中性树胶,封固切片;F.切片粘贴病理号标签。

三、染 色 结 果

细胞质、肌肉、结缔组织、红细胞,以及嗜伊红颗粒呈红色(图 1-3-2A)。细胞核呈蓝色,钙盐及各种微生物呈蓝色或蓝紫色(图 1-3-2B)。

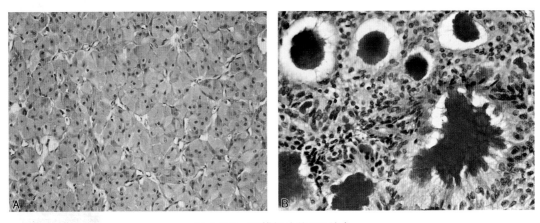

图 1-3-2　石蜡切片的 HE 染色

A.细胞质呈红色(HE 染色,200×);B.细胞核及钙盐呈蓝色或紫蓝色(HE 染色,400×)。

 知识点

临床病理常规染色方法——苏木精-伊红(HE)染色法。

第四节 组织化学染色(特殊染色)

组织化学染色(特殊染色)指采用物理学和化学的技术研究组织与细胞内的化学成分,显示并定位、定性组织细胞内的化学成分、特殊结构或特殊物质,如蛋白质、核酸、碳水化合物、脂类、无机盐、酶类等,观察和研究各种疾病状态下的病理变化和病理反应,如钙盐沉积、淀粉样变等。在肿瘤研究中,组织化学染色(特殊染色)用于研究和判断肿瘤细胞的组织来源、分化及功能。

一、脂 类 染 色

脂肪和类脂(磷脂、糖脂、固醇脂等)统称为脂类。在病理诊断中,脂类染色法常用于鉴别脂肪变性、脂肪栓子,以及脂类来源的肿瘤。脂类染色的组织需要采取冷冻切片,染色方法包括油红O、苏丹Ⅲ和苏丹Ⅳ染色法等。

(一)油红O染色法

1. 试剂 油红O(oil red O)干粉0.5g,无水乙醇100mL。

将油红O 0.5g溶于100mL乙醇中,搅拌至完全溶解,装入小口磨塞瓶备用,使用前过滤2遍。

2. 染色方法

(1)冷冻切片后,自然干燥2~5分钟。

(2)50%乙醇稍洗。

(3)浸入油红O乙醇溶液20分钟。

(4)50%乙醇洗去多余染液。

(5)蒸馏水稍洗。

(6)苏木精复染3分钟。

(7)蒸馏水稍洗。

(8)甘油明胶封固。

3. 染色结果 中性脂肪、脂肪酸、胆固醇酯染成深红色(图1-4-1)。磷脂、脑苷脂染成粉红色。细胞核染成蓝色。

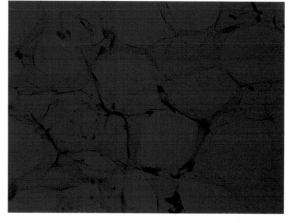

图1-4-1 脂肪组织油红O染色
中性脂肪呈深红色,细胞核呈蓝色(油红O染色,400×)。

(二)苏丹Ⅳ染色法

1. 试剂 苏丹Ⅳ0.5g,70%乙醇50mL,丙酮50mL。

取一只洁净的100mL小口磨塞瓶,先倒入70%乙醇50mL和丙酮50mL混合,再加入苏丹Ⅳ0.5g,不时摇动,使其尽量溶解至饱和。1~2天后过滤,密封保存于小口磨塞瓶内,用时吸取上清液。

2. 染色方法

(1)冷冻切片自然干燥2~5分钟。

(2)70%乙醇稍洗。

(3)浸入苏丹Ⅳ染液5分钟。

(4)70%乙醇洗去多余染液。

(5)蒸馏水稍洗。

(6)苏木精复染2分钟。

(7)蒸馏水稍洗。

(8)甘油明胶封固。

3. 染色结果 中性脂肪呈猩红色,细胞核呈蓝色(图1-4-2)。

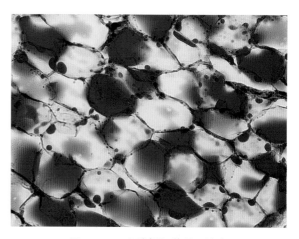

图1-4-2 脂肪组织苏丹Ⅳ染色
中性脂肪呈猩红色,细胞核呈蓝色(苏丹Ⅳ染色,400×)。

二、淀粉样蛋白染色

淀粉样蛋白的特殊染色包括甲基紫染色法和甲醇刚果红染色法,这里主要介绍甲醇刚果红染色法。甲醇刚果红染色需要用碱性乙醇分化,分化时在显微镜观察下调控染色效果。

1. 试剂

（1）甲醇刚果红液:刚果红 0.5g,甲醇 80mL,甘油 20mL,室温下混匀。

（2）碱性乙醇分化液:氢氧化钾 0.2g,80% 乙醇 100mL,室温下混匀,现用现配。

2. 染色方法

（1）石蜡切片脱蜡至水。

（2）甲醇刚果红液染色 10 分钟。

（3）碱性乙醇分化 2 秒。

（4）蒸馏水 1 分钟。

（5）苏木精染液染色 3 分钟,水洗。

（6）无水乙醇脱水,二甲苯透明,中性树胶封固。

3. 染色结果　淀粉样物质呈砖红色,细胞核呈蓝色(图 1-4-3)。

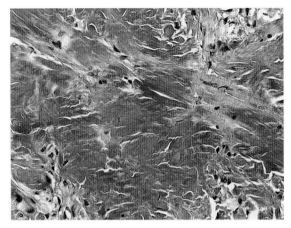

图 1-4-3　舌淀粉样变刚果红染色
淀粉样物质呈砖红色,细胞呈核蓝色(刚果红染色,400×)。

三、横纹肌纤维染色

横纹肌纤维染色主要采用磷钨酸苏木精染色法。在磷钨酸苏木精染色法中,需要采用苏木精配制磷钨酸苏木精染液,不要采用苏木素配制。

1. 试剂

（1）磷钨酸苏木精染液:苏木精 0.1g,磷钨酸 2g,黄色氧化汞 0.1g,蒸馏水 100mL。

1）A 液:将苏木精 0.1g 溶于蒸馏水 30mL 中,加热溶解。

2）B 液:将磷钨酸 2g 溶于蒸馏水 70mL 中。

将 A 液倒入 B 液中,加热煮沸后离开火。加入黄色氧化汞 0.1g,摇匀后煮沸 5 分钟,冷却待用。

（2）0.25% 高锰酸钾水溶液:高锰酸钾 0.25g,蒸馏水 100mL。

（3）2% 草酸水溶液:草酸 2g,蒸馏水 100mL。

（4）4% 铁明矾水溶液:铁明矾 4g,蒸馏水 100mL。

2. 染色方法

（1）石蜡切片脱蜡至水。

（2）4% 铁明矾水溶液 15 分钟。

（3）自来水洗 10 秒。

（4）0.25% 高锰酸钾水溶液浸泡 15 分钟。

（5）自来水洗 10 秒。

（6）2% 草酸水溶液漂白至无色,约 1 分钟。

（7）自来水洗 10 秒。

（8）磷钨酸苏木精染液于恒温水浴（50℃）30~60 分钟。

（9）95% 乙醇洗去多余染液。

（10）无水乙醇脱水,二甲苯透明,中性树胶封固。

3. 染色结果　横纹肌纤维、细胞核和神经胶质纤维呈蓝色(图 1-4-4)。胶原纤维、网状纤维呈棕红色,弹力纤维呈紫色。

四、胶原纤维染色

胶原纤维的特殊染色包括 Van Gieson（VG）和 Masson 三色法等。

（一）Van Gieson（VG）染色法

1. 试剂　1% 酸性品红 1mL，苦味酸饱和水溶液 9mL。

将酸性品红 1g 溶于蒸馏水 100mL 中，配制 1% 酸性品红。取酸性品红 1mL 与苦味酸饱和水溶液 9mL 混合，配制 Van Gieson（VG）苦味酸-酸性品红染液。

2. 染色方法

（1）石蜡切片脱蜡至水。

（2）苏木精染液染色 4 分钟。

（3）自来水洗 2 分钟。

（4）Van Gieson 苦味酸-酸性品红染液 1 分钟。

（5）95% 乙醇脱水 2 秒。

（6）无水乙醇脱水，二甲苯透明，中性树胶封固。

3. 染色结果　胶原纤维呈红色，肌纤维、红细胞呈黄色（图 1-4-5）。

（二）Masson 三色法

Masson 复合液和亮绿染色液的染色时间可以根据染色情况进行调整。

1. 试剂

（1）Masson 复合染色液：酸性复红 1g，丽春红 2g，橘黄 G 2g，0.25% 乙酸溶液 300mL，混匀，过滤后备用。

（2）亮绿染色液：亮绿干粉 0.1g，0.2% 乙酸溶液 100mL，充分混匀，过滤后备用。

（3）2.5% 磷钼酸：磷钼酸粉末 2.5g，蒸馏水 100mL。

2. 染色方法

（1）石蜡切片，脱蜡至水。

（2）苏木精染色 10 分钟，水洗。

（3）1% 盐酸乙醇分化 2 秒，水洗。

（4）0.2% 乙酸水溶液浸泡 2 秒。

（5）Masson 复合染色液 20 分钟。

（6）0.2% 乙酸水溶液 2 次，每次 2 秒。

（7）2.5% 磷钼酸浸泡 10 分钟。

（8）0.2% 乙酸水溶液浸泡 2 秒。

（9）0.2% 乙酸水溶液浸泡 1 分钟。

（10）亮绿染色液染色 10 分钟。

（11）0.2% 乙酸水溶液浸泡 2 秒。

（12）0.2% 乙酸水溶液浸泡 1 分钟。

（13）无水乙醇脱水，二甲苯透明，中性树胶封固。

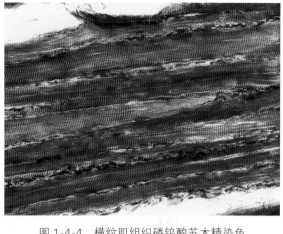

图 1-4-4　横纹肌组织磷钨酸苏木精染色

横纹肌纤维呈蓝色，可见横纹（磷钨酸苏木精染色，400×）。

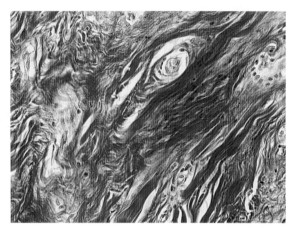

图 1-4-5　皮肤组织 VG 染色

胶原纤维呈红色，红细胞呈黄色（VG 染色，400×）。

3. 染色结果 胶原纤维呈绿色,肌纤维呈红色,红细胞呈橘红色(图 1-4-6)。

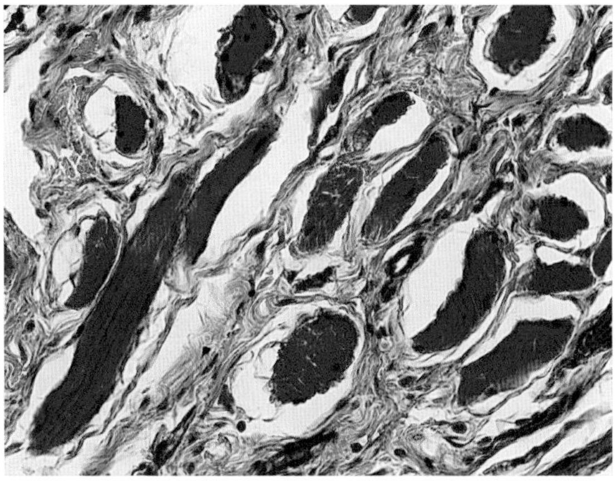

五、糖 原 染 色

糖原是糖类的一种,贮藏于肝细胞和肌细胞的胞质中,其形状为大小不等的颗粒。当机体组织坏死后,糖原即受到破坏。因此,须采取新鲜标本,及时固定于 Carnoy 固定液中。糖原染色主要采用过碘酸希夫(periodic acid Schiff,PAS)染色法。

1. 试剂

(1)0.5% 过碘酸溶液:过碘酸 0.5g,蒸馏水 100mL,溶解后,用小口磨塞瓶盛装,置于 4℃保存。

图 1-4-6 舌体组织 Masson 三色染色
胶原纤维呈绿色,肌纤维呈红色(Masson 染色,400×)。

(2)0.5% 偏重亚硫酸钠溶液:偏重亚硫酸钠 0.5g,蒸馏水 100mL,溶解后,用小口磨塞瓶盛装,置于 4℃保存。

(3)无色品红液(又称希夫液、Schiff 试剂):碱性品红 1g,蒸馏水 200mL,1mol/L 盐酸 20mL,偏重亚硫酸钠 2g。

先将三蒸水 200mL 煮沸后改为小火,加入碱性品红 1g,再煮沸 1 分钟,冷却到 50℃时加入 1mol/L 盐酸 20mL,35℃时加入偏重亚硫酸钠 2g。室温放置 2 小时后见液体稍带红色,5 小时后变为无色液体,储存于棕色瓶内封口备用,4℃保存。如液体变红失效,此时可以加入少量偏重亚硫酸钠,观察颜色变为无色后,即可使用。

(4)1% 淀粉酶:淀粉酶 1g,蒸馏水 100mL。

(5)Carnoy 固定液:无水乙醇 60mL,氯仿 30mL,冰醋酸 10mL(即无水乙醇:氯仿:冰醋酸=6:3:1),现用现配,4℃固定保存。

2. 染色方法

(1)取新鲜薄片组织,立即固定于 Carnoy 液中 3~6 小时,其间更换 2 次固定液,然后转入 95% 乙醇。

(2)无水乙醇脱水,石蜡包埋,切片厚度 4~5μm。

(3)取 2 张连续切片,分别标记 A 和 B,然后将 B 片脱蜡至水。

(4)将 B 片置入预热至 37℃的 1% 淀粉酶液,于 37℃温箱内消化 1 小时。

(5)取出 B 片,稍水洗。

(6)在消化过程中,将 A 片脱蜡至水。

(7)在 A、B 两片上同时滴入 0.5% 过碘酸水溶液 10 分钟。

(8)流水冲洗 2 分钟,再用蒸馏水冲洗 1 次。

(9)于暗处,用无色品红液染色 15 分钟。

(10)用 0.5% 偏重亚硫酸钠液滴洗 2 次,每次约 1 分钟。

(11)流水冲洗 2 分钟。

(12)苏木精液染色 3~5 分钟。

(13)稍水洗。

(14)常规脱水,透明,中性树胶封固。

3. 染色结果 A 片细胞内糖原呈亮红色颗粒,细胞核呈蓝色(图 1-4-7A)。B 片经 1% 淀粉酶消化后,糖原染色阴性(图 1-4-7B)。

六、黏 液 染 色

黏液卡红(胭脂红)染色法和阿尔辛蓝(alcian blue)染色法,主要用于酸性黏液物质的鉴别。过碘酸

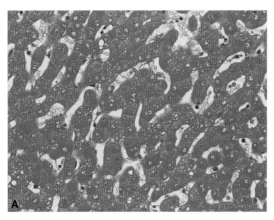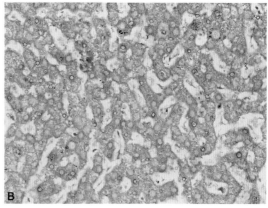

图 1-4-7　肝组织糖原染色

A. 细胞内糖原呈红色(PAS 染色,400×);B. 1% 淀粉酶消化后,糖原染色阴性(PAS 染色,400×)。

希夫(PAS)染色法,用于中性黏液或某些酸性黏液物质的鉴别。

(一) 黏液卡红(胭脂红)染色法

1. 试剂　胭脂红 1g,氢氧化铝 1g,氯化铝 0.5g,50% 乙醇 100mL。

将胭脂红 1g 和氢氧化铝 1g 倒入 250mL 的三角瓶中,加入 50% 乙醇 100mL,混匀后再加入氯化铝 0.5g。水浴加温,逐级煮沸并搅拌,充分溶解(当心染液外溅)。数分钟后,染液由红色变为透明深紫红色(储存液),冷却后倒入量筒,再补充 50% 乙醇至 100mL。过滤后放入冰箱备用。使用时储存液与蒸馏水按 1∶4 比例稀释。储存液能长期保存,但稀释液不能长期保存。

2. 染色方法

(1) 石蜡切片脱蜡至水。

(2) 苏木精染液染色 4 分钟,水洗。

(3) 1% 盐酸乙醇分化 2 秒,水洗。

(4) 1% 氨水返蓝 3 秒,水洗。

(5) 黏液卡红染液染色 20 分钟,水洗。

(6) 无水乙醇脱水,二甲苯透明,中性树胶封固。

3. 染色结果　酸性黏液呈红色,细胞核呈蓝色(图 1-4-8)。

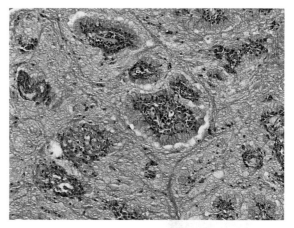

图 1-4-8　黏液表皮样癌黏液卡红染色

黏液呈红色,细胞核呈蓝色(黏液卡红染色,200×)。

(二) 阿尔辛蓝染色法

1. 试剂

(1) 1% 阿辛蓝水溶液(pH 2.5):阿辛蓝 1g,蒸馏水 97mL,冰醋酸 3mL,麝香草酚 50mg,混匀。

(2) 0.1% 核固红染液:核固红 0.1g,硫酸铝 5g,蒸馏水 100mL,麝香草酚 50mg。

先将硫酸铝 5g 溶于 100mL 蒸馏水,然后加入核固红 0.1g,加温溶解,冷却后过滤,最后加入麝香草酚 50mg。

2. 染色方法

(1) 石蜡切片,脱蜡至水,蒸馏水冲洗。

(2) 0.1% 核固红染液 20~30 分钟。

(3) 蒸馏水冲洗 2 次,每次 2 分钟。

(4) 1% 阿辛蓝水溶液染色 30 分钟。

(5) 蒸馏水冲洗,滤纸吸干。

(6) 95% 乙醇迅速脱水。

（7）无水乙醇脱水,二甲苯透明,中性树胶封固。

3. 染色结果　酸性黏液和一般黏液呈蓝色,细胞核呈红色(图1-4-9)。

（三）过碘酸希夫染色法

将无色品红液从冰箱取出,恢复到室温后,再进行染色。整个染色过程需要避光操作。

1. 试剂

（1）过碘酸氧化液:过碘酸0.5g,蒸馏水100mL,溶解后于4℃冰箱避光保存。

（2）无色品红液:碱性品红1g,1mol/L盐酸20mL,偏重亚硫酸钠2g,蒸馏水200mL。

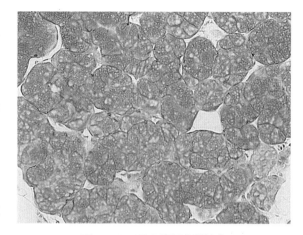

图1-4-9　舌下腺阿辛蓝染色
黏液呈蓝色,细胞核呈红色(阿辛蓝染色,400×)。

先将200mL蒸馏水煮沸,改为小火。加入碱性品红1g,再煮沸1分钟。待冷却到50℃时,加入1mol/L盐酸20mL;再待冷却到35℃时,加入偏重亚硫酸钠2g。室温放置5小时后,溶液变为无色液体,装入棕色瓶中,封口避光保存于4℃冰箱内。

2. 染色方法

（1）石蜡切片脱蜡至水,蒸馏水冲洗。

（2）将对照的B片置于37℃的1%淀粉酶液中消化1小时,A片不处理。

（3）过碘酸氧化液10分钟。

（4）蒸馏水冲洗3次,每次1分钟。

（5）无色品红液染色30分钟。

（6）自来水流水冲洗3分钟。

（7）苏木精染液染色3分钟,水洗。

（8）无水乙醇脱水,二甲苯透明,中性树胶封固。

3. 染色结果　中性黏液性物质、某些酸性黏液物质呈红色,细胞核呈蓝色(图1-4-10A)。经1%淀粉酶消化后,黏液PAS染色阳性不消失(图1-4-10B)。

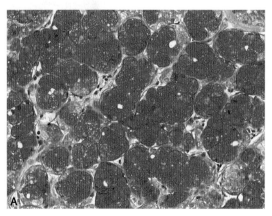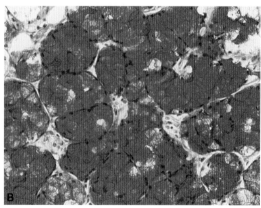

图1-4-10　舌下腺PAS染色
A.黏液呈红色,细胞核呈蓝色(PAS染色,400×);B.经1%淀粉酶消化后,黏液红色不消失(PAS染色,400×)。

七、黑色素染色

黑色素是呈深褐色至黑色的颗粒状色素,常见于皮肤色素细胞、恶性黑色素瘤。黑色素的特殊染色包括硫酸亚铁法和银氨液浸染法,这里主要介绍硫酸亚铁法。

1. 试剂

（1）硫酸亚铁水溶液：硫酸亚铁（$FeSO_4 \cdot 7H_2O$）2.5g，蒸馏水 100mL，搅拌溶解，过滤后取其澄清液。

（2）铁氰化钾醋酸液：铁氰化钾 1g，蒸馏水 99mL，冰醋酸 1mL。用 99mL 蒸馏水溶解 1g 铁氰化钾后，再加入冰醋酸 1mL。

（3）Van Gieson 染液：酸性品红（粉末）1g，蒸馏水 100mL，苦味酸饱和水溶液 90mL。用蒸馏水 100mL 溶解酸性品红 1g，成为 1% 酸性品红溶液。取 1% 酸性品红溶液 10mL，苦味酸饱和水溶液 90mL，混匀配成 100mL 的 Van Gieson 染液。

（4）1% 冰醋酸：蒸馏水 99mL，冰醋酸 1mL，混匀。

2. 染色方法

（1）石蜡切片脱蜡至水。

（2）硫酸亚铁水溶液 30 分钟，置于 37℃恒温水浴箱中。

（3）蒸馏水冲洗 3 次，每次 5 分钟。

（4）铁氰化钾醋酸液浸泡 30 分钟，置于 37℃恒温水浴箱中。

（5）1% 冰醋酸 3 秒。

（6）Van Gieson 染液染色 1 分钟，水洗。

（7）95% 乙醇脱水 3 秒。

（8）无水乙醇脱水，二甲苯透明，中性树胶封固。

3. 染色结果　黑色素呈绿色至墨绿色，胶原纤维呈红色（图 1-4-11），肌纤维呈黄色。

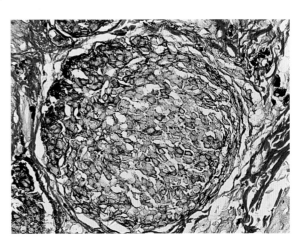

图 1-4-11　皮内痣硫酸亚铁染色

黑色素呈墨绿色，胶原纤维呈红色（硫酸亚铁染色，400×）。

八、神经纤维染色

神经纤维的特殊染色有甘氨酸银浸镀法和改良的银浸镀法，这里主要介绍银浸镀法。在银浸镀法染色中，10% 甲醛溶液还原时，需要在显微镜观察下控制颜色呈棕色为止。0.2% 氯化金液分化时也需要在显微镜观察下控制，背景清晰即可。

1. 试剂

（1）氨银溶液：20% 硝酸银（$AgNO_3$）30mL，无水乙醇 20mL，混匀后逐渐加入氨水（$NH_3 \cdot H_2O$），使形成的沉淀颗粒恰好溶解，再加入氨水 0.5mL，pH 10.0。

（2）酸化高锰酸钾液：0.5% 高锰酸钾溶液 50mL，0.5% 硫酸溶液 50mL，使用前等量混合。

（3）0.2% 氯化金液：氯化金 0.2g，溶于 100mL 蒸馏水。

（4）2.5% 草酸液：草酸 2.5g，溶于 100mL 蒸馏水。

（5）2.5% 铁明矾液：铁明矾 2.5g，溶于 100mL 蒸馏水。

（6）10% 甲醛溶液：甲醛原液 10mL，溶于 90mL 蒸馏水。

2. 染色方法

（1）石蜡切片脱蜡至水，蒸馏水冲洗 3 次。

（2）酸化高锰酸钾液浸泡 5 分钟，流水冲洗 3 次。

（3）2.5% 草酸液浸泡 2 分钟，流水冲洗 3 次。

（4）2.5% 铁明矾液浸泡 7 分钟，流水冲洗，蒸馏水冲洗 3 次。

（5）氨银溶液浸泡 2 分钟。

（6）10% 甲醛浸泡 3 分钟，流水冲洗 3 次。

（7）0.2% 氯化金液浸泡 2 分钟，流水冲洗，蒸馏水水洗。

（8）乙醇上行梯度脱水,二甲苯透明,中性树胶封固。

3. 染色结果 神经纤维呈棕黑色至黑色(图1-4-12)。

九、弹性纤维染色

弹性纤维染色法有间苯二酚-品红染色法、醛品红染色法和地衣红染色法。这里主要介绍间苯二酚-品红染色法。

1. 试剂

（1）间苯二酚-品红溶液:碱性品红2g,间苯二酚4g,30%氯化铁溶液25mL,蒸馏水200mL,浓盐酸4mL。

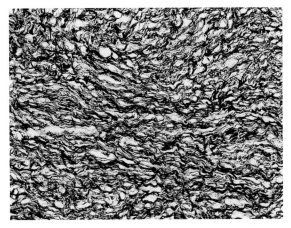

图1-4-12 神经纤维瘤银浸镀染色
神经纤维呈黑色(银浸镀染色,400×)。

将碱性品红、间苯二酚与蒸馏水加热溶解,用玻璃棒搅拌,煮沸后缓慢加入30%氯化铁水溶液,搅拌继续煮沸3~5分钟,冷却过滤,倾去滤液,将滤纸与沉淀物一起放回烧杯内,在温箱中烘干。取出后,加入95%乙醇200mL,隔水煮至沉淀物完全溶解后,取出滤纸。冷却后再过滤,并以95%乙醇补足总量至200mL。最后,加浓盐酸4mL,于冰箱保存。

（2）酸化高锰酸钾液:0.5%高锰酸钾50mL,0.5%硫酸溶液50mL,使用前等量混合。

（3）2%草酸液:草酸2g,溶于100mL蒸馏水。

2. 染色方法

（1）石蜡切片脱蜡至水,蒸馏水冲洗3次。

（2）酸化高锰酸钾氧化5分钟。

（3）流水洗3次。

（4）2%草酸漂白2分钟。

（5）流水洗3次。

（6）间苯二酚-品红液染色2.5小时(置于37℃恒温水浴箱中)。

（7）95%乙醇洗涤。

（8）1%盐酸乙醇分化。

（9）流水冲洗。

（10）95%乙醇脱水,二甲苯透明,中性树胶封片。

3. 染色结果 弹性纤维呈深蓝色(图1-4-13)。

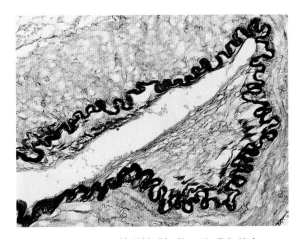

图1-4-13 血管弹性膜间苯二酚-品红染色
弹性纤维弯曲呈深蓝色(间苯二酚-品红染色,400×)。

十、网状纤维染色

网状纤维染色法有氢氧化银氨液浸染法Ⅰ和氢氧化银氨液浸染法Ⅱ。这里主要介绍氢氧化银氨液浸染法Ⅰ。

1. 试剂

（1）Gordon-Sweets银氨液:用小量杯盛10%硝酸银水溶液2mL,逐滴加入氢氧化铵,边滴边摇动容器。出现沉淀物,继续滴入氢氧化铵至所形成的沉淀物恰好溶解。加入3%氢氧化钠水溶液2mL,再次形成沉淀。继续滴入氢氧化铵,直至沉淀物再次恰好溶解。最后,加入蒸馏水至40mL,配好后用棕色磨塞瓶盛装,置于4℃冰箱内保存,使用前应取出恢复到室温。

（2）酸化高锰酸钾水溶液

1）A液:0.5%高锰酸钾水溶液(高锰酸钾0.5g,蒸馏水100mL)。

2）B 液：0.5% 硫酸水溶液（硫酸 0.5mL，蒸馏水 99.5mL）。

AB 两液分瓶盛装，使用前等份混合。

（3）2% 草酸液：草酸 2g，蒸馏水 100mL。

（4）2% 硫酸铁铵液：硫酸铁铵 2g，蒸馏水 100mL。

（5）10% 中性甲醛液：40% 甲醛（原液）10mL，蒸馏水 90mL，将碳酸钙加至饱和，使用时取其上清液。

（6）核固红染液：核固红 0.1g，硫酸铝 5g，蒸馏水 100mL，麝香草酚 50mg。

先把硫酸铝溶于蒸馏水，然后加入核固红，稍加温溶解。冷却后过滤，最后加入麝香草酚。

（7）5% 硫代硫酸钠：硫代硫酸钠 5g，蒸馏水 100mL。

（8）0.2% 氯化金液：氯化金 0.2g，蒸馏水 100mL。

2. 染色方法

（1）石蜡切片脱蜡至水，蒸馏水冲洗。

（2）酸化高锰酸钾液 5 分钟。

（3）稍水洗。

（4）2% 草酸水溶液浸泡 2 分钟。

（5）稍水洗。

（6）2% 硫酸铁铵水溶液浸泡 5 分钟。

（7）稍水洗，再用蒸馏水洗 1 次。

（8）滴加 Gordon-Sweet 银氨液 1 分钟。

（9）蒸馏水稍洗。

（10）10% 中性甲醛液浸泡 1 分钟。

（11）流水冲洗 5~10 分钟。

（12）0.2% 氯化金调色 1~2 分钟。

（13）蒸馏水洗。

（14）5% 硫代硫酸钠浸泡 2 分钟。

（15）核固红液复染 5~10 分钟。

（16）稍水洗。

（17）乙醇上行梯度脱水，二甲苯透明，中性树胶封固。

3. 染色结果　网状纤维呈黑色，细胞核呈红色（图 1-4-14）。

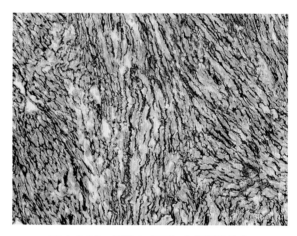

图 1-4-14　纤维肉瘤氢氧化银氨液染色
网状纤维呈黑色，细胞核呈红色（氢氧化银氨液染色，400×）。

十一、含铁血黄素染色

含铁血黄素染色主要采用亚铁氰化钾染色法。

1. 试剂

（1）2% 亚铁氰化钾水溶液：亚铁氰化钾 2g，蒸馏水 100mL。

（2）2% 盐酸水溶液：盐酸 2mL，蒸馏水 98mL。

（3）核固红液：核固红 0.1g，硫酸铝 5g，蒸馏水 100mL，麝香草酚 50mg。先将硫酸铝溶于蒸馏水，然后加入核固红，稍加温溶解，冷却后过滤，最后加入麝香草酚。

2. 染色方法

（1）石蜡切片脱蜡至水，蒸馏水洗。

（2）2% 亚铁氰化钾水溶液与 2% 盐酸水溶液等量（1:1）混合，滴染 15~20 分钟。

（3）蒸馏水洗。

（4）核固红液复染细胞核 10 分钟。

（5）蒸馏水洗。

（6）乙醇上行梯度脱水。

（7）二甲苯透明,中性树胶封固。

3. 染色结果 含铁血黄素呈蓝色,细胞核呈红色(图1-4-15)。

十二、钙盐染色

钙盐染色主要有硝酸银染色法和茜素红S染色法。

(一)硝酸银染色法

1. 试剂

（1）1%硝酸银液:硝酸银1g,蒸馏水100mL。

（2）2%硫代硫酸钠液:硫代硫酸钠2g,蒸馏水100mL。

2. 染色方法

（1）石蜡切片,脱蜡至水,蒸馏水洗。

（2）1%硝酸银染色,置于强阳光处60分钟。

（3）蒸馏水洗3分钟。

（4）2%硫代硫酸钠液浸泡2分钟。

（5）流水冲洗5分钟。

（6）苏木精复染2分钟。

（7）流水冲洗。

（8）1%盐酸乙醇分化。

（9）流水冲洗10分钟。

（10）伊红染色1分钟。

（11）乙醇上行梯度脱水。

（12）二甲苯透明,中性树胶封固。

3. 染色结果 钙盐呈褐黑色或紫黑色(图1-4-16)。

(二)茜素红S染色法

1. 试剂 茜素红S液:茜素红S2g,蒸馏水100mL。

2. 染色方法

（1）石蜡切片,脱蜡至水。

（2）茜素红S液滴染3~5分钟。

（3）用滤纸吸干载玻片周围的染液。

（4）丙酮洗数秒。

（5）丙酮二甲苯等量(1:1)混合液洗数秒。

（6）二甲苯透明,中性树胶封固。

3. 染色结果 钙盐沉积处呈橘红色(图1-4-17)。

十三、细菌染色

细菌染色主要采用苯胺结晶紫染色法。

1. 试剂

（1）1%伊红溶液:伊红Y1g,蒸馏水100mL。

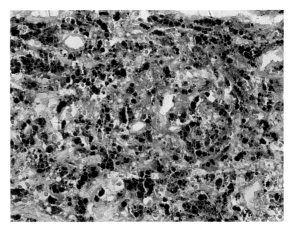

图 1-4-15 根尖周囊肿亚铁氰化钾染色

纤维囊壁中含铁血黄素呈蓝色,细胞核呈红色(亚铁氰化钾染色,400×)。

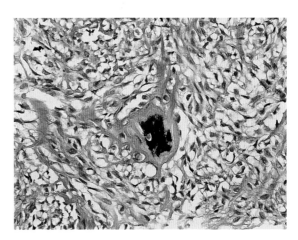

图 1-4-16 骨肉瘤硝酸银染色

钙盐沉积处呈紫黑色(硝酸银染色,400×)。

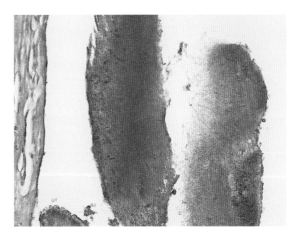

图 1-4-17 涎石病茜素红S染色

钙盐沉积处呈橘红色,位于扩张的管腔内(茜素红S染色,400×)。

（2）苯胺结晶紫染液：结晶紫2g，无水乙醇10mL，苯胺2mL，蒸馏水88mL。将结晶紫溶于无水乙醇中，苯胺与蒸馏水装于小口磨塞瓶内，摇匀，再与结晶紫无水乙醇混合。使用前过滤，混合后染液可保存数月。

（3）Weigert碘液：碘片1g，碘化钾2g，蒸馏水100mL。

（4）苯胺二甲苯液：苯胺与二甲苯等量（1∶1）混合。

2. 染色方法

（1）石蜡切片脱蜡至水。

（2）苏木精液浅染细胞核。

（3）流水冲洗。

（4）1%伊红液染10分钟，置于50℃温箱内。

（5）流水稍洗。

（6）苯胺结晶紫液染6~10分钟。

（7）用滤纸吸干切片周围的染液。

（8）Weigert碘液滴染2分钟。

（9）流水稍洗，用滤纸吸干水分。

（10）苯胺二甲苯液分化，至无颜色脱出。

（11）二甲苯多次清洗，至切片清晰。

（12）中性树胶封固。

3. 染色结果　革兰氏阳性菌呈蓝色或蓝紫色（图1-4-18）。

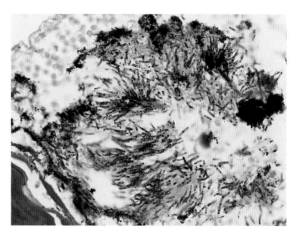

图1-4-18　舌乳头炎苯胺结晶紫染色
革兰氏阳性菌呈蓝色，位于黏膜表面（苯胺结晶紫染色，1 000×）。

十四、真菌染色

真菌染色法有Grocott六胺银染色法和过碘酸希夫（PAS）染色法。真菌中的新型隐球菌、白色念珠菌等对PAS染色效果理想。这里主要介绍PAS染色法。

1. 试剂

（1）0.5%过碘酸水溶液：过碘酸0.5g，蒸馏水100mL，溶解后装入小口磨塞瓶，保存于4℃冰箱内，使用前取出恢复到室温。

（2）0.5%偏重亚硫酸钠液：偏重亚硫酸钠0.5g，蒸馏水100mL。溶解后装入小口磨塞瓶保存于4℃冰箱内，使用前取出恢复到室温。

（3）无色品红液：碱性品红1g，蒸馏水200mL，1mol/L盐酸20mL，偏重亚硫酸钠2g。

先将三蒸水200mL煮沸后改为小火，加入碱性品红1g，再煮沸1分钟，冷却到50℃时加入1mol/L盐酸20mL，35℃时加入偏重亚硫酸钠2g。室温放置2小时后见液体稍带红色，5小时后变为无色液体，储存于棕色瓶内封口备用，4℃保存。如液体变红失效，此时可以加入少量偏重亚硫酸钠，观察颜色变为无色后，即可使用。

2. 染色方法

（1）石蜡切片，脱蜡至水。

（2）0.5%过碘酸溶液5~8分钟。

（3）流水冲洗2分钟，蒸馏水冲洗。

（4）无色品红液染色10~20分钟，于暗处加盖。

（5）0.5%偏重亚硫酸钠液滴洗1分钟，共2次。

（6）流水冲洗5分钟。

（7）苏木精浅染细胞核。

（8）蒸馏水冲洗，乙醇上行梯度脱水。

（9）二甲苯透明,中性树胶封固。

3. 染色结果 真菌呈品红色(图 1-4-19)。

十五、抗酸杆菌染色

抗酸杆菌染色法有碱性复红染色法(齐-内染色法)和苯酚碱性品红染色法,这里主要介绍齐-内染色法。

1. 试剂

（1）苯酚复红溶液

1）碱性复红 1g,无水乙醇 10mL。

2）5% 苯酚水溶液:苯酚 5g,蒸馏水 100mL。将碱性复红 1g 溶于无水乙醇 10mL,再与 5% 苯酚水溶液 100mL 混合。使用前过滤。

（2）5% 盐酸乙醇溶液:盐酸 5mL,95% 乙醇 95mL。

（3）0.1% 亚甲基蓝水溶液:亚甲基蓝 0.1g,蒸馏水 100mL。

（4）汽油松节油等量(1:1)混合液:汽油 100mL,松节油 100mL。

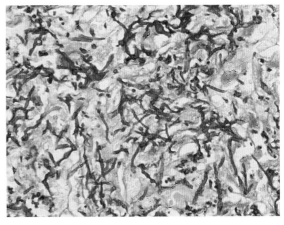

图 1-4-19 白色念珠菌 PAS 染色
白色念珠菌呈品红色(PAS 染色,1 000×)。

2. 染色方法

（1）石蜡切片,汽油、松节油混合液脱蜡 5~10 分钟,共 2 次。

（2）脱蜡后不经乙醇,用纱布擦干切片周围的液体。

（3）流水稍冲洗。

（4）苯酚复红溶液染色 5~10 分钟。

（5）流水稍冲洗。

（6）5% 盐酸乙醇溶液 1 分钟。

（7）流水稍冲洗。

（8）0.1% 亚甲基蓝水溶液浸泡 2 分钟。

（9）流水稍冲洗。

（10）用滤纸吸干切片,空气干燥。

（11）二甲苯透明,中性树胶封固。

3. 染色结果 抗酸杆菌(结核分枝杆菌或麻风杆菌)呈红色(图 1-4-20)。

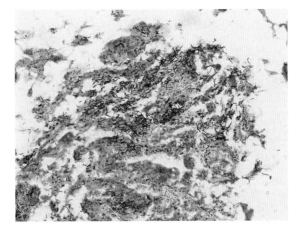

图 1-4-20 肺结核齐-内染色
结核分枝杆菌呈红色(齐-内染色,1 000×)。

十六、幽门螺杆菌染色

幽门螺杆菌染色方法有瑞氏染色法、硝酸银染色法和硼酸亚甲蓝染色法。这里主要介绍瑞氏染色法。

1. 试剂

（1）瑞氏染液:瑞氏粉 1.5g,甲醇 500mL。

称取干燥瑞氏粉 1.5g 放入研磨器内,加入少量甲醇溶解研磨。将研磨后的上层液体倒入小口瓶中,再加入甲醇研磨,直至甲醇用完为止。摇匀,密封瓶口,存室温暗处。

（2）磷酸盐缓冲液（pH 6.4~6.8）:0.067mol/L KH_2PO_4 50.4mL,0.067mol/L Na_2HPO_4 49.6mL。加蒸馏水至 1 000mL。

2. 染色方法

（1）石蜡切片,脱蜡至水,蒸馏水冲洗。

（2）将瑞氏染液与磷酸盐缓冲液等量（1∶1）混合，浸染 10~15 分钟。

（3）蒸馏水冲洗，空气干燥。

（4）二甲苯透明，中性树胶封固。

3. 染色结果　幽门螺杆菌呈蓝色（图 1-4-21）。

十七、活体细胞染色

活体细胞染色方法有吉姆萨（Giemsa）染色法、中性红染色法、詹纳斯绿 B（Janus Green B）染色法和锥虫蓝染色法。这里主要介绍吉姆萨染色法。

1. 试剂

（1）Giemsa 原液：Giemsa 粉剂 0.8g，甘油 50mL，甲醇 50mL。

将 Giemsa 粉剂溶解于甲醇中，充分研磨后，加入甘油溶解，混匀。置于 37℃温箱内 8~12 小时，原液保存于棕色瓶中。

（2）Giemsa 工作液：取 Giemsa 原液 5mL，加入 1/15 mol/L 磷酸盐缓冲液（pH 6.4~6.8）50mL。

2. 染色方法

（1）细胞涂片或爬片晾干后，甲醇固定 10~15 分钟。

（2）Giemsa 工作液染色 10~15 分钟。

（3）蒸馏水冲洗。

（4）用滤纸吸干切片上的水分，空气干燥。

（5）二甲苯透明，中性树胶封固。

3. 染色结果　细胞核呈紫蓝色或紫红色，颗粒呈紫红色（图 1-4-22）。

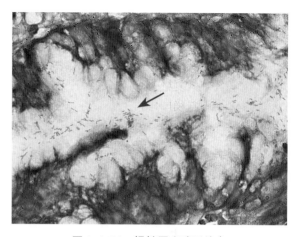

图 1-4-21　慢性胃炎瑞氏染色
幽门螺杆菌呈蓝色，位于腺腔内（箭头示）（瑞氏染色，1 000×）。

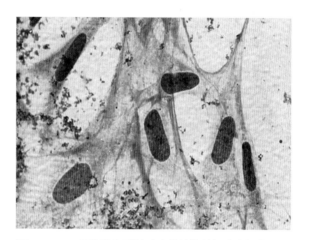

图 1-4-22　唾液腺多形性腺瘤体外培养细胞吉姆萨染色
肿瘤性肌上皮细胞呈多边形，细胞核呈紫红色，细胞外可见大量紫红色的蛋白多糖分泌颗粒（吉姆萨染色，1 000×）。

十八、成骨细胞染色

成骨细胞染色主要采用碱性磷酸酶钙-钴染色法。

1. 试剂

（1）孵育液：2%β-甘油磷酸钠 10mL，2% 巴比妥钠 10mL，2% 氯化钙 20mL，2% 硫酸镁 1mL，蒸馏水 5mL。

（2）2% 硝酸钴水溶液：硝酸钴 2g，蒸馏水 100mL。

（3）1% 硫化胺水溶液：硫化胺 1g，蒸馏水 100mL。

（4）核固红液：核固红 0.1g，硫酸铝 5g，蒸馏水 100mL，麝香草酚 50mg。先将硫酸铝溶于蒸馏水，然后加入核固红，稍加温溶解，冷却后过滤，最后加入麝香草酚。

2. 染色方法

（1）石蜡切片脱蜡至水。

（2）孵育液染 1~3 小时，37℃。

（3）蒸馏水洗 2 分钟。

（4）2% 硝酸钴水溶液浸泡 2 分钟。

（5）蒸馏水洗 2 分钟。

（6）1% 硫化胺水溶液浸泡 1 分钟。

（7）流水冲洗。

（8）核固红液复染。

（9）乙醇上行梯度脱水。

（10）二甲苯透明，中性树胶封固。

3. 染色结果　成骨细胞细胞质呈灰白色至黑色，细胞核呈红色（图 1-4-23）。

十九、破骨细胞染色

破骨细胞染色主要采用抗酒石酸酸性磷酸酶染色法。

1. 试剂　孵育液：α-萘酚磷酸钠 20mg，N,N-二甲基甲酰胺 1mL，0.2mol/L 乙酸盐缓冲液 18mL，62mmol/L 副品红 1mL，50mmol/L 酒石酸钾钠 282mg。

2. 染色方法

（1）石蜡切片，脱蜡至水。

（2）孵育液染 1~4 小时，37℃。

（3）蒸馏水速洗。

（4）苏木精复染。

（5）乙醇上行梯度脱水。

（6）二甲苯透明，中性树胶封固。

3. 染色结果　破骨细胞细胞质呈红色，细胞核呈蓝色（图 1-4-24）。

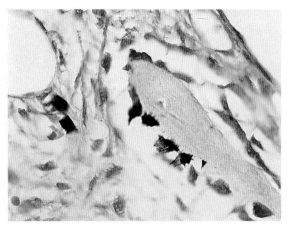

图 1-4-23　骨组织碱性磷酸酶钙-钴染色
骨小梁周围的成骨细胞细胞质呈黑色，细胞核呈红色（碱性磷酸酶钙-钴染色，1 000×）。

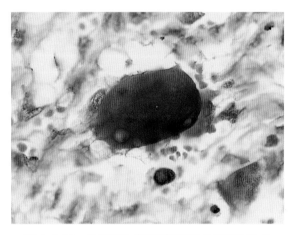

图 1-4-24　骨巨细胞瘤抗酒石酸酸性磷酸酶染色
破骨细胞细胞质呈红色，细胞核呈蓝色（抗酒石酸酸性磷酸酶染色，1 000×）。

 知识点

组织化学染色（特殊染色）在临床病理诊断中的应用

1. 鉴定脂肪组织或脂类组织　采用油红 O、苏丹Ⅳ染色法。

2. 鉴定淀粉样蛋白　采用甲醇刚果红染色法。

3. 鉴定横纹肌纤维　采用磷钨酸苏木精、Masson 三色染色法。

4. 鉴定胶原纤维　采用 Van Gieson（VG）、Masson 三色染色法。

5. 鉴定糖原　采用过碘酸希夫（PAS）染色法。

6. 鉴定黏液　采用黏液卡红（胭脂红）、阿辛蓝、过碘酸希夫染色法。

7. 鉴定黑色素　采用硫酸亚铁染色法。

8. 鉴定神经纤维　采用银浸镀染色法。

9. 鉴定弹性纤维　采用间苯二酚-品红染色法。

10. 鉴别网状纤维　采用氢氧化银氨液浸染法。

11. 鉴别含铁血黄素　采用亚铁氰化钾染色法。

12. 鉴别钙盐　采用硝酸银染色或茜素红 S 染色法。

13. 鉴别细菌　采用苯胺结晶紫染色法。

14. 鉴别真菌　采用过碘酸希夫染色法。

15. 鉴别结核分枝杆菌　采用齐-内染色法。

16. 鉴别幽门螺杆菌　采用瑞氏染色法。

17. 鉴别活体细胞　采用吉姆萨染色法。

18. 鉴别成骨细胞　采用碱性磷酸酶钙-钴染色法。

19. 鉴别破骨细胞　采用抗酒石酸酸性磷酸酶染色法。

第五节　免疫组织化学技术

免疫组织化学技术是利用抗原-抗体反应的原理,用已知的抗体检测组织或细胞内未知的抗原,从而判断组织或细胞的组织来源及分化,用于病理诊断和鉴别诊断的技术。免疫组织化学技术通常采用特异性抗体(一抗)与机体组织或细胞中的抗原结合(表 1-5-1),选用标记的桥抗体(二抗)特异性地与一抗结合,并能与显色剂或荧光色素结合,在光学显微镜或荧光显微镜下观察。

表 1-5-1　常用抗体一览表

抗体名称	主要用途(标记)
actin(smooth muscle)	平滑肌、唾液腺及肿瘤中的肌上皮细胞
AACT(抗胰糜蛋白酶)	组织细胞及其来源的肿瘤
calponin	平滑肌、唾液腺及肿瘤中的肌上皮细胞
CD3	成熟 T 细胞
CD20	B 细胞、前 B 细胞
CD31	单核细胞、B 细胞、内皮细胞
CD34	髓样细胞、内皮细胞
CD45RB	B 细胞
CD45RO	T 细胞
CEA(癌胚抗原)	腺上皮来源的腺癌
CK8	腺癌、导管癌
CK10&13	鳞状上皮及其来源的肿瘤
EMA(上皮膜抗原)	正常上皮细胞及其肿瘤
GFAP	星形胶质瘤、唾液腺肿瘤中的肌上皮细胞
Lysozyme(溶菌酶)	组织细胞及其来源的肿瘤
Melan A(黑色素 A)	恶性黑色素瘤
MyoD1	横纹肌肉瘤
S100 蛋白	黑色素瘤细胞、软骨细胞、唾液腺肌上皮细胞
vimentin(波形蛋白)	间叶来源的肿瘤
LF(乳铁蛋白)	腺上皮成分

一、抗体的选择

首先,了解抗体标记的适用范围及反应谱。不同的英文缩写表明不同用途的抗体:Flow cyt 表示流式细胞术,ICC/IF 表示免疫组织化学/免疫荧光,IHC(PFA fixed)表示多聚甲醛固定的标本,IHC-Fr 表示冷冻切片,IHC-P 表示石蜡包埋的标本,IP 表示免疫沉淀,WB 表示免疫印迹。其次,尽量选择单克隆抗体,按说明书要求进行稀释,通常采用 0.01mol/L 磷酸盐缓冲液(PBS,pH 7.2)稀释抗体,然后分装保存于 4℃冰箱或−20℃冻存。

二、抗原的修复

对于石蜡包埋的组织,抗原决定簇被封闭,需要按说明书的要求进行抗原修复。通常采用 0.01mol/L 枸橼酸缓冲液修复抗原。新鲜组织或细胞不需要进行抗原修复。

1. 抗原修复方法　组织切片脱蜡至水(用多聚赖氨酸处理后的防脱片的载玻片捞片),切片浸泡于装有抗原修复缓冲液的玻璃容器中。置于水浴锅或微波炉中,加热至 95~98℃,15 分钟,修复缓冲液不沸腾。修复完毕后置于室温中冷却至 60℃,然后放入 0.01mol/L 磷酸盐缓冲液中。

2. 抗原修复常用试剂

(1)0.01mol/L 枸橼酸缓冲液

1)A 液(0.1mol/L 枸橼酸溶液):枸橼酸 2.1g 溶于蒸馏水 100mL。

2)B 液(0.1mol/L 枸橼酸钠溶液):枸橼酸钠 2.9g 溶于蒸馏水 100mL。

3)工作液:A 液 9mL 与 B 液 41mL,加入蒸馏水 450mL 中,pH 6.0。

(2)0.01mol/L 磷酸盐缓冲液(PBS):NaCl 8.5g,KCl 0.2g,$Na_2HPO_4 \cdot 12H_2O$ 2.85g,KH_2PO_4 0.27g,溶于双蒸水 1 000mL 中,pH 7.4。

3. 载玻片的预处理　为避免抗原修复时组织从切片上脱落,载玻片需要经蒸馏水冲洗后 60℃烤干。放入多聚赖氨酸(0.1mg/mL)中浸泡至少 40 分钟后,烤 40 分钟,备用。

【问题 1】一抗是怎样产生的?

思路:将从人体上提取纯化的抗原,免疫不同的哺乳类和禽类动物,得到如鼠抗人、兔抗人的抗体,即一抗。因每种抗原都具有几个抗原决定簇,产生多个决定簇的抗体,即多克隆抗体。单克隆抗体是针对某一抗原决定簇的,因而特异性强、亲和力高。

【问题 2】二抗是怎样产生的?

思路:将一抗作为抗原,免疫动物得到的抗一抗的抗体称为二抗。二抗应选用与一抗相同的物种来源,如一抗是鼠源的单克隆抗体,二抗则选抗鼠的二抗(如羊抗鼠或兔抗鼠)。此外,二抗还需要与一抗的类别或亚类相匹配,这通常是针对单克隆抗体而言。多克隆抗体主要是 IgG 类免疫球蛋白,因此相应的二抗就是抗 IgG 抗体。

【问题 3】抗体是怎样标记的?

思路:①标记特异性抗体(一抗),其方法为一步法或直接法;②标记抗特异性抗体(二抗),其方法为二步法或间接法;③标记免疫复合物,其方法为多步法或桥连法;④利用生物素-抗生物素间的亲和特性建立的 ABC 法,其方法为多步法或桥连法。通常每一步抗体结合反应都会产生免疫染色的放大效应,所以从方法的灵敏度而论,多步法优于二步法,二步法优于一步法。

三、免疫组织化学 ABC 法

免疫组织化学 ABC 法即抗生物素蛋白-生物素-过氧化物酶复合物(avidin-biotin-peroxidase complex,ABC)法。

1. 操作步骤

(1)石蜡切片,脱蜡至水。

(2)3% H_2O_2 浸泡 10 分钟后,蒸馏水洗涤。

(3)0.01mol/L 枸橼酸缓冲液修复抗原 15 分钟,冷却到 60℃。

(4)0.01mol/L PBS 洗涤 3 次。

(5)正常血清(0.01mol/L PBS 按 1:50 稀释)孵育 20 分钟。

（6）一抗（0.01mol/L PBS 按 1：100 稀释,同时设有 PBS 代替一抗的阴性对照）37℃湿盒内孵育 60 分钟。

（7）0.01mol/L PBS 洗涤 3 次。

（8）生物素标记的二抗（0.01mol/L PBS 按 1：100 稀释）于 37℃湿盒内孵育 30 分钟。

（9）0.01mol/L PBS 洗涤 3 次。

（10）ABC 复合物（A 液与 B 液等量混合后按 1：100 稀释）于湿盒内孵育 60 分钟。

（11）0.01mol/L PBS 洗涤 3 次。

（12）DAB（3,3' 二氨基联苯四盐酸）-3% H_2O_2 液显色 5 分钟,水洗。

DAB 液的配制方法:DAB 粉末 15mg,溶入 0.01mol/L 的 PBS 液 30mL 中,混匀,加入 3~4 滴 3% H_2O_2。DAB 液需现用现配。废弃的 DAB 液必须收集在废液瓶内,不能倒入下水道,以免污染水源。

（13）苏木精浅染细胞核。

（14）乙醇上行梯度脱水,二甲苯透明,中性树胶封固。

2. 染色结果　阳性呈棕黄色或深黄色,阳性部位可分布于细胞质、细胞膜或细胞核（图 1-5-1）。

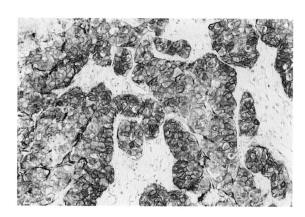

图 1-5-1　唾液腺黏液表皮样癌免疫组织化学染色
肿瘤细胞表达 c-erbB-2,阳性呈棕黄色,分布于细胞质和细胞膜（免疫组织化学 ABC 法,200×）。

四、免疫组织化学 PAP 法

免疫组织化学 PAP 法即过氧化物酶-抗过氧化物酶（peroxidase-antiperoxidase,PAP）法。

1. 操作步骤

（1）石蜡切片脱蜡至水。

（2）3% H_2O_2 浸泡 10 分钟,蒸馏水洗涤。

（3）0.01mol/L 枸橼酸缓冲液修复抗原 15 分钟,冷却到 60℃。

（4）0.01mol/L PBS 洗涤 3 次。

（5）正常血清（0.01mol/L PBS 按 1：50 稀释）孵育 20 分钟。

（6）一抗（0.01mol/L PBS 按 1：100 稀释,同时设有 PBS 代替一抗的阴性对照）于 37℃湿盒内孵育 60 分钟。

（7）0.01mol/L PBS 洗涤 3 次。

（8）过氧化物酶标记的二抗（0.01mol/L PBS 按 1：100 稀释）于 37℃湿盒内孵育 30 分钟。

（9）0.01mol/L PBS 洗涤 3 次。

（10）滴加 PAP 复合物湿盒内孵育 30 分钟。

（11）0.01mol/L PBS 洗涤 3 次。

（12）DAB-3% H_2O_2 液显色 5 分钟,水洗。

（13）苏木精浅染细胞核。

（14）乙醇上行梯度脱水,二甲苯透明,中性树胶封固。

2. 染色结果　阳性部位呈黄色或棕黄色,位于细胞质或细胞核（图 1-5-2）。

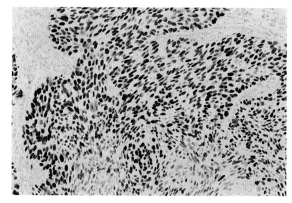

图 1-5-2　口腔鳞状细胞癌免疫组织化学染色
肿瘤细胞表达 P5 蛋白 3,阳性呈棕黄色,位于细胞核（免疫组织化学 PAP 法,200×）。

五、免疫组织化学 SP 法

免疫组织化学 SP 法即链霉素抗生物素蛋白-过氧化物酶连接（streptavidin-peroxidase，SP）法。

1. 操作步骤

（1）石蜡切片脱蜡至水。

（2）3% H_2O_2 浸泡 10 分钟后，蒸馏水洗涤。

（3）0.01mol/L 枸橼酸缓冲液修复抗原 15 分钟，冷却到 60℃。

（4）0.01mol/L PBS 洗涤 3 次。

（5）正常血清（0.01mol/L PBS 按 1∶50 稀释）孵育 20 分钟。

（6）一抗（0.01mol/L PBS 按 1∶100 稀释，同时设有 PBS 代替一抗的阴性对照）于 37℃湿盒内孵育 60 分钟。

（7）0.01mol/L PBS 洗涤 3 次。

（8）生物素标记的二抗（0.01mol/L PBS 按 1∶100 稀释）于 37℃湿盒内孵育 30 分钟。

（9）0.01mol/L PBS 洗涤 3 次。

（10）辣根过氧化物酶标记的链霉素卵白素工作液于 37℃湿盒内孵育 30 分钟。

（11）0.01mol/L PBS 洗涤 3 次。

（12）DAB-3%H_2O_2 液显色 5 分钟，流水冲洗。

（13）苏木精浅染细胞核。

（14）乙醇上行梯度脱水，二甲苯透明，中性树胶封固。

2. 染色结果 阳性部位呈棕黄色或黄色，分布于细胞质或细胞核（图 1-5-3）。

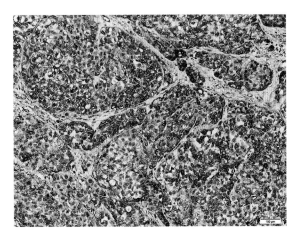

图 1-5-3 唾液腺肌上皮癌免疫组织化学染色

肿瘤细胞表达平滑肌肌动蛋白（smooth muscle actin，SMA），阳性呈棕黄色，位于细胞质（免疫组织化学 SP 法，100×）。

六、免疫组织化学 Polymer 法

免疫组织化学 Polymer 法即非生物素型聚合物（Polymer）法。

1. 操作步骤

（1）石蜡切片脱蜡至水。

（2）3%H_2O_2 浸泡 10 分钟后，蒸馏水洗涤。

（3）0.01mol/L 枸橼酸缓冲液修复抗原 15 分钟，冷却到 60℃。

（4）0.01mol/L PBS 洗涤 3 次。

（5）正常血清（0.01mol/L PBS 按 1∶50 稀释）孵育 20 分钟。

（6）一抗（0.01mol/L PBS 按 1∶100 稀释，同时设有 PBS 液代替一抗的阴性对照）于 37℃湿盒内孵育 60 分钟。

（7）0.01mol/L PBS 洗涤 3 次。

（8）滴加反应增强剂室温下孵育 20 分钟。

（9）0.01mol/L PBS 洗涤 3 次。

（10）辣根过氧化物酶标记的 IgG 聚合物（HRP polymer，酶标记的二抗）室温下孵育 30 分钟。

（11）0.01mol/L PBS 洗涤 3 次。

（12）DAB-3% H_2O_2 液显色 5 分钟，流水冲洗。

（13）苏木精浅染细胞核。

（14）乙醇上行梯度脱水，二甲苯透明，中性树胶封固。

2. 染色结果　阳性呈棕黄色，阳性部位可分布于细胞质、细胞膜或细胞核（图 1-5-4）。

七、免疫荧光标记法

（一）直接免疫荧光法

1. 操作步骤

（1）新鲜组织冷冻切片，厚度为 4~5μm，细胞涂片或细胞爬片。

（2）空气干燥 10 分钟。

（3）室温下，丙酮固定 5~10 分钟。

（4）0.01mol/L PBS 洗涤 2 分钟，共 3 次。

（5）荧光素 FITC 或 TRITC 标记的抗体（0.01mol/L PBS 按 1∶50 或 1∶100 稀释），37℃孵育 30 分钟，避光。

（6）滴加 25μg/mL DAPI 染色剂复染细胞核，37℃孵育 30 分钟。

（7）0.01mol/L PBS 洗涤 2 分钟，共 3 次。

（8）蒸馏水冲洗 1 分钟，共 2 次。

（9）甘油封片。

（10）荧光显微镜下观察。

2. 染色结果　FITC 标记阳性为绿色（图 1-5-5），TRITC 标记阳性为红色，细胞核呈蓝色。

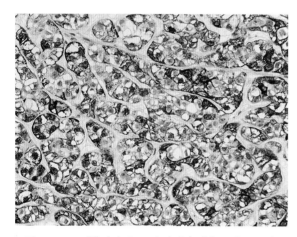

图 1-5-4　唾液腺上皮-肌上皮癌免疫组织化学染色肿瘤细胞表达 calponin，阳性呈棕黄色位于细胞质（免疫组织化学 Polymer 法，200×）。

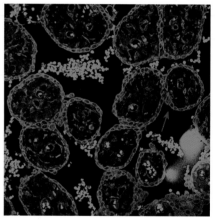

图 1-5-5　口腔黏膜天疱疮直接免疫荧光在上皮内疱中，结缔组织乳头突入疱腔内，乳头表面排列单层基底细胞，细胞周围呈绿色（FITC）荧光环（箭头示），显示 C3 补体沉积（直接免疫荧光法，400×）。

（二）间接免疫荧光法

1. 操作步骤

（1）新鲜组织冷冻切片，厚度为 4~5μm，细胞涂片或细胞爬片。

（2）空气干燥 10 分钟。

（3）室温下，丙酮固定 5~10 分钟。

（4）0.01mol/L PBS 洗涤 2 分钟，共 3 次。

（5）3% H_2O_2 孵育切片 10 分钟。

（6）0.01mol/L PBS 洗涤 2 分钟，共 3 次。

（7）滴加适当浓度的一抗（0.01mol/L PBS 按 1∶50 或 1∶100 稀释），37℃孵育 2 小时。双重标记分别采用鼠抗人和兔抗人的一抗孵育切片。

（8）0.01mol/L PBS 洗涤 2 分钟，共 3 次。

（9）滴加 25μg/mL 4′,6-二脒基-2-苯基吲哚（DAPI）染色剂复染细胞核，37℃孵育 30 分钟。

（10）0.01mol/L PBS 洗涤 2 分钟，共 3 次。

（11）滴加荧光素 FITC 或 TRITC 标记的二抗，37℃孵育 30 分钟，避光。双重标记分别采用抗鼠和抗兔的荧光素 FITC 和 TRITC 标记的二抗孵育切片。

（12）0.01mol/L PBS 洗涤 2 分钟，共 3 次。

（13）蒸馏水冲洗 1 分钟，共 2 次。

（14）甘油封片。

（15）荧光显微镜下观察。

2. 染色结果　FITC 标记阳性为绿色，TRITC 标记阳性为红色，细胞核呈蓝色（图 1-5-6）。

【问题 4】几种免疫组织化学方法有哪些特点？

思路：ABC 法和 PAP 法灵敏度较高，不易引起非特异性染色。其中，ABC 法的灵敏度和特异度比 PAP 法更高。SP 法因链霉素抗生物素内无糖，背景着色浅，灵敏度强。Polymer 法可以有效防止内源性生物素的干扰，灵敏度高。免疫荧光标记法特异性强，灵敏度高，且速度快。但免疫荧光标记法存在非特异性染色问题，荧光容易消失，需要在短时间内观察拍照。

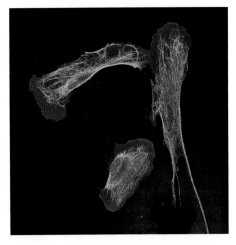

图 1-5-6　牙龈成纤维细胞间接免疫荧光双重标记

细胞对波形蛋白（vimentin）反应阳性，绿色荧光（FITC）位于细胞质；细胞对表皮生长因子受体（EGFR）反应阳性，红色荧光（TRITC）位于细胞膜；细胞核呈蓝色（间接免疫荧光法，400×）。

知识点

免疫组织化学在临床病理诊断中的应用

1. 鉴别癌与肉瘤——采用 CK、vimentin 抗体。

2. 鉴别淋巴瘤——采用 CD20、CD3 抗体。

3. 鉴别血管内皮细胞——采用 CD31、CD34 抗体。

4. 鉴别唾液腺肌上皮细胞——采用 calponin、actin、S100 蛋白抗体。

5. 鉴别组织细胞——采用 AACT、Lysozyme 抗体。

6. 鉴别横纹肌肉瘤——采用 MyoD1 抗体。

7. 鉴别黑色素瘤——采用 Melan A 抗体。

8. 鉴别口腔黏膜疱性疾病——采用 IgG 或 C3 补体直接免疫荧光。

第六节　电子显微镜技术

电子显微镜是使用电子来展示物件的内部或表面的显微镜，以电子束为光源，以电磁场为透镜。其理论分辨率（约 0.1nm）远高于光学显微镜的分辨率（约 200nm）。常用的电子显微镜技术有透射电子显微镜和扫描电子显微镜（以下简称透射电镜和扫描电镜）。

一、透　射　电　镜

透射电镜（transmission electron microscope，TEM）常用于观察组织和细胞内部的超微结构，以及辨认在普通光学显微镜下不能分辨的细微物质。

1. 新鲜组织标本立即固定于 4% 戊二醛（磷酸盐缓冲液 A 液 11mL 与 B 液 55mL 混合，加入 50% 戊二醛(原液)6mL,混匀,pH 7.2~7.4)4~6 小时。

2. 新鲜细胞标本离心成团后,弃上清,沿离心管加入 2.5% 戊二醛(磷酸盐缓冲液 A 液 20mL 与 B 液 80mL 混合后取 95mL,再加入 50% 戊二醛原液 5mL,混匀,pH 7.2~7.4),固定 4 小时以上,置于 4℃冰箱,静止不晃动。

1/15mol/L 磷酸盐缓冲液(PBS)的配制:取 A 液(磷酸二氢钾 1.816g 溶于双蒸水 200mL)25mL 加入 B 液(磷酸氢二钠 5.5g 溶于双蒸水 200mL)75mL(pH 7.2),或 A 液 20mL 加入 B 液 80mL(pH 7.4)。

3. 组织标本在 4% 戊二醛液浸泡下,置于蜡片上,采用剃须刀片十字交叉法,分切标本为 1mm× 1mm×1mm 大小的组织块(图 1-1-3)。

4. 1/15mol/L PBS 洗 10~15 分钟,3 次。

5. 1% 锇酸后固定 1~2 小时,4℃冰箱保存。

6. 1/15mol/L PBS 洗 10~15 分钟,共 3 次。

7. 丙酮逐级上行脱水,每次 10~15 分钟。

8. 37℃下丙酮:包埋液=1:1 浸透 60 分钟。

9. 37℃下丙酮:包埋液=1:3 过夜。

10. 37℃下包埋液包埋 5 小时。

11. 置入烤箱聚合,37℃,24 小时;60℃,48 小时。

12. 超薄切片,厚度为 50~70nm。

13. 乙酸双氧铀染色 30~45 分钟,柠檬酸铅染色 5~30 分钟。

14. 透射电子显微镜下观察照相(图 1-6-1)。

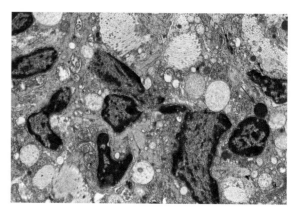

图 1-6-1 唾液腺腺样囊性癌透射电镜表现
肿瘤细胞出现凋亡,可见凋亡小体(箭头示)(TEM,6 000×)。

二、免 疫 电 镜

免疫电镜将电镜技术与免疫组织化学技术相结合,采用高电子密度的标记物显示抗原抗体特异结合的部位。如胶体金表面带有负电荷的疏水性颗粒,能与抗体相吸附,在细胞超微结构上定位和定性。免疫电镜分为透射免疫电镜和扫描免疫电镜,可采用铁蛋白标记、过氧化物酶标记和胶体金标记。这里主要介绍胶体金标记的透射免疫电镜。

1. 新鲜标本立即固定于 0.5% 戊二醛 2 小时以上。0.5% 戊二醛由磷酸盐缓冲液 A 液(磷酸二氢钾 1.816g 溶于双蒸水 200mL)20mL 与 B 液(磷酸氢二钠 5.5g 溶于双蒸水 200mL)80mL 混合后取 99mL,再取 50% 戊二醛(原液)1mL,混匀,pH 7.2~7.4(含 4% 多聚甲醛)。

2. 标本置于蜡片上,浸泡于固定液中。采用剃须刀片十字交叉法,分切标本为 1mm×1mm×1mm 大小的组织块(图 1-1-3)。

3. NH_4Cl 溶液冲洗 2 次。

4. 蔗糖冲洗 3 次,4℃冰箱过夜。

5. 低温 4℃下,丙酮逐级上行脱水。

6. 包埋剂浸透包埋,半薄切片定位。

7. 超薄切片,厚度为 50~70nm,捞在载网上。

8. 0.1mol/L PBS(含 1% 牛血清白蛋白),室温下孵育载网 5 分钟。

9. 标记一抗(0.1mol/L PBS 按 1:50 或 1:100 稀释一抗),室温下孵育载网 1 小时。采用 0.1mol/L PBS 代替一抗作为阴性对照。

10. 0.1mol/L PBS 冲洗载网 5 分钟。

11. 20mmol/L Tris-盐溶液(pH 8.2),冲洗载网 5 分钟。

12. 20mmol/L Tris-盐溶液按 1:20 稀释 IgG-胶体金标记的二抗。室温下二抗孵育载网 30 分钟。

13. 20mmol/L Tris-盐溶液（pH 8.2），冲洗载网 5 分钟。

14. 双蒸水冲洗 5 分钟。

15. 待载网自然晾干后，乙酸双氧铀染色 30~45 分钟，柠檬酸铅染色 5~30 分钟。

16. 透射电镜显微镜下观察拍照（图 1-6-2）。

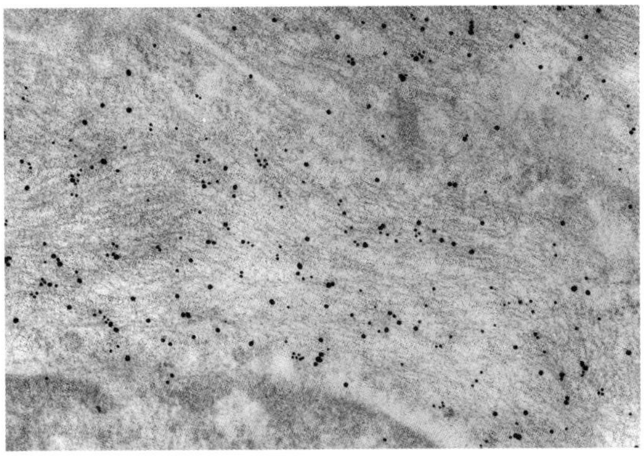

三、电镜组织化学

电镜组织化学又称电镜细胞化学，是将透射电镜技术与组织（细胞）化学技术相结合，在细胞超微结构原位上显示和示踪其化学成分或化学反应的一种技术。

（一）钌红电镜组织化学

重金属钌红能够选择性地与细胞内和细胞外间质中蛋白多糖的葡萄糖胺聚糖结合，在超微结构上呈现为一种高电子密度的细小颗粒，用于示踪细胞内和细胞外间质中的蛋白多糖。

图 1-6-2　唾液腺多形性腺瘤免疫电镜表现
肿瘤性肌上皮细胞细胞质内含有神经胶质细胞原纤维酸性蛋白（GFAP）中间丝（20nm 胶体金标记）和波形蛋白中间丝（10nm 胶体金标记）（TEM，42 000×）。

1. 新鲜标本立即固定于 2.5% 戊二醛 24 小时以上。2.5% 戊二醛由磷酸盐缓冲液 A 液（磷酸二氢钾 1.816g 溶于双蒸水 200mL）20mL 与 B 液（磷酸氢二钠 5.5g 溶于双蒸水 200mL）80mL 混合后取 95mL，再取 50% 戊二醛（原液）5mL，混匀，pH 7.2~7.4（含 0.2% 钌红）。

2. 标本置于蜡片上，浸泡于固定液中。采用剃须刀片十字交叉法，分切标本为 1mm×1mm×1mm 大小的组织块（图 1-1-3）。

3. 0.1mol/L 二甲砷酸钠缓冲液冲洗 3 次，过夜。

4. 1% 锇酸（1%OsO$_4$）后固定 1 小时。

5. 丙酮逐级上行脱水。

6. 包埋液与丙酮按 1:1 浸透 1 小时。

7. 包埋液包埋。

8. 半薄切片定位。

9. 超薄切片，厚度为 50~70nm。

10. 乙酸双氧铀染色 30~45 分钟，柠檬酸铅染色 5~30 分钟。

11. 透射电子显微镜下观察拍照（图 1-6-3）。

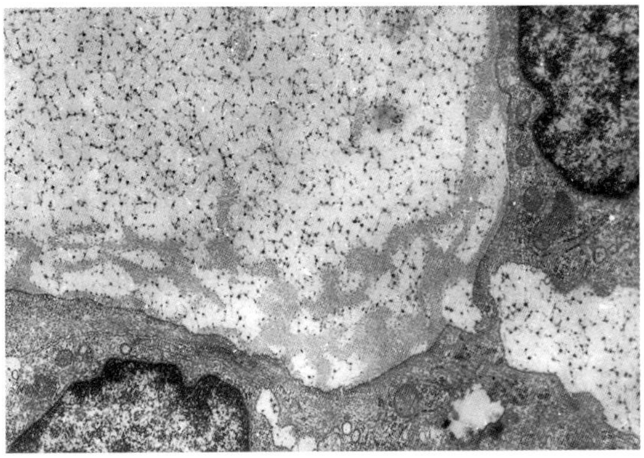

（二）鞣酸电镜组织化学

鞣酸又名单宁酸，能够沉淀蛋白质，与细胞内外的弹性蛋白和胶原蛋白结合，形成电子致密物，以示踪细胞产生弹性蛋白和胶原蛋白的情况。

图 1-6-3　唾液腺腺样囊性癌钌红电镜组织化学表现
肿瘤囊样腔隙中充满钌红阳性的蛋白多糖颗粒（TEM，16 000×）。

1. 新鲜标本立即固定于 3% 戊二醛 2 小时以上。3% 戊二醛由磷酸盐缓冲液 A 液（磷酸二氢钾 1.816g 溶于双蒸水 200mL）20mL 与 B 液（磷酸氢二钠 5.5g 溶于双蒸水 200mL）80mL 混合后取 94mL，再取 50% 戊二醛（原液）6mL，混匀，pH 7.2~7.4（含 4% 鞣酸）。

2. 标本置于蜡片上，浸泡于固定液中。采用剃须刀片十字交叉法，分切标本为 1mm×1mm×1mm 大小的组织块（图 1-1-3）。

3. 0.1mmol/L 二甲砷酸钠缓冲液冲洗标本至液体完全透明。

4. 2% 锇酸固定 1 小时。

5. 乙醇上行梯度脱水。

6. 包埋液包埋,半薄切片定位。

7. 超薄切片,厚度为 50~70nm。

8. 乙酸双氧铀染色 30~45 分钟,柠檬酸铅染色 5~30 分钟。

9. 透射电子显微镜下观察拍照(图 1-6-4)。

四、扫 描 电 镜

扫描电镜(scanning electron microscope,SEM)利用电子束扫描样品表面获得样品信息,利用样品的二次电子发射产生样品表面放大的图像,来观察样品的表面形态和表面结构。

1. 组织标本固定于 2.5% 戊二醛 1~3 小时。2.5% 戊二醛由磷酸盐缓冲液 A 液(磷酸二氢钾 1.816g 溶于双蒸水 200mL)20mL 与 B 液(磷酸氢二钠 5.5g 溶于双蒸水 200mL)80mL 混合后取 95mL,再取 50% 戊二醛(原液)5mL,混匀,pH 7.2~7.4。

2. 组织标本置于蜡片上,浸泡于固定液中。采用剃须刀片十字交叉法,分切标本,要求标本直径<2mm,高度 3~5mm。

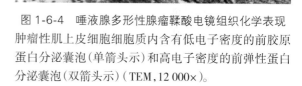

图 1-6-4　唾液腺多形性腺瘤鞣酸电镜组织化学表现
肿瘤性肌上皮细胞细胞质内含有低电子密度的前胶原蛋白分泌囊泡(单箭头示)和高电子密度的前弹性蛋白分泌囊泡(双箭头示)(TEM,12 000×)。

3. 细胞标本需要培养细胞传代后,进行细胞爬片(即细胞爬在圆形盖玻片上)。待细胞生长至 70% 融合后,用 0.01mol/L PBS 洗涤,2.5% 戊二醛固定 1 小时。

4. 1/15mol/L PBS 洗 10~15 分钟,共 3 次。

5. 乙醇上行梯度脱水,各 15~30 分钟。

6. 75% 叔丁醇、100% 叔丁醇干燥 2 次后,置于冰箱冷冻 10 分钟,真空抽气 1~1.5 小时。

7. 真空镀膜法和离子镀膜法,离子喷镀仪喷金。

8. 扫描电镜下观察照相(图 1-6-5)。

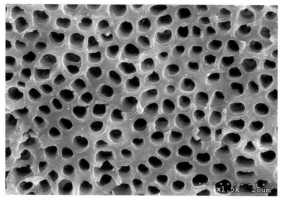

图 1-6-5　牙本质小管扫描电镜表现(SEM,1 500×)

第七节　分子生物学技术

1953 年,Watson 和 Crick 提出的 DNA 双螺旋结构模型,成为现代分子生物学诞生的里程碑。现代分子生物学的研究内容包括 DNA 重组技术(又称基因工程)、基因组/功能基因组与生物信息学的研究、基因表达调控研究等。基因表达与生命的异常状况关系密切,如肿瘤发生、遗传性疾病等。这已成为现代生物学和医学分子生物学研究的重点,尤其是癌基因的发现,是目前分子生物学研究的重大成果。分子生物学技术为临床的基因诊断和基因治疗,提供了崭新的手段和方法。

一、原 位 杂 交

原位杂交(in situ hybridization)技术是利用核酸分子碱基互补的基本原理,采用核素或非核素(如地高辛)标记核酸探针,在组织切片或细胞涂片原位上检测某种 DNA 或 RNA 序列的技术。原位杂交技术又名杂交组织化学、细胞杂交或原位杂交组织化学。

1. 标本固定及处理

(1)石蜡包埋标本

1)组织标本采用 10% 中性甲醛固定,石蜡包埋。

2）切片厚度为 4~5μm，用有机硅烷处理过的载玻片捞片。

3）55~60℃烤片 2~16 小时。

4）二甲苯脱蜡 10 分钟，共 2 次。

5）无水乙醇脱水 10 分钟。

6）空气干燥切片 10 分钟。

（2）冷冻切片

1）切片厚度为 4μm，用有机硅烷处理过的载玻片捞片。

2）空气干燥切片 10 分钟。

3）室温下，4% 多聚甲醛固定 10 分钟。

4）乙醇上行梯度脱水。

5）空气干燥切片 10 分钟。

（3）细胞涂片

1）用有机硅烷处理过的载玻片涂片。

2）空气干燥 10 分钟。

3）室温下，4% 多聚甲醛固定 10 分钟。

4）PBS 缓冲液（NaCl 30g，Na$_2$HPO$_4$·12H$_2$O 6g，NaH$_2$PO$_4$·2H$_2$O 0.4g，定容于蒸馏水 1 000mL 中，pH 7.2~7.6）洗 1 分钟，共 3 次。

5）乙醇上行梯度脱水。

6）空气干燥 10 分钟。

2. 酶处理

（1）石蜡切片滴加 300~400μL 胃酶工作液（胃酶 1g 溶于去离子水 4mL 中，取 10μL 溶于 0.1mol/L HCl 1mL），37℃，30 分钟。

（2）冷冻切片滴加 300~400μL 胃酶工作液（胃酶 1g 溶于去离子水 4mL 中，取 2μL 溶于 0.01mol/L HCl 100mL），37℃，10 分钟。

（3）细胞涂片滴加 300~400μL 胃酶工作液（胃酶 1g 溶于去离子水 4mL 中，取 4μL 溶于 0.01mol/L HCl 100mL），37℃，10 分钟。

（4）弃去胃蛋白酶工作液。

（5）乙醇上行梯度脱水。

（6）空气干燥切片 10 分钟。

3. 变性及杂交

（1）滴加 20μL 适量浓度的地高辛标记的探针杂交液。

（2）同时设阳性对照和阴性对照，分别加入 20μL 的阳性对照探针和阴性对照探针。

（3）加盖用有机硅烷处理过的盖玻片。

（4）用橡胶水泥封住盖玻片四周，晾干。

（5）95℃探针变性 5 分钟（RNA 探针不进行此项）。

（6）37℃杂交 16 小时。

4. 洗涤

（1）取出切片，去除封片胶。

（2）DNA 探针杂交的切片

1）置于 TBS 缓冲液（1.0mol/L Tris·HCl 10mL，NaCl 8.8g，三蒸水定容至 1 000mL）漂洗 10 分钟，盖玻片自然脱落。

2）TBS 缓冲液洗 10 分钟。

3）滴加杂交后洗液 5~6 滴，37℃，15 分钟。

4）TBS 缓冲液漂洗,1 分钟,共 3 次。

（3）RNA 探针杂交的切片

1）置于 PBS 缓冲液 10 分钟,盖玻片自然脱落。

2）PBS 缓冲液漂洗 2 分钟,共 3 次。

5. 免疫标记

（1）滴加 2~3 滴辣根过氧化物酶 HRP 的标记物,37℃,30 分钟。

（2）DNA 探针杂交的切片 TBS 缓冲液漂洗,1 分钟,共 3 次。

（3）RNA 探针杂交的切片 PBS 缓冲液漂洗,2 分钟,共 3 次。

（4）蒸馏水冲洗,1 分钟,共 3 次。

6. 显色

（1）滴加 2~3 滴 AEC 工作液(也可用 DAB 显色),置于暗处,37℃,5~15 分钟。

（2）每 5 分钟在显微镜下观察显色情况。

（3）蒸馏水洗,1 分钟,共 3 次。

7. 复染

（1）2% 甲基绿(甲基绿 1g 溶于蒸馏水 50mL 中,取甲基绿水溶液 20mL,加入三氯甲烷 20mL,充分混匀后沉淀,取上清液;再加入三氯甲烷 10mL,使其沉淀,取上清液,直到沉淀物无紫色为止)复染细胞核,1~4 分钟。

（2）DAB 显色者,可用苏木精浅染细胞核。

（3）蒸馏水洗,1 分钟,共 3 次。

（4）甘油封片(DAB 显色者,可用中性树胶封片)。

（5）显微镜下观察,拍照。

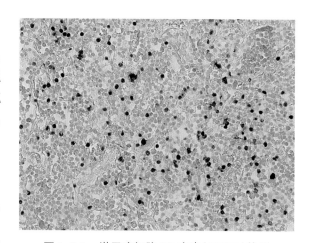

图 1-7-1　淋巴瘤细胞 EB 病毒（EBER）检测阳性呈红色,细胞核呈绿色（原位杂交,400×）。

8. 结果判断　阳性为红色（AEC 显色）或棕黄色（DAB 显色）,细胞核为绿色（甲基绿复染）或蓝色（苏木精复染）。

二、荧光原位杂交

荧光原位杂交（fluorescence in situ hybridization,FISH）是在放射性原位杂交技术上发展起来的,以荧光标记取代同位素标记的一种新的原位杂交方法。荧光原位杂交技术是将荧光素直接或间接标记的核酸探针,与样本中的核酸序列按照碱基互补配对的原则进行杂交,经洗涤后直接在荧光显微镜下观察,对样本中 DNA 进行定性、定量或相对定位分析的技术。

1. 标本固定及处理

（1）组织标本采用 10% 甲醛固定,石蜡包埋。

（2）切片厚度为 3~3.5μm,用防脱载玻片捞片。

（3）74℃烤片 3 小时。

（4）二甲苯脱蜡,10 分钟,共 2 次。

（5）无水乙醇脱水 10 分钟。

（6）无水乙醇、95% 乙醇、75% 乙醇各脱水 2 分钟。

（7）室温纯水中 3 分钟,去除多余水份。

（8）160℃纯水中煮片 12 分钟(在电磁炉中,应确保样本区域与容器不接触)。

（9）室温晾干。

2. 酶处理

（1）滴加 37℃ 胃蛋白酶（1:10 000）于样本上，消化 9 分钟。

（2）去除多余液体，放入 2×SSC{去离子水 36mL+20×SSC［20× 柠檬酸缓冲液（3mol/L NaCl，300mmol/L 柠檬酸钠）］4mL} 中 3 分钟，共 2 次。

（3）室温 75% 乙醇、90% 乙醇、无水乙醇各脱水 2 分钟。

（4）室温晾干。

3. 变性及杂交（避光操作）

（1）从 -20℃ 冰箱取出探针，振荡混匀，瞬时离心。

（2）滴加 10μL 探针于样本上，迅速盖上 22mm×22mm 盖玻片，轻压使探针分布均匀，避免产生气泡。

（3）用橡皮胶封住盖玻片四周。

（4）85℃ 变性 5 分钟（恒温热台）。

（5）37℃ 湿盒杂交过夜（电热鼓风干燥箱，约 16 小时）。

4. 洗涤（避光操作）

（1）轻轻撕去橡皮胶，移去盖玻片。

（2）放入 37℃，2×SSC 中 10 分钟，共 2 次。

（3）放入 37℃，0.1% NP-40/2×SSC［去离子水 36mL+20×SSC 4mL+NP-40（乙基苯基聚乙二醇）40μL］中 5 分钟，共 2 次。

（4）室温 75% 乙醇脱水 3 分钟。

（5）室温晾干。

5. 复染（避光操作）

（1）滴加 10μL DAPI，盖上 22mm×22mm 盖玻片，轻压避免产生气泡，避光存放。

（2）荧光显微镜下观察，根据相关探针说明书进行计数及结果判定。

6. 结果判读　不同种类探针的结果判读方法不同，下面以 *EWSR1*（22q12）基因断裂检测标准为例。

判断标准：正常细胞标记为黄色信号，发生断裂后信号分离为红色和绿色。

阳性结果：随机计数 200 个信号完整的细胞，存在断裂信号的细胞比例 >15% 为阳性（图 1-7-2）。

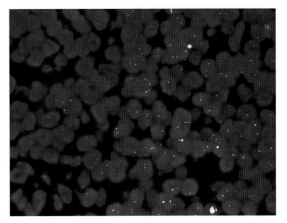

图 1-7-2　尤因肉瘤荧光原位杂交（FISH）检测

尤因肉瘤细胞 *EWSR1*（22q12）基因断裂，信号由黄色变成红色和绿色信号，阳性比值达 70% 以上（荧光原位杂交，1 000×）。

（河北医科大学基础医学院张祥宏医师供图）

三、聚合酶链反应

聚合酶链反应（polymerase chain reaction，PCR）是一种体外扩增特异 DNA 片段的技术，可以在短时间内获得数百万个特异 DNA 序列的复制。这种技术在临床上可用于某些疾病的基因诊断或检测肿瘤的基因突变。

1. DNA 模板的制备

（1）取新鲜组织 100mg，加入 TES 裂解液 1mL，在冰水中研磨至匀浆，加入 5% SDS 100μL（终浓度为 0.5%）。

（2）加入蛋白酶 K 20μL（10mg/mL），置于 50℃ 水浴 3 小时或 37℃ 过夜。

（3）加入等体积 Tris 饱和酚，混匀，室温离心 5 000r/min，10 分钟。

（4）取上清，加入等体积的酚:氯仿:异戊醇=25:24:1 混合液，混匀。室温离心 5 000r/min，5 分钟。

（5）取上清，加入等体积的氯仿:异戊醇=24:1 混合液，混匀。室温离心 5 000r/min，5 分钟。

（6）取上清,加入 1/10 体积的 3mol/L 乙酸钠（pH 5.2）。加入 2 倍体积的无水乙醇,放–20℃过夜。

（7）室温离心 5 000r/min,5 分钟,弃上清,加入 1mL 的 80% 乙醇。

（8）室温离心 5 000r/min,5 分钟,弃上清,室温下晾干,TE 溶解后,放入–20℃冰柜保存。

（9）用 2% 琼脂糖凝胶（琼脂糖 2g 溶于 1×TBE 100mL 中）,加热溶解。电泳时加入 EB（终浓度 0.5μg/mL）电泳,定性检查有无降解,定量检测纯度。

2. 引物设计 从 GenBank 中找出需要检测的基因序列,设计引物。引物通常分为上游引物和下游引物。

3. PCR 反应体系

（1）10×缓冲液 2.5μL。

（2）MgCl$_2$（25mmol/L）2μL。

（3）dNTP（10mmol/L）各 0.5μL。

（4）Taq DNA 聚合酶 1U。

（5）上、下游引物各 25pmol/L。

（6）模板 DNA 300ng。

（7）加去离子水至 25μL。

4. PCR 扩增

（1）94℃预变性 2 分钟。

（2）94℃ 45 秒,55℃ 45 秒,72℃ 45 秒,35 次循环。

5. 取 PCR 产物 10μL,加入上样液（0.25% 溴酚蓝、0.25% 二甲苯青、40% 蔗糖）1μL,于 2% 琼脂糖凝胶中电泳。

6. 凝胶成像系统观察并照相（图 1-7-3）。

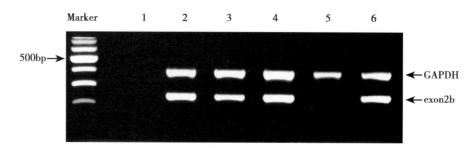

图 1-7-3　PCR 检测颊癌 *P16* 基因纯合子缺失

1. 阴性对照;2. 正常颊黏膜;3. 颊黏膜白斑;4~6. 颊癌,其中 5 为纯合子缺失。

四、聚合酶链反应-单链构象多态性分析

聚合酶链反应-单链构象多态性分析（polymerase chain reaction-single strand conformation polymorphism, PCR-SSCP）技术是一种 DNA 单链凝胶电泳技术,是由日本 Orita 等在 1989 年创建的用于筛查基因突变的一种新技术。其根据 PCR 扩增后的 DNA 片段变性成单链 DNA,在聚丙烯酰胺凝胶电泳时形成不同的立体构型,影响电泳的泳动速度,在电泳中与正常组织相比较,出现迁移率的变化来检测基因变异。

1. DNA 模板的制备同前。

2. PCR 反应程序同前,扩增产物于 2% 琼脂糖凝胶电泳（图 1-7-4）。

3. 聚丙烯酰胺凝胶电泳制胶

（1）清洗两块玻璃板,晾干,95% 乙醇擦拭,自然干燥。

（2）用密封条密封两块玻璃板的周边,2% 琼脂糖密闭玻璃板与胶条之间的缝隙。

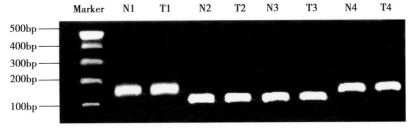

图 1-7-4 颊癌 *p53* 基因第 5~8 外显子的 PCR 扩增

N. 正常颊黏膜;T. 颊癌;1. 第 5 外显子(171bp);2. 第 6 外显子(110bp);3. 第 7 外显子(130bp);4. 第 8 外显子(156bp)。

(3)配制 10% 聚丙烯酰胺凝胶[30% 丙烯酰胺 7.5mL,灭菌双蒸水 12.6mL,5×Tris-硼酸(TBE)2.25mL,10% 过硫酸铵 157.5μL,四甲基乙二胺(TEMED)10.13μL],轻轻摇匀后灌胶。

(4)插入梳子,室温放置 1 小时,待凝胶凝固。

(5)放入垂直电泳槽,凹型玻璃贴紧电泳缓冲液。

(6)上下电泳槽内灌入 1×TBE 电泳缓冲液,轻轻拔出梳子。

4. 聚丙烯酰胺凝胶电泳上样

(1)上样液的配制:去离子甲酰胺 4.5mL,0.5mol/L EDTA 20μL,溴酚蓝 2.5g,二甲苯青 2.5g,灭菌三蒸水 300μL。

(2)取 PCR 扩增产物 5μL 与上样液按 1:1 的比例混匀。

(3)上样前 95℃变性 5~10 分钟,立即冰浴骤冷。

(4)低温瞬时离心,取变性样品上样。

(5)电泳液温度保持 4℃。

(6)调整电压 140V,电泳 6~8 小时,低温 4℃电泳。

5. 银染色

(1)凝胶放入固定液(无水乙醇 150mL,乙酸 50mL,加双蒸水 300mL 成 500mL)4~12 小时。

(2)30% 乙醇 30 分钟,洗 2 次。

(3)三蒸水清洗 10 分钟,共 3 次。

(4)0.1%AgNO$_3$ 染液 30 分钟(以上步骤均在摇床中进行)。

(5)少许三蒸水冲洗 2 次,显色液(Na$_2$CO$_3$ 12.5g 溶于三蒸水 500mL 中,加甲醛 0.1mL)中显色 10 分钟。

(6)终止液(1% 乙酸)中 3 分钟,再用水冲洗。

(7)晾干,玻璃纸装包装,扫描干胶记录结果。

6. 结果分析 以正常组织扩增产物作为对照,病例标本中出现电泳条带的增多、减少或位置迁移,即异常泳动条带,说明该样本中存在基因突变(图 1-7-5)。

五、蛋白免疫印迹

免疫印迹(Western blot)是检测蛋白质的方法,与 DNA 印迹(Southern blot)检测 DNA 或 RNA 印迹(Northern blot)检测 RNA 的杂交方法类似。Western blot 是将 SDS 聚丙烯酰胺凝胶电泳(SDS-PAGE)分离的蛋白质,通过电转移到一张印迹膜上,用抗体取代探针来识别结合在膜上的一种或几种蛋白质。该技术广泛应用于检测蛋白水平的表达。

1. 细胞总蛋白的提取

(1)取新鲜组织标本 100mg。

(2)加入细胞裂解液 500μL,匀浆,冰浴 30 分钟。

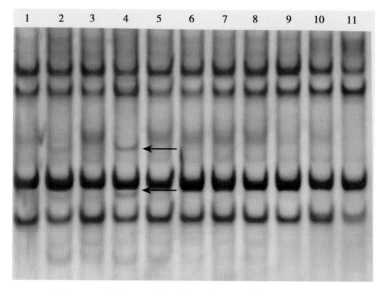

图 1-7-5 颊癌 *p53* 基因第 5 外显子突变的 SSCP 检测
1. 正常颊黏膜;2~11. 颊癌,其中 4 出现异常移动带(箭头示)。

（3）4℃放置 30~40 分钟,其间轻摇。

（4）4℃离心 10 分钟,8 000r/min,取上清,-80℃保存。

2. 蛋白定量 采用福林-酚法进行蛋白定量。

（1）取牛血清白蛋白 3mg,溶于生理盐水 0.3mL（30μg/μL）。

（2）依次稀释为 300μg/mL、150μg/mL、75μg/mL、27.5μg/mL、13.25μg/mL 的标准溶液。

（3）采用双管测定,分别加入标准蛋白和样品蛋白溶液,生理盐水定容至 1mL。

（4）各管分别加入试剂 A（酒石酸钾钠 2g,Na_2CO_3 100g,溶于 500mL 的 1mol/L NaOH 液体中,蒸馏水定容至 1 000mL）0.9mL,混匀后置于 50℃水浴中 10 分钟,然后冷却。

（5）各管分别加入试剂 B［酒石酸钾钠 2g,硫酸铜晶体（$CuSO_4 \cdot 5H_2O$）1g,溶于蒸馏水 90mL 中,再加入 1mol/L NaOH 10mL］0.1mL,混匀,室温放置 10 分钟。

（6）分别加入试剂 C（福林-酚,使用时 1∶13 稀释）3mL,立即混匀,置于 50℃水浴中 10 分钟,冷却后比色。

（7）以生理盐水管为空白管,在核酸蛋白分析仪上测量 650nm 吸光度值。

（8）以标准蛋白含量为横坐标,各管的 650nm 吸光度值（ABS）为纵坐标,得到标准曲线。

（9）在直线上找出样品 ABS 所对应的含量,计算样品中的蛋白含量浓度。

3. SDS-PAGE 电泳

（1）清洗玻璃板,晾干,95% 乙醇擦拭,自然干燥。

（2）制胶

1）8% 分离胶 10mL（30% 丙烯酰胺 2.7mL,1mol/L Tris-HCl 3.75mL,10% SDS 100μL,10% 过硫酸铵 100μL,TEMED 6μL,双蒸水 3.32mL）,灌注胶板下方约 4/5 的体积。

2）5% 浓缩胶 4mL（30% 丙烯酰胺 0.67mL,1mol/L Tris-HCl 0.5mL,10% SDS 40μL,10% 过硫酸铵 40μL,TEMED 4μL,双蒸水 2.7mL）,灌注胶板上方约 1/5 的体积。

（3）样品上样:取样品 200μg,与 5× 上样缓冲液（0.5mol/L Tris. HCl 5mL,SDS 1g,β-巯基乙醇 0.6mL,50% 甘油 8mL,0.05% 溴酚蓝 1mL,双蒸水 4.4mL）混匀,100℃水浴 5 分钟,冷却后加样。

（4）电泳:浓缩胶 8V/cm,分离胶 15V/cm,直至溴酚蓝到达分离胶的底部。

4. 转膜

（1）聚偏二氟乙烯（PVDF）膜置于 100% 甲醇中 2 分钟,用水漂洗 2 次,用转移缓冲液 B（Tris 1.51g,

溶于蒸馏水 400mL 中,加入甲醇 100mL)漂洗 2 次。

（2）将与凝胶大小一致的滤纸和膜分别浸入缓冲液 A（Tris 18.2g,溶于蒸馏水 400mL 中,加入甲醇 100mL）中 2 张,缓冲液 B 中 2 张,缓冲液 C（Tris 1.5g,溶于蒸馏水 350mL 中,硼酸调至 pH9.5,蒸馏水定容至 400mL,加入甲醇 100mL）中 2 张,各 15 分钟。

（3）将缓冲液 A 中的 2 张滤纸置于正极底盘上。

（4）将缓冲液 B 中的 2 张滤纸置于缓冲液 A 的滤纸上。

（5）将转移膜置于浸有缓冲液 B 的滤纸上。

（6）将凝胶置于转移膜上,用针在胶向膜面做记号。

（7）将缓冲液 C 中的滤纸置于凝胶上,以上各层之间不留气泡。

（8）放上固定门,盖上负极盖。4℃低温电泳。

（9）接通电源,每平方厘米不超过 5mA 通电,电压不超过 25V,时间 20~25 分钟。

（10）转移结束,取出转移膜,进行免疫显色。

5. 免疫显色

（1）将转移膜放入 1×丽春红（丽春红 S 0.2g,三氯乙酸 3g,磺基水杨酸 3g,蒸馏水 100mL）染液中,出现蛋白条带后,用双蒸水漂洗脱色。

（2）5% 脱脂牛奶封闭,4℃过夜（或室温 2 小时）。

（3）弃封闭液,加入 TPBS（NaCl 137mmol/L,KCl 2.68mmol/L,Na$_2$HPO$_4$·12H$_2$O 8.10mmol/L,KH$_2$PO$_4$ 1.47mmol/L,0.05% Tween-20）1∶100 稀释的一抗,置于室温下 3~4 小时。

（4）TPBS 洗膜 30 分钟,3 次。

（5）TPBS 稀释过氧化物酶标记的二抗,室温 1~2 小时。

（6）TTBS（1.0mol/L Tris·HCl 10mL,NaCl 8.8g,三蒸水至 1 000mL,0.05%Tween-20）洗膜 30 分钟,3 次。

（7）TBS（1.0mol/L Tris·HCl 10mL,NaCl 8.8g,三蒸水至 1 000mL）洗膜 5 分钟。

（8）DAB 显色,拍照记录。

6. 结果判断　P53 蛋白在 53kDa 处出现蛋白条带为阳性（图 1-7-6）。P16 蛋白为在 16kDa 处出现蛋白条带为阳性（图 1-7-7）。

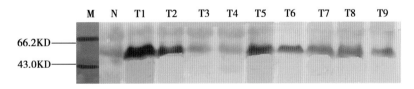

图 1-7-6　颊癌 P53 蛋白 Western blot

M. 蛋白 Marker;N. 正常颊黏膜;T1~T9. 颊癌,其中 T1、T2、T5~T9 为 P53 蛋白高表达。

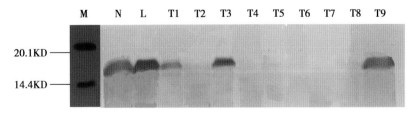

图 1-7-7　颊黏膜白斑和颊癌 P16 蛋白 Western blot

M. 蛋白 Marker;N. 正常颊黏膜;L. 颊黏膜白斑;T1~T9. 颊癌,其中 T2、T4~T8 为 P16 蛋白失表达。

六、实时定量荧光 PCR

实时定量荧光 PCR 的常用方法分为荧光染料掺入法（SYBR Green）和探针法（Taqman probe），这里主要介绍相对定量 SYBR Green 染料法（ΔΔCT 法）。

1. 总 RNA 提取

（1）TRIzol 法提取总 RNA

1）新鲜组织 50mg，加入 TRIzol 1mL，室温静置 5 分钟。

2）加入氯仿 0.2mL，振荡混匀 15~30 秒，室温静置 2~3 分钟，4℃，12 000r/min，离心 15 分钟。

3）取上清液，加入异丙醇 0.5mL，混匀，室温静置 10 分钟。4℃，12 000r/min，离心 10 分钟，可见乳白色或云雾状 RNA 沉淀。

4）弃上清，加入 75% 乙醇［含 0.1% 焦碳酸二乙酯（DEPC）水配制］1mL 混匀。4℃，7 500r/min，离心 5 分钟。风干 RNA 提取沉淀物，用 40μL DEPC 水溶解。

（2）RNA 纯度鉴定：以分光光度法测定总 RNA 的 OD（260）/OD（280）比值等于 2.0，并于 260nm 波长处测定总 RNA 浓度。

（3）RNA 完整性鉴定：采用 1% 琼脂糖凝胶电泳鉴定 RNA 完整性。其 28S 条带的亮度和宽度约为 18S 条带的 2 倍，表明总 RNA 完整性良好。

2. 反转录合成 cDNA 第一链

（1）RNA 变性的反应体系

1）总 RNA 3.0μg。

2）Oligo（dT）18（10mmol/L）1μL。

3）去离子水（无 RNA 酶）至 12μL。

（2）RNA 变性的反应条件：60℃，5 分钟；冷却，瞬时离心。

（3）反转录的反应体系

1）5× 反应缓冲液 4μL。

2）10mmol/L dNTP 2μL。

3）M-MuLV 反转录酶（reverse transcriptase）（200U/μL）1μL。

4）核糖核酸酶抑制剂（RNase inhibitor）1μL。

（4）反转录反应条件：42℃，60 分钟；70℃，5 分钟。

3. 取合成的 cDNA 第一链作为模板，进行 Real-time PCR 扩增。

（1）Real-time PCR 反应体系

1）Green PCR Master Mix 10μL。

2）上游引物（10μmol/L）0.3μL。

3）下游引物（10μmol/L）0.3μL。

4）cDNA 1μL。

5）去离子水（无核糖核酸酶）定容至 20μL。

（2）Real-time PCR 反应条件：50℃，2 分钟；95℃，10 分钟；95℃ 变性 20 秒，57℃ 退火 20 秒，72℃ 延伸 31 秒，共 40 个循环。

（3）生成溶解曲线（melt curve）：95℃，15 秒；60℃，1 分钟；95℃，30 秒；60℃，15 秒。

4. 结果分析 反应结束后，打印溶解曲线图和扩增曲线图（图 1-7-8），采用 ΔΔCT 相对定量法（relative quantitation，ΔΔCT analysis）进行计算和统计学分析。

七、核酸序列测定

核酸序列测定又名 DNA 测序或基因测序。是 1977 年由 Sanger 等创建的利用 DNA 聚合酶和双脱氧

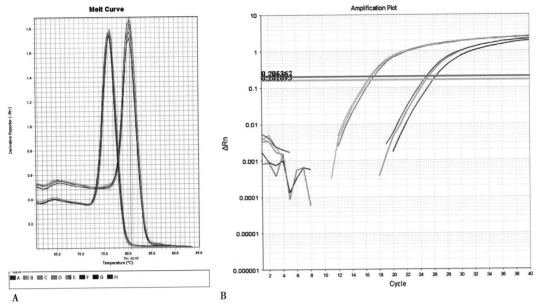

图 1-7-8 唾液腺腺样囊性癌细胞木糖基转移酶 I（*XT-I*）基因沉默的表达
A. *XT-I* 基因（左）与 *GAPDH* 基因（右）产物溶解曲线；B. 扩增曲线。

核苷酸末端终止法（Sanger 双脱氧末端终止法）测序，是目前最佳的测序方案。其原理是在 DNA 聚合酶的作用下进行引物延伸，以双脱氧核糖核苷三磷酸（ddNTP）作为链终止剂，采用聚丙烯酰胺区分长度仅差 1 个碱基的单链 DNA，在反应过程中，采用荧光标记 DNA 片段或 dNTP，在 DNA 自动测序仪上测序。

1. 测序胶的制备

（1）胶板的清洗和组装

1）2 块制胶玻璃板洗净后，95% 乙醇擦洗，晾干。

2）放置玻璃间隔片，调整制胶玻璃板的水平位。

（2）测序胶的成分

1）40% 聚丙烯酰胺（丙烯酰胺 38g，N，N'-亚甲基双丙烯酰胺 2g，溶于灭菌三蒸水 60mL 中，37℃溶解，定溶于 100mL）16mL。

2）10×TBE（1.0mol/L Tris·HCl 10mL，NaCl 8.8g，灭菌三蒸水至 1 000mL）8mL。

3）尿素 40g。

4）10% 过硫酸铵 270μL。

5）TEMED 50μL。

6）灭菌三蒸水 24mL。

取灭菌三蒸水 24mL，加入 10×TBE 8mL，40% 聚丙烯酰胺 16mL，加热至 72℃。加入尿素 40g，溶解。稍凉后，加入 10% 过硫酸铵 270μL 和 TEMED 50μL，立即灌胶。

（3）灌胶

1）两人配合，一人倒胶，一人推板。缓慢灌注，避免气泡出现。

2）灌胶结束后，在胶板上方插入梳子。

2. 测序反应体系

（1）PCR 产物 8μL。

（2）上、下游引物 2μL。

（3）ddNTP 2μL。

（4）10×测序缓冲液 4μL。

（5）测序级 Taq DNA 聚合酶 2μL。

（6）去离子水 2μL。

采用荧光素标记核苷酸,提高检测灵敏度。也可采用荧光素标记引物,该方法适用于引物渐进法测序。

3. 测序反应条件　95℃,20秒;50℃,20秒;60℃,1分钟,30次循环,4℃保存。

4. 测序电泳

（1）样品加入上样缓冲液（去离子甲酰胺 4.5mL,0.5mol/L EDTA 20μL,溴酚蓝 2.5g,二甲苯青 2.5g,灭菌三蒸水 300μL）,90℃加热变性 5 分钟,立即置于冰块中。

（2）将胶板固定在自动测序仪上,倒入 1×TBE 电泳液。

（3）预电泳 15~20 分钟。

（4）每一样品各取上样 5~8μL,重复 3 个泳道。

（5）电泳电压 220V,25mA,50W。

5. 测序结果直接输入电脑,打印测序图,分析结果（图 1-7-9）。

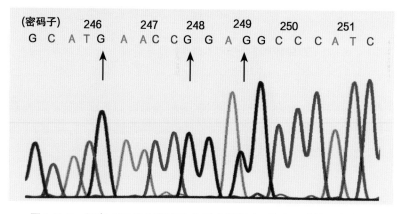

图 1-7-9　颊癌 *P53* 基因突变的核酸序列测定,箭头示碱基突变位点

八、染色体核型分析

人类正常细胞的染色体为 46 条,配成 23 对。其中 22 对为常染色体,一对为性染色体,男性为 XY,女性为 XX。根据染色体大小及着丝粒位置的不同,将人类染色体分为 A~G 组,共 7 个组。在一些疾病或肿瘤情况下,染色体出现数目异常或结构畸形。常见的染色体结构异常有平衡易位和倒位,以及数量异常。染色体疾病可导致患者智力障碍或器官发育异常,如唐氏综合征。染色体核型分析是常用的研究染色体异常的方法。

1. 细胞培养及固定

（1）无菌抽取静脉血 2mL（加肝素 250U/mL）。

（2）培养于含 20% 小牛血清、植物血凝素和双抗的 RPMI 1640 培养液中（5mL 培养液中加入 0.4~0.5mL 抽取的血液）。

（3）放入 37℃ 含 5% CO$_2$ 培养箱中培养 68~70 小时。

（4）加入秋水仙素（终浓度为 0.4~0.8μg）,继续培养 2~3 小时。

（5）收集细胞离心（1 000r/min,10 分钟）。

（6）弃上清,加入低渗液（0.075mol/L KCl）8mL。

（7）37℃ 水浴保温 20 分钟。

（8）加入固定液（甲醇:冰乙酸=3:1,新鲜配制）2mL。

（9）吹打混匀,离心（1 000r/min,10 分钟）。

（10）弃上清,加入固定液 8~10mL。

（11）轻轻吹打混匀,室温 30 分钟。

（12）弃上清,再次加入固定液 8~10mL。

（13）轻轻吹打混匀,室温 30 分钟。

（14）弃上清,加入新鲜固定液 1mL,放入 4℃冰箱。

2. 制片及染色观察

（1）载玻片和盖玻片采用洗涤剂洗涤后,浸泡在 75% 乙醇中。绸布擦干,保存于-20℃冰箱。

（2）使用前取出载玻片,滴上 2~3 滴细胞悬液。

（3）轻轻用嘴吹散悬液,室温下自然干燥。

（4）切片置于烤箱中 75℃ 1 小时或 60℃过夜。

（5）2.5% 胰酶 37℃消化 45 秒~1 分钟（G 显带）。

（6）吉姆萨染色 8~10 分钟（pH 7.2 的磷酸盐缓冲液 9mL,加入吉姆萨原液 1mL）。

（7）自来水冲洗后,二甲苯透明,中性树胶封固。

（8）显微镜油镜观察,采集图像（图 1-7-10）。

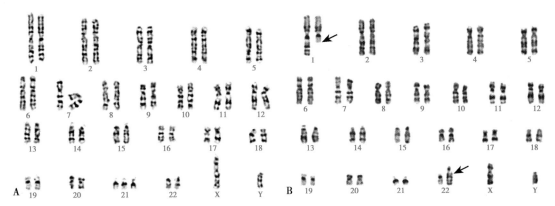

图 1-7-10 染色体核型（G 显带核型）分析

A. 21 号染色体三体;B. 1 号、22 号染色体平衡易位（箭头示）。

（河北医科大学第四医院李琰技师供图）

第八节 光学显微镜的使用

一、显微镜的操作方法

1. 面对显微镜端坐,双腿合拢。调整椅位,使双目与目镜平齐。

2. 右手打开显微镜电源,调节灯光亮度。

3. 右手取出一张切片,左手旋转左侧目镜高度,调节双目镜在同一水平上（图 1-8-1A）。

4. 左手掰开显微镜载物台上推进尺的卡环,右手将切片放置于推进尺中（图 1-8-1B）。

5. 双手调节目镜的瞳距（图 1-8-1C）。

6. 双手操作显微镜观察切片。左手调节微调（图 1-8-1D）,右手操作推进尺摇柄（大拇指不动,分别移动示指和中指,使推进尺前后左右移动）（图 1-8-1E）。

7. 右手旋转物镜盘,切换观察倍数。观察切片从低倍到高倍（4×、10×、20×、40×、100×为油镜）（图 1-8-1F）。

8. 观察完毕后,用右手将物镜盘旋转至低倍镜头。

9. 左手掰开载物台上的卡环,右手取出切片,放入切片盒。

10. 用右手将灯光光源调弱,关闭电源。

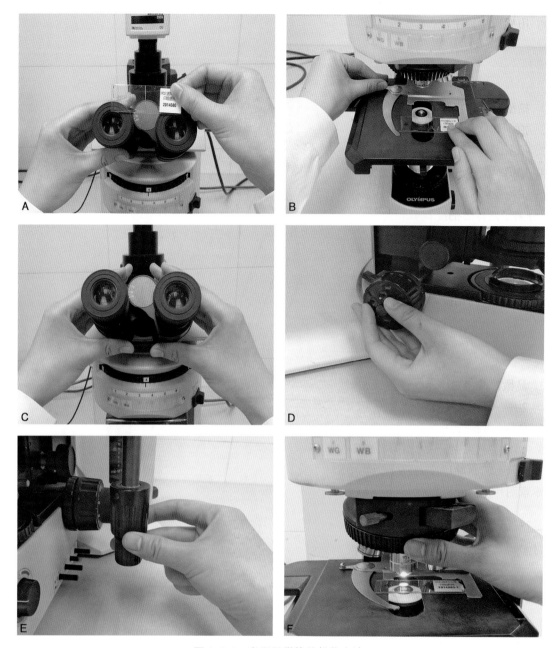

图 1-8-1　光学显微镜的操作方法

A. 调节双目镜在同一水平；B. 放置切片；C. 双手调节目镜瞳距；D. 左手调节微调；E. 右手操作推进尺摇柄；F. 右手旋转物镜盘。

二、油镜的使用方法

1. 待切片上的树胶完全风干后，再使用油镜观察。

2. 首先在低倍镜下观察，选择油镜观察的区域。

3. 在切片的观察区上滴 1~2 滴镜油。应使用显微镜专用镜油（immersion oil），不要使用香柏油（cedarwood oil），以免损害油镜头。

4. 右手旋转物镜盘，从低倍镜头直接旋转至油镜镜头，避免镜油污染其他镜头。

5. 左手缓慢调节微调，将油镜视野的焦距调节清楚，观察同时进行拍照。

6. 观察结束后，旋转物镜转盘到低倍镜头。

7. 取出切片，用二甲苯擦净切片上的镜油。

8. 用擦镜纸擦干油镜镜头上的镜油后,先用二甲苯擦净,再用干净的擦镜纸将镜头上残留的二甲苯擦干。

三、显微照片的拍摄

1. 拍摄者需要将视力矫正到 1.0 以上。
2. 拍摄照片需要同时拍摄低倍视野和高倍视野。
3. 拍摄时应尽量选择典型视野。
4. 拍摄时应避开切片上的刀痕、刀颤和甲醛沉渣。
5. 拍摄荧光染色的切片要在避光条件下进行。

【问题】为什么拍摄显微照片时,对拍摄者的视力有要求?

思路:当用相机拍摄照片时,可以通过自动调焦来实现对物体清晰度的调控。而显微照相则不同,显微照相通常需要人工调焦,只有万能显微镜具有自动调焦功能。由于在显微镜下观察时,无论拍摄者的视力如何,都可以通过细微调节清楚地看到显微镜下的视野,所以拍摄者看得清楚,并不能反映拍摄出来的照片是清晰的。当拍摄者的视力在正常视力范围以外,近视或远视时,拍摄出来的显微照片可能会出现图像模糊、焦距不清。所以,拍摄者需要矫正视力在 1.0 以上,才能确保显微照片拍摄的质量。

四、显微照片放大倍数的计算

1. 显微照片的放大倍数等于显微镜目镜的倍数乘以物镜的倍数。例如,目镜放大倍数为 10×,物镜倍数为 20×,最后放大倍数为 200×。
2. 如果显微镜具有中间放大功能,还需要乘以中间放大倍数。
3. 如果显微照片进行了裁剪,那么其放大倍数增加。放大倍数的计算方法:首先,在照片上选择两点,测量其距离,再除以原始照片上两点间的距离,所得的商乘以原有的放大倍数。

本章图片由河北医科大学口腔医学院王洁医师提供。

（王洁　钟鸣　张艳宁）

参考文献

1. 王伯沄,李玉松,黄高昇,等.病理学技术.北京:人民卫生出版社,2000.
2. 贲长恩,李叔庚.组织化学.北京:人民卫生出版社,2001.
3. 中华医学会.临床技术操作规范:病理学分册.北京:人民军医出版社,2004.
4. 张丽华.细胞生物学及细胞培养技术.北京:人民卫生出版社,2003.
5. 卢圣栋.现代分子生物学实验技术.2 版.北京:中国协和医科大学出版社,1999.

第一节　牙体组织疾病

一、龋　病

龋病（dental caries）是人类最常见的慢性细菌感染性疾病之一，是在产酸性细菌、可发酵碳水化合物及牙齿和唾液等宿主因素的交互作用下，造成牙齿硬组织脱矿和破坏，有机基质分解的疾病。其可引起牙髓病、根尖周炎症、颌骨炎症等一系列并发症，最终导致牙丧失，破坏咀嚼系统的完整性。同时，龋病及其继发病作为一个病灶，可以引起远隔脏器疾病。

【临床要点】

1. 龋病好发于菌斑滞留、不易清洁的部位，最好发的位点依次是咬合面沟窝点隙、邻面接触点下方、唇颊面牙颈部和磨牙颊侧点隙。

2. 在恒牙列中，下颌第一磨牙患龋率最高，其次是下颌第二磨牙。在乳牙列中，患龋率最高的牙是下颌第二乳磨牙，其次是上颌第二乳磨牙。

3. 牙体硬组织在色、形、质各方面均发生变化。最初表现为牙釉质表面的白垩色斑点。随着脱矿的进展，病变区呈黄色或棕黑色，牙釉质表面粗糙，最终牙釉质、牙本质崩解，形成龋洞，质地变软。龋洞一旦形成，则牙体硬组织缺乏自身修复能力。

4. 冷、热、酸、甜等刺激可引发疼痛，食物嵌入窝洞也可引起疼痛。

【病理学特征】

（一）牙釉质龋

1. 牙釉质为高度矿化的硬组织，96%~97% 的牙釉质为无机物。牙釉质龋的基本病理改变为脱矿和再矿化。

2. 根据龋损部位的不同，龋病可分为平滑面龋和窝沟龋。由于釉柱排列方向不同，平滑面龋病损呈三角形，顶部向着釉牙本质界，基底部向着牙釉质表面。窝沟龋虽然也呈三角形，但基底部向着釉牙本质界，顶部向着窝沟壁。临床上以窝沟龋最为常见。

3. 龋病早期，牙釉质表面尚保持完整，但脱矿可达 50% 以上，脱矿使病损区的釉柱横纹和生长线显得比较明显。显微镜下，典型的早期平滑面龋由病变深部至表面可分为四个区域（图 2-1-1，表 2-1-1）。X 线表现为局限于牙釉质的较小的透射影（图 2-1-2）。

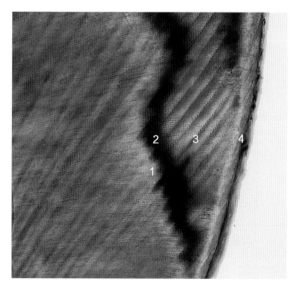

图 2-1-1　牙釉质平滑面龋

1. 透明层；2. 暗层；3. 病损体部；4. 表层（牙磨片，400×）。

表 2-1-1　早期平滑面龋由病变深部至表面的四个区域结构特征的比较

区域	位置	脱矿情况	孔隙容积	结构变化	出现概率
透明层	病损前沿	脱矿	孔隙容积1%,封片介质折射率	透明状	约50%病例中出现或只存在于部分区域
暗层	透明层表层	脱矿,再矿化	孔隙容积2%~4%,大小不一,空气占据小孔隙	暗黑色	85%~90%病例中出现
病损体部	暗层表面	脱矿严重	边缘5%,中央25%,孔隙大	较透明,牙釉质横纹生长线明显,机制不清	所有病例中存在
表层	牙釉质龋最表层	脱矿,再矿化	孔隙容积5%	组织结构,理化特性与正常相似	95%病例中出现%

在超微结构上,牙釉质矿物质溶解首先发生在釉柱边缘,然后釉柱内部和釉柱之间脱矿,导致釉柱间和晶体间的空隙增大。牙釉质的晶体结构发生改变,可能是脱矿和再矿化联合作用的结果。

(二) 牙本质龋

龋损潜行性破坏牙釉质后,沿牙本质小管侵入牙本质,沿着釉牙本质界向侧方扩散,在牙本质中形成三角形损害,其基底在釉牙本质界处,尖指向牙髓。牙本质矿化程度较低,有机成分约占重量的20%。另外,牙本质内有牙本质小管,细菌容易通过小管深入,因而牙本质龋的进展较快。牙本质和牙髓可视为一独立的生理性复合体,当龋损到达牙本质后也会累及牙髓组织。牙本质龋的病理学改变由深部到表面分为四个区(图2-1-3,表2-1-2)。X线表现为比牙釉质龋更深的透射影(图2-1-4)。

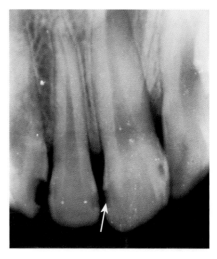

图 2-1-2　牙釉质龋的X线表现(箭头示)

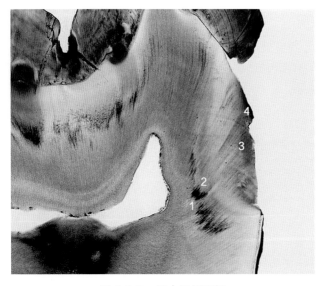

图 2-1-3　牙本质邻面龋

1.透明层;2.脱矿层;3.细菌侵入层;4.坏死崩解层(牙磨片,200×)。

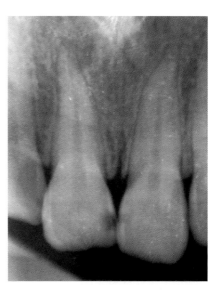

图 2-1-4　牙本质龋

表 2-1-2　牙本质龋由病变深部至表面的四个区域结构特征的比较

区域	位置	脱矿情况	结构变化	细菌侵入情况
透明层	病损前沿,位于脱矿病变底部侧面	矿化为主,存在一定程度脱矿	均质透明(磨片)	无细菌侵入
脱矿层	透明层表层	脱矿,存在矿化现象	牙本质小管形态完整,胶原纤维结构完好	无细菌侵入
细菌侵入层	脱矿层表面	无机物脱矿,有机物分解	串珠样外观,多灶性外观,横向裂隙(图 2-1-5,图 2-1-6)	细菌侵入
坏死崩解层	牙本质龋最表面	无机物脱矿,有机物分解	无正常牙本质结构,牙本质完全崩解坏死	细菌侵入

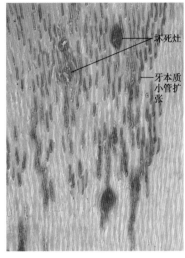

图 2-1-5　牙本质龋脱钙切片
牙本质小管内细菌侵入,部分区域小管呈串珠状(HE 染色,400×)。

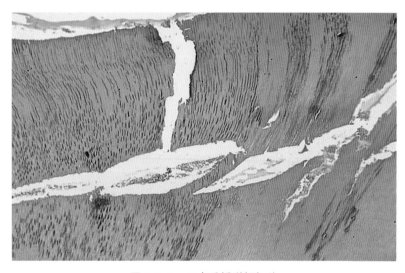

图 2-1-6　牙本质龋脱钙切片
牙本质龋中的横向裂隙(HE 染色,200×)。

(三)牙骨质龋

1. 临床上牙骨质龋呈浅碟形,多发生于牙龈萎缩、牙骨质暴露、根面自洁作用较差的牙齿,牙骨质表面有菌斑形成。

2. 牙骨质龋的早期表现为表面脱矿与再矿化。

3. 细菌产生的酸可沿穿通纤维向深部侵入,细菌产生的蛋白酶可破坏有机质。病变沿牙骨质生长线或层板状结构扩展,造成牙骨质剥脱(图 2-1-7)。

4. 由于牙骨质较薄,矿化程度低,所以牙骨质龋进展较快,龋形成后很快可达牙本质,引起牙本质龋。X 线表现常为根部波及牙本质较深的透射影(图 2-1-8)。

5. 当牙骨质龋损波及牙本质时,称为根面龋。根面龋可同时发生于牙骨质和牙本质,在根部所见的牙本质组织病理变化与缓慢进展的冠部龋类似。

【鉴别诊断】

根颈吸收(cervical root resorption)是一种临床罕见的牙

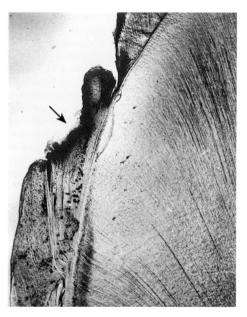

图 2-1-7　牙骨质龋(箭头示)(牙磨片,200×)

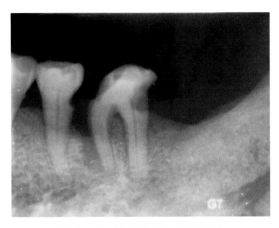

图 2-1-8 牙骨质龋的 X 线表现

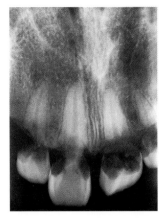

图 2-1-9 根颈吸收 X 线影像
X 线片示牙颈部外吸收形成基底在外的三角或半圆形透射区,根管轮廓完整。

外吸收,发生在上皮附着下方的牙根颈部表面,可涉及多颗牙,是牙周膜中的吸收性细胞进行性破坏牙体硬组织的结果。X 线片可见牙颈部基底在外的三角或半圆形透射区,根管轮廓完整(图 2-1-9),与根面龋相似。由于牙吸收部位充满坚韧的纤维血管组织,探诊一般探不到窝洞。

病理学特点为病变处的牙体硬组织表面呈虫蚀状吸收,病变组织中充满血管纤维性组织,其内存在有大量单核巨噬细胞来源的单核和多核巨细胞,以及新生钙化团块(图 2-1-10)。

【问题】龋病的发病机制及其影响因素有哪些?

思路:龋病病因学说有化学细菌学说、蛋白溶解学说、蛋白溶解-螯合学说,以及四联因素学说。其中,被人们广泛接受的是四联因素学说。

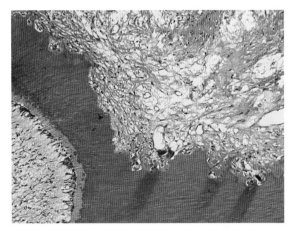

图 2-1-10 牙本质呈虫蚀状吸收
病变组织中充满血管纤维性组织,其内存在有大量单核巨噬细胞来源的单核和多核巨细胞(HE 染色,200×)。

1. 细菌和菌斑 大量实验证据表明,细菌对于龋病的发生是必不可少的。龋病是一种细菌感染性疾病。牙面菌斑细菌的构成特点是牙面黏附力强,具有产酸性和耐酸性。

2. 食物 在口腔局部环境中,食物作为致龋性微生物的底物,影响龋病过程。其中,食物的致龋性、其中的抗龋性物质及可产酸食物的摄入频率,在龋病的发生发展中发挥重要作用。

3. 宿主的年龄(饮食习惯、羟基磷灰石晶体的成熟度)和口腔卫生状况 包括牙自身的构成成分(特别是氟化物的含量)、结构、形态、位置等内因素,以及唾液(流速、黏稠度和唾液中的抗微生物物质)、免疫、遗传等外部因素。

4. 时间 龋病发病的每个过程都需要一定时间才能完成。

牙髓牙本质复合体及其对龋齿的保护性反应

牙髓是位于牙本质形成的髓腔内的疏松结缔组织,牙本质是一种活的细胞性硬组织。虽然结构和组织成分不同,但二者在胚胎发生和功能上关系密切,可作为一个整体应对外来刺激,常合称为牙髓牙本质复合体。龋病发生后,牙髓牙本质复合体会产生一些保护性反应,主要包括发生牙本质硬化以降低牙本质的渗透性,以及形成第三期牙本质等。

1. 牙本质硬化是应对龋病最常见的反应,几乎所有龋损的周围都能见到这种改变。牙本质受到龋病刺激后,小管内的成牙本质细胞突起发生变性,然后羟基磷灰石和磷酸钙晶体沉积,小管部分或完全被矿化封闭。硬化的牙本质能够降低牙本质的渗透性,其产生的前提是小管内的成牙本质细胞突起尚有活力。

2. 在迅速进展的龋损中,成牙本质细胞在形成硬化牙本质前死亡,小管内的成牙本质细胞突起分解并充满空气,显微镜下呈黑色的死区。如果此时牙髓相对健康,则在对应死区的髓腔壁上形成修复性牙本质。

3. 牙髓组织受到龋损刺激后,成牙本质细胞分泌牙本质基质,继而矿化形成第三期牙本质。第三期牙本质可细分为反应性牙本质和修复性牙本质。形成反应性牙本质的细胞为残存的原有成牙本质细胞,一般发生在刺激比较温和的部位。形成修复性牙本质的细胞为新分化的成牙本质细胞,一般发生在刺激比较严重的部位。第三期牙本质中的小管数量少且排列紊乱,有些区域不含小管,矿化程度低。

二、牙　髓　病

牙髓是疏松结缔组织,含有细胞、神经、血管、淋巴管、胶原纤维(Ⅰ型和Ⅲ型胶原)和其他细胞外基质。其细胞成分包括成牙本质细胞、成纤维细胞、未分化间充质细胞、巨噬细胞、淋巴细胞(主要是T淋巴细胞)、树突状细胞等。牙髓在显微镜下可分为4层:成牙本质细胞层(odontoblastic zone)、乏细胞层(cell-free zone)、多细胞层(cell-rich zone)和中央区(central zone)。中央区即固有牙髓,是牙髓疏松结缔组织的核心,含有较粗大的神经纤维、血管以及成纤维细胞。牙髓组织对外来刺激的反应与身体其他部位的组织相同。此外,由于牙髓组织局限在实性牙本质壁围成的髓腔内,其血供全部依靠经细小的根尖孔出入的小血管,因此牙髓对炎性水肿的耐受力较差,引流不畅,轻度刺激可引发较重的临床症状和牙髓损伤。

最常见的牙髓病是牙髓炎症。牙髓一旦发生急性感染,病变不可逆转,易导致牙髓坏死。

牙髓炎

细菌感染是牙髓炎的主要致病因素。龋损下方的牙髓炎症程度主要取决于两点:一是细菌侵入的深度;二是牙本质硬化和修复性牙本质形成降低牙本质渗透性的程度。细菌越接近牙髓,炎症反应越重。当细菌侵及修复性牙本质时,就可引发急性牙髓炎症。

1. **急性牙髓炎**　急性牙髓炎多因深龋感染牙髓所致,或由牙髓充血发展而来,或为慢性牙髓炎的急性发作。

【临床要点】

(1)发病急,疼痛剧烈,主要为剧烈的自发性、阵发性和放射性疼痛,常难以明确定位患牙。

(2)患者多有冷、热刺激痛史,疼痛多发生于夜间或入睡后。冷、热刺激可激发患牙剧痛或使疼痛加剧,后期可出现热刺激疼痛而冷刺激缓解的现象,即所谓的"热痛冷缓解"。经穿髓孔引流后,疼痛即刻缓解。

(3)除非炎症超出根尖孔波及根尖周组织,患牙一般无叩痛。

【病理学特征】

(1)初始急性炎症反应发生在龋损下方的牙髓局部,最终可扩散至整个牙髓组织。

(2)牙髓组织血管扩张充血,通透性增加,液体渗出,组织水肿,沿血管壁周围有纤维蛋白渗出,此时称为急性浆液性牙髓炎。

（3）随着炎症加重,趋化更多的中性粒细胞浸润,成牙本质细胞局灶性或全部变性坏死,受损的组织、细胞或炎症细胞释放大量炎症介质和细胞因子,病变部位也有单核细胞、淋巴细胞、浆细胞浸润(图2-1-11)。中性粒细胞、巨噬细胞等在杀灭细菌的同时释放溶酶体酶和蛋白水解酶,使局部组织液化坏死,形成多处微小脓肿,其中心为液化坏死组织,外周被密集的中性粒细胞等白细胞环绕。

（4）在病变严重的病例中,牙髓组织全部液化坏死,称为急性化脓性牙髓炎(图2-1-12)。

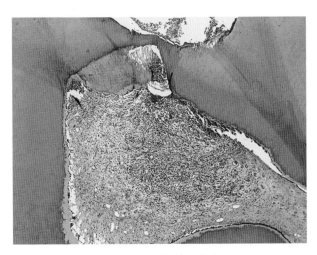

图 2-1-11 急性牙髓炎
牙髓血管扩张,髓角部见密集炎症细胞浸润(HE 染色,200×)。

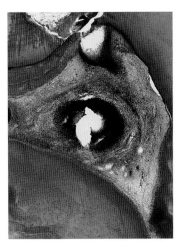

图 2-1-12 急性化脓性牙髓炎
牙髓内形成多处脓肿(HE 染色,100×)。

2. 慢性牙髓炎　慢性牙髓炎是临床上最常见的牙髓炎类型,多由龋病发展而来,有时临床症状很不典型,容易误诊而延误治疗。临床上一般分为三种类型:髓腔未穿通的情况下称为慢性闭锁性牙髓炎;在穿髓孔较大、髓腔开放或急性牙髓炎开放引流后未继续治疗的情况下,牙髓组织暴露于口腔,称为慢性溃疡性牙髓炎;在根尖孔粗大,牙髓血运丰富且穿髓孔较大的情况下,牙髓组织经穿髓孔呈息肉状向外增生,称为慢性增生性牙髓炎或牙髓息肉。

【临床要点】

（1）与急性牙髓炎相比,慢性牙髓炎的症状和体征缓和,病程较长,常有冷、热刺激痛,疼痛可放射到患侧头面部,去除刺激后疼痛仍持续较长时间,部分患者表现为阵发性钝痛,持续时间较长。

（2）炎症多已波及全部牙髓及根尖部的牙周膜,致使患牙常表现为咬合不适或轻度的叩痛。患者一般可定位患牙。

（3）在髓腔暴露的情况下,食物嵌入龋洞时可出现剧痛,患者进食酸甜食物时疼痛。若穿髓孔较大且血运丰富,则疼痛不明显,炎性增生的暗红色或粉红色息肉自穿髓孔突出,可充满整个龋洞,导致进食时易出血。

【病理学特征】

（1）牙髓组织呈慢性炎症改变,血管扩张充血,毛细血管和成纤维细胞增生,淋巴细胞、浆细胞、巨噬细胞、中性粒细胞浸润,局部可出现急性炎症反应,形成脓肿,周围被肉芽组织包围(图2-1-13)。可形成胶原纤维束,将慢性炎症区与正常牙髓组织隔离。慢性炎症可造成牙内吸收。

（2）髓腔暴露时,穿髓孔处的溃疡面被炎性渗出物、食物残渣及坏死组织覆盖,有时可见不规则的钙化物或修复性牙本质沉积,其下方为炎性肉芽组织和新生的胶原组织,更深部的组织中毛细血管增生扩张,散在慢性炎症细胞浸润(图2-1-14)。

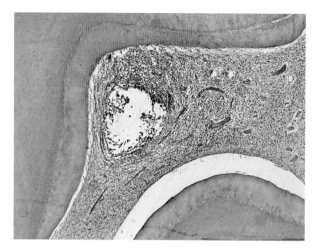

图 2-1-13 慢性牙髓炎急性发作
牙髓充血,慢性炎症细胞和中性粒细胞浸润,髓角脓肿形成(HE 染色,400×)。

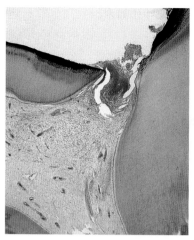

图 2-1-14 慢性溃疡性牙髓炎
溃疡面下方大量炎症细胞浸润,周围有钙化物沉积(HE 染色,40×)。

（3）牙髓息肉在镜下有溃疡型和上皮型两种表现。溃疡型牙髓息肉外观常呈红色或暗红色,探之易出血,镜下观察表现为充满龋洞的炎性肉芽组织,表面被覆炎性渗出物和坏死组织,深层为成纤维细胞、淋巴细胞、浆细胞等炎症细胞浸润及新生的毛细血管,病程长者可见较多的成纤维细胞和胶原纤维。上皮型牙髓息肉肉眼观察呈粉红色,较坚实,探之不易出血,镜下见息肉的外表覆盖复层鳞状上皮,下方的息肉由大量成纤维细胞和胶原纤维构成,其间散在慢性炎症细胞浸润(图 2-1-15)。

3. 牙髓坏死 牙髓坏死(pulp necrosis)常由各型牙髓炎发展而来,当牙髓组织发生严重的营养不良及退行性变时,由于血液供应不足,最终可发展为牙髓坏死,又称为渐进性坏死,多见于老年人。由于坏死的牙髓组织有利于细菌的定植,即具有所谓的引菌作用(anachoresis),因此,其比健康的牙髓更易被细菌所感染。牙髓坏死如不及时治疗,病变可向根尖周组织发展,导致根尖周炎。

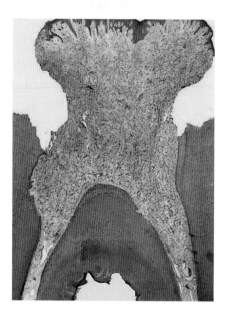

图 2-1-15 慢性增生性牙髓炎(上皮型)
炎性肉芽组织增生凸出龋洞,表面被覆复层鳞状上皮(HE 染色,200×)。

【临床要点】

多无自觉症状,常造成牙冠变色,患者多有牙髓炎病史或外伤史。检查时多数患牙有较大充填物或较深龋洞,探诊无疼痛,牙髓活力测试无反应,合并根尖周炎时有咀嚼痛和叩痛。

【病理学特征】

（1）炎症性牙髓坏死是由细菌及中性粒细胞、巨噬细胞释放的各种酶溶解牙髓组织而引起的牙髓液化性坏死,镜下见牙髓结构消失,髓腔充满脓液(图 2-1-16)。

（2）因循环障碍缺氧造成的牙髓坏死称为凝固性坏死,镜下见细胞轮廓仍完整,但细胞核固缩、碎裂、消失,最后整个牙髓组织变成无结构的红染颗粒。

（3）牙髓坏死伴有腐败菌感染时,牙髓呈黑绿色,称为牙髓坏疽。腐败菌分解牙髓组织产生硫化氢,再与分解血红蛋白中的铁结合形成硫化铁,导致坏死组织呈现黑绿色。开髓治疗时可闻到恶臭气味,该气味来自腐败菌分解蛋白质产生的吲哚类物质。

（4）牙髓坏死如未经及时治疗,病变可向根尖周扩散,导致根尖周炎。

【问题1】龋病与牙髓炎症的关系有哪些?

思路:

1. 龋病是一种慢性病变,最初导致的牙髓反应是轻度的慢性炎症,表现为淋巴细胞、巨噬细胞、浆细胞等慢性炎症细胞浸润,并伴有小血管和成纤维细胞增生及胶原沉积。其实质是牙髓组织对细菌抗原的温和免疫应答反应。

2. 一般认为,牙髓的慢性炎症反应是一种修复性反应,并不一定会导致永久性的牙髓损害。若在细菌侵入牙髓组织之前清除或终止龋损,牙髓的炎性病损有可能愈合。因此,临床牙体修复的主要目的之一就是尽量清除牙本质中的细菌感染,使炎症牙髓组织恢复健康。这也是间接盖髓术技术的理论基础。

【问题2】牙髓炎的组织学特征与临床治疗的关系是什么?

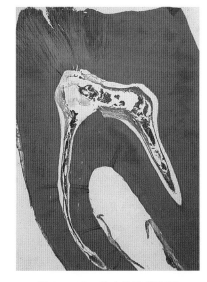

图 2-1-16　炎症性牙髓坏死
牙髓组织液化坏死,结构消失(HE 染色,40×)。

1. 牙髓病的临床治疗原则是保存具有正常生理功能的牙髓及保存患牙。

2. 牙髓组织具有形成牙本质和营养牙体硬组织的功能,对外来刺激能产生一系列防御反应。对于发生可复性牙髓炎的年轻恒牙和根尖孔尚未形成的年轻恒牙,应注意保存活髓,维护牙髓的功能。活髓保存治疗的方法主要包括盖髓术和牙髓切断术。

3. 急性牙髓炎在初次治疗中需要采取应急处理,即开髓引流。其目的是引流炎症渗出物和缓解因之而形成的髓腔高压,以减轻剧痛。可在局麻下摘除牙髓,去除全部或大部分牙髓,并放置一无菌小棉球后暂封髓腔,患牙的疼痛随即缓解。

4. 对于急、慢性牙髓炎和牙髓坏死,由于牙髓组织修复再生能力有限,若不及时治疗,根管系统内的细菌等微生物的感染可向根尖周组织进展,导致根尖周炎。根管治疗术(root canal therapy,RCT)是目前最有效、最常用的治疗手段,经根管预备、根管消毒、根管充填,从而达到控制感染、修复缺损,促进根尖周病变愈合或防止根尖周病变发生的目的。

 知识点

修复治疗对牙髓的影响

虽然大部分活髓牙修复治疗只对牙髓造成轻度的可逆性影响,但医师必须清楚这一过程中会对牙髓造成损伤的各种因素。

1. 牙体预备(包括备洞)过程的影响

（1）虽然牙本质的热扩散性较低,但是磨切产热仍可对牙髓造成损害。牙髓内温度升高6℃,可致牙髓产生不可逆损伤。若磨切牙体时喷水冷却降温,可使牙髓内一过性降温6~7℃。

（2）磨切牙本质表面会造成牙本质小管的管液迅速内流,干燥牙本质表面(吹干窝洞等)会造成小管液外流。这类刺激过大,会导致成牙本质细胞损伤。

（3）正常的成牙本质细胞突起伸入到小管中0.1~1.0mm,窝洞较深或牙体预备过度时,车针会直接磨切到成牙本质细胞突起。磨切牙体时,只要距离牙髓0.5mm以上就不会直接损伤细胞。牙体预备过度(距牙髓不足0.3mm)时,可直接损伤成牙本质细胞,造成细胞坏死。

2. 牙体修复材料的影响

（1）修复材料本身的毒性作用:当修复材料用于深窝洞或与牙髓直接接触时,可引起牙髓的炎症反应。

（2）充填银汞材料时的压力可引起局部牙髓一过性中性粒细胞浸润。冠粘接时形成的压力可将粘接材料或细菌毒素压入牙髓内。复合树脂聚合放热会产生内向静压作用，其聚合收缩会对牙髓产生持续性压力，导致术后牙髓敏感。

　3. 修复后发生微渗漏

（1）由于修复材料和洞壁间封闭不严密，造成微渗漏，因此细菌可进入二者间的空隙，并深入牙本质小管内。

（2）细菌毒素可向更深处扩散。

（3）发生微渗漏的牙齿的牙髓常出现中重度牙髓炎症。

修复治疗对牙髓的影响是以上多因素相互作用的总和。其中，细菌微渗漏是造成牙髓损伤的主导因素。

三、根 尖 周 病

根尖周病（periradicular lesions）是发生在牙齿根尖周组织的炎症性疾病，绝大多数继发于牙髓疾病，主要由根管内的感染通过根尖孔作用于根尖周组织引发，又称根尖周炎（periapical periodontitis）。龋病、不当的牙体预备、外伤等因素导致牙髓被革兰氏阴性厌氧菌为主的混合细菌感染后，结局往往是牙髓组织完全坏死，并引发根尖周组织的继发性免疫反应，形成根尖周炎。根据根尖周炎的临床和病理特点，可分为急性根尖周炎和慢性根尖周炎。

（一）急性根尖周炎

【临床要点】

1. 病变早期患牙不适、发木、浮出、发胀，一般无自发痛或只有轻微钝痛，随着根尖周组织炎症的发展，根尖周膜内渗出物淤积，牙周间隙内压力升高，疼痛逐渐加重至剧痛。

2. 患牙有浮出感，轻叩或咀嚼可导致患牙剧痛。疼痛为自发性持续性跳痛，定位准确但对冷、热刺激无反应。

3. 患牙牙根对应的牙龈黏膜红肿、压痛，当脓肿穿破牙槽骨和骨膜后，患牙疼痛缓解，形成黏膜下或皮下脓肿，波动感明显，脓肿穿破表面可留下瘘管。

4. 部分患者可发生蜂窝织炎。引流区淋巴结肿大、触痛，患者可出现发热等全身症状。

5. 急性根尖周炎的 X 线片示根尖周间隙增宽，当慢性根尖周炎急性发作时，则可出现根尖周透射阴影。

【病理学特征】

1. 病变早期为急性浆液性根尖周炎阶段，表现为根尖周组织血管扩张、充血水肿，浆液渗出，局部组织呈现水肿，少量中性粒细胞浸润。此时的根尖部牙骨质及周围的牙槽骨尚无明显变化。

2. 随着炎症发展，根尖周组织血管扩张充血加重，大量中性粒细胞浸润，根尖周牙周膜组织坏死液化形成脓肿，进入急性化脓性根尖周炎阶段，又称急性根尖周脓肿（图 2-1-17）。脓肿早期局限在根尖孔周围的牙周膜内，边缘有淋巴细胞、浆细胞和巨噬细胞等浸润。

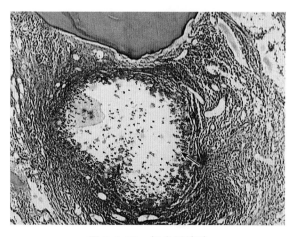

图 2-1-17　根尖周脓肿

根尖区牙周膜组织液化坏死，形成脓肿，中心为脓液流失后的脓腔（HE 染色，400×）。

3. 随着炎症进一步加重,细菌及其产物进一步损害牙周膜,中性粒细胞大量聚集并吞噬细菌及其产物的同时,释放溶酶体酶等,使根尖周牙周膜坏死、液化形成大脓肿,可扩散至周围的牙槽骨组织。牙槽骨骨髓腔内有大量中性粒细胞浸润,形成局限性牙槽突骨髓炎,也称急性牙槽脓肿。若此时脓肿得不到引流治疗,压力越来越大,则从组织结构薄弱处突破,形成自然引流。

4. 常见的脓肿引流途径包括:①脓液通过骨髓腔到达骨外板,形成骨膜下脓肿,最后穿破骨膜,到达黏膜下(或皮下)排脓;②根管粗大和根尖孔较大的牙齿,脓液经根管从龋洞排出;③严重牙周炎患者,可经深的牙周袋排脓。

（二）慢性根尖周炎

在根管内的感染或病原刺激物的长期缓慢刺激下,根尖周组织发生的慢性炎症反应称为慢性根尖周炎,表现为炎症性肉芽组织形成和牙槽骨破坏。根尖周组织受到的这种损害是可以被修复的,前提是根除根管内的病源。此时,根尖部的炎症肉芽组织会转化成纤维结缔组织,成骨细胞可以修复已破坏的牙槽骨,重建牙周膜。慢性根尖周炎的常见病变类型为根尖周肉芽肿、慢性根尖周脓肿及根尖周囊肿(根尖周囊肿详见第七章)。

1. 根尖周肉芽肿　根尖周肉芽肿(periapical granuloma)是指在较弱的根管内感染或炎症的慢性刺激下,根尖周正常组织结构被肉芽组织所取代。根尖周肉芽肿是一种以增生为主的炎性病损,是慢性根尖周炎的主要病变类型。

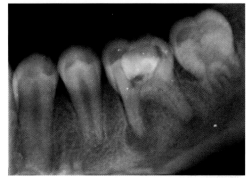

【临床要点】

（1）患牙多无自觉症状,牙髓对温度和电活力测试无反应,叩诊有异样感,偶有咀嚼乏力不适。

（2）病变早期,X线片示根尖区牙周膜间隙增宽。病程较长者,病损的根尖区呈现大小不一的圆形透射影,界限清楚,与根尖相延续,有时被阻射的薄层硬骨缘环绕,与周围的正常骨组织区别明显(图2-1-18)。

图2-1-18　根尖周肉芽肿

【病理学特征】

（1）病变早期,在根管内病原刺激物的作用下,根尖周牙周膜出现血管扩张,组织水肿,毛细血管和成纤维细胞增生,慢性炎症细胞浸润。病变局限在根尖周牙周膜。

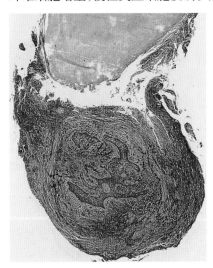

图2-1-19　根尖周肉芽肿
根尖区炎性肉芽肿增生,外周包绕纤维组织(HE染色,200×)。

（2）若病原刺激继续存在,炎症范围逐渐扩大,根尖周组织结构破坏,代之以炎性肉芽组织团(图2-1-19),含有增生的成纤维细胞和血管内皮细胞、淋巴细胞、巨噬细胞、浆细胞、多形核白细胞等,毛细血管明显增生。

（3）牙槽骨和牙骨质吸收破坏,骨质破坏的区域仍由炎性肉芽组织取代。炎性肉芽组织周围纤维组织增生,限制炎症向周围扩展,这是机体对病原刺激的防御反应。

（4）部分病变中可见上皮细胞团索(图2-1-20),吞噬了脂质的泡沫细胞(图2-1-21)和胆固醇裂隙(图2-1-22),裂隙周围偶见巨细胞。

随着机体抵抗力和病原刺激强弱的改变,根尖周肉芽肿的病理学特点可发生以下变化。

1）病原刺激较弱时,病变组织中纤维成分增加,炎症细胞减少,有新牙槽骨和牙骨质形成,病变缩小。病原刺激较强时,炎症反应加重,炎症细胞增多,破骨细胞被激活,牙槽骨和根尖周牙骨质吸收破坏,病变区扩大(图2-1-23)。

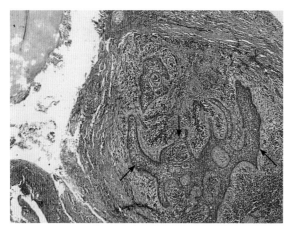

图 2-1-20 上皮性根尖周肉芽肿
炎性肉芽肿组织内增生的上皮细胞团索(箭头示)(HE
染色,400×)。

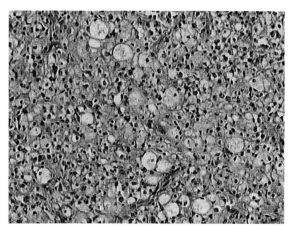

图 2-1-21 根尖周肉芽肿中的泡沫细胞(HE 染色,
400×)

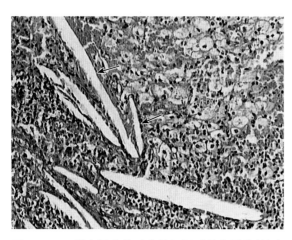

图 2-1-22 根尖周肉芽肿中的胆固醇晶体裂隙(箭头
示)(HE 染色,400×)

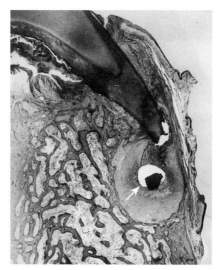

图 2-1-23 根尖周肉芽肿
根尖周肉芽肿组织造成牙槽骨和根尖周
牙骨质吸收破坏,肉芽肿中央组织坏死
(箭头示)(HE 染色,200×)。

2)在根尖周肉芽肿体积增大的情况下,肉芽肿中央组织因缺血而坏死液化,形成脓肿,并潴留于根尖部的脓腔内,成为慢性根尖周脓肿,脓液可穿通骨壁和软组织,进行不彻底的引流,形成内衬上皮细胞的窦道,又称有窦型慢性根尖周脓肿。当局部引流不畅,或机体抵抗力降低、病原毒力增强时,病变向急性炎症转化,则形成急性牙槽脓肿。

3)根尖周肉芽肿内的上皮细胞增生,可形成根尖周囊肿。囊液内因含有含铁血黄素而呈现浅褐色,上皮细胞变性分解所产生的胆固醇结晶漂浮于囊液中。囊肿周围的牙槽骨受压迫而被吸收,同时在破坏区周围有新生骨质增生。

4)有时在轻度感染的刺激下,肉芽肿炎症缓解,病损缩小,根尖周牙槽骨重新沉积,骨密度增大,骨髓腔缩小。X线片示根尖周局灶性阻射影,与周围正常骨分界不清。增生的骨小梁间有少量慢性炎症细胞分布,称为致密性骨炎,是一种防御性反应。这种弱感染刺激也会导致根尖周牙骨质发生修复性过度增生。

2. 慢性根尖周脓肿 慢性根尖周脓肿(chronic periapical abscess)多由急性牙槽脓肿引流或急诊处理后未彻底治疗迁延而来,也可由根尖周肉芽肿发展而来,也称慢性牙槽脓肿。

【临床要点】

（1）慢性根尖周脓肿无明显症状，咀嚼时可感觉不适或钝痛。

（2）患牙多伴有龋坏，多数患者有牙髓炎病史，有轻叩痛，多数有反复疼痛或肿胀史。

（3）脓肿自行破溃排脓者，常在患牙对应的牙槽黏膜或皮肤出现瘘管，可有脓液流出。

（4）X线片示根尖周不规则透射影，边界模糊，其周围因骨质较疏松呈云雾状（图 2-1-24）。

【病理学特征】

（1）根尖部牙周膜内脓肿形成，脓肿内为液化坏死的组织和大量变性坏死的中性粒细胞。

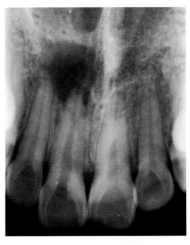

图 2-1-24 根尖周脓肿

（2）脓肿周围为炎性肉芽组织，其内有淋巴细胞、浆细胞、巨噬细胞和中性粒细胞浸润以及毛细血管增生，外周由纤维组织包绕。

（3）病损部位的牙骨质和牙槽骨有不同程度的吸收。有研究证实，炎症介质中白细胞介素-1（IL-1）、肿瘤坏死因子（TNF）、前列腺素等均能刺激破骨细胞前体细胞向破骨细胞分化而增强其活性，促进根尖周牙槽骨和牙骨质吸收。

（4）部分病变有瘘管形成，与口腔黏膜或皮肤相通，瘘管壁由复层鳞状上皮衬里，上皮下毛细血管增生扩张，结缔组织水肿，其中有大量中性粒细胞、淋巴细胞、浆细胞等浸润。

【问题】根尖周炎发病的免疫学机制是什么？

思路：牙髓组织被细菌感染后，根管中的细菌或其抗原性产物在根尖周部位引发免疫反应，形成根尖周炎或根尖周病。其实质是一种对根管细菌感染的第二线保护性反应，作用是将细菌感染局限在根管内，防止其向外扩散。

1. 根尖周炎症和牙槽骨吸收主要由受感染影响的宿主细胞产生的炎症介质所引发，而不是细菌和宿主细胞之间直接作用的结果。根尖周炎可发生在牙髓组织完全坏死之前。

2. 初期的根尖周炎免疫反应是固有免疫反应，主要是吞噬性白细胞聚集和释放促炎性细胞因子。随着炎症的慢性化进程，涉及 T 淋巴细胞和 B 淋巴细胞的特异性免疫机制也开始发挥作用，表现为典型的混合性炎症细胞应答反应。

3. 在这一复杂的免疫反应体系中，有的起到保护根尖周组织的作用，有的引发根尖周牙槽骨吸收等破坏反应。

4. 多形核白细胞（PMN）对控制根尖周组织炎症和降低根尖周骨吸收起到主要保护作用。同时，宿主细胞产生的促炎性细胞因子 $IL-1\alpha$、$IL-1\beta$、$TNF-\alpha$、$TNF-\beta$、IL-6、IL-11 等通过刺激破骨细胞的活化或形成引发牙槽骨吸收。

5. 根尖周炎的病变进展受调节性细胞因子系统的调控，这些免疫因子有调节促炎性细胞因子/骨吸收因子的表达和活化的作用。

 知识点

根尖周炎的发病机制对临床治疗的启示

根尖周炎的病变实质是继发于根管细菌感染的保护性免疫反应，了解这一点对临床治疗根尖周炎有一定的指导意义。

1. 免疫缺陷病患者或使用免疫抑制剂的患者比较容易罹患根尖周炎，或患根尖周炎后较难治愈。

2. 根管治疗取得成功的关键在于尽量减少根管系统中的细菌和抗原量。目前,最有效的治疗措施包括彻底的机械化学根管清理、次氯酸钠冲洗,以及至少 1 周的氢氧化钙根管封药等。

第二节 牙周组织疾病

牙周组织疾病(periodontal diseases)是指发生在牙支持组织(牙周组织)的疾病,又称牙周病。广义上讲,牙周病包括牙龈病和牙周炎。牙菌斑是牙周病发生的始动因子,是引发牙周组织初期炎症的必要因素。牙周病与全身健康和疾病之间存在双向联系,牙周病可能成为某些全身性疾病的危险因素(如心血管疾病、糖尿病),而某些全身性疾病可加重牙周病的发展(如骨质疏松症、艾滋病等)。欧洲牙周病联合会(EFP)与美国牙周病学会(AAP)于 2018 年组织召开牙周病与种植体周病新分类国际研讨会,会议讨论并制定了牙周病和种植体周病国际新分类方案(表 2-2-1)。

表 2-2-1 2018 年牙周病和种植体周病国际新分类

疾病及状况	详述
一、牙周健康、牙龈病及状况	1. 牙周健康 　A. 完整牙周组织的临床牙龈健康 　B. 退缩牙周组织的临床牙龈健康 2. 牙龈炎:菌斑性龈炎 　A. 仅与菌斑相关 　B. 受系统或局部因素介导 　C. 药物导致的牙龈肥大 3. 牙龈病:非菌斑性牙龈病 　A. 遗传/发育性疾病 　B. 特殊感染 　C. 炎症和免疫疾病 　D. 反应性病变 　E. 肿瘤 　F. 内分泌、营养、代谢类疾病 　G. 创伤性病损 　H. 牙龈色素沉着
二、牙周病	1. 牙周炎 2. 坏死性牙周病 3. 反映全身性疾病的牙周炎
三、其他影响牙周组织的状况	1. 影响牙周支持组织的系统性疾病及状况 　A. 通过调节炎症反应对牙周组织造成严重破坏的系统性疾病 　B. 影响牙周病病理改变的系统性疾病 　C. 与牙周炎无关但造成牙周组织破坏的系统性疾病 2. 牙周脓肿和牙周牙髓联合病变 3. 膜龈异常及状况 4. 创伤性拾力 5. 牙齿和修复体相关因素
四、种植体周病及状况	1. 种植体周健康 2. 种植体周黏膜炎 3. 种植体周炎 4. 种植体周软硬组织缺损

在牙周病和种植体周病的新分类中,增加了牙周健康的概念及其标准。牙周健康是指牙周组织没有炎症表现的状态,包括完整牙周组织的牙龈健康和退缩牙周组织的牙龈健康,是评价牙周病的发生发展和疾病治疗效果的重要参照。牙龈炎和牙周炎的实质是宿主对应牙菌斑生物膜中微生物的炎症和免疫反应,以防止细菌及其产物侵入或扩散。但这些"防御性"炎症和免疫反应也会损伤周围的宿主细胞和组织,如果反应根向延展到釉牙骨质界以下,就会造成结缔组织附着丧失和牙槽骨吸收。一般来说,牙龈炎是牙周炎的先期病变,但不是所有的牙龈炎患者都会进一步发展成牙周炎。菌斑性牙龈炎症的初期为急性炎症反应,后伴发长期的慢性炎症。以急性炎症为主的病变在采取清除菌斑措施后可逆转恢复。只有部分以慢性炎症为主的牙龈炎症对清除菌斑治疗的反应不明显,可发展成牙周炎。评价牙周健康的4个诊断指标包括:探诊出血(bleedingn on probing,BOP)、探诊深度(probing depth,PD)、附着丧失、影像学骨丧失,其中BOP是评价牙龈健康或炎症的首选指标。

一、菌斑性龈炎

牙菌斑引起的菌斑性龈炎的炎症主要位于游离龈和龈乳头,归类为仅与牙菌斑有关的牙龈炎,龈缘附近牙面上堆积的牙菌斑是其始动因子。发生菌斑性龈炎的牙周组织通常没有附着丧失,或虽有附着丧失但稳定不再发展。菌斑性龈炎是牙菌斑生物膜中的微生物和宿主组织及炎症细胞相互作用的结果。此外,一些局部和系统危险因素,例如吸烟、高血糖、营养因素、血液疾病、药物、激素、牙菌斑滞留因素及口干症也会介导菌斑性龈炎的发生。

【临床要点】

1. 临床上菌斑性龈炎的主要表现为牙龈红肿,探诊出血(BOP阳性位点≥10%)(图 2-2-1)。

2. 探诊深度增加(PD≤3mm),但无附着丧失。

3. 牙龈外形不规则,存在菌斑、牙石。炎症一般以前牙区为主,尤其下颌前牙区最为显著。

4. X线检查示无骨丧失。

5. 牙龈组织中破坏和修复改变共存,据此将其分为两型:炎症水肿型(以破坏改变为主)和纤维增生型(以修复改变为主)。

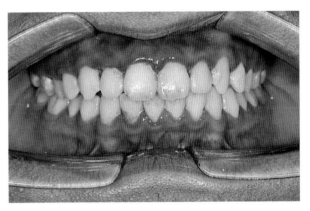

图 2-2-1 菌斑性龈炎

【病理学特征】

1. 初期病损 指龈炎的初期。主要病理变化为结合上皮下方的结缔组织急性炎症反应,表现为血管扩张。由于微血管床的渗透压增加,液体和血浆蛋白渗出到组织中,并通过上皮进入龈沟形成龈沟液。白细胞(主要是中性粒细胞)黏附、游出,进入结缔组织、结合上皮和龈沟。淋巴细胞则留在组织中与抗原、细胞因子或黏附分子发生作用,并能在细胞表面产生CD44受体,起到局部的细胞介导和体液免疫的功能。初始期病变一般持续2~4天,不会造成形态学上可以识别的组织破坏。

2. 早期病损 指龈炎的早期。结合上皮下方的结缔组织中有白细胞浸润,主要为T淋巴细胞。淋巴细胞和中性粒细胞是此期的主要浸润细胞,浆细胞很少见。血管扩张充血,胶原破坏,主要波及龈牙纤维和环状纤维。龈沟上皮和结合上皮增生,上皮和龈沟内有大量中性粒细胞浸润,结合上皮开始出现上皮钉突,反映了机体加强对菌斑的防御屏障。此期病损在临床上可见炎症表现,牙龈发红,探诊出血。

3. 确立期病损 指龈炎已确立。结缔组织水肿变性,有大量的浆细胞和B淋巴细胞等白细胞浸润,年轻患者以淋巴细胞浸润为主,老年患者以浆细胞为主。毛细血管增生,扩张充血明显。龈沟上皮增生,局部溃疡。结合上皮形成钉突伸入结缔组织中以维持上皮的完整性和形成防御细菌的屏障,但上皮附着的位置不变,上皮间隙增宽,上皮间有较多的中性粒细胞和淋巴细胞浸润,基底膜局部破坏。部分以修复改变为主的慢性龈炎,表现为上皮下纤维结缔组织增生成束,其间有浆细胞和淋巴细胞浸润,毛细血管增生不明显(图 2-2-2,图 2-2-3)。此期病损在临床上已有明显的炎症和水肿,牙龈色暗红,龈沟加深,牙龈不再与牙面紧贴。确立期病损可能有两种转归:①菌斑性龈炎的炎症病变比较稳定,可多年只局限在牙龈组织内;②炎症活跃,波及深部的牙周膜和牙槽骨,较快转化到进展性破坏性的牙周炎阶段。

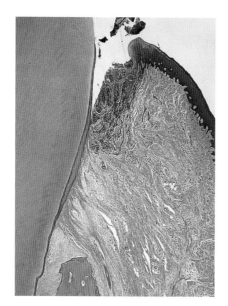

图 2-2-2　菌斑性龈炎
龈沟底炎症细胞浸润范围局限,牙周膜及牙槽骨尚未受到侵害(HE 染色,200×)。

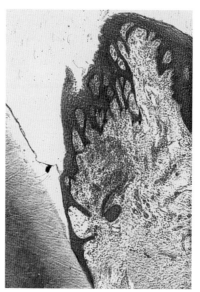

图 2-2-3　菌斑性龈炎
上皮向结缔组织内增生呈条索或网眼状,周围见大量炎症细胞浸润(HE染色,200×)。

【组织化学特征】

菌斑性龈炎组织中除中性糖胺聚糖水平降低外,酸性磷酸酶、碱性磷酸酶、细胞色素氧化酶、酯酶、氨肽酶、β-葡萄糖苷酶、β-半乳糖苷酶的水平升高。

【免疫组织化学特征】

病变早期,龈炎组织中的浸润炎症细胞主要是淋巴细胞(可达 75%),其中大部分为 T 淋巴细胞。病变进一步发展到慢性炎症期,在慢性龈炎组织内的浸润炎症细胞中,浆细胞数量明显增加,浆细胞和 B 淋巴细胞是主要的炎症细胞。

【问题】发生在牙周组织的疾病有哪些?

思路:虽然与牙菌斑相关的牙龈炎和牙周炎是最常见的牙周组织疾病,但是还有许多其他局部性病变会发生在牙周组织中(例如特异性细菌、病毒、真菌引起的牙龈病和创伤等),一些系统性异常或疾病(例如过敏反应、白血病、Down 综合征、白细胞功能异常等)也可有牙周组织病变的表现。有些疾病造成特异性的牙周病损,有些疾病加重了牙周组织对菌斑的反应。医师应对这些可造成牙周病变的局部和系统性疾病有充分的了解,善于辨别表现多样的牙周疾病的实质,作出正确的临床诊断。

二、牙　周　炎

在新的分类系统中牙周病包括牙周炎、坏死性牙周病和反映全身系统性疾病的牙周炎。牙周炎是引起牙齿支持组织炎症的细菌感染性疾病,是破坏人类咀嚼器官最主要的疾病。存在于牙齿和牙龈表面的菌斑是牙周炎发病的始动因素。在宿主等因素参与下,形成菌斑性龈炎。只有部分患者的牙龈炎症不可逆转地根向进展,波及结合上皮根方的结缔组织和牙槽骨,持续性地导致牙周膜、牙槽骨和牙骨质破坏,造成附着丧失并形成牙周袋,进入牙周炎阶段。随着病变逐渐向根方发展加重,出现牙松动移位、牙龈退缩、咀嚼困难、急性肿胀疼痛等,最后可导致牙齿丧失的严重后果。

【牙周炎的发病机制】

牙周炎的发病涉及复杂的分子作用机制,一方面是龈下菌斑生物膜中的革兰氏阴性厌氧菌及其毒性产物直接破坏;另一方面是宿主免疫系统对细菌的应答反应,其中涉及多种细胞和炎症调节因子。

1. 黏聚在牙面上的牙菌斑是一种细菌性生物膜,能够聚集多种多样的菌属并生存在其中。这种生物膜是细菌微生物赖以生存的多糖复合物基质,是口腔微生物生存的生态群体。牙菌斑的致病性主要通过菌体内毒素、细菌酶及其释放的外毒素与细胞因子和代谢产物等直接破坏牙周组织,并通过细菌抗原成分活化宿主多种防御细胞,释放大量炎症介质,引发局部免疫反应,导致牙周组织继发性损伤。细菌生物膜首先导致牙周组织中固有免疫系统的细胞(主要是多形核白细胞)和因子产生初期的非特异性炎症反应。

2. 进入牙周炎阶段后,树突状细胞激发更加严重的特异性免疫应答反应,除 B 淋巴细胞、T 淋巴细胞、多形核白细胞、巨噬细胞以外,局部的上皮细胞、成纤维细胞等也通过产生炎症介质(白细胞介素和肿瘤坏死因子等细胞因子、蛋白酶、前列腺素等)参与牙周炎的发病过程。

3. 上述分子间的应答机制相互关联且十分复杂,并涉及对许多相关蛋白表达的信号调整,对炎症过程的延展和持续发挥至关重要的介导作用。

【临床要点】

1. 牙周炎最常见于成年人,儿童和青少年也可发病,男女性别无差异,通常起病和发展过程非常缓慢。

2. 牙周炎有位点特异性现象,即只有部分牙齿而不是所有的牙齿同时发生牙周组织破坏;或即使在发生病变的牙齿中,也只有部分位点有炎症破坏,而其他位点无病变。病变位点有龈下菌斑聚集,是菌斑直接作用的结果。

3. 临床上可根据病变范围将牙周炎分为局限型(病变位点少于30%)和广泛型(病变位点多于30%)。

4. 根据病变严重程度及治疗的复杂程度将牙周炎分为 4 期。

Ⅰ期:附着丧失为 1~2mm,影像学骨丧失为牙根冠方 1/3(<15%),没有缺失牙,最大 PD≤4mm,主要为水平型骨丧失。

Ⅱ期:附着丧失为 3~4mm,影像学骨丧失为牙根冠方 1/3(15%~33%),没有缺失牙,最大 PD≤5mm,主要为水平型骨丧失。

Ⅲ期:附着丧失≥5mm,影像学骨丧失延伸到牙根 1/2 或根尖 1/3,因牙周炎缺失牙数≤4 颗,复杂程度在第Ⅱ期基础上,还伴有 PD≥6mm,垂直骨丧失≥3mm,Ⅱ~Ⅲ度根分叉病变,中度牙槽骨破坏(图 2-2-4)。

Ⅳ期:附着丧失≥5mm,影像学骨丧失延伸到牙根 1/2 或根尖 1/3,因牙周炎缺失牙数≥5 颗,复杂程度在第Ⅲ期基础上,还伴有因以下原因需要综合治疗的症状:咀嚼功能异常、继发性殆创伤(牙松动度≥Ⅱ度)、重度牙槽骨破坏、咬合错乱(移位或扭转)、余留牙齿少于 20 颗(10 组形成咬合关系的牙)。

5. 根据疾病进展速度分为 3 级。

A 级:慢速,超过 5 年没有临床附着丧失,骨丧失量/年龄<0.25%,大量菌斑附着,但牙周破坏程度处于较低水平。

B 级:中速,5 年临床附着丧失<2mm,骨丧失量/年龄 0.25%~1.0%,牙周破坏程度与菌斑附着程度相匹配。

C 级:快速,5 年临床附着丧失≥2mm,骨丧失量/年龄>1.0%,牙周破坏程度超过实际菌斑附着量,临床检查明确显示疾病迅速进展和/或有早发性特征。

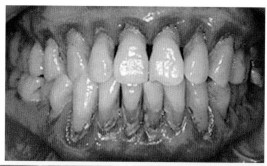

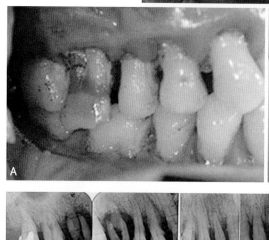

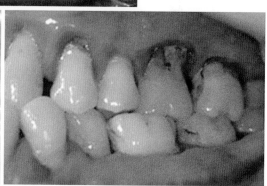

图 2-2-4　牙周炎

A. 口内照示全口大量牙石、菌斑,牙龈红肿伴明显退缩、普遍溢脓和出血,探诊深度 5~9mm;B. X 线片示全口牙槽骨水平型吸收达根长的 1/2~2/3,磨牙根分叉区可见骨低密度影像。

【病理学特征】

牙周炎病变呈活动期和非活动期交替出现的特征。

1. 活动期牙周炎的病理变化　指已经出现牙周袋及牙槽骨吸收时牙周组织的病理改变(图 2-2-5)。

(1)牙的根面有菌斑/牙石堆积,在牙周袋内有大量的细菌、脱落的上皮细胞、食物残渣、白细胞等炎性渗出物。

(2)结合上皮变性并根向迁移增殖,形成牙周袋,结合上皮整体的冠根向长度缩短。牙周袋侧壁的沟内上皮增生和变性明显,呈条索或网眼状深入相邻的结缔组织内,严重时可延展到结合上皮的根向。袋壁上皮内有大量以中性粒细胞为主的白细胞浸润,局部可见沟内上皮坏死形成溃疡(图 2-2-6)。

(3)上皮下结缔组织水肿,胶原纤维变性、破坏,偶见坏死灶。小血管充血增生,大量炎症细胞浸润,其中以浆细胞为主,还有淋巴细胞和多形核中性粒细胞(图 2-2-7)。

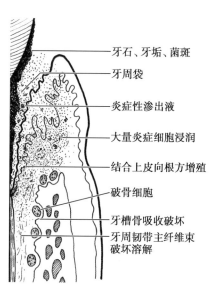

图 2-2-5　活动期牙周炎的病理变化模式图

牙石、牙垢、菌斑
牙周袋
炎症性渗出液
大量炎症细胞浸润
结合上皮向根方增殖
破骨细胞
牙槽骨吸收破坏
牙周韧带主纤维束破坏溶解

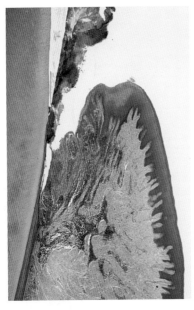

图 2-2-6　牙周炎的沟内上皮

沟内上皮糜烂，大量炎症细胞浸润，牙
面上可见菌斑和牙石（HE 染色，200×）。

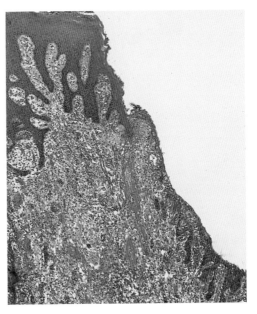

图 2-2-7　牙周炎结缔组织破坏

沟内上皮及结合上皮下方的胶原纤维水解破坏，
大部分被炎症细胞取代（HE 染色，100×）。

（4）随着牙周袋加深，牙骨质中的胶原纤维水解破坏，牙骨质暴露，细菌侵入牙骨质造成其坏死分解。

（5）牙槽骨表面出现较多的多核破骨细胞和单核巨噬细胞，形成骨吸收陷窝（图 2-2-8），造成牙槽嵴顶破坏吸收（图 2-2-9）。

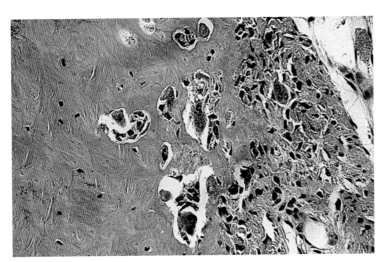

图 2-2-8　牙周炎牙槽骨吸收

固有牙槽骨见活跃的破骨细胞性骨吸收（HE 染色，100×）。

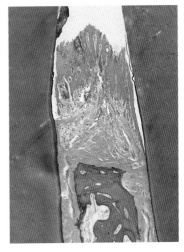

图 2-2-9　牙槽嵴顶骨吸收

牙周袋下方牙槽嵴顶部水平性骨
吸收（HE 染色，400×）。

（6）炎症扩散进入牙槽骨骨髓腔，炎症细胞、新生小血管和增生的成纤维细胞取代原有的骨髓腔组织，骨表面或骨髓腔内分化出破骨细胞和单核巨噬细胞，从内部吸收周围的骨小梁，使骨髓腔不断扩大，造成牙槽骨吸收破坏和高度降低。根据牙周袋底与牙槽嵴顶的位置关系，可将牙周袋分为骨上袋和骨下袋（图 2-2-10）。

2. 静止期牙周炎（修复期）的病理变化

（1）牙周袋壁上皮和沟内上皮内有少量炎症细胞浸润，上皮细胞轻度水肿变性，沟内上皮无糜烂溃疡。

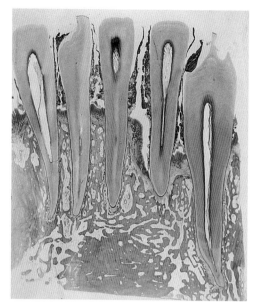

图 2-2-10　活动期牙周炎

牙槽骨呈不同程度的吸收破坏,局部牙周袋底位
于牙槽嵴顶的根方,形成骨下袋(HE 染色,200×)。

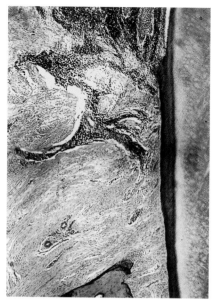

图 2-2-11　静止期牙周炎

牙周袋壁及龈沟底处炎症减轻,可见大
量新生的纤维组织(HE 染色,200×)。

（2）上皮下结缔组织轻度水肿,炎症细胞浸润,可见大量新生的
结缔组织细胞和胶原纤维束(图 2-2-11)。

（3）牙根面被吸收的牙骨质也出现新生现象。

（4）牙槽骨吸收停止,无破骨细胞,在原有吸收陷窝部位可见新
骨生成(图 2-2-12)。

【组织化学和免疫组织化学特征】

在牙周炎的组织和龈沟液中,来自宿主的炎症介质的水平升高,
这些炎症介质主要包括三类:细胞因子(cytokine,主要是 IL-1β 和
TNF-α)、前列腺素(PG)和基质金属蛋白酶(MMP)。

**【问题 1】牙菌斑导致的牙周组织炎症和免疫反应的特点是
什么?**

思路:牙菌斑微生物感染牙周组织所引发的炎症和免疫反应,是
导致菌斑性龈炎和牙周炎的主要原因,与发生在身体其他部位的这类
反应相比,有以下特点。

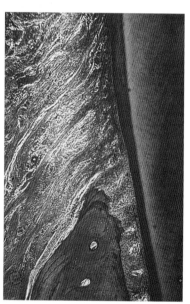

图 2-2-12　静止期牙周炎

牙槽嵴顶上方可见粗大的胶原纤维
束增生,牙槽嵴顶有新骨形成(HE
染色,200×)。

1. 牙周组织解剖有其特殊性,介于牙体硬组织和牙龈之间的结合
上皮的通透性很高,其间的细胞和体液交通游移非常容易。

2. 引发牙周组织防御性反应的菌斑微生物主要位于紧靠牙龈的
牙面上,而不是位于龈组织内,细菌容易积聚且不易被组织内的防御机制所控制。

3. 牙菌斑生物膜中的细菌种群繁多,种间可通过维持适宜环境或提供防护因子等交互作用共生,
某些所谓“有益细菌”可能通过对牙周病原菌的支持作用影响牙周炎的进程。

4. 牙周生物膜中的细菌种群处于不断变迁状态,不同种群的细菌组合可能导致不同阶段的牙周
病变。

5. 除了牙周致病菌的直接作用,宿主对微生物的免疫应答反应是造成牙周炎的主要原因。宿主-微
生物相互作用的状况决定了牙周组织破坏的程度。在易感个体中,这种宿主-微生物相互作用出现不平

衡,就会相应地发生牙龈炎或牙周炎。即使在同一患者的不同牙位或位点,也存在这一现象。

【问题2】牙周感染对系统健康的影响是什么?

思路:牙周炎是一种主要由革兰氏阴性菌导致的感染,Ⅳ期牙周炎患者牙周袋内壁的炎性溃疡面积与手掌大小相当,牙周局部的细菌和其毒性产物会通过血流影响全身。目前,有证据显示,牙周感染可能与以下器官和系统的疾病有关联。

1. 心脑血管系统疾病 如动脉粥样硬化、冠心病、心绞痛、心肌梗死、脑血管意外。

2. 内分泌系统疾病 如糖尿病。

3. 呼吸系统疾病 如慢性阻塞性肺疾病、急性细菌性肺炎。

4. 生殖系统疾病 如子痫前期、生产早产低体重儿。

【问题3】牙周组织疾病的发病机制对临床治疗的启示是什么?

思路:

1. 牙周组织疾病治疗的目标是创造一个在健康牙周组织的条件下能行使良好功能的牙列,临床治疗应包括:①有效清除和控制菌斑及其他局部致病因子;②消除炎症及其导致的不适、出血、疼痛等症状;③使牙周支持组织的破坏停止,促使组织不同程度的修复和再生;④恢复牙周组织的生理形态,以利于菌斑控制;⑤重建有稳定的良好功能的牙列;满足美观方面的需求。

2. 牙周组织疾病具有个体特异性和牙位特异性。每位患者的病情表现和进展情况不同,每颗牙的病变程度不同,局部条件也不同,治疗的难度和效果也不同。因此,治疗计划应是针对不同患者的个性化方案。

3. 牙周病是慢性过程,如果治疗不彻底或经过有效的治疗后不进行定期维护治疗,菌斑会重新堆积,使菌群失调,病情会复发和加重。因此,牙周组织疾病的临床治疗应注重长期疗效及维持。

三、种植体周炎

种植体周炎指以菌斑为始动因素的种植体周黏膜炎,伴持续进展的种植体周骨组织丧失的过程,是宿主对种植治疗、细胞因子和微生物等做出的炎症性反应。种植体周炎是种植术后常见的临床并发症之一,严重的种植体炎症不仅可影响种植体周软组织的结合,还可在一定程度上导致硬组织丧失,并最终导致种植术失败。

【临床要点】

1. 种植体周软组织有红肿热痛、溢脓等炎症表现。

2. 有探诊出血。

3. PD与基线相比增加,或PD≥6mm。

4. 种植体周有骨丧失(或种植体周骨丧失与初期愈合时相比骨丧失≥2mm)或种植体开始承担咬合力后1年有进展性骨丧失。

5. 对于没有初期愈合时影像学资料的患者,种植体周炎的诊断标准为种植体平台到骨结合区域的距离≥3mm 和/或 PD≥6mm并伴有探诊出血。

【影像学特征】

患者在行种植术后每年都应拍X线片(根尖片或曲面体层片),并在出现种植体周炎症状时及时拍片,以检查种植体周骨吸收水平及骨结合情况。

在种植体使用1年后平均每年骨吸收少于0.2mm,是最初提出的种植体成功的主要标准之一,但最近的纵向研究已证实,牙槽骨丧失在维护良好的患者几乎不存在或非常小。

种植体周骨的水平吸收往往进展比较慢,较易控制;垂直吸收常形成深袋,在较短时间内造成种植体松动脱落。X线片上还能观察种植体-界面的骨结合情况,如两者之间出现透射影,说明有纤维组织介入,是晚期种植体周炎的表现,常伴有种植体松动,预示种植体植入失败(图2-2-13,图2-2-14)。

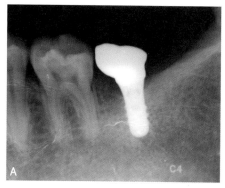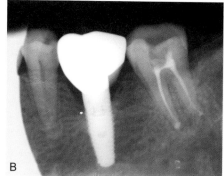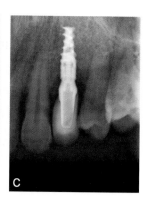

图 2-2-13　种植体周炎的 X 线表现

A.近中轻度吸收；B.吸收至根颈；C.吸收至根颈呈弧形。

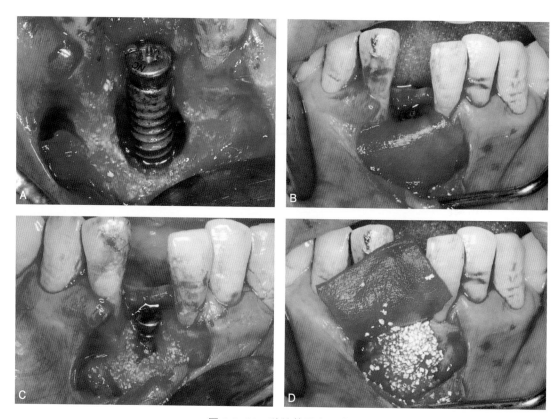

图 2-2-14　种植体周炎手术

A.拔除种植体之前；B.拔除种植体之后；C.激光治疗后的盖膜；D.激光治疗后的植骨。

【病因】

1. 种植体上的菌斑微生物　种植体周炎与牙周炎类似,菌斑聚集是导致疾病的始动因素。种植体周炎发生时,其菌斑主要由革兰氏阴性厌氧菌、产黑色素厌氧菌及螺旋体等组成。

2. 生物力学负载过重　可能导致种植体生物力学负载过重的因素如下:𬌗关系、义齿固位、种植体数目、义齿设计、种植体位置、上下颌骨关系异常,以及种植体周无牙周膜,缺乏本体感受器。

3. 其他影响因素　牙周炎病史、种植义齿类型、种植体表面、手术技术和术后处理、骨的质和量、软组织附着类型、吸烟、酗酒,以及患者的全身健康状况。

【病理学特征】

由于种植体周组织和天然牙存在一定差异,因此种植体周炎和牙周炎的病理特点并不完全相同。

1. 天然牙牙周结缔组织及牙周膜中含有大量血管,细菌侵入时会产生较强的炎症性防御反应。种植体周结缔组织只有少量血管,炎症反应较弱,有时可以看到死骨形成(图2-2-15)。

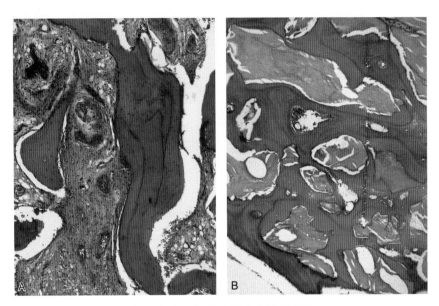

图 2-2-15　种植体周炎的镜下表现

A. 骨组织间纤维血管增生伴出血,少许慢性炎症细胞浸润(HE染色,400×);B. 死骨(HE染色,400×)。

2. 天然牙牙周组织的越隔纤维和血管可以再生,使组织的防御能力得以保持。种植体周组织由于环状纤维束及种植体与骨床之间没有血管,所以没有防御能力,一旦细菌突破了上皮封口,即可直达骨面。因此,种植体周炎进展较快。

3. 牙周炎病灶可被完整的牙槽嵴上结缔组织纤维分隔开,炎性浸润通常不会累及牙槽骨骨髓。在种植体周炎中,炎性结缔组织缺乏自限性,常延伸至牙槽嵴,甚至累及牙槽骨的骨髓。

【问题】种植体周组织的特点及其临床意义是什么?

思路:

1. 正常情况下钛种植体表面与牙槽骨直接整合在一起,其间无类似牙周膜的结缔组织。种植体周也存在类似自然牙生物学宽度的结构,也由结合上皮和牙槽嵴顶上方的结缔组织构成,但这些结缔组织纤维的走向都与种植体表面平行,无横向的插入纤维——穿通纤维(perforating fibers/Sharpey fibers),因而与种植体间的结合不如自然牙紧密。

2. 健康种植体周的探诊深度可达牙槽嵴顶上方1~2mm的水平,但炎症状态下可直接探到牙槽嵴水平,所以对种植体进行牙周探诊时,动作应十分轻柔,避免损伤种植体周脆弱的结缔组织附着。

3. 种植体周有充分的角化龈组织,对维持种植体健康非常重要,必要时可考虑角化龈移植术。

4. 应加强种植体周的菌斑控制,每3个月左右就要进行1次牙周维护治疗。

(汤亚玲　刘荣森)

参考文献

1. 孟焕新.牙周病学.4版.北京:人民卫生出版社,2012.

2. 于世凤.口腔组织病理学.7版.北京:人民卫生出版社,2012.

3. 樊明文.牙体牙髓病学.4版.北京:人民卫生出版社,2012.

4. 张震康,俞光岩.实用口腔科学.3版.北京:人民卫生出版社,2009.

5. 周学东,徐健,施文元.人类口腔微生物组学研究:现状、挑战及机遇.微生物学报,2017,57(6):806-821.

6. 郭淑娟,刘倩,丁一.牙周病和植体周病国际新分类简介.国际口腔医学杂志,2019,46(2):125-134.

7. HARGREAVES K M,GOODIS H E. Seltzer and bender's dental pulp. Chicago:Quintessence Publishing Co Inc,2002.

8. NEWMAN M G,TAKEI H H,KLOKKEVOLD P R,et al. Carranza's clinical periodontology. 12th ed. St. Louis:Elsevier,2014.

9. LINDHE J,LANG N P,KARRING T. Clinical periodontology and implant dentistry:volume 1.5th ed. Copenhagen:Blackwell Munksgaard,2008.

10. MALTHA J C. Mechanisms of tooth eruption. Ned Tijdschr Tandheelkd,2014,121(4):209-214.

第三章 口腔黏膜疾病

口腔黏膜疾病是指发生在口腔黏膜及其下方软组织的疾病。其病种繁多,主要为局部性病变,有一些是全身性疾病在口腔中的表征。口腔黏膜病的诊治需要将病理与临床密切结合。发生在口腔黏膜疾病的病变皆发生在上皮层、固有层及黏膜下结缔组织。本章主要介绍常见的口腔黏膜斑纹类疾病、口腔黏膜溃疡类疾病、口腔黏膜大疱性疾病、口腔黏膜感染性疾病、口腔黏膜肉芽肿性疾病等。

第一节 口腔黏膜斑纹类疾病

一、口腔白斑病

口腔白斑病(oral leukoplakia)是指发生在口腔黏膜上的白色斑块,不能被擦掉,临床和组织病理学不能诊断为其他任何疾病者,不包括因局部因素去除后可以消退的单纯性过角化。口腔白斑病属于潜在恶性病变(potentially malignant disorder,PMD)。

【病因】

口腔白斑病的发病可能与局部的长期刺激及某些全身因素有关。吸烟是口腔白斑病最为常见的原因。据调查统计,口腔白斑病伴有吸烟习惯者占80%~90%,且发病部位与烟的刺激部位相一致。喜饮烈性酒、食过烫或酸辣食物、嚼槟榔等局部理化刺激及念珠菌感染等均可引起口腔黏膜白色病变。根据WHO及有关口腔白斑病专门的国际研讨会的建议,可将口腔白斑病分为两类:①不明原因或特发性的与烟草相关的口腔白斑病;②有明确原因(如磨损、不良修复体、咬颊等)的白色损害,此类临时可诊断为口腔白斑病,要在排除可疑诱因,组织病理学检查后确诊。

【临床要点】

1. 口腔白斑病可发生在口腔各部位黏膜,以颊、舌黏膜最为多见。男性较为多发。

2. 口腔白斑病为灰白色或乳白色斑块,边界清楚,与黏膜平齐或略为高起,舌舔时有粗涩感。

3. 根据临床表现可分为均质型和非均质型两类。均质型发生于口腔黏膜的各个部位,病损为白色,表面平坦、起皱、呈细纹状或浮石状。非均质型白斑亦见于口腔各部位黏膜,其表现为白色病损中夹杂有疣状、结节、溃疡或红斑样成分。一般情况下,非均质型白斑较均质型白斑的恶变危险性高。

4. 口腔白斑的发病部位也与恶变有重要关系,特别是发生在口底、舌腹部及舌侧缘部位的白斑,被认为是高危险区,其癌变率比其他部位的口腔黏膜白斑要高,应进行定期的追踪观察。口腔白斑病的癌变率为3%~5%。

【病理学特征】

1. 口腔白斑病的组织病理学诊断主要有两方面:一是上皮良性过角化;二是上皮伴有异常增生的白斑,属于潜在恶性病变,上皮异常增生的程度不同。口腔白斑病的病理改变为上皮增生,有过度正角化或过度不全角化(图3-1-1,图3-1-2),或两者同时出现的混合角化。

2. 上皮单纯性增生为良性病变,主要表现为上皮过度正角化,上皮粒层明显和棘层增生,没有非典型细胞。上皮钉突可伸长且变粗,但仍整齐且基底膜清晰(图3-1-3)。固有层和黏膜下层有淋巴细胞、

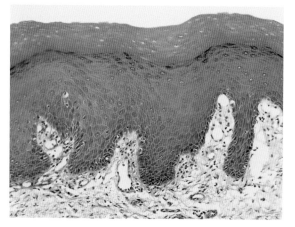

图 3-1-1 上皮过度正角化(HE 染色,200×)

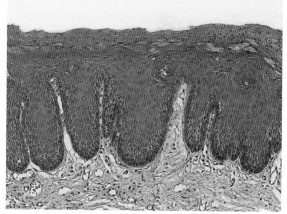

图 3-1-2 上皮过度不全角化(HE 染色,100×)

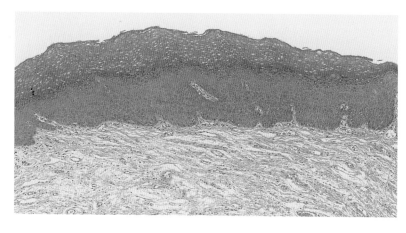

图 3-1-3 上皮单纯性增生
上皮过度正角化,粒层明显,钉突伸长变粗,基底细胞排列整齐,基底膜清晰(HE 染色,100×)。

浆细胞浸润。

3. 上皮疣状增生见于疣状白斑,上皮表面高低不平呈刺状或乳头状增生,表层过度角化,粒层明显,棘层增生(图 3-1-4)。上皮下结缔组织内可有慢性炎症细胞浸润。

4. 口腔白斑病伴有上皮异常增生时,其恶变潜能随上皮异常增生程度的增加而增大。上皮异常增生的特征为细胞的不典型增生,丧失正常细胞成熟及分层过程。上皮异常增生而分为轻、中、重度上皮异常增生(图 3-1-5~图 3-1-7)。

5. 重度异常增生实际上就是原位癌,其上皮层内细胞发生恶变,但基底膜尚完整,未侵犯结缔组织(图 3-1-7),亦常可见到上皮重度异常增生与浸润癌同时存在(图 3-1-8)。

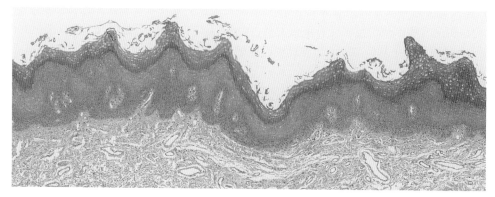

图 3-1-4 上皮疣状增生
上皮表面高低不平呈刺状增生,表层过度角化,粒层明显,棘层增生(HE 染色,100×)。

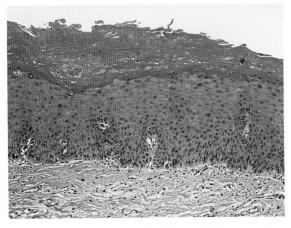

图 3-1-5 上皮轻度异常增生(HE 染色,100×)

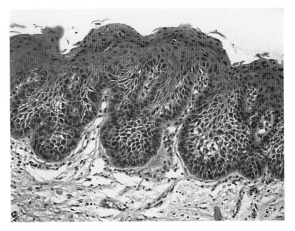

图 3-1-6 上皮中度异常增生(HE 染色,200×)

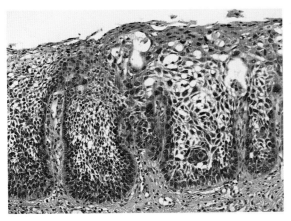

图 3-1-7 上皮重度异常增生(HE 染色,200×)

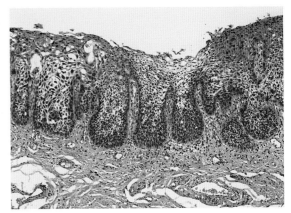

图 3-1-8 上皮重度异常增生与浸润癌同时存在(HE 染色,100×)

【鉴别诊断】

1. 白色水肿(leukoedema) 一般无自觉症状,发生于双颊咬合线附近,呈半透明或乳白色,牵拉时变浅,扪之柔软。白色水肿的镜下所见主要是棘层明显增厚而无角质层,棘细胞肿胀,越近浅层越明显,细胞核消失或浓缩,细胞质不染色,深层棘细胞与基底细胞无异常,上皮钉突不规则伸长,结缔组织有少量炎症细胞浸润。

2. 白色海绵状斑痣(white sponge nevus) 又名白皱褶病。本病在出生时已经存在,是少见的常染色体显性遗传疾病,除了口腔黏膜,还可发生在鼻腔、肛门与外阴。损害呈灰白色或乳白色,表现为皱襞状、海绵状、鳞片状粗厚软性组织。镜下见鳞状上皮显著增厚,甚至可达40~50层以上,无粒层,棘细胞肿胀,越近表面越明显,细胞质不染色,结缔组织有少量炎症细胞浸润。

3. 口腔扁平苔藓(oral lichen planus) 斑块型口腔扁平苔藓与口腔白斑病有时难以鉴别,特别是舌背上的扁平苔藓与口腔白斑病鉴别较困难,需要依靠组织病理学检查来确诊。通常情况下斑块型口腔扁平苔藓多伴有口腔其他部位的病损,可见不规则白色线状花纹,常有充血、糜烂。口腔白斑病多为独立病损,黏膜不充血。口腔扁平苔藓有时有皮肤病变,口腔白斑病没有皮肤病变。

4. 口腔黏膜下纤维性变(oral submucous fibrosis,OSF) 以颊、咽、软腭多见,初期为小水疱与溃疡,随后为淡白色斑纹,似云雾状,并可触及黏膜下纤维性条索;后期可出现舌运动及张口受限、吞咽困难等自觉症状。

5. 梅毒(syphilis) Ⅱ期梅毒患者颊部黏膜可出现"梅毒斑",初期为圆形或椭圆形红斑,周围可见乳白色边缘,逐步形成圆形或卵圆形灰白色黏膜斑。患者可同时伴有皮肤梅毒疹——"玫瑰疹"的出现。实验室检查快速血浆反应素环状卡片试验(RPR)及梅毒螺旋体血凝试验(TPHA)可确诊。

【问题1】什么是口腔潜在恶性病变?

思路:2005年WHO将可能引起口腔恶性肿瘤的疾病称为口腔潜在恶性病变(oral potential malignant disorder),建议取代"癌前病变"和"癌前状态",强调其恶性潜能及危险性增加,但并非一定会发展为癌。目前公认的口腔黏膜潜在恶性病变包括口腔白斑病、口腔红斑病、口腔扁平苔藓、盘状红斑狼疮、口腔黏膜下纤维性变等疾病。

【问题2】口腔白斑病的癌变危险性有多高?

思路:口腔白斑病属于潜在恶性病变,发展为鳞状细胞癌的危险性增加,在所有口腔黏膜潜在恶性病变中占60%~70%。最终发展为鳞状细胞癌者,在所有口腔白斑病中占1%~10%,在发生上皮异常增生的口腔白斑病中占10%~15%。一般认为,随着上皮异常增生严重程度的增加,其癌变危险性也随之增加。

知识点

口腔白斑病的鉴别诊断

1. 白色水肿 主要是棘层明显增厚,棘细胞肿胀,越近浅层越明显,核消失或浓缩,细胞质不染色,深层棘细胞与基底细胞无异常。

2. 白色海绵状斑痣 鳞状上皮显著增厚,甚至可达40~50层以上而无粒层,棘细胞肿胀,越近表面越明显,细胞质不染色,结缔组织有少量炎症细胞浸润。

3. 口腔扁平苔藓 基底细胞液化、变性,基底膜界限不清,基底细胞液化严重时,可形成上皮下疱。黏膜固有层有层有密集的淋巴细胞浸润带。

4. 口腔黏膜下纤维性变 主要变化为结缔组织发生纤维变性,上皮下结缔组织胶原纤维排列致密,细胞成分少,血管数目减少。

【病例】

患者,男性,40岁。口底白色斑块2个月,无疼痛和其他不适。

专科检查:左侧口底近舌系带处灰白色斑块,大小为1.0cm×1.2cm,边界清楚,表面略粗糙,稍高出黏膜表面,质地稍硬。

临床诊断:(左侧口底)白斑。

光镜观察:上皮表层过度不全角化,上皮钉突肥大,上皮层次紊乱,基底细胞极性消失,细胞呈现多形性,上皮浅表出现核分裂象(图3-1-9)。

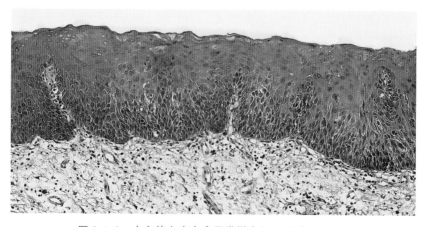

图3-1-9 白斑伴上皮中度异常增生(HE染色,100×)

病理诊断:(左侧口底)符合白斑伴上皮中度异常增生。

【病例讨论】

1. 上皮异常增生的病理学特征 ①上皮基底细胞极性消失;②出现一层以上基底样细胞;③核浆比例增加;④上皮钉突呈滴状;⑤上皮层次紊乱;⑥有丝分裂象增加,可见少数异常有丝分裂;⑦上皮浅表1/2出现有丝分裂;⑧细胞多形性;⑨细胞核浓染;⑩核仁增大;⑪细胞黏着力下降;⑫在棘细胞层中单个或成团细胞角化。并不是以上12项均出现才诊断为上皮异常增生,而是根据以上项目出现的数目,分为轻、中、重度上皮异常增生。

2. 口腔白斑病的癌变倾向 一般情况下,非均质型白斑较均质型白斑的癌变危险性高。白斑的发病部位也与癌变有重要关系,特别是发生在口底、舌腹以及舌缘部位的白斑,被认为是高危险区,其癌变率比其他部位的口腔白斑病高。白斑伴上皮异常增生时,程度越重者越易癌变。

二、口腔红斑病

口腔红斑病(oral erythroplakia)也称为增殖性红斑,1911年由奎来特(Queyrat)提出,因此又称为"奎来特红斑"。口腔红斑病的命名为当前国际统一的命名,是指口腔黏膜上出现的鲜红色、天鹅绒样斑块,在临床上及病理上不能诊断为其他疾病者。因此,红斑这个含义不包括局部感染性炎症,如结核、真菌感染等,而是指癌和潜在恶性病变的红斑。

【临床要点】

1. 口腔红斑病的发病情况男性稍多见,最多见于41~50岁者。

2. 病变部位以舌缘、龈、龈颊沟、口底及舌腹较多见,有时出现多发病变。

3. 口腔红斑边界清楚,范围固定,临床有不同表现:①均质型红斑(homogenous erythroplakia);②间杂型红斑(interspersed erythroplakia),红白间杂,红斑的基底上有散在的白色斑点;③颗粒型红斑(granular erythroplakia),有颗粒样微小的结节,似桑葚状或似颗粒肉芽状表面,微小结节为红色或白色。

【病理学特征】

1. 均质型红斑在镜下有的表现为上皮萎缩,有的为上皮异常增生或原位癌(图3-1-10,图3-1-11)。

2. 颗粒型红斑大多为原位癌或已经突破基底膜的早期浸润癌,只有少数为上皮异常增生,这种类型的癌可以面积较大,也有的表现为多中心性生长。

3. 颗粒型形成的机制是上皮钉突增大处的表面形成凹陷,而高突的结缔组织乳头形成红色颗粒。口腔红斑的表面上皮由不全角化层所覆盖,钉突之间的上皮萎缩变薄,结缔组织中血管增生且扩张充血,因

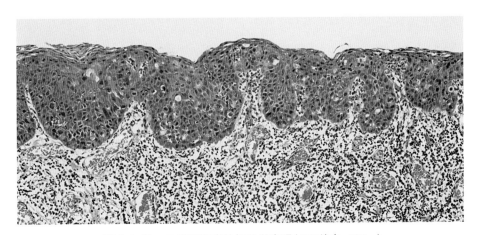

图3-1-10 口腔红斑病的组织学表现(HE染色,100×)

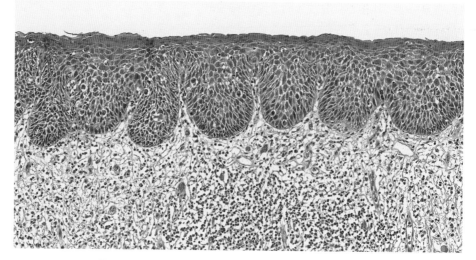

图 3-1-11　口腔红斑病的组织学表现（HE 染色,100×）

此临床表现为红斑。

【鉴别诊断】

1. 糜烂型口腔扁平苔藓　病损往往左右对称,在充血糜烂区周围有白色条纹组成的病损。病理学检查发现上皮细胞不全角化,基底细胞液化变性,固有层内有淋巴细胞带状浸润。

2. 口腔白斑病　稍高出黏膜表面白色斑块。颗粒状病损往往需要与颗粒型红斑相鉴别。病理学检查发现上皮增生,粒层明显,棘层增厚,上皮钉突增大,有时可见到上皮异常增生。

【问题1】口腔黏膜类似红斑的红色损害有哪些?

思路:口腔黏膜类似红斑的红色损害有红斑性念珠菌病、萎缩型口腔扁平苔藓、感染引起的各种黏膜炎(如口腔黏膜结核、组织胞质菌病)、类天疱疮,以及倒吸烟有关的腭部红斑。

【问题2】口腔黏膜红斑的癌变率是多少?

思路:口腔黏膜红斑为潜在恶性病变,较口腔白斑病癌变风险更大。颗粒型红斑往往是原位癌或早期浸润癌。国外有报道称,口腔黏膜红斑的癌变率高达 85%。国内报道口腔黏膜红斑的癌变率达 52%。

【病例】

患者,男性,53 岁。右侧舌缘红色斑块半年,有轻微触痛。

专科检查:右侧舌缘红色斑块,大小为 2.0cm×0.8cm,边界清楚,表面鲜红、光亮,稍高出黏膜表面,可见颗粒状微小结节。

临床诊断:(右侧舌缘)口腔红斑病。

光镜观察:上皮表层不全角化,上皮萎缩,上皮层次紊乱,基底细胞极性消失,细胞多形性,细胞核浓染(图 3-1-12)。

病理诊断:符合(右侧口底)口腔红斑病伴上皮原位癌。

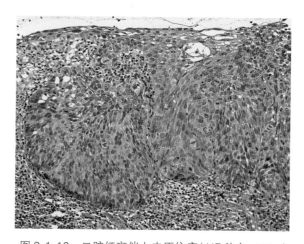

图 3-1-12　口腔红斑伴上皮原位癌(HE 染色,200×)

【病例讨论】

口腔黏膜红斑诊断过程中的注意事项:对于口腔黏膜红斑病损,在去除可能的致病因素并观察 1~2

周,如果病损无明显改善,则进行活检以明确诊断。典型的天鹅绒样口腔红斑病不难诊断,但红白相间的间杂型红斑容易诊断为口腔扁平苔藓。颗粒样微小结节可呈红色或呈白色,呈白色时往往诊断为颗粒型白斑。因此,在诊断上必须依靠组织病理学检查的结果。

甲苯胺蓝染色是一种简单、快速的检查口腔黏膜早期癌变的方法。甲苯胺蓝能与核酸结合后显色。当细胞代谢活跃,核酸大量增加时,黏膜呈现出深蓝色,该方法可用于判断上皮细胞状态及指导临床确定组织部位。在染色阳性区取组织活检,准确性更高。

三、白色海绵状斑痣

白色海绵状斑痣(white sponge nevus)又称白皱褶病(white folded disease)。本病较为少见,为常染色体显性遗传病。近年的研究表明,*K4* 及 *K13* 基因发生突变,导致上皮棘层细胞内角蛋白丝断裂,并聚集在细胞核周围,可引起本病的发生。

【临床要点】

1. 本病好发于颊、口底及舌腹黏膜。

2. 黏膜为灰白色水波样皱褶,珠光色,有皱褶,触诊质地柔软似海绵。

3. 病变从婴幼儿期即可出现,到青春期达到高峰,以后不再发展。除口腔病变外,鼻腔、外阴、肛门及直肠等处黏膜也可发生同样病变。

【病理学特征】

1. 上皮明显增厚,表层高低不平,为增厚的、未脱落的不角化细胞。

2. 棘细胞变化明显,细胞体积增大,层次增多。有些棘细胞空泡性变,细胞核固缩或消失(图3-1-13)。

3. 基底细胞增多,但细胞分化良好。

4. 结缔组织内有少量炎症细胞浸润。

5. 电镜观察发现细胞内有大量 Odland 小体,而细胞间 Odland 小体不足。病损区桥粒增多,可能是造成上皮表层细胞堆积,呈现海绵状外观的原因。

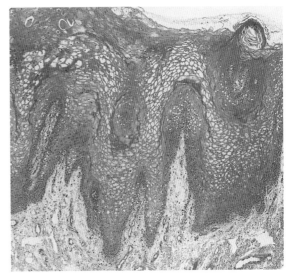

图 3-1-13 白色海绵状斑痣的组织学表现(HE 染色,100×)

【鉴别诊断】

1. 口腔白斑病 病理表现为上皮过度正角化或过度不全角化,基层细胞增生,但无空泡性变。本病有癌变倾向,无家族史。白色海绵状斑痣有特殊的珠光色、灰白色的水波样皱褶或沟纹,扪之柔软,形似海绵,棘层细胞增生伴有空泡性变;但没有恶变倾向,可有家族遗传史。

2. 口腔扁平苔藓 病损为白色或灰白色小丘疹组成的线状花纹,有 Wickham 纹,不能刮除或揭下。病理表现为基底层细胞液化变性,固有层有密集的淋巴细胞呈带状浸润。白色绵状斑痣发病年龄较早,损害表面散布小滤泡,状似海绵,无 Wickham 纹。

四、白色水肿

白色水肿(leukoedema)的原因不明,与吸烟、嚼槟榔等因素有关。

【临床要点】

病变多发生于颊黏膜,为白色边界不清的斑块,颇似口腔白斑病,但较口腔白斑软,有时出现皱褶。本病较白色海绵状斑痣多见,临床常误诊为口腔白斑病。未发现此病有上皮异常增生或恶变。

【病理学特征】

上皮增厚,棘细胞层呈轻度增生,上皮细胞内水肿,细胞核固缩或消失,出现空泡变性(图 3-1-14),上皮下结缔组织无明显变化。

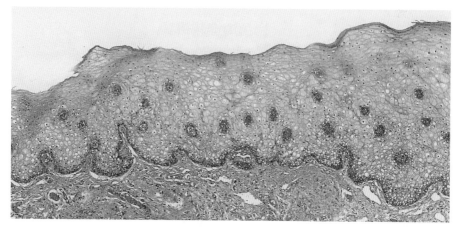

图 3-1-14　白色水肿的组织学表现(HE 染色,100×)

【鉴别诊断】

本病应与白色海绵状斑痣、口腔白斑病鉴别。

五、口腔扁平苔藓

口腔扁平苔藓(oral lichen planus,OLP)是一种常见的口腔黏膜慢性非感染性炎性疾病,患病率为 0.1%~4%。皮肤及黏膜可单独或同时发病。大约 28% 的口腔扁平苔藓患者伴有皮肤病损。虽然皮肤病损与口腔黏膜病损在临床表现上不同,但其病理表现非常相似。因口腔扁平苔藓长期糜烂,病损有恶变现象,恶变率为 0.4%~2%,WHO 将其列入潜在恶性病变。

【病因】

口腔扁平苔藓的病因和发病机制目前尚不明确。临床和基础研究结果显示,本病可能与多种致病因素有关,如免疫因素、精神因素、内分泌因素、感染因素、微循环障碍、遗传因素、系统性疾病及口腔局部刺激因素等。其中,细胞介导的局部免疫应答紊乱在口腔扁平苔藓的发生发展中具有重要作用。

【临床要点】

1. 本病好发于中年,女性多于男性。

2. 发病部位多见于颊、舌、唇、前庭及牙龈等黏膜,病变常对称性分布,尤以颊黏膜最为多见。

3. 典型病损是小丘疹连成的线状白色、灰白色花纹,类似皮肤损害的 Wickham 纹,白色花纹可呈网状、线状、环状或树枝状,也可表现为白色斑块状。

4. 发生在舌黏膜的口腔扁平苔藓一般为灰白色斑块状,似黏膜表面滴了一滴牛奶。病变比口腔白斑色浅,且不似白斑高起、粗糙。

5. 本病在临床常分为六型:网纹型、丘疹型、斑块型、萎缩型、糜烂型及水疱型,以网纹型最为多见。皮肤病变的特征为圆形或多角形扁平丘疹,中心有凹陷,开始为鲜红色或紫红色,以后逐渐变浅成为褐色斑。

【病理学特征】

1. 在黏膜的白色条纹处,上皮为不全角化层;在黏膜发红部位,上皮表层无角化,且结缔组织内血管可有扩张充血表现。

2. 一般棘层增生较多,也有少数表现为棘层萎缩。上皮钉突显示不规则延长,少数上皮钉突下端变尖,呈锯齿状(图 3-1-15)。

3. 基底细胞液化、变性,基底细胞排列紊乱,基底膜界限不清,基底细胞液化严重时可形成上皮下疱。

4. 黏膜固有层有密集的淋巴细胞浸润带,其浸润范围一般不达到黏膜下层(图 3-1-16)。研究证实,这些浸润的淋巴细胞主要是 T 细胞。

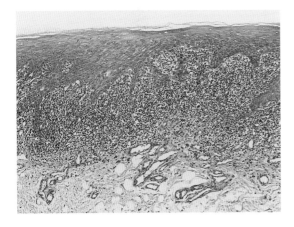

图 3-1-15　口腔扁平苔藓的组织学表现
棘层萎缩,上皮钉突下端变尖,呈锯齿状(HE 染色,100×)。

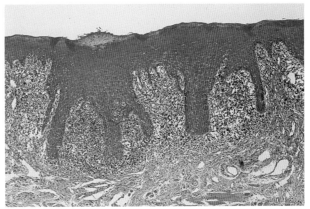

图 3-1-16　口腔扁平苔藓的组织学表现
黏膜固有层有密集的淋巴细胞浸润带(HE 染色,100×)。

5. 在上皮内可见白细胞移出,并有变性现象。

6. 在上皮的棘层、基底层或黏膜固有层可见圆形或卵圆形的胶质小体(colloid body)或称 civatte 小体,其直径平均为 10μm 左右,为均质嗜酸性,PAS 染色阳性,呈玫瑰红色。这种小体可能是细胞凋亡(apoptosis)的一种产物。

7. 电镜下可见基底细胞内线粒体和粗面内质网肿胀,细胞质内出现空泡,严重者空泡多而大,结构消失。基底细胞和基膜间半桥粒数量减少,可见基膜增殖、断裂和脱位。

【鉴别诊断】

口腔扁平苔藓应与盘状红斑狼疮、口腔白斑病、口腔红斑病、天疱疮、黏膜类天疱疮、口腔苔藓样损害、多形红斑等相鉴别。

1. 盘状红斑狼疮(discoid lupus erythematosus,DLE)　上皮表层角质栓形成,固有层炎症细胞呈散在浸润,胶原纤维变性、断裂,血管周炎症细胞浸润及基膜区荧光带。

2. 口腔白斑病(oral leukoplakia)　斑块型口腔扁平苔藓与口腔白斑病有时很难鉴别,特别是舌背部的病损。舌背部口腔扁平苔藓病损呈灰白色,舌乳头萎缩或部分舌乳头呈灰白色小斑块状突起,局部柔软。舌口腔白斑为白色或白垩状斑块,粗糙稍硬,病理学检查对鉴别有重要意义。口腔白斑病上皮基底细胞不会出现液化变性,基底膜界限清晰,黏膜固有层有少量炎症细胞浸润。

3. 口腔红斑病(oral erythroplakia)　口腔红斑病间杂型红斑有时与口腔扁平苔藓很容易混淆。其表现为红白间杂,即在红斑的基础上,有散在白色斑点,常需要依靠组织病理学检查确诊。镜下可见口腔红斑病上皮萎缩,角化层消失,棘细胞萎缩仅有 2~3 层,常有上皮异常增生或已是原位癌。

4. 天疱疮（pemphigus）　天疱疮临床检查可见尼氏征阳性,镜下可见棘细胞层松解,上皮内疱形成,脱落细胞检查可见天疱疮细胞。免疫荧光检查上皮棘细胞周围有以 IgG 为主的免疫球蛋白沉积,翠绿色荧光呈网络状。

5. 黏膜类天疱疮（mucous membrane pemphigoid,MMP）　上皮完整,棘层无松解,上皮下疱形成。免疫荧光检查黏膜类天疱疮基底膜处可见均匀细线状翠绿色荧光带。

6. 口腔苔藓样损害（oral lichenoid lesion,OLL）　某些患者服用甲基多巴、米帕林、氯喹、阿米苯唑、卡托普利、奎尼丁等药物后,或进行口腔治疗后,与填充材料、修复体材料相对应的口腔黏膜出现呈放射状白色条纹或白色斑块等类似口腔扁平苔藓样病损。

口腔苔藓样损害镜下表现为基底细胞液化,固有层有混合性炎症细胞浸润,除淋巴细胞外,尚有嗜酸性粒细胞和浆细胞,可累及固有层浅层和深层血管周围。可有局灶性角化不全,血管增生,有色素颗粒和巨噬细胞出现。

当引起反应的药物停止使用,或去除引起病灶的充填物后,口腔苔藓样损害就明显减轻或消失。

7. 多形红斑（erythema multiforme,EM）　水疱型口腔扁平苔藓有时与多形红斑相类似,但多形红斑以唇红大面积糜烂,并附有厚血痂为特点,往往伴有发热等急性过程。多形红斑皮肤上出现红斑,红斑中心有小水疱,损害外观似"虹膜"或"靶环"。

【问题1】什么是丘疹?

思路:丘疹（papule）是黏膜上一种小的实体性突起,针头大小,直径一般<1cm。基底形状为圆形或椭圆形,表面形状可为尖形、圆形或扁平形。镜下可见上皮变厚,浆液渗出,炎症细胞浸润。口腔黏膜的丘疹一般都由大量排列不一的针头大小的病损组成,颜色呈灰白色或为红色,消退后不留痕迹。扁平苔藓在口腔的表现为典型的丘疹,可排列成带状、斑块和环状。

【问题2】基底细胞空泡性变的病理改变有哪些?

思路:基底细胞空泡性变及液化（vaculation and liquefaction of basal cell）为基底细胞内水肿,水肿较轻时,细胞稍增大,细胞质呈空泡状,称为空泡性变;水肿严重时,基底细胞即发生液化溶解破碎,基底细胞排列不齐,基底膜不清,甚至消失。此种病变常见于口腔扁平苔藓和红斑狼疮。

知识点

口腔扁平苔藓的免疫学发病机制

近年的研究表明,免疫调节异常与本病的发生密切相关。特别是 T 细胞介导的免疫反应,对本病的发病起了重要作用。口腔扁平苔藓黏膜固有层内有大量淋巴细胞呈密集带状浸润,浸润的淋巴细胞以 T 细胞为主。应用抗 T 细胞亚群的单克隆抗体对其性质及分布情况进行研究,发现在病损的早期主要由辅助性 T 细胞和单核巨噬细胞介导,T4/T8 比例升高。在病损的后期是以抑制/细胞毒性 T 细胞（Ts/Te）所介导,T8 细胞增多,T4/T8 比例下降,且 T8 细胞多靠近基底膜区分布,但 B 细胞与自然杀伤细胞很少出现。这表明,由于 T 细胞被激活,产生了多种细胞因子（如 IL-4、IL-6、TNF-α 等）,促进了 T 细胞介导的免疫反应过程。

因此,T 细胞功能缺陷或降低,是本病的一项客观检测标志。口腔扁平苔藓上皮固有层内有大量淋巴细胞呈密集带状浸润,是其典型病理表现之一,因而考虑口腔扁平苔藓与免疫因素有关。浸润的淋巴细胞以 T 细胞为主,提示口腔扁平苔藓可能是一种由 T 细胞介导的免疫反应性疾病。

【病例】

患者,女性,47 岁。下唇黏膜反复糜烂、灼痛 1 年多。

专科检查:下唇唇红、内侧唇黏膜处,黏膜充血、剥脱、糜烂,并可见白色斑纹状损害。

临床诊断:(下唇)盘状红斑狼疮。

光镜观察:上皮表层过度不全角化,上皮萎缩变薄,基底细胞液化变性,基底膜界限不清。固有层淋巴细胞呈带状浸润(图 3-1-17)。

病理诊断:(下唇)口腔扁平苔藓。

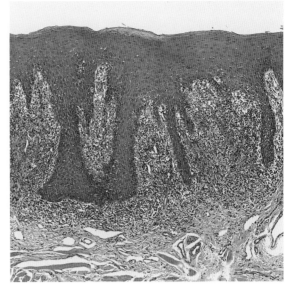

图 3-1-17 口腔扁平苔藓的组织学表现(HE 染色,100×)

【病例讨论】

唇红部口腔扁平苔藓的病损特点:唇红部也是口腔扁平苔藓的好发部位,以下唇唇红多见,多为网状或环状白色条纹,病损累及部分唇红或波及整个唇红黏膜。但唇部口腔扁平苔藓病损通常不会超出唇红缘而涉及皮肤,该特征是与盘状红斑狼疮鉴别的要点。病损伴有秕糠状鳞屑,有时花纹模糊不清,用水涂擦后透明度增加,花纹较为清晰。唇红黏膜乳头层接近上皮表浅部分,基底层炎症水肿常导致水疱发生,黏膜糜烂、结痂。

六、盘状红斑狼疮

盘状红斑狼疮(discoid lupus erythematosus,DLE)是一种慢性皮肤-黏膜结缔组织疾病。红斑狼疮在临床上可分为六个亚型:盘状红斑狼疮、深在性红斑狼疮(LEP)、亚急性皮肤型红斑狼疮(SCLE)、系统性红斑狼疮(SLE)、红斑狼疮综合征(LES)、新生儿红斑狼疮(NLE)。发生在口腔颌面部的多属于盘状红斑狼疮,是红斑狼疮中最轻的一个亚型,很少累及内脏器官,预后良好。其中,约 5% 的患者可能发展为 SLE 或 SCLE。临床上 DLE 发生癌变者较为少见,DLE 亦属于潜在恶性病变。

【病因】

本病病因尚未明确,多认为是一种自身免疫性疾患。研究结果显示,其发病可能与免疫学改变、紫外线、创伤、感染、药物等多种因素有关。

【临床要点】

1. 病变主要发生于口颊部的皮肤与黏膜,多无全身性损害。

2. 病变先发现于皮肤的外露部位,鼻梁两侧皮肤呈鲜红色斑,状似蝴蝶形的区域,故称之为蝴蝶斑。此外,还可发生于面部其他部位或手背等处,为圆形红斑。

3. 病损覆盖白色鳞屑,当揭去其上面的鳞屑,可见扩大的毛囊。在鳞屑的内面,可见呈棘状突起的角质栓塞。

4. 口腔部位病变多发生于唇、颊黏膜,其特征为红斑样病损,中央萎缩凹陷,可有糜烂、出血,在唇红部可出现结痂。

5. 陈旧性病变可有萎缩、角化,病损周围可见白色放射状条纹。

【病理学特征】

1. 上皮表面有过度角化或不全角化,角化层可有剥脱,有时可见角质栓塞(图 3-1-18)。

2. 粒层明显。

3. 上皮棘层变薄,有时可见上皮钉突增生、伸长。

4. 基底细胞发生液化、变性,上皮与固有层之间可形成裂隙或上皮下疱,基底膜不清晰。

5. 上皮下结缔组织内有淋巴细胞浸润,毛细血管扩张、管腔不整,血管内可见玻璃样血栓,血管周围

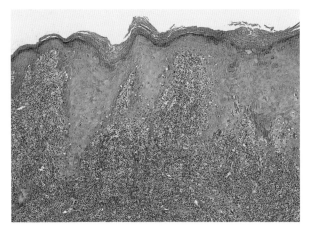

图 3-1-18 盘状红斑狼疮
上皮过度角化,角质栓塞形成(HE 染色,100×)。

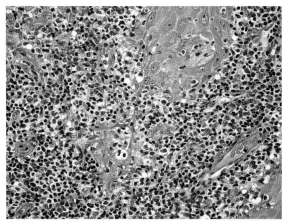

图 3-1-19 盘状红斑狼疮的组织学表现
毛细血管扩张,管腔不整,管周有淋巴细胞浸润(HE 染色,200×)。

有类纤维蛋白沉积,PAS 染色阳性,管周有淋巴细胞浸润(图 3-1-19)。

6. 胶原纤维发生类纤维蛋白变性,纤维水肿、断裂。基底膜增厚,PAS 反应阳性。上述各种病理变化不一定同时存在。

【免疫荧光特征】

1. 直接免疫荧光技术可检测到病损部位上皮基底膜区域有免疫球蛋白、补体沉积,形成一条翠绿色的荧光带,又称为狼疮带(lupus band)(图 3-1-20)。

2. 采用间接免疫荧光技术可以检测患者自身循环抗体存在的情况及其滴度的改变。多数活动期的患者都可检测出抗核抗体(antinuclear antibody, ANA)及抗天然 DNA 抗体。在病情缓解期,患者的自身循环抗体一般为阴性。

图 3-1-20 盘状红斑狼疮
上皮基底膜免疫球蛋白沉积,为狼疮带阳性(免疫荧光染色,100×)。

【鉴别诊断】

盘状红斑狼疮需要与口腔扁平苔藓、慢性唇炎、良性淋巴组织增生性唇炎、多形红斑等相鉴别。

1. 口腔扁平苔藓 组织学上,上皮表层无角质栓形成,固有层有淋巴细胞浸润带,胶原纤维无变性、断裂,血管周炎症细胞浸润不明显,基膜区无荧光带。

2. 慢性唇炎(chronic cheilitis) 慢性唇炎特别是慢性糜烂性唇炎,也好发于下唇,与唇红部的盘状红斑狼疮易混淆。盘状红斑狼疮表现为棘层萎缩、基层细胞液化变性、深层及血管周围炎症细胞浸润。直接免疫荧光检查盘状红斑狼疮在基底层有荧光带。慢性唇炎仅为一般慢性炎症,缺乏特征性。

3. 良性淋巴组织增生性唇炎 是好发于下唇的以淡黄色痂皮覆盖的局限性损害,典型症状为阵发性剧烈瘙痒。组织病理表现为黏膜固有层淋巴细胞浸润,并形成淋巴滤泡样结构。

4. 多形红斑 可能是一种变态反应性疾病,发病急骤,病变为充血的红斑,继而形成水疱、脱皮、渗出、结痂、糜烂及溃疡等多形变化。上皮细胞内及细胞间水肿,可见上皮内疱形成,也可形成上皮下疱。结缔组织有水肿,血管扩张,血管周围主要为淋巴细胞浸润,其中也掺杂中性粒细胞和嗜酸性粒细胞。

【问题 1】盘状红斑狼疮与红斑狼疮的关系是什么?

思路:目前认为,红斑狼疮是一种谱性疾病,病谱的一端为盘状红斑狼疮,病变主要限于皮肤黏膜;另一端为系统性红斑狼疮,除皮肤黏膜损害外,尚伴有系统受累,中间有许多亚型。国内报告约 5% 盘状红斑狼疮可转变成系统性红斑狼疮,而系统性红斑狼疮有 6%~20% 以盘状皮疹为初发症状,且 1/4 有口腔损害。

【问题2】系统性红斑狼疮诊断标准是什么?

思路:①面部蝶形红斑;②盘状红斑狼疮;③日光过敏;④关节炎,不伴有畸形;⑤胸膜炎,心包炎;⑥癫痫或精神症状;⑦口腔、鼻腔溃疡;⑧尿蛋白 0.5g/d 以上或有细胞管型;⑨抗 DNA 抗体,抗 Sm 抗体,狼疮细胞,梅毒生物学试验假阳性;⑩抗核抗体阳性(荧光抗体法);抗核性贫血;⑪血液系统疾病:溶血性贫血、粒细胞减少(白细胞$<1\times10^9$/L)、血小板减少($<50\times10^9$/L)、血栓性血小板性紫癜、动静脉血栓。

以上 11 项中,4 项或以上阳性者确诊为系统性红斑狼疮,但应排除感染性疾病、肿瘤或其他风湿性疾病。

盘状红斑狼疮的病因和发病机制

盘状红斑狼疮的病因尚未明确,大多认为是一种自身免疫病。研究结果显示,其发病可能与免疫学改变、紫外线、创伤、感染、药物等多种因素有关。

1. 免疫学改变 DLE 除体液免疫功能改变外,细胞免疫也有损害。现已证明,DLE 患者体内有多种自身抗体,其中以抗核抗体,尤其是抗双链 DNA 抗体与发病关系最密切。由以上抗体形成的可溶性免疫复合物沉积于基底膜及小血管内膜下,激活补体造成炎症反应。细胞免疫反应能造成组织损伤,可能对本病的慢性病程起很大作用。

2. 紫外线 紫外线能诱发盘状红斑狼疮病损或使原有病损加剧。

3. 感染因素 有的患者在盘状红斑狼疮发病前曾有结核分枝杆菌、链球菌等感染。

4. 其他因素 某些药物(如氯丙嗪、肼屈嗪、异烟肼、青霉胺等)可使有潜在盘状红斑狼疮的患者激化,并使免疫原性增强。

盘状红斑狼疮的发病机制可能是在上述各种诱因的作用下,机体正常的自身免疫耐受机制被破坏,发生多种免疫异常。有学者认为,盘状红斑狼疮可能是由Ⅳ型超敏反应引起,其特异性黏膜(皮肤)病损是由 T 淋巴细胞介导的自身免疫性损伤所造成的。同时,也可合并体液免疫反应异常,导致免疫复合物沉寂后引起组织损伤。直接免疫荧光检查显示在病损基底膜处有免疫球蛋白和补体等呈连续、粗细不均的带状沉积,称为狼疮带。

【病例】

患者,女性,43 岁。下唇反复脱皮糜烂、结痂 1 年多。

专科检查:下唇红斑,中心稍凹陷,色素缺失,红斑周围可见白色短条纹。

临床诊断:(下唇)盘状红斑狼疮。

光镜观察:上皮表层过度不全角化,上皮萎缩变薄,基底细胞液化变性,基底膜界限不清。固有层可见大量炎症细胞浸润,毛细血管增生、扩张,血管周有淋巴细胞浸润,胶原纤维水肿,断裂(图 3-1-21)。

病理诊断:(下唇)盘状红斑狼疮。

【病例讨论】

唇部常见的糜烂、结痂损害

(1)腺性唇炎:唇红肿胀,质地较硬,表面糜烂,易出血及有脓性分泌物,伴有结痂。

(2)唇部口腔扁平苔藓:病损常表现为糜烂、结痂,边缘有散在的白色斑纹损害,有时与盘状红斑狼疮

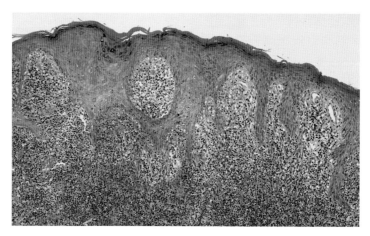

图 3-1-21　盘状红斑狼疮（HE 染色，100×）

难以区别。

（3）盘状红斑狼疮：唇部的盘状红斑狼疮最常见，唇部损害有多种表现，如红斑、慢性剥落糜烂、白色条纹等。另一症状为浅表溃疡及结痂，常见于下唇两侧，呈局限性圆形、椭圆形边缘微凸起的盘状损害，表面可出现浅表溃疡，易出血。溃疡面常有棕色痂皮，反复发作。

（4）多形红斑型唇炎：临床上常见于水疱破裂后，出现浅表溃疡糜烂面，极易出血，并形成唇部广泛性明显血痂。

七、口腔黏膜下纤维性变

口腔黏膜下纤维性变（oral submucous fibrosis，OSF）是一种慢性进行性具有癌变潜在性的口腔黏膜疾病。本病主要发生于印度、巴基斯坦等南亚国家，我国主要发生在湖南和台湾。WHO 将口腔黏膜下纤维性变列为潜在恶性病变。

【病因】

本病的病因不明，与咀嚼槟榔、食辣椒、吸烟、饮酒等因素有关。B 族维生素和蛋白质缺乏也与发病有关。流行病学调查表明，咀嚼槟榔是口腔黏膜下纤维性变的主要致病因素。

【临床要点】

1. 本病好发于 30~50 岁，男女性别无明显差异。

2. 易发于颊、软腭、唇、舌、口底、咽等部位。

3. 病变表现为口腔黏膜变白、不透明、无光泽，触诊见发硬的纤维条索样损害。

4. 颊部病变常对称发生，黏膜苍白，可扪及垂直向纤维条索。腭部主要是软腭受累，黏膜出现板块状白色病损，严重者软腭缩短，腭垂变小，组织弹性降低，舌、腭咽弓出现瘢痕样条索，常伴有口腔溃疡与吞咽困难。舌背、舌腹和口底黏膜苍白，舌乳头消失，严重时舌系带变短，舌活动度减低。

5. 早期仅表现为口腔黏膜有灼痛感，尤其在进食刺激性食物时更明显。随后可表现为口干、味觉减退、唇舌麻木、黏膜水疱、溃疡等自觉症状。后期开口困难，表现为张口受限、语言和吞咽困难。

【病理学特征】

1. 主要变化为结缔组织发生纤维变性。早期，出现一些细小的胶原纤维，并有明显水肿，血管有时扩张充血，有中性粒细胞浸润。继而上皮下方出现一条胶原纤维玻璃样变带，下方胶原纤维间水肿，有淋巴细胞浸润。中期，胶原纤维出现中度玻璃样变，有淋巴细胞、浆细胞浸润。晚期，胶原纤维全部玻璃样变，结构消失，血管狭窄或闭塞（图 3-1-22）。

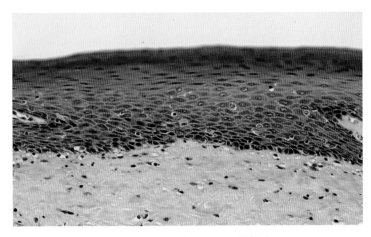

图 3-1-22 口腔黏膜下纤维性变
上皮下结缔组织胶原纤维玻璃样变,细胞成分少,血管数目减少(HE 染色,200×)。

2. 上皮萎缩,上皮钉突变短或消失。有的上皮增生,钉突肥大。上皮细胞出现空泡性变。上皮有时出现异常增生。

3. 开口度严重受损的患者,则可见大量肌纤维坏死。

【鉴别诊断】

口腔黏膜下纤维性变应与口腔白斑病、口腔扁平苔藓及口腔白色角化病等白色病变相鉴别。

1. 口腔白斑病 口腔黏膜白斑可无症状或轻度不适,不会出现张口受限、吞咽困难等症状,触之柔软,无板块或纤维条索。口腔黏膜白斑组织学上固有层无胶原纤维玻璃样变,结构消失,血管狭窄或闭塞。

2. 口腔扁平苔藓 口腔扁平苔藓触之柔软,无板块状或纤维条索。黏膜有白色条纹,可有充血、糜烂,伴刺激性疼痛。有时因咽部病损溃疡、糜烂而影响吞咽,但不会出现张口受限、牙关紧闭、吞咽困难等严重症状。组织学上黏膜固有层有密集的淋巴细胞浸润带。

3. 口腔白色角化病 口腔白色角化病为灰白色、浅白色或白色斑块,平滑、柔软,触之有板块状或纤维状条索,不会有张口受限、吞咽困难等。局部有明显的机械或化学因素刺激,去除刺激因素后,病损可减轻或完全消退。

【问题1】在口腔黏膜下纤维性变诊断时,应考虑的因素有哪些?

思路:在口腔黏膜下纤维性变诊断时,应根据口腔黏膜下纤维性变发病的地区、临床典型症状和病理学检查结果作出诊断。

【问题2】哪些因素与口腔黏膜下纤维性变相关?

思路:口腔黏膜下纤维性变病因不明,但与下列因素有密切关系。①咀嚼槟榔:流行病学调查表明,咀嚼槟榔是口腔黏膜下纤维性变主要的致病因素;②刺激性食物:进食辣椒、吸烟、饮酒等因素可以加重口腔黏膜下纤维性变;③营养因素:维生素 A、维生素 B、维生素 C 缺乏,低血清铁、硒与高血清锌、铜是口腔黏膜下纤维性变易感性增高的主要原因;④免疫因素:有学者认为口腔黏膜下纤维性变可能与槟榔生物碱等外源性抗原刺激所致的变态反应有关,部分口腔黏膜下纤维性变患者的血清免疫球蛋白、抗核抗体、抗平滑肌及抗壁细胞等自身抗体明显高于正常人;⑤遗传因素:研究发现口腔黏膜下纤维性变患者的HLA-A10、DR3、DR7、B76 表型,HLA-B48/Cw7、HLA-B51/Cw7、HLA-B62/Cw7 单体型发生频率较高,外周血淋巴细胞姐妹染色体交换(SCE)频率显著高于对照组。

槟榔导致口腔黏膜下纤维性变可能的致病机制

槟榔对口腔黏膜的主要危害：①粗纤维对黏膜的机械刺激,造成微创伤;②化学成分对黏膜的刺激;③对细胞产生毒性作用;④促进胶原合成等;⑤早期的刺激导致了口腔黏膜进一步萎缩和溃疡,持续的组织炎症导致癌和组织的纤维性变。

有研究表明,槟榔提取物可刺激体外培养的角质形成细胞分泌产生与纤维性变有关的细胞因子。这些细胞因子对成纤维细胞的增殖有明显的促进作用,并能促进成纤维细胞合成Ⅰ、Ⅲ型胶原和糖胺聚糖。

槟榔导致口腔黏膜下纤维性变的机制主要是通过胶原合成通路和胶原降解通路实现的。过量的胶原形成和胶原的降解抑制,导致口腔组织中胶原纤维沉积,从而导致口腔黏膜下纤维性变。

世界卫生组织国际癌症研究机构认为,槟榔咀嚼物是Ⅰ级致癌物,槟榔碱本身可诱导姐妹染色体交换、染色体突变及细胞多种类型的微核变化,槟榔的致癌成分还可诱导基因发生突变,如抑癌基因失活、癌基因激活,最终导致癌变发生。口腔黏膜下纤维性变发病率逐年升高,主要认为是槟榔制品的流行,摄取人群增多所致。

【病例】

患者,男性,40岁。左侧颊黏膜白色斑块1年,近期出现张口困难,有咀嚼槟榔史。

专科检查:左侧颊部大部分黏膜见灰白色斑块,波及口角,中后部出现明显垂直性条索,张口受限。

临床诊断:(左侧颊部)黏膜下纤维性变。

光镜观察:上皮表层过度不全角化,上皮萎缩,上皮钉突消失,上皮细胞出现空泡性变,上皮有细胞多形性,细胞核深染。上皮下结缔组织胶原纤维玻璃样变,细胞成分少,血管数目减少(图3-1-23)。

病理诊断:(左侧颊部)黏膜下纤维性变,伴上皮中度异常增生。

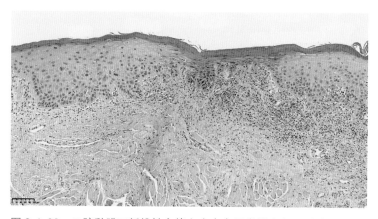

图3-1-23　口腔黏膜下纤维性变伴上皮中度异常增生(HE染色,200×)

【病例讨论】

口腔黏膜下纤维性变的癌变倾向:口腔黏膜下纤维性变属于潜在恶性病变,与口腔鳞状细胞癌的发生密切相关。在印度、巴基斯坦等国家,由于咀嚼槟榔的习惯广泛流行,因此口腔黏膜下纤维性变的发病率很高。Pindborg对一组口腔黏膜下纤维性变患者进行17年的追踪观察,报道其癌变率为7.6%。国内报道口腔黏膜下纤维性变的癌变率为1.7%。

第二节 口腔黏膜溃疡类疾病

一、复发性阿弗他溃疡

复发性阿弗他溃疡（recurrent aphthous ulcer，RAU）又称复发性阿弗他口炎（recurrent aphthous stomatitis，RAS）、复发性口腔溃疡，是最为常见的口腔黏膜病。本病具有周期性、复发性、自限性特征。"阿弗他"为希腊文，意指"灼痛"。

重型复发性阿弗他溃疡亦称复发性坏死性黏膜腺周围炎（periadenitis mucosa necrotica recurren）或腺周口疮。疱疹样型复发性阿弗他溃疡又称口炎型口疮。

【病因】

目前，本病的病因及发病机制仍不明，存在明显的个体差异。目前较一致的看法是复发性阿弗他溃疡的发生是免疫、遗传、系统性疾病、感染因素、环境因素等多种因素联合作用的结果。

【临床要点】

1. 本病多发生于女性，发病年龄多在 10~30 岁之间。

2. 病变好发于唇、舌、颊及牙龈、口底、软腭等无角化或角化较差的黏膜，附着龈及硬腭等角化黏膜很少发病。

3. 本病开始黏膜有充血的红斑，中央部位形成溃疡，逐渐向周围扩散，为圆形或椭圆形的浅层溃疡，直径约为 0.5cm。通常为单发，有时也可多发。

4. 病损面覆盖黄色假膜，周边有充血红晕带，中心凹陷。

5. 本病主要表现为三种类型：轻型、重型及疱疹样型复发性阿弗他溃疡。轻型约占本病的 80%，其他两型各占约 10%。

6. 复发性阿弗他溃疡疼痛明显，有周期性及自限性，一般在 7~14 天愈合。一般不留瘢痕，可复发。

【病理学特征】

1. 早期黏膜上皮水肿，细胞内及细胞间均可发生水肿，上皮细胞间有白细胞移出。

2. 上皮溶解、破溃、脱落，形成非特异性溃疡（图 3-2-1）。有时在上皮下方形成疱，上皮脱落形成溃疡。

3. 溃疡表面可有纤维性渗出物形成的假膜，有时表面覆盖坏死组织。

4. 黏膜固有层中胶原纤维水肿，玻璃样变性，结缔组织纤维弯曲紊乱、断裂，严重时胶原纤维破坏消失。

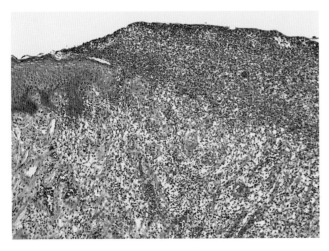

图 3-2-1 复发性阿弗他溃疡
上皮细胞水肿，部分上皮溃疡，
结缔组织中有大量炎症细胞浸
润（HE 染色，100×）。

5. 炎症明显,大多为淋巴细胞,其次为浆细胞、中性粒细胞及嗜酸性粒细胞。

6. 毛细血管扩张、充血,血管内皮细胞肿胀,管腔狭窄,甚至闭塞。

7. 重型病损可深及黏膜下层,除炎症表现外,还有小唾液腺腺泡破坏、导管扩张、导管上皮增生,甚至腺小叶结构消失(图3-2-2)。

【免疫病理学】

病变组织周围上皮基底膜区可有免疫球蛋白和补体沉积,血清中可检测出抗口腔黏膜上皮抗体,唾液中的 SIgA 含量在发病期升高,缓解期降低。

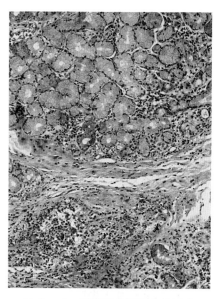

图 3-2-2　重型复发性阿弗他溃疡炎症侵犯黏膜下层,腺泡被破坏(HE 染色,200×)。

【鉴别诊断】

复发性阿弗他溃疡应与创伤性溃疡、癌性溃疡、结核性溃疡等相鉴别。复发性阿弗他溃疡的诊断主要根据其特征性的病史及临床表现,一般不需要活检或实验室检查。临床上疱疹样型复发性阿弗他溃疡有时还应与口腔黏膜单纯疱疹鉴别。

1. 创伤性溃疡　与复发性阿弗他溃疡的组织病理学表现均为慢性非特异性炎症,但创伤性溃疡无周期性复发的特点,溃疡深浅不一,形状不规则,与损伤因素吻合。

2. 癌性溃疡　深浅不一,边缘不齐,周围有浸润,质地硬,底部菜花状,结缔组织中可见癌变细胞。

3. 结核性溃疡　溃疡深在,形状不规则,周围轻度浸润,呈鼠噬状,底部有肉芽组织。镜下可见结核结节、朗汉斯巨细胞。

【问题1】复发性阿弗他溃疡如何进行诊断?

思路:复发性阿弗他溃疡没有特异性的实验室检测指标。因此,复发性阿弗他溃疡的诊断主要以病史特点如复发性、周期性、自限性及临床特征为依据,一般不需要特别的实验室检查及活检。

【问题2】疱疹样型复发性阿弗他溃疡的临床特点有哪些?

思路:疱疹样型复发性阿弗他溃疡又称口炎型口疮,多发生于成年女性,好发部位及病程与轻型相似。但溃疡直径较小,约2mm,不超过5mm。溃疡数量多,可达十个以上,甚至几十个。散在分布如"满天星",相邻的溃疡可融合成片,黏膜充血发红,疼痛明显,唾液分泌增多,可伴有头疼、低热及淋巴结肿痛等症状。

【问题3】重型复发性阿弗他溃疡的临床特点是什么?

思路:重型复发性阿弗他溃疡的特征为溃疡深而大,并有瘢痕形成的倾向。男女均可发病,年龄以20~50岁居多。溃疡大多为单发,直径常>10mm,周围高起,可深达黏膜下层,波及腺体,有时侵及肌层。病程较长,一般 1~2 个月,少数可持续 1 年不愈,此起彼伏,愈合后遗留瘢痕。

 知识点

口腔黏膜溃疡

溃疡(ulcer)是指黏膜上皮的完整性发生持续性缺损或破坏,因其表面坏死脱落而形成凹陷。浅层溃疡只破坏上皮层,愈合后无瘢痕,如轻型复发性阿弗他溃疡。深层溃疡的病变波及黏膜下层,愈合后遗留瘢痕,如重型复发性阿弗他溃疡。

溃疡是多种多样的,大小、数目、深浅不一。检查溃疡时,要注意溃疡边缘是否齐整,有无倒凹;溃疡面有无假膜形成;底部是平坦,还是有颗粒结节;基底部有无硬结;是否向周围浸润。这些现象对于确定诊断及分析黏膜病,特别是早期发现恶性病变都很重要。

二、白 塞 病

白塞病（Behçet's disease）又称白塞综合征、贝赫切特综合征（Behçet's syndrome）。1937 年由土耳其医师 Behçet 首先报道，是一种以小血管炎为病理学特征的慢性进行性复发性系统损害性疾病。同时或先后发生口腔黏膜溃疡及眼、生殖器、皮肤病损，是该病的主要临床特征，被称为"口-眼-生殖器三联症"。几乎所有病例均发生口腔黏膜溃疡。大部分患者预后良好，眼、中枢神经及大血管受累者预后不佳。

【病因】

病因尚不明确，研究表明本病与患者自身免疫异常有关。此外，遗传因素、感染因素、微量元素缺乏等，可能与本病有关。

【临床要点】

1. 本病特征为先后出现多系统、多脏器病损，且反复发作。
2. 常见体征包括口腔溃疡、生殖器溃疡、皮肤损害及眼部损害。
3. 少见体征包括关节炎，心血管损害，消化、神经、呼吸、泌尿等系统病变。
4. 早期一般仅出现口腔、生殖器溃疡，当出现眼部病变时，则预示已形成微血管炎损害，并将逐渐出现动脉血栓、破裂、出血以及中枢神经系统损害。

【病理学特征】

1. 病理变化与复发性阿弗他溃疡相似。
2. 血管变化明显，为非特异性血管周围炎（图3-2-3）。血管内可有玻璃样血栓，血管周围有类纤维蛋白沉积。
3. 部分血管内皮细胞肿胀且失去完整性。
4. 白细胞从血管壁移出，小动脉中膜均质化，小动脉及小静脉壁有炎症细胞浸润。
5. 结缔组织内大量淋巴细胞及浆细胞浸润。

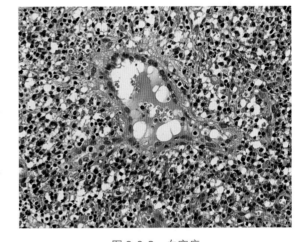

图 3-2-3　白塞病
血管变化明显，为非特异性血管周围炎（HE 染色，400×）。

【鉴别诊断】

1. 与口腔溃疡类疾病的鉴别　与复发性阿弗他溃疡、疱疹性口炎相鉴别。以上均以反复发作的口腔溃疡为基本特征，其病损形态相似，但白塞病累及多系统、多脏器，且先后出现口腔以外的病损症状。
2. 与多系统损害疾病的鉴别　包括克罗恩病、斯-约综合征、赖特尔（Reiter）综合征。

【问题】如何进行白塞病的诊断？

思路：本病无特异性血清学及病理学特点，诊断主要根据临床症状，故应注意详尽的病史采集及典型的临床表现。

知识点

白塞病诊断标准（2014 年）

复发性口腔溃疡　　　　2 分

复发性生殖器溃疡　　　2 分

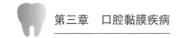

眼部损害	2分
皮肤损害	1分
针刺反应阳性	1分
血管病变	1分
神经系统损害	1分
诊断标准	总分≥4分确诊

针刺反应试验：用20号无菌针头在前臂屈面中部垂直刺入约0.5cm，沿纵向稍捻转后退出，24~48小时后局部出现直径>2mm的毛囊炎样小红点或脓疱样改变为阳性。

三、创伤性溃疡

创伤性溃疡（traumatic ulceration）是由长期物理性、机械性或化学性刺激引起的病因明确的黏膜损害。当刺激因素较强，机体反应较迅速时可引起血疱，黏膜血疱一旦破溃和继发感染，则发生糜烂或者溃疡。长期慢性刺激则可引起创伤性溃疡。

【病因】

1. 机械性刺激　如残根、残冠、尖锐的边缘嵴和牙尖对黏膜的长期慢性刺激。

2. 化学性灼伤　因误服强酸强碱等苛性化合物，或口腔治疗操作不当，造成腐蚀性药物外溢而损伤黏膜。

3. 冷、热刺激伤　因饮料、开水、食物过烫引起黏膜灼伤，或口腔内低温治疗（如液氮）操作不当引起冻伤等。

【临床要点】

1. 因急食擦伤引起的血疱往往较大，可达2~3cm，易发生于软腭、软硬腭交界处。疼痛不明显，有异物感。疱壁薄，容易破裂，留有鲜红色疱底创面，疼痛明显，影响吞咽，一般愈合较快。继发感染时，形成糜烂或溃疡。

2. 热灼伤性溃疡　有确切的热灼伤史，初始为疱，疱壁破溃后形成糜烂或浅表溃疡，疼痛明显。

3. 压疮性溃疡　多见于残根、残冠或不良修复体长期损伤黏膜，溃疡较深，边缘轻度隆起，灰白色，疼痛不明显。

4. Bednar溃疡　由于婴儿吸吮拇指和过硬的橡皮奶头引起。固定发生在硬腭、双侧翼钩处黏膜表面，双侧对称分布，溃疡表浅。

5. Riga-Fede溃疡　专指发生于儿童舌腹的溃疡，因过短的舌系带或过锐的新萌乳中切牙长期摩擦引起，久不治疗则转变为肉芽肿性溃疡，扪诊有坚韧感，影响舌活动。

6. 自伤性溃疡　好发于性情好动的青少年或患多动症的儿童。患者常有用铅笔尖捅刺黏膜的不良习惯，或有咬唇、咬颊、咬舌的不良习惯。溃疡好发于下唇黏膜或两颊、舌背。溃疡深在，外形不规则，周围有因长期的机械性刺激导致的白色斑块，基底略硬，疼痛不明显。

7. 大多数慢性创伤性溃疡，常与慢性肉芽组织增生相伴。

【病理学特征】

创伤性溃疡表现为非特异性溃疡，上皮连续性破坏，表层脱落坏死形成凹陷，溃疡底部结缔组织有淋巴细胞、多形核白细胞和浆细胞浸润。后期可见肉芽组织增生（图3-2-4）。

【鉴别诊断】

去除刺激因素后仍长期不愈的深溃疡,应与一些特异性深溃疡鉴别。

1. 重型复发性阿弗他溃疡或腺周口疮　溃疡深大,常伴发小溃疡,有反复发作史,无创伤史和自伤性不良习惯。口内无机械性刺激因素存在。愈合后留有瘢痕。

2. 结核性溃疡　溃疡深凹,边缘呈鼠噬状,基底高低不平,呈粟粒状小结节,有红色肉芽组织。伴低热、盗汗、淋巴结肿大。结核菌素试验阳性。无理化刺激因素存在。

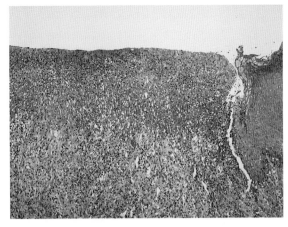

图 3-2-4　创伤性溃疡的组织学表现(HE 染色,100×)

3. 癌性溃疡　溃疡深大,底部有菜花状细小颗粒突起,边缘隆起翻卷,扪诊有基底硬结,疼痛不明显。

【问题】口腔黏膜慢性创伤性溃疡与口腔癌之间有什么联系?

思路:值得注意的是,口腔黏膜慢性创伤性溃疡,特别是口腔卫生状况差,残根、残冠和不良修复体长期反复刺激引起的创伤性溃疡,或慢性炎症性溃疡,可导致口腔癌的发生。

知识点

口腔慢性创伤性溃疡与癌性溃疡的鉴别

1. 慢性创伤性溃疡　口腔慢性创伤性溃疡在临床上多与慢性肉芽组织增生相伴,因长期慢性刺激导致上皮组织破坏与防御性修复同步进行,故慢性溃疡虽深、形状不一,但常形成纤维肉芽肿样溃疡,周围增生凸起,中心是火山口。创伤性溃疡无周期性复发的特点,与损伤因素吻合。病理表现为慢性非特异性炎症。

2. 癌性溃疡　深浅不一,边缘不齐,周围有浸润,质地硬,底部菜花状,病理表现为结缔组织中可见癌变细胞浸润。

四、放射性口炎

放射性口炎(radiation stomatitis)即放射性口腔黏膜炎(radiation oral mucositis),是放射线电离辐射引起的急慢性口腔黏膜损伤。常见于头颈部肿瘤接受放射治疗的患者。

【临床表现】

1. 主要见于颊、腭、口底、舌、龈以及咽部等部位的黏膜。
2. 可见黏膜水肿、充血、红斑、疼痛,牙龈出血,口腔黏膜干燥,放射性龋。
3. 可出现乏力、恶心、头晕、失眠等全身症状。

【病理学特征】

1. 上皮细胞内水肿,棘细胞增大,也可见上皮细胞间水肿,类似海绵形成样结构。
2. 上皮下结缔组织内毛细血管增生、扩张充血,并见大量炎症细胞浸润及炎症性渗出形成的假膜。
3. 上皮连续性破坏,形成糜烂及溃疡。

【鉴别诊断】

要与疱疹样型复发性阿弗他溃疡、干燥综合征鉴别,主要鉴别依据是放射线暴露史。

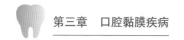

【问题】慢性放射性口炎的表现是什么？

思路：放射治疗 2 年后出现的黏膜损害称"慢性损害"，因放射治疗导致唾液腺广泛萎缩，引起继发性损害，主要表现为口腔干燥，味觉异常，口腔黏膜广泛萎缩、变薄充血，舌体出现萎缩性舌炎，常常合并白色念珠菌感染。

放射性口炎的发病机制

　　X 线、镭射线、放射性核素射线、中子射线等放射线高能辐射机体，引起组织细胞和器官的一系列反应和损伤。例如蛋白质、酶、核酸等高分子有机化合物发生化学键断裂、结构破坏、分子变性，产生大量具有强氧化能力的超氧自由基，破坏细胞正常代谢，引起口腔黏膜上皮基底和基底上层快速分裂的干细胞坏死，导致黏膜上皮正常组织更新、细胞分布、上皮完整性障碍，使口腔黏膜上皮萎缩、变薄和溃疡。与此同时，上皮下固有层组织中的成纤维细胞、血管内皮细胞等组织细胞也受到损伤，其损伤甚至早于上皮内的角质形成细胞。各类炎症细胞聚集、促炎症细胞因子等诸多因素，也可加速口腔黏膜损伤。口腔黏膜损伤后，细菌等感染因素放大了炎症反应，从而进一步增加了组织损伤。

第三节　口腔黏膜大疱性疾病

一、天　疱　疮

　　天疱疮（pemphigus）是一种少见而严重的皮肤黏膜大疱性疾病。临床上分为寻常型、增殖型、落叶型和红斑型四种类型。其中，寻常型天疱疮发生口腔黏膜损害最为多见。天疱疮可发生于任何年龄、种族和民族，但在犹太人中的发病率明显升高。在糖皮质激素使用以前，本病病死率达到 75%，如今 10 年生存率达到 95% 以上。

【病因】

　　本病为自身免疫病，免疫学研究表明，上皮细胞间的桥粒芯蛋白为自身抗原，桥粒结构破坏。

【临床要点】

　　1. 口腔是早期出现病损的部位。在起疱前，常先有口干、咽干或吞咽痛。有 1~2 个或广泛发生的水疱，疱壁薄而透明，疱易破。尼氏征或揭皮试验阳性。

　　2. 寻常型天疱疮几乎全部有口腔病损，好发于软腭、硬腭、咽旁及其他易受摩擦的部位，如咽、翼下颌韧带等处。黏膜损害可先于皮肤损害，或与皮肤损害同时发生。

　　3. 皮肤病损易出现于前胸、躯干，以及头皮、颈、腋窝、腹股沟等易受摩擦处。在正常皮肤上往往突然出现大小不等的水疱，疱不融合，疱壁薄。用手压疱顶，疱液向四周扩散。疱易破。

　　4. 全身症状有发热、无力、厌食等。随着病情的发展，可不断出现新的水疱。由于大量失水、电解质和蛋白质从疱液中消耗，患者出现恶病质，常并发感染。若反复发作，不能及时有效控制病情，可因感染而死亡。

【病理学特征】

　　1. 各型天疱疮都是以上皮内棘细胞层松解和上皮内疱（或裂隙）为病理学特征。

　　2. 镜下可见松解的单个或呈团的棘细胞。这种细胞较大，呈球形，细胞核大而深染，核周细胞质呈晕状,称为天疱疮细胞(Tzanck cell)(图3-3-1)。如疱顶破裂,疱底仍可见基底细胞附着于结缔组织上方(图3-3-2)。

3. 上皮脱落,上皮的基底细胞附着于结缔组织上方,可见不规则的乳头向上突起呈绒毛状,这些乳头表面排列着单层基底细胞(图3-3-3)。

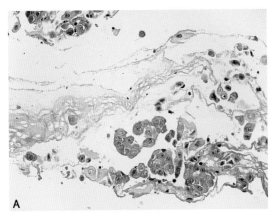 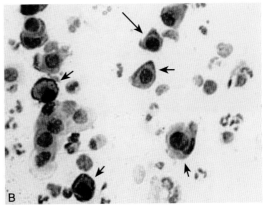

图3-3-1 天疱疮的组织学表现:天疱疮细胞

A. 天疱疮细胞(HE染色,200×);B. 寻常型天疱疮疱液涂片示松解的棘层细胞呈分散游离状(箭头示),称为Tzanck细胞(吉姆萨染色,400×)。

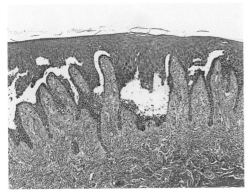 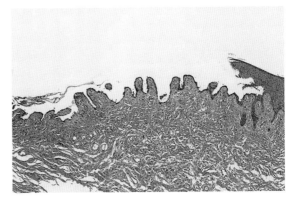

图3-3-2 天疱疮的组织学表现

棘细胞层松解和上皮内疱(HE染色,100×)。

图3-3-3 天疱疮的组织学表现

不规则的乳头向上突起呈绒毛状,乳头表面排列着单层基底细胞(HE染色,100×)。

4. 在上皮下的黏膜固有层中,有中等程度的炎症细胞浸润,其中以淋巴细胞为主,也有少量的嗜酸性粒细胞。

【免疫荧光特征】

直接免疫荧光技术染色可见病变部位及其相邻部位的上皮棘细胞层呈翠绿色的网状荧光图形(图3-3-4),主要为IgG或IgA及IgM免疫球蛋白在棘细胞间的沉积。松解的棘细胞膜周围亦可见翠绿色的荧光环(图3-3-5)。

【鉴别诊断】

临床上,天疱疮常与黏膜类天疱疮、多形红斑、剥脱性龈炎、大疱性表皮松解症、家族性良性慢性天疱疮鉴别。

1. 黏膜类天疱疮 与寻常型天疱疮不同,该病无明显种族差异。上皮完整,无棘层松解,上皮与结缔

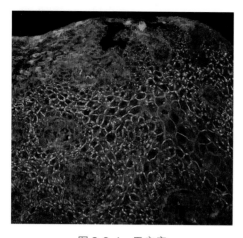

图 3-3-4 天疱疮
上皮棘细胞间桥粒部位有免疫球蛋白沉积，
呈网状荧光图形（免疫荧光染色，200×）。

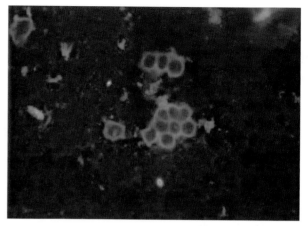

图 3-3-5 天疱疮
松解的棘细胞周围有绿色荧光环（免疫荧光染色，200×）。

组织之间有水疱或裂隙，形成上皮下疱。

2. 多形红斑 起病急，口腔黏膜内有大小不等的红斑、糜烂，皮肤表面为靶形红斑。病理学特征为上皮细胞内和细胞间水肿，上皮内可有疱或裂隙形成，也可在上皮下形成大疱。本病无棘细胞松解，可与寻常型天疱疮鉴别。

3. 剥脱性龈炎 剥脱性龈炎表现为牙龈缘及附着龈呈弥漫性红斑，亮红色，上皮剥脱。牙龈的剥脱性损害可能是糜烂型口腔扁平苔藓、天疱疮、黏膜类天疱疮在牙龈上的表现。

4. 大疱性表皮松解症 这是一种少见的先天性家族遗传性皮肤病，亦可无家族阳性史。由于先天性弹性纤维不全而导致皮肤脆弱，在外伤等因素作用下容易发生水疱。皮损的疱大小不等，数量不一。天疱疮为大疱，在正常皮肤上起疱，尼氏征阳性，免疫病理有助于鉴别。

5. 家族性良性慢性天疱疮 本病是一种少见的常染色体显性遗传病，是 ATP2C1 基因突变导致的角质形成细胞黏附障碍，最终在摩擦或感染促进下发生棘层松解。病损表现为红斑基础上发生松弛性水疱、糜烂和结痂，尼氏征阳性。组织病理学特征为基底层上裂隙、水疱，棘层松解，直接免疫荧光检查阴性，电镜显示松解的棘细胞张力细丝与桥粒分离。本病可根据家族史、临床特征、组织病理和免疫组织化学确诊。

【问题1】什么是尼氏征?

思路：尼氏征（Nikolsky 征）又称棘层松解征，指在外力作用下，表皮极易剥离，或轻轻地压迫完整的大疱，疱液即在大疱内从压迫点向四周扩散。

1. 推压水疱一侧，水疱沿推力方向移动。

2. 加压疱顶，疱液向四周移动。

3. 推擦外观正常皮肤，表皮剥离或起水疱。

4. 撕去或提起水疱壁，外观正常的皮肤一同剥离。

【问题2】什么是疱（vesicle）？

思路：黏膜或皮肤内贮存液体而成疱。疱的内容物有浆液（水疱）、血液（血疱）及脓液（脓疱）。疱突出于黏膜，表面成半圆形，有的周围有红晕。疱的大小不一，小的肉眼仅可看出，大的如豌豆般大小或更大一些，也可相互融合在一起，一般直径超过 1mm 者称大疱（bulla）。小的水疱直径在 1~3mm，若聚集成簇，则称为疱疹。

在组织学上，根据疱形成的部位不同可分为：①棘层内疱，疱在上皮棘层内或在基底层上，有棘层松解，上皮细胞失去内聚力而分离，见于天疱疮，也见于病毒性水疱。②基层下疱，疱在基底层之下，基底细胞变性，使上皮全层剥离，见于黏膜类天疱疮、多形红斑。

【问题3】棘层松解与棘层内疱的病理改变是什么？

思路：棘层松解（acantholysis）是由于上皮棘层细胞间张力原纤维及黏合物质发生变性、断裂破坏、细胞间桥溶解，从而使棘细胞间联系力松弛、断裂，严重时失去联系，解离，在棘层形成裂隙或疱，疱在上皮棘层内或在基底层上，称为棘层内疱。此种病变见于天疱疮，也见于病毒性水疱等。

天疱疮的发病机制

天疱疮发病机制的核心是棘层松解的出现。研究表明，天疱疮自身抗体结合的靶抗原是相对分子质量为 130kDa 和 160kDa 的桥粒芯蛋白，依次定义为 desmoglein 3（Dsg3）和 desmoglein 1（Dsg1）。Dsg3 和 Dsg1 属于桥粒钙黏素家族的跨膜糖蛋白，在角化细胞桥粒中起黏附支持的作用，具有将相邻上皮细胞紧密连接的功能。寻常型天疱疮主要含有抗 Dsg3 的循环抗体，当天疱疮 Ig G-anti Dsg3 与 Dsg3 结合后破坏了钙黏素复合体的稳定性和构象，阻碍了正常桥粒的形成，影响了上皮细胞间的紧密连接时，就导致棘层松解的发生。此外，天疱疮 IgG 还可引起蛋白水解酶、蛋白激酶 C、磷脂酶 C 释放，增加纤溶酶含量，提高细胞内钙离子浓度，促进细胞间粘合物破坏。

【病例】

患者，女性，51 岁。左侧颊黏膜溃烂疼痛近半年。

专科检查：左侧颊黏膜及口角区见上皮剥脱，露出鲜红的糜烂面，推擦周围黏膜，有上皮剥离现象。

临床诊断：天疱疮、类天疱疮。

光镜观察：上皮脱落，上皮的基底细胞附着于结缔组织上方，可见不规则的乳头向上突起呈绒毛状，这些乳头表面排列着单层的基底细胞。在上皮下黏膜固有层中，可见大量淋巴细胞浸润（图 3-3-6）。

病理诊断：（左侧颊黏膜）天疱疮。

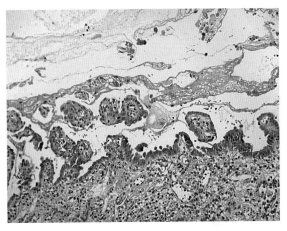

图 3-3-6　天疱疮（HE 染色，200×）

【病例讨论】

寻常型天疱疮的病理诊断要点：寻常型天疱疮的病理学特征为棘层松解和上皮内疱的形成，但由于疱壁薄且脆弱易破，以及有周缘扩展现象，很难切取到完整的疱。因此，并不是每个病例镜下都可见到典型的上皮内疱的形成。但是，镜下仍能见到松解的棘细胞，或见到乳头状突起的绒毛状表面有一层基底细胞的附着。

二、黏膜类天疱疮

黏膜类天疱疮（mucous membrane pemphigoid，MMP）曾称瘢痕性类天疱疮（cicatrical pemphigoid），是类天疱疮中较常见的一型，以水疱为主要表现，好发于口腔、眼结膜等体窍黏膜，病程缓慢。严重的眼部损害可影响视力，甚至引起失明。

【病因】

本病属自身免疫病。

【临床要点】

1. 本病以水疱为主要临床表现，疱小，疱不易破，尼氏征阴性。损害累及牙龈，表现呈剥脱性龈炎样损害。除口腔外，其他体窍黏膜少有累及。

2. 口腔黏膜病损愈合后形成瘢痕。

3. 皮肤病损常发生在腋窝、腹股沟、前臂内侧等处。在外观正常或有红斑的皮肤上发生张力性大疱，疱液饱满，疱壁较厚，不易破裂，尼氏征阴性。

【病理学特征】

1. 基底细胞变性，形成基层下疱，病损部位的上皮全层剥脱（图 3-3-7）。

2. 无棘层松解，上皮完整。

3. 结缔组织表面平滑，胶原纤维水肿，其中有大量淋巴细胞、浆细胞及嗜酸性粒细胞浸润，血管扩张。晚期黏膜固有层纤维结缔组织增生。根据上皮剥脱后结缔组织表面无残留的基底细胞层，且上皮层内无棘层松解，可与寻常型天疱疮进行鉴别（图 3-3-8）。

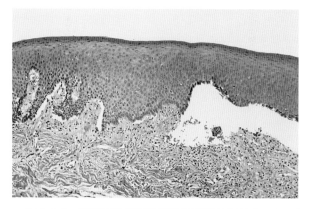
图 3-3-7　黏膜类天疱疮的组织学表现（HE 染色，100×）

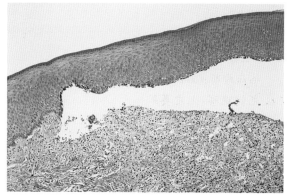
图 3-3-8　黏膜类天疱疮的组织学表现（HE 染色，100×）

【免疫荧光特征】

1. 直接免疫荧光　病损组织的上皮基底膜区有免疫球蛋白及补体沉积，主要是 IgG 及 C3，呈翠绿色的荧光带，为抗基底膜抗体阳性，是本病特异性诊断标志（图 3-3-9）。

2. 间接免疫荧光　也可以测出抗基底膜区抗体，并且有 70%~80% 患者血清中抗体效价较高。

【鉴别诊断】

1. 寻常型天疱疮（pemphigus vulgaris）寻常型天疱疮皮损可见于皮肤的任何部位，先躯干，后四肢。口腔黏膜任何部位均可累及。正常皮肤上发生松弛性大疱，壁薄，尼氏征阳性。病理学特征是棘层

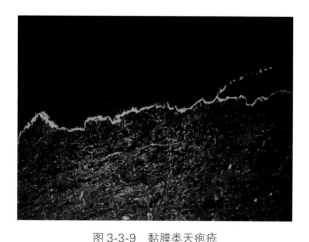
图 3-3-9　黏膜类天疱疮
上皮下疱的基底膜部位有免疫球蛋白沉积，呈绿色荧光带。

松解和上皮内疱形成。直接免疫荧光检查抗棘细胞间粘合物质抗体（IgG）在上皮细胞间沉积。间接免疫荧光检查血清中可见抗棘细胞层抗体。

2. 大疱性类天疱疮（bullous pemphigoid）皮肤损害多见于易受摩擦的部位，口腔黏膜少见。外观正常或红斑皮肤上发生张力性大疱，尼氏征阴性。无棘层松解，上皮下疱形成。直接免疫荧光检查可见 IgG 和 C3 沿基底膜呈线状沉积。间接免疫荧光检查约 80% 见抗基底膜带的抗体。预后良好，愈后一般不留瘢痕，可复发。

3. 多形红斑（erythema multiforme，EM）　为急性炎症性病损，有时也可起疱，疱破后糜烂，且以唇部损害表现最突出。皮损多见于四肢，表现为靶形红斑。上皮细胞内和细胞间水肿，上皮内可有疱或裂隙形成，也可形成上皮下疱，无棘细胞松解。

4. 糜烂型口腔扁平苔藓（oral lichen planus）　该病可表现为牙龈剥落性损害，颜色鲜红，触之出血，其邻近区域或口腔其他部位可见白色条纹，组织病理学特征为基底细胞液化变性和固有层淋巴细胞浸润带。

【问题】根据目前已识别的分子靶抗原，类天疱疮的类型包括哪些？

思路：类天疱疮包括 8 种类型：①大疱性类天疱疮；②黏膜类天疱疮；③妊娠性类天疱疮；④线状 IgA 病；⑤获得性大疱性表皮松解症；⑥抗 laminin g1/抗 p200 类天疱疮；⑦扁平苔藓样类天疱疮；⑧以肾功能不全和具有抗Ⅳ型胶原 α5 链的自身抗体为特征的类天疱疮。

【病例】

患者，女性，37 岁。主诉牙龈黏膜反复糜烂、出血 1 年多。

专科检查：右侧上颌牙龈黏膜广泛充血，剥脱糜烂，触之易出血。

临床诊断：(右侧上颌牙龈)剥脱性龈炎。

光镜观察：上皮萎缩变薄、基底细胞液化变性，形成基层下疱。结缔组织中胶原纤维水肿，其中有大量淋巴细胞、浆细胞浸润，血管扩张（图 3-3-10）。

病理诊断：(右侧上颌牙龈)黏膜类天疱疮。

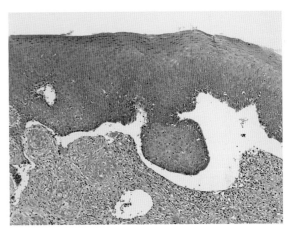

图 3-3-10　黏膜类天疱疮（HE 染色，100×）

【病例讨论】

牙龈黏膜类天疱疮病损特点：牙龈是黏膜类天疱疮的好发部位，牙龈最典型的病损表现为剥脱性龈炎样损害。损害早期，在龈缘及附着龈处有弥散性红斑，常见直径 2~6mm 水疱。疱壁较厚，疱破后为一基底光滑的红色溃疡面，尼氏征阴性。

三、多 形 红 斑

多形红斑（erythema multiforme，EM）又称多形性红斑或多形渗出性红斑。由于病变多种多样，其形态及颜色不一致，故有"多形"之称。其病因可能与抗原抗体引起的变态反应有关。

【临床要点】

1. 本病为皮肤、黏膜的急性渗出性炎症。

2. 男性多见，好发于青年人。

3. 发病时有全身症状，如高热、头痛、咽痛、关节痛及疲倦等。

4. 口腔黏膜病变为充血的红斑，继而形成水疱、脱皮、渗出、结痂、糜烂及溃疡等多形变化。病损好发于舌、腭、颊、唇及牙龈。一般水疱 1~2 天破裂，形成溃疡，表面可形成坏死性渗出物或假膜。

5. 典型病变可有虹膜样损害，即中央为大疱，周围为荨麻疹样水肿区，再外有红斑环绕。

6. 病变多见于手背、足背、四肢伸面、面、颈、躯干也可发生，多为对称性。生殖器及眼结膜也可发病。

7. 病程为 1~4 周。

【病理学特征】

1. 上皮细胞内和细胞间水肿，上皮内可有疱或裂隙形成，也可在上皮下形成大疱（图 3-3-11）。

2. 无棘细胞松解。

3. 结缔组织水肿,有炎症细胞浸润,早期为嗜酸性粒细胞多见,逐渐转为中性粒细胞居多。血管扩张,血管内皮细胞肿胀及管壁增厚。血管周围主要为淋巴细胞浸润,其中也掺杂中性粒细胞和嗜酸性粒细胞,有时血管周围有红细胞移出(图3-3-12)。

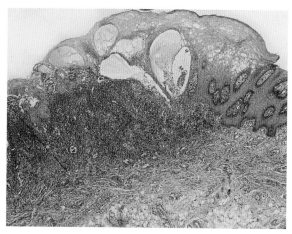

图3-3-11 多形红斑的组织学表现(HE染色,40×)
(河北医科大学口腔医学院王洁医师供图)

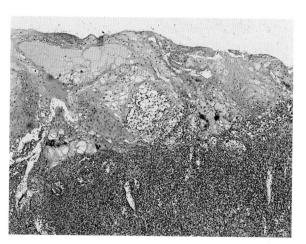

图3-3-12 多形红斑的组织学表现(HE染色,100×)
(河北医科大学口腔医学院王洁医师供图)

【鉴别诊断】

1. 疱疹性口炎(herpetic stomatitis) 临床表现为口腔黏膜上成簇的小水疱,小水疱可融合成疱。除口周皮肤有时有皮损外,一般无皮损。病理表现为上皮内疱,上皮细胞发生气球样变性,细胞核内有嗜酸性病毒包涵体。

2. 寻常型天疱疮(pemphigus vulgaris) 临床表现为黏膜、皮肤的疱疹,发疱此起彼伏,具有长期性。多形红斑为急性发病,病程有自限性,相对短暂。天疱疮的病理变化为上皮内疱,棘层松解。多形红斑为基层下疱,无棘层松解。

> **知识点**
>
> ### 多形红斑的发病机制
>
> 近年的研究认为,细胞介导的免疫反应在多形红斑的发病中起重要作用。其发病机制是机体接触抗原后,T淋巴细胞被致敏,这些致敏的淋巴细胞大量分化繁殖,使机体处于高度致敏状态。当机体再次接触同一特异抗原时,即可导致超敏反应。抗原与致敏的T淋巴细胞直接作用,导致T淋巴细胞释放各种淋巴因子,引起以淋巴细胞为主的单核细胞浸润,发生血管炎症。
>
> 引起此型超敏反应的抗原可为细菌、真菌、病毒、原虫等,也可以是某些化学物质。

第四节 口腔黏膜感染性疾病

一、单纯疱疹

单纯疱疹(herpes simplex)是由单纯疱疹病毒(herpes simplex virus, HSV)所引起的皮肤黏膜病,又称为疱疹性口炎(herpetic stomatitis)。HSV感染者在人群中分布较广泛,幼年时受感染后,机体内即具有抗体,但缺乏终身免疫。病毒潜伏在正常黏膜、血液、泪液及神经节细胞中,主要在三叉神经节中。当机体抵抗力降低时,即可复发。病毒主要通过飞沫、唾液及疱疹液直接接触传播。

【临床要点】

1. 口腔、皮肤、眼、会阴部及中枢神经系统易受累。

2. 临床表现特征为出现簇集性小水疱，有自限性，易复发。

3. 原发性疱疹性口炎　由 HSV-1 引起的口腔病损，多数情况下临床症状不明显，有的表现为急性疱疹性龈口炎。

4. 复发性疱疹性口炎　原发性疱疹感染愈合以后，有 30%~50% 的病例发生复发性损害。复发的部位一般在口唇或接近口唇处，可称为复发性唇疱疹。特征为以起疱开始，常为多个成簇的疱。一般情况下，疱可持续 24 小时，随后破溃，接着糜烂、结痂，从开始到愈合约 10 天。愈合后不留瘢痕，可有色素沉着。

【病理学特征】

1. 形成上皮内疱，细胞显著肿胀，呈圆形，细胞核为一个或多个，或无细胞核。气球样变细胞失去了细胞间桥，彼此分离而形成水疱。开始为多房性水疱，待残余的细胞膜完全消失后，多房水疱则变为单房性水疱。

2. 气球样变细胞的细胞核内可见嗜伊红性的病毒包涵体，大小为 $3\sim8\mu m$。上皮下方的结缔组织内有水肿、充血和炎症细胞浸润。刮取早期水疱基底部细胞做涂片，巴氏染色可见毛玻璃样核、多核合胞体及核内包涵体三种变化。其中，毛玻璃样核表现为细胞核增大，细胞核染色混浊暗淡，但均匀致密，细胞质及细胞膜不清。

【鉴别诊断】

单纯疱疹需要与疱疹样型复发性阿弗他溃疡、三叉神经带状疱疹、手-足-口病、多形红斑相鉴别。组织病理学上，应与其他可形成上皮内疱的病变相鉴别，如天疱疮。其荧光免疫病理及临床表现也有助于鉴别。

1. 疱疹样型复发性阿弗他溃疡（herpetiform recurrent aphthous ulcers）　临床表现为散在分布的单个小溃疡，病情反复，没有发疱期，溃疡数量较多，主要分布于口腔内角化程度较差的口腔黏膜处，无皮肤损害。病理表现为上皮细胞水肿，部分上皮溃疡，结缔组织中有大量炎症细胞浸润。

2. 带状疱疹（herpes zoster）　是由水痘-带状疱疹病毒引起的颜面皮肤和口腔黏膜的病损。疱疹聚集成簇，沿三叉神经的分支排列成带状，但不超过中线，疼痛剧烈，愈合后很少复发。

3. 手-足-口病（hand-foot-mouth disease, HFMD）　因感染柯萨奇病毒 A16 等所引起的皮肤黏膜病，但口腔损害比皮肤重。前驱症状有发热、困倦与局部淋巴结肿大，然后在口腔黏膜、手掌、足底出现散在水疱。一般 5~10 天愈合。

4. 多形红斑（erythema multiforme）　为急性炎症性病损，有时也可起疱，疱破溃后糜烂，且以唇部损害表现最为突出。皮损多见于四肢，表现为靶形红斑。上皮细胞内和细胞间水肿，上皮内可有疱或裂隙形成，也可在上皮下形成大疱。

5. 寻常型天疱疮（pemphigus vulgaris）　寻常型天疱疮皮损可见于皮肤的任何部位，先躯干，后四肢。口腔黏膜任何部位均可累及。正常皮肤上发生松弛性大疱，壁薄，尼氏征阳性。病理学特征是棘层松解和上皮内疱形成。

【问题1】气球样变与网状变性的病理改变分别是什么？

思路: 气球样变为上皮细胞内水肿，上皮细胞体积明显增大变圆，色浅。气球样变多见于病毒性黏膜病。网状变性为上皮细胞由于严重的细胞内水肿，部分细胞破裂，残存的细胞壁相互连接成网状，网眼内充满水肿液，严重时形成多房性水疱。此种病理改变多见于病毒性感染疾病，如单纯疱疹、疱疹样型复发性阿弗他溃疡等。

【问题2】单纯疱疹病毒的主要种类和致病特点是什么？

思路: 疱疹病毒主要分为三种，其致病特点如下。

1. 单纯疱疹病毒 1 型（HSV-1）　病毒经呼吸道和破损皮肤黏膜侵入机体，感染部位主要在腰以上。

原发性感染最常引起龈口炎、疱疹性角膜结膜炎、唇疱疹和皮肤疱疹性湿疹等。病毒潜伏部位为三叉神经节和颈上神经节。潜伏的病毒可被激活,转为增殖性感染,病毒沿感觉神经纤维轴索下行返回末梢,在局部上皮细胞内增殖,引起局部复发性疱疹。

2. 单纯疱疹病毒2型(HSV-2) 主要通过直接密切接触和性接触传播,主要引起腰以下部位感染,是生殖器疱疹的病原体。病毒潜伏部位为骶神经节。受刺激后潜伏病毒可被激活,引起复发感染。HSV-2感染与宫颈癌的发生有密切关系。

3. 水痘-带状疱疹病毒(VZV) 传染源为水痘患者,病毒传染性极强,主要通过空气飞沫传播。儿童期初次感染表现为水痘,康复以后,少量病毒潜伏多年,在成人中复发感染,则表现为带状疱疹。潜伏部位为脊髓后根神经节或脑神经的感觉神经节。

二、口腔念珠菌病

口腔念珠菌病(oral candidiasis)由念珠菌感染所致。念珠菌可寄生于健康人的皮肤和黏膜,为条件致病菌。当婴幼儿营养不良,患有全身重度消耗性疾病(如糖尿病、血液病、肿瘤等),或长期大量使用广谱抗生素、皮质激素、免疫抑制剂等时,皆可诱发念珠菌感染。

【临床要点】

1. 发病年龄 本病好发于新生儿和老年人。

2. 分类 口腔念珠菌病包括念珠菌性口炎、念珠菌性唇炎、念珠菌性口角炎、慢性黏膜皮肤念珠菌病及艾滋病相关性口腔念珠菌病。

3. 分型 念珠菌性口炎分为4种亚型。①急性假膜型念珠菌口炎:又称新生儿鹅口疮或雪口病。口腔黏膜充血,且有白色斑点,呈鲜红色与雪白的对比。②急性红斑型(萎缩型)念珠菌口炎:又称抗生素口炎、抗生素舌炎。多见于长期使用抗生素、激素后或HIV感染者,且大多数患者有消耗性疾病。③慢性红斑型(萎缩型)念珠菌口炎:又称义齿性口炎。损害常位于与上颌义齿接触的腭、龈黏膜。④慢性增殖型念珠菌病:又称念珠菌性白斑。颊黏膜病损对称性分布于口角内侧三角区,呈结节或颗粒状增生,或似黏膜白斑。

【病理学特征】

1. 黏膜表现为亚急性或慢性炎症。黏膜上皮表层水肿,角化层内有中性粒细胞浸润,常形成微小脓肿(图3-4-1)。

2. 在角化层或上皮浅表1/3处可见菌丝。菌丝与上皮表面多呈垂直或一定角度侵入角化层,并有大量孢子。菌丝为细长杆形,呈串珠状或分节状。孢子的直径约4μm,有清楚的荚膜,革兰氏染色阳性,常聚集成团。真菌和孢子含有大量多糖类,PAS染色为强阳性,呈玫瑰红色(图3-4-2)。

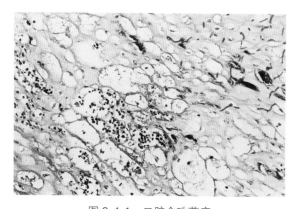

图3-4-1 口腔念珠菌病

角化层内有中性粒细胞浸润,形成微小脓肿(PAS染色,200×)。

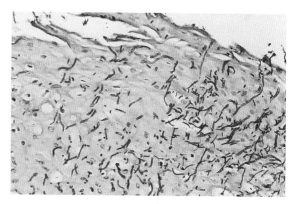

图3-4-2 口腔念珠菌病

在角化层或上皮浅表1/3处可见菌丝(PAS染色,200×)。

3. 棘层增生,上皮钉突呈圆形。

4. 结缔组织内见血管充血,大量淋巴细胞、浆细胞及中性粒细胞浸润。

【鉴别诊断】

口腔念珠菌病以白色假膜或白色凝乳状斑膜为特征,需要与球菌性口炎、口腔白斑病、口腔扁平苔藓等相鉴别。

1. 球菌性口炎(coccigenic stomatitis)　是急性感染性口炎的一种,临床上以形成假膜损害为特征。本病应与急性假膜型念珠菌口炎相鉴别。球菌性口炎黏膜充血水肿明显,有成片的灰黄色假膜,表面光滑致密,且易被拭去。

2. 口腔白斑病(oral leukoplakia)　白斑是稍高出黏膜表面的白色斑块。本病应与慢性增殖型念珠菌病相鉴别。口腔白斑病的病理学表现为上皮增生,粒层明显,棘层增厚,上皮钉突增大,有时可见到上皮异常增生。慢性增殖型念珠菌病在角化层或上皮的外1/3处可见菌丝,角化层内有中性粒细胞浸润,形成微小脓肿。

3. 口腔扁平苔藓(oral lichen planus)　病损为白色或灰白色小丘疹组成的线状花纹,有Wickham纹,不能刮除或揭下。病理表现为基底层细胞液化变性,固有层有密集的淋巴细胞呈带状浸润。口腔念珠菌病在光学显微镜下,可观察菌丝及孢子,或将涂片进行PAS染色,也可进行组织学检查及切片的PAS染色、念珠菌培养等。

【问题1】什么是假膜?

思路:假膜为灰白色或黄白色膜,由炎症性渗出的纤维素、坏死脱落的上皮细胞和炎症细胞聚集在一起而形成,假膜不是组织本身,所以可以擦掉或撕脱。

【问题2】口腔念珠菌病上皮内炎症细胞浸润及微脓肿形成的意义和主要原因是什么?

思路:上皮内炎症细胞浸润,特别是微脓肿形成,是念珠菌感染的重要特征。微脓肿位于角化层和棘细胞浅层。造成炎症细胞浸润和微脓肿形成的主要原因:①念珠菌繁殖和生长产生机械刺激作用;②繁殖过程中产生酶和酸性产物可引起寄生部位的炎症反应和组织细胞病变;③机体对外来抗原侵入的防御反应。

> **知识点**
>
> ### 慢性增殖型念珠菌病
>
> 慢性增殖型念珠菌病又称念珠菌性白斑,多见于颊黏膜、舌背及腭部。由于念珠菌丝深入黏膜内,引起上皮过度不全角化,棘层增厚,角化层内微脓肿形成,固有层有较多的炎症细胞浸润,上皮可见到轻度到中度的异常增生。有人认为,慢性增殖型念珠菌病约有4%的恶变率。有关慢性增殖型念珠菌病形成及其癌变的机制,目前比较一致的意见是,白色念珠菌的内毒素和代谢产物使口腔黏膜上皮细胞中抑制细胞增殖的物质等受到影响,从而导致口腔黏膜上皮过度角化,上皮细胞异常增生,甚至癌变。

【病例】

患者,女性,61岁。发现左侧颊黏膜白色斑块1个月,有粗糙感。

专科检查:左侧颊黏膜可见1.5cm×2.0cm白色斑块,不易擦掉,周围黏膜充血发红。

临床诊断:(左侧颊黏膜)口腔扁平苔藓。

光镜观察:上皮表面过度不全角化,角化层有微脓肿形成并可见菌丝,棘层增生明显,钉突肥大,结缔组织中有大量淋巴细胞、浆细胞浸润(图3-4-3)。

病理诊断:(左侧颊黏膜)慢性增殖型念珠菌病。

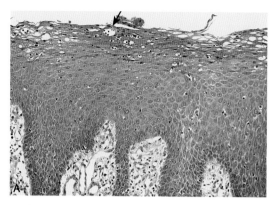

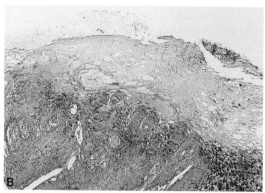

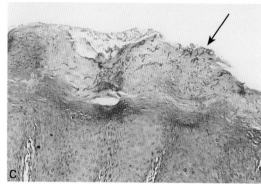

图 3-4-3 慢性增殖型念珠菌病
A. 黏膜上皮增厚,上皮内可见微小脓肿(箭头示)
(HE 染色,100×);B. 黏膜上皮表面可见红染的菌丝
(PAS 染色,40×);C.菌丝呈垂直或一定角度分布于
上皮浅表 1/3 处(箭头示)(PAS 染色,100×)。

【病例讨论】

慢性增殖型念珠菌病的病理特点:①上皮过度不全角化,不全角化是慢性增殖型念珠菌病的一个重要特征,而且常为过度不全角化;②上皮表层有念珠菌菌丝侵入;③角化层或上皮浅层炎症反应明显,有时形成脓肿;④上皮明显增厚,深层增生活跃,慢性增殖型念珠菌病中有较高比例的上皮异常增生;⑤上皮下结缔组织中有混合性炎症细胞浸润。

三、口腔黏膜结核

口腔黏膜结核是由结核分枝杆菌所引起的口腔黏膜慢性感染。临床病理表现与感染结核分枝杆菌的数量、毒力及机体的抵抗力有关。口腔软组织的结核病损包括口腔黏膜结核初疮、结核性溃疡、口腔寻常狼疮。

【临床要点】

1. 口腔黏膜结核初疮　多见于儿童,常发生于口咽部或舌部,表现为口腔黏膜入侵处形成一小硬结。

2. 结核性溃疡　是较常见口腔的结核性损害,常见于舌部。溃疡边缘微隆,呈鼠啮状,形成潜掘状边缘。在边缘处可见黄褐色粟粒状小结节。小结节的位置不定,因此结核性溃疡的外形常不规则。

3. 口腔寻常狼疮　继发感染后组织发生坏死,造成组织缺损,形似狼噬,故名狼疮。

【病理学特征】

特征性变化为结缔组织中形成多个结核结节(图 3-4-4)。典型的结核结节表现为中心干酪样坏死,周围有上皮样细胞和朗汉斯巨细胞环绕,结节最外层为大量淋巴细胞(图 3-4-5)。抗酸染色可检测出结核分枝杆菌。

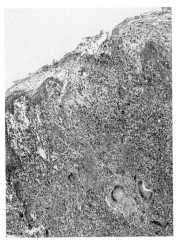

图 3-4-4 口腔黏膜结核
结缔组织中形成多个结核结节
（HE 染色，100×）。

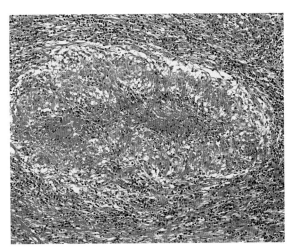

图 3-4-5 口腔黏膜结核
结核结节表现为中心干酪样坏死，周围有上皮样细胞环绕（HE 染色，100×）。

【鉴别诊断】

口腔黏膜结核组织学检查需要与创伤性溃疡、癌性溃疡等相鉴别。当干酪样坏死不明显时，本病易与其他上皮样肉芽肿类疾病混淆，需要结合临床表现及实验室检查结果来鉴别。

1. 慢性创伤性溃疡（traumatic ulceration） 慢性创伤溃疡深，形状不一，但常形成纤维肉芽肿样溃疡，周围增生凸起，中心是火山口。病损形状与损伤因素吻合。病理表现为慢性非特异性炎症。

2. 癌性溃疡（cancerous ulcer） 溃疡深大，底部有菜花状细小颗粒突起，边缘隆起翻卷，扪诊有基底硬结，疼痛不明显。病理表现为结缔组织中可见癌细胞浸润。

3. 肉芽肿性唇炎（cheilitis granulomatosa） 可以表现为唇部皮肤的硬结及肿胀。病理表现为结缔组织下方有弥散性或灶性炎症细胞浸润，血管周围有上皮样细胞、淋巴样细胞及浆细胞形成的结节样聚集。有时结节内有多核巨细胞，为类似结核结节的组织改变，但在结节中心部位无干酪样坏死。

【问题 1】结核结节（tubercle）的病理结构特点是什么？

思路：结核结节由上皮样细胞（epithelioid cell）、朗汉斯巨细胞、外周局部集聚的淋巴细胞和少量反应性增生的成纤维细胞构成。典型结核结节中央有干酪样坏死。吞噬结核分枝杆菌的巨噬细胞体积增大，逐渐转变为上皮样细胞。多数上皮样细胞互相融合成一个细胞，其核分裂而细胞质不分裂，形成朗汉斯巨细胞。朗汉斯巨细胞为一种多核巨细胞，直径可达 300μm，细胞质丰富。其细胞核与上皮样细胞的细胞核相似，核数目从十几个到几十个不等，有超过百个者。细胞核排列在细胞质周围，呈花环状、马蹄形或密集胞体一端。

【问题 2】什么是干酪样坏死？

思路：结核性坏死灶由于含脂质较多，呈淡黄色，均匀细腻，质地较实，状似奶酪，故称干酪样坏死。镜下为红染无结构的颗粒状物。

结核病病理改变与机体免疫状态的关系

结核病的免疫反应和变态反应（Ⅳ型）常同时发生，或相伴出现。免疫反应的出现提示机体已获得免疫力，对病原菌有杀伤作用。变态反应除包含免疫力外，常同时伴随干酪样坏死，引起组织结构破坏。结核分枝杆菌感染机体后所引起的病变与机体的免疫状态有密切关系。当机体免疫力低,变态反应较强,结核分枝杆菌菌量多,毒力强时,表现为以渗出为主的改变,如浆液性或浆液纤维素性炎。当机体免疫力较强,变态反应较弱,结核分枝杆菌菌量少,毒力较低时,表现为以增生为主的改变,如结核结节。当机体免疫力低,变态反应强,结核分枝杆菌菌量多,毒力强时,则表现为以坏死为主的改变,如干酪样坏死。

【病例】

患者,男性,54 岁。发现左侧口底黏膜肿物 1 个月,疼痛明显。

专科检查:左侧口底黏膜可见 2.5cm×2.0cm 溃疡,溃疡深,呈不规则形,边缘稍隆起,基底稍硬,有红色肉芽。

临床诊断:(左侧口底黏膜)溃疡,性质待排。

光镜观察:黏膜上皮脱落,形成溃疡面,结缔组织中可见多个结核结节,周围有大量的淋巴细胞浸润(图 3-4-6)。

病理诊断:(左侧口底黏膜)结核性溃疡。

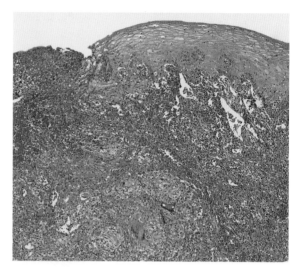

图 3-4-6 口腔黏膜结核性溃疡(HE 染色,100×)

【病例讨论】

在诊断口腔黏膜结核性溃疡时,有时干酪样坏死不明显,朗汉斯巨细胞结构不典型。此时,要注意与口腔黏膜具有上皮样细胞的肉芽肿性病变及具有多核巨细胞的修复性肉芽肿相鉴别。

四、梅 毒

梅毒(syphilis)是由梅毒螺旋体(treponema pallidum)引起的慢性性传播疾病,主要经性接触传播,也可经胎盘传播。梅毒螺旋体几乎可侵犯人体所有器官,临床表现复杂多样。

【临床要点】

1. 一期梅毒 梅毒螺旋体感染人体,经潜伏期后在入侵部位发生硬下疳,硬下疳自愈后进入无症状的潜伏期,为一期梅毒,表现为硬下疳和淋巴结肿大。唇部或舌部硬下疳是较常见的口腔一期梅毒损害,可伴有相应部位的淋巴结肿大。

2. 二期梅毒 常发生于硬下疳消退后 3~4 周,主要引起皮肤、黏膜、骨骼、眼、内脏、心血管及神经损害。二期梅毒常见的口腔损害为梅毒黏膜斑和梅毒性黏膜炎。

3. 三期梅毒 早期梅毒未经治疗或治疗不充分,除皮肤、黏膜、骨出现损害外,还侵犯内脏,特别是心血管及中枢神经系统等重要器官,危及生命。口腔黏膜三期梅毒损害主要是梅毒性舌炎、梅毒性白斑和树胶肿。

【病理学特征】

梅毒的基本病理变化有血管内膜炎,血管内皮细胞肿胀、增生,血管周围炎,有大量淋巴细胞、浆细胞浸润。晚期梅毒除血管内膜炎和血管周围炎的组织病理学特征外,还可形成上皮样细胞和巨噬细胞肉芽肿,有时可见坏死组织。

【鉴别诊断】

1. 本病可根据病史、皮肤和黏膜的临床表现、梅毒血清学反应、组织病理学检查及抗生素治疗效果等进行诊断。

2. 口腔硬下疳应与鳞状细胞癌相鉴别。

3. 梅毒黏膜斑应与口腔白斑病、盘状红斑狼疮、药疹、口腔扁平苔藓、口腔念珠菌病等相鉴别。

【问题】什么是硬下疳？

思路:硬下疳是梅毒螺旋体在侵入部位发生的无痛性炎症反应,表现为圆形或卵圆形的单个无痛性溃疡,直径为1~2cm,边界清楚,周边呈堤状隆起,基底平坦,触之有软骨样感觉,肉红色,表面有少量浆液分泌物,内含大量梅毒螺旋体,周围有炎性红晕。

【问题】什么是梅毒黏膜斑？

思路:梅毒黏膜斑多发生于口腔黏膜,如颊、舌及牙龈处,亦可出现在女性阴道黏膜中。损害为单发或多发,初为淡红色,后表面糜烂,呈乳白色,周围绕以红晕,稍硬,直径1~2cm,圆形或卵圆形,边界清楚,表面分泌物中含有大量梅毒螺旋体。

五、艾　滋　病

艾滋病即获得性免疫缺陷综合征(acquired immune deficiency syndrome,AIDS),由人类免疫缺陷病毒(human immunodeficiency virus,HIV)感染所致。HIV侵入人体后,通过受体选择性地侵犯细胞表面CD4[+]抗原的细胞,使CD4[+]细胞依赖性免疫反应受影响,继而使患者的细胞免疫功能严重缺陷,并由此导致多种机会性感染及罕见恶性肿瘤并发。

【临床要点】

艾滋病可分为三个阶段:急性感染期、无症状感染期、症状感染期。多数HIV感染者都有口腔表现,与HIV感染密切相关或有关的口腔病损有真菌感染、毛状白斑、卡波西(Kaposi)肉瘤、口腔病毒感染、HIV相关性牙周病、坏死性口炎、溃疡性损害、非霍奇金淋巴瘤、唾液腺疾病、乳头状瘤/局灶性上皮增生等。

【病理学特征】

1. 口腔念珠菌病　主要为黏膜的亚急性或慢性炎症。本病可见上皮角化层水肿,内有中性粒细胞浸润,常形成微小脓肿。上皮棘层增生,基底膜常被炎症破坏。上皮外1/3处可见念珠菌丝,PAS染色呈强阳性,为玫瑰红色,菌丝与上皮表面呈垂直角度。

2. 口腔毛状白斑　一般认为是EB病毒感染所致。病理变化为口腔黏膜上皮表面为厚薄不均的不全角化,可形成刺状突起,有时可有脱屑;钉突肥厚并伸长;棘层明显增生,靠近表层1/3的棘细胞常可见肿大的气球样细胞,单个或成簇排列,细胞质浅染,一部分细胞空泡变性或在细胞核周围呈现环状透明区。电镜观察,在上皮靠近表层部位的细胞之间及细胞质内,有大量病毒颗粒,也可位于细胞核中,其呈六角形或多边形,直径长短不一。上皮下结缔组织内的炎症不明显,发生真菌感染时,在菌丝周围可见单核细胞呈灶性浸润。

3. HIV牙龈炎　为典型的牙龈炎症表现,上皮下结缔组织中可有见明显的毛细血管增生、扩张及充血,并见大量炎症细胞浸润,严重者则表现为牙龈组织变性、坏死、糜烂、溃疡,导致牙龈软组织局部脱落,形成缺损。

4. HIV牙周炎　具有HIV龈炎的各种表现,同时深部牙周组织受侵犯,呈现出牙周炎的病理改变。其中,破骨细胞性骨吸收明显,重症者牙周软组织及牙槽骨组织均出现不同程度的变性、坏死。

5. 卡波西肉瘤　病理变化主要局限于黏膜固有层,密集的轻度异型性的梭形细胞聚集在大量管腔不整的血管腔隙周围,可见红细胞渗出及含铁血黄素沉积。不典型的血管样腔隙可被增殖的梭形细胞挤压而消失。在晚期,血管内皮细胞及周围的梭形细胞可出现有丝分裂象,异型性细胞增多。炎症细胞主要为浆细胞。并可见嗜酸小体,PAS染色呈阳性,具有一定的辅助性病理诊断意义。

6. 非霍奇金淋巴瘤　艾滋病患者口腔淋巴瘤的组织像与口腔以外的淋巴瘤相似,主要以B淋巴细胞为主型,常有 EB 病毒感染,可检测出 EB 病毒 DNA 片段。有时可呈现出 Burkitt 淋巴瘤的组织像。由于瘤细胞迅速死亡,其细胞碎片导致吞噬细胞反应,吞噬细胞的细胞质淡,均匀分布在瘤细胞之间,因此形成所谓的"满天星"图像。

【鉴别诊断】

艾滋病伴有严重的机会性感染,可见恶性肿瘤及 CD4+细胞计数明显下降。HIV 抗体或抗原检测可以确诊。临床上需要与非 HIV 感染性的慢性龈炎、口腔白斑病、斑块型口腔扁平苔藓、口腔念珠菌病、单纯疱疹、带状疱疹、牙周炎等相鉴别。

知识点

艾滋病(HIV)的发病机制

1. CD4+ T 淋巴细胞　HIV 感染最重要的特点是 CD4+ T 辅助细胞的损耗。HIV 通过多种机制破坏 CD4+ T 细胞。

2. 单核巨噬细胞　HIV 还能感染表达 CD4 分子的其他细胞,如单核巨噬细胞、树突状细胞、神经胶质细胞。HIV 可潜伏于这些细胞中,随之播散至全身,并长期产毒。因此,单核巨噬细胞是体内另一个 HIV 病毒库,且在 HIV 致病中起重要作用。

3. 淋巴器官　淋巴结的微环境很适合 HIV 感染和播散,淋巴结有大量 CD4+ T 细胞激活,这些激活的 T 细胞对 HIV 高度易感。当 HIV 感染发展到晚期,淋巴结的组织结构也被破坏。

4. 机体对 HIV 的免疫应答　机体细胞免疫和体液免疫均对 HIV 产生应答,细胞毒性 T 淋巴细胞(CTL)、自然杀伤细胞(NK 细胞)的清除作用以及依赖抗体的细胞毒性(ADCC)等是机体抗 HIV 的主要机制。

第五节　口腔黏膜肉芽肿性疾病

一、肉芽肿性多血管炎

肉芽肿性多血管炎(granulomatosis with polyangiitis,GPA)又称韦格纳肉芽肿(Wegener granulomatosis),由 Wegener 于 1936 年全面描述这一疾病,是以进行性坏死性肉芽肿和广泛的小血管炎为特征,可能属于自身免疫病。

【临床要点】

1. 男性比女性稍多见,好发于 30~50 岁。
2. 特征为坏死性肉芽肿,好发于鼻、鼻窦及肺。
3. 全身性血管炎,侵犯小动脉及小静脉,引起灶性坏死性肾小球肾炎,可引起尿毒症。
4. 口腔表现为坏死性溃疡及肉芽肿,主要侵犯舌、龈、腭、咽等处黏膜。龈部病损发生于牙龈唇面的游离龈及附着龈,也可波及牙槽部黏膜,表现为多发性龈炎,出现增生、高起、易碎的肉芽肿样病变。
5. 病变过程中往往伴有发热、关节酸痛和体重减轻等症状。

【病理学特征】

1. 镜下见坏死性肉芽肿性病变。血管周围有炎症细胞浸润,主要为淋巴细胞及单核细胞,也见中性粒细胞,可见大小不一的坏死区。
2. 病变区有坏死性血管炎,血管壁有玻璃样变、肌层及弹力纤维破坏,管周有大量炎症细胞浸润,血管内见玻璃样血栓,内膜变性肿胀。随后,血管壁发生坏死,有时可见到栓塞(图 3-5-1)。

【鉴别诊断】

1. 重型复发性阿弗他溃疡　有反复发作的口腔溃疡病史,没有全身症状和身体其他系统症状,口腔溃疡发生在非角化黏膜上,经过 2~3 个月溃疡可痊愈,愈后留下瘢痕。

2. 结核性溃疡(tuberculous ulcer)　口腔结核性溃疡多有口腔外部结核病史或结核病接触史,口腔溃疡深大而有潜掘状边缘,疼痛剧烈。病理表现为干酪样坏死的结核性肉芽肿结节。

3. 结节病(sarcoidosis)　颌面部及全身多个系统出现慢性肉芽肿性病变,无坏死性血管炎性病变。口腔病损以肿胀和结节为特点,很少出现溃疡。病理变化为非干酪样坏死的肉芽肿结节。肺门淋巴结肿大、结核菌素试验阴性、Kveim 试验呈阳性、血沉加快等是本病的特点。

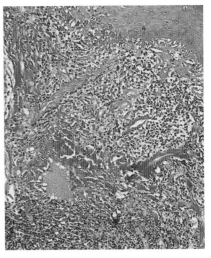

图 3-5-1　肉芽肿性多血管炎
血管壁有玻璃样变、坏死,管周有大量炎症细胞浸润(HE 染色,100×)。

4. 结外 NK/T 细胞淋巴瘤(extranodal NK/T-cell lymphoma)　是由 NK 细胞或 T 细胞构成的结外淋巴瘤,其特征是血管损伤和破坏、明显的坏死和细胞毒分子表型,以及与 EBV 相关。与肉芽肿性多血管炎有相似的形态学特点,如混合的炎症细胞背景、溃疡、坏死和血管炎等。免疫组织化学及原位杂交可协助诊断,结外 NK/T 细胞淋巴瘤大多数肿瘤 CD3-epsilon+、细胞毒分子(Granzyme B、TIA1 和 perforin)阳性表达。原位杂交 EBER 阳性。

二、结　节　病

结节病(sarcoidosis)是全身性多器官的肉芽肿性疾患,最易侵犯纵隔及其附近的淋巴结、肺、肝、脾、皮肤及黏膜,还可侵犯眼、指骨及腮腺等组织。病变侵犯脑神经可引起面瘫。本病为细胞免疫功能缺陷起的疾病,结核菌素试验为阴性,Kveim 试验阳性。

【临床要点】

1. 口腔颌面部结节病多发生于唇、颊黏膜,引起组织肿胀增厚,颜色暗红。触诊可扪到结节样物。

2. 腮腺的病变多为双侧性,触诊不痛但较硬,口干。

3. 病变侵犯牙槽骨时,为多囊性骨质破坏,且牙松动。

【病理学特征】

1. 形成以上皮样细胞为主的结节,由大量上皮样细胞、少量淋巴细胞和浆细胞组成(图 3-5-2)。

2. 结节内有小血管,因此很少发生坏死,或偶见轻度坏死。

3. 结节内见多核巨细胞。巨细胞内偶见包涵体,称肖曼小体(schaumann bodies),为圆形、卵圆形,呈层板样结构,红染,也可游离于巨细胞外。周围可钙化,呈深蓝色,大小不一,呈星状,位于巨细胞一侧。用磷钨酸苏木精染色,中心染成褐红色,放射状结构染成蓝色。

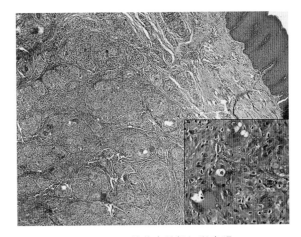

图 3-5-2　结节病的组织学表现
上皮样细胞、巨细胞及淋巴细胞形成结节(HE 染色,40×),右下角图示高倍镜下表现(HE 染色,200×)。

4. 病变晚期可发生纤维化,上皮样细胞变性、坏死,结节缩小及玻璃样变。

5. 患者 T 细胞功能缺损,体液免疫功能亢进,血清中 IgG、IgM、IgE 升高。

6. 患者出现高蛋白血症,可检测出自身循环抗体(如抗核抗体阳性)。

【鉴别诊断】

1. 结核病　口腔结核性溃疡深大而有潜掘状边缘,疼痛剧烈。病理表现为干酪样坏死的结核性肉芽肿结节。结核菌素实验呈阳性。

2. 梅-罗综合征　颌面部复发性肿胀,主要表现为肉芽肿性唇炎,可同时出现面神经麻痹和沟纹舌,组织病理表现为非干酪样上皮样肉芽肿。

3. 克罗恩病　口腔黏膜线状溃疡。病理改变为非干酪化上皮样细胞肉芽肿,但回肠末端局限性肠炎、X 线检查肠管狭窄可作为鉴别诊断的依据。

 知识点

结节病结节与结核结节的结构特点

结节病和结核的病变在组织学上形态类似,但略有不同。首先,结节病的结节内有大量上皮样细胞,淋巴细胞较少,而且掺杂排列。在结核的结节中,上皮样细胞周围有明显的淋巴细胞浸润。其次,结节病的结节内有血管,很少发生坏死或仅有轻度坏死。结核的结节中无血管,故可有较明显的干酪样坏死。再次,结节病的结节中可见丰富的网织纤维。结核的结节中无网织纤维,结节周围的网织纤维大多也被破坏。此外,结节病的表面上皮可正常或萎缩。结核病的表面上皮般为溃疡或增生,而上皮萎缩者较少见。

三、肉芽肿性唇炎

肉芽肿性唇炎(cheilitis granulomatosa)的病因不明,有人认为与结节病有关,也有人认为肉芽肿性唇炎是梅-罗综合征(Melkersson-Rosenthal syndrome,MRS)的不完全型。此综合征的特征为肉芽肿性唇炎伴有面神经麻痹和沟纹舌。

【临床要点】

1. 本病多在青春期后出现,一般从唇一侧发病,逐渐侵犯另一侧而形成巨唇。唇部皮肤潮红、硬结及肿胀,无可凹性水肿。唇肿胀可时轻时重,但不能痊愈。

2. 患者可伴有神经系统失调的症状,如偏头痛、耳鸣、味觉及唾液分泌改变等症状。

【病理学特征】

1. 镜下可见上皮下结缔组织内有弥漫性或灶性炎症细胞浸润,主要见于血管周围为上皮样细胞、淋巴细胞及浆细胞呈结节样聚集(图 3-5-3,图 3-5-4)。

2. 有时结节内有多核巨细胞,类似结节病的组织表现,在结节中心部位无干酪样坏死。

【鉴别诊断】

1. 黏膜良性淋巴组织增生(benign lymphadenosis of mucosa)　下唇病变也可引起肿胀,但伴有剧烈的瘙痒。病理改变为黏膜固有层或黏膜下层有淋巴滤泡形成。

2. 克罗恩病(Crohn's disease,CD)　本病也可发生弥漫性唇部肿胀,但伴有结节。病理改变为非干酪化上皮样细胞肉芽肿,但回肠末端局限性肠炎、X 线检查肠管狭窄可作为鉴别诊断的依据。

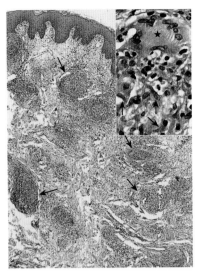

图 3-5-3 肉芽肿性唇炎

上皮下结缔组织中及血管周围见上皮样细胞、淋巴细胞及浆细胞呈结节样聚集(箭头示)(HE 染色,40×),右上角图示上皮样细胞(箭头示)和多核巨细胞(星号示)(HE 染色,200×)。

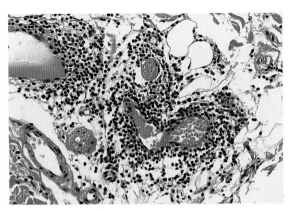

图 3-5-4 肉芽肿性唇炎

血管周围淋巴细胞及浆细胞呈结节样聚集(HE 染色,200×)。

第六节 口腔黏膜其他病变

一、黏膜良性淋巴组织增生

黏膜良性淋巴组织增生(benign lymphadenosis of mucosa)是口腔中较为常见的一种淋巴组织反应性增生性疾病。目前病因不明。大部分病例为良性病变,据统计,约 10% 的病例可发展为癌,故认为本病应属于潜在恶性病变。

【临床要点】

1. 本病好发于 21~40 岁,男性比女性多见。

2. 病变好发于头面部的唇、颊、腭、舌及龈沟等处黏膜,也可为多个部位发病。

3. 下唇病变与慢性唇炎类似,又称为淋巴滤泡性唇炎。病变反复发作,致使唇部肿胀、发红、干裂、出血,也可出现糜烂、脱皮、渗出及结痂,局部有阵发性剧烈瘙痒感。

4. 唇、颊黏膜也可出现发红、糜烂,并可见角化条纹,与盘状红斑狼疮或糜烂型口腔扁平苔藓难以区别。另一种表现为在潮红的黏膜表面上,有多发的结节状突起,较软且无破溃及糜烂。

5. 可同时伴有皮肤病变,多发生于面部、头部及耳部,为单发或多发的小结节,表面光滑、柔软,可为正常颜色或红褐色,一般多无自觉症状,但也可发痒。

【病理学特征】

1. 组织学上一般分为两型:滤泡型和非滤泡的弥散型。

2. 大多在黏膜固有层或黏膜下层有淋巴滤泡形成(图 3-6-1),

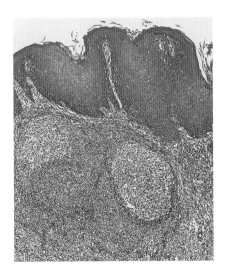

图 3-6-1 黏膜良性淋巴组织增生

黏膜固有层或黏膜下层有淋巴滤泡形成(HE 染色,100×)。

滤泡周围是淋巴细胞,中心为组织细胞,淋巴滤泡间可见大量的淋巴细胞与浆细胞。血管扩张、充血。有的血管内可见玻璃样血栓。

3. 非滤泡的弥散型的淋巴滤泡不明显,可在大量淋巴细胞浸润中见到密集的淋巴细胞呈灶性聚集。

4. 病损处上皮可有萎缩、增生或形成溃疡,其中少数上皮细胞可出现异常增生,甚至发生癌变。

【鉴别诊断】

黏膜良性淋巴组织增生非滤泡弥散型,应与口腔扁平苔藓及盘状红斑狼疮相鉴别。

【病例】

患者,男性,59岁。右侧颊黏膜溃烂、疼痛半年。

专科检查:右侧颊黏膜中后分可见 2.5cm×2.0cm 充血糜烂面,其上还可见白色斑片和条纹的病损。

临床诊断:(右侧颊黏膜)口腔扁平苔藓。

光镜观察:上皮增生,上皮细胞出现重度异常增生,并有灶性癌变。固有层淋巴组织增生,淋巴滤泡形成(图3-6-2)。

病理诊断:(右侧颊黏膜)黏膜良性淋巴组织增生,伴上皮重度异常增生及灶性癌变。

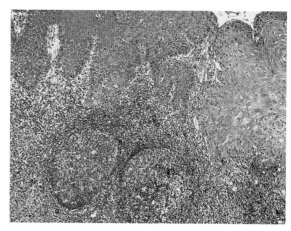

图 3-6-2 黏膜良性淋巴组织增生伴上皮癌变(HE 染色,100×)

【病例讨论】

黏膜良性淋巴组织增生与癌变潜在性:本病的病因尚不明确。有研究者认为,本病是 B 淋巴细胞介导的增殖性局部体液免疫反应性疾病。大部分病例为良性病变。据统计,约 10% 的病例可发展为癌。目前认为,本病属于潜在恶性病变。

二、良性游走性舌炎

良性游走性舌炎(benign migratory glossitis)是一种浅表性非感染性的舌部炎症。因其表现类似地图标示的蜿蜒国界,故名地图舌(geographic glossitis)。其病损的形态和位置多变,故称为游走性舌炎(migratory glossitis)。病因不明,有家族性聚集倾向,与遗传、免疫、精神心理因素、全身及口腔局部等因素有关。

【临床要点】

1. 本病多见于儿童。

2. 病变特征是舌背上的游走性红斑。病损萎缩与修复同时发生,使病变位置及形态不断变化,似在舌背移动"游走"。

3. 病损可在昼夜间发生明显的位置移动。病变往往有自限性,间歇缓解时黏膜恢复正常。

4. 成人常伴沟纹舌。

【病理学特征】

1. 本病为一种浅层慢性剥脱性舌炎,分为萎缩区与边缘区。

2. 萎缩区丝状乳头消失,上皮表层剥脱,棘层可变薄,上皮内有明显的白细胞移出,近表层处有微脓肿形成(图3-6-3)。

3. 边缘区上皮过度不全角化,棘层增生,上皮细胞水肿。

【鉴别诊断】

1. 口腔扁平苔藓　良性游走性舌炎病损边缘区条带状损害较宽时,应与舌部扁平苔藓鉴别。口腔扁平苔藓以白色斑块和条纹损害为主,呈灰白珠光色,无游走特征。

2. 口腔念珠菌病　良性游走性舌炎舌乳头萎缩区病损较大时,应与萎缩型念珠菌感染相鉴别。口腔念珠菌病发生萎缩,多在舌背中、后方,逐渐发展到整个舌背,周边无明显高起的舌乳头。

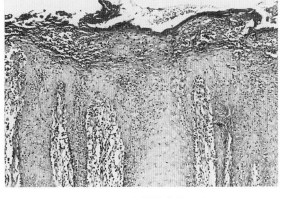

图 3-6-3　良性游走性舌炎
上皮表层剥脱,上皮内有明显的白细胞移出,近表层处有微脓肿形成(HE 染色,100×)。

三、舌淀粉样变性

淀粉样变性(amyloidosis)是一种少见的蛋白质代谢紊乱引起的全身多脏器受累的综合征。这种蛋白质即淀粉样物质。舌淀粉样变性是淀粉样物质沉积在口腔的常见表现。

【病因】

本病的发病机制尚不清楚,一般认为与蛋白质代谢紊乱有关。淀粉样纤维蛋白有两种:一种是原因不明的淀粉样物质,是发生于慢性破坏性疾病的淀粉样物质;另一种是来自免疫球蛋白的淀粉样物质,发生于能产生大量免疫球蛋白的疾病。

【临床表现】

1. 淀粉样变性分为原发性和继发性两类。

2. 口腔淀粉样变性最常见、最早出现的是舌淀粉样变性。舌淀粉样物质沉积的表现是进行性巨舌症,舌体增大变硬。晚期引起口唇闭合困难,舌体活动受限,舌痛明显,影响咀嚼、吞咽、言语等生理功能。

3. 牙龈黏膜常见淀粉样浸润,因此,牙龈活检在诊断全身性淀粉样变性时有较高的阳性率。

4. 继发性淀粉样变性常见于多发性骨髓瘤、长期结核病、风湿性关节炎、严重贫血、肾脏疾病等,常累及肾脏、心脏、肝脏及皮肤等器官。

【病理学特征】

1. 淀粉样物质 HE 染色表现为粉染均质状物质。采用组织化学方法染色,如刚果红染色呈红色(图 3-6-4)。

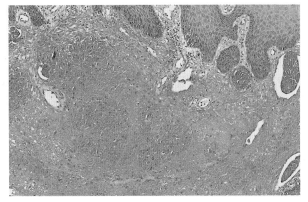

图 3-6-4　舌淀粉样变性的组织学表现
均质样淀粉样物质,刚果红染色阳性(HE 染色,200×)。

2. 淀粉样物质的条索或团块的边缘部分,着色常模糊,轮廓渐渐变淡。

3. 淀粉样物质的内部,着色深浅不一,并非完全均匀一致。这与玻璃样变的边缘和轮廓较清晰、界限分明、着色一致不同。

4. 淀粉样物质沉积于黏膜的结缔组织乳头层及血管的周围。在舌部,可沉积在舌肌和间质中。

【鉴别诊断】

舌淀粉样变性早期应与沟纹舌、梅-罗综合征相鉴别,中晚期结节明显时,应与舌部脉管瘤、舌部纤维瘤及多发性神经纤维瘤相鉴别。鉴别诊断主要是根据活检,并经刚果红染色来鉴定。

四、黏膜黑斑

黏膜黑斑(melanotic macule)是指与种族性、系统性疾病和外源性物质所致的口腔黏膜色素沉着无关的黑素沉着斑。在正常情况下,上皮组织中的黑色素细胞与角质细胞及朗格汉斯细胞相互调控上皮组织的代谢平衡。一旦出现某种障碍,就可导致黑色素细胞产生黑色素过多或减少、缺如。生理性黑斑多为黑色素细胞功能亢进所致。

【临床要点】

1. 黏膜黑斑多为单一的范围清楚的黑色、蓝黑色或棕黑色斑,一般不高出于黏膜表面。

2. 黏膜黑斑直径为 0.1~2.0cm,其中,大多数黏膜黑斑直径在 0.1~0.6cm 之间。

3. 患者一般无自觉症状。病变好发部位依次为唇红部,龈、颊、唇、腭部黏膜,舌及口底黏膜很少见。

【病理学特征】

1. 口腔黏膜上皮基底层及固有层上方的黑色素细胞一般无变化或轻度增加,可见基底膜附近有大量的色素颗粒,周围有较多的噬黑色素细胞浸润(图 3-6-5)。

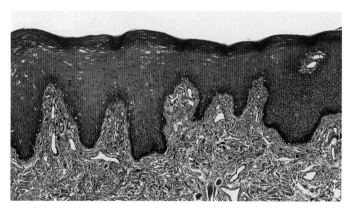

图 3-6-5　黏膜黑斑的组织学表现(HE 染色,100×)

2. 一部分黑色素细胞还可散在分布于上皮下结缔组织中。

【鉴别诊断】

黏膜黑斑应与口腔黏膜色素痣、外源性色素沉积及恶性黑色素瘤相鉴别。

1. 色素痣(nevus pigmentosus)　为黑色素细胞的良性肿瘤,由圆形或多角形的痣细胞组成,典型分布呈巢状,可位于上皮和/或结缔组织内。

2. 外源性色素沉积(exogenous pigmentation)　一些重金属如铅、汞、铋等可导致口腔色素着,大多会引起龈缘着色。

3. 恶性黑色素瘤（malignant melanoma） 当固有层深部组织出现大量含黑色素细胞时,应注意排除恶性黑色素瘤的可能性,后者免疫组织化学染色 S100 蛋白呈阳性反应。但 HMB45 阳性为特异性指标。

（陈小华）

参考文献

1. 高岩.口腔组织病理学.8 版.北京:人民卫生出版社,2020.

2. 李铁军.口腔病理诊断.北京:人民卫生出版社,2011.

3. 陈谦明.口腔黏膜病学.4 版.北京:人民卫生出版社,2012.

4. 李秉琦.李秉琦实用口腔黏膜病学.北京:科学技术文献出版社,2011.

5. ABIDULLAH M,KIRAN G,GADDIKERI K,et al. Leuloplakia-review of a potentially malignant disorder. J Clin Diagn Res, 2014,8（8）:ZE01-04.

6. ALOI F G,COLONNA S M,APPINO A,et al. Leukoedema of the oral mucosa. Minerva Stomatol,1987,36（5）:343-346.

7. AL-SAMADI A,KOURI V P,SALEM A,et al. IL-17C and its receptor IL-17RA/IL-17RE identify human oral epithelial cell as an inflammatory cell in recurrent aphthous ulcer. J Oral Pathol Med,2014,43（2）:117-124.

8. AMINZADEH A,JAHANSHAHI G,AHMADI M. A retrospective comparative study on clinico-pathologic features of oral lichen planus and oral lichenoid lesions. Dent Res J（Isfahan）,2013,10（2）:168-172.

9. ANURA A,DAS R K,PAL M,et al. Correlated analysis of semi-quantitative immunohistochemical features of E-cadherin, VEGF and CD105 in assessing malignant potentiality of oral submucous fibrosis. Pathol Res Pract,2014,210（12）: 1054-1063.

10. ATAOLLAHI M,GHARESI-FARD B,AFLAKI E. Absence of autoantibodies against oral and vascular-related cell lines in the sera of patients with Behcet's disease. Clin Lab,2013,59（11/12）:1271-1276.

11. AU J,PATEL D,CAMPBELL J H. Oral lichen planus. Oral Maxillofac Surg Clin North Am,2013,25（1）:93-100.

12. BARNES L,EVESON J W,REICHART P,et al. WHO classification of tumours:pathology and genetics of head and neck tumours. Lyon:IARC Press,2005.

13. BARONI A,CAPRISTO C,ROSSIELLO L,et al. Lingual traumatic ulceration（Riga-Fede disease）. Int J Dermatol,2006, 45（9）:1096-1097.

14. BASCONES C,GONZALEZ-MOLES M A,ESPARZA G,et al. Apoptosis and cell cycle arrest in oral lichen planus Hypothesis on their possible influence on its malignant transformation. Arch Oral Biol,2005,50（10）:873-881.

15. BOY S C. Leukoplakia and erythroplakia of the oral mucosa:a brief overview. SADJ,2012,67（10）:558-560.

16. CAMUS M S,AUSTEL M G,WOOLUMS A R,et al. Pathology in practice. J Am Vet Med Assoc,2010,237（9）: 1041-1043.

17. CATALDO E. A clinico-pathologic presentation. Benign mucous membrane pemphigoid. J Mass Dent Soc,1997,46（3）: 60-61.

18. CHEN L J,YANG B H,FAN J Q,et al. Peripheral T-cell lymphoma complicated by immunoglobulin A pemphigus:A case report and literature review. Oncol Lett,2014,8（1）:62-66.

19. DESAI R S,MAMATHA G S,KHATRI M J,et al. Immunohistochemical expression of CD34 for characterization and quantification of mucosal vasculature and its probable role in malignant transformation of atrophic epithelium in oral submucous fibrosis. Oral Oncol,2010,46（7）:553-558.

20. DUNCAN S C,SU W P. Leukoedema of the oral mucosa. Possibly an acquired white sponge nevus. Arch Dermatol,1980, 116（8）:906-908.

21. FACCIOLI G,BEDESCHI G,CONFENTE G,et al. Leukoedema of the oral mucosa;about "white mucositis". Dent Cadmos,1988,56（11）:72-76,79-80.

22. FENG J Q,XU Z Y,SHI L J,et al. Expression of cancer stem cell markers ALDH1 and Bmi1 in oral erythroplakia and the risk of oral cancer. J Oral Pathol Med,2013,42（2）:148-153.

23. FITZ-HENLEY M. Images and diagnoses. Discoid lupus erythematosus.（Chronic cutaneous lupus erythematosus）. West Indian Med J,2002,51（1）:44,52.

24. FREITAS M D,BLANCO-CARRIÓN A,GÁNDARA-VILA P,et al. Clinicopathologic aspects of oral leukoplakia in smokers and nonsmokers. Oral Surg Oral Med Oral Pathol Oral Radiol Endod,2006,102（2）:199-203.

25. GRAJEWSKI S,QUARCOO D,UIBEL S,et al. A scientometric analysis of leukoplakia and erythroplakia. Laryngorhinootologie,2010,89（4）:210-215.

26. GUPTA U,BARMAN K D,SAIFY K. Squamous cell carcinoma complicating an untreated chronic discoid lupus erythematosus（CDLE）lesion in a black female. J Dermatol,2005,32（12）:1010-1013.

27. HAMILTON S,YOO J,HAMMOND A,et al. Microvascular changes in radiation-induced oral mucositis. J Otolaryngol Head Neck Surg,2008,37（5）:730-737.

28. HANDSCHEL J,SUNDERKÖTTER C,PROTT F J,et al. Increase of RM3/1-positive macrophages in radiation-induced oral mucositis. J Pathol,2001,193（2）:242-247.

29. HEGDE R J. Sublingual traumatic ulceration due to neonatal teeth（Riga-Fede disease）. J Indian Soc Pedod Prev Dent,2005,23（1）:51-52.

30. HITCHINGS A,MURRAY A. Traumatic ulceration mimicking oral squamous cell carcinoma recurrence in an insensate flap. Ear Nose Throat J,2004,83（3）:192,194.

31. HOSNI E S,SALUM F G,CHERUBINI K,et al. Oral erythroplakia and speckled leukoplakia:retrospective analysis of 13 cases. Braz J Otorhinolaryngol,2009,75（2）:295-299.

32. HOUSTON G D. Oral pathology:erythroplakia. J Okla Dent Assoc,2008,99（13）:24-25.

33. HSU S,WONG T P. Progressive scarring of the conjunctiva. Cicatrical pemphigoid. Postgrad Med,2000,107（3）:85-86.

34. HUSSEIN M R,ABOULHAGAG N M,ATTA H S,et al. Evaluation of the profile of the immune cell infiltrate in lichen planus,discoid lupus erythematosus,and chronic dermatitis. Pathology,2008,40（7）:682-693.

35. ISAAC U,ISSAC J S,AHMED KHOSO N. Histopathologic features of oral submucous fibrosis:a study of 35 biopsy specimens. Oral Surg Oral Med Oral Pathol Oral Radiol Endod,2008,106（4）:556-560.

36. ISHIDA K,ITO S,WADA N,et al. Nuclear localization of beta-catenin involved in precancerous change in oral leukoplakia. Mol Cancer,2007,6:62.

37. JAJU P P,SUVARNA P V,DESAI R S. Squamous papilloma:case report and review of literature. Int J Oral Sci,2010,2（4）:222-225.

38. KALISH P,OREADI D. A clinico-pathologic correlation:oral lichen planus. J Mass Dent Soc,2014,63（2）:46-49.

39. KAVOSH E,BIELORY L. Ocular cicatrical pemphigoid. Allergy Asthma Proc,2007,28（5）:606-607.

40. KERSHENOVICH R,HODAK E,MIMOUNI D. Diagnosis and classification of pemphigus and bullous pemphigoid. Autoimmun Rev,2014,13（4/5）:477-481.

41. KOLASA M,STASIOR-LEJKO M,LEŚNIAK B,et al. Difficulties in diagnosis of recurrent neurological symptoms in a patient with chronic discoid lupus erythematosus. Przegl Lek,2006,63（Suppl 7）:101-103.

42. KOSE O,STEWART J,WASEEM A,et al. Expression of cytokeratins,adhesion and activation molecules in oral ulcers of Behçet's disease. Clin Exp Dermatol,2008,33（1）:62-69.

43. KHAN S,CHATRA L,PRASHANTH S K,et al. Pathogenesis of oral submucous fibrosis. J Cancer Res Ther,2012,8（2）:199-203.

44. KOPSACHILIS N,TSAOUSIS K T,TOURTAS T,et al. Severe chronic blepharitis and scarring ectropion associated with discoid lupus erythematosus. Clin Exp Optom,2013,96（1）:124-125.

45. KÖSE O,LALLI A,KUTULOLA A O,et al. Changes in the expression of stem cell markers in oral lichen planus and hyperkeratotic lesions. J Oral Sci,2007,49（2）:133-139.

46. LIPSKER D,CHOSIDOW O. White lesions of the oral mucosa. Rev Prat,2002,52（4）:389-393.

47. MARTORELL-CALATAYUD A,BOTELLA-ESTRADA R,BAGÁN-SEBASTIÁN J V,et al. Oral leukoplakia:clinical,histopathologic,and molecular features and therapeutic approach. Actas Dermosifiliogr,2009,100（8）:669-684.

48. MARTIN J L. Leukoedema:a review of the literature. J Natl Med Assoc,1992,84（11）:938-940.

49. MISHRA M,MOHANTY J,SENGUPTA S,et al. Epidemiological and clinicopathological study of oral leukoplakia. Indian J Dermatol Venereol Leprol,2005,71（3）:161-165.

50. NAMBA H,NARUMI M,SUGANO A,et al. Pathological findings of pemphigus vulgaris showing giant cobblestone-like conjunctival papillae. Case Rep Ophthalmol,2013,4（3）:114-121.

51. OWOSHO A A,BILODEAU E A,PRASAD J L,et al. Clinicopathologic review:erythematous ulcerative lesions of the oral cavity. Erosive lichen planus. Pa Dent J (Harrisb),2014,81 (3):22-24.

52. RHODUS N L. Oral cancer:leukoplakia and squamous cell carcinoma. Dent Clin North Am,2005,49 (1):143-165.

53. REICHART P A,PHILIPSEN H P. Oral erythroplakia:a review. Oral Oncol,2005,41 (6):551-561.

54. RHEE S H,KIM Y B,LEE E S. Comparison of Behcet's disease and recurrent aphthous ulcer according to characteristics of gastrointestinal symptoms. J Korean Med Sci,2005,20 (6):971-976.

55. SANTORO F A,STOOPLER E T,WERTH V P. Pemphigus. Dent Clin North Am,2013,57 (4):597-610.

56. SKORODUMOVA L O,MURAEV A A,VOLODINA E V,et al. Leukoplakia of the oral mucosa:classification,histopathology,diagnosis and treatment. Vopr Onkol,2013,59 (5):548-554.

57. SONGU M,ADIBELLI H,DINIZ G. White sponge nevus:clinical suspicion and diagnosis. Pediatr Dermatol,2012,29 (4):495-497.

58. SOUSA F A,PARADELLA T C,CARVALHO Y R,et al. Immunohistochemical expression of PCNA,p53,bax and bcl-2 in oral lichen planus and epithelial dysplasia. J Oral Sci,2009,51 (1):117-121.

59. SOUSA F A,ROSA L E. Oral lichen planus:clinical and histopathological considerations. Braz J Otorhinolaryngol,2008,74 (2):284-292.

60. TAK J,GUPTA N,BALI R. Oral submucous fibrosis:a review article on etiopathogenesis. Kathmandu Univ Med J (KUMJ),2014,12 (46):153-156.

61. TONG J C,SINHA A A. Immunological hotspots analyzed by docking simulations:evidence for a general mechanism in pemphigus vulgaris pathology and transformation. BMC Immunol,2008,9:30.

62. VAN DER MEIJ E H,DE VRIES T W,EGGINK H F,et al. Traumatic lingual ulceration in a newborn:Riga-Fede disease. Ital J Pediatr,2012,38:20.

63. VILLA A,VILLA C,ABATI S. Oral cancer and oral erythroplakia:an update and implication for clinicians. Aust Dent J,2011,56 (3):253-256.

64. YARDIMCI G,KUTLUBAY Z,ENGIN B,et al. Precancerous lesions of oral mucosa. World J Clin Cases,2014,2 (12):866-872.

65. OKADA M,HISAJIMA T,ISHIBASHI H,et al. Pathological analysis of the Candida albicans-infected tongue tissues of a murine oral candidiasis model in the early infection stage. Arch Oral Biol,2013,58 (4):444-450.

66. DIXIT R,SHARMA S,NUWAL P. Tuberculosis of oral cavity. Indian J Tuberc,2008,55 (1):51-53.

67. ULMER A,FIERLBECK G. Images in clinical medicine. Oral manifestations of secondary syphilis. N Engl J Med,2002,347 (21):1677.

68. GRABOYES E M,ALLEN C T,CHERNOCK R D,et al. Oral hairy leukoplakia in an HIV-negative patient. Ear Nose Throat J,2013,92 (6):E12.

69. Thompson L D R. Wegener granulomatosis. ENT-Ear,Nose & Throat Journal,2013,92 (1):18-22.

70. JACKOWSKI J,DRAGISIC D,ARNOLD G,et al. Primary oral sarcoidosis preceding Lofgren's syndrome. Oral Surg Oral Med Oral Pathol Oral Radiol Endod,2005,100 (2):183-185.

71. CRITCHLOW W A,CHANG D. Cheilitis granulomatosa:a review. Head Neck Pathol,2014,8 (2):209-213.

72. 孙开华,于世凤,吴奇光,等. 口腔粘膜良性淋巴组织增生病的超微结构及免疫病理学研究. 中华口腔医学杂志,1992,27 (2):104-106.

73. ISLAM N,BHATTACHAYYA I,COHEN D. Diagnostic discussion. Median rhomboid glossitis (MRG). Todays FDA,2013,25 (7):47-49.

74. KUMAR D,DAS A,GHARAMI R C. Benign migratory glossitis. Indian Pediatr,2013,50 (12):1178.

75. GOSWAMI M,VERMA A,VERMA M. Benign migratory glossitis with fissured tongue. J Indian Soc Pedod Prev Dent,2012,30 (2):173-175.

76. VASUDEVAN J A,SOMANATHAN T,PATIL S A,et al. Primary systemic amyloidosis of tongue with chondroid metaplasia. J Oral Maxillofac Pathol,2013,17 (2):266-268.

77. 王瑛,吴奇光. 口腔粘膜黑斑. 中华口腔医学杂志,1990,25 (1):2-4.

口腔黏膜是覆盖于口腔表面的衬里,前与唇部皮肤相连,后与咽部黏膜相连。其组织结构包括上皮和固有层,二者之间为基膜区。本章主要介绍口腔黏膜上皮和固有层发生的肿瘤及瘤样病变。

第一节 良性病变

一、乳头状瘤

口腔乳头状瘤(papilloma)是一组局部上皮呈外生性和息肉样增生形成的疣状或菜花状外观的肿物,包括鳞状细胞乳头状瘤、寻常疣、尖锐湿疣和多灶性上皮增生。

(一)鳞状细胞乳头状瘤

鳞状细胞乳头状瘤(squamous cell papilloma,WHO ICD-O code 8050/0)是一种鳞状上皮外生性局灶性的良性增生,部分与人乳头瘤病毒(human papilloma virus,HPV)感染有关,特别是 HPV6 和 HPV11 亚型。

【临床要点】

1. 乳头状瘤是口腔黏膜最常见的良性肿瘤,任何年龄均可发病,30~50 岁成人常见,男女比例相当。

2. 本病口腔任何部位均可发生,最常见的部位是腭、唇、舌和牙龈黏膜。

3. 临床表现为质地柔软、无痛的外突性肿块,可呈白色、粉红色等改变,表面呈结节状、乳头状或疣状,基底有蒂或无蒂,直径常≤1.0cm,多为单发。

【病理学特征】

外生性生长的复层鳞状上皮呈指状突起,其中心为血管结缔组织(图 4-1-1A)。上皮表层通常有不全角化或正角化,也可能无角化。鳞状上皮常增厚,但是表现为正常成熟分化(图 4-1-1B)。增生的基底细胞可伴有较多核分裂象。有时在肿瘤棘层可见与乳头状瘤病毒感染有关的凹空细胞。结缔组织轴心可有不同程度的感染性改变。

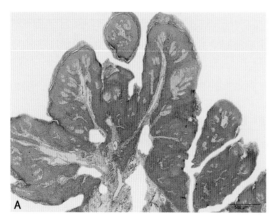 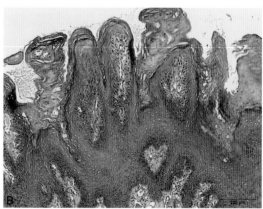

图 4-1-1 鳞状细胞乳头状瘤

A.病变呈指状突起(HE 染色,40×);B.鳞状上皮无异型性,表层过度角化(HE 染色,100×)。

（二）寻常疣

寻常疣（verruca vulgaris）是一种良性的病毒诱导的鳞状上皮局灶性增殖，呈疣状或菜花状外观，多与HPV亚型2、4、40、57等相关。

【临床要点】

1. 病变多见于皮肤，口腔黏膜少见。本病好发年龄为20~30岁，男性较女性稍多见（男：女=3:2），好发部位包括唇、腭、舌前部和牙龈。

2. 多数患者无明显不适。病损表现为黏膜外生性肿块，表面呈乳头状或砾石状，可呈白色、粉红色，基底有蒂或无蒂。病变常迅速生长达最大直径0.5cm，多为单发，少数为多发或簇状。

3. 手术切除后可能复发。部分病例尤其是儿童患者，病变可自然消退。

【病理学特征】

外生性乳头状或砾石状，基底有蒂或无蒂。组织学上，鳞状上皮呈外生性、乳头状增生，表面被覆厚的角化层，上皮钉突延长，边缘的上皮钉突向中心聚集弯曲呈抱球状（图4-1-2），颗粒层明显，棘层常见大量的凹空细胞。

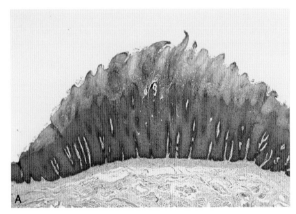
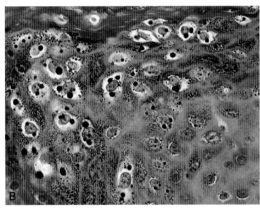

图 4-1-2　寻常疣

A. 上皮乳头状增生，上皮钉突延长，边缘区向中心弯曲（HE 染色，40×）；B. 颗粒层细胞含大量粗的透明角质颗粒（HE 染色，400×）。

（三）多灶性上皮增生

多灶性上皮增生（multifocal epithelial hyperplasia）又称为局灶性上皮增生（focal epithelial hyperplasia）、赫克病（Heck's disease）等，是由HPV感染引起的良性鳞状上皮增殖，几乎只发生于口腔黏膜。目前已明确该病与HPV亚型13和32密切相关。

【临床要点】

1. 本病好发于儿童和青少年，成人少见。女性好发，女比男约为5:1。

2. 最常见的发病部位是唇、颊、舌缘等。下唇比上唇更多发。发生在颊黏膜的病变，大部分位于咬合线沿线。牙龈和腭部很少受累，常发生于HIV阳性的患者。

3. 临床表现为多发、质地柔软、扁平的丘疹，常聚集成簇，颜色常与正常黏膜相同。偶见病变表面呈乳头状改变。单个病变较小（0.3~1.0cm），分散且界限清晰，但这些病变常紧密地聚集，以致整个病变区域呈现圆石或裂缝样外观。患者常无明显不适，多为偶然发现。

4. 首选治疗方法为手术切除。对于弥漫性病变，有文献报道，局部应用干扰素或咪喹莫特乳膏是有效的治疗方法。发生于儿童的病例可以自然消退。

【病理学特征】

黏膜表面多发、质地柔软、扁平的丘疹，常聚集成簇，颜色常与正常黏膜相同，偶见病变表面呈乳头状改变。镜下特点为上皮增生伴棘层增厚和表层不全角化，增厚的上皮向上延伸而不向下延伸到固有层，上皮钉突变宽，常汇合在一起，有时呈球棒状。表浅棘层细胞常见凹空细胞样改变。有时可见表层细胞细胞核呈有丝分裂样改变，称为"有丝分裂样细胞（mitosoid cells）"（图 4-1-3）。固有层常较疏松，血管丰富，有不同程度淋巴细胞浸润。

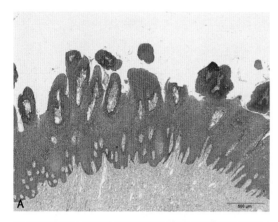
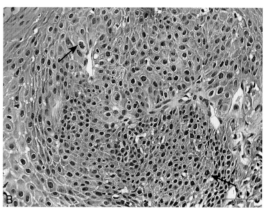
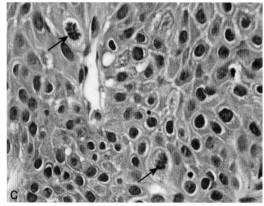

图 4-1-3 多灶性上皮增生
A. 上皮增生伴棘层增厚和表层不全角化（HE 染色，40×）；B. 可见有丝分裂样细胞（箭头示）（HE 染色，400×）；C. 有丝分裂样细胞（箭头示）（HE 染色，1 000×）。

（四）尖锐湿疣

尖锐湿疣（condyloma acuminatum） 尖锐湿疣是一种病毒诱发的复层鳞状上皮增殖性病变，病变中常可检测到 HPV 亚型 2、6、11、53、54 等。

【临床要点】

1. 尖锐湿疣是一种性传播性疾病，常见于青年人，男性多见，好发于唇、软腭及舌等。口腔尖锐湿疣也可以由生殖器尖锐湿疣通过自体接种传播。发生在儿童的尖锐湿疣，可能与性侵犯有关。

2. 临床表现为无痛、界限清楚、宽基底的外生性结节，伴有短而圆钝的表面突起。病变表面呈粉红色，通常比鳞状细胞乳头状瘤和寻常疣大，平均大小为 1.0~1.5cm。病变可以是多发的，常呈串珠状。

3. 小的孤立性的病变，多采取手术切除。复发常见。

【病理学特征】

组织学上，尖锐湿疣表现为鳞状上皮良性增生，伴有轻度角化的乳头状突起，这些突起比鳞状细胞乳头状瘤更圆钝、更宽，突起之间有充满角质的凹陷。上皮钉突呈球根样、较短，钉突的长度均等，并不向内弯曲。凹空细胞比鳞状细胞乳头状瘤更常见（图 4-1-4）。病变中常可检测到 HPV 亚型 2、6、11、53、54 等。

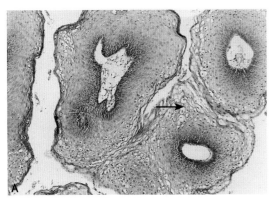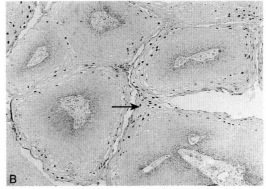

图 4-1-4 尖锐湿疣

A. 棘层常见凹空细胞(箭头示),表现为细胞核固缩、皱褶,核周空晕(HE 染色,200×);B. HPV6 阳性(箭头示)(原位杂交,200×)。

(四川大学华西口腔医院何志秀、南京医科大学附属口腔医院刘来奎医师供图)

结缔组织常水肿,血管丰富,伴有不同程度的炎细胞浸润。

【鉴别诊断】

乳头状瘤易与其他疣状或菜花状外观的病变混淆,有时诊断较困难。诊断时要结合病史和临床情况综合考虑,必要时行实验室检查。

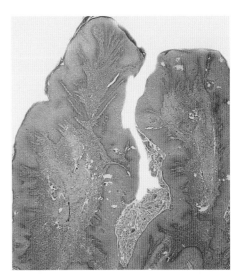

1. 乳头状增生(papillary hyperplasia) 是一种反应性组织增生,常见于佩戴义齿患者的腭部。乳头状增生通常无临床症状,病损黏膜呈红斑状、砾石状或乳头状。组织学表现为黏膜上皮乳头状增生,其中心由纤维组织支持。乳头表面覆以过度不全角化的复层鳞状上皮,上皮可呈假上皮瘤样增生,乳头中心为结缔组织,可表现为疏松水肿或致密胶原化,常见较多的慢性炎症细胞浸润,主要是淋巴细胞和浆细胞(图 4-1-5)。

图 4-1-5 乳头状增生(HE 染色,100×)

2. 纤维上皮息肉(fibroepithelial polyp) 可发生于各年龄组,好发于颊部、唇、舌等部位。临床表现为坚实、粉红色、无痛、有蒂或无蒂性息肉样肿物,大小不等,直径几毫米至几厘米。组织学上病变由致密、相对无血管和少细胞的纤维组织构成,粗大胶原纤维束的交错排列是其明显特点,并且与邻近正常组织之间无明显分界,表面覆盖一层复层鳞状上皮(图 4-1-6)。

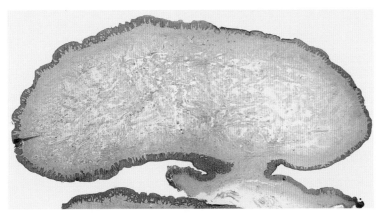

图 4-1-6 纤维上皮息肉(HE 染色,40×)

3. 疣状黄瘤（verruciform xanthoma） 多见于中老年人，无明显性别差异，好发于牙龈和牙槽黏膜。组织学上，病变上皮常呈乳头瘤状增生，表面被覆角化过度、正常角化或角化不全的复层鳞状上皮，真皮乳头层内的结缔组织中可见大量的泡沫细胞聚集（图4-1-7）。

4. 乳头状鳞状细胞癌 与鳞状细胞乳头状瘤一样，以显著的乳头状生长为特点，乳头状结构呈细指状，中央为纤细的纤维血管轴心。但乳头状鳞状细胞癌的肿瘤细胞具有显著的细胞异型性，细胞核极性丧失，上皮分化不成熟，可有间质浸润。

5. 疣状癌 鳞状上皮呈疣状增生，伴有大量的角化物，基底部呈推挤式生长。

【问题1】与HPV感染有关的口腔病变主要有哪些？

思路：①鳞状细胞乳头状瘤，主要与HPV6、11等有关；②寻常疣，主要与HPV2、4、40等有关；③尖锐湿疣，主要与HPV6、11等有关；④局灶性上皮增生，主要与HPV13、32有关；⑤HPV相关鳞状细胞癌，主要与HPV16、18有关。

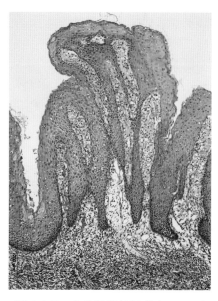

图4-1-7 疣状黄瘤（HE染色，100×）

【问题2】HPV检测常用的方法有哪些？

思路：HPV常用检测方法包括核酸杂交技术（斑点印迹法、原位杂交法、Southern杂交法等），聚合酶链反应（PCR）法，杂交捕获法，基因芯片技术等。各种检测方法的灵敏度和特异性存在较大差异。免疫组织化学方法检测P16的表达可作为HPV相关癌的一种筛查分子标记物。

乳头状瘤的鉴别诊断

1. 该组病变的组织学表现常有重叠，应仔细观察。鳞状细胞乳头状瘤外生的复层鳞状上皮呈指状突起，不全角化、正角化或无角化，肿瘤棘层可见凹空细胞。寻常疣有宽和扁平的基底，颗粒层明显，广泛的过度角化，棘层常见大量的凹空细胞。尖锐湿疣鳞状上皮良性增生，伴有轻度角化的乳头状突起，上皮钉突呈球根样，凹空细胞更常见。局灶性上皮增生增厚的上皮向上延伸而不向延伸到固有层，上皮钉突变宽，有时呈球棒状，常见凹空细胞和有丝分裂样细胞。

2. 乳头状增生 常见于佩戴义齿的患者的腭部。黏膜上皮乳头状增生，乳头中心为疏松水肿或致密胶原化的结缔组织，常见较多的慢性炎症细胞浸润。

3. 纤维上皮息肉 病变由致密、相对无血管和少细胞的纤维组织构成，表面覆盖一层复层鳞状上皮。

4. 疣状黄瘤 病变真皮乳头层内的结缔组织中，可见大量的泡沫细胞聚集。

【病例】

患者，男性，40岁。左侧舌腹新生物2个月，无疼痛和其他不适。门诊以"左侧舌部白斑伴乳头状增生"收入院。

专科检查：患者双侧面部对称，表情自然，颌面部未见明显异常。双侧下颌下及颈部未触及明显肿大淋巴结。开口度、开口形正常，双侧颞下颌关节无弹响、无压痛。口内检查见牙无缺失，口腔卫生尚可，左侧舌腹中份黏膜有一白色斑块状新生物，质地韧，0.5cm×0.5cm大小，表面粗糙，伴乳头状增生，无触痛。

临床诊断：(左侧舌腹)白斑伴乳头状增生。

临床治疗：在局部麻醉下，沿左侧舌腹病变外围0.5cm正常组织处，行前后向梭形切口，完整切除病变,缝合伤口。

肉眼观察:病变为 0.5cm×0.5cm 大小肿物,表面粗糙,呈疣状增生,白色外观。

光镜观察:增生的鳞状上皮呈指状突起,其中心为血管结缔组织支持。上皮表层不全角化或正角化(图 4-1-8)。

病理诊断:(舌腹)鳞状细胞乳头状瘤。

【病例讨论】

1. 乳头状瘤的概念 从某种意义讲,乳头状瘤(papilloma)似乎更像临床名称,而非具体病变。它是一组局部上皮呈外生性和息肉样增生形成的疣状

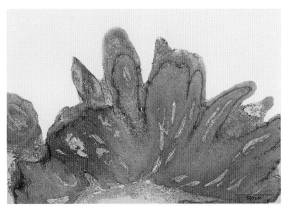

图 4-1-8 鳞状细胞乳头状瘤
病变呈典型乳头状结构(HE 染色,40×)。

或菜花状外观的肿物,但不包括纤维上皮增生。广泛的多发乳头瘤或弥散的乳头瘤样改变,提示人乳头状瘤病毒感染的可能。组织学上乳头状瘤应与纤维上皮增生、纤维上皮息肉、纤维性龈瘤和与真菌感染或义齿有关的纤维增生相鉴别。这些病变以纤维成分为主,无病毒感染。

2. 诊断过程中的注意事项 由于乳头状瘤是一组局部上皮呈外生性和息肉样增生形成的疣状或菜花状外观的病变,易与很多类似病变混淆,有时诊断较困难。因此,在诊断乳头状瘤的过程中,要了解病史和临床情况,熟悉该类病变的病理变化,仔细观察病变的特征表现,综合考虑,必要时行实验室检查。

二、角化棘皮瘤

角化棘皮瘤(keratocanthoma,WHO ICD-O code 8071/3)是一种临床和病理上具有独特特征的、自限性的毛囊漏斗部-毛发根鞘鳞状肿瘤,其特点是快速生长、稳定和自发性消退。该肿瘤曾被认为是良性的,但也有许多皮肤病理学家认为这是一种分化程度极高的鳞状细胞癌。目前,WHO 2023 版皮肤肿瘤分类将其归为表皮癌(epidermal carcinomas)。

【临床要点】

1. 本病好发于白种人,男性发病率是女性的两倍,高发年龄在 50~70 岁之间,20 岁以下患者罕见。

2. 病变主要发生于日光暴露的有毛发的皮肤,如唇部。无毛发的部位非常罕见。口腔内有发生孤立性病变的报道。

3. 病变常为单发,也有多发的角化棘皮瘤的报道,有时表现为单侧。

4. 病变表现为坚硬、无触痛的固着性生长的圆顶状结节,界限清楚,中心可见角质栓塞。口腔内的角化棘皮瘤通常缺乏中心性角质栓塞。结节的外部质地正常,颜色可为红斑状。中心角质栓塞常为黑色、黄色或棕色,并且呈现不规则、陈旧的疣状表面。

【病理学特征】

角化棘皮瘤表面呈疣状,向下形成角化裂隙,向深部生长的上皮钉突可见角化珠(图 4-1-9A)。细胞异型不明显,有丝分裂象罕见或无。可见明显的炎症细胞浸润,尤其在邻近基质和肿瘤的深处(图 4-1-9B),因此边界不清。口腔角化棘皮瘤表现为疣状、颗粒状,甚至溃疡,也可表现为深的突起,穿过小唾液腺,达到深部骨的表面。典型的角化棘皮瘤尚未被证明具有转移潜力,可表现为神经周围和/或静脉侵犯。

【鉴别诊断】

鳞状细胞癌(squamous cell carcinoma):角化棘皮瘤与鳞状细胞癌的鉴别诊断,目前还没有的足够敏感

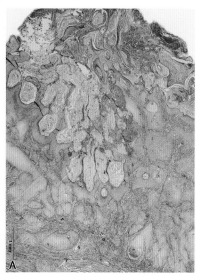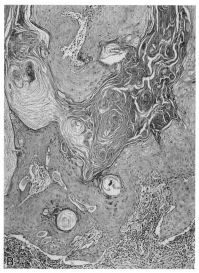

图 4-1-9　角化棘皮瘤

A.广泛的上皮增殖,可见中心角质栓塞(HE 染色,20×);B.肿瘤深处间质有慢
性炎症细胞浸润(HE 染色,100×)。

和特异的标准。组织学图像呈唇样上皮包绕,肿瘤与间质间有清晰的分界,倾向于诊断为角化棘皮瘤。溃疡、大量有丝分裂象、明显的多形性和间变,则倾向于诊断为鳞状细胞癌。

【问题 1】角化棘皮瘤与棘皮瘤有哪些关系?

思路:根据 2023 版 WHO 肿瘤分类——皮肤肿瘤,角化棘皮瘤属于表皮癌。而良性棘皮瘤/角化病是良性上皮内肿瘤性鳞状增生。脂溢性角化病、日光性着色斑、扁平苔藓样角化病、透明细胞棘皮瘤、大细胞棘皮瘤、疣状角化不良瘤等。

【问题 2】口腔黏膜是否可以发生角化棘皮瘤?

思路:角化棘皮瘤主要发生于带毛发的皮肤。虽然口腔黏膜是否可以发生角化棘皮瘤仍不明确,但是已有关于角化棘皮瘤的组织学发生的少数病例报告。事实上,角化棘皮瘤起源于毛囊的理论,使一些学者否认口腔存在角化棘皮瘤。这一观点也许可以被接受,因为口腔内罕见毛囊皮脂腺。然而,有些发生在颊部角化棘皮瘤病例的报道证实,这一部位最常有异位的皮脂腺。另外,皮肤病损中提到,毛囊皮脂腺最表面部分上皮内的前体细胞,可能是口内角化棘皮瘤的来源。

角化棘皮瘤的鉴别诊断

1. 鳞状细胞癌　溃疡、大量有丝分裂象、明显的多形性和间变,则倾向于诊断鳞状细胞癌。
2. 角化棘皮瘤　组织学图像呈唇样上皮包绕,肿瘤与间质间有清晰的分界,倾向于诊断角化棘皮瘤。

【病例】

患者,女性,58 岁。左侧下唇近口角处唇红外侧缘肿物 3 月余。

患者 3 个月前发现左侧下唇口角处肿物,起初如针尖大小,无不适,未治疗。最近病变逐渐增大,并伴轻微疼痛不适,因此就诊。

专科检查:左侧下唇近口角处唇红外侧缘见一 2.0cm×1.5cm 隆起肿块,并波及红唇。肿块表面有棕褐色痂皮,基底部较硬。

临床诊断:鳞状细胞癌待排。

临床治疗:在局部麻醉下行病变扩大切除。

肉眼观察:病损直径2.0cm,高起皮肤或唇红表面,且高低不平。

光镜观察:病变表面呈疣状,向下形成角化裂隙或囊样,向深部生长的上皮钉突可见角化珠(图4-1-10A、B)。细胞异型不明显,有丝分裂象罕见或无,有明显的炎症细胞浸润,尤其在邻近基质和肿瘤的深处(图4-1-10C、D),因此边界不清。

病理诊断:(左侧下口角)角化棘皮瘤。

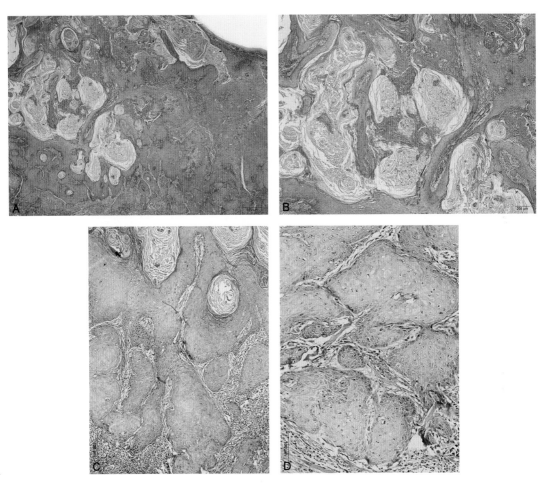

图4-1-10　角化棘皮瘤

A.上皮钉突可见角化珠(HE染色,40×);B.形成角化裂隙或囊样改变(HE染色,100×);C.间质有明显的炎症细胞浸润(HE染色,100×);D.增生上皮分化良好,无异型性(HE染色,200×)。

【病例讨论】

角化棘皮瘤与高分化鳞癌的鉴别诊断要点如下。

1. 低倍镜下,角化棘皮瘤为境界清楚的结节,向表面和真皮内膨胀性生长。中央形成火山口或倒置的烧杯样形状,其内充满角质栓。角质栓被乳头状鳞状上皮分隔成多房,角质栓周围上皮呈衣领样,且对称分布。火山口周围上皮呈唇样突出或共壁状围绕瘤体,底部表皮呈假上皮瘤样增生,形成不规则的上皮团块。高分化鳞状细胞癌可呈乳头状增生,角化不全的物质较多,在乳头之间常形成漩涡状结构,形态与深部上皮索中洋葱皮样角化珠相似。高分化鳞状细胞癌主要为棘细胞增生,上皮增厚,向下呈不同程度伸延,上皮索多呈由细变宽的棒槌形、杵状,伸延方向不一致,分支多,并可见分离之后又相互贴近、融合处出现角化倾向,或出现角化珠。

2. 角化棘皮瘤不对称,微隆起或常有溃疡形成,周围边缘宽,硬而隆起,中央角质栓少见,周围正常表皮在角化棘皮瘤与瘤细胞间过渡突然。在鳞状细胞癌中则逐渐过渡,常呈团块状或条索状向基底部浸润,以内生性为主。

3. 角化棘皮瘤细胞巢基底部常有弹力纤维围绕及炎性肉芽组织形成,在上皮巢内常有微脓肿形成。鳞状细胞癌炎症细胞浸润常不明显,炎症细胞围绕上皮脚或上皮索边缘。

4. 角化棘皮瘤几乎总伴有明显的炎症细胞浸润,且有自愈特征,在增生的上皮巢前沿间质内常有炎性肉芽组织形成和纤维化。鳞状细胞癌伴随的纤维组织增生是围绕不规则的癌巢,缺乏角化棘皮瘤沿肿瘤基底部纤维化的特征。

5. 当瘤细胞呈丰富的嗜酸性细胞质和上皮巢内出现脓肿时,有助于角化棘皮瘤的诊断。

角化棘皮瘤与高分化鳞状细胞癌有时区别十分困难,并且有的学者认为,皮肤角化棘皮瘤就是高分化鳞状细胞癌的一个亚型。此外,目前尚无区别两者的可靠标记物。就本病例而言,根据病变发生的部位、临床表现、组织学特征,诊断角化棘皮瘤是恰当的。

三、疣 状 黄 瘤

疣状黄瘤(verruciform xanthoma)是好发于口腔黏膜的一种少见的无症状良性病损。1971 年,由 Shafer 首次报告并命名,称其为组织细胞增生症 Y。

【临床要点】

1. 口腔疣状黄瘤可发生于任何年龄,多见于中老年人,平均年龄 50 岁,无明显性别差异。

2. 疣状黄瘤好发于口腔黏膜,以牙龈和牙槽黏膜多见,其他如腭、口底、唇和颊黏膜等也可发生。病变多为单发,偶有多发。

3. 临床上,患者常无明显症状,多为偶然发现。病程为数月至数年。病损边界清晰,直径 0.2~2.0cm 不等,最大者可达 4.0cm,呈灰白、淡黄或粉红色。表面呈疣状、乳头状、颗粒状或斑块状,基底部有蒂或无蒂。

【病理学特征】

1. 病变上皮呈乳头瘤状增生,表面被覆角化过度、正常角化或角化不全的复层鳞状上皮,可见角质栓塞。上皮钉突延长、增宽,无不典型细胞和核分裂象增加。上皮各层存在不同程度的中性粒细胞和淋巴细胞浸润。

2. 根据病变表面上皮形态可分为:①疣状型;②乳头状型;③平坦型(病变向深部增生为主,表面平坦)(图 4-1-11)。

3. 在上皮钉突间真皮乳头层内的结缔组织中,可见大量的泡沫细胞(foamy cell)或黄瘤细胞(xanthoma cell)聚集(图 4-1-12A),其间夹杂少量的中性粒细胞和淋巴细胞,以及扩张的毛细血管。泡沫细胞胞体呈多边形,细胞质富含脂质,细胞核小、固缩深染。

4. 上皮钉突下方的组织内很少有泡沫细胞存在,可有数量不等的淋巴细胞、浆细胞或中性粒细胞浸润,偶尔可见淋巴滤泡形成(图 4-1-12B)。

【组织化学特征】

泡沫细胞在 PAS 染色淀粉酶消化前后均呈阳性。

【免疫组织化学特征】

泡沫细胞 vimentin、CD68、CD1α 阳性,细胞质内 CK(AE1/AE3)和 FⅧ弱阳性,S100 蛋白阴性。原位杂交 HPV 一般为阴性。

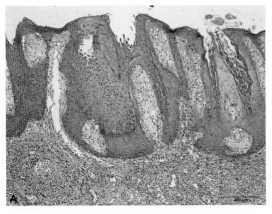

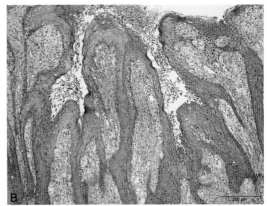

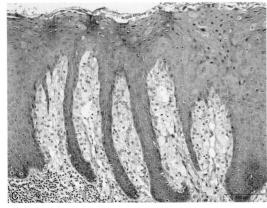

图 4-1-11　疣状黄瘤
A. 疣状型（HE 染色,100×）;B. 乳头状型（HE 染色,
100×）;C. 平坦型（HE 染色,200×）。

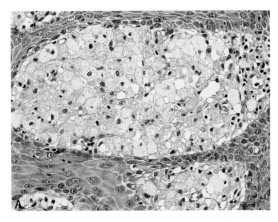

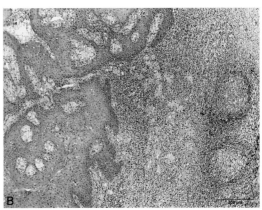

图 4-1-12　疣状黄瘤
A. 结缔组织乳头内大量的泡沫细胞聚集（HE 染色,400×）;B. 淋巴滤泡形成（HE 染色,100×）。

【鉴别诊断】

疣状黄瘤发病率较低,临床表现无特异性,因此,大多数情况下,临床上被误诊为乳头状瘤、寻常疣、纤维上皮息肉等。其组织病理学特点明确,注意与以下疾病鉴别。

1. 黄色瘤（xanthoma）　多见于皮肤,一般与血脂代谢异常有关,临床上患者多伴有高胆固醇血症,镜下以增生的泡沫状组织细胞为主,部分病变可见多核巨细胞（图顿巨细胞）。疣状黄瘤中无图顿巨细胞出现,亦与脂质代谢无关,表皮呈特征性的疣状增生。

2. 颗粒细胞瘤（granular cell tumor）　肿瘤细胞较大,呈多角形或圆形,细胞质丰富,内含均匀分布的嗜伊红颗粒（图 4-1-13）。PAS 染色阳性,S100 蛋白阳性,CD68 可阳性。目前认为,颗粒细胞瘤可能源于施万（Schwann）细胞。而疣状黄瘤泡沫细胞 S100 蛋白阴性,CD68 阳性,目前认为源于单核巨噬细胞。

3. 寻常疣（verruca vulgaris） 颗粒层明显,含粗的透明角质颗粒,表面棘层可见大量的凹空细胞,真皮乳头层无泡沫细胞。

【问题】口腔黏膜常见的呈疣状/乳头状外观的病变有哪些?

思路:

①良性病变:鳞状细胞乳头状瘤、寻常疣、尖锐湿疣、局灶性上皮增生、纤维上皮息肉、疣状黄瘤、乳头状增生、乳头状唾液腺瘤、口腔黑棘皮病等。②潜在恶性病变:疣状增生、乳头状异常增生、增殖性疣状白斑。③恶性病变:疣状癌、乳头状鳞状细胞癌。

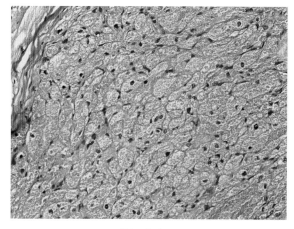

图 4-1-13 颗粒细胞瘤（HE 染色,400×）

 知识点

疣状黄瘤的鉴别诊断

1. 黄色瘤 多见于皮肤,一般与血脂代谢异常有关,临床上患者多伴有高胆固醇血症。镜下以增生的泡沫状组织细胞为主,部分病变可见多核巨细胞(图顿巨细胞)。

2. 颗粒细胞瘤 肿瘤细胞较大,呈多角形或圆形,细胞质丰富,内含均匀分布的嗜伊红颗粒。颗粒细胞瘤 S100 蛋白阳性,CD68 可阳性。疣状黄瘤泡沫细胞 S100 蛋白阴性,CD68 阳性。

3. 寻常疣 颗粒层明显,含粗的透明角质颗粒,表面棘层可见大量的凹空细胞,真皮乳头无泡沫细胞。

【病例】

患者,女性,39 岁。左侧下颌磨牙颊侧牙龈黄豆大小肿物半年。

患者 6 个月前偶然发现左侧下颌磨牙区牙龈肿物,无任何不适,未治疗。来我院就诊,门诊以"右侧颊部牙龈肿物"收入院。

专科检查:颌面部对称,开口度、开口形正常,双侧颞下颌关节动度一致,未闻及关节弹响,耳屏前无压痛。双侧颌下、下颌下、颈部未触及肿大淋巴结。口内检查见 36、37 颊侧牙龈有 0.5cm×1.0cm 大小肿物,呈疣状外观,颜色苍白。余未见异常。

临床诊断:36、37 颊侧牙龈肿物。

临床治疗:在局部麻醉下于肿物外 0.5cm 行肿物切除。

肉眼观察:肿物大小为 0.5cm×10.0cm,突起黏膜,与周围组织界限清楚。

光镜观察:病变呈疣状/乳头状增生,黏膜上皮反复下陷折叠(图 4-1-14A)。黏膜上皮增厚,表面不全角化,并可见角质栓塞(图 4-1-14B)。上皮钉突延长、增宽,细胞分化良好,无核分裂象。结缔组织乳头向上抬高,黏膜固有层内毛细血管和胶原纤维之间瘤细胞聚集成片,胞体宽大、呈圆形或被聚集挤压成多边形细胞,界限清楚,细胞质丰富含脂质,细胞核小、固缩深染,位于中央的是泡沫细胞或黄瘤细胞(图 4-1-14C)。免疫组织化学显示,泡沫细胞 CD68 表达阳性(图 4-1-14D)。

病理诊断:(36、37 颊侧牙龈)疣状黄瘤。

【病例讨论】

疣状黄瘤的病因和发病机制是什么?

疣状黄瘤的病因和发病机制尚不明确。本病不伴发全身性脂质代谢异常,可能与吸烟、外伤等局部刺

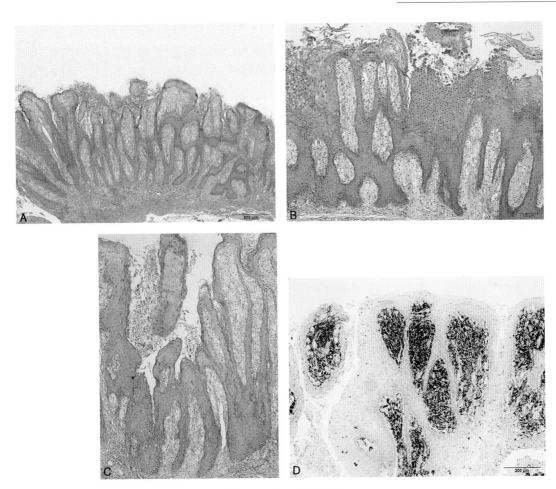

图 4-1-14　疣状黄瘤

A. 病变呈乳头状增生（HE 染色，40×）；B. 黏膜上皮增厚，表面不全角化（HE 染色，100×）；C. 黏膜固有层内
泡沫细胞（HE 染色，200×）；D. 泡沫细胞 CD68 表达阳性（SP，100×）。

激有关。多数研究表明，在疣状黄瘤中，不明原因退变的上皮细胞诱导中性粒细胞到达表皮，吞噬了上皮细胞碎片。真皮层泡沫细胞内的脂质来源于上皮细胞碎片的细胞膜系统中的脂质成分。泡沫细胞属于单核巨噬细胞。病变为炎症性质的良性病变。

四、牙　龈　瘤

　　牙龈瘤（epulis）是指发生于牙龈的局限性反应性增生性病变，可能来源于牙周膜及颌骨牙槽突结缔组织。"epulis"一词来源于希腊文，原意为"龈上包块（on the gum）"，因此，牙龈瘤是一个根据部位命名的临床名词。

　　关于牙龈瘤的分类和命名，国内不同书籍中的观点不尽一致。第 8 版《口腔组织病理学》教材中提到，组织病理学上将牙龈瘤分为三型，即纤维性牙龈瘤（fibrous epulis）、血管性牙龈瘤（vascular epulis）和巨细胞性牙龈瘤（giant cell epulis）。其中，肉芽肿性牙龈瘤（granulomatous epulis）和血管性牙龈瘤在组织学上非常相似，难以区分，因此合并为一种类型。纤维性牙龈瘤中，如果含有较多的骨化成分，则可称其为钙化/骨化性纤维性牙龈瘤（calcifying/ossifying fibrous epulis）。由于牙龈瘤是一个临床名词，所以国外口腔病理书籍常将"牙龈瘤"下常见的各种病变分开介绍，包括外周性纤维瘤（peripheral fibroma）、外周性骨化性纤维瘤（peripheral ossifying fibroma）、化脓性肉芽肿（pyogenic granuloma）和外周性巨细胞肉芽肿（peripheral giant cell granuloma），分别对应国内口腔病理学教材的纤维性龈瘤、钙化/骨化性纤维性龈瘤、血管性龈瘤和巨细胞性龈瘤。

本节从病理学角度出发，介绍外周性纤维瘤、外周性骨化性纤维瘤、化脓性肉芽肿和外周性巨细胞肉芽肿。由于这些疾病与一些相关的其他疾病的名称较混乱，下面分别简要介绍。

纤维瘤是常见的口腔结缔组织增生性病变，绝大多数情况下并不是一种真性肿瘤，而是因局部刺激因素或创伤所引起的反应性纤维结缔组织增生，因此，也称为刺激性纤维瘤（irritation fibroma）、创伤性纤维瘤（traumatic fibroma）、局灶性纤维组织增生（focal fibrous hyperplasia）、纤维性结节（fibrous nodule）或纤维上皮息肉（fibroepithelial polyp）等。纤维瘤好发于颊黏膜，唇、舌、牙龈也是常见部位。其中，发生于牙龈的纤维瘤即外周性纤维瘤或纤维性龈瘤。

外周性骨化性纤维瘤是一种较常见的牙龈反应性增生性病变。尽管名称相似，但是外周性骨化性纤维瘤并不是骨内中央型骨化性纤维瘤的软组织型。以前认为，外周性骨化性纤维瘤与外周性牙源性纤维瘤是同义词，但是现在认为后者是一种独特的肿瘤。

化脓性肉芽肿是局部刺激或创伤所引起的机体的一种强烈的组织反应。尽管其名称中有"肉芽肿"，但是这种疾病不是真正的肉芽肿。化脓性肉芽肿可以发生在口腔黏膜各个部位，但是75%的病变发生于牙龈，此时，又称为肉芽肿性龈瘤或血管性龈瘤。牙龈化脓性肉芽肿经常发生于妊娠期妇女，又称为妊娠性龈瘤（pregnancy epulis）或妊娠性肿瘤（pregnancy tumors）。

外周性巨细胞肉芽肿几乎都发生于牙龈（巨细胞性龈瘤），镜下表现与中央性巨细胞肉芽肿相似。一些学者认为，外周性巨细胞肉芽肿是骨内中央型的软组织型；另一些学者则认为两者为不相关的病变。

【临床要点】

1. 纤维性龈瘤/外周性纤维瘤　纤维性龈瘤可发生于各年龄组，但30~50岁者多见，女性多于男性（2:1），为有蒂或无蒂包块，质地坚实，颜色与附近牙龈相同。如有炎症或血管丰富者，则色泽较红。如果表面有溃疡，则可覆盖黄色纤维素性渗出物。

2. 外周性骨化性纤维瘤　几乎都发生于牙龈或牙槽嵴，上颌骨比下颌骨稍多见，一半以上的病例发生在切牙-尖牙区，通常不累及牙齿。本病好发于青少年，发病高峰年龄为10~19岁，约2/3发生于女性。临床表现为结节状肿块，有蒂或无蒂，通常从牙乳头发散出来，颜色红色或粉色，表面常见溃疡。大多数病变直径<2.0cm。

3. 化脓性肉芽肿/血管性龈瘤　上颌牙龈稍多于下颌牙龈，前部牙龈受累者多于后部牙龈，牙龈唇颊侧多于舌侧。本病可发生于任何年龄，但儿童和青少年多见。好发于女性，可能与女性激素对血管的作用有关。病损表现为质地柔软的紫红色包块，常伴有溃疡和出血。出血可以是自发性的，或在轻伤之后。妊娠性龈瘤可发生于妊娠期的第4~36周的任何时间，以妊娠前12周多见。分娩之后，妊娠性龈瘤可以自发消退，或缩小而表现为纤维性龈瘤。

4. 巨细胞性龈瘤/外周性巨细胞肉芽肿　几乎都发生在牙龈或无牙的牙槽嵴，下颌牙龈比上颌牙龈稍多见。本病可发生于任何年龄，常见于10~70岁，平均年龄30~40岁。大约60%的病例发生于女性，女性较男性多见。包块有蒂或无蒂，呈暗红色，可发生溃疡。病变发生在牙间区者，颊和舌侧肿物与牙间狭窄带相连，形成一种时漏状（hour-glass shape）外观。

【病理学特征】

1. 纤维性龈瘤/外周性纤维瘤　病变由纤维结缔组织构成，通常为致密的、纤维化的结缔组织，部分可表现为疏松结缔组织，胶原束呈放射状、环形或不规则排列（图4-1-15A）。病变周围无明显包膜，与周围结缔组织相混合。表面覆有复层鳞状上皮，可有溃疡形成。上皮下方有数量不等的炎症细胞浸润，以淋巴细胞、浆细胞为主（图4-1-15B）。

2. 外周性骨化性纤维瘤　基本病理表现为纤维组织增生，伴矿化物质形成。矿化成分的种类多样，可以是骨、牙骨质样物质或营养不良性钙化，通常混合出现（图4-1-16）。形成的骨通常为编织骨或小梁骨，但病程长的病变多为板层骨，未矿化的小梁状骨样组织并不少见。表面上皮可发生溃疡。

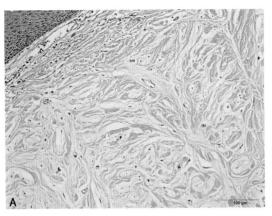
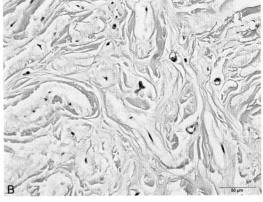

图 4-1-15　纤维性龈瘤/外周性纤维瘤

A. 鳞状上皮下致密纤维结缔组织呈不规则排列（HE 染色，200×）；B. 局部纤维黏液变性，少许慢性炎症细胞浸润（HE 染色，400×）。

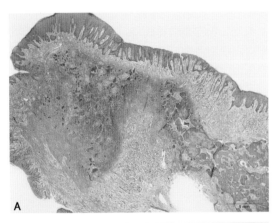
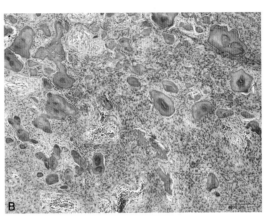
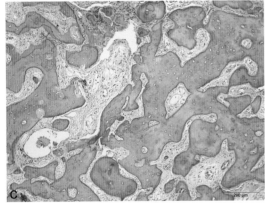

图 4-1-16　外周性骨化性纤维瘤

A. 鳞状上皮下纤维性肿块，中央牙骨质/骨化明显（HE 染色，20×）；B. 纤维结缔组织中有大量牙骨质样矿化物（HE 染色，100×）；C. 小梁状骨样组织（HE 染色，100×）。

3. 化脓性肉芽肿/血管性龈瘤　组织学特点是大量的血管增生，类似于肉芽组织，大量小的或稍大的内衬内皮细胞的管腔形成，腔内充满红细胞（图 4-1-17）。这些血管有时呈分叶状排列。表面常见溃疡形成，间质常水肿，中性粒细胞、浆细胞、淋巴细胞浸润，溃疡下区更明显。时间长的病变可有纤维化的区域。

4. 巨细胞性龈瘤/外周性巨细胞肉芽肿　镜下见富于血管和细胞的间质内含有多核破骨细胞样细胞，巨细胞大小和形态不一，常呈灶性聚集，巨细胞周界清楚，病变区与覆盖的鳞状上皮之间有纤维组织间隔（图 4-1-18A）。单核间质细胞呈卵圆形或梭形（图 4-1-18B）。毛细血管丰富，常见出血灶及含铁血黄素沉着。50% 的病例表面有黏膜溃疡形成。病变区与覆盖的鳞状上皮之间常有纤维组织间隔。邻近组织常有急性和慢性炎症细胞浸润，病变内可见骨小梁或骨样组织形成。

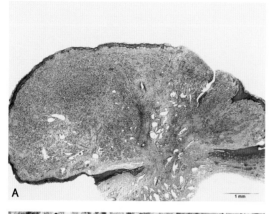

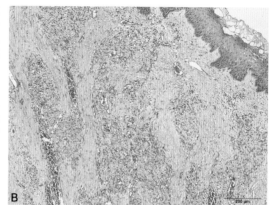

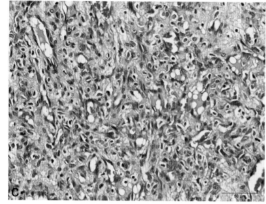

图 4-1-17 化脓性肉芽肿/血管性龈瘤
A. 病变由肉芽组织构成,表面溃疡,结缔组织内血管内皮细胞增生(HE 染色,20×);B. 血管内皮细胞增生,管腔内充满红细胞(HE 染色,100×);C. 血管内皮细胞增生,散在慢性炎症细胞浸润(HE 染色,400×)。

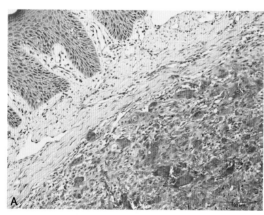

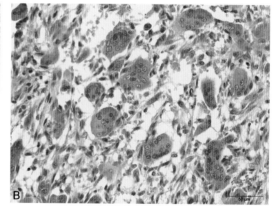

图 4-1-18 巨细胞性龈瘤/外周性巨细胞肉芽肿
A. 病变区与覆盖的鳞状上皮之间有纤维组织间隔(HE 染色,200×);B. 高倍镜下示多核巨细胞和卵圆形、梭形的单核间质细胞(HE 染色,400×)。

【鉴别诊断】

1. **纤维性龈瘤/外周性纤维瘤** 本病诊断通常很容易,但有时与晚期的化脓性肉芽肿鉴别困难。事实上,许多外周性纤维瘤可能就是化脓性肉芽肿纤维化成熟后的产物。

2. **外周性骨化性纤维瘤** 需要与外周性牙源性纤维瘤相鉴别,后者基质中常见牙本质样物质,并常可见牙源性上皮岛或条索(图 4-1-19)。

3. **化脓性肉芽肿/血管性龈瘤** 需要与分叶状毛细血管瘤相鉴别,后者增生的血管内皮细胞和毛细血管呈分叶状排列分布(图 4-1-20)。除非受到刺激,分叶状毛细血管瘤中很少有炎症细胞浸润。化脓性

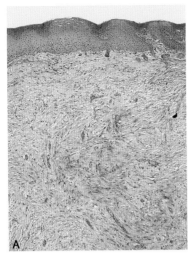
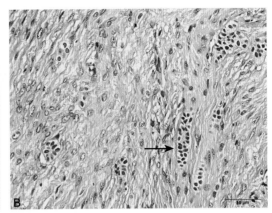

图 4-1-19 外周性牙源性纤维瘤

A.纤维组织增生及牙源性上皮条索(HE 染色,100×);B.牙源性上皮(箭头示)(HE 染色, 400×)。

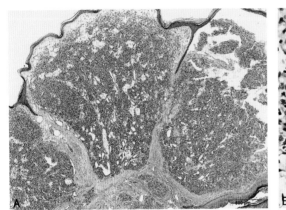
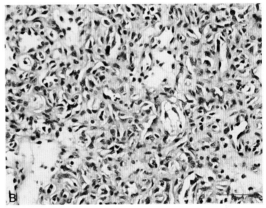

图 4-1-20 分叶状毛细血管瘤

A.病变呈分叶状(HE 染色,40×);B.血管内皮细胞增生(HE 染色,400×)。

肉芽肿有时也可呈分叶状排列,但是大量炎症细胞浸润是其特点。

4. 巨细胞性龈瘤/外周性巨细胞肉芽肿 需要与其他含有巨细胞的病变相鉴别,包括中心性巨细胞肉芽肿、棕色瘤、巨颌症及巨细胞纤维瘤等。中心性巨细胞肉芽肿、棕色瘤、巨颌症都发生于骨内,可通过临床表现和影像学检查鉴别。巨细胞纤维瘤是一种具有独特临床病理特征的纤维性肿瘤,临床表现为无症状、无蒂或有蒂的结节,直径常<1cm,表面常呈乳头状。本病通常发生于年轻人,女性较多见。大约50% 的病例发生于牙龈,其次为舌和腭。下颌牙龈的发生率是上颌牙龈的 2 倍。组织学表现为血管纤维性结缔组织肿块,通常排列疏松,表面见大量体积较大的、星形的、多核的成纤维细胞浸润(图 4-1-21)。

【问题 1】牙龈常见的局限性增生性病变有哪些?

思路:常见的牙龈局限性增生性病变包括两大类。①反应性增生性病变:包括外周性纤维瘤、外周性骨化性纤维瘤、化脓性肉芽肿、外周性巨细胞肉芽肿、增生性龈炎、先天性颗粒细胞瘤(新生儿先天性龈瘤)、炎症性纤维性增生(缝龈瘤);②肿瘤:外周性牙源性纤维瘤、巨细胞纤维瘤、侵袭性纤维瘤病等。

【问题 2】常见的弥漫性牙龈增生的疾病有哪些?

思路:增生性龈炎、遗传性牙龈纤维瘤病、药物性牙龈肥大(苯妥英钠、环孢素、硝苯地平等)、激素相关牙龈增生(青春期龈炎、妊娠期龈炎)、系统性疾病引起的弥漫牙龈增生(如白血病、肉芽肿性多血管炎等)。

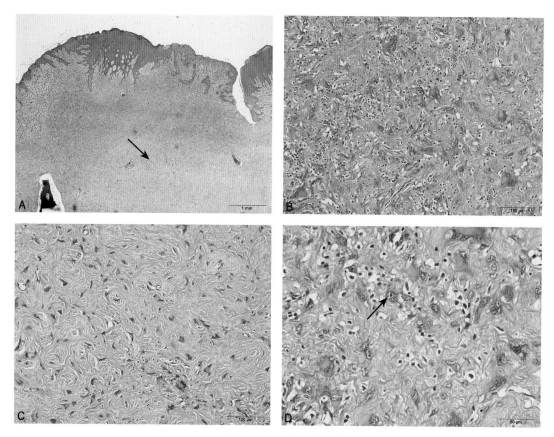

图 4-1-21 巨细胞纤维瘤

A. 牙龈及其下方病变区(箭头示)(HE 染色,20×);B. 血管纤维性结缔组织(HE 染色,200×);C. 病变成熟区(HE 染色,200×);D. 体积较大的、星形的、多核的成纤维细胞(箭头示)(HE 染色,400×)。

 知识点

牙龈瘤的鉴别诊断

1. 纤维性龈瘤/外周性纤维瘤 有时与晚期的化脓性肉芽肿鉴别困难。事实上,许多外周性纤维瘤可能就是化脓性肉芽肿纤维化成熟后的产物。

2. 外周性骨化性纤维瘤 外周性牙源性纤维瘤常见牙本质样物质,并常可见牙源性上皮岛或条索。外周性骨化性纤维瘤常见骨样或牙骨质样物质,无牙源性上皮岛或条索。

3. 化脓性肉芽肿/血管性龈瘤 与婴幼儿毛细血管瘤相鉴别,婴幼儿毛细血管瘤中增生的血管内皮细胞和毛细血管呈小叶状排列分布,一般无炎症细胞浸润。

4. 巨细胞性龈瘤/外周性巨细胞肉芽肿 中心性巨细胞肉芽肿、棕色瘤、巨颌症都发生于骨内,可通过临床表现和影像学检查鉴别。巨细胞纤维瘤的组织学表现为血管纤维性结缔组织肿块,表面见大量体积较大的、星形的、多核的成纤维细胞浸润。

【病例】

患者,男性,36 岁。左侧下颌颊侧牙龈肿物 3 年,缓慢增大。患者未经治疗,门诊以"左侧下颌牙龈肿物"收入院。

专科检查:颌面部对称,皮肤颜色、质地、皮温均正常。患者开口度、开口形正常,颞下颌关节无弹响、压痛及杂音。34、35 颊侧牙龈可见 2.0cm×1.5cm 大小肿物,表面光滑,界限清楚,质地坚实,有蒂。34、35 轻度松动,口腔卫生状况较差,牙石Ⅱ度。双侧下颌下及颈部未触及肿大淋巴结。

临床诊断：左侧下颌牙龈瘤。

临床治疗：在全身麻醉下行左侧下颌牙龈瘤切除，并拔除34、35。缝合伤口。

肉眼观察：肿物大小为 2.0cm×1.5cm，质地坚韧。

光镜观察：病变为致密的、纤维化的结缔组织，部分可表现为疏松结缔组织，胶原纤维束呈放射状、环形或不规则排列。病变周围无包膜，与周围结缔组织相混合。病变处有以淋巴细胞、浆细胞为主的炎症细胞浸润（图 4-1-22）。

病理诊断：（34、35 区）纤维性龈瘤/外周性纤维瘤。

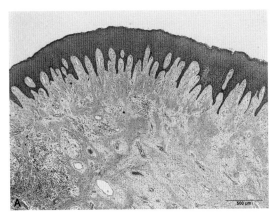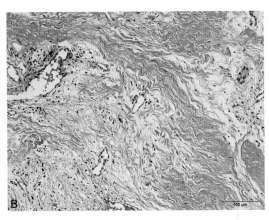

图 4-1-22　纤维性龈瘤/外周性纤维瘤

A. 鳞状上皮下纤维结缔组织增生，局部灶性炎症细胞浸润（HE 染色，40×）；B. 胶原纤维束不规则排列，散在慢性炎症细胞浸润（HE 染色，200×）。

【病例讨论】

常见的先天性牙龈包块有哪些？

在先天性牙龈包块中，先天性牙龈瘤是最常见的，也是被口腔医师所熟知的。但是正如前面所述，牙龈瘤只是一个临床名词。先天性牙龈瘤的组织学类型可能有很多种，最常见的是颗粒细胞型，也称为先天性颗粒细胞瘤。表现为先天性牙龈包块的病变，还有迷离瘤、错构瘤，这些病变临床上常诊断为先天性牙龈瘤。此外，上皮珠、婴儿黑色素神经外胚层肿瘤，以及一些好发于婴幼儿的良性或恶性肿瘤性病变，也需要考虑到。

五、口腔黏膜色素痣

色素痣（nevus pigmentosus，WHO ICD-O code 8761/0）又称黑色素细胞痣（melanocytic naevus）、痣细胞痣（nevocytic nevus），为黑色素细胞的良性肿瘤。本病主要发生于皮肤，口腔黏膜少见。

【临床要点】

1. 口腔黏膜色素痣可发生于任何年龄，平均年龄为 35 岁，约 2/3 发生于女性。

2. 病变最常累及的部位是牙龈、腭，其次是颊、唇黏膜、牙槽嵴和唇红部。病变多为单发，少数可累及两个以上的部位。

3. 病变大多数不超过 0.5cm，黏膜表面高起或不高起，20% 表现为无色素性。

【病理学特征】

色素痣由较小的圆形或多角形细胞（痣细胞）组成，细胞核小、均匀，含中等量嗜酸性细胞质，细胞界限不清晰，呈巢状分布。色素痣根据其所处的发育时期进行组织学分型，即根据痣细胞与表面上皮和下层结缔组织之间的关系来分型。在早期,痣细胞仅见于沿上皮基底细胞层分布,尤其在上皮钉突顶端,这一时期的病变称为交界痣(junctional nevus)(图 4-1-23A)。随着痣细胞的增殖,色素痣开始进入固有层,由于痣细胞同时存在于上皮和结缔组织内,病变称为混合痣(compound nevus)(图 4-1-23B)。在后期,上皮内已看不见痣细胞巢,而色素痣仅位于结缔组织内,称为黏膜内痣(intramucosal nevus)(图 4-1-23C)。病变表面细胞呈上皮样,常可见细胞内黑色素,有聚集成痣细胞团的趋势,病变中心的痣细胞呈淋巴细胞样外观,深部的痣细胞类似于施万细胞或成纤维细胞。

　　蓝痣(blue nevus)是色素痣的另一种类型,组织学表现为黏膜上皮下固有层见细胞质含色素的痣细胞,且平行排列,细胞多为细长梭形,少数为圆形、卵圆形和多角形,细胞分化好,无异型,核仁不明显,无核分裂象(图 4-1-23D)。色素呈匀细黑色,无折光,数量不等。

　　口腔黏膜色素痣以黏膜内痣最为常见,其次为蓝痣,而交界痣较少见。

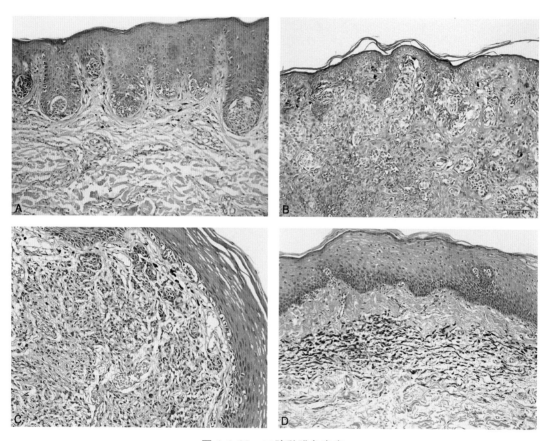

图 4-1-23　口腔黏膜色素痣

A. 交界痣(HE 染色,200×);B. 混合痣(HE 染色,200×);C. 黏膜内痣(HE 染色,200×);D. 蓝痣,结缔组织内含色素的痣细胞平行排列(HE 染色,200×)。

【免疫组织化学特征】

　　黑色素细胞的标志物 S100 蛋白、HMB45、Melanin A 阳性。

【鉴别诊断】

　　1. 黏膜黑斑(melanotic macule)　又称为局灶性黑变症(focal melanosis),是由局部黑色素沉积,并可能伴有黑色素细胞数目增多而引起的黏膜颜色改变。本病可发生于任何年龄,平均年龄为 43 岁。病变常见于唇、牙龈、腭、颊、舌等黏膜。临床外观呈棕黄色或黑色,圆形或椭圆形的斑块,可稍高出黏膜,直径多在 0.5~1.0cm,常为孤立性损害,偶见多发性病损。组织学特点为复层鳞状上皮基底层和副基底层过度色素沉着

（图4-1-24），黑色素细胞一般没有明显变化或有轻度增加，结缔组织内常有噬色素细胞和轻度炎症细胞浸润。

2. 口腔黑棘皮瘤（oral melanoacanthoma）又称黑棘皮病（acanthosis nigricans），是一种少见的口腔黏膜色素获得性良性病变。口腔黑棘皮瘤与皮肤黑棘皮瘤无关，后者一般认为是脂溢性角化病的变异型。本病好发于非洲裔人群，女性多见，好发年龄为30~40岁。病变主要发生于颊、唇、腭、牙龈和牙槽黏膜等。常无症状，临床表现为光滑、扁平或轻微的隆起，呈深棕色或黑色，通常生长迅速，直径常>1.0cm。组织学上表现为病变上皮全层内散在分布大量良性树枝状黑色素细胞，上皮棘层常增厚，可见海绵状水肿，基底层色素增加（图4-1-25）。固有层内可见色素沉积、噬色素细胞和不同程度慢性炎症细胞浸润。

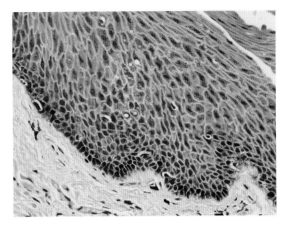

图4-1-24　黏膜黑斑

黏膜基底层色素沉积（HE 染色，400×）。

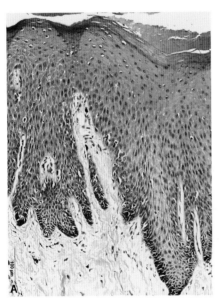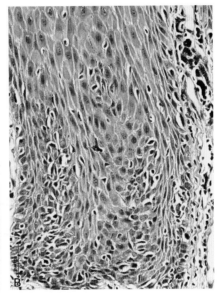

图4-1-25　口腔黑棘皮瘤

A. 上皮全层内散在分布大量良性树枝状黑色素细胞（HE 染色，200×）；B. 细胞质透亮的黑色素细胞（HE 染色，400×）。

3. 汞纹（amalgam tattoo）　病变常发生于用银汞合金修复的牙齿邻近的软组织，最常累及牙龈、颊黏膜、舌、腭等，直径常≤1.0cm，呈灰色斑状，不随时间的延长而改变。色素性颗粒物在结缔组织内沉积（图4-1-26）而不在上皮内，沿胶原纤维排列，与基底膜平行，环绕小血管。团块周围有慢性炎症反应，并可见巨噬细胞与多核巨细胞构成的异物性肉芽肿。色素细胞标记物阴性。

4. 恶性黑色素瘤　来自表皮基底层黑色素细胞，与表皮有交界活动，可形成结节，常见浸润性生长，瘤细胞增生活跃，细胞明显异型，且易见不典型核分裂象，可出现明显的、大的嗜酸性核仁，常伴坏死。

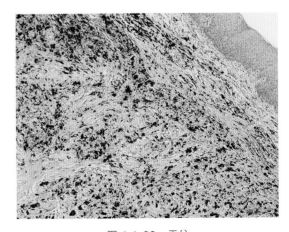

图4-1-26　汞纹

结缔组织内有大量色素性颗粒物沉积（HE 染色，200×）。

【问题1】口腔黏膜局灶性色素性疾病主要有哪些?

思路:口腔黏膜色素痣、黏膜黑斑、口腔黑棘皮瘤、口腔炎症性色素沉着、汞纹等。

【问题2】口腔黏膜弥漫性或多灶性色素沉着性疾病主要有哪些?

思路:①生理性色素沉着(physiologic pigmentation)。②药物相关性色素沉着(medication-related pigmentation),常见药物有氯喹(抗疟药)、氯法齐明(抗麻风药)、镇静剂、激素类药物、重金属、抗心律失常药(奎尼丁、胺碘酮)、米诺环素、伊马替尼等。③系统性疾病相关性色素沉着(pigmentation associated with systemic disease),如原发性慢性肾上腺皮质功能减退症(Addison's disease)、神经纤维瘤病、多发性骨性纤维结构不良(Albright's syndrome)、色素沉着息肉综合征(Peutz-Jeghers syndrome)等。④口腔炎症性色素沉着。⑤口腔黑棘皮瘤。⑥恶性黑色素瘤。

 知识点

口腔黏膜色素痣的鉴别诊断

1. 黏膜黑斑 复层鳞状上皮基底层和副基底层过度色素沉着,黑色素细胞一般没有明显变化或有轻度增加。

2. 口腔黑棘皮瘤 上皮全层内散在分布大量良性树枝状黑色素细胞,上皮棘层常增厚,可见海绵状水肿,基底层色素增加。

3. 汞纹 色素性颗粒物在结缔组织内沉积而不在上皮内,沿胶原纤维排列,与基底膜平行,环绕小血管。

4. 恶性黑色素瘤 常见浸润性生长,瘤细胞增生活跃,细胞明显异型,且易见不典型核分裂象,可见明显的、大的嗜酸性核仁,常伴坏死。

【病例】

患者,女性,23岁。左侧上腭黑色素痣2年余。

患者2年前发现左侧上腭有一黑色病变,未经任何治疗。门诊以"左侧上腭色素痣"收入院。

专科检查:双侧面部对称,颌面部未见异常。双侧下颌下及颈部未触肿大淋巴结。左侧上腭可见一大小为0.2cm×0.5cm的黑色痣,不高出黏膜表面,无触痛。

临床治疗:局麻下手术,沿病损外0.5cm处切除病变组织,缝合创口。

临床诊断:(左侧上腭)色素痣。

肉眼观察:病变大小为0.2cm×0.5cm,表面平坦。

光镜观察:黏膜鳞状上皮下结缔组织内,色素痣由圆形或多角形的痣细胞组成,呈巢状分布(图4-1-27)。

病理诊断:(左侧上腭)黏膜内痣。

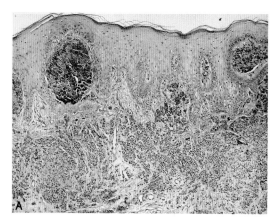
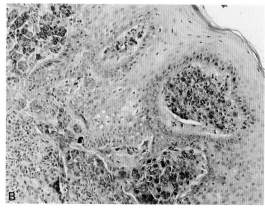

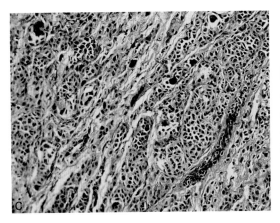

图 4-1-27　黏膜内痣
A. 固有层内色素痣细胞聚集（HE 染色,100×）;B. 表层痣细胞有大量色素沉积（HE 染色,200×）;C. 痣细胞呈圆形或卵圆形,细胞质少,有少量色素沉积（HE 染色,200×）。

【病例讨论】

　　黑色素细胞痣与黑色素瘤的鉴别诊断要点:黑色素细胞痣的诊断应基于结构和细胞学特征的组织学标准,同时结合临床特征。黑色素细胞痣体积较小（直径常<0.3cm）,对称分布,边界清晰,无上皮内单个肿瘤细胞及巢状浸润等上皮浸润破坏改变。

第二节　口腔潜在恶性病变和口腔上皮异常增生

一、口腔潜在恶性疾病

　　黏膜上皮具有一定癌变风险的口腔黏膜疾病曾根据不同的分类和定义被冠以口腔黏膜癌前病变（precancerous lesion of oral mucosa）或口腔黏膜癌前状态（precancerous condition of oral mucosa）等术语。然而这些术语在概念理解上容易发生混淆,因此 2017 年《WHO 分类头颈肿瘤分册》正式提出口腔潜在恶性疾病（oral potential malignant disorder,OPMD）的概念,用以更加明确地表述和概括具有癌变风险的口腔黏膜病。OPMD 基本涵盖了过去"口腔黏膜癌前病变"和"口腔黏膜癌前状态"定义之下的所有疾病,并在此基础上稍作调整,主要包括下列黏膜疾病:口腔红斑病、红白斑、口腔白斑病、口腔黏膜下纤维性变、先天性角化不良、无烟烟草角化症、倒吸烟相关的腭部病损、慢性口腔念珠菌病、口腔扁平苔藓、盘状红斑狼疮、梅毒性舌炎、日光性角化症（仅唇部）。

　　虽然 OPMD 具有一定的癌变风险,但大部分的癌变率较低,且大多数可能逆转或缓解。例如,据统计口腔白斑病的总体癌变率仅为 1%~2%。在 OPMD 癌变过程中,随着病变区黏膜上皮细胞中基因改变的不断累积,上皮组织结构和细胞形态会逐渐发生一系列异常变化,这种变化会进一步增加上皮组织向鳞状细胞癌发展的风险,称为口腔上皮异常增生（oral epithelial dysplasia）。目前,上皮异常增生是最为重要的OPMD 癌变风险评估指标。Meta 分析显示,口腔上皮异常增生的癌变率约为 12%。

二、口腔上皮异常增生

　　口腔上皮异常增生又称为上皮内瘤变（intraepithelial neoplasia）,主要病理特征包括上皮细胞的异常增殖、成熟和分化。组织病理学表现为上皮组织结构紊乱和细胞非典型性。其中,上皮组织结构紊乱主要指上皮层次、组织形态、细胞排列、分布和角化部位的改变。细胞非典型性主要指细胞、细胞核、核仁和染色质的异常改变（表 4-2-1）。

表 4-2-1 上皮异常增生的主要病理特征

组织结构改变	细胞非典型性改变	组织结构改变	细胞非典型性改变
上皮层次紊乱	细胞核体积异常	上皮表层出现异常核分裂象	细胞核质比例升高
基底细胞极性消失	细胞核形态异常	单个细胞内发生不成熟角化	非典型核分裂象
水滴状上皮钉突	细胞体积异常	上皮钉突内出现角化珠	核仁数量和大小增加
细胞核分裂象增多	细胞形态异常	上皮细胞间隙增大、黏附丧失	染色质浓染

上述病理特征在不同的上皮异常增生组织中,可表现出不同的组合和病变项目数。目前,尚无统一的标准界定哪些或者多少条病理特征对应哪种级别的异常增生。因此,传统的分级方法是根据异常增生累及的上皮范围将其分为轻、中、重度三个等级。轻度异常增生常局限于上皮下 1/3 结构紊乱,并伴有细胞的非典型性改变。中度异常增生的结构紊乱和细胞非典型性延伸到上皮中 1/3 的区域。当异常增生的结构紊乱和细胞非典型性超过上皮全层 2/3 时,诊断为重度异常增生(图 4-2-1)。2017 年 WHO 将原位癌等同于重度异常增生。此外,如果上皮结构紊乱局限于上皮的下 1/3 或中 1/3,但细胞出现显著的非典型性,该种情况应划分为重度异常增生。

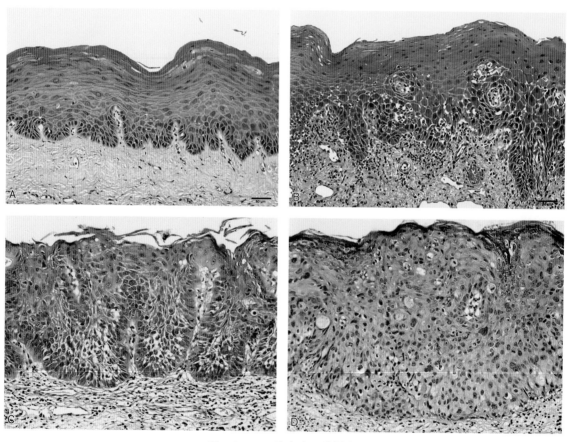

图 4-2-1 口腔上皮异常增生

A. 轻度异常增生(HE 染色,200×);B. 中度异常增生(HE 染色,200×);C. 重度异常增生(HE 染色,200×);D. 原位癌(HE 染色,200×)。

虽然上皮异常增生预示着较高的癌变风险(12%),但大多数异常增生不会进展为口腔癌。一项 15 年的癌变研究显示,轻、中、重度异常增生的癌变率分别为 6%、18%、39%。可见,上皮异常增生的癌变风险随着异常增生的级别增高而增长,且异常增生的出现预示着长期的癌变风险。

知识点

口腔上皮异常增生的二进制分级系统

由于上皮异常增生的诊断在很大程度上依赖病理医师的主观判断,因此多位病理医师的共同诊断能够显著提高诊断的准确性,并减少个体差异。近年来,为了提高上皮异常增生病理诊断的可重复性,一些学者依照喉部上皮异常增生的评级方案,提出了二进制系统(binary system),即低级别异常增生(low-grade dysplasia)和高级别异常增生(high-grade dysplasia)。高低级别之间的分界点为 4 项上皮结构紊乱特征和 4~5 项细胞非典型性特征。目前,二进制分级评分系统的可重复性有待大数据临床验证予以明确。

第三节 恶 性 病 变

一、口腔鳞状细胞癌

口腔鳞状细胞癌(oral squamous cell carcinoma,WHO ICD-O code 8070/3)是一种发生于口腔被覆鳞状上皮,具有不同程度鳞状分化的恶性上皮性肿瘤,特征是形成角化珠和/或出现细胞间桥。

【临床要点】

1. 口腔鳞状细胞癌是口腔最常见的恶性肿瘤,约占口腔恶性肿瘤的 90%。

2. 本病多发生于 40~60 岁的烟酒嗜好者,男性更易受累。

3. 病变好发于舌、牙龈、颊、唇、口底、腭部等。

4. 临床表现变化大,很大程度上取决于肿瘤的部位和分期。早期多表现为非均质性白斑、红斑、糜烂或溃疡。多数表现为凹陷性溃疡性病变或蕈样肿块。许多患者在最初发现时已发生局部淋巴结转移。

【病理学特征】

1. 肉眼观察

(1)从轻微的灰白色黏膜增厚至大的溃疡性、平坦或蕈样肿块(图 4-3-1A)。

(2)剖面呈灰白色,实性,界限不清(图 4-3-1B)。

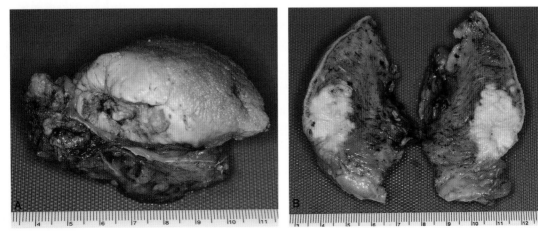

图 4-3-1 舌癌的肉眼观察

A.肿瘤表面隆起,形成大溃疡;B.肿瘤剖面实性,呈灰白色,边界不规则。

(河北医科大学口腔医学院王洁医师供图)

2. 光镜观察

（1）浸润的巢状和条索状肿瘤细胞有不同程度的鳞状分化（粉红细胞质、细胞间桥及角化珠形成）（图4-3-2A）。

（2）侵袭性生长是鳞状细胞癌的首要特征：侵袭性表现为病变上皮不规则延伸，通过基底膜到达上皮下结缔组织，可深达下层脂肪组织、肌肉或骨组织，并可能侵袭破坏血管、淋巴管（图4-3-2B）。常伴有间质纤维化及慢性炎症反应（图4-3-2C）。

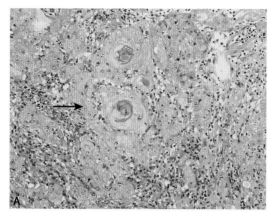
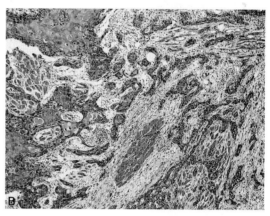
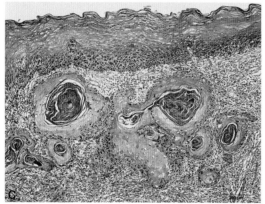

图4-3-2　口腔鳞状细胞癌
A.肿瘤细胞细胞质丰富,红染,伴角化珠形成（箭头示）（HE染色,200×）;B.肿瘤细胞浸润横纹肌（HE染色,100×）;C.鳞状细胞巢中央角化珠形成,伴慢性炎症细胞浸润（HE染色,100×）。

（3）根据肿瘤的恶性程度、细胞和细胞核的多形性,以及细胞分裂活性等,可将口腔鳞状细胞癌分为高分化/Ⅰ级、中分化/Ⅱ级、低分化/Ⅲ级。高分化者与正常的鳞状上皮类似,角化明显,核分裂象少,非典型核分裂象和多核细胞极少,细胞核和细胞多形性不明显（图4-3-3A）。中分化则具有独特的细胞核的多形性和核分裂象,包括非正常核分裂象,角化不常见（图4-3-3B）。低分化鳞状细胞癌以不成熟的细胞为主,有大量的正常或不正常的核分裂象,角化非常少（图4-3-3C）。角化在高分化或中分化鳞状细胞癌中均可出现,不能作为鳞状细胞癌分级的重要组织学标准。

（4）口腔鳞状细胞癌在组织学上存在异质性,即同一病例的不同部分癌细胞的分化、异型性、增殖活性和浸润能力等有差异（图4-3-3D）。

【免疫组织化学特征】

口腔鳞状细胞癌几乎都表达细胞角蛋白（CK）,包括AE1/AE3、34βE12、CK5、CK5/6、CK10、CK13、CK14、CK17、CK18和CK19,不表达CK7和CK20。口腔鳞状细胞癌还表达EMA和P63。低分化的鳞状细胞癌可能表达波形蛋白（vimentin）,不表达淋巴标记物（LCA）、黑色素细胞标记物（S100蛋白、HMB45、Melanin A）或其他肌源性标志物［肌动蛋白（actin）、结蛋白（desmin）］。

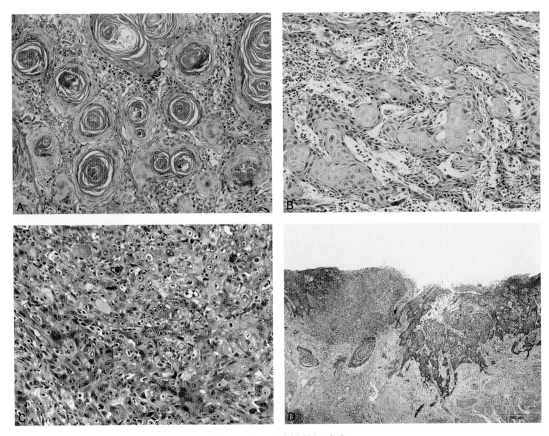

图 4-3-3　口腔鳞状细胞癌

A. 高分化（HE 染色,200×）;B. 中分化（HE 染色,200×）;C. 低分化（HE 染色,200×）;D. 左侧为低分化,右侧为高分化（HE 染色,40×）。

【鉴别诊断】

鳞状细胞癌的诊断通常很明确。偶尔需要与其他病变相鉴别,如假上皮瘤样增生、坏死性唾液腺化生等。

1. 假上皮瘤样增生（pseudoepitheliomatous hyperplasia）　是上皮的一种良性增生状态（图 4-3-4）。由于炎症或肿瘤的刺激,使被覆或邻近的鳞状上皮反应性过度增生,不规则延长的上皮脚深入间质中,病变广泛,甚至出现角化珠时看起来像浸润。尤其在横切面上增生的上皮与表面上皮分离时,似高分化鳞状细胞癌。但是增生的上皮细胞核质比不高,异型性不明显。

2. 坏死性唾液腺化生（necrotizing sialometaplasia）是一种累及小唾液腺的良性自限性病变。典型的临床表现为腭部黏膜形成火山口样溃疡。病理特点为小唾液腺腺泡的坏死伴有导管的明显增生和鳞状化生,病变组织仍保存唾液腺的小叶状结构（图4-3-5A）。鳞状上皮巢外形规则,多呈圆形,而不具备浸润性鳞状细胞癌的不规则状（有细胞坏死,而无角化）,鳞状化生的上皮细胞形态温和,细胞核无异型性（图 4-3-5B）。坏死性唾液腺化生鳞状上皮巢周边常有残留的肌上皮细胞,可通过钙调理蛋白（calponin）和平滑肌肌动蛋白（SMA）免疫标记。此外,坏死性

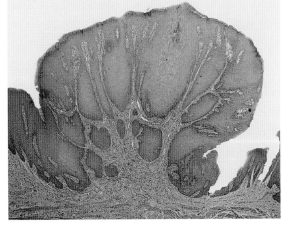

图 4-3-4　假上皮瘤样增生（HE 染色,40×）

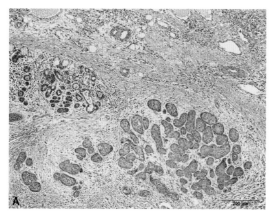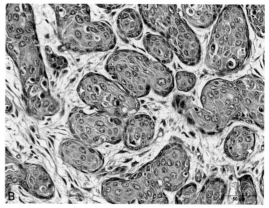

图 4-3-5 坏死性唾液腺化生

A. 腺体及鳞状化生区（HE 染色，100×）；B. 化生的鳞上皮细胞分化良好，无异型性及核分裂象（HE 染色，400×）。

唾液腺化生 Ki67 指数低，P53 常阴性或局灶阳性。

3. 鳞状细胞癌 外生性生长的鳞状细胞癌需要与疣状癌和乳头状鳞状细胞癌相鉴别。中-低分化的鳞状细胞癌需要与鳞状细胞癌的其他亚型相鉴别。其鉴别诊断还包括其他类型的恶性肿瘤，如实性型腺样囊性癌、恶性黑色素瘤、高级别神经内分泌癌、淋巴瘤等，通过免疫组织化学可以正确诊断（图 4-3-6）。

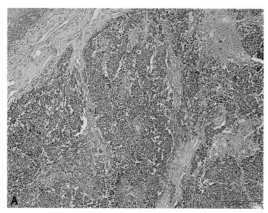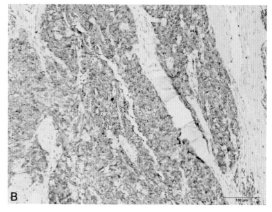

图 4-3-6 舌根神经内分泌癌

A. 肿瘤细胞小，细胞质少，细胞核深染（HE 染色，100×）；B. 肿瘤细胞 CgA 阳性（SP，200×）。

【问题 1】鳞状细胞癌的分级受哪些因素影响？

思路：①肿瘤组织具有异质性；②小块活检难以判断病变全貌；③组织固定和保存不良；④评价的依据仅是细胞的结构特征，而不是功能特征；⑤未对其周围支持组织评价。

【问题 2】外生性生长的鳞状细胞癌如何与具有外生性生长的鳞状细胞癌亚型相鉴别？

思路：具有外生性生长的鳞状细胞癌亚型有疣状癌和乳头状癌，需要与外生性鳞状细胞癌相鉴别。

外生性鳞状细胞癌由一个广基的瘤体构成，缺乏显著的分枝状纤维血管轴心，肿瘤细胞有异型性。疣状癌由厚的棒状乳头和具有明显角化的分化良好的鳞状上皮呈钝性突入间质内构成，鳞状上皮缺乏一般恶性肿瘤的细胞学改变。乳头状鳞状细胞癌以显著的乳头状生长为特点，乳头有纤细的纤维血管轴心，表面被覆明显恶性的鳞状细胞。疣状癌侵袭时，是由宽大、粗钝的上皮钉突组成的推进式浸润缘在同一水平上浸润。许多乳头状鳞状细胞癌并无明显浸润，可能代表鳞状上皮原位癌的一种类型。但是，这种癌性上皮的明显增生往往形成一个大的临床病变，超出通常原位癌的概念。不管是疣状癌还是乳头状，如果有多灶的浸润性癌成分，那么它们与传统性鳞状细胞癌的区别只是学术性的，应该按传统性的鳞状细胞癌进行分类和处理。

【问题3】口腔黏膜哪些病变常伴有假上皮瘤样增生?

思路:假上皮瘤样增生是导致口腔鳞状细胞癌诊断困难(特别是在小组织活检时)的常见原因。与假上皮瘤样增生有关的口腔黏膜病变包括颗粒细胞瘤、坏死性唾液腺化生、慢性增殖型念珠菌病、正中菱形舌炎等。

1. 颗粒细胞瘤　常见于舌部,肿瘤由较大的、多边形细胞构成,细胞质丰富,内含大量小而规则的嗜酸性颗粒。PAS和S100蛋白染色呈阳性。在高达30%的病例中,其被覆上皮表现为假上皮瘤样增生,可能被误认为鳞状细胞癌。

2. 坏死性唾液腺化生　累及小唾液腺的一种少见的良性自限性病变,临床和病理学上易被误认为恶性肿瘤。病理表现为腺泡坏死,导管增生、鳞状化生,但是小叶结构尚存,常伴表面上皮假上皮瘤样增生。

3. 慢性增殖型念珠菌病/念珠菌性白斑　病损对称性分布于口角内三角区,呈结节或颗粒状,或似黏膜白斑(图4-3-7A)。形态特征是黏膜上皮表层水肿,角化层内中性粒细胞聚集浸润和形成微脓肿,可见菌丝垂直或呈一定角度侵入角化层(图4-3-7B)。棘层增生肥厚,在典型病变中上皮有伸长的、宽基底的钉突深深延伸到下面的固有层。少数病例增生可能非常明显,以致看似浸润。基底细胞增生常见,分裂象可能比较多见。

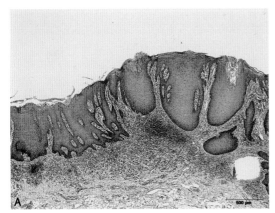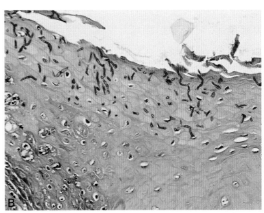

图 4-3-7　慢性增殖型念珠菌病
A.鳞状上皮呈假上皮瘤样增生(HE染色,40×);B.念珠菌菌丝(PAS染色,400×)。

4. 正中菱形舌炎　是发生在舌背"人"字沟前方、呈菱形的炎症样病损。组织学上显示为慢性增殖型念珠菌病的特点,经常有明显的推挤状的球茎状的棘层上皮钉突和容易被误诊为癌的假上皮瘤样增生。

鳞状细胞癌的鉴别诊断

1. 假上皮瘤样增生　不规则延长的上皮脚深入间质中,病变广泛,甚至出现角化珠时看起来像浸润。但是,增生的上皮细胞核质比不高,异型性不明显。

2. 坏死性唾液腺化生　腺泡坏死伴导管明显增生和鳞状化生,病变组织仍保存唾液腺的小叶状结构。鳞状上皮巢外形规则,多呈圆形,而不具备浸润性鳞状细胞癌的不规则状(有细胞坏死,而无角化),鳞状化生的上皮细胞形态温和,细胞核异型性小。鳞状上皮巢周边常有残留的肌上皮细胞,可通过calponin和SMA免疫标记,Ki67指数低,P53常阴性或局灶阳性。

3. 疣状癌　由厚的棒状乳头和具有明显角化的分化良好的鳞状上皮呈钝性突入间质内构成,鳞状上皮缺乏一般恶性肿瘤的细胞学改变。

4. 乳头状鳞状细胞癌 以显著的乳头状生长为特点,乳头有纤细的纤维血管轴心,表面被覆明显恶性的鳞状细胞。

5. 低分化鳞状细胞癌 需要与其他低分化肿瘤,如高级别神经内分泌癌、黑色素瘤、淋巴瘤等相鉴别,免疫组织化学有助于正确诊断。

【病例1】

患者,男性,69岁。左侧颊黏膜溃疡伴疼痛3月余。

患者3个月前发现左侧颊黏膜溃烂伴疼痛,病变逐渐增大,疼痛逐渐加重。来我院就诊,行局部组织活检,病理诊断为左侧颊黏膜鳞状细胞癌。门诊以"左侧颊黏膜鳞状细胞癌"收入院。

专科检查:双侧颌面部基本对称,开口度约3.0cm,颞下颌关节检查无弹响、压痛及杂音。左侧颊黏膜后份见一2.0cm×2.0cm大小的凹坑状溃疡面,形状不规则,界限不清,基底浸润明显,触痛明显。全口多个残根,口腔卫生差,全口牙中度牙石。左侧下颌下可触及一1.0cm×1.0cm大小的肿大淋巴结,质地较硬,活动度差,触痛明显。

临床治疗:在全身麻醉下行左侧颊黏膜恶性肿物局部扩大手术切除术,以及切除组织缺损区修复术。术中送"安全缘"快速冰冻病检,均为阴性。缝合伤口。

肉眼观察:标本为切除颊部溃疡状肿物及周边软组织,肿物界限不清,为2.0cm×1.5cm×1.0cm大小。

光镜观察:异型增生的鳞状上皮呈巢状,浸润上皮下结缔组织和肌肉组织,鳞状细胞巢分化好,大量角化珠形成(图4-3-8A)。深部的癌组织部分呈条索状或弥散浸润(图4-3-8B)。

病理诊断:①(左侧颊黏膜)鳞状细胞癌(Ⅰ~Ⅱ级);②颏/下颌下淋巴结内转移癌(1/3);颈深上淋巴结内转移癌(1/3)。

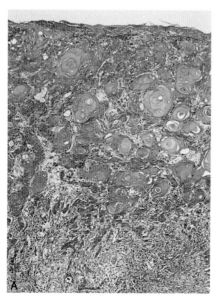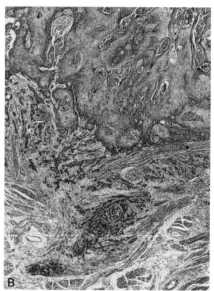

图4-3-8 鳞状细胞癌(Ⅰ~Ⅱ级)
A. 异型增生的鳞状上皮浸润深部结缔组织和肌肉(HE染色,100×);B. 深部的癌细胞呈条索状,浸润横纹肌(HE染色,100×)。

【病例讨论】

1. 肿瘤浸润前沿及口腔鳞状细胞癌恶性分级系统 肿瘤浸润前沿(invasive tumor front,ITF)是指位于肿瘤-宿主组织或器官交界处最前沿的5~6层肿瘤细胞或分散的细胞团。由于口腔鳞状细胞癌的异质性及预后因素的复杂性,传统分级方法虽被广泛采用,但其对预后的评价作用有限。目前的研究认为,肿瘤浸润前沿的组织学特征是评估口腔鳞状细胞癌预后的一个重要指标。Bryne 等针对浸润前沿将 Anneroth 等提出的分级简化为浸润前沿分级,只对肿瘤-宿主交界处最前沿的肿瘤细胞进行评估。其分级依据为:①角化程度;②细胞多形性;③浸润方式;④肿瘤间质淋巴、浆细胞反应。每项特征按 Anneroth 的标准分为 1~4 分,4 项相加得总分(表 4-3-1)。总分越高,癌的恶性度越高。

表 4-3-1　口腔鳞状细胞癌恶性分级系统

分级依据		分段值			
		1	2	3	4
浸润前沿肿瘤细胞群体的组织学恶性分级	角化程度	高度角化(>50%的细胞)	中度角化(20%~50% 的细胞)	低度角化(5%~20%的细胞)	无角化(0~5% 的细胞)
	细胞核多形性	少量细胞核多形性(>75% 为成熟细胞)	中等量细胞核多形性(50%~75% 为成熟细胞)	大量细胞核多形性(25%~50% 为成熟细胞)	加大量细胞核多形性(0~25% 为成熟细胞)
	分裂象数目/每高倍视野	0~1	2~3	4~5	>5
肿瘤宿主关系的组织学恶性分级	浸润方式	推进式,浸润边界清晰	呈手指样浸润	呈大的分离癌细胞岛,每个癌细胞岛>15 个细胞	呈小的细胞巢或单个细胞,组织学上癌细胞数≤15 个
	浸润深度	原位癌和/或可疑有浸润	明显的浸润及累及固有层(<0.5cm)	浸润至固有层以下邻近肌肉、唾液腺和骨膜(0.5~1.0cm)	广泛深在的浸润取代了大部分间质组织,侵犯颌骨(≥1.0cm)
	浆细胞反应	显著	中度	轻微	无

2. 口腔鳞状细胞癌手术安全切缘的意义　口腔鳞状细胞癌复发率是评估术后无瘤生存的一项重要指标。许多研究发现,首次手术切缘与口咽鳞状细胞癌的原位复发(local recurrence,LR)有关。显微镜下手术缘"正常"的患者,术后原位复发率较低,同时切缘的镜下表现也有助于预后预测及术后治疗方案的制订。近年来技术手段的不断改进和完善,目的仍是尽可能地切除肿瘤/异常增生组织,获得相对"正常"的手术缘。目前,关于手术缘的范围尚无统一标准。在兼顾美学和功能的前提下,手术切缘距离肿瘤多远才算是安全的?是否"安全缘"的范围越大,复发率越低?有的学者认为,显微镜下手术切缘距原发灶 0.5cm 是比较安全的。有的学者则认为,切缘无癌细胞/异常增生的上皮是可以接受的安全范围。我们采用 Meta 分析的方法对符合纳入标准的 11 篇研究资料进行分析,发现口咽鳞状细胞癌总的原位复发率为 19.9%(458/2301)。手术切缘的范围越大,术后原位复发率越低。当手术缘>0.5cm 时,复发率显著降低至 12.1%。但扩大手术缘的范围,并不能完全消除复发。当手术缘范围>1.0cm 时,其复发率仍高达 16.3%。即便是显微镜下观察为"阴性"的手术缘,其原位复发率也在 10%~30%。分子生物学研究发现,显微镜下"阴性"的手术缘可检测到与肿瘤相同的基因变化。因此,与手术缘有关的复发原因可能是切缘有遗留的癌巢,有异常增生的上皮或有组织学正常单基因异常的上皮。因此,手术缘距离癌巢的距离并不是预测原位复发的唯一因素,术后放化疗、个体差异及随访时间的长短也是应该考虑的因素。

【病例 2】

患者,男性,34 岁。左侧舌根不适 3 个月,疼痛半个月。

患者 3 个月前发现左侧舌根部不适,未治疗。近半个月开始疼痛,并逐渐加重,自行药物治疗(具体不详)效果不佳。故来院进一步检查治疗,门诊以"左侧舌癌"收入院。

专科检查：颌面部基本对称，表情自然，双侧额纹、鼻唇沟、口角基本对称。表面皮肤色、质、皮温基本均正常。双侧颞下颌无弹响及杂音。开口度、开口形正常。口腔唇、颊、龈黏膜无溃疡，舌根左侧肿物，表面溃疡，触痛明显，基底较硬，舌前伸轻度受限。扁桃体轻度肿大，咽轻度红肿，口腔卫生情况一般，牙石Ⅰ度，双侧下颌下及颈部均未扪及肿大淋巴结。

临床治疗：在全身麻醉下行左侧舌、口底、咽旁病变切除术，左侧颈淋巴清扫术及术区组织缺损修复。术中送病灶及"安全缘"组织快速冰冻病检，切除肿物，缝合切口。

肉眼观察：送检组织为切除舌病变及颈清扫淋巴结，病变溃疡，剖面直径2.0cm大小。

光镜观察：肿瘤细胞细胞质丰富，红染，可见角化珠形成，细胞核大、核仁明显，核分裂象少见。瘤细胞呈巢状、条索状或弥散分布，浸润至横纹肌（图4-3-9A～D）。间质纤维结缔组织增生，伴慢性炎症细胞浸润。左侧下颌下、左侧颈深上中4枚淋巴结内转移癌形成（图4-3-9E）。

病理诊断：①（舌）鳞状细胞癌（Ⅱ级）；②下颌下淋巴结内转移癌（1/6），左侧颈深上淋巴结内转移癌（2/7），左侧颈深中淋巴结内转移癌（1/10），左侧颈深下淋巴结未见转移（0/7）。

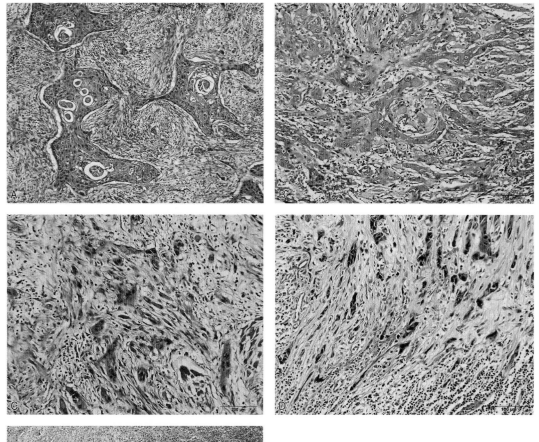

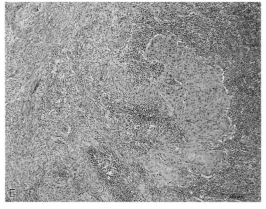

图4-3-9 鳞状细胞癌（Ⅱ级）

A. 异型增生鳞状上皮呈巢状，可见角化珠形成，间质纤维化（HE染色，100×）；B. 癌细胞含丰富的嗜酸性细胞质，细胞核大、核仁明显，核分裂象少见（HE染色，200×）；C. 癌细胞为梭形，呈条索状或弥散浸润横纹肌（HE染色，100×）；D. 呈条索状或弥散浸润横纹肌的癌细胞（HE染色，400×）；E. 淋巴结转移（HE染色，100×）。

【病例讨论】

1. 口腔鳞状细胞癌浸润前沿上皮间充质转换的形态改变、标记物及意义　在肿瘤-宿主微环境中,浸润前沿的癌细胞逐渐失去上皮样细胞的形态和表型,同时获得某些间充质细胞样形态和表型,使肿瘤细胞具有很强的运动能力和侵袭性,该现象称为上皮-间充质转换(epithelial-to-mesenchymal transition,EMT)。在口腔癌浸润前沿,肿瘤细胞极性消失,呈形态细长的梭形改变,并出现侵入性伪足(invadopodia)样结构,彼此连接松散,以单个细胞或条索状散在分布。

上皮性肿瘤细胞在肿瘤侵袭过程中丧失上皮钙黏素(E-cadherin),同时获得间充质源的神经钙黏素(N-cadherin)的表达,即钙黏素转换(cadherin-switch)。一方面,E-cadherin 的丧失不仅破坏肿瘤细胞之前的黏附性,促进肿瘤细胞脱离肿瘤肿块,而且激活了肿瘤生长侵袭相关信号通路,进一步促进肿瘤的生长和转移。另一方面,N-cadherin 的获得不仅能够改变肿瘤细胞的黏附性状,同时激活一系列下游转录因子和信号通路,促进了肿瘤细胞的存活、迁移和侵袭能力。研究发现,口腔癌中的钙黏素转换与肿瘤侵袭、转移和预后密切相关。一系列转录抑制因子在肿瘤 EMT 中发挥重要作用,转录抑制因子 Snail、Twist 在肿瘤浸润前沿聚集活化,抑制 E-cadherin。肿瘤内的低氧可迅速活化 Slug,在直接抑制 E-cadherin 的同时,获得 N-cadherin 的表达。

2. 与口腔鳞状细胞癌预后有密切关系的主要病理学特征

(1)肿瘤大小与厚度:肿瘤大小在决定能否获得足够的外科无瘤切缘、必要的放疗剂量方面是重要的因素。较大的肿瘤增加了局部复发、颈淋巴结转移的风险,预后较差。

肿瘤厚度也称肿瘤浸润深度(depth of invasion,DOI),为肿瘤突破基底膜至肿瘤最深部的厚度。DOI 主要分为三个等级:DOI<0.5cm,0.5cm<DOI≤1.0cm,DOI>1.0cm。在 2017 年美国癌症联合会(American Joint Committee on Cancer,AJCC)发布的第 8 版 *Cancer Staging Manual* 中,已正式将浸润深度作为 T 分期的指标之一。

(2)最差浸润方式:2005 年,Brandwein-Gensler 等在 Bryne 等的基础上,提出了最差浸润方式(worst pattern of invasion,WPOI)的概念,即光镜下所见到的肿瘤最高级别的浸润方式。他们在 Bryne 原有的 4 级肿瘤浸润方式上,增加了第 5 级浸润方式,即卫星灶浸润(WPOI-5),这是肿瘤预后不良的重要预测指标。WPOI-5 肿瘤具有分散的卫星灶,根据定义,两个肿瘤灶之间(卫星灶与肿瘤主体或两个卫星灶之间)至少有>1mm 的正常组织。此外,血管、淋巴管浸润也等同于 WPOI-5。

(3)肿瘤浸润前沿:肿瘤浸润前沿为肿瘤侵犯最深的浸润边缘,由浸润性最强的细胞组成。其细胞的角化程度、细胞核多形性、侵袭方式、淋巴管侵袭与肿瘤转移的能力有很大关系。

(4)肿瘤切除边缘状况:切除边缘包括两方面,一方面为肿瘤边缘的表面黏膜;另一方面为围绕肿瘤的黏膜下及更深层的结缔组织。辨别两者是重要的,因为临床上,鳞状细胞癌在表面黏膜切缘的再生长容易被发现并常能成功治愈。而留在深部切缘肿瘤细胞的再生长,由于被皮瓣和重建组织遮盖而不易察觉,常导致疾病的复发。被发现时肿瘤已经很大,不易被彻底切除。目前尚缺乏判定安全手术切缘的统一标准。

(5)颈淋巴结转移:口腔癌是否有颈部淋巴结转移及转移的程度,特别是否有淋巴结包膜外浸润,在肿瘤复发、远处转移、生存率方面有重要意义。

(6)血管、淋巴管、神经侵犯:血管、淋巴管内皮的管腔内是否存在肿瘤细胞聚集、肿瘤细胞侵犯血管间质并伴有管壁内膜溃疡,或者神经周围局部浸润,与口腔癌复发及生存率密切相关。

口腔癌的靶向治疗

生物靶向治疗因特异性地作用于癌细胞生长因子受体、信号转导通路中的特定酶位点及癌细胞中相关基因的特定靶点,特异性地杀死癌细胞,同时不杀死或极少杀伤正常人体细胞,能极大地降低宿主毒性反应,受到越来越多的关注。生物靶向治疗主要有三种。

1. 靶向基因治疗 靶向基因治疗用腺病毒载体或者非病毒载体,将特殊的基因导向靶细胞致癌基因(Ckls)沉默或者抑癌基因(P53)过表达,使癌细胞增殖、分裂、侵袭、转移的过程受到抑制,并对邻近的细胞不产生毒副作用,包括转染新的遗传物质和对现存的遗传物质进行加工。近年来,溶瘤病毒在头颈部鳞状细胞癌中的研究也取得了明显的进步。溶瘤病毒能靶向性感染肿瘤细胞,并在细胞内复制,杀死肿瘤细胞。学者通过将特异性启动子重组到病毒载体中,使病毒只能在特异的肿瘤细胞或组织细胞内复制,以增加病毒转录靶向性。

2. 靶向免疫治疗 ①表皮生长因子受体(epidermal growth factor receptor,EGFR)的单克隆抗体:西妥昔单抗(Cetuximab,C225)、帕尼单抗(Panitumumab)、尼妥珠单抗(Nimotuzumab)。表皮生长因子受体抑制剂 C225 是一种特异性阻断表皮生长因子(epidermal growth factor,EGF)的单克隆抗体,其抗肿瘤的机制主要是与 EGFR 的胞外激酶特异性结合,阻断与 EGFR 有关的细胞信号转导通路,从而起到抑制肿瘤细胞生长、诱导肿瘤细胞凋亡的作用。②表皮生长因子受体酪氨酸激酶抑制剂:吉非替尼(Gefitinib)、厄洛替尼(Erlotinib)、拉帕替尼(Lapatinib)。吉非替尼是一种苯胺喹唑啉化合物(anilinoquinazoline),具有较强的 EGFR 酪氨酸激酶抑制作用,可对癌细胞的增殖、生长、存活的信号转导通路起阻断作用。厄洛替尼是一种 I 型人表皮生长因子受体/表皮生长因子受体酪氨酸激酶抑制剂,厄洛替尼的抗肿瘤机制目前尚未完全明确。③血管内皮生长因子受体(vascular endothelial growth factor receptor,VEGFR)抑制剂:贝伐单抗(Bevacizumab)、索拉非尼(Sorafenib)、舒尼替尼(Sunitinib)、凡德他尼(Vandetanib)。贝伐单抗是一种重组的人源化的单克隆抗体,可与 VEGF 结合,阻碍 VEGF 与其受体 VEGFR(vascular endothelial growth factor receptor)在内皮细胞表面的相互作用,从而抑制微血管生成并抑制肿瘤转移。④其他靶向治疗药物:如蛋白酶体抑制剂硼替佐米(Bortezomib)、组蛋白乙酰化抑制剂伏立诺他(Vorinostat)、Aurora 激酶抑制剂、细胞周期蛋白依赖性激酶抑制剂等。

3. 靶向肿瘤干细胞治疗 在肿瘤中,只有极少部分肿瘤细胞具有无限增殖和自我更新的潜能,并导致肿瘤发生,该部分细胞被称为肿瘤干细胞(cancer stem cell,CSC)。靶向消灭肿瘤干细胞可以抑制肿瘤细胞的增殖能力。

二、口腔黏膜疣状癌

疣状癌(verrucous carcinoma,WHO ICD-O code 8051/3)是一种非转移性的高分化鳞状细胞癌的亚型,以外生性、疣状缓慢生长和边缘推压为特征。

【临床要点】

1. 本病好发于 60 岁以上老年人,吸烟、酗酒的男性居多。

2. 病变部位以下唇多见,颊、舌、牙龈、牙槽黏膜均可发生。

3. 病变初始为边界清晰、细的白色角化斑块,迅速变厚,发展成钝的乳头状或疣状,表面突起。此肿瘤通常表现为宽的基底或者无蒂,一般无症状,不出现溃疡和出血。

【病理学特征】

1. 肉眼观察

(1)境界清楚的广基的外生性疣状肿块,质地较硬。

(2)颜色从棕褐色到白色。

2. 光镜观察

(1)由分化良好的伴有明显角化的鳞状上皮和纤细的血管轴心构成,上皮较厚,呈球棒形乳头状,并圆钝突入间质内（图4-3-10）。鳞状上皮缺乏恶性的细胞学特征，形态上大于鳞状细胞癌的细胞，核分裂象少见且位于基底层，有时可见上皮内微小脓肿。

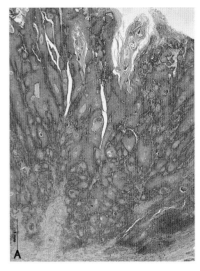
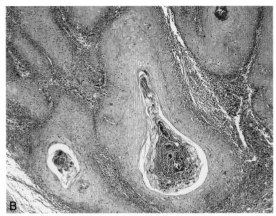

图 4-3-10 疣状癌

A. 分化较好的鳞状上皮形成外生性乳头表面和宽大、圆钝、向下推进的上皮钉突（HE 染色，20×）；

B. 球棒状上皮钉突，细胞异型性不明显，固有层内淋巴细胞、浆细胞浸润（HE 染色，200×）。

（2）常通过推挤式的生长方式侵袭间质，密集的淋巴细胞、浆细胞浸润是宿主的常见反应。周围的黏膜表现为从增生到疣状癌的渐进性过渡。癌周上皮下陷，呈杯状，包围在疣状癌的周边，这是进行深部活检的理想部位。

【鉴别诊断】

1. 鳞状上皮乳头状瘤　可发生过度角化，并具有较厚、棒状的乳头和较宽、无蒂的基底，但不表现向下方的基底细胞增生、推移，也缺乏累及下方固有层的膨胀性生长。

2. 角化棘皮瘤　多发生于暴露于日光的唇部皮肤，口内病变极少见。病变以含中央角质栓的杯状结构为特征，基底部可表现类似疣状癌的粗钝边缘，但病变常伴有不规则舌状的假上皮瘤样增生，有些类似鳞状细胞癌。

3. 假上皮瘤样增生　鳞状上皮反应性过度增生，不规则延长的上皮脚深入间质中，病变广泛，甚至出现角化珠时看起来像浸润，有别于疣状癌的宽钝、推进式边缘。

4. 疣状增生（verrucous hyperplasia）　病变表现为高分化角化上皮完全呈外生性生长，较邻近的正常上皮表浅，无明显向下的、超出邻近鳞状上皮黏膜上皮的钉突增生（图4-3-11），可见明显的细胞学异型性。

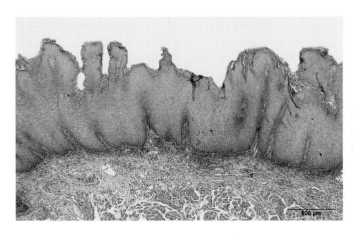

图 4-3-11 疣状增生
上皮增厚，表面呈疣状，
上皮钉突增生不明显
（HE 染色，40×）。

仅靠组织学检查和疣状癌鉴别通常确诊困难,需要病理医师与临床医师密切配合,取较大的组织进行活检。

5. 杂交瘤疣状癌 在总体疣状癌的形态背景下,出现灶状分化较差的鳞状细胞癌区域。因为多达20%的疣状癌同时可伴有常规的鳞状细胞癌,所以多处取材、全面观察是鉴别的关键。

6. 外生性鳞状细胞癌 由一个广基的瘤体构成,缺乏显著的分枝状的纤维血管轴心,肿瘤细胞有异型性。

7. 乳头状鳞状细胞癌 病变好发于喉,口内很少见。肿瘤以显著的乳头状生长为特点,乳头有纤细的纤维血管轴心,表面覆以肿瘤性的、不成熟的基底样或多形性的细胞(图4-3-12)。肿瘤细胞具有显著的细胞异型性。病变可有间质浸润,但较难确定。

8. 穿掘性癌(carcinoma cuniculatum) 病理表现为复层鳞状上皮增生,具有宽大的钉突,中央含角质,以及含角质的隐窝,穿掘至深部组织中,细胞无明显恶性表现(图4-3-13)。

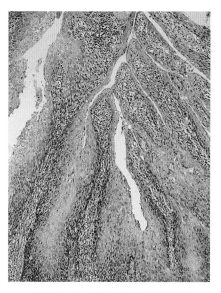

图 4-3-12 乳头状鳞状细胞癌
上皮呈显著的乳头状生长,乳头中心为纤维血管轴心(HE染色,40×)。

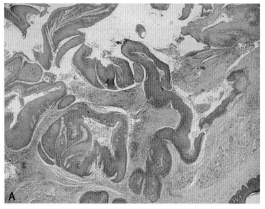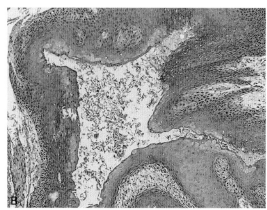

图 4-3-13 穿掘性癌
A.高分化鳞状上皮向下生长,巢中央角质隐窝形成(HE染色,40×);B.鳞状上皮细胞无明显恶性表现(HE染色,200×)。
(海南医学院杨邵东医师供图)

【问题】口腔黏膜有哪些疣状/乳头状肿瘤?

思路:①良性病变包括鳞状细胞乳头状瘤、寻常疣、尖锐湿疣、局灶性上皮增生、纤维上皮息肉、疣状黄瘤、乳头状增生、乳头状唾液腺瘤、口腔黑棘皮病等。②潜在恶性病变包括疣状增生、乳头状异常增生、增殖性疣状白斑。③恶性病变包括疣状癌、乳头状鳞状细胞癌。

疣状癌的鉴别诊断

1. 鳞状上皮乳头状瘤 可发生过度角化,并具有较厚、棒状的乳头和较宽、无蒂的基底,但不表现向下方的基底细胞增生、推移,也缺乏累及下方固有层的膨胀性生长。

2. 角化棘皮瘤 以含中央角质栓的杯状结构为特征,基底部可表现类似疣状癌的粗钝边缘,但常伴有不规则舌状的假上皮瘤样增生。

3. 假上皮瘤样增生　鳞状上皮反应性过度增生,不规则延长的上皮脚深入间质中,病变广泛,甚至出现角化珠时看起来像浸润。

　　4. 疣状增生　表现为高分化角化上皮完全呈外生性生长,较邻近的正常上皮表浅,缺乏向下的、超出邻近鳞状上皮黏膜上皮的钉突增生,可有明显的细胞学异型性。

　　5. 杂交瘤疣状癌　在总体疣状癌形态背景下,出现灶状分化较差的鳞状细胞癌区域。多处取材、全面观察是区别疣状癌与杂交癌的关键。

　　6. 外生性鳞状细胞癌　由一个广基的瘤体构成,缺乏显著的分枝状的纤维血管轴心,肿瘤细胞有异型性。

　　7. 乳头状鳞状细胞癌　以显著的乳头状生长为特点,乳头有纤细的纤维血管轴心,表面覆以肿瘤性的、不成熟的基底样或多形性细胞。肿瘤细胞具有显著的细胞异型性。可有间质浸润。

　　8. 穿掘性癌　鳞状上皮增生以内生性生长为主,具有宽大的钉突,中央含角质,以及含角质的隐窝,穿掘至深部组织中,细胞无明显恶性表现。

【病例】

　　患者,女性,90岁。左侧上颌前牙龈肿物4个月,加重半个月。

　　患者发现左侧上颌前牙区牙龈肿物溃疡不愈,未经治疗,肿物逐渐增大。近半个月肿物增大明显,故来院就诊,门诊以"左侧上颌前牙牙龈肿物"收入院。

　　专科检查:颌面部对称,开口度、开口形正常。双侧颞下颌关节区无弹响、杂音。左侧上颌前牙区牙龈可见外生性疣状肿物,4.5cm×3.0cm×1.5cm大小,表面色红,局部破溃伴假膜覆盖,触痛明显。

　　临床治疗:在全身麻醉下行左侧上颌前牙区牙龈肿物扩大切除术,术中送快速冰冻病检,缝合伤口。

　　肉眼观察:送检组织为切除牙龈病变及其周围正常组织,病变为4.0cm×3.0cm×1.5cm大小,高起黏膜,表面为菜花状,局部区发红,似糜烂面。

　　光镜观察:鳞状上皮增生,表面过度角化,呈乳头状或疣状,上皮钉突延长,宽而圆钝,推进式向结缔组织生长(图4-3-14),鳞状上皮分化良好,核分裂象少见。病变上皮周围可见密集的淋巴细胞、浆细胞浸润。

　　病理诊断:(左侧上颌前牙牙龈)疣状癌。

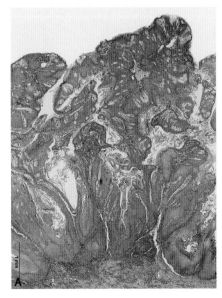
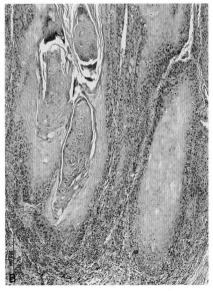

图 4-3-14　疣状癌
A. 显著增生的鳞状上皮,表面粗糙呈乳头状(HE染色,20×);B. 球形上皮钉突,推进式侵袭间质(HE染色,100×)。

三、基底样鳞状细胞癌

基底样鳞状细胞癌（basaloid squamous cell carcinoma，WHO ICD-O code 8083/3）是一种侵袭性的高级别的鳞状细胞癌亚型，同时具有基底样细胞和鳞状细胞的成分。

【临床要点】

1. 以 40~85 岁以上的吸烟酗酒人群多见。
2. 男性好发。
3. 80% 的患者在诊断时伴有颈部淋巴结转移。
4. 病变多发生于喉、下咽、舌根。
5. 病变生长迅速，表现为中央溃疡性肿块，伴黏膜下广泛的硬结。

【病理学特征】

1. 肉眼观察　肿瘤质硬，伴有中心坏死。
2. 光镜观察

（1）肿瘤有两种成分：第一种是表浅的分化良好或中度分化的鳞状细胞癌，常常伴有表面溃疡，多病灶，或原位癌。第二种是深部的侵袭性强的基底样上皮细胞，基底样细胞小，细胞核浓染，没有核仁，细胞质少，常排列成岛状、条索状和小叶状，外周细胞常排列成栅栏状（图 4-3-15）。

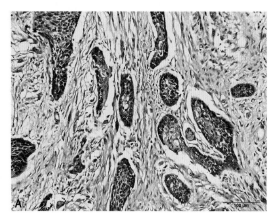
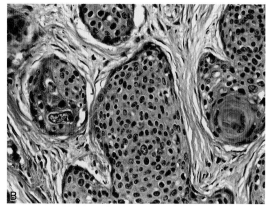

图 4-3-15　基底样鳞状细胞癌

A. 巢状基底样上皮细胞，细胞小，细胞核浓染，细胞质少，外周细胞常排列成栅栏状（HE 染色，100×）；B. 基底细胞巢中央出现角化（HE 染色，400×）。

（2）肿瘤常见明显的核分裂活性和巢中央坏死。

（3）有时还发生鳞状细胞分化：基底样细胞和细胞岛常被黏液基质（基底膜样物质）包围，肿瘤内也可有 PAS 染色阳性的基底膜样物质充满微囊。

【免疫组织化学特征】

肿瘤细胞弥漫性表达 CK5/6、34βE12、CK14、P63，少部分病例可局灶表达 vimentin、S100 蛋白、CD117，罕见表达 SMA、嗜铬粒蛋白 A（chromogranin A，CgA）、Syn。P53 常为阳性表达，Ki-67 指数高，不表达 CK7。

【鉴别诊断】

基底样鳞状细胞癌常需要与神经内分泌小细胞癌、实性型腺样囊性癌、实性型基底细胞腺癌等相鉴别。

1. 神经内分泌小细胞癌　肿瘤由成片、条索、巢状排列的较一致的小细胞构成，细胞质少，细胞核染色质细腻、细颗粒状,核分裂象多,缺乏鳞状细胞分化,可见菊形团,很少有明显的小叶状、筛孔状及假腺样结构,癌巢周边的瘤细胞不呈栅栏状排列(图4-3-16A)。常见片状坏死,但不是粉刺状坏死。免疫组织化学显示,神经内分泌标记物阳性(图4-3-16B)。基底样鳞状细胞癌瘤细胞较少呈阳性。

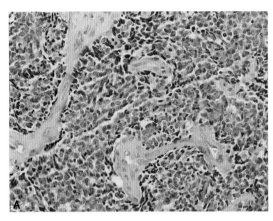
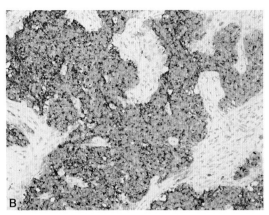

图 4-3-16　牙龈神经内分泌小细胞癌

A. 瘤细胞小且较一致,细胞质少,细胞核染色质细腻(HE 染色,200×);B. 免疫组织化学见 CgA 呈强阳性(SP,200×)。

2. 实性型腺样囊性癌　肿瘤细胞呈巢状或片状,细胞质少,细胞核深染,可伴有中央坏死(图4-3-17)。无鳞状分化灶,不伴有表面上皮的异型增生或原位癌,细胞形态较温和,核分裂象少。有肌上皮成分,SMA、S100 蛋白阳性,P63 常在瘤巢周边细胞阳性或散在阳性。

3. 实性型基底细胞腺癌　常见于大唾液腺,口内少见。肿瘤主要由两种细胞构成:一种细胞体积较小,细胞质少,细胞核深染,此种细胞常排列在肿瘤细胞团的周围;另一种细胞多角形,有的呈梭形,体积较大,有嗜伊红细胞质,细胞核染色较浅,此种细胞常排列在肿瘤细胞团的中央(图4-3-18A)。

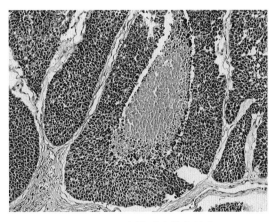

图 4-3-17　实性型腺样囊性癌

肿瘤呈巢状,可见中央坏死(HE 染色,200×)。

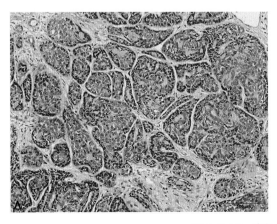
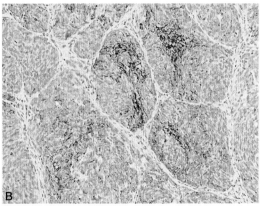

图 4-3-18　实性型基底细胞腺癌

A. 周边基底样细胞呈栅栏状排列,中央细胞为多边形,细胞质淡染(HE 染色,200×);B. CK7 部分肿瘤细胞阳性(SP,200×)。

肿瘤细胞大小较一致,异型性不明显。可见鳞状化生,但一般不形成大片的鳞状细胞癌区,癌巢中央无粉刺状坏死。CK7 阳性(图 4-3-18B),vimentin、S100 蛋白亦可局灶阳性。

【问题】如何应用免疫组织化学鉴别基底样鳞状细胞癌与实性型腺样囊性癌?

思路:鉴别基底样鳞状细胞癌与实性型腺样囊性癌的免疫组织化学指标有 P63、P53。二者均表达 P63,但是表达模式不同,前者呈弥漫强表达,后者常表达于瘤巢的周边细胞或散在表达。P53 常表达于基底样鳞状细胞癌,但是仅偶尔表达于实性型腺样囊性癌。实性型腺样囊性癌常有 SMA、S100 蛋白、CD117 的表达,但是部分基底样鳞状细胞癌亦可表达,因此鉴别意义不大。

【病例】

患者,男性,50 岁。舌右侧缘溃疡伴疼痛 2 月余。

患者 2 个月前开始舌右侧缘溃疡伴疼痛,外院病理诊断为"高分化鳞状细胞癌"。本院门诊以"舌鳞状细胞癌"收入院。

专科检查:颌面部基本对称,开口度 3.0cm,开口形基本正常。舌右侧后 2/3 扪及舌根肿物,2.0cm×2.0cm 大小,表面溃疡,基部质地较硬,触痛,边界不清。右侧下颌下及颈部可扪及肿大淋巴结。

临床治疗:在全身麻醉下行舌根病变扩大切除术,左侧颈淋巴清扫术及颏下岛状瓣转移缺损修复术。术中送安全缘检查,切除肿物,缝合伤口。

肉眼观察:送检组织为切除病变及舌组织和颈清淋巴结等,病变为 2.0cm×2.0cm 大小,表面溃疡。剖面实性,苍白,无包膜。

光镜观察:肿瘤由基底样细胞和鳞状细胞组成。基底细胞排列紧密,呈分叶状实性排列。小叶周边细胞呈栅栏状排列(图 4-3-19)。可见粉刺样坏死。伴有鳞状细胞癌的成分,鳞状细胞癌和基地样细胞间分界较突然。

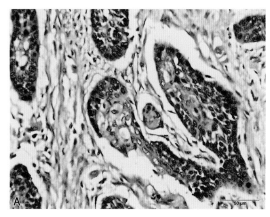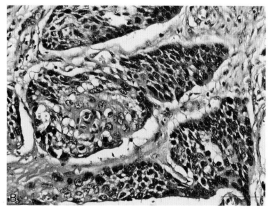

图 4-3-19 基底样鳞状细胞癌

A. 巢状基底样上皮细胞,细胞小,细胞核浓染,细胞质少,外周细胞常排列成栅栏状(HE 染色,400×);B. 基底细胞巢中央出现角化(HE 染色,400×)。

病理诊断:①(舌右侧后份及舌根)基底样鳞状细胞癌。②右侧颏下、下颌下淋巴结内转移癌(2/4),右侧颈深中淋巴结内转移癌(3/13),右侧颈深下淋巴结内转移癌(1/5),右侧颈深上淋巴结未见转移(0/2)。PCK 标记阴性。

【病例讨论】

如何应用免疫组织化学鉴别基底样鳞状细胞癌与神经内分泌小细胞癌?

神经内分泌小细胞癌表达神经内分泌标记物(CgA、Syn),基底样鳞状细胞癌仅为少部分弱表达。基底样鳞状细胞癌常弥漫表达高分子量角蛋白(CK5/6、34βE12),神经内分泌小细胞癌仅少部分表达。二者均弥漫表达 P63,因此 P63 鉴别意义不大。

四、梭形细胞癌

梭形细胞癌(spindle cell carcinoma,WHO ICD-O code 8074/3)也称为肉瘤样鳞状细胞癌,是一种双相性肿瘤,由原位或侵袭性的鳞状细胞癌和恶性梭形细胞构成。后者具有间叶样形态,但为上皮来源。

【临床要点】

1. 患者的平均年龄为 65 岁(患病年龄为 30~95 岁),好发于男性。

2. 病变主要见于上呼吸消化道,尤其是喉、口腔和食管。口腔内,下唇、舌、牙龈为好发部位。

3. 本病主要表现为带蒂的息肉样肿块,也可表现为无蒂的结节样、菜花样肿块,或溃疡。疼痛和感觉异常是其主要症状。肿瘤生长迅速,易早期转移。

【病理学特征】

1. 肉眼观察

(1)肿物呈息肉样,表面有溃疡形成,平均大小约为 2.0cm。

(2)剖面质硬。

2. 光镜观察

(1)肿物具有组织学上的双相特点,即由鳞状上皮成分和恶性梭形细胞成分构成。鳞状上皮成分可表现为上皮异常增生、原位癌或浸润性癌。

(2)由于病变经常伴有纤维素坏死的表面溃疡,可使表面上皮细胞和梭形细胞成分难以辨别。

(3)浸润的鳞状细胞癌成分可能比较局限,需要多切片才能显示出来。

(4)梭形细胞成分构成肿瘤的大部分,可排列成不同的形状,包括束状、丛状、席纹状或鱼刺状(图4-3-20)。瘤细胞呈肥胖的梭形,也可呈圆形或上皮样,细胞多形性常较明显,易见病理性核分裂象,偶尔可见肿瘤性骨或软骨等化生灶。

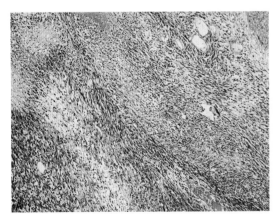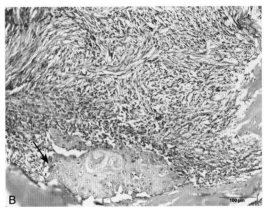

图 4-3-20 梭形细胞癌

A.肿瘤细胞呈梭形,束状排列(HE 染色,100×);B.鳞状上皮(箭头示)(HE 染色,200×)。

【免疫组织化学特征】

梭形细胞癌可表达上皮和间叶标志物。但是在不同的病例中,梭形细胞的反应性不一样,约 30% 的病例呈角蛋白阴性。最有用的上皮标记物为 AE1/AE3、CK1、CK18、EMA。波形蛋白(vimentin)呈一致性的阳性表达(100%)。其他的标记物呈不同程度的表达,如 PCK、MSA、desmin、S100 蛋白(5%)、SMA(30%)、actin-HHF-35(15%)、CK7(5%)、CK5/6(7%)、CK14(15%)、CK17(15%)、P63(62%)(图 4-3-21)。

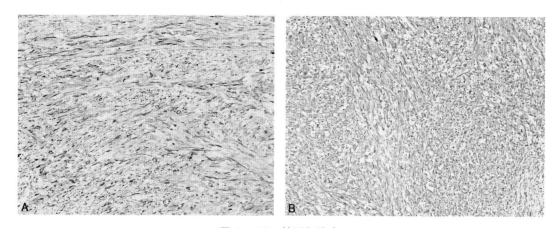

图 4-3-21 梭形细胞癌
A. 肿瘤细胞 PCK 阳性（SP，200×）；B. 肿瘤细胞 vimentin 阳性（SP，200×）。

【鉴别诊断】

梭形细胞癌的诊断具有挑战性，鉴别诊断包括任何梭形细胞病变。需要注意的是，发生于黏膜的任何恶性梭形细胞肿瘤，首先应考虑到梭形细胞癌。

1. 黏膜黑色素瘤　发生于口腔的黏膜黑色素瘤往往有上皮和梭形细胞两种形态，并可缺乏色素沉着，原位成分和适当的免疫组织化学染色有助于诊断。黑色素瘤表达 S100 蛋白、HMB45、Melanin A。

2. 梭形细胞肌上皮癌　肌上皮癌有时主要由梭形细胞构成，但常可见少量其他形态的肿瘤性肌上皮细胞，如透明细胞、上皮样细胞、浆细胞样细胞。肿瘤细胞呈巢状或片状排列，常见大量黏液样基质或基底膜样物质。瘤细胞表达角蛋白及肌上皮标记物。

3. 具有梭形细胞形态的软组织肿瘤　包括肉瘤，如平滑肌肉瘤、滑膜肉瘤、恶性周围神经鞘瘤、血管肉瘤；良性或中间性间叶肿瘤，如结节性筋膜炎、肌纤维瘤、孤立性纤维瘤、炎性肌纤维母细胞性肿瘤等；反应性梭形细胞病变。

【问题】如何应用免疫组织化学辅助诊断梭形细胞癌？

思路：在梭形细胞癌中，恶性鳞状上皮成分的存在是诊断的关键。但是有时，特别是在小活检时，由于表面溃疡，使得梭形细胞癌在形态上仅表现为完全由梭形细胞构成。此时，就需要应用免疫组织化学找到梭形细胞上皮分化的证据。由于不同的病例中梭形细胞的反应性不一样，因此最好联合运用多种上皮标记物，如 AE1/AE3、CK1、CK18、EMA、P63 等。需要注意的是，一方面，上皮性标记物阳性时，可帮助确定梭形细胞癌的诊断，但是阴性时，也不能完全排除梭形细胞癌的诊断，尤其在伴有相应临床表现的情况下。另一方面，上皮标记物包括角蛋白、EMA 和 P63，都可能在一些软组织肿瘤中呈阳性表达。因此，正确的诊断需要细心的形态评估、免疫组织化学的合理使用及判读，并结合临床。

【病例】

患者，男性，58 岁。右侧上颌肿胀，鼻腔出血半年余。

患者 3 年前因右侧颊黏膜鳞状细胞癌，先后两次行病变扩大切除及右侧舌骨上颈淋巴结清扫术治疗。术后行放疗、化疗，以及辅以中药治疗。半年前，患者出现右侧上颌部肿胀，伴鼻腔出血，未处理。1 个月前，行颌面部 MRI 检查，提示右侧上颌肿物。门诊以"右侧颊癌术后复发，右侧上颌窦占位性病变"收入院。

专科检查：右侧上唇部分缺如，右侧颧面部触诊较硬，触痛，颏部、右侧下颌下部可见术后瘢痕。颏下、下颌下、颈部未扪及浅表肿大淋巴结。开口度约 0.5cm。双侧耳屏前无触压痛。口内检查见右侧颊黏膜呈术后改变，触诊较硬，无弹性，无触痛，右侧上颌牙龈可见一 3.0cm×2.0cm 的鲜红色肿物，边界较清晰，触痛且易出血。11—17 缺失，21Ⅲ度松动。

临床诊断:鳞状细胞癌术后复发。

临床治疗:在全身麻醉下手术,扩大切除病变组织,术中送快速冰冻病检。切除肿物,缝合切口。

肉眼观察:送检组织为颊部皮肤、肌、黏膜组织,黏膜区见 2.5cm×1.0cm×1.5cm 肿物。质硬,无界限,剖面苍白。

光镜观察:肿瘤由两种成分组成。一部分为典型鳞状细胞癌,癌细胞呈多边形或不规则形,细胞质丰富,嗜酸性或略透明,排列成巢或条索状(图 4-3-22A)。肿瘤大部分区域由梭形细胞组成,细胞大小不一,细胞核有一定异型性,核分裂象易见,可见瘤巨细胞呈束状或弥散状排列。部分区域梭形细胞围绕癌巢,或与癌巢交织混杂,并可见其与癌巢间有明显移行关系(图 4-3-22B、C)。免疫组织化学染色显示,鳞状上皮巢区域 PCK 表达阳性(图 4-3-22D),梭形细胞区域 vimentin 表达阳性,desmin 表达阴性,Ki67 指数约 15%。

病理诊断:(右侧颊黏膜)梭形细胞鳞状细胞癌。

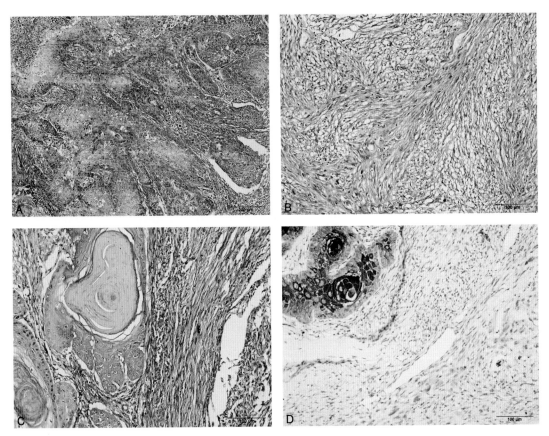

图 4-3-22　梭形细胞癌

A. 普通鳞状细胞癌区域(HE 染色,100×);B. 梭形细胞成分区域(HE 染色,200×);C. 梭形细胞成分与鳞状细胞巢过渡区域(HE 染色,200×);D. 鳞状上皮巢 PCK 表达阳性,而梭形细胞区域阴性(SP,200×)。

【病例讨论】

1. 活检时如何诊断口腔梭形细胞肿瘤?

(1)结合临床表现,从形态上区分病变是良性,还是恶性的梭形细胞肿瘤。

(2)恶性梭形细胞肿瘤可根据影像学检查区分是骨内的(如骨肉瘤、恶性牙源性肿瘤),还是黏膜的病变(如梭形细胞癌、黑色素瘤、肌上皮癌、肉瘤)。

(3)黏膜的恶性病变如果有恶性鳞状上皮成分的存在,则支持梭形细胞癌。如果没有,则运用免疫组织化学染色(CK、EMA、AE1/AE3、HMWCK、P63、CD10、SMA、calponin、desmin、S100 蛋白、HMB45、Melan A)加以诊断。

2. 梭形细胞癌应用免疫组织化学染色与其他肿瘤鉴别的要点是什么？

（1）S100 蛋白、HMB45、Melan A 阳性，支持为黑色素瘤。

（2）S100 蛋白阳性，HMB45、Melan A 阴性，支持为神经源性肉瘤。

（3）SMA 弥漫强阳性，支持为平滑肌肉瘤（再运用 h-caldesmon、desmin 确认）。

（4）AE1/AE3、HMWCK、CK18、EMA 和 P63 阳性，可能为肌上皮癌或梭形细胞癌。细胞无显著异型性及 CD10、S100 蛋白、calponin 阳性，支持肌上皮癌；而细胞异型性显著和 CD10 阴性，支持梭形细胞癌。

五、人乳头状瘤病毒相关口咽鳞状细胞癌

人乳头状瘤病毒相关口咽鳞状细胞癌（oropharyngeal squamous cell carcinoma associated with human papilloma virus，OPSCC-HPV，ICD-O code 8085/3）是指发生在口咽部黏膜的、由高危型人乳头状瘤病毒引起的鳞状细胞癌，简称"HPV 相关口咽癌"。其在流行病学、病理学、细胞分子机制和临床预后方面，均有别于头颈部其他部位鳞状细胞癌，是一个独立的肿瘤类型。

【临床要点】

1. HPV 相关口咽癌好发于男性白种人，平均高发年龄为 50~56 岁。男性发病多于女性，男女比例约为 4:1。

2. 在高危型 HPV 中，HPV16 是最主要的致病因素。大于 90% 的 HPV 相关口咽癌是由 HPV16 感染导致的。目前认为，口交是引起口咽 HPV 病毒感染的主要原因。

3. HPV 相关口咽癌的好发部位是舌根、扁桃体、软腭和咽侧壁。临床上表现为较小的原发灶伴有淋巴结转移，颈淋巴结常可触及肿大。

4. 与 HPV 阴性的口咽癌相比，HPV 相关口咽癌预后较好，患者死亡风险降低 28%~58%。

【病理学特征】

1. 肉眼观察　病灶大多较小且隐蔽。颈部淋巴结转移表现为明显的淋巴结肿大，常伴囊性改变。

2. 光镜观察

（1）典型表现呈无角化、基底细胞样鳞状细胞癌的形态特点（图 4-3-23A），常形成较大的实性巢团或呈小叶状生长，具有推进式光滑边界，很少或无间质反应，常伴淋巴细胞浸润。

（2）肿瘤细胞形态较一致，细胞核呈圆形、椭圆形或梭形，染色深、嗜碱性或嗜双色，染色质粗糙，核仁不明显。细胞质相对稀少，核质比高，细胞边界模糊。常见大量的核分裂象、细胞凋亡（图 4-3-23B），以及粉刺样坏死（图 4-3-23C）。癌巢中央周边围绕细胞常呈栅栏状，并可见人工收缩裂隙。肿瘤常缺乏角化及角化珠，但局部区域细胞可表现为向成熟分化的趋势及反向分化成熟现象。肿瘤与表面上皮的异型增生无关，几乎不存在原位癌。

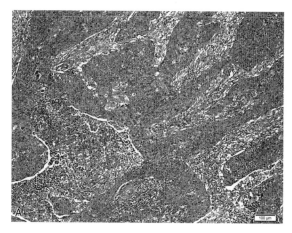
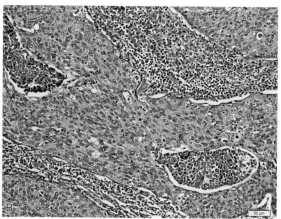

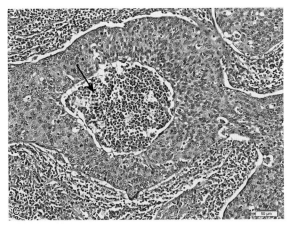

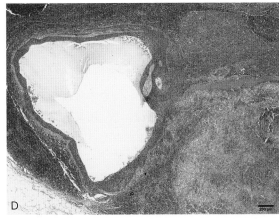

图 4-3-23 HPV 相关口咽癌的组织学表现

A. 低倍镜下示基底细胞样、非角化性癌的特点（HE 染色，100×）；B. 癌细胞核质比高，见大量核分裂象和细胞凋亡（HE 染色，100×）；C. 常见粉刺样坏死（箭头示）（HE 染色，200×）；D. 淋巴结转移灶呈囊性变（HE 染色，100×）。

（3）在淋巴结转移时，肿瘤常出现癌巢中心的大片坏死/粉刺样坏死，进而呈现囊性变和膨胀性生长。囊性结构被覆上皮可能稀少，甚至缺如，呈现出良性病变特点，容易误诊，尤其在早期隐匿性肿瘤中。淋巴结转移灶呈囊性变（图 4-3-23D）。

【免疫组织化学特征】

HPV 相关口咽癌常高表达 P16 蛋白，弥漫的 P16 蛋白强阳性（>70% 的细胞核和细胞质同时着色）（图 4-3-24A），提示口咽癌具有 HPV 感染的高风险，可作为 HPV 的替代标志物。肿瘤呈 P53 蛋白阴性或弱阳性，Ki-67 增殖指数高。应用 DNA 或 RNA 原位杂交和各种 PCR 技术检测高危型 HPV 病毒（HPV16/18）（图 4-3-24B）等，是确诊 HPV 相关口咽癌的重要诊断依据。

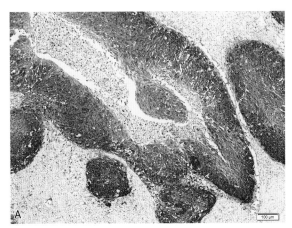

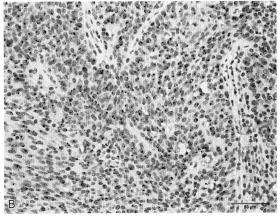

图 4-3-24 HPV 相关口咽癌

A. 免疫组织化学染色显示肿瘤细胞呈 P16 弥漫强阳性（IHC，200×）；B. 原位杂交显示肿瘤细胞呈 HPV16/18 阳性（SCH，400×）。

【鉴别诊断】

1. 高危型 HPV 病毒可见于口咽部大部分鳞状细胞癌的亚型，如基底细胞样鳞状细胞癌、乳头状鳞状细胞癌、腺鳞癌、淋巴上皮癌、肉瘤样癌等，所有病例均需行 P16 蛋白（联合或不联合 HPV）检测。

2. 口咽部小细胞癌 肿瘤细胞呈实性片状、巢状或条索状排列，细胞质稀少，含圆形或短梭形裸核,细胞核深染,呈高核质比及核铸型,细胞核染色质细腻,呈细颗粒状,核仁不明显(图4-3-25A)。可见菊形团,癌巢周边的瘤细胞无栅栏状排列。免疫组织化学染色显示小细胞癌神经内分泌标记物,如chromogranin A、synaptophysin、CD56等阳性(图4-3-25B),角蛋白呈核周点状阳性。部分病例为HPV阳性,并有证据表明HPV相关口咽癌可以经历小细胞癌转化。如同肺及其他部位的同名肿瘤一样,口咽部小细胞癌与吸烟、高级别细胞特征、神经内分泌标志物表达、临床侵袭性如广泛扩散和极差的生存率密切相关,与非小细胞癌形成鲜明对比。故2017年的新版WHO分类将其与HPV相关口咽癌分开,将其作为一个独特病种,而不只是作为HPV相关口咽癌的一种变异。

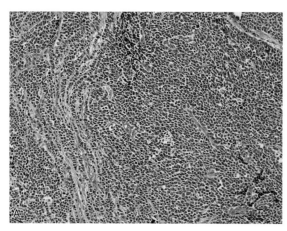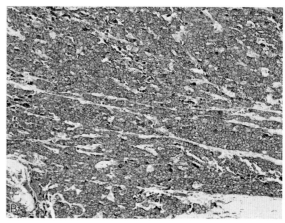

图 4-3-25　舌根小细胞癌

A.由间变的小细胞构成,细胞质少,细胞核深染,呈高核质比及核铸型,细胞核染色质细腻,核仁不明显(HE染色,100×);B.免疫组织化学 synaptophysin 反应阳性(IHC,200×)。

【问题】HPV 相关口咽癌作为独立类型的意义是什么?

HPV 相关口咽癌是一类具有独特临床病理特点的肿瘤,患者多为非饮酒、非吸烟或较少吸烟者,病理分化多较差或呈基底细胞样,原发肿瘤多为较小或分期较早,较早出现淋巴结转移而分期较晚。P16 蛋白高表达的头颈鳞癌患者表现为较好的治疗效果,具有疾病控制率和生存率的显著优势,且总体生存率和疾病特异性生存率均明显优于 P16 蛋白阴性者,其局部区域控制率明显提高,复发率低于 P16 蛋白阴性者。

【病例】

患者,男性,51 岁。左侧舌根不适半年。

半年前患者自觉左侧舌根不适,有粗糙异物感,其间曾自行进行抗感染治疗(具体药物及剂量不详),症状无明显改善,门诊以"左侧舌后侧肿物"收入院。

专科检查:双侧颌面部基本对称,开口度约 3.0cm,颞下颌关节无弹响、压痛及杂音。左侧舌根咽腔相交处与腭舌弓处黏膜红肿,范围约 2.5cm×1.5cm,未突起于黏膜表面,舌根部可触及明显粗糙感,压痛。左侧颈上份胸锁乳突肌前缘可扪及一 2.0cm×1.5cm×1.5cm 大小的肿大淋巴结,质硬,边界不清,活动度差,触痛。

影像学检查:多层螺旋 CT(MSCT)平扫示左侧舌根咽侧可见 2.6cm×2.6cm×3.8cm 大小的不规则软组织肿块,边界不清,质地较均匀;增强扫描示不均匀明显强化,左侧颈深淋巴结肿大,最大径达 3.1cm,质地较均匀;骨窗示下颌骨骨密质连续,未见明显异常。影像学检查提示左侧舌根咽侧肿瘤伴左侧颈部淋巴结转移(淋巴瘤待排)。

病理检查:于全麻下行左侧舌根病变切取冰冻病检,病检报告为(左侧舌根、咽侧)上皮源性恶性肿瘤,浸润肌组织,异型性明显,倾向低分化癌。

临床诊断：左侧舌根、咽侧恶性肿瘤伴左侧颈淋巴结转移。

临床治疗：全麻下行左侧舌根、咽侧恶性肿瘤局部扩大手术切除术+切除组织缺损区修复术。术中送"安全缘"快速冰冻病检，均为阴性。缝合伤口。

肉眼观察：送检组织为切除舌根、咽侧病变及其周围组织,肿物界限不清,为 5.0cm×4.0cm×3.0cm 大小。病变溃疡,边缘略高起。

光镜观察：病变为无角化的实性上皮巢或小叶状生长,巢周边围绕细胞常呈栅栏状,巢中心坏死(图 4-3-26A)。肿瘤细胞形态较一致,细胞核呈圆形、椭圆形或梭形,染色深,嗜碱性或嗜双色,染色质粗糙,核仁不明显,细胞质相对稀少,细胞边界模糊。核分裂象易见(图 4-3-26B)。间质增生明显。

免疫组织化学：Ki-67(指数约 80%),P16(强阳性),P53(阴性)。

原位杂交：HPV16/18(+),HPV6/11(-)(图 4-3-26C、D)。

病理诊断：(左侧舌根、咽侧)HPV 相关口咽癌。

送检颏下、下颌下淋巴结 1/6 枚,左侧颈深上淋巴结 2/5 枚,左侧颈深中淋巴结 1/3 枚,左侧颈深下淋巴结 2/8 枚内转移癌形成。

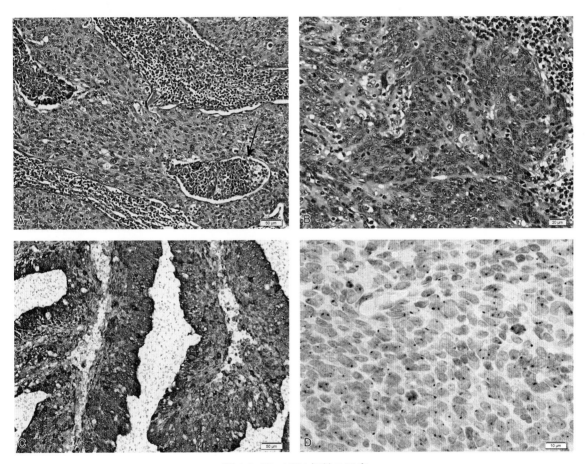

图 4-3-26　HPV 相关口咽癌

A. 粉刺样坏死(箭头示)(HE 染色,200×);B. 癌细胞核质比高,易见核分裂象和细胞凋亡(HE 染色,100×);C. 免疫组织化学见肿瘤细胞呈 P16 弥漫强阳性(IHC,200×);D. 原位杂交见肿瘤细胞呈 HPV16/18 阳性(SCH,400×)。

【病例讨论】

诊断 HPV 相关口咽癌应注意以下四点。

1. 口咽部是指位于软腭和会厌上缘平面之间的咽腔,借咽峡通向口腔,主要包括舌根、腭扁桃体及腺样体部位被覆上皮发生的癌,称为口咽鳞状细胞癌。2017 年 WHO 头颈部肿瘤分类将此鳞状细胞癌按有无人乳头状瘤病毒感染分为 HPV 相关口咽癌和 HPV 阴性的口咽鳞状细胞癌。

2. HPV 相关口咽癌的病理诊断应结合其临床病理特点。

3. HPV 的病原学检查在 HPV 相关口咽癌的最后诊断中发挥着关键性的作用。同时,其对了解 HPV 的致病机制也同样不可缺少。

4. HPV 不同检测方法在病理诊断中的作用,为提高 HPV 相关口咽癌精准诊治水平奠定了新的基础。

六、恶性黑色素瘤

恶性黑色素瘤(malignant melanoma,WHO ICD-O code 8720/3)又称黑色素瘤(melanoma),是由黑色素细胞或黑色素前体细胞发生的恶性肿瘤。病变常见于皮肤,亦可源于黏膜的黑色素细胞。头颈部黏膜黑色素瘤占所有黑色素瘤的 1%,其中 50% 来源于口腔。口腔黏膜的黑色素瘤罕见,约占口腔恶性肿瘤的 0.5%。

【临床要点】

1. 好发于成年人,平均 55 岁。

2. 男性较女性多见(3:1)。

3. 80% 的口腔黑色素瘤开始于腭部、上颌牙龈或牙龈,其他部位包括下颌牙龈、颊、舌和口底等。

4. 口腔黏膜恶性黑色素瘤通常为无痛性肿瘤,无色素者罕见。

5. 典型病损表现为多发或广泛的色素斑点伴结节性生长。虽可见到单纯的斑片病损,但结节型或表现为色素性龈瘤者占 50% 以上。

6. 约 1/3 的病例可见溃疡,侵犯骨常见。

7. 研究报道约 30% 的口腔恶性黑色素瘤病例最先有黏膜黑色改变,病史可达 10 年。口腔病损较隐蔽,患者就诊时常为晚期,约 75% 的病例伴有淋巴结转移,50% 的病例有远处转移,通常转移至肺部或肝脏。

【病理学特征】

1. 肉眼观察

(1)表面黑色或灰褐色,斑点或结节状。

(2)直径一般在 1.5~4.0cm。

(3)边界不规则。

2. 光镜观察

(1)皮肤黑色素瘤分类系统常将恶性黑色素瘤分为四种类型,即结节性黑色素瘤(nodular melanoma)、表面扩散性黑色素瘤(superficial spreading melanoma)、恶性雀斑样痣黑色素瘤(lentigo maligna melanoma)和肢端雀斑样痣黑色素瘤(acral-lentiginous melanoma)。由于口腔黏膜黑色素瘤与皮肤黑色素瘤在病因、临床特点、组织病理学特点及预后等方面都存在差异,所以很难应用皮肤黑色素瘤分类系统来给口腔黑色素瘤分类,用于判断皮肤黑色素瘤预后的组织学指标也并不适用于口腔黑色素瘤。口腔黑色素瘤一般可分为原位黑色素瘤(melanoma in situ)、侵袭性黑色素瘤(invasive melanoma)两大类型。多数病例就诊时表现为侵袭性或具有混合性特点,完全属于原位病变者不超过 20%。

(2)原位黑色素瘤是指恶性黑色素细胞局限于黏膜上皮内生长浸润,尚无结缔组织浸润的恶性黑色素细胞病变。组织学表现为上皮基底层黑色素细胞增多,可呈单排或大小不等巢状增生,增生黑色素细胞有不同程度异型性,呈梭形、多角形、上皮样,细胞质大多透明,细胞质内常可见数量不等色素,异型性细胞单个或成群侵及上皮表面(图 4-3-27A)。

(3)侵袭性黑色素瘤为累及上皮和结缔组织,或单独累及结缔组织的恶性黑色素细胞病变(图 4-3-27B)。

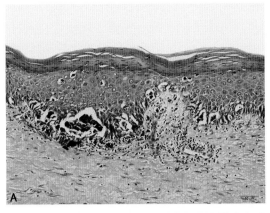

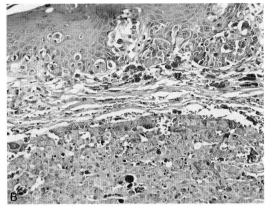

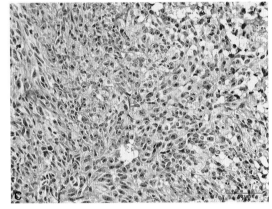

图 4-3-27 恶性黑色素瘤

A. 原位黑色素瘤,基底层黑色素细胞增多,呈梭形或上皮样,细胞质透明,可见单个细胞浸润至上皮表层(HE 染色,200×);B. 侵袭性黑色素瘤,由上皮样黑色素细胞构成,可见原位成分和大量色素(HE 染色,200×);C. 无色素性恶性黑色素瘤,肿瘤细胞呈上皮样或梭形,细胞核大,核仁明显,未见色素(HE 染色,400×)。

(4)肿瘤通常由片状或岛状的上皮样黑色素细胞构成,排列成器官样或腺泡样,细胞质染色浅,细胞核大,核仁明显,有时呈浆细胞样。也可见到片状和束状梭形细胞,一般仅占肿瘤的小部分。偶尔,细胞可以主要或全部为梭形。根据常规光镜下肿瘤内有无色素,将肿瘤分为色素性及无色素性恶性黑色素瘤(图 4-3-27C),后者在免疫组织化学及电镜下仍具有黑色素细胞特点,即电镜下有不同发育阶段的黑色素小体,免疫组织化学显示 S100 蛋白、HMB45 及 Melanin A 阳性,CK 阴性或阳性。90% 以上的口腔黑色素瘤病损含有黑色素。黑色素瘤中常有数量不等的炎症细胞浸润,纤维间质的反应多少不一。少数病例反应明显者,成为特殊类型,即结缔组织增生性黑色素瘤(desmoplastic melanoma)。光镜下,结缔组织增生性黑色素瘤由梭形细胞构成,有明显硬化性间质围绕,肿瘤细胞稀少,但无明显异型性,常无交界性。

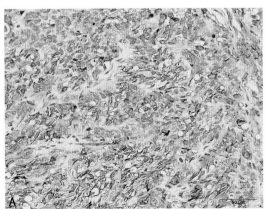

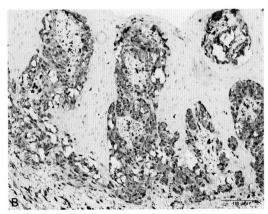

图 4-3-28 黑色素瘤

A. 肿瘤细胞 HMB45 表达阳性(SP,400×);B. 肿瘤细胞 S100 蛋白表达阳性(SP,200×)。

（5）有时在上皮-结缔组织交界处，出现黑色素细胞增多并伴有形态异常，但是这种改变还没严重到诊断为黑色素瘤的程度。为防止不必要的手术干预和患者的过度关注，应避免把这类病变称为原位黑色素瘤，而使用描述性名词如非典型性黑色素细胞增生（atypical melanocytic hyperplasia）、恶性前黑色素细胞异常增生（premalignant melanocytic dysplasia）。非典型黑色素细胞病变应视为高危险性，需要重新活检或不定期随访。

【免疫组织化学特征】

1. 典型黑色素瘤表达黑色素细胞标记物（HMB45、S100蛋白、Melanin A/Mart-1等）（图4-3-28）。vimentin几乎100%均为阳性。

2. CK、EMA常为阴性。

3. 罕见表达SMA、MSA、GFAP、desmin、synaptophysin或chromogranin。

【鉴别诊断】

典型恶性黑色素瘤容易识别，因为其具有以下特征：交界活性；有明显的黑色素；周围组织浸润；核沟、核折叠和假包涵体；大的嗜酸性核仁；丰富的核分裂象，有些为不典型核分裂象。然而，恶性黑色素瘤以显微镜下表现千变万化而著称，表现为细胞形态和组织结构的多样性。诊断黑色素瘤必须坚持两个要点：①组织病理学上的基本特点支持黑色素瘤的诊断；②肿瘤细胞特殊的免疫组织化学标记阳性和电镜下找到不同发育阶段的黑色素小体。

1. 色素细胞痣　与黑色素瘤的鉴别应基于结构和细胞学特征的组织学标准，同时结合临床特征。色素细胞痣体积较小，对称分布、边界清晰、相邻细胞巢均一、细胞无非典型性、结缔组织深层黑色素细胞成熟。无上皮内单个细胞及巢状浸润，常无炎症及表皮浸润破坏等改变。

2. 低分化癌/未分化癌　肿瘤细胞无黑色素时易误诊为癌，但是癌无上皮内Paget样或单个细胞浸润，无上皮与结缔组织交界处线状及灶状浸润，无结缔组织内痣样小灶，常无细胞较为松散表现等。免疫组织化学染色黑色素细胞有特异性标记物HMB45，低分化癌/未分化癌则为阴性。

3. 转移性黑色素瘤　需要结合临床表现鉴别，转移性恶病变在其他部位有原发恶性黑色素瘤，常为多发。

【问题1】恶性黑色素瘤的细胞形态和组织结构多种多样。哪些组织学特点提示肿瘤可能为恶性黑色素瘤？

思路：肿瘤具有如下组织学特点时，提示可能为恶性黑色素瘤。

1. 肿瘤细胞形态多样，但主要为上皮样及梭形两型细胞。

2. 肿瘤细胞主要为梭形及上皮样细胞，同时具有核仁明显，红核仁的肿瘤细胞。

3. 上皮样肿瘤，但瘤细胞黏着力低、松散。

4. 上皮性肿瘤，主要位于上皮和结缔组织交界处。

5. 肿瘤细胞具有似肉瘤非肉瘤、似癌非癌的结构。

6. 肿瘤细胞具有痣细胞巢状结构。

7. 肿瘤细胞黏着力低，同时有明显豆芽瓣样小型双核细胞。

8. 有小型痣样多核细胞。

9. 肿瘤有明显横纹肌包涵体样细胞，又难以用肌源性或间叶性肿瘤解释者。

【问题2】结缔组织增生性黑色素瘤的诊断要点是什么？

思路：结缔组织增生性黑色素瘤的肿瘤细胞成分常以梭形为主，肿瘤细胞较少，非典型性不明显，纤维增生明显，容易误诊为成纤维细胞增生。诊断时需注意观察胶原性间质中有无巢状上皮性色素性或无色素性细胞，有无核仁清楚的梭形细胞，有无交界活性。对于黏膜固有层内梭形细胞增生、呈束状排列并伴有病变周围明显的灶性淋巴细胞浸润的病变，均应怀疑黑色素瘤。S100蛋白染色阳性支持结缔组织增生性黑色素瘤的诊断,虽然 HMB45、Melan A 和其他较为特异的黑色素瘤标记物染色常为阴性。

【问题3】口腔黏膜常见哪些色素性病变?

思路:口腔黏膜常见生理性色素沉着、烟草性色素沉着、药物和重金属引起的黏膜色素异常、局部炎症所致的色素沉着、黏膜黑斑、口腔黏膜色素痣、口腔黑棘皮病、婴儿黑色素神经外胚瘤、黑色素瘤等。

【病例】

患者,女性,74 岁。右侧上下颌牙龈黑色病变伴疼痛 3 个月。

一年前无任何诱因偶然发现右侧上下颌牙龈局部黑色病变,无不适,未治疗。3 个月前,右侧上颌牙龈病变出现溃疡伴疼痛就诊,行活检,以"恶性黑色素瘤"收入院。

专科检查:11 至上颌结节唇腭侧黏膜处有 5cm×4cm 大小的黑色病变,高出周围正常黏膜表面,局部溃疡(图 4-3-29A),病变边缘不清。31—32、41—42、45—46 区牙槽嵴黏膜见黑色增生病变,并高出黏膜表面(图 4-3-29B),病变边缘较清楚。下颌下及颈部未扪及肿大淋巴结。术前检查未发现远处转移及其他异常。

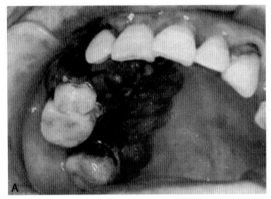
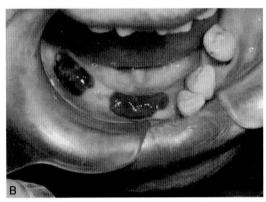

图 4-3-29　恶性黑色素瘤
A.上颌牙龈及腭黏膜病变;B.下颌牙槽嵴黏膜病变。

临床诊断:恶性黑色素瘤。

临床治疗:在全身麻醉下距病变外 2.0cm 分别行右侧上下颌骨部分切除术及右侧肩胛舌骨上颈淋巴清扫术。术后行卡介苗划痕主动免疫治疗。

肉眼观察:送检切除的上下颌牙龈病变及部分颌骨。病变呈黑色,上颌累及多颗牙的牙龈及腭黏膜,下颌病变位于牙槽嵴黏膜。

光镜观察:(上下颌牙龈及右侧腭黏膜)肿瘤细胞主要集中于上皮与结缔组织交界处,呈团或巢状排列,并扩展到上皮浅层和浸润结缔组织,较多黑色素沉积。(上颌)部分区肿瘤细胞在结缔组织中形成瘤结节。肿瘤细胞主要由上皮样细胞构成,细胞质丰富,细胞核大,核仁明显,局部肿瘤细胞呈梭形。免疫组织化学显示,肿瘤细胞 S100 蛋白表达阳性,Melanin A 表达阳性(图 4-3-30)。

病理诊断:①(上下颌牙龈及右侧腭黏膜)恶性黑色素瘤。部分区域为表面扩散性黑色素瘤,部分区域为侵袭性黑色素瘤。②淋巴结内未见转移癌,颏下淋巴结(0/2),左侧下颌下淋巴结(0/1),右侧下颌下淋巴结(0/4),左侧颈深上淋巴结(0/2)。

【病例讨论】

黑色素瘤常用的免疫组织化学标志物有哪些?

1. S100 蛋白　S100 蛋白是第一个用于诊断黑色素瘤的标志物,敏感性高(阳性率为 93%~100%),通常表达于黑色素瘤的各种亚型,包括结缔组织增生性黑色素瘤。其特异性低,因为 S100 蛋白也表达于

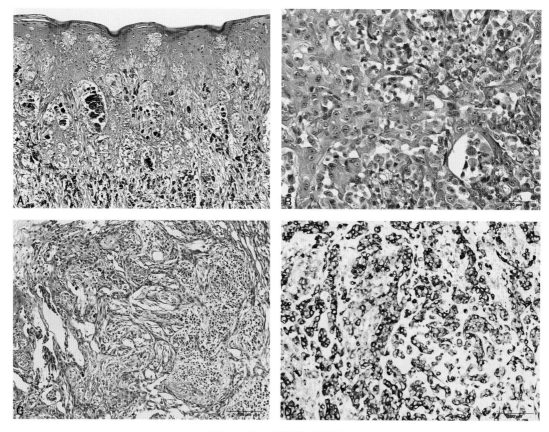

图 4-3-30 恶性黑色素瘤

A.上颌表面扩散性黑色素瘤(HE染色,200×);B.上颌侵袭性黑色素瘤(HE染色,400×);C.下颌侵袭性黑色素瘤(HE染色,200×);D.肿瘤细胞Melanin A表达阳性(SP,200×)。

许多其他肿瘤。因此,S100蛋白需要与其他黑色素细胞标志物联合应用。尽管S100蛋白特异性低,但是实用性较强,因为需要鉴别的许多肿瘤都呈阴性。S100蛋白阳性信号位于细胞核和细胞质,常呈弥漫强表达。

2. HMB-45 HMB-45是黑色素瘤细胞的特异性抗体,能识别前黑色素小体球蛋白,S100蛋白阴性的黑色素瘤HMB-45也可呈阳性。但是其敏感性较S100蛋白低,阳性率为70%~90%。只有约10%的结缔组织增生性黑色素瘤HMB-45为阳性。此外,HMB-45还可表达于透明细胞肉瘤、子宫血管周上皮样细胞肿瘤(PEComa)、黑色素性神经鞘瘤等。HMB-45阳性信号位于细胞质,呈均匀颗粒状。

3. Melanin A/Mart-1 是一种黑色素瘤细胞分化抗原,特异性高(95%~100%),敏感性高(原发黑色素瘤为85%~97%,转移性黑色素瘤为95%~100%),可在部分HMB-45阴性的恶性黑色素瘤中表达,并且对转移性恶性黑色素瘤敏感性高于HMB-45。除了黑色素细胞肿瘤,Melanin A还可表达于其他产生黑色素的细胞,如外周神经鞘瘤、血管平滑肌脂肪瘤、PEComa和透明细胞肉瘤。Melanin A阳性信号位于细胞质。

4. 酪氨酸酶(tyrosinase) 酪氨酸酶是酪氨酸形成黑色素过程中的一种关键酶,阳性率为80%~90%,特异性很高(97%~100%)。仅6%的结缔组织增生性黑色素瘤表达酪氨酸酶。酪氨酸酶阳性信号位于细胞质。

5. SOX10 SOX10是最新发现的诊断黑色素瘤非常有用的标志物,灵敏度和特异度都很高。在原发和转移性黑色素瘤的阳性率均很高(97%~100%),并表达于黑色素瘤各亚型,包括结缔组织增生性黑色素瘤(80%~100%)。SOX10也可表达于透明细胞肉瘤和外周神经鞘瘤,但是不表达于血管平滑肌脂肪瘤,其他间叶肿瘤和癌大多呈阴性。SOX10阳性信号位于细胞核。

6. 小眼畸形相关转录因子（MITF） MITF是黑色素细胞发育和生存需要的一种核蛋白,在几乎所有普通黑色素瘤中呈阳性。MITF特异度低,在多种非黑色素性梭形细胞肿瘤中也呈阳性,所以应用受到限制。MITF阳性信号位于细胞核。

（张佳莉 陈新明）

参考文献

1. 高岩. 口腔组织病理学. 8版. 北京:人民卫生出版社,2020.
2. 李铁军. 口腔病理诊断. 北京:人民卫生出版社,2011.
3. NEVILLE B W,DAMM D D,ALLEN C M,等. 口腔颌面病理学:第3版. 李江,译. 北京:人民卫生出版社,2013.
4. BARNES L,EVESON J W,REICHART P,等. 世界卫生组织肿瘤分类:头颈部肿瘤病理学和遗传学. 刘红刚,高岩,译. 北京:人民卫生出版社. 2006.
5. EL-NAGGAR A K,CHAN J K C,GRANDIS J R,et al. WHO classification of head and neck tumours. Lyon:IARC,2017.
6. PRABHU S R,WILSON D F. Human papillomavirus and oral disease-emerging evidence:a review. Aust Dent J,2013,58（1）:2-10.
7. SAID A K,LEAO J C,FEDELE S,et al. Focal epithelial hyperplasia-an update. J Oral Pathol Med,2013,42（6）:435-442.
8. SAVAGE J A,MAIZE J C SR. Keratoacanthoma clinical behavior:a systematic review. Am J Dermatopathol,2014,36（5）:422-429.
9. JANETTE A,PECARO B,LONERGAN M,et al. Solitary intraoral keratoacanthoma:report of a case. J Oral Maxillofac Surg,1996,54（8）:1026-1030.
10. CHEN Y K,LIN L M,LIN C C,et al. Keratoacanthoma of the tongue:a diagnostic problem. Otolaryngol Head Neck Surg,2003,128（4）:581-582.
11. NAUDI K B,CRITCHLOW H A,HUNTER K D. Keratoacanthoma of the gingiva:a pathological conundrum. Oral Oncol,2009,45（1）:e9-e10.
12. PHILIPSEN H P,REICHART P A,TAKATA T,et al. Verruciform xanthoma:biological profile of 282 oral lesions based on a literature survey with nine new cases from Japan. Oral Oncol,2003,39（4）:325-336.
13. IDE F,OBARA K,YAMADA H,et al. Cellular basis of verruciform xanthoma:immunohistochemical and ultrastructural characterization. Oral Dis,2008,14（2）:150-157.
14. QI Y,SUN Q,YANG P,et al. A case of multiple verruciform xanthoma in gingiva. Br J Oral Maxillofac Surg,2014,52（1）:e1-e3.
15. SAVAGE N W,DALY C G. Gingival enlargements and localized gingival overgrowths. Aust Dent J,2010,55（Suppl 1）:S55-S60.
16. FONSECA G M,FONSECA R M,CANTÍN M. Massive fibrous epulis-a case report of a 10-year-old lesion. Int J Oral Sci,2014,6（3）:182-184.
17. SHUMWAY B S,ESKAN M A,BERNSTEIN M L. Recurrent gingival fibrous lesions:comparison of 2 cases and potential need for additional classification. Oral Surg Oral Med Oral Pathol Oral Radiol,2013,116（4）:e287-e296.
18. LUVIZUTO E R,DA SILVA J B,LUVIZUTO G C,et al. Peripheral ossifying fibroma. J Craniofac Surg,2012,23（1）:e7-e10.
19. CHILDERS E L,MORTON I,FRYER C E,et al. Giant peripheral ossifying fibroma:a case report and clinicopathologic review of 10 cases from the literature. Head Neck Pathol,2013,7（4）:356-360.
20. SACKS H G,AMRANI S,ANDERSON K. "Gigantiform" peripheral ossifying fibroma:report of a case. J Oral Maxillofac Surg,2012,70（11）:2610-2613.
21. SARAVANA G H. Oral pyogenic granuloma:a review of 137 cases. Br J Oral Maxillofac Surg,2009,47（4）:318-319.
22. CARDOSO J A,SPANEMBERG J C,CHERUBINI K,et al. Oral granuloma gravidarum:a retrospective study of 41 cases in Southern Brazil. J Appl Oral Sci,2013,21（3）:215-218.
23. FLÓREZ-MORENO G A,HENAO-RUIZ M,SANTA-SÁENZ D M,et al. Cytomorphometric and immunohistochemical comparison between central and peripheral giant cell lesions of the jaws. Oral Surg Oral Med Oral Pathol Oral Radiol Endod,2008,105（5）:625-632.

24. RITWIK P,BRANNON R B. Peripheral odontogenic fibroma:a clinicopathologic study of 151 cases and review of the literature with special emphasis on recurrence. Oral Surg Oral Med Oral Pathol Oral Radiol Endod,2010,110（3）:357-363.

25. 陈新明,汪说之,熊世春. 口腔黏膜色素痣. 中华口腔医学杂志,1993,28（2）:106-108.

26. 陈新明,汪说之,李原. 口腔黏膜良性局灶性黑色素性病损:41 例临床病理研究. 华西口腔医学杂志,1997,15（3）: 242-243,246.

27. MELETI M,MOOI W J,CASPARIE M K,et al. Melanocytic nevi of the oral mucosa-no evidence of increased risk for oral malignant melanoma:an analysis of 119 cases. Oral Oncol,2007,43（10）:976-981.

28. PINTO A,RAGHAVENDRA S,LEE R,et al. Epithelioid blue nevus of the oral mucosa:a rare histologic variant. Oral Surg Oral Med Oral Pathol Oral Radiol Endod,2003,96（4）:429-436.

29. CARLOS-BREGNI R,CONTRERAS E,NETTO A C,et al. Oral melanoacanthoma and oral melanotic macule:a report of 8 cases,review of the literature,and immunohistochemical analysis. Med Oral Patol Oral Cir Bucal,2007,12（5）:e374-e379.

30. LERMAN M A,KARIMBUX N,GUZE K A,et al. Pigmentation of the hard palate. Oral Surg Oral Med Oral Pathol Oral Radiol Endod,2009,107（1）:8-12.

31. LI C C,MALIK S M,BLAESER B F,et al. Mucosal pigmentation caused by imatinib:report of three cases. Head Neck Pathol,2012,6（2）:290-295.

32. WOOLGAR J A,TRIANTAFYLLOU A. Pitfalls and procedures in the histopathological diagnosis of oral and oropharyngeal squamous cell carcinoma and a review of the role of pathology in prognosis. Oral Oncol,2009,45（4/5）:361-385.

33. THORAT M,PRADEEP A R,PALLAVI B. Primary gingival pseudoepitheliomatous hyperplasia with periodontal findings: a rare case report. J Periodontol,2011,82（4）:652-655.

34. CARLSON D L. Necrotizing sialometaplasia:a practical approach to the diagnosis. Arch Pathol Lab Med,2009,133（5）: 692-698.

35. RIZKALLA H,TONER M. Necrotizing sialometaplasia versus invasive carcinoma of the head and neck:the use of myoepithelial markers and keratin subtypes as an adjunct to diagnosis. Histopathology,2007,51（2）:184-189.

36. SHAW R J,PACE-BALZAN A,BUTTERWORTH C. Contemporary clinical management of oral squamous cell carcinoma. Periodontol 2000,2011,57（1）:89-101.

37. DIK E A,WILLEMS S M,IPENBURG N A,et al. Resection of early oral squamous cell carcinoma with positive or close margins:relevance of adjuvant treatment in relation to local recurrence:margins of 3mm as safe as 5mm. Oral Oncol,2014, 50（6）:611-615.

38. GRIMM M. Prognostic value of clinicopathological parameters and outcome in 484 patients with oral squamous cell carcinoma:microvascular invasion（V+）is an independent prognostic factor for OSCC. Clin Transl Oncol,2012,14（11）: 870-880.

39. OJHA J,GUPTA A,MADAWI A,et al. White lesion on the dorsum of tongue. Oral Surg Oral Med Oral Pathol Oral Radiol, 2012,113（5）:570-574.

40. TERADA T. Squamous cell carcinoma arising within verrucous carcinoma of the oral cavity:a case report. Int J Clin Exp Pathol,2012,5（4）:363-366.

41. ZHU L K,DING Y W,LIU W,et al. A clinicopathological study on verrucous hyperplasia and verrucous carcinoma of the oral mucosa. J Oral Pathol Med,2012,41（2）:131-135.

42. DING Y,MA L,SHI L,et al. Papillary squamous cell carcinoma of the oral mucosa:a clinicopathologic and immunohistochemical study of 12 cases and literature review. Ann Diagn Pathol,2013,17（1）:18-21.

43. FRITSCH V A,GERRY D R,LENTSCH E J. Basaloid squamous cell carcinoma of the oral cavity:an analysis of 92 cases. Laryngoscope,2014,124（7）:1573-1578.

44. JAYASOORIYA P R,TILAKARATNE W M,MENDIS B R,et al. A literature review on oral basaloid squamous cell carcinomas,with special emphasis on etiology. Ann Diagn Pathol,2013,17（6）:547-551.

45. EMANUEL P,WANG B,WU M,et al. P63 immunohistochemistry in the distinction of adenoid cystic carcinoma from basaloid squamous cell carcinoma. Mod Pathol,2005,18（5）:645-650.

46. SERRANO M F,EL-MOFTY S K,GNEPP D R,et al. Utility of high molecular weight cytokeratins,but not p63,in the differential diagnosis of neuroendocrine and basaloid carcinomas of the head and neck. Hum Pathol,2008,39（4）: 591-598.

47. ROMAÑACH M J,AZEVEDO R S,CARLOS R,et al. Clinicopathological and immunohistochemical features of oral spindle cell carcinoma. J Oral Pathol Med,2010,39（4）:335-341.

48. BISHOP J A,MONTGOMERY E A,WESTRA W H. Use of p40 and p63 immunohistochemistry and human papillomavirus testing as ancillary tools for the recognition of head and neck sarcomatoid carcinoma and its distinction from benign and malignant mesenchymal processes. Am J Surg Pathol,2014,38（2）:257-264.

49. LEWIS J S JR. Spindle cell lesions:neoplastic or non-neoplastic? Spindle cell carcinoma and other atypical spindle cell lesions of the head and neck. Head Neck Pathol,2008,2（2）:103-110.

50. FEMIANO F,LANZA A,BUONAIUTO C,et al. Oral malignant melanoma:a review of the literature. J Oral Pathol Med,2008,37（7）:383-388.

51. MOHAN M,SUKHADIA V Y,PAI D,et al. Oral malignant melanoma:systematic review of literature and report of two cases. Oral Surg Oral Med Oral Pathol Oral Radiol,2013,116（4）:e247-e254.

52. KEMP S,GALLAGHER G,KABANI S,et al. Persistent melanoma in situ:case report and review. J Oral Maxillofac Surg,2008,66（9）:1945-1948.

53. ORDÓÑEZ N G. Value of melanocytic-associated immunohistochemical markers in the diagnosis of malignant melanoma:a review and update. Hum Pathol,2014,45（2）:191-205.

第一节 唾液腺炎症

唾液腺炎（sialadenitis）指主要发生于腮腺、下颌下腺和舌下腺的炎症性疾病,小唾液腺少见。本病主要分为细菌性唾液腺炎和病毒性唾液腺炎,少数由变态反应所致。

一、急性唾液腺炎

急性唾液腺炎（acute sialadenitis）又称为急性化脓性腮腺炎（acute pyogenic parotitis）。

【临床要点】

1. 病变主要发生于腮腺。常单侧受累,双侧同时发生者少见,占 20%~25%。老年人多见。

2. 本病常在外伤、全身感染性疾病、代谢性疾病和恶性肿瘤等身体衰弱、抵抗力降低的情况下发生。

3. 腹部大手术等引起反射性腮腺分泌功能降低,术后 1 周内可发生手术后腮腺炎。

4. 唾液腺结石、异物等引起唾液腺导管阻塞也可发病。致病菌主要是金黄色葡萄球菌、草绿色链球菌、溶血性链球菌等。这些致病菌从导管进入腮腺,发生逆行感染。

5. 血源性感染者较少见,与败血症或脓毒血症有关,多见于新生儿。

【病理学特征】

1. 导管扩张,管腔内、导管周围及腺实质内有大量密集的中性粒细胞浸润(图 5-1-1)。

2. 唾液腺组织广泛破坏和坏死,形成多个化脓灶(图 5-1-2)。

3. 急性炎症消退后,可形成纤维性愈合(图 5-1-3),

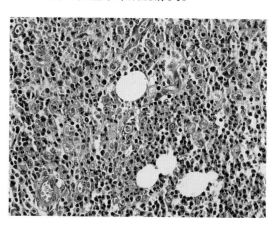

图 5-1-1 急性唾液腺炎
腺泡大部分消失,腺实质内可见大量密集的中性粒细胞浸润（HE 染色,200×）。

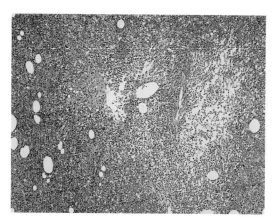

图 5-1-2 急性唾液腺炎
腺体组织广泛破坏,可见坏死区形成（HE 染色,100×）。

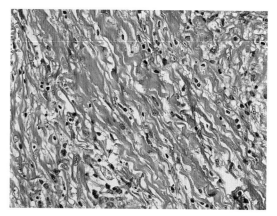

图 5-1-3 急性唾液腺炎
急性炎症消退后,可见纤维化表现（HE 染色,400×）。

导致永久性唾液分泌减少。

【鉴别诊断】

流行性腮腺炎（epidemic parotitis，mumps）是由副黏病毒家族（paramyxovirus family）的腮腺炎病毒属感染引起的一种急性原发性具有高度传染性的疾病，属于弥漫性外分泌腺体感染。潜伏期为 2~4 周，通常为 16~18 天。患者自临床症状出现前 1 天至临床症状消失均具有传染性。受累腮腺为非化脓性渗出性炎症，表现为水肿和淋巴细胞浸润，下颌下腺及其他腺体也可同时受累。有的患者全身其他脏器同时受累。男性引起睾丸炎，女性引起卵巢炎。本病常见于儿童，成年人亦可发病。病后可获得终生免疫，极少演变为化脓性炎症、坏疽或慢性硬化性唾液腺炎。流行性腮腺炎病毒可通过尿液、唾液、呼吸道飞沫传播。病毒侵入机体后，在口腔黏膜和鼻腔黏膜内大量繁殖，进入血液而发生病毒血症，再经血液到达腮腺和其他器官。也有人认为，病原体经腮腺导管口直达腮腺，而后侵入血液。病理表现为腺泡细胞内含空泡，可见包涵体，部分腺泡细胞坏死。导管上皮水肿，管腔内充满坏死细胞和渗出物。腺体被膜充血，间质水肿，淋巴细胞、浆细胞和巨噬细胞浸润。由于主导管被渗出物堵塞，唾液中的淀粉酶不能排出，而经淋巴进入血液，从尿中排出，故患者血液及尿中的淀粉酶升高，有助于早期诊断或鉴别诊断。

【病例】

患儿，女性，12 岁。左侧耳垂下肿大 1 周，咀嚼时局部疼痛。

患者 1 周前左侧腮腺区肿胀，有发热、乏力、食欲缺乏等全身症状，抗感染治疗有效。张口或咀嚼时局部感到疼痛。门诊以"左侧腮腺区炎症"收入院。

专科检查：左侧腮腺区肿胀，质地软，边缘不清，肿大的腮腺呈半球形，表面发热有触痛，张口或咀嚼时局部感到疼痛。

光镜观察：腺泡被破坏，腺体内可见大量中性粒细胞浸润（图 5-1-4）。

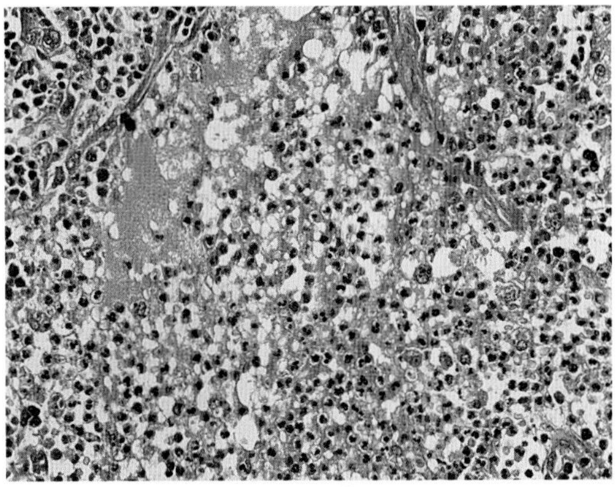

病理诊断：（左侧腮腺）急性唾液腺炎。

图 5-1-4 急性唾液腺炎
腺泡消失，腺体实质内可见大量中性粒细胞浸润（HE 染色，200×）。

【问题】光镜下观察到腺体内有坏死区，考虑哪些唾液腺非肿瘤性病变?

思路：①急性唾液腺炎，除了腺体内有坏死区，还可以观察到腺实质内有中性粒细胞密集浸润。②唾液腺结核，可以观察到淋巴细胞、类上皮细胞、朗汉斯巨细胞形成的结节，中心部位有干酪样坏死区。③病毒性腮腺炎，通常称为"流行性腮腺炎"，可以观察到部分腺泡细胞坏死，腺泡细胞内含空泡，可见包涵体。结合临床较多发生于幼儿或少年时期，有传染接触史；可双侧或单侧受累，白细胞不但不升高，反而降低或正常，局部症状和化脓性炎症相似，但没有化脓倾向。

二、慢性唾液腺炎

慢性唾液腺炎（chronic sialadenitis）多见于下颌下腺和腮腺，以慢性化脓性唾液腺炎为主。

【临床要点】

1. 常为单侧发病，唾液腺局部肿大，有酸胀感，进食时加重。
2. 挤压患侧唾液腺，导管口有少量黏稠而有咸味的液体流出。
3. 以慢性化脓性唾液腺炎多见，多发生于下颌下腺，腮腺次之，舌下腺少见。
4. 由唾液腺结石、异物、瘢痕挛缩等堵塞导管和放射线损伤后继发感染而发病。

5. 可以由急性唾液腺炎经亚急性逐步转变为慢性。

6. 长期口腔内压力升高如口吹乐器等,可逆行感染发病。

7. 可能是一种潜在的自身免疫病。

【病理学特征】

1. 唾液腺导管扩张,导管内有炎症细胞(图5-1-5)。

2. 导管周围及纤维间质中有淋巴细胞和浆细胞浸润(图5-1-6),有时形成淋巴滤泡(图5-1-7)。

3. 腺泡萎缩、消失,被增生的纤维结缔组织代替(图5-1-8)。

4. 导管扩张,导管上皮增生,有时可见鳞状上皮化生(图5-1-9)。

5. 增生的纤维结缔组织将腺小叶分隔,最终导致腺体萎缩。

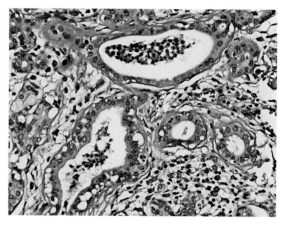

图 5-1-5　慢性唾液腺炎
唾液腺导管扩张,导管腔内可见炎症细胞(HE 染色,200×)。

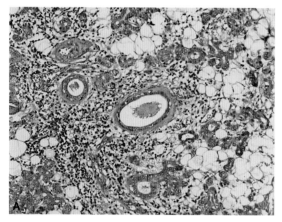
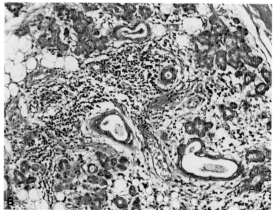

图 5-1-6　慢性唾液腺炎
A、B.腺泡消失,腺管增生、扩张,腺管周围可见炎症细胞浸润(HE 染色,200×)。

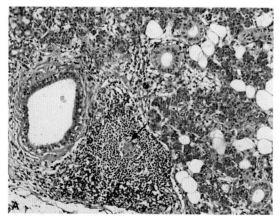
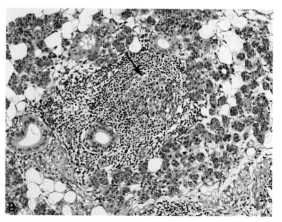

图 5-1-7　慢性唾液腺炎
A、B.腺导管周围可见淋巴滤泡形成(箭头示)(HE 染色,200×)。

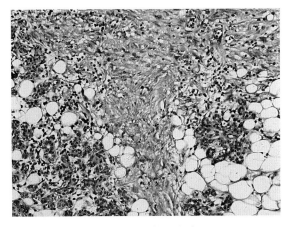

图 5-1-8　慢性唾液腺炎

腺泡萎缩、消失,被增生的纤维结缔组织代替(HE 染色,200×)。

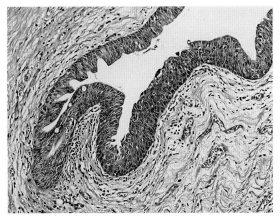

图 5-1-9　慢性唾液腺炎

腺导管上皮增生,可见鳞状上皮化生(HE 染色,200×)。

【鉴别诊断】

慢性复发性腮腺炎(chronic recurrent parotitis)　以前称慢性化脓性腮腺炎,是腮腺的慢性炎症性疾患。儿童以 3~6 岁多见,无性别差异。成人以中年女性多见。病因尚不明确,与自身免疫病有关,先天性、广泛性导管扩张可诱发本病。临床表现为单侧或双侧腮腺反复肿胀不适,唾液混浊黏稠,挤压腺体可见导管口有脓液或胶冻状液体溢出。发生于儿童期者,在青春期后可逐渐自愈,少数迁延至成人期后痊愈。病理表现为腺小叶内导管呈囊状扩张,导管上皮增生,囊壁为一至数层扁平上皮,囊腔可融合,腺泡细胞萎缩,导管周围有淋巴细胞浸润或形成淋巴滤泡(图 5-1-10,图 5-1-11)。

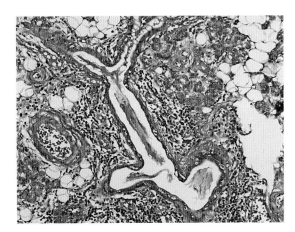

图 5-1-10　慢性复发性腮腺炎

腺小叶内导管呈囊性扩张,导管周围可见淋巴细胞浸润(HE 染色,200×)。

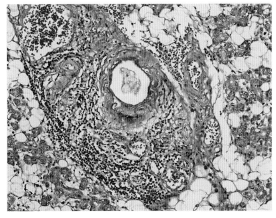

图 5-1-11　慢性复发性腮腺炎

腺导管扩张,导管上皮增生,导管周围可见淋巴细胞浸润(HE 染色,200×)。

【病例】

患者,女性,60 岁。左侧面颊部反复肿胀 2 年余,加重 3 天。

患者 2 年来间断性左侧面颊部肿胀,抗炎治疗后缓解,不久又肿胀,反复发作,有压痛。门诊以"左侧腮腺慢性唾液腺炎"收入院。

专科检查:左侧腮腺区肿胀,质地中等,界限不清,有压痛。腮腺导管口无红肿,挤压腮腺可见少量分泌物溢出。

影像学检查：腮腺横断面 CT 检查示左侧腮腺
形态较对侧增大，考虑为腮腺慢性炎症性改变。左
侧咬肌外侧皮下脂肪间隙可见条索状软组织密度
影，考虑为增大的腮腺组织。

超声检查：小器官彩色多普勒超声检查示左
侧腮腺回声增强不均匀，形态饱满，实质内可见多
发、密集的细小低回声结节，超声提示左侧腮腺
增大。

光镜观察：腺导管上皮增生、扩张（图 5-1-12）；
腺泡萎缩，被大量淋巴细胞、增生的纤维结缔组织
替代（图 5-1-13）；部分腺导管周围可见淋巴滤泡形
成（图 5-1-14）。

病理诊断：（左侧腮腺）慢性唾液腺炎。

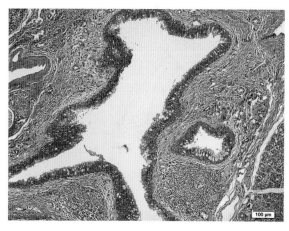

图 5-1-12　慢性唾液腺炎
腺导管上皮增生、扩张（HE 染色，100×）。

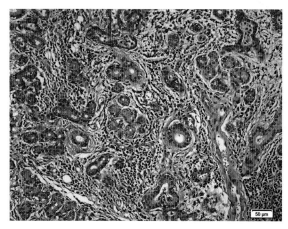

图 5-1-13　慢性唾液腺炎
腺泡细胞萎缩，被大量淋巴细胞替代（HE 染色，200×）。

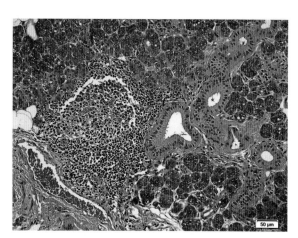

图 5-1-14　慢性唾液腺炎
腺导管周围可见淋巴滤泡形成（HE 染色，200×）。

【问题】慢性唾液腺炎与急性唾液腺炎的鉴别要点是什么？

思路：慢性唾液腺炎持续时间较长，常以增生病变为主，炎症灶内浸润细胞主要为淋巴细胞、浆细
胞、巨噬细胞和单核细胞；组织破坏由炎症细胞引起；常伴有较明显的纤维结缔组织、血管内皮细胞的增
生，腺泡多表现为萎缩、消失，被增生组织/炎症细胞所替代。急性唾液腺炎起病急骤，持续时间短，多以渗
出性病变为特征，炎症灶内的浸润细胞主要为中性粒细胞。急性病变可转变为慢性，慢性病变也可急性
发作。

第二节　干燥综合征

干燥综合征（Sjögren syndrome，SS）是一种侵犯外分泌腺体，尤以侵犯唾液腺和泪腺为主的慢性全身
性自身免疫病，以慢性唾液腺炎、干燥性角膜结膜炎、口干症和唾液腺/泪腺间歇性肿胀、眼干症为主要临
床表现。少部分可发生恶性淋巴瘤和巨球蛋白血症。本病病因不明，一般认为是遗传（主要组织相容性复
合体，major histocompatibility complex，MHC）和环境（EB 病毒、嗜人 T 淋巴细胞病毒人类嗜 T 淋巴细胞病
毒、巨细胞病毒感染）等多因素所致，性激素可能也参与本病的发生。干燥综合征患者罹患淋巴瘤的风险
较普通人群高 40 倍。唇腺活检组织免疫球蛋白基因重排，可预测其是否进展为淋巴瘤。

【临床要点】

1. 本病好发于 40 岁以上中年女性,男女之比为 1∶9。

2. 唾液腺反复增大、缩小。

3. 口腔黏膜干燥,口底唾液池消失,舌背丝状乳头萎缩。

4. 唾液分泌量减少,导致严重口渴,龋病增多,且常为猛性龋。

5. 泪液分泌量减少,导致干燥性角膜结膜炎,患者有异物感,畏光、视物疲劳、少泪或无泪。

6. 病变多见于腮腺肿大,亦可伴下颌下腺、舌下腺及小唾液腺肿大,多为双侧,亦可单侧发生。

7. 肿大呈弥漫性,边界不清,表面光滑,与周围组织无粘连,触诊韧实而无压痛。挤压腺体导管口,唾液分泌量少或无唾液。

8. 继发感染时可有轻微压痛,挤压腺体导管口可见混浊的絮状唾液或脓液溢出。

9. 大约 60% 患者类风湿因子(rheumatoid factor,RF)阳性,伴有类风湿关节炎;75%~85% 患者抗核抗体(antinuclear antibody,ANA)阳性。偶尔出现系统性红斑狼疮、结节性多动脉炎(polyarteritis nodosa)、多发性肌炎(polymyositis)、硬皮病等自身免疫病。

【病理学特征】

1. 肉眼观察

(1)腺体弥漫性肿大或呈结节状包块,剖面呈灰白色。

(2)弥漫性者,腺小叶界限清楚;结节状者,腺小叶界限不清楚。

(3)病变轻者,与正常腺小叶似有界限,但二者之间无被膜间隔。

2. 光镜观察

(1)以腺体组织内淋巴细胞及组织细胞增生、浸润为主(图 5-2-1)。

(2)病变从腺小叶中心开始。早期淋巴细胞浸润于腺泡之间,将腺泡分开,进而使腺泡破坏、消失,为密集的淋巴细胞所取代,且形成滤泡(图 5-2-2),致使唾液分泌量显著减少,引起口腔干燥症。

(3)病变严重时,腺小叶轮廓尚存,腺小叶内的腺泡全部消失,为淋巴细胞、组织细胞所取代(图 5-2-3)。

(4)腺小叶内导管上皮增生,形成实质性上皮团,即上皮岛,细胞呈圆形或多边形,具有泡状细胞核,上皮团内有嗜酸性无定形物(图 5-2-4,图 5-2-5)。

(5)腺小叶内导管增生扩张,有的形成囊腔,衬里上皮呈扁平状或因变性液化而残缺不全(图 5-2-6)。间质扩张充血,结缔组织可增生,有的发生玻璃样变(图 5-2-7)。血管扩张充血,有的内有玻璃样血栓,血管周可有类纤维素渗出(图 5-2-8)。

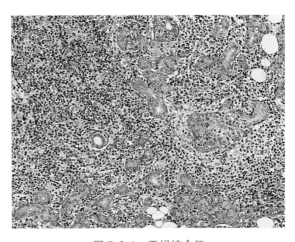

图 5-2-1　干燥综合征
腺泡破坏、消失,被大量淋巴细胞替代(HE 染色,200×)。

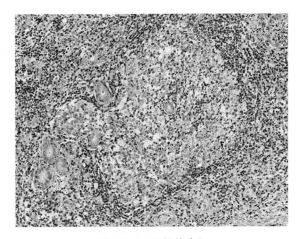

图 5-2-2　干燥综合征
病变早期可见腺泡部分破坏、消失,被密集的淋巴细胞取代,且形成滤泡(HE 染色,200×)。

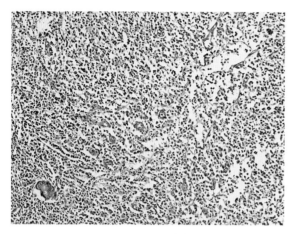

图 5-2-3 干燥综合征
病变严重时,腺小叶内大部分腺泡被大量淋巴细胞、组织细胞取代(HE 染色,200×)。

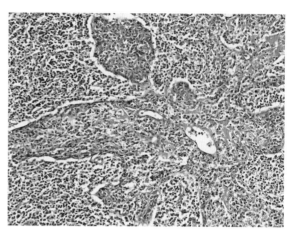

图 5-2-4 干燥综合征
腺导管上皮增生,形成实质性上皮团(HE 染色,200×)。

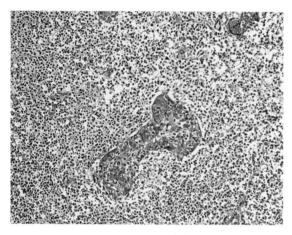

图 5-2-5 干燥综合征
大量淋巴细胞、组织细胞中可见上皮岛形成(HE 染色,200×)。

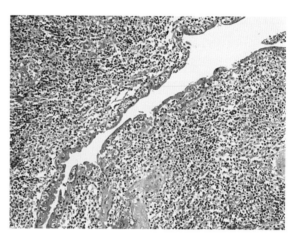

图 5-2-6 干燥综合征
腺导管增生扩张,形成囊腔,衬里上皮呈扁平状(HE 染色,200×)。

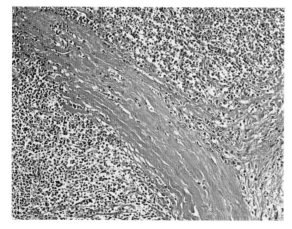

图 5-2-7 干燥综合征
间质结缔组织增生,部分发生玻璃样变(HE 染色,200×)。

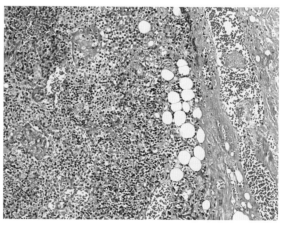

图 5-2-8 干燥综合征
血管扩张充血,腔内可见玻璃样血栓(HE 染色,200×)。

第五章 唾液腺非肿瘤性疾病

【鉴别诊断】

1. **恶性淋巴瘤** 淋巴样细胞增生异常活跃，腺小叶间隔消失，瘤细胞向各方向浸润。瘤细胞多为未成熟性、非典型淋巴细胞，可见细胞异型性及核分裂象。恶性淋巴瘤内无"上皮岛"（图5-2-9）。

2. **淋巴结转移性癌** 尤其是未发现原发灶的鼻咽癌发生颈部淋巴结转移。病理表现为鼻咽癌癌巢比较集中，局部组织多已被破坏。可见明显的细胞异型性，淋巴样成分密集混杂（图5-2-10）。

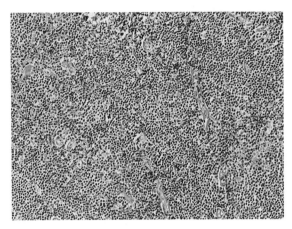
图5-2-9 恶性淋巴瘤
淋巴样细胞增生活跃，无"上皮岛"，呈B细胞淋巴瘤改变（HE染色，200×）。

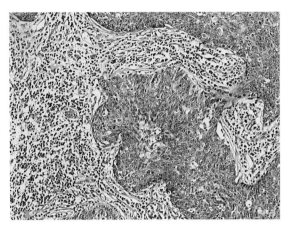
图5-2-10 淋巴结转移性癌
鼻咽癌淋巴结转移，淋巴背景中有异常上皮团（HE染色，200×）。

【问题1】唾液腺中哪些肿物应考虑为唾液腺非肿瘤性疾病？

思路：唾液腺发生反复肿胀、时大时小，经抗生素治疗病情有好转的疾病，应优先考虑为唾液腺非肿瘤性疾病。双侧唾液腺同时或先后出现肿块或肿大，应先排除唾液腺非肿瘤性疾病后，再考虑肿瘤性病变。唾液腺多发性肿块应重点排除结核、淋巴结炎及反应性增生。虽然慢性唾液腺炎为唾液腺非肿瘤性疾病中常见的疾病，但是要排除Mikulicz病的可能。

【病例】

患者，女性，56岁。双侧下颌下区包块渐进性增大伴口干1年，双眼干涩半年余。

患者1年前发现双侧下颌下区包块，生长缓慢，伴有口干，半年前双眼出现干涩不适，行清热解毒治疗无效。门诊以"双侧下颌下区干燥综合征、Mikulicz病、慢性复发性下颌下腺炎"收入院。

专科检查：双侧下颌下区膨隆，左侧下颌下区可触及大小约3.8cm×2.6cm×2.0cm的包块，右侧下颌下区可触及大小约2.5cm×2.0cm×1.5cm的包块，质地中等偏硬，有轻压痛，界限清楚，可活动，与皮肤无粘连，挤压下颌下腺可见少量唾液分泌，导管口无脓液溢出。

光镜观察：在替代腺泡组织的大量淋巴细胞、组织细胞背景中，可见大小不一、形态不规则的"上皮岛"形成（图5-2-11）。腺导管增生扩张，形成囊腔，衬里上皮呈扁平状（图5-2-12）。部分血管腔内有玻璃样血栓（图5-2-13）。

病理诊断：（双侧下颌下区）干燥综合征。

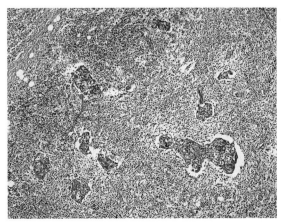
图5-2-11 干燥综合征
在大量淋巴细胞、组织细胞中可见大小不一、形态不规则的"上皮岛"（HE染色，100×）。

179

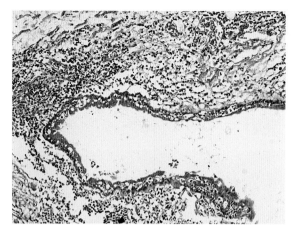

图 5-2-12 干燥综合征
腺导管增生扩张,可见囊腔形成(HE 染色,200×)。

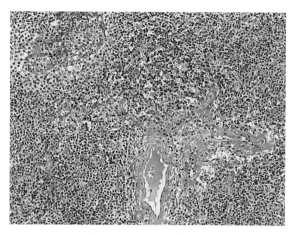

图 5-2-13 干燥综合征
血管腔内有玻璃样血栓(HE 染色,200×)。

【问题 2】干燥综合征的评价标准是什么?

思路:干燥综合征的确切诊断常采用唇腺活检。各国的唇腺活检定度标准不尽相同,一般以腺小叶内导管周围局灶性淋巴细胞浸润程度为评价标准,50 个以上淋巴细胞局灶性浸润作为 1 个灶(表 5-2-1)。一般认为,存在 1 灶/4mm² 以上的淋巴细胞浸润对诊断有意义,干燥综合征多表现为 3 度或 4 度。

表 5-2-1 唇腺活检定度标准

程度	每 4mm² 唾液腺组织中浸润淋巴细胞数	程度	每 4mm² 唾液腺组织中浸润淋巴细胞数
0 度	无淋巴细胞浸润	3 度	1 个灶
1 度	轻度浸润	4 度	1 个以上灶
2 度	中度浸润(未成灶)		

【问题 3】干燥综合征和慢性唾液腺炎的病理学变化有哪些差别?

思路:干燥综合征为自身免疫病,病变从唾液腺小叶中心开始。早期病理表现为密集的淋巴细胞取代腺泡,且有淋巴滤泡形成。病变严重时,腺小叶内腺泡全部消失,被淋巴细胞、组织细胞取代。腺小叶内导管上皮增生,上皮团内可有嗜酸性无定形物质。唇腺改变与大唾液腺相似。

慢性唾液腺炎为细菌感染性疾病,病理学变化主要表现为唾液腺导管扩张,导管内炎症细胞浸润;导管周围及纤维间质中有淋巴细胞和浆细胞浸润,或可见淋巴滤泡形成;增生的纤维结缔组织取代腺泡;腺小叶内导管上皮增生,并可见鳞状上皮化生。

免疫组织化学染色可以协助鉴别干燥综合征与慢性唾液腺炎。干燥综合征早期,唾液腺组织内浸润的细胞以 T 淋巴细胞为主,尤其以 CD4(辅助/诱导)阳性 T 淋巴细胞居多。病期长的患者,B 淋巴细胞浸润逐渐增加,偶见 B 淋巴细胞恶性淋巴瘤,导管上皮细胞多有异位性 MHC Ⅱ 型(HLA-DR)抗原的表达。

第三节 IgG4 相关性疾病

IgG4 相关性疾病(IgG4 related disease,IgG4-RD)是一种新的独立疾病,是一种累及多器官的免疫介导的慢性炎症伴纤维化疾病。临床表现复杂多样,伴有 IgG4 阳性浆细胞浸润组织和多种器官,可表现为器官弥漫性肿胀或局部肿块形成、组织破坏,甚至衰竭,易误诊为肿瘤。血清 IgG4 水平升高是本病的一个重要提示,但并非诊断的必要或充分条件,病理检查是诊断的重要手段。本病常受累的器官有胰腺、唾液腺和泪腺、胆道、肾脏、甲状腺及肺。本病包括 Mikulicz 病(Mikulicz disease,MD)[又称良性淋巴上皮病变

（benign lymphoepithelial lesion）〕、慢性硬化性唾液腺炎（chronic sclerosing sialadenitis，CSS）、自身免疫性胰腺炎 1 型、腹膜后纤维化、硬化性胆管炎、IgG4 相关性肾炎等，通常表现为器官弥漫性肿胀或肿块形成，症状随浸润的器官不同而有所不同。

CSS 是一种病因不明的伴有纤维化、无痛性肿胀的唾液腺慢性进行性炎症性疾病，与逆行感染、异物和唾液腺结石引起的唾液排出障碍、异常浓缩的分泌物或自身免疫病有关。CSS 的临床表现类似肿瘤，1986 年由 Küttner 最先报道，又称为 Küttner 瘤（Küttner's tumour）。1991 年 WHO 将 Küttner 瘤归为唾液腺肿瘤样病变。

【临床要点】

1. 多见于老年男性，对类固醇激素反应敏感。

2. 为慢性无痛性疾病，累及头颈部时，双侧或单侧腮腺、下颌下腺、小唾液腺和泪腺肿胀，受累腺体质硬，淋巴结肿大。

3. 实验室检查 可表现为外周血嗜酸性粒细胞升高（平均细胞 1 062 个/μL；正常细胞计数<500 个/μL）；免疫球蛋白 IgG 和总 IgE 水平升高，血清 IgG4 浓度升高（≥1.35g/L）；炎性标志物血沉和 C 反应蛋白升高。

4. 影像学检查 CT、MRI 检查可发现不同受累部位脏器肿大，或有压迫表现。PET/CT 可有效评估疾病的轻重程度，在评估治疗反应及病情长期监测中起重要作用。

5. 临床若遇到病因不明的血 IgE 或嗜酸性粒细胞增多、高免疫球蛋白血症、低补体血症或免疫复合物升高，可进一步行镓扫描或 FDG-PET，呈高摄取放射性浓聚时，需要考虑 IgG4-RD。

【病理学特征】

1. 腺实质萎缩，淋巴细胞反应性增生。

2. 病变从腺小叶中央向周边扩展，腺小叶内腺泡间淋巴细胞浸润，直至完全被密集的淋巴细胞和组织细胞替代腺泡组织。病变早期，在腺小叶内的导管周围，可见淋巴细胞浸润导致腺泡分离、萎缩和消失，而淋巴细胞和组织细胞增生，有时可形成淋巴滤泡（图 5-3-1）。

3. 导管上皮和周围肌上皮细胞不断增生，形成实质性、呈圆形或不规则形的上皮肌上皮团块——上皮岛（图 5-3-2）。上皮岛由圆形、多边形或梭形细胞构成，分散在淋巴细胞中。

4. 腺体周围组织中可见密集淋巴细胞和浆细胞浸润，以及淋巴滤泡形成，伴有组织席纹状纤维化及闭塞性静脉炎（图 5-3-3）。

5. 免疫组织化学检测 IgG4 阳性浆细胞>10 个/高倍镜视野（HPF）（或 IgG4 阳性浆细胞占浆细胞总数的比例>40%）。

6. 本病可恶变为恶性淋巴瘤或淋巴上皮癌

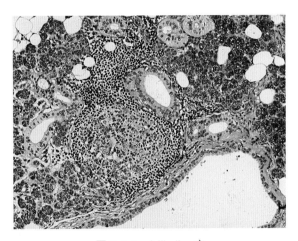

图 5-3-1 Mikulicz 病

病变早期腺小叶内导管周围淋巴滤泡形成（HE 染色，200×）。

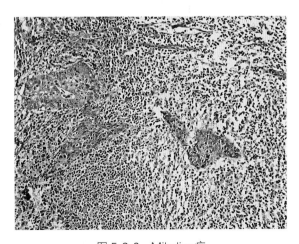

图 5-3-2 Mikulicz 病

大量淋巴细胞中可见上皮岛形成，上皮岛内可见残存腺管（HE 染色，200×）。

（lymphoepithelial carcinoma）/恶性淋巴上皮病变（malignant lymphoepithelial lesion）。随着现代分子生物学技术的发展，通过对 Mikulicz 病中浸润的淋巴细胞基因重排和单克隆研究发现，一些学者原来认为的 Mikulicz 病实际上是低度恶性非霍奇金黏膜相关淋巴组织 B 细胞淋巴瘤，即黏膜相关淋巴组织（mucosa-associated lymphoid tissue，MALT）淋巴瘤的早期阶段。因此，Mikulicz 病腺体内的淋巴细胞具有从 Mikulicz 病-交界性病变-淋巴瘤的发展进程。

7. 慢性硬化性唾液腺炎表现为唾液腺导管周围纤维化（图 5-3-4），腺小叶间纤维结缔组织显著增生，并有玻璃样变性（图 5-3-5）；导管扩张，管腔内可含有黏稠的分泌物或唾液腺结石，导管上皮可发生鳞状上皮化生（图 5-3-6）；腺泡萎缩消失，被大量淋巴细胞、嗜酸性粒细胞和浆细胞取代，部分可见反应性淋巴滤泡形成（图 5-3-7）。免疫组织化学

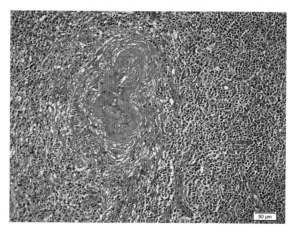

图 5-3-3　Mikulicz 病
腺体周围组织中可见密集淋巴细胞和浆细胞浸润，伴组织纤维化及血管闭塞（HE 染色，200×）。

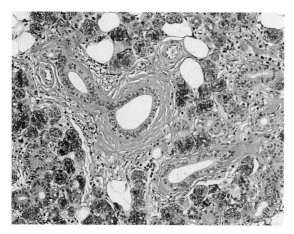

图 5-3-4　慢性硬化性唾液腺炎
唾液腺导管周围纤维化（HE 染色，200×）。

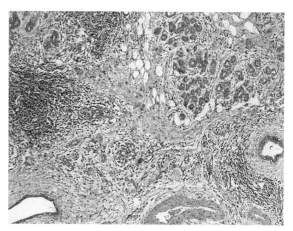

图 5-3-5　慢性硬化性唾液腺炎
腺小叶间纤维结缔组织显著增生，并有玻璃样变性（HE 染色，100×）。

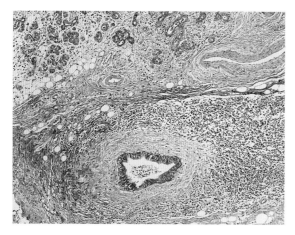

图 5-3-6　慢性硬化性唾液腺炎
导管扩张，管腔内含分泌物、炎症细胞，导管上皮鳞状上皮化生，腺管周围纤维化（HE 染色，100×）。

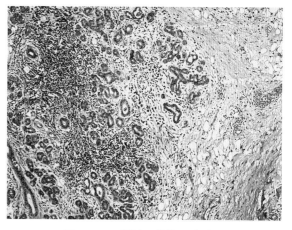

图 5-3-7　慢性硬化性唾液腺炎
腺泡萎缩消失，被大量炎症细胞取代，局部可见反应性淋巴滤泡形成（HE 染色，100×）。

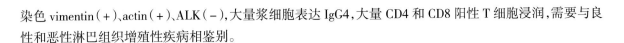

染色 vimentin（＋）、actin（＋）、ALK（－），大量浆细胞表达 IgG4，大量 CD4 和 CD8 阳性 T 细胞浸润，需要与良性和恶性淋巴组织增殖性疾病相鉴别。

【鉴别诊断】

1. 结节病（sarcoidosis）　是一种非干酪样坏死性上皮细胞肉芽肿炎症性疾病，无坏死性血管炎，病因不明。本病以侵犯肺实质为主，口腔病变主要表现为肿胀和结节形成。抗酸染色阴性，旧结核菌素（OT）或 PPD 试验阴性或弱阳性，活动期血清血管紧张素转化酶（SACE）升高，少数有高钙血症、高尿钙症。

2. Castleman 病（Castleman disease，CD）　曾称为巨大淋巴结增生症或血管滤泡性淋巴样增生症，是一种少见且原因不明的淋巴结反应性增生病。本病依病理学特征可分为透明血管型（hyaline vascular type，HV）、浆细胞型（plasma cell type，PC）和混合型（mixed type）。HV CD 最常见，占 90%。病理表现为淋巴滤泡增生，生发中心变小或消失，可见一根或数根增生的小动脉（图 5-3-8），动脉内皮细胞肿胀、动脉壁增厚、玻璃样变（图 5-3-9），以及树突状细胞、嗜酸性粒细胞、浆细胞浸润（图 5-3-10），周围小淋巴细胞增生，围绕生发中心呈多层环形排列，形成"洋葱皮"样特异性结构（图 5-3-11）。PC CD 的病理学特征与 HV CD 相似，但 PC CD 为滤泡间有大量成熟的浆细胞，小血管成分较少且玻璃样变不显著，小动脉穿入不明显。混合型 Castleman 病在组织学上同时具备 HV CD 及 PC CD 的特征。

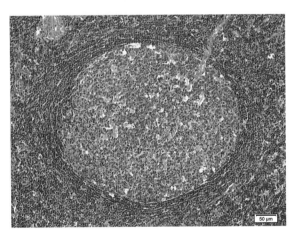

图 5-3-8　Castleman 病
淋巴滤泡增生，可见小血管穿入（HE 染色，200×）。

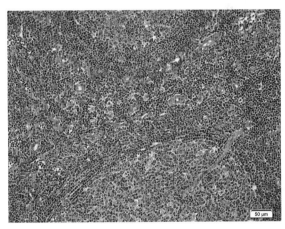

图 5-3-9　Castleman 病
淋巴滤泡间血管壁增厚、玻璃样变（HE 染色，200×）。

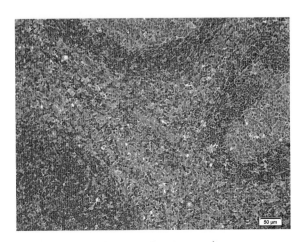

图 5-3-10　Castleman 病
淋巴滤泡间有嗜酸性粒细胞浸润（HE 染色，200×）。

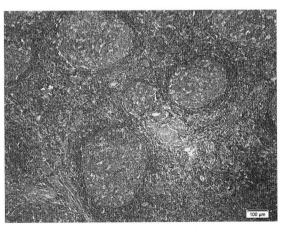

图 5-3-11　Castleman 病
增生淋巴滤泡内套细胞层明显增多，呈多层"同心圆"状环形排列（HE 染色，100×）。

【病例1】

患者,女性,62岁。双侧下颌下区肿大3年,伴口咽干燥不适。

患者3年前双侧下颌下区肿胀,逐渐增大,伴有口咽干燥。

专科检查:双侧下颌下腺肿大,左侧下颌下区可扪及4.5cm×3.0cm×2.0cm大小包块,右侧下颌下区可触及3.5cm×2.5cm×2.0cm大小包块,质地软而有弹性,无压痛,界限不清,皮肤表面无红肿、无破溃。

光镜观察:腺泡萎缩、消失,被大量淋巴细胞替代,淋巴细胞中可见不规则的上皮岛,无细胞异型性(图5-3-12)。

病理诊断:(双侧下颌下区)Mikulicz病。

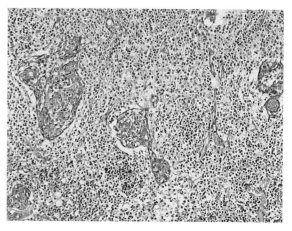

图5-3-12 Mikulicz病

腺泡萎缩、消失,大量淋巴细胞中可见不规则上皮岛,无细胞异型性(HE染色,200×)。

【病例2】

患者,男性,49岁。右侧下颌下区包块渐进性长大2个月。

2个月前,患者无意中发现右侧下颌下区有一花生米大小的包块,无自觉症状,要求手术,门诊以"右侧下颌下区包块性质待查"收入院。

专科检查:右侧下颌下区可触及2.0cm×1.5cm×1.0cm大小包块,质地较硬,无波动及压痛,活动度差,与皮肤轻度粘连。张口不受限,咬合关系正常。下颌下腺导管口轻度红肿,挤压腺体有乳白色黏稠分泌物流出。

光镜观察:大部分腺泡消失,被大量淋巴细胞、嗜酸性粒细胞和浆细胞取代,部分区域可见淋巴滤泡形成(图5-3-13)。腺导管扩张,导管上皮发生鳞状上皮化生,腺导管周围纤维化(图5-3-14),腺小叶间结缔组织增生明显。

病理诊断:(右侧下颌下腺)慢性硬化性唾液腺炎。

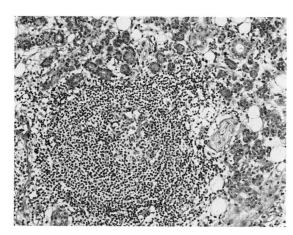

图5-3-13 慢性硬化性唾液腺炎

大部分腺泡消失,被大量炎症细胞取代,有淋巴滤泡形成(HE染色,200×)。

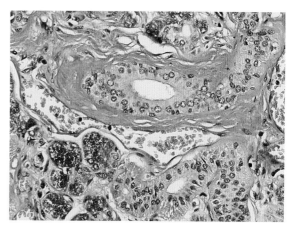

图5-3-14 慢性硬化性唾液腺炎

腺导管周围明显纤维化(HE染色,400×)。

【问题1】口干和/或唾液腺肿大是否可以作为Mikulicz病的诊断依据?

思路:口干和/或唾液腺肿大不能作为Mikulicz病的诊断依据。因为影响唾液腺分泌而引起口干的因素很多,如药物作用、病毒感染、放射线照射、脱水、精神因素、系统性疾病如糖尿病等。唾液腺具有增龄性改变,唾液的分泌量会随着年龄的增长而逐渐减少,老年人常会出现口干症状。引起唾液腺肿大的原因也有多种。常见的单侧腺体肿大的原因有唾液腺原发性肿物、细菌感染、慢性唾液腺炎等。双侧肿大的原因有病毒感染、淋巴瘤、结节病、结核病、慢性唾液腺炎等。因此,只有病理诊断才是确诊 Mikulicz 病的可靠手段。

【问题 2】Mikulicz 病和干燥综合征的区别是什么?

思路:①两种疾病的病理表现有相似点,包括腺小叶内腺泡间可见密集淋巴细胞浸润,严重时腺泡组织可完全被淋巴细胞和组织细胞所替代。此外,不断增生的导管上皮和周围肌上皮细胞,形成大小不一、实质性或不规则的上皮岛,有残存的腺导管。但是,Mikulicz 病属于一种特发性炎症,具有病程长、易复发的特点,由于炎症不累及副泪腺,故眼部较少出现干燥症状。而干燥综合征是一种慢性自身免疫病,多伴有慢性唾液腺炎、干燥性角膜炎、口干症和唾液腺/泪腺间歇性肿胀等临床症状。②Mikulicz 病患者的口干、眼干症状表现轻微。干燥综合征则相反,且更倾向于中年女性。③Mikulicz 病易出现相关并发症,如自身免疫性胰腺炎、间质性肾炎、过敏性鼻炎和/或喘息性支气管炎。干燥综合征的重要特征是腺体肿大。④Mikulicz 病抗核抗体较少,抗 SSA 抗体、抗 SSB 抗体、类风湿因子阳性少见,但可以检测到高浓度的 IgG4 和 IgE。⑤Mikulicz 病和干燥综合征均有淋巴细胞浸润,但 Mikulicz 病以 IgG4 阳性浆细胞浸润更明显,免疫组织化学染色 IgG4+/IgG+ 浆细胞比例>40%,且更倾向于形成淋巴滤泡,却几乎不浸润破坏腺管,因此组织结构较为完整,故口干、眼干症状轻微。Mikulicz 病为多克隆浆细胞增殖,可见 κ 和 λ 轻链杂交阳性率相近。

第四节　唾液腺囊肿

唾液腺囊肿(salivary gland cyst)是由纤维结缔组织囊壁、上皮衬里和囊腔内容物构成的瘤样病变。

一、唾液腺导管囊肿

唾液腺导管囊肿(salivary duct cyst)属于真性囊肿,由于导管弯曲或外伤、感染等造成导管阻塞,唾液在局部导管内潴留,导致导管呈囊样扩张。

【临床要点】

1. 病史较长,有消长史。

2. 主要发生在老年男性腮腺。

3. 病变呈慢性间歇性缓慢生长,为局部无痛性肿物,质地略硬,可扪及波动感。由于压力或伴随的炎症反应,可导致疼痛。

4. 导管口无脓性分泌物。

【病理学特征】

1. 囊液成分为唾液,可检测到淀粉酶。

2. 导管上皮增生,挤压呈扁平状多层排列(图 5-4-1),上皮衬里类型多样,可为立方上皮、柱状上皮或萎缩的鳞状上皮,亦可见大嗜酸性粒细胞、鳞状上皮化生或分泌黏液的上皮化生。

3. 囊腔内含有黏液性分泌物,并可见球形结石或结晶状颗粒。

4. 囊壁为疏松结缔组织,无明显炎症细胞浸润(图 5-4-2)。

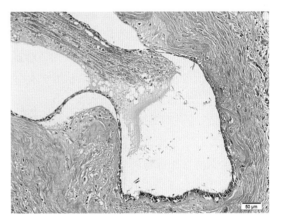

图 5-4-1　唾液腺导管囊肿
导管上皮增生呈扁平状多层排列(HE 染色,200×)。

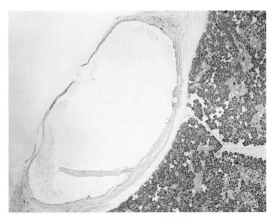

图 5-4-2　唾液腺导管囊肿
囊壁为疏松结缔组织,无明显炎症细胞浸润(HE 染色,40×)。

5. 囊液外渗至组织间隙时,可形成局限性黏液肉芽肿,伴有局限性阻塞性腮腺炎表现。

【鉴别诊断】

1. 舌下囊肿(ranula) 特指发生于口底的黏液囊肿,黏液成分多来自舌下腺,也可发生于下颌下腺导管或口底小唾液腺。较大的舌下囊肿多来源于舌下腺体部,而较小的囊肿则来自舌下皱褶处舌下腺的表浅导管。多数舌下囊肿较为表浅,位于下颌舌骨肌以上的舌下区,生长缓慢,无痛。囊肿较大时,表面黏膜变薄,呈浅蓝色。舌下腺以分泌黏液为主,抽出的囊液黏稠,可以呈拉丝状。根据临床表现,舌下囊肿可分为单纯型(舌下型)、口外型(潜突型)和哑铃型。其中,单纯型舌下囊肿又称"蛤蟆肿",口外型和哑铃型舌下囊肿较少。潜突型舌下囊肿(plunge ranula)可穿过下颌舌骨肌,位于下颌下区或颏下三角,表现为下颌下区或颏下区柔软、无痛性肿物,可伴或不伴口底的肿物。哑铃型舌下囊肿是部分舌下腺组织绕过下颌舌骨肌后缘,外渗入下颌下区,在下颌下区形成囊性改变。组织学上可表现为外渗性黏液囊肿,也可表现为潴留性黏液囊肿,多数为无衬里上皮的外渗性黏液囊肿,少数为内衬立方状、柱状、假复层柱状或复层鳞状上皮的潴留性黏液囊肿(图5-4-3)。

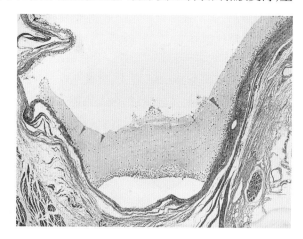

图 5-4-3 舌下囊肿
囊壁无衬里上皮,囊腔内可见黏液细胞(HE 染色,40×)。

2. 黏液囊肿(mucocele) 是外渗性黏液囊肿和潴留性黏液囊肿的统称。由于小唾液腺导管破裂或阻塞所致的黏液外渗或潴留而发生的软组织囊肿。

(1)外渗性黏液囊肿(extravasation mucocele):机械性外伤致唾液腺导管破裂,黏液外溢进入结缔组织内,黏液被炎性肉芽组织和结缔组织包绕或局限,没有衬里上皮,囊壁由反应性增生的肉芽组织构成(图5-4-4)。邻近的唾液腺组织呈非特异性慢性炎症反应,含有泡沫样组织细胞(巨噬细胞)。

(2)潴留性黏液囊肿(retention mucocele):是唾液腺导管阻塞,唾液潴留致导管扩张而形成的囊性病损。囊腔内含有浓稠液物质,衬以假复层、双层柱状或立方状上皮细胞(图5-4-5)。部分潴留性黏液囊肿衬里中可见嗜酸性上皮细胞。

【病例】

患者,男性,50岁。3个月来左下角口唇有黄豆大小肿物,逐渐长大。

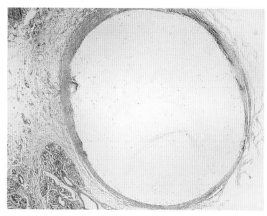

图 5-4-4 外渗性黏液囊肿
囊壁无衬里上皮,囊腔内可见黏液细胞(HE 染色,40×)。

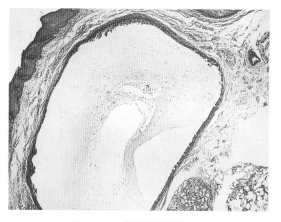

图 5-4-5 潴留性黏液囊肿
囊壁中可见由假复层、双层柱状或立方状上皮细胞构成的上皮衬里,内含黏液和炎症细胞(HE 染色,40×)。

专科检查：左下角口唇有 1.0cm×0.5cm×0.3cm 大小肿物，质地软而有弹性。肿物表面覆盖一薄层黏膜，呈半透明、浅蓝色小泡，状似水疱。

临床治疗：在局部麻醉下行肿物切除术。

光镜观察：囊壁由纤维组织构成，可见假复层、双层柱状或立方状上皮细胞构成的上皮衬里，腔内含有黏液细胞（图 5-4-6）。

病理诊断：（左下角口唇）潴留性黏液囊肿。

二、淋巴上皮囊肿

淋巴上皮囊肿（lymphoepithelial cyst），又名良性淋巴上皮囊肿、囊性淋巴结等，是由慢性炎症导致的淋巴样间质及局限性上皮增生。

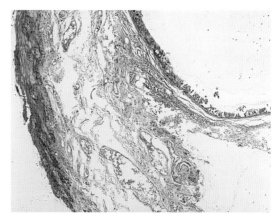

图 5-4-6　潴留性黏液囊肿
囊壁由纤维组织构成，上皮衬里呈假复层，腔内含有黏液细胞（HE 染色，100×）。

【临床要点】

1. 病变多见于单侧腮腺，也可见于下颌下腺、口底、舌、软腭等部位，约占唾液腺囊肿的 6%。

2. 质地中等或较软，边界清楚，表面黏膜光滑无结节、无破损，活动度良好。

3. 无痛性肿胀，生长缓慢，多无自觉症状。

4. 合并感染时，可以出现疼痛。

5. 病变可见于少部分 HIV 阳性患者。

【病理学特征】

1. 包膜完整，内含单个或多个囊肿。

2. 典型病损呈白色或黄色，腔内含有奶油状或干酪样物质。

3. 囊肿内壁由多层扁平上皮或柱状上皮衬里构成（图 5-4-7）。

4. 囊壁光滑，一般无乳头形成，衬里上皮中可见杯状细胞及皮脂腺（图 5-4-8）。

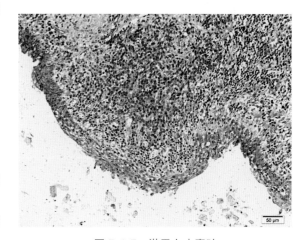

图 5-4-7　淋巴上皮囊肿
囊壁由多层扁平上皮或柱状上皮衬里构成（HE 染色，200×）。

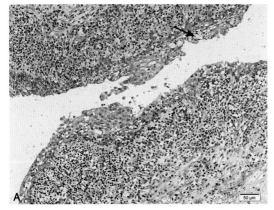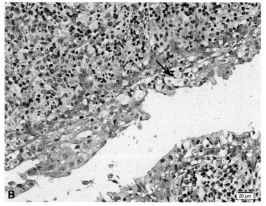

图 5-4-8　淋巴上皮囊肿
A. 囊壁衬里上皮中可见杯状细胞及皮脂腺细胞（箭头示）（HE 染色，200×）；B. 局部放大的皮脂腺细胞（箭头示）（HE 染色，400×）。

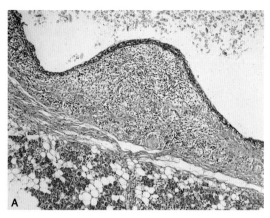

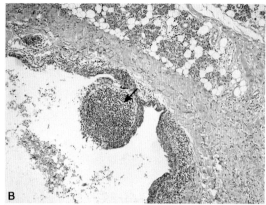

图 5-4-9 淋巴上皮囊肿
A.囊壁内衬复层鳞状上皮,无上皮钉突,上皮周围可见淋巴样组织(HE 染色,100×);B.淋巴样组织聚集形成淋巴滤泡(箭头示)(HE 染色,100×)。

5. 上皮组织周围有大量淋巴样组织弥漫分布,部分可见淋巴滤泡形成(图 5-4-9)。

6. 囊腔内含大量脱落的鳞状细胞或细胞碎屑和均质物质,分泌物为浆液性,非黏液,与淋巴液相似(图 5-4-10)。

7. 囊肿周围含多核巨细胞或胆固醇结晶肉芽肿。

8. HIV 相关囊肿内可见增生的上皮岛。

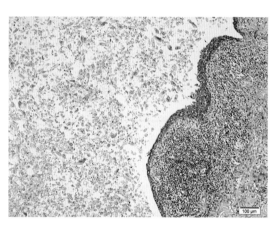

图 5-4-10 淋巴上皮囊肿
囊腔内容物为非黏液性分泌物(HE 染色,100×)。

【病例】

患者,男性,68 岁。右侧下颌下区无痛性肿物 1 周。

专科检查:右侧下颌角下方肿物,表面皮肤色泽正常,肿物与皮肤无明显粘连,大小约 2.0cm×2.0cm,质地柔软,边界清晰。触诊有波动感,活动度好,无压痛。

B 超检查:右侧腮腺下极囊性肿物。

肉眼观察:囊肿腔内可见黄白色奶酪样物。

光镜观察:组织学结构与发生于颈部的鳃裂囊肿相同,囊壁为复层鳞状上皮,衬里上皮薄、无上皮钉突,上皮周围为大量淋巴样间质,可见淋巴滤泡结构(图 5-4-11)。

病理诊断:(右侧腮腺)淋巴上皮囊肿。

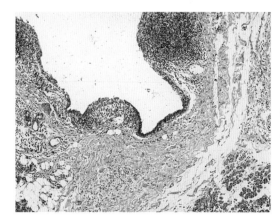

图 5-4-11 淋巴上皮囊肿
衬里上皮薄、无上皮钉突,上皮周围为淋巴样间质,局部有淋巴滤泡结构(HE 染色,100×)。

知识拓展

水通道蛋白

有研究发现,人唾液腺囊肿组织中,水通道蛋白(aquaporin,AQP)5的表达显著增强,可能与唾液腺囊肿的形成密切相关,是参与囊肿形成的主要水通道,表明AQP5在唾液形成过程中有重要作用。AQP是一类广泛存在于真核生物和原核生物细胞膜上的高效性特异性转运水的膜通道蛋白。目前,已克隆的哺乳动物水通道蛋白家族有13个成员(AQP0~AQP12),它们广泛表达于各个组织器官。人体唾液腺中主要表达AQP1、AQP3和AQP5。其中,AQP1主要表达于血管内皮细胞和肌上皮细胞,AQP3主要表达于浆液性腺泡和黏液性腺泡的顶膜,AQP5则主要表达于浆液性腺泡和黏液性腺泡的顶膜、侧膜、闰管和导管上皮细胞中。AQP5构成唾液腺唾液分泌的通道,它与其他亚型一样具有水转运的特性,而且与AQP2相似,在细胞内有蛋白激酶A(PKA)介导的磷酸化作用使AQP5产生快速的"闸门"效应。AQP1和AQP5与唾液的分泌密切相关,对调节水分转运速率,维持唾液的分泌起重要作用。通过对人及小鼠干燥综合征的研究发现,AQP1和AQP5在唾液腺的表达量显著减少,导致水分转运失代偿,从而引起唾液量分泌减少。

(周峻)

参考文献

1. 高岩.口腔组织病理学.8版.北京:人民卫生出版社,2020.

2. NEVILLE B W,DAMM D D,ALLEN C M,等.口腔颌面病理学:第3版.李江,译.北京:人民卫生出版社,2013.

3. DELLI K,SPIJKERVET F K,VISSINK A. Salivary gland diseases:infections,sialolithiasis and mucoceles. Monogr Oral Sci,2014,24:135-148.

4. FERRY J A,DESHPANDE V. IgG4-related disease in the head and neck. Semin Diagn Pathol,2012,29(4):235-244.

5. LACO J,RYSKA A,CELAKOVSKY P,et al. Chronic sclerosing sialadenitis as one of the immunoglobulin G4-related diseases:a clinicopathological study of six cases from Central Europe. Histopathology,2011,58(7):1157-1163.

6. FAUCHAIS A L,MARTEL C,GONDRAN G,et al. Immunological profile in primary Sjögren syndrome:clinical significance,prognosis and long-term evolution to other auto-immune disease. Autoimmun Rev,2010,9(9):595-599.

7. FERRACCIOLI G,DE SANTIS M,PELUSO G,et al. Proteomic approaches to Sjögren's syndrome:a clue to interpret the pathophysiology and organ involvement of the disease. Autoimmun Rev,2010,9(9):622-626.

8. CHAVES F N,CARVALHO F S,PEREIRA K M,et al. Salivary duct cyst in the upper lip:case report and review of the literature. Indian J Pathol Microbiol,2013,56(2):163-165.

9. AHAMED A S,KANNAN V S,VELAVEN K,et al. Lymphoepithelial cyst of the submandibular gland. J Pharm Bioallied Sci,2014,6(Suppl 1):S185-S187.

10. UMEHARA H,OKAZAKI K,MASAKI Y,et al. Comprehensive diagnostic criteria for IgG4-related disease(IgG4-RD), 2011. Mod Rheumatol,2012,22(1):21-30.

11. KAMISAWA T,ZEN Y,PILLAI S,et al. IgG4-related disease. Lancet,2015,385(9976):1460-1471.

12. YAMAMOTO M,HASHIMOTO M,TAKAHASHI H,et al. IgG4 disease. J Neuroophthalmol,2014,34(4):393-399.

13. INOUE D,YOSHIDA K,YONEDA N,et al. IgG4-related disease:dataset of 235 consecutive patients. Medicine (Baltimore),2015,94(15):e680.

第六章 唾液腺肿瘤

第一节 概　述

一、唾液腺组织学

1. 唾液腺（salivary gland）　是一种外分泌腺，可以产生和分泌唾液。唾液腺的组织学结构由实质和间质组成，实质部分包括基本分泌单位、皮脂腺和肌上皮。基本分泌单位由腺泡细胞和导管系统构成（图6-1-1）。

（1）浆液性腺泡：细胞呈立方或柱状，细胞核圆形，位于细胞基底部。细胞质内充满嗜碱性的酶原颗粒（图6-1-2A）。

（2）黏液性腺泡：细胞呈立方或圆形，细胞核椭圆形，位于细胞基底部。细胞质内充满透明的黏原颗粒（图6-1-2B）。

（3）混合性腺泡：由浆液性腺泡和黏液性腺泡组成。浆液性腺泡位于黏液性腺泡外，形成半月板（图6-1-2C）。

（4）肌上皮细胞：又称篮细胞，包绕在腺泡细胞和闰管外周，具有收缩作用，表达平滑肌肌动蛋白（SMA）（图6-1-2D）、肌球蛋白（myosin）、S100蛋白、钙调理蛋白（calponin）等。

图6-1-1　唾液腺基本分泌单位模式图
A.浆液性腺泡；B.闰管；C.管腔；D.分泌管；E.肌上皮细胞；
F.黏液性腺泡；G.半月板。

（5）皮脂腺细胞：细胞胞体大，细胞质丰富呈空泡状。细胞呈圆形，居中，位于闰管或分泌管管壁内。油红O和苏丹Ⅳ染色阳性。

（6）导管：是唾液腺的分泌物排送进口腔的管道系统，包括闰管、分泌管和排泄管。闰管细胞呈扁平形，连接腺泡细胞（图6-1-3A）。在闰管与基底膜之间有肌上皮细胞分布（图6-1-3B）。分泌管又称纹管，细胞呈立方形（图6-1-3C），一端连接闰管，另一端连接排泄管。排泄管细胞呈柱状，为假复层或复层柱状上皮（图6-1-3D），与口腔黏膜上皮相融合。

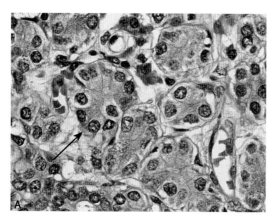
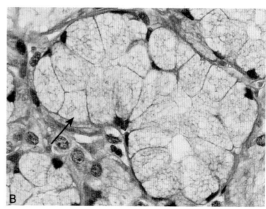

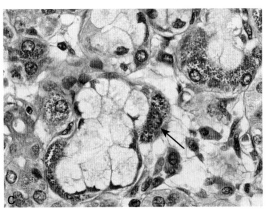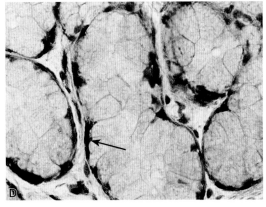

图 6-1-2 唾液腺腺泡及肌上皮细胞

A. 浆液性腺泡（箭头示）（HE 染色，1 000×）；B. 黏液性腺泡（箭头示）（HE 染色，1 000×）；C. 混合性腺泡中浆液细胞形成的半月板（箭头示）（HE 染色，1 000×）；D. 肌上皮细胞，分布于腺泡细胞外，表达 SMA（箭头示）（SP，1 000×）。

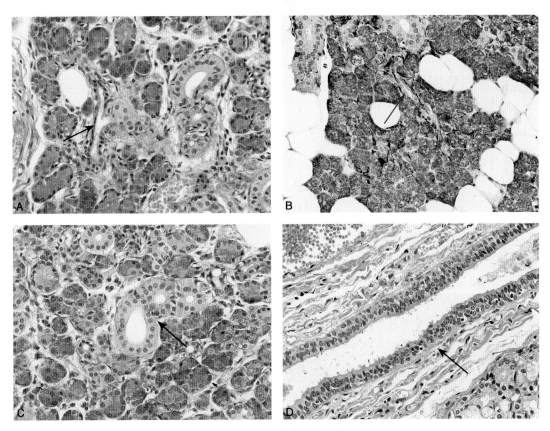

图 6-1-3 唾液腺导管系统

A. 闰管（箭头示）（HE 染色，400×）；B. 肌上皮细胞分布于闰管外表面，表达 SMA（箭头示）（SP，400×）；C. 分泌管（箭头示）（HE 染色，400×）；D. 排泄管（箭头示）（HE 染色，400×）。

2. 唾液腺分类 唾液腺分为大唾液腺和小唾液腺。大唾液腺有三对，分别为腮腺、下颌下腺和舌下腺。小唾液腺分布在口腔和口咽部的黏膜固有层和黏膜下层，主要有颊腺、腭腺、唇腺、舌腺和磨牙后腺。

（1）腮腺（parotid gland）：由纯浆液性腺泡组成（图 6-1-4A）。腮腺内含有大量脂肪组织。

（2）下颌下腺（submandibular gland）：以浆液性腺泡为主的混合性腺体（图 6-1-4B）。

（3）舌下腺（sublingual gland）：以黏液性腺泡为主的混合性腺体（图 6-1-4C）。

（4）小唾液腺（minor salivary gland）：以黏液性腺泡为主的混合性腺体（图 6-1-4D）。

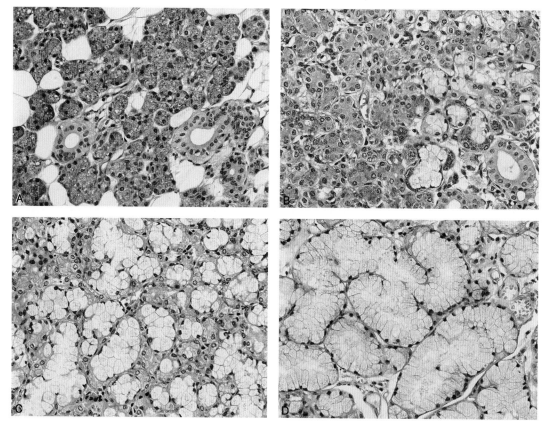

图 6-1-4 三对大唾液腺及小唾液腺

A.腮腺(HE 染色,400×);B.下颌下腺(HE 染色,400×);C.舌下腺(HE 染色,400×);D.小唾液腺(HE 染色,400×)。

二、唾液腺肿瘤的组织发生

唾液腺组织由于受到物理、化学、生物、遗传等因素的影响,在其自身的修复或再生过程中,可能产生基因突变、DNA 甲基化、组蛋白乙酰化或染色体重组等,在多种致瘤因素作用下导致肿瘤发生。以往的研究表明,唾液腺肿瘤的发生是多因素参与的,涉及多基因突变、多蛋白异常表达的改变。但目前为止,唾液腺肿瘤的组织发生机制仍不十分清楚,主要有以下几种学说。

1. 基底储备细胞理论(basal reserve cell theory) 认为唾液腺肿瘤来自排泄管和闰管的基底细胞。例如,闰管储备细胞可能发生多形性腺瘤、基底细胞腺瘤、腺样囊性癌、腺泡细胞癌等。排泄管储备细胞可能发生鳞状细胞癌、导管癌、黏液表皮样癌等。

2. 多能单储备细胞理论(pluripotential unicellular reserve cell theory) 认为唾液腺肿瘤来自排泄管基底细胞。例如,黏液表皮样癌、鳞状细胞癌、唾液腺导管癌可能发生于排泄管。

3. 半多能双储备细胞理论(semipluripotential bicellular reserve cell theory) 认为闰管细胞和排泄管的基底细胞具有半多能储备细胞和干细胞功能,是唾液腺再生和肿瘤形成的细胞来源。例如,唾液腺导管癌、黏液表皮样癌、非特异性腺癌、唾液腺癌来源于排泄管基底细胞。多形性低度恶性腺癌、腺样囊性癌、基底细胞腺瘤及腺泡细胞癌起源于闰管。

但是,近年来的研究发现,除闰管细胞和排泄管基底细胞外,唾液腺的其他细胞,如腺泡细胞和分泌管细胞,均可增殖形成肿瘤。因此,又有学者提出多细胞理论。

4. 多细胞理论(multicellular theory) 认为唾液腺组织的各类细胞均可发生肿瘤。Dardick 等学者认为,唾液腺内的细胞增生并不局限于某一特定的细胞群体,包括腺泡细胞在内的所有细胞均可增殖,因而唾液腺肿瘤可来源于各类唾液腺细胞。唾液腺肿瘤的组织学特点与导管-腺泡单位的结构有关,而且是唾液腺肿瘤形态学分类的基础。在研究唾液腺肿瘤的组织形态发生方面,与其强调某一特定唾液腺肿瘤与某段唾液腺分泌部或导管结构上的相似性,不如强调不同类型肿瘤的形态差异是由于细胞分化的差异所致。因而认为,肿瘤细胞的不同表型、排列方式、细胞外基质形成的差异,导致了唾液腺肿瘤的组织病理学形态特点。

Dardick 等认为,黏液表皮样癌不但可以发生于排泄管,也可以发生于腺泡及闰管细胞增殖。多形性低度恶性腺癌、腺样囊性癌可由导管-腺泡单位发生。近年来,其他研究也发现,除闰管细胞和排泄管细胞外,分泌管细胞也可以参与黏液表皮样癌、膜性基底细胞腺瘤的发生。而腺泡-闰管单位也可以参与腺泡细胞癌、腺样囊性癌、上皮-肌上皮癌及肌上皮瘤的形成。

以上四种学说,以半多能双储备细胞理论和多细胞理论最具有代表性。这些学说从不同的角度解释了唾液腺肿瘤的多样性。但无论哪种学说,都认为唾液腺肿瘤的发生是由于唾液腺细胞的多向分化导致的。唾液腺肿瘤组织发生的复杂性,决定了唾液腺肿瘤组织形态的多样性。

三、唾液腺肿瘤的病理特征

1. 唾液腺肿瘤大多数由肿瘤性肌上皮和肿瘤性腺上皮组成。二者构成的双层管状结构或条索状结构,均为肿瘤性腺上皮在内,肿瘤性肌上皮在外(图 6-1-5)。这一点保留了正常唾液腺结构的特点,即肌上皮围绕腺上皮。

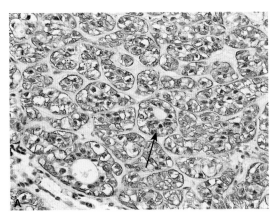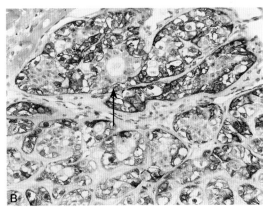

图 6-1-5　唾液腺肿瘤中的双层管状结构

A. 外层肿瘤性肌上皮细胞表达 SMA(箭头示)(SP,400×);B. 外层肿瘤性肌上皮细胞表达 calponin(箭头示)(SP,400×)。

2. 肿瘤性肌上皮细胞呈梭形、立方形、多边形、圆形或浆细胞样形,细胞质红染或透明,排列成片状、条索状、管状、梁状或网状,可出现鳞状化生,形成角化珠(图 6-1-6)。

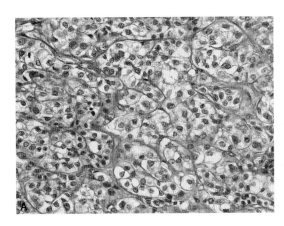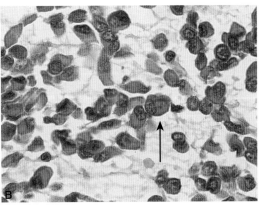

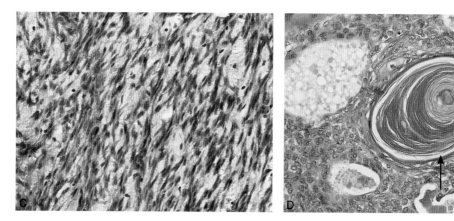

图 6-1-6　肿瘤性肌上皮细胞的形态特征

A. 圆形或多边形细胞,细胞质透明(HE 染色,400×);B. 圆形或椭圆形细胞,细胞质红染,细胞核偏位,呈浆
细胞样(箭头示)(HE 染色,1 000×);C. 梭形细胞,细胞质红染(HE 染色,400×);D. 圆形或多边形细胞,出
现鳞状化生,形成角化珠(箭头示)(HE 染色,400×)。

3. 肿瘤性肌上皮细胞分泌产生蛋白多糖、前弹性蛋白和前胶原蛋白(图 6-1-7),形成结缔组织的黏液
和细胞外间质。在唾液腺肿瘤中形成黏液样区域或黏液软骨样区域,肿瘤性肌上皮细胞之间可出现胶原
纤维和弹性纤维(图 6-1-8)。

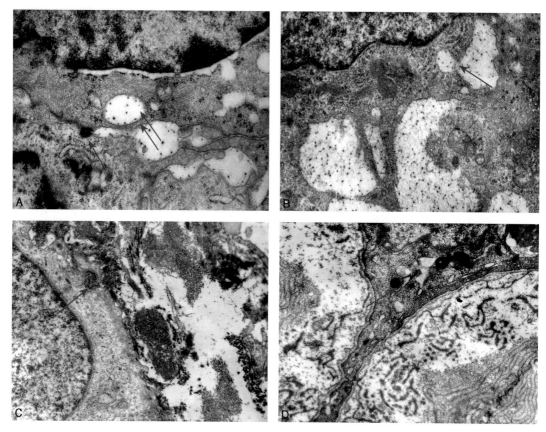

图 6-1-7　肿瘤性肌上皮细胞的透射电镜(TEM)组织化学表现

A. 细胞桥粒连接(箭头示),细胞质内含有钌红阳性的蛋白多糖颗粒的分泌囊泡(双箭头示)(TEM,
36 000×);B. 分泌囊泡与细胞膜融合,通过胞吐作用将钌红阳性的蛋白多糖颗粒分泌到细胞外(箭头示)
(TEM,23 000×);C. 分泌囊泡与细胞膜融合,通过胞吐作用分泌前胶原蛋白(箭头示)(TEM,12 000×);D. 细
胞质内含有前弹性蛋白分泌囊泡(箭头示)(TEM,8 000×)。

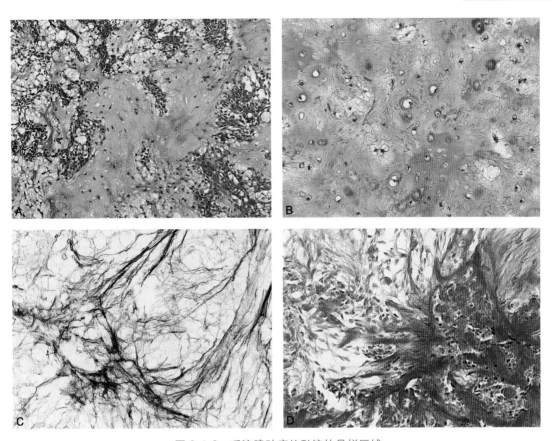

图 6-1-8 唾液腺肿瘤的黏液软骨样区域

A. 黏液样区域（HE 染色，400×）；B. 黏液软骨样区域（HE 染色，400×）；C. 黏液样区域中的弹性纤维呈蓝色（间苯二酚-品红染色，400×）；D. 黏液软骨样区域中的胶原纤维呈红色（VG 染色，400×）。

4. 肿瘤性肌上皮细胞具有双重分化能力，具有鳞状上皮和平滑肌的双重特性。细胞桥粒连接，细胞质内富含张力细丝、平滑肌的肌微丝和神经胶质细胞原纤维酸性蛋白（GFAP）中间丝等。肿瘤性肌上皮细胞表达 SMA 和 myosin、S100 蛋白、GFAP、calponin，以及角蛋白（图 6-1-9）。肿瘤性肌上皮细胞的良性形式为瘤，恶性形式为癌和/或肉瘤。

5. 肿瘤性腺上皮细胞呈圆形、立方形、柱状或杯状，偶呈扁平形。细胞质红染或透明，富含黏液。细胞排列成腺腔、囊腔、管状或乳头状。其分泌的黏液位于管腔中（图 6-1-10）。肿瘤性腺上皮细胞表达 CK、

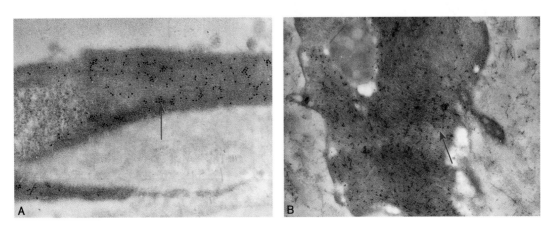

图 6-1-9 肿瘤性肌上皮细胞的免疫电镜表现

A. 细胞质内含有 SMA-胶体金阳性的肌微丝（箭头示）（TEM，25 000×）；B. 细胞质内含有大量 GFAP-胶体金阳性的中间丝（箭头示）（TEM，23 000×）。

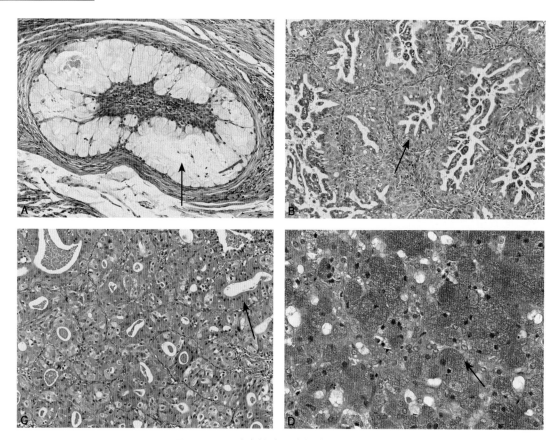

图 6-1-10　肿瘤性腺上皮细胞的形态特征

A. 黏液细胞,呈柱状或杯状,细胞质透明,富含黏液(箭头示)(HE 染色,200×);B. 立方形腺上皮细胞,形成乳头状结构(箭头示)(HE 染色,200×);C. 柱状腺上皮细胞,细胞质红染,形成腺腔结构(箭头示)(HE 染色,200×);D. 腺泡样细胞,呈片状排列,细胞质内含有嗜碱性的酶原颗粒(箭头示)(HE 染色,400×)。

上皮膜抗原(EMA)、癌胚抗原(CEA),部分细胞表达淀粉酶(amylase)或乳铁蛋白(lactoferrin)。肿瘤性腺上皮细胞的良性形式为腺瘤,恶性形式为腺癌。

6. 唾液腺肿瘤中,少量皮脂腺肿瘤的细胞呈圆形或椭圆形。细胞质透明,细胞核小,圆形居中(图 6-1-11)。皮脂腺肿瘤细胞油红 O 染色或苏丹Ⅳ染色阳性。

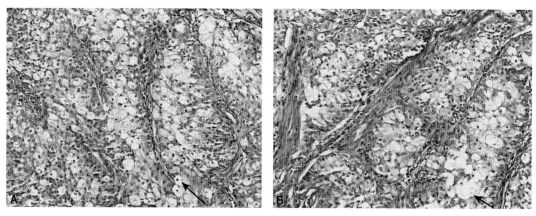

图 6-1-11　唾液腺皮脂腺肿瘤的形态特征

A、B. 肿瘤细胞呈圆形,细胞质透明,细胞核小,居中(箭头示)(HE 染色,200×)。

四、唾液腺肿瘤的组织学分类

唾液腺肿瘤的种类繁多,无论病理变化,还是临床表现,都十分复杂多样。因此,唾液腺肿瘤的组织病理学分类标准,对于临床及病理医师更加全面深入了解各种唾液腺肿瘤及瘤样疾病,都具有重要的意义。

在20世纪早期,人们对唾液腺肿瘤多以肿瘤的浸润性和包膜等为依据进行分类。随着人们对肿瘤认识的不断加深,唾液腺肿瘤的组织学分类也不断更新完善。自从1972年WHO发表了唾液腺肿瘤的组织学分类以来,随着对唾液腺肿瘤的深入研究,又有新类型的唾液腺肿瘤提出,还有新技术的应用。因此,对于唾液腺肿瘤组织学分类有了更深入的、更新的认识。WHO在1972年、1991年、2005年和2017年,分别对唾液腺肿瘤进行分类,每次分类都有一些新的调整,以便更加准确地反映肿瘤的组织学特性和生物学行为。2017年WHO唾液腺肿瘤组织学分类增加了与乳腺类似的分泌癌,同时更新了其他上皮病变的亚章节,其中主要的病变实体包括硬化性多囊性腺病和闰管增生等,阐述了唾液腺肿瘤的流行病学、病因学、遗传学及基因表达表型等。

WHO 唾液腺肿瘤组织学分类(2017 年)

恶性上皮肿瘤

黏液表皮样癌	(mucoepidermoid carcinoma)	(8430/3)
腺样囊性癌	(adenoid cystic carcinoma)	(8200/3)
腺泡细胞癌	(acinic cell carcinoma)	(8550/3)
多形性腺癌	(polymorphous adenocarcinoma)	(8525/3)
透明细胞癌	(clear cell carcinoma)	(8310/3)
基底细胞腺癌	(basal cell adenocarcinoma)	(8147/3)
导管内癌	(intraductal carcinoma)	(8500/2)
非特异性腺癌	(adenocarcinoma, NOS)	(8140/3)
唾液腺导管癌	(salivary duct carcinoma)	(8500/3)
肌上皮癌	(myoepithelial carcinoma)	(8982/3)
上皮-肌上皮癌	(epithelial-myoepithelial carcinoma)	(8562/3)
癌在多形性腺瘤中	(carcinoma ex pleomorphic adenoma)	(8941/3)
分泌癌	(secretory carcinoma)	(8502/3)
皮脂腺癌	(sebaceous adenocarcinoma)	(8410/3)
癌肉瘤	(carcinosarcoma)	(8980/3)
低分化癌	(poorly differentiated carcinoma)	
未分化癌	(undifferentiated carcinoma)	(8020/3)
大细胞神经内分泌癌	(large cell neuroendocrine carcinoma)	(8013/3)
小细胞神经内分泌癌	(small cell neuroendocrine carcinoma)	(8041/3)
淋巴上皮癌	(lymphoepithelial carcinoma)	(8082/3)
鳞状细胞癌	(squamous cell carcinoma)	(8070/3)
嗜酸细胞癌	(oncocytic carcinoma)	(8290/3)
成涎细胞瘤	(sialoblastoma)	(8974/1)

良性上皮肿瘤

多形性腺瘤	(pleomorphic adenoma)	(8940/0)
肌上皮瘤	(myoepitheliaoma)	(8982/0)
基底细胞腺瘤	(basal cell adenoma)	(8147/0)
Warthin 瘤	(Warthin tumor)	(8561/0)
嗜酸细胞瘤	(oncocytoma)	(8290/0)
淋巴腺瘤	(lymphadenoma)	(8563/0)
囊腺瘤	(cystadenoma)	(8440/0)
乳头状唾液腺瘤	(sialadenoma papilliferum)	(8406/0)

续表

导管乳头状瘤	（ductal papillomas）	（8503/0）
皮脂腺腺瘤	（sebaceous adenoma）	（8410/0）
小管状腺瘤和其他导管状腺瘤	（canalicular adenoma and other ductal adenomas）	（8149/0）
非肿瘤性上皮病损（non-neoplastic epithelial lesions）		
硬化性多囊性腺病	（sclerosing polycystic adenosis）	
结节性嗜酸细胞增生	（nodular oncocytic hyperplasia）	
淋巴上皮性唾液腺炎	（lymphoepithelial sialadenitis）	
闰管增生	（intercalated duct hyperplasia）	
良性软组织病损（benign soft tissue lesions）		
血管瘤	（haemangioma）	（9120/0）
脂肪瘤/唾液腺脂肪瘤	（lipoma/ sialolipoma）	（8850/0）
结节性筋膜炎	（nodular fasciitis）	（8828/0）
淋巴造血系统肿瘤（haematolymphoid tumours）		
黏膜相关淋巴组织结外边缘区淋巴瘤（MALT 淋巴瘤）	（extranodal marginal zone lymphoma of mucosa associated lymphoid tissue，MALT lymphoma）	（9699/3）

注：肿瘤名称后的形态学编码为肿瘤学国际疾病分类编码（international classification of diseases for oncology，ICD-O）。"/0"代表良性肿瘤；"/1"代表交界性或行为不明的肿瘤；"/2"代表原位病变和上皮内瘤变；"/3"代表恶性肿瘤。

（王洁　张艳宁）

第二节　唾液腺恶性肿瘤

一、黏液表皮样癌

黏液表皮样癌（mucoepidermoid carcinoma，WHO ICD-O code 8430/3）是一种上皮性恶性肿瘤。以前曾称为黏液表皮样肿瘤（mucoepidermoid tumor），1991 年 WHO 正式命名为黏液表皮样癌。2017 年 WHO 流行病学统计显示，黏液表皮样癌是儿童和年轻成人最常见的唾液腺恶性肿瘤，占大唾液腺肿瘤的 5%~10%。

【临床要点】

1. 临床上本病可发生于任何年龄。

2. 女性多于男性。

3. 腮腺最常见，其次是腭腺、下颌下腺。其他小唾液腺可见，颌骨内原发性黏液表皮样癌罕见。

4. 肿瘤表现为实性固定的无痛性肿块，生长缓慢。低分化者生长迅速，出现疼痛或面瘫。

【病理学特征】

1. 肉眼观察

（1）肿瘤常无包膜。

（2）肿瘤一般较小，直径不超过 5.0cm。

（3）剖面实性，灰白色，有散在小囊腔。

2. 光镜观察

（1）肿瘤主要由黏液细胞、表皮样细胞和中间细胞组成，可出现柱状细胞、透明细胞和嗜酸性粒细胞。

（2）肿瘤分化程度取决于黏液细胞和表皮样细胞的数量。黏液细胞>50% 为高分化（图 6-2-1A），黏液细胞<10% 为低分化（图 6-2-1B），介于二者之间为中分化。

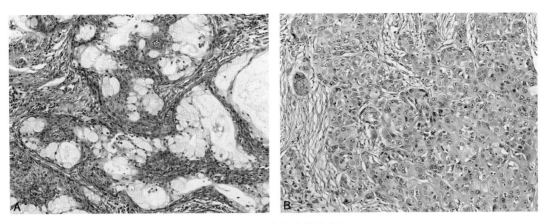

图 6-2-1 黏液表皮样癌分级
A. 高分化（HE 染色，200×）；B. 低分化（HE 染色，200×）。

（3）肿瘤典型的组织学结构为黏液细胞形成黏液湖，衬里囊腔周边（图 6-2-2A），或形成乳头状结构突入囊腔中（图 6-2-2B）。表皮样细胞位于基底部，中间细胞较少。或表皮样细胞和中间细胞排列成片或形成团块，黏液细胞散在其中（图 6-2-2C，图 6-2-2D）。

（4）肿瘤呈浸润性生长，穿插在周围结缔组织中（图 6-2-3A），边界不清。或伴有周围结缔组织增生，形成硬化性肿瘤病灶，肿瘤间质中可富含淋巴细胞（图 6-2-3B）。

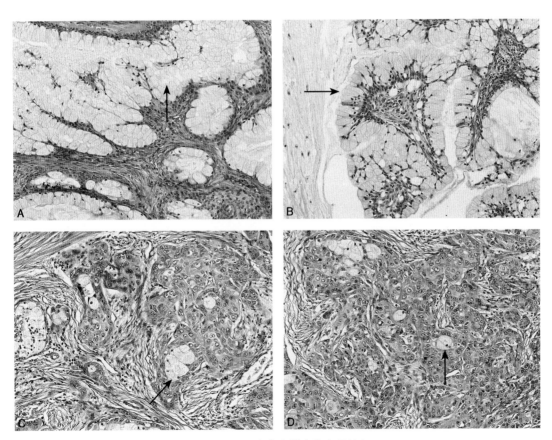

图 6-2-2 黏液表皮样癌的病理特征
A. 黏液细胞形成黏液湖（箭头示），表皮样细胞位于其基底部（HE 染色，200×）；B. 黏液细胞形成乳头，突入黏液湖内（箭头示）（HE 染色，200×）；C、D. 黏液细胞散在于表皮样细胞团块中（箭头示）（HE 染色，200×）。

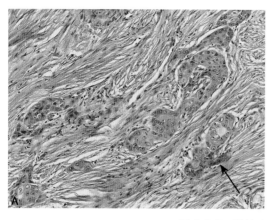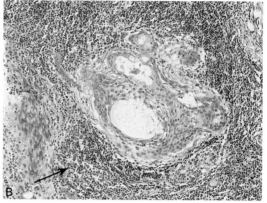

图 6-2-3　黏液表皮样癌浸润性生长

A. 肿瘤细胞穿插在纤维结缔组织中（箭头示）（HE 染色,200×）；B. 肿瘤间质富含淋巴细胞（箭头示）（HE 染色,200×）。

【组织化学特征】

黏液表皮样癌中的黏液细胞对 PAS 染色、黏液卡红染色和阿辛蓝染色呈阳性反应（图 6-2-4）。

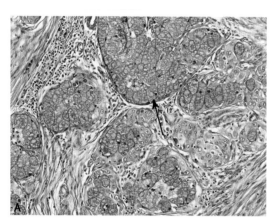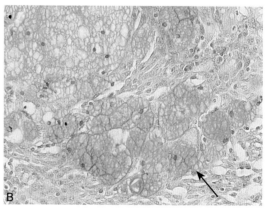

图 6-2-4　黏液表皮样癌的组织化学

A. 黏液细胞对黏液卡红染色阳性（箭头示）（黏液卡红染色,200×）；B. 黏液细胞对阿辛蓝染色阳性（箭头示）（阿辛蓝染色,400×）。

【免疫组织化学特征】

肿瘤细胞对细胞高分子量角蛋白（CK）呈阳性表达，尤其是分化好的表皮样细胞呈强阳性。表皮样细胞还对上皮膜抗原（EMA）（图 6-2-5A）、全角蛋白（TK）、高分子量角蛋白单克隆抗体（KL1）（图 6-2-5B）和低分子量角蛋白单克隆抗体（PKK1）呈阳性反应。黏液细胞对癌胚抗原 CEA 反应阳性。

【荧光原位杂交（FISH）特征】

EWSR1（22q12）基因断裂检测：随机计数 200 个肿瘤细胞，存在异常信号方式的细胞比例大于阈值 15%，提示肿瘤存在 *EWSR1*（22q12）基因断裂（图 6-2-6）。

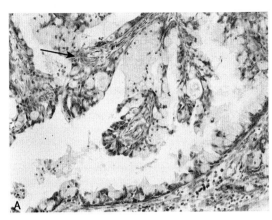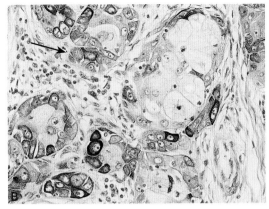

图 6-2-5 黏液表皮样癌的免疫组织化学

A. 表皮样细胞 EMA 表达阳性(箭头示)(ABC,200×);B. 表皮样细胞对 KL1 表达阳性(箭头示)(SP, 400×)。

【鉴别诊断】

1. 黏液腺癌(mucinous adenocarcinoma,WHO ICD-O code 8480/3) 唾液腺的黏液腺癌比较少见。肿瘤由黏液细胞组成,形成腺腔或囊腔(图 6-2-7),腺腔中含有黏液。

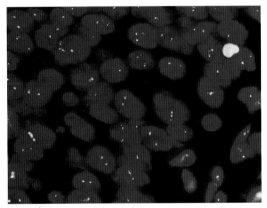

图 6-2-6 黏液表皮样癌荧光原位杂交检测

黏液表皮样癌细胞 *EWSR1*(22q12)基因断裂,正常的黄色信号分离为红色和绿色信号(荧光原位杂交,1 000×)。

(河北医科大学基础医学院张祥宏医师供图)

图 6-2-7 黏液腺癌

肿瘤细胞的细胞质内含有黏液,形成腺腔结构(箭头示)(HE 染色,400×)。

2. 透明细胞癌(clear cell carcinoma,WHO ICD-O code 8310/3) 一种由单形性的细胞质透明的多边形细胞组成的肿瘤。肿瘤细胞排列呈片状、巢状或条索状,无腺管结构(图 6-2-8)。肿瘤无包膜,呈浸润性生长。

3. 鳞状细胞癌(squamous cell carcinoma,WHO ICD-O code 8070/3) 鳞状细胞癌细胞呈多边形或圆形,细胞之间可见细胞间桥。肿瘤细胞具有明显的异型性和核分裂象,呈浸润性生长。肿瘤细胞排列成巢状或团块状,具有角化倾向,癌巢中央出现角化珠(图 6-2-9)。

4. 坏死性唾液腺化生(necrotizing sialometaplasia) 黏膜表面形成火山口样的溃疡,溃疡周围上皮呈假上皮瘤样增生。唾液腺腺小叶坏死,腺泡溶解形成黏液湖(图 6-2-10A)。导管上皮出现鳞状化生,形成上皮团块或上皮条索(图 6-2-10B)。

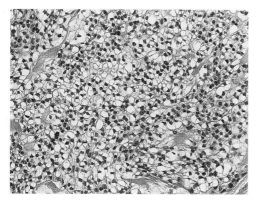

图 6-2-8 透明细胞癌

肿瘤呈片状排列,无腺管结构(HE 染色,400×)。
(上海交通大学口腔医学院田臻医师供图)

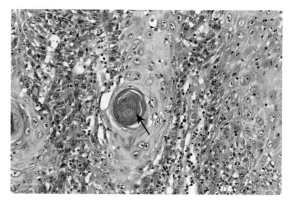

图 6-2-9 鳞状细胞癌

肿瘤细胞呈浸润性生长,排列成巢状,巢状中央出现角化珠(箭头示)(HE 染色,400×)。

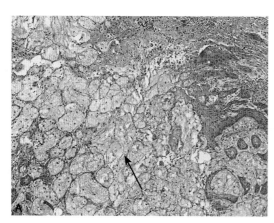

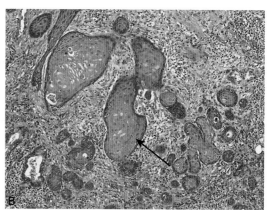

图 6-2-10 坏死性唾液腺化生

A. 唾液腺内出现鳞状化生和黏液湖(箭头示)(HE 染色,200×);B. 导管上皮鳞状化生,形成上皮团块(箭头示)(HE 染色,200×)。

(四川大学华西口腔医学院耿宁医师供图)

【问题 1】如何鉴别黏液表皮样癌与黏液腺癌?

思路 1:大体标本观察发现,黏液表皮样癌通常无包膜,肿瘤直径<5.0cm,剖面实性,灰白色,散在小囊腔。黏液腺癌也无包膜,肿瘤大小从 0.5cm 至数厘米不等,剖面实性,胶冻样,可有出血。

思路 2:镜下观察发现,黏液表皮样癌主要由黏液细胞、表皮样细胞及中间细胞组成。黏液腺癌由腺上皮组成,不含表皮样细胞和中间细胞。

思路 3:采用高分子量角蛋白 CK、上皮膜抗原 EMA、TK、KL1 和 PKK1 标记表皮样细胞,用于鉴别黏液表皮样癌和黏液腺癌。

【问题 2】如何鉴别黏液表皮样癌与透明细胞癌?

思路 1:大体标本观察发现,透明细胞癌大小一般在 3.0cm 以下,也可达数厘米。肿瘤边界不清,呈浸润性生长。剖面实性,灰白色或灰褐色,可呈瘢痕样改变。高分化黏液表皮样癌与多形性腺瘤相似,剖面实性,灰白色,有散在的囊腔。低分化黏液表皮样癌与癌相似,剖面实性,有出血坏死。

思路 2:黏液表皮样癌由三种细胞组成,即黏液细胞、表皮样细胞和中间细胞。透明细胞癌由单一的细胞质透明的多边形细胞组成。黏液表皮样癌中的黏液细胞,形成黏液湖或散在于表皮样细胞团块中间。透明细胞癌的透明细胞呈片状排列,不形成腺管或囊腔。透明细胞之间无表皮样细胞存在。

思路 3:黏液表皮样癌中的黏液细胞对黏液卡红染色阳性,透明细胞癌中的透明细胞对黏液卡红染色阴性。透明细胞癌表达全角蛋白(AE1/AE3)。由于透明细胞癌中缺乏表皮样细胞,因此标记表皮样细胞的 EMA、TK、KL1 和 PKK1 反应阴性。

【问题3】如何鉴别黏液表皮样癌与鳞状细胞癌?

思路1:大体标本观察发现,鳞状细胞癌常呈菜花状,以外生性生长和浸润性生长为主。肿瘤大小不等,表面可溃破形成溃疡。鳞状细胞癌的剖面灰白色,实性,呈粗颗粒状,无包膜。黏液表皮样癌呈结节状或分叶状,以膨胀性生长和浸润性生长为主。肿瘤直径较小,无包膜,剖面实性,灰白色,可见含黏液的小囊腔。

思路2:高分化黏液表皮样癌含有大量黏液细胞,容易与鳞状细胞癌鉴别。在低分化黏液表皮样癌中,表皮样细胞出现角化很少见,在表皮样细胞中散在黏液细胞。鳞状细胞癌形成癌巢,具有角化倾向,鳞状细胞癌不含黏液细胞。

思路3:采用组织化学 PAS 染色、黏液卡红染色和阿辛蓝染色标记黏液细胞,可区别黏液表皮样癌和鳞状细胞癌。

【问题4】如何鉴别黏液表皮样癌与坏死性唾液腺化生?

思路1:大体标本观察发现,坏死性唾液腺化生早期呈现黏膜红斑和结节,后期为火山口样的深溃疡。黏液表皮样癌形成肿块,与周围组织界限不清。

思路2:坏死性唾液腺化生中出现的鳞状细胞团块不具有异型性,形成的黏液湖周边无黏液细胞衬里。黏液表皮样癌中具有黏液细胞。

思路3:标记黏液细胞的黏液卡红染色、PAS 染色和阿辛蓝染色,可以染色黏液表皮样癌中的黏液细胞。坏死性唾液腺化生中不含有黏液细胞。

【问题5】怎样鉴别肿瘤中的透明细胞?

思路:在常规临床外检中,标本经过石蜡包埋和 HE 染色做成切片。细胞质不被 HE 染色而呈现空白,形成透明细胞。这些细胞包括黏液细胞、脂肪细胞、富含糖原的细胞和组织细胞等。采用组织化学和免疫组织化学染色方法可以鉴别这些细胞。

知识点

黏液表皮样癌的诊断及鉴别要点

1. 高分化黏液表皮样癌 黏液细胞呈柱状或立方形,排列成囊腔,形成黏液湖。其基底部分布有表皮样细胞和中间细胞,表皮样细胞表达 CK、EMA、TK、KL1 和 PKK1。

2. 低分化黏液表皮样癌 表皮样细胞呈圆形或多边形,成片状或巢状排列,酷似鳞状细胞癌。采用组织化学阿辛蓝染色或黏液卡红染色可以标记黏液细胞。

3. 黏液腺癌 由含黏液的上皮细胞组成,形成腺腔结构。肿瘤中不含表皮样细胞和中间细胞。

4. 透明细胞癌 由单一的细胞质透明的多边形细胞组成。成片排列,肿瘤不形成导管结构和囊腔,也不含表皮样细胞和中间细胞。黏液卡红染色阴性。

5. 鳞状细胞癌 细胞呈多边形,巢团状排列,浸润性生长。可见细胞间桥和角化倾向,形成角化珠。肿瘤中不含黏液细胞。

6. 坏死性唾液腺化生 鳞状细胞形态一致,形成团块或条索,但不具有异型性。黏液湖周围缺乏黏液细胞和表皮样细胞。

【病例1】

患者,女性,40 岁。腭部无痛性肿物半年。

患者半年前无意中发现腭部有一核桃大小的肿物,无明显疼痛。近日肿物逐渐长大,故来就诊,门诊以"腭部肿物"收入院。

　　专科检查:颌面部基本对称。开口度、开口形基本正常。腭部偏右侧、15—17 腭侧可见一 4.0cm×
3.5cm×2.5cm 大小肿物,边界清楚,椭圆形。表面黏膜呈淡紫色,无压痛。右侧下颌下淋巴结可触及,约
0.5cm×0.5cm。左侧下颌下区及颈部未触及肿大淋巴结。

　　临床诊断:腭部肿物。

　　临床治疗:在局部麻醉下于 16—18 腭侧行纵向切口,术中可见右侧硬腭后方及软、硬腭交界处有一
4.0cm×3.5cm×2.5cm 大小椭圆形肿物,其下方硬腭骨质部分吸收。术中送冰冻病检,切除肿物,缝合切口。

　　肉眼检查:腭部肿物标本一个,大小约 4.0cm×3.5cm×2.0cm。表面膨隆,附有部分颌骨及 3 颗牙齿。
瘤体直径为 1.5cm。剖面实性,颜色红白相间。有出血坏死,未见包膜。

　　光镜检查:肿瘤由大量表皮样细胞和少量黏液细胞组成(图 6-2-11A),可见囊腔结构,囊腔内有黏液

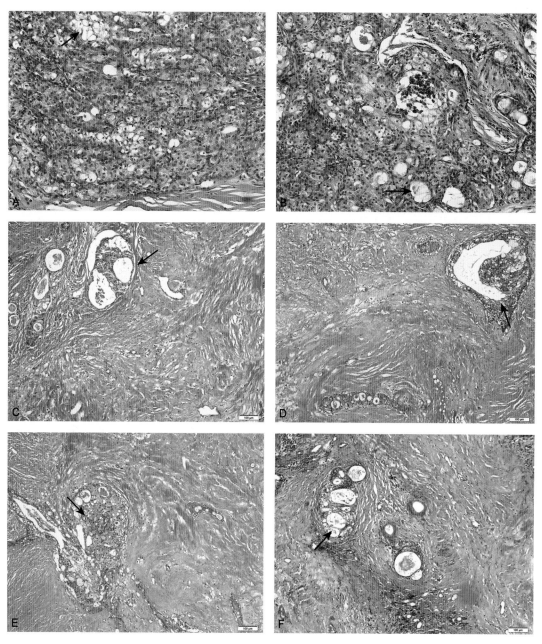

图 6-2-11　中分化黏液表皮样癌

　　A. 肿瘤由大量表皮样细胞和少量黏液细胞(箭头示)组成(HE 染色,200×);B. 肿瘤形成囊腔结构(箭头示)
(HE 染色,200×);C~F. 肿瘤间质内纤维组织增生伴玻璃样变,大量纤维组织包绕少量肿瘤成分(箭头示)
(HE 染色,100×)。

（图6-2-11B）。肿瘤间质内大量纤维结缔组织增生伴玻璃样变,肿瘤边缘区大量纤维结缔组织包绕少量肿瘤团块或肿瘤条索（图6-2-11C~F）。肿瘤细胞呈浸润性生长,边界不清。骨组织内未见肿瘤细胞浸润。

病理诊断:(右侧腭部)中分化黏液表皮样癌。

【病例讨论】

1. 黏液表皮样癌与间质纤维增生　唾液腺黏液表皮样癌呈浸润性生长,没有边界或边界不清。在病例1的中分化黏液表皮样癌中,肿瘤间质纤维结缔组织增生明显,伴有玻璃样变。在肿瘤的边缘区域,大量纤维组织包裹或隔断肿瘤团块或肿瘤条索尤为明显。在2017年WHO关于黏液表皮样癌的病理描述中,提到这种间质的纤维化,可能是因肿瘤呈浸润性生长或黏液外溢引起的间质炎症反应所致。在不同的病例中,这种间质纤维增生有所不同。病例1肿瘤间质纤维增生较为明显和突出。

2. 黏液表皮样癌间质纤维增生的结局　2015年WHO在唾液腺黏液表皮样癌的病理描述中这样提到,黏液表皮样癌的局灶硬化和/或黏液溢出伴有炎症比较常见。Veras等报道4例硬化型的黏液表皮样癌,临床病程从1年到20年不等,肿瘤组织学表现为大量纤维组织增生伴玻璃样变,在纤维组织中分布少量由黏液细胞和表皮样细胞构成的肿瘤团块或囊腔。病例1间质纤维组织增生明显,其病理变化类似于Veras等报道的黏液表皮样癌的病理改变。这种间质纤维增生的结局,可能会导致硬化型的肿瘤病变,在临床上出现硬化型的肿瘤结节或包块。因此,2017年WHO提出,这种硬化变异型可能被误认为硬化性唾液腺炎。

【病例2】

患者,女性,61岁。右侧腮腺肿物手术治疗3年后复发。

专科检查:右侧腮腺区有一肿物7.0cm×4.0cm×3.0cm大小。活动不明显,无明显疼痛。表面呈结节状,与皮肤粘连。但皮肤色泽尚属正常。

临床诊断:黏液表皮样癌。

临床治疗:术中可见肿物位于腮腺浅叶,呈结节状,内有多个囊变区,囊内有胶冻样黏稠物质。肿物深面与咬肌、颈鞘及颈动静脉粘连明显,剥离困难,肿物周围及边缘区域内有小型瘤体及淋巴结。

肉眼观察:软组织标本三块。

第一块标本大小为4.0cm×2.5cm×2.0cm,分叶状。剖面实性,可见灰白色区域和微囊腔隙。取材为一个平面,编号①~④。

第二块标本大小为3.0cm×2.5cm×2.0cm。灰白色,质地硬。剖面实性,部分区域呈颗粒状和小囊状。取材为一个平面,编号⑤~⑧。

第三块标本大小约5.0cm×2.0cm×1.5cm,分叶状。剖面实性,黄褐色。取材编号为⑨和⑩。

淋巴结6枚,大者约1.0cm×0.5cm×0.4cm,小者约0.9cm×0.5cm×0.5cm,编号为⑪~⑭。

光镜观察:肿瘤由黏液细胞、表皮样细胞和中间细胞组成。肿瘤形成较大的黏液湖或黏液池（图6-2-12A、B）。黏液细胞衬里黏液湖周边,其基底部可见表皮样细胞,中间细胞较少。黏液细胞和表皮

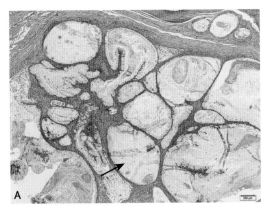
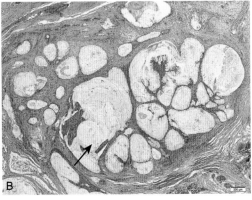

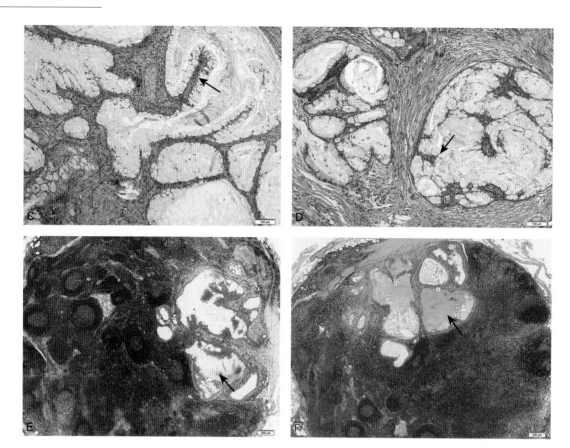

图 6-2-12 高分化黏液表皮样癌伴淋巴结转移

A、B. 肿瘤成团排列,形成较大的黏液湖(箭头示)(HE 染色,40×);C、D. 黏液细胞和表皮样细胞形成乳头,
突入囊腔中(箭头示)(HE 染色,100×);E、F. 淋巴结内转移性肿瘤形成囊腔,囊腔周边衬里黏液细胞,囊腔
内含有黏液(箭头示)(HE 染色,40×)。

样细胞形成乳头,突入囊腔中(图 6-2-12C、D)。在表皮样细胞增生的团块中,有数量较多的黏液细胞,形成小的黏液湖或黏液池。肿瘤细胞呈浸润性生长,边界不清。肿瘤间质中纤维结缔组织增生。淋巴结内见转移性肿瘤细胞形成囊腔,囊腔周边衬里黏液细胞,囊腔中充满黏液(图 6-2-12E、F)。

病理诊断:(右侧腮腺)高分化黏液表皮样癌,伴淋巴结转移(2/6)。

随访情况:患者此次手术后 7 年,无复发和转移发生。

【病例讨论】

1. 黏液表皮样癌的分级与肿瘤生物学行为的关系 肿瘤的生物学行为与肿瘤分级关系密切,低分化黏液表皮样癌可出现局部淋巴结转移和肺、肝、骨等远处转移。有文献报道,唾液腺高分化黏液表皮样癌较低分化者更易出现淋巴结转移,且 5 年存活率更低。病例 2 高分化黏液表皮样癌是一个复发的病例,伴有淋巴结转移。高分化黏液表皮样癌通常被认为是分化较好的肿瘤,但是在这个病例中出现了复发和转移,表明黏液表皮样癌的组织学分化程度不能完全反映肿瘤的预后情况。肿瘤一旦出现复发,提示肿瘤向恶性发展或有恶性程度加重的倾向。Rapidis 等分析临床病例后发现,唾液腺黏液表皮样癌的远处转移通常出现在复发之后,患者年龄大于 50 岁者预后较差。病例 2 患者此次手术后 7 年,没有再出现复发和淋巴结转移。Plambeck K 等回顾了 55 例唾液腺黏液表皮样癌患者在 30 年的治疗过程中接受的手术治疗,强调对原发肿瘤进行根治性切除手术的必要性,认为即使在手术根治几十年后,也很少发现远处转移。

2. 黏液表皮样癌与黏液囊肿的鉴别 当黏液表皮样癌形成较大的单一囊腔和黏液湖,发生在临床上黏液囊肿的好发部位时,需要进行二者的鉴别。在组织病理学上,黏液囊肿的囊壁不含黏液细胞,也没有表皮样细胞和中间细胞。Sousa Melo SL 等报道 1 例发生在口底的黏液表皮样癌,在临床和影像学上被误诊为黏液囊肿,手术后经病理学检查确诊为黏液表皮样癌。

3. 肿瘤原发灶与转移灶在组织学上的差异　病例 2 肿瘤的组织学特征是由大量黏液细胞组成,形成较大的黏液湖。黏液湖周边衬里黏液细胞,黏液湖内充满黏液。原发灶出现淋巴结转移,转移的肿瘤细胞以分化好的黏液细胞为主,在淋巴结内形成黏液湖或黏液池,表皮样细胞和中间细胞较少。由于转移灶肿瘤细胞的生长环境不同于原发肿瘤的生长环境,在组织学表现上可能出现差异,比如肿瘤细胞形态改变或异型性增加。病例 2 淋巴结内转移灶的肿瘤形态基本上保留了原发肿瘤的组织学特征,但并不代表所有的转移肿瘤都能够反映原发肿瘤的病理变化。这在临床病理诊断上往往为医师从淋巴结转移灶寻找和判断患者的原发肿瘤病灶带来很大困难。

【病例 3】

患者,男性,36 岁。腭部肿物 6 个月。

专科检查:肿物位于腭中缝偏右,大小约 0.8cm×0.8cm×0.6cm,质地中等,边界清楚,无压痛及其他症状。

临床诊断:腭部肿物。

临床治疗:在局部麻醉下切除腭部肿物。

肉眼观察:肿物一块,大小约 0.7cm×0.5cm×0.3cm。

光镜观察:肿瘤由大量黏液细胞、少量表皮样细胞和中间细胞组成。黏液细胞呈圆形或椭圆形,细胞质透明或呈空泡状,围成腺腔,腺腔中有红染黏液(图 6-2-13A、B)。少量表皮样细胞呈巢状或条索状排列,分布于黏液细胞之间(图 6-2-13C、3D)。肿瘤侵犯包膜(图 6-2-13E、F),侵犯包膜的肿瘤细胞为表皮样细胞。包膜外可见唾液腺组织。

病理诊断:(右侧腭部)高分化黏液表皮样癌。

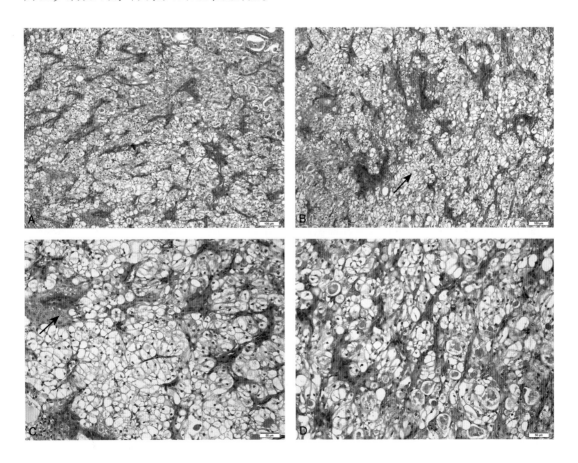

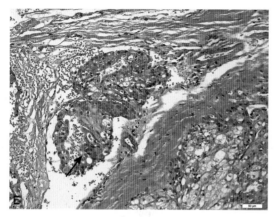
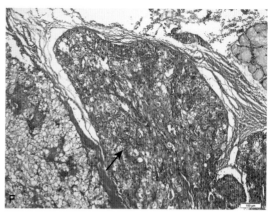

图 6-2-13 高分化黏液表皮样癌

A、B. 肿瘤中大量细胞质透明的黏液细胞呈圆形或椭圆形(箭头示)(HE 染色,100×);C、D. 呈条索或小团块排列的表皮样细胞分散在黏液细胞之间(箭头示)(HE 染色,200×);E. 肿瘤细胞侵犯包膜(箭头示),其中以表皮样细胞为主(HE 染色,100×);F. 肿瘤细胞侵犯包膜(箭头示),其中以表皮样细胞为主(HE 染色,200×)。

【病例讨论】

1. 高分化黏液表皮样癌与黏液湖的形成　2017 年 WHO 描述黏液表皮样癌的特征是有鳞状细胞、产生黏液的细胞和中间细胞,呈囊性和实性生长。高分化黏液表皮样癌呈囊性,富含黏液细胞,边界清楚。病例 3 高分化黏液表皮样癌表现为大量透明的黏液细胞,没有形成黏液湖或黏液池,也没有形成囊腔结构。这种组织学特征,WHO 描述为透明细胞黏液表皮样癌。在临床病理诊断中,这些透明黏液细胞需要与其他透明细胞肿瘤相鉴别。Tajima S 等报道 1 例发生于颊部的透明细胞黏液表皮样癌,RT-PCR 产物的直接测序显示 CRTC1-MAML2 在 CRTC1 的 1 外显子和 MAML2 的 2 外显子之间融合,从而证实了黏液表皮样癌透明细胞变异的诊断。

2. 高分化黏液表皮样癌中表皮样细胞的分布　典型的高分化黏液表皮样癌的组织学特征是,黏液细胞形成黏液湖,衬里黏液湖周边,表皮样细胞位于黏液细胞的基底部。病例 3 高分化黏液表皮样癌中,表皮样细胞没有分布于黏液细胞周围,而是形成上皮团块或上皮条索,呈岛状或片状分布于黏液细胞中。表皮样细胞不出现角化,也不形成角化珠。2017 年 WHO 在黏液表皮样癌病理特征中指出,明显的角化是罕见的,如果出现角蛋白珠,应重新考虑诊断结果。

3. 高分化黏液表皮样癌的包膜侵犯　肿瘤包膜侵犯是肿瘤侵袭性生长的组织学表现。病例 3 由大量黏液细胞和表皮样细胞组成,在组织学上属于高分化黏液表皮样癌,但出现包膜侵犯。由此可见,肿瘤包膜的侵犯与黏液表皮样癌的组织学分级没有直接关系,而是与肿瘤的侵袭性生长关系密切。侵袭包膜的肿瘤细胞具有较强的攻击性,同时具备在血供条件较差的纤维结缔组织中生存的能力。在病例 3 高分化黏液表皮样癌中,侵犯包膜的肿瘤细胞绝大多数为表皮样细胞,黏液细胞甚少,反映了表皮样细胞具有比黏液细胞更强的侵袭力。

【病例 4】

患者,男性,58 岁。左侧耳下肿物 30 年,近 1 年生长加快。

患者 30 年前无意中发现左侧耳下有一肿物,似蚕豆大小,无痛及其他不适,未经治疗。后因逐渐增大,出现疼痛而就诊,门诊以"左侧腮腺肿物"收入院。

既往患者有糖尿病史 20 年。

专科检查:左侧耳下有膨起,可触及一腮腺肿物。肿物大小约 4.0cm×3.0cm×3.0cm,质地中等,边界清楚,无压痛,无活动。表面皮肤色泽正常,无溃疡及糜烂。对侧腮腺未见异常,导管口无红肿。

临床诊断:左侧腮腺肿物(腺淋巴瘤?)

临床治疗:手术在全麻下进行,术中可见肿物位于左侧腮腺后下部,肿物为实性,有包膜,与周围组织有粘连。手术完整摘除腮腺浅叶及肿物。

肉眼观察:腮腺肿物一个,大小约3.8cm×3.0cm×3.0cm,包膜较完整。剖面灰白色,质地脆。

光镜观察:肿瘤由表皮样细胞和黏液细胞构成,黏液细胞约占肿瘤30%。表皮样细胞呈片状排列,中间可见成团的黏液细胞(图6-2-14A、B)。部分区域形成囊腔,内衬黏液细胞,周边为表皮样细胞。肿瘤中出现玻璃样变和钙化(图6-2-14C、D),部分区域出现骨化,可见骨细胞和骨陷窝(图6-2-14E、F)。

病理诊断:(左侧腮腺)中分化黏液表皮样癌。

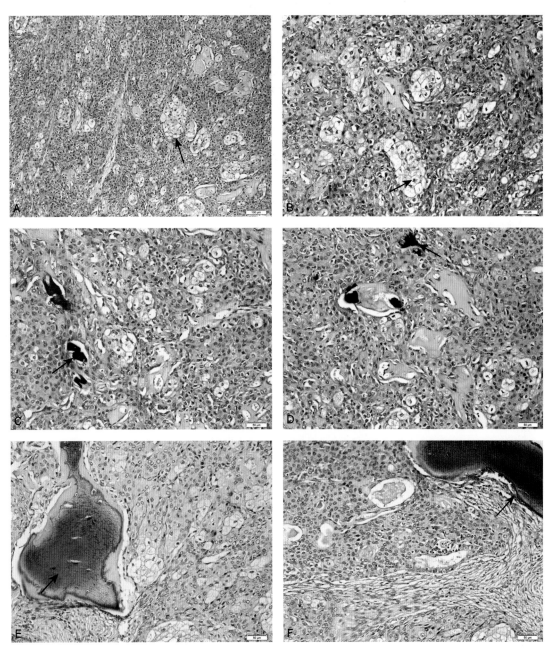

图6-2-14　中分化黏液表皮样癌

A.成片分布的表皮样细胞中散在黏液细胞(箭头示)(HE染色,100×);B.黏液细胞细胞质透明,成团分布(箭头示)(HE染色,200×);C、D.肿瘤中出现钙化(箭头示)(HE染色,200×);E、F.肿瘤中出现骨化(箭头示)(HE染色,200×)。

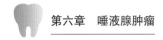

【病例讨论】

1. **黏液表皮样癌的钙化和骨化** 唾液腺肿瘤很少显示钙化,黏液表皮样癌出现钙化和骨化的病例比较少见。Maruse Y 等报道舌下腺黏液表皮样癌的基质成分中出现透明质化和营养不良性钙化,肿瘤组织中有骨形成,认为骨的出现与营养不良钙化有关。此外,Zhou CX 等报道 39 例发生于颌骨内的黏液表皮样癌,肿瘤出现钙化,容易误诊为牙源性肿瘤。发生在硬腭的透明细胞黏液表皮样癌也发现广泛的瘤内钙化。病例 4 肿瘤发生在腮腺中,出现多处钙化,并形成骨化,可见骨细胞和骨陷窝形成。这种钙化的机制推测是肿瘤细胞分泌功能的结果。González-Arriagada WA 等的研究表明,钙化区呈周期性酸性 Schiff 阳性,支持它们起源于黏液分泌沉淀的假说。病例 4 患者 30 年带瘤生长的病史,以及肿瘤中钙化的出现,也可能与肿瘤营养不良性变有关。

2. **黏液表皮样癌钙化与肿瘤组织学分级的关系** 病例 4 为中分化黏液表皮样癌,肿瘤内出现钙化和骨化。González-Arriagada WA 等报道在 30 例唾液腺黏液表皮样癌中,6 例出现钙化。Yang S 等报道 7 例透明细胞黏液表皮样癌,其中 2 例出现钙化。这种钙化在普通类型黏液表皮样癌和透明细胞型黏液表皮样癌中均可发生,钙化的存在与肿瘤的组织学分级和组织病理学变异无关。

> **知识点**
>
> **唾液腺肿瘤中透明细胞的鉴别要点**
>
> 1. 黏液腺癌、黏液表皮样癌中的黏液细胞 PAS 染色、黏液卡红染色和阿辛蓝染色阳性。
> 2. 腺泡细胞癌中的腺泡样细胞 PAS 染色阳性,抗淀粉酶消化。
> 3. 腺泡细胞癌中的空泡样细胞和透明细胞 PAS 染色阴性。
> 4. 透明细胞癌中的透明细胞富含糖原,PAS 染色阳性,不抗淀粉酶消化。
> 5. 多形性腺瘤、肌上皮瘤、肌上皮癌、上皮-肌上皮癌、腺样囊性癌中的透明细胞是肿瘤性肌上皮细胞,表达 calponin、S100 蛋白、SMA、myosin 及 GFAP。
> 6. 皮脂腺瘤、皮脂腺癌、脂肪瘤和脂肪肉瘤中的透明细胞富含脂类,油红 O、苏丹Ⅳ和苏丹黑染色阳性。
> 7. 透明的组织细胞表达胰蛋白酶。

> **知识拓展**
>
> **黏液表皮样癌的遗传学研究**
>
> 1. 染色体 9p21、8q、5p、16q 和 12p 缺失。
> 2. t(11,19)(q21;p13)易位。
> 3. 2q、5p、12p 和 16q 等位基因缺失。
> 4. t(11;15)(q21;q26)易位。
> 5. *CRTC1-MAML2* 基因融合。

二、腺样囊性癌

腺样囊性癌(adenoid cystic carcinoma,WHO ICD-O code 8200/3)又名圆柱瘤(cylindroma),是一种生长缓慢且持续的恶性肿瘤,占唾液腺恶性肿瘤的 28.0%。临床预后不佳,通常致命。

【临床要点】

1. 临床上可发生于任何年龄。

2. 性别无明显差异。

3. 发病部位以腮腺和腭腺多见。

4. 发生于舌下腺者,首先考虑腺样囊性癌。

5. 病变早期出现神经症状,麻木、感觉异常或疼痛。运动神经受累可导致面部或舌肌无力。

6. 肿瘤生长缓慢,后期生长加速。

【病理学特征】

1. 肉眼观察

(1)肿瘤圆形或结节状(图 6-2-15A),平均直径 3.0cm。

(2)剖面实性,质地硬,灰白色或浅褐色(图 6-2-15B)。

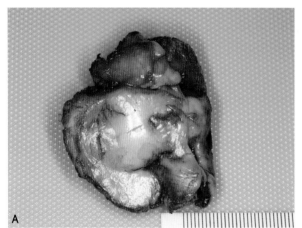
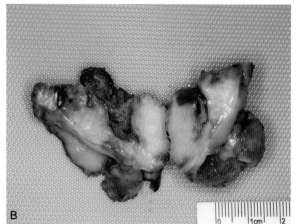

图 6-2-15 肉眼观察腺样囊性癌

A. 肿瘤隆起,表面黏膜溃破;B. 肿瘤剖面实性,灰白色,边界不清,无包膜。

(3)肿瘤无包膜,浸润周围组织。

(4)罕见的坏死和/或出血,可能表明高级别肿瘤的存在。

2. 光镜观察

(1)肿瘤由肿瘤性肌上皮和肿瘤性腺上皮组成。肿瘤细胞胞体较小,细胞质稀少,细胞核深染。

(2)组织学上分为三种类型:筛状型、管状型和实性型。

(3)筛状型的特点是肿瘤形成大小不等的团块,团块中央为筛孔,充满黏液样物质(蛋白多糖),酷似藕的断面(图 6-2-16A)。筛状结构是腺样囊性癌最具代表性的结构。

(4)管状型的特点是肿瘤形成小管状或条索状(图 6-2-16B),内层细胞为肿瘤性腺上皮,外层细胞为

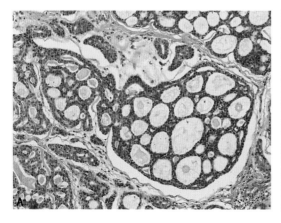
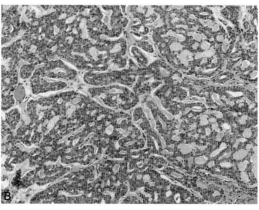

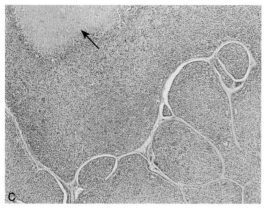
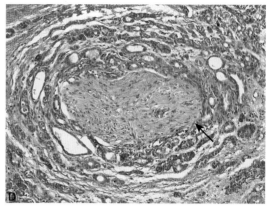

图 6-2-16　腺样囊性癌的病理特征

A. 腺样囊性癌筛状型（HE 染色，200×）；B. 腺样囊性癌管状型（HE 染色，200×）；C. 腺样囊性癌实性型，肿瘤出现坏死（箭头示）（HE 染色，100×）；D. 腺样囊性癌侵犯神经（箭头示）（HE 染色，200×）。

肿瘤性肌上皮细胞。管腔中央的黏液样物质 PAS 染色呈阳性。

（5）实性型的特点是肿瘤细胞形成大小不等的上皮团块。管状或筛状结构较少，肿瘤团块中央细胞可出现坏死（图 6-2-16C）。

（6）肿瘤呈浸润性生长，极易侵犯神经（图 6-2-16D）和血管。

【组织化学特征】

唾液腺腺样囊性癌筛孔中的黏液样物质 PAS 染色呈弱阳性，阿辛蓝染色呈强阳性（图 6-2-17）。

【免疫组织化学特征】

唾液腺腺样囊性癌中的肿瘤性肌上皮细胞表达 SMA（图 6-2-18A）、myosin、S100 蛋白及 CK（图 6-2-18B）。

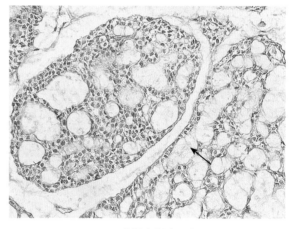

图 6-2-17　腺样囊性癌的组织化学

筛状结构中的黏液样物质阿辛蓝染色阳性（箭头示）（阿辛蓝染色，400×）。

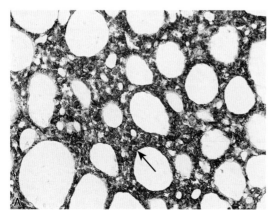
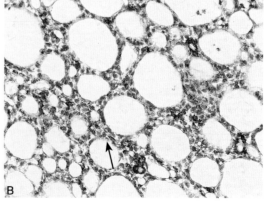

图 6-2-18　腺样囊性癌的免疫组织化学

A. 肿瘤细胞表达 SMA（箭头示）（SP，400×）；B. 肿瘤细胞表达 CK（箭头示）（SP，400×）。

【荧光原位杂交（FISH）特征】

EWSR1（22q12）基因断裂检测：随机计数 200 个肿瘤细胞，存在异常信号方式的细胞大于阈值 15%，提示肿瘤存在 *EWSR1*（22q12）基因断裂（图 6-2-19）。

【鉴别诊断】

1. 多形性腺癌（polymorphous adenocarcinoma，WHO ICD-O code 8525/3）　细胞形态较一致，组织结构多样性。表现为实性，梁状，条索、乳头或腺样，肿瘤呈浸润性生长（图 6-2-20）。

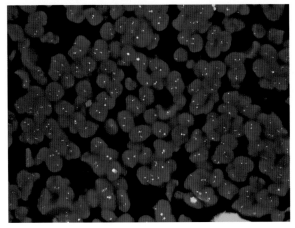

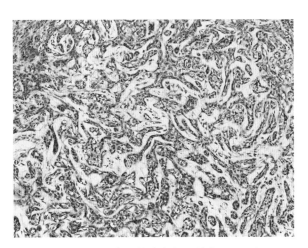

图 6-2-19　腺样囊性癌荧光原位杂交检测

腺样囊性癌细胞 *EWSR1*（22q12）基因断裂，正常的黄色信号分离为红色和绿色信号（荧光原位杂交，1 000×）。

图 6-2-20　多形性腺癌（HE 染色，200×）

2. 基底细胞腺瘤（basal cell adenoma，WHO ICD-O code 8147/0）　由比较单一的基底样细胞构成。团块或条索外周的细胞排列呈栅栏状，胞体较小，呈立方或柱状（图 6-2-21）。团块中央的细胞胞体较大。组织学表现为实性、梁状、管状和膜性。偶尔可见筛状结构，但肿瘤细胞异型性不明显，不出现浸润性生长。

3. 基底细胞腺癌（basal cell adenocarcinoma，WHO ICD-O code 8147/3）　肿瘤细胞多见泡状核，具有活跃的核分裂象，易见肿瘤性坏死。与腺样囊性癌相比，基底细胞腺癌外周细胞呈栅栏状，可见鳞状和皮脂腺样成分。与基底细胞腺瘤的不同之处在于肿瘤细胞异型性明显，呈浸润性生长，侵犯周围神经和血管（图 6-2-22）。

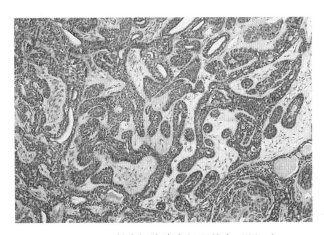

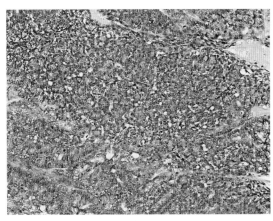

图 6-2-21　基底细胞腺瘤（HE 染色，200×）

图 6-2-22　基底细胞腺癌（HE 染色，200×）

4. 非特异性腺癌(adenocarcinoma,NOS,WHO ICD-O code 8140/3) 唾液腺的非特异性腺癌缺乏特异性组织学表现。细胞形态多样化,呈立方、柱状、多边形,透明细胞、嗜酸性粒细胞或浆细胞样细胞等。形成腺样结构,导管结构,乳头、囊性、条索、小梁或筛状结构(图6-2-23)。肿瘤呈浸润性生长,常见肿瘤坏死,侵犯神经和伴淋巴结转移。

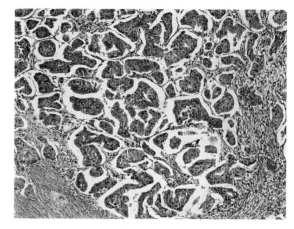

图 6-2-23 非特异性腺癌(HE 染色,200×)

【问题1】腺样囊性癌与多形性腺癌的鉴别是什么?

思路1:大体标本观察发现,腺样囊性癌呈圆形或结节状,无包膜,侵犯周围组织。剖面实性,灰白色,可见白色条纹间隔。多形性腺癌较局限,表面光滑,无包膜。剖面均质,浅黄色至褐色。

思路2:镜下观察发现,腺样囊性癌细胞大小较一致,细胞核深染,形成筛状型、管状型和实性型结构。其中,以筛状结构多见,实性型最少见。多形性腺癌以细胞形态单一和组织结构多样为特征,其中筛状结构是局限性的。

【问题2】如何鉴别腺样囊性癌与基底细胞腺瘤?

思路1:大体标本观察发现,基底细胞腺瘤肿物较小,直径通常为 2.0~3.0cm。表面光滑,包膜完整。剖面灰白色,质地较细腻,可含有囊腔。腺样囊性癌边界可清楚,但无包膜。剖面灰白色或褐色,实性。

思路2:镜下观察发现,基底细胞腺瘤由较为单一的基底样细胞构成,表现为实性、管状、梁状和膜性。少数情况下,肿瘤可形成筛孔样结构,但包膜完整,肿瘤无坏死,无浸润性生长。腺样囊性癌细胞较小,细胞质少。肿瘤呈浸润性生长,无包膜,可出现肿瘤性坏死。

【问题3】如何鉴别腺样囊性癌与基底细胞腺瘤?

思路1:大体标本观察发现,腺样囊性癌边界清楚,但无包膜。剖面实性,灰白色,呈浸润性生长。基底细胞腺瘤常见于腮腺浅叶,无包膜。剖面质地均等,灰白色或白褐色,可见囊腔。

思路2:镜下观察发现,腺样囊性癌细胞较小,细胞质稀少,细胞核小而深染,具有特征性的筛状结构和管状结构。基底细胞腺瘤细胞核多见泡状核,形成巢团或条索,外周细胞呈栅栏状排列,易见核分裂象。

【问题4】如何鉴别腺样囊性癌与非特异性腺癌?

思路1:大体标本观察发现,腺样囊性癌呈圆形或结节状,直径平均 3.0cm。剖面实性,灰白色或浅褐色,无包膜。非特异性腺癌界限不清,肿瘤直径最大可达 10.0cm。剖面实性,出血坏死常见,呈褐色或白褐色。

思路2:镜下观察发现,腺样囊性癌细胞形态较一致,细胞核小,细胞质稀少,形成筛状型、管状型或实性型。非特异性腺癌细胞类型多样,从立方、柱状到透明细胞、黏液样细胞、浆细胞样细胞等。形成腺体结构,实性片状结构,乳头状结构,囊性、小叶或梁状结构,但常以一种结构为主。

 知识点

唾液腺腺样囊性癌的诊断及鉴别要点

1. 腺样囊性癌 由肿瘤性肌上皮和肿瘤性腺上皮细胞组成。肿瘤细胞以排列成筛状结构为特征。此外,可见管状结构,小梁、条索和实性结构。肿瘤呈浸润性生长,侵犯神经血管及周围组织。

2. 多形性腺癌 具有肿瘤细胞形态的一致性,组织结构的多形性和多样性。肿瘤呈浸润性生长。

3. 基底细胞腺瘤 肿瘤由比较单一的基底样细胞构成,团块外围的细胞呈立方或柱状,栅栏状排列。肿瘤表现为实性、梁状、管状和膜性。

4. 基底细胞腺癌 肿瘤团块周边细胞排列成栅栏状,多见泡状核,易见核分裂象和肿瘤性坏死。肿瘤呈浸润性生长,侵犯周围的神经、血管。

5. 非特异性腺癌 肿瘤细胞形态多种多样,形成腺体结构,条索、乳头、小叶或梁状结构。肿瘤呈浸润性生长。

【病例 1】

患者,男性,64 岁。舌下区肿物 10 天。

患者 10 天前治疗牙齿时,偶然发现舌下区肿物,无疼痛。自发现以来,无明显长大,无吞咽及舌体运动不适。

既往有阑尾炎及阑尾切除史、气管炎病史。

专科检查:面部对称,开口形、开口度未见异常,舌运动自如无偏斜。左侧舌下区可见椭圆形肿物,质地中等,与周围组织边界清楚,表面尚光滑。将舌下皱襞抬高,肿物大小约 4.5cm×3.0cm×2.5cm。左侧下颌下腺导管口可见清亮唾液分泌。

影像学检查:CT 检查示左侧口底舌下区可见密度均匀、界限清楚的肿物。颈部及下颌下区未触及肿大淋巴结。

临床诊断:舌下腺肿物。

临床治疗:术中可见肿物呈部分囊性,部分实性。囊性部分的囊液为不凝固性血性液体。包膜完整,肿物位于舌下腺腺体内。

肉眼观察:圆形肿物一个,大小约 3.0cm×3.0cm×1.0cm。剖面实性,部分囊性,实性区域灰白色。肿物有出血,囊性区域中有褐色物质。

光镜观察:肿瘤细胞呈圆形,胞体较小,细胞核深染。肿瘤细胞主要排列成筛孔状(图 6-2-24A),部分排列呈条索状和管状结构,管腔内有红染分泌物(图 6-2-24B)。肿瘤细胞呈浸润性生长,侵犯包膜(图 6-2-24C)、血管(图 6-2-24D)和神经(图 6-2-24E),形成血管内瘤栓(图 6-2-24F),出现大片坏死。部分区域肿瘤性肌上皮细胞细胞质透明,排列成小管状(图 6-2-24G)或小梁(图 6-2-24H)状,细胞外基质较丰富。

病理诊断:(舌下腺)筛状型腺样囊性癌。

第一次随访情况:患者肿瘤手术切除后 2 年 3 个月复发。因左侧舌尖、口角区及耳前区面部阵发性、间断性疼痛 2 个月就诊。门诊以“左侧舌下腺腺样囊性癌术后复发”收入院。

专科检查:左侧口底可触及肿物,质地柔韧,边界清楚,6.0cm×3.0cm×3.0cm 大小。左侧下颌下腺后下方移位,质地柔软。肿物表面可见原手术瘢痕,微红肿,有压痛。

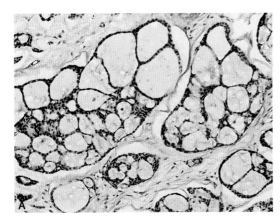

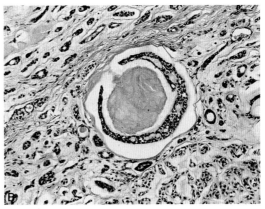

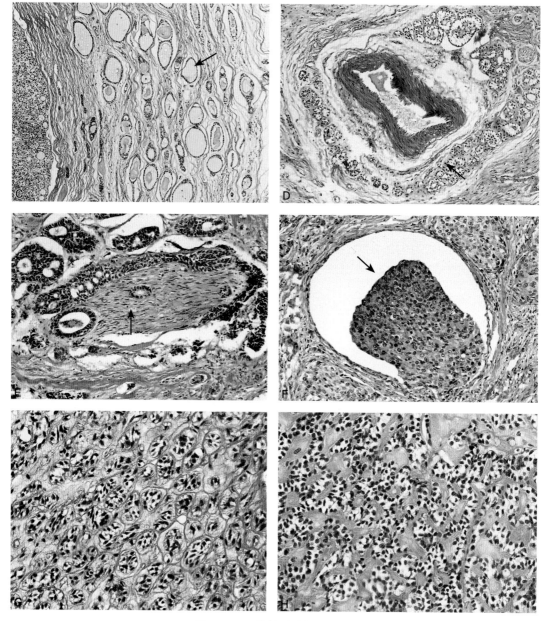

图 6-2-24　筛状型腺样囊性癌

A. 肿瘤筛状结构（HE 染色,200×）;B. 肿瘤条索或管状结构（HE 染色,100×）;C. 肿瘤侵犯包膜,沿纤维条索呈浸润性生长（箭头示）（HE 染色,100×）;D. 肿瘤侵犯血管（箭头示）（HE 染色,100×）;E. 肿瘤侵犯神经（箭头示）（HE 染色,100×）;F. 肿瘤形成血管内瘤栓（箭头示）（HE 染色,100×）;G. 肿瘤性肌上皮细胞细胞质透明,排列形成小管状（HE 染色,400×）;H. 肿瘤性肌上皮细胞细胞质透明,排列形成小梁状,有较多的细胞外基质（HE 染色,400×）。

影像学检查:X 线检查示左侧口底肿物界限清楚,约 6.0cm×3.0cm×3.0cm,未见下颌骨局部骨质破坏。舌体运动灵活,伸舌不偏斜,咽无红肿,腭部扁桃体一度肿大。未触及区域淋巴结肿大及压痛。

临床诊断:左侧舌下腺腺样囊性癌术后复发。

临床治疗:术中可见肿物位于口底区域,大小约 4.5cm×4.3cm×3.8cm,质地韧硬,且与下颌下腺组织粘连。下颌下腺周围可见数个大小不等的淋巴结。

肉眼观察:肿物及腺样组织一块,大小约 6.0cm×3.5cm×2.0cm。编号为①和②,腺体③和④。另有淋巴结 9 个,大者蚕豆大小,小者绿豆大小,编号为⑤~⑦。

（内侧）软组织一块,大小约 0.8cm×0.5cm×0.5cm,编号为⑧。

（外侧）软组织一块，大小约 1.0cm×0.5cm×0.3cm，编号为⑨。

光镜观察：肿瘤细胞呈圆形、三角形，胞体小，细胞核深染。肿瘤细胞排列成筛状结构或腺样结构（图 6-2-25A）。在筛状结构外周，可见成片增生的肿瘤细胞，形成实性团块（图 6-2-25B、C）。肿瘤呈浸润性生长，转移至淋巴结（1/8）（图 6-2-25D）。下颌下腺体组织中未见肿瘤。

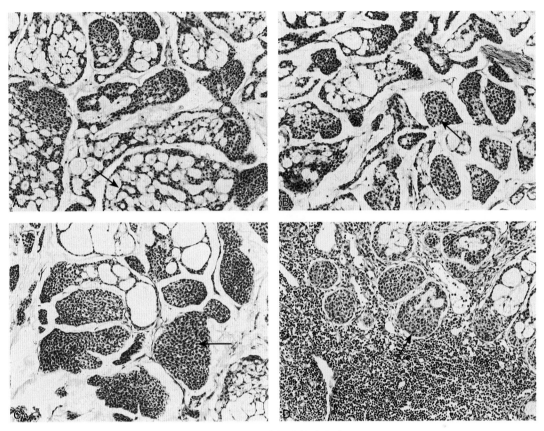

图 6-2-25 腺样囊性癌复发

A.肿瘤形成筛状结构（箭头示）（HE 染色，200×）；B、C.肿瘤细胞增生形成实性团块（箭头示）（HE 染色，200×）；D.肿瘤转移至淋巴结（箭头示）（HE 染色，200×）。

病理诊断：（左侧舌下腺）腺样囊性癌，转移至淋巴结（1/8）。

第二次随访情况：患者于第二次手术后 2 年，突发脑卒中去世。

【病例讨论】

1. 腺样囊性癌组织学形态的多样性　2017 年 WHO 指出，唾液腺腺样囊性癌由上皮和肌上皮肿瘤细胞组成，表现出各种管状和筛状结构，具有可变的实性成分。在腺样囊性癌常见的筛状结构中，充满蛋白多糖的黏液样物质。增生的肿瘤性肌上皮细胞细胞质透明，形成小管状、小梁状或呈片状排列。肿瘤细胞外富含黏液样物质的细胞外间质。病例 1 的形态学改变，需要与唾液腺肌上皮癌或上皮-肌上皮癌鉴别。此外，腺样囊性癌在形态学上也表现为多样性，需要与多形性腺癌鉴别。

2. 腺样囊性癌侵袭性生长的组织学特征　腺样囊性癌为侵袭性生长，侵犯神经、血管和包膜的组织学形态，多见于小条索和小导管。可能因为这些结构比筛状结构或实性结构更具有穿插力和攻击力，因此更具有侵袭性。在病例 1 中，侵犯包膜的肿瘤细胞结构多为小导管。目前的研究表明，肿瘤性肌上皮细胞产生的蛋白多糖在腺样囊性癌的迁徙、侵袭及转移过程中起重要的作用。

3. 腺样囊性癌复发病变与原发病变的形态学差异　病例 1 患者的复发病变与原发病变有所不同，除具有典型的筛状结构外,复发的肿瘤组织学结构更多为增生的肿瘤团块和肿瘤结节。这些实性的肿瘤团块类似于腺样囊性癌的实性型,是肿瘤组织学分化较差的形态学表现。肿瘤复发表明,肿瘤的恶性程度增加,其组织学分化程度通常低于原发肿瘤。病例1患者复发后伴有淋巴结转移,转移至淋巴结的肿瘤与复发的肿瘤形态一致。

4. 腺样囊性癌血管内瘤栓形成的临床意义 肿瘤侵犯血管,在血管内形成瘤栓后,可能有以下几种结局:①局部血管阻塞。瘤栓内肿瘤细胞的生长,导致血管内径狭窄,血管腔变小,血管阻塞,造成血管分布区域的组织或器官缺血、坏死。②瘤栓脱落,形成栓子。栓子随血流移动,最后停留和嵌塞在与栓子直径相吻合的血管内,闭塞血管,导致血流中断,引起远端组织缺血、坏死。这可能是病例1突发脑梗死的直接原因。③肿瘤的血行转移。瘤栓脱落后,随血流流向远处器官,定植生长,导致肿瘤的远处转移。上海复旦大学对218名头颈部腺样囊性癌患者的研究发现,约40.9%的患者出现远处转移。北京大学口腔医院对467例唾液腺腺样囊性癌的临床病例研究发现,约31.0%的患者出现远处转移,而且至少有20%的患者,在早期没有出现复发时,就出现了远处转移。美国得克萨斯大学对60例早期大唾液腺腺样囊性癌患者的回顾性调查发现,20%的患者发生远处转移的平均时间为确诊后的第31.5个月。发生远处血行转移的肿瘤,在原发病灶中首先形成血管内瘤栓。因此,瘤栓的临床意义在于:①堵塞血管,出现远处组织器官缺血坏死;②预示肿瘤发生远处血行转移的可能性。

【病例2】

患者,女性,59岁。右侧颊部隆起伴凹陷1年。

1年前,患者在当地医院进行右侧上颌后牙义齿修复后,发现颊部稍隆起,其下方出现凹陷。现发现隆起逐渐加重。既往健康。

专科检查:右侧颊部隆起,隆起区稍下方可见凹陷畸形。口内右侧下颌后牙区颊侧可触及3.5cm×2.0cm×1.7cm大小肿物。质地中等,有一定界限,活动度差。与表面粘连,糜烂溃疡,有压痛。

临床诊断:右侧颊部肿物。

临床治疗:在局部麻醉下进行右侧颊部肿物切取。

肉眼观察:黏膜软组织一块,大小约3.7cm×2.5cm×2.0cm。

光镜观察:鳞状上皮被覆的黏膜组织中有大片肿瘤细胞浸润。肿瘤细胞呈圆形、立方形。肿瘤细胞呈浸润性生长,破坏黏膜上皮(图6-2-26A),部分区域形成黏膜溃疡。浸润至黏膜下的肿瘤细胞排列成筛状结构(图6-2-26B),小条索或小导管(图6-2-26C、D)。

病理诊断:(右侧颊部)腺样囊性癌。

随访情况:患者于手术后5年因肺癌去世,不除外腺样囊性癌肺转移。

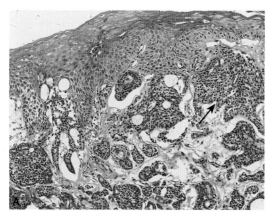
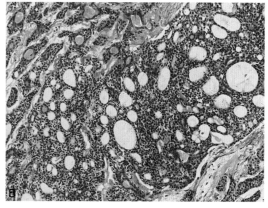

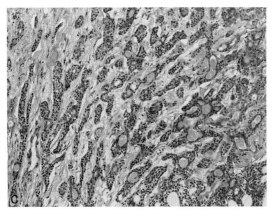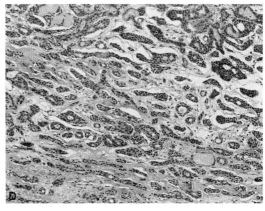

图 6-2-26　腺样囊性癌

A. 肿瘤侵犯黏膜上皮(箭头示)(HE 染色,200×);B. 肿瘤的筛状结构(HE 染色,200×);C、D. 肿瘤的小条索和小导管(HE 染色,200×)。

【病例讨论】

1. 小唾液腺腺样囊性癌的鉴别诊断　腺样囊性癌发生在小唾液腺的概率大于大唾液腺,是小唾液腺常见的恶性肿瘤。病例 2 腺样囊性癌发生于颊部,肿瘤细胞侵犯黏膜上皮,导致黏膜溃破,形成黏膜溃疡。在临床病理上由腺样囊性癌引起的黏膜溃疡,需要与其他黏膜溃疡的病变相鉴别,如坏死性唾液腺化生、口腔黏膜鳞状细胞癌等。临床上坏死性唾液腺化生的溃疡常呈火山口样,临床上病程 8 周后可自愈。坏死性唾液腺化生的形态学表现为导管上皮出现明显的鳞状化生,形成鳞状上皮条索或上皮岛。腺小叶完全被鳞状细胞取代,黏液溢出形成黏液池,同时伴有炎症细胞浸润。口腔黏膜鳞状细胞癌可出现黏膜溃疡,组织学上表现为肿瘤细胞形成癌巢,异型性明显,有角化倾向,形成角化珠,并可见细胞间桥。

2. 小唾液腺腺样囊性癌生物学行为的判断指标　唾液腺腺样囊性癌具有恶性的生物学行为,可在早期出现转移。美国耶鲁大学的一项 2 667 例小唾液腺腺癌淋巴结转移的临床回顾研究表明,肿瘤的分级不是腺样囊性癌转移的判断指标。Jaso 等的研究也表明,腺样囊性癌的组织学分级与局部复发、远处转移及总生存期之间没有统计学关联,认为肿瘤的非整倍体预示病变的进展和不良的预后。Ki-67 和 P53 在肿瘤高级别转化区染色增加,P53 表达增强可能是不良预后的一个独立指标。病例 2 术后生存 5 年,因肺癌去世,不除外腺样囊性癌肺转移。

【病例 3】

患者,女性,63 岁。腭部肿物 1 年。

1 年前患者无意中发现腭部肿物,无疼痛。

专科检查:腭部中线处可见大小约 4.0cm×3.5cm×1.5cm 的肿物。前界至上颌第二前磨牙连线处,后界至上颌第三磨牙连线处。左侧边界距离左侧腭侧龈缘 0.5cm,右侧边界至右侧腭侧龈缘 1.5cm,肿瘤质地硬韧。表面可见 1.0cm×0.8cm 大小的溃疡面,触压痛明显,软腭动度良好,两侧鼻孔阻塞,通气差,有闭塞性鼻音。鼻镜检查见两侧外鼻道阻塞,肿物自鼻中隔处突入鼻腔,与两侧鼻甲接触。

影像学检查:CT 检查示硬腭部骨质部分溶解破坏,边缘不齐,鼻中隔中下部、下鼻甲、中鼻甲破坏消失。肿物上界至左侧上鼻道,近筛窦,两侧突入至上颌窦内,后界至上颌结节后上方。

临床诊断:腭部恶性肿瘤。

临床治疗:于肿物周围 1.0~1.5cm 正常组织范围内完整切除肿物及部分上颌骨。肿物大小约 7.0cm×7.0cm×6.0cm,质地软而脆,无包膜。肿瘤易碎,向两侧突入上颌窦内。

肉眼观察:

(1)软组织标本:灰白色肿瘤组织数块。最大者约 4.0cm×3.0cm×2.0cm,次者约 3.5cm×2.0cm×2.0cm,最小者为黄豆大小。肿瘤表面有出血,质地软。剖面实性,编号为①~⑥。

(2)肿瘤及上颌骨标本一个。大小约 6.0cm×4.0cm×2.0cm,附有牙齿 2 颗,编号为⑦~⑯。

光镜观察:

(1)软组织标本中肿瘤细胞呈圆形或三角形,大部分区域肿瘤排列成团块,团块中央有大小不等的筛状结构(图 6-2-27A、B)。小部分区域肿瘤细胞排列成条索状,形成大小不等的乳头状结构(图 6-2-27C、D)。乳头突入囊腔内,形成肾小球样结构(图 6-2-27E、F)。肿瘤呈浸润性生长,部分区域有出血。

(2)肿瘤及上颌骨标本中可见肿瘤细胞呈圆形、三角形,排列成团块,团块中央有筛状结构或腺样结

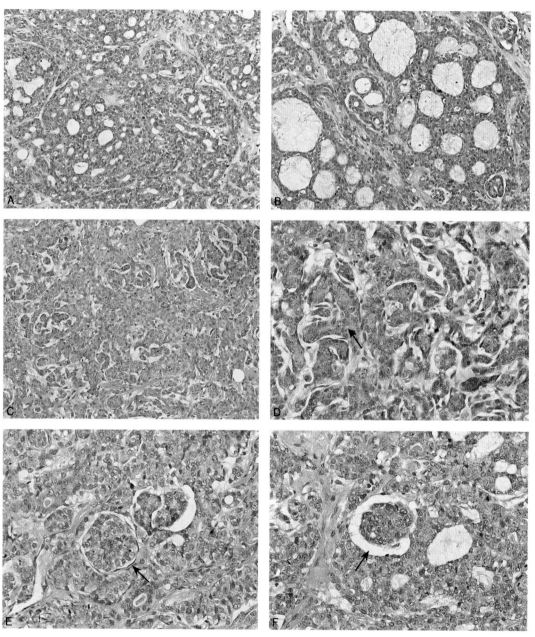

图 6-2-27 筛状型腺样囊性癌

A、B.腺样囊性癌的筛状结构(HE 染色,200×);C.腺样囊性癌的乳头状结构(HE 染色,200×);D.腺样囊性癌的乳头状结构(箭头示)(HE 染色,400×);E、F.腺样囊性癌的乳头突入囊腔内,形成肾小球样结构(箭头示)(HE 染色,400×)。

构。肿瘤细胞侵犯和破坏骨组织。

病理诊断:(腭部)筛状型腺样囊性癌。

随访情况:患者手术后4年2个月,发现腭部原手术区出现肿物,破溃,缓慢增大,前来就诊。

专科检查:腭部一破溃区,其左侧前部明显隆起,肿瘤大小约2.0cm×1.5cm×0.8cm。表面光滑,质地中等,有触痛。24区至上颌结节区的上颌骨骨质部分缺损,双侧下颌下区各触及1枚淋巴结,大小分别为1.8cm×1.5cm×0.6cm和1.3cm×0.5cm×0.3cm,活动度尚可,触痛。

临床诊断:腭部腺样囊性癌术后复发。

临床治疗:自鼻旁和上唇切开翻瓣,术中可见肿物界限清楚,有包膜。自12区向左至上颌结节,上至眶下神经孔下缘,截骨切除病变。切除左侧下颌下腺及淋巴结2枚。

肉眼观察:

(1)颌骨标本一个,大小约4.5cm×3.8cm×2.5cm,附有牙齿4颗。剖面肿瘤实性,黄白色,有出血,可见包膜,编号①~⑦。另有硬组织一块,大小约3.0cm×1.7cm×1.3cm,编号⑧。

(2)腺体组织一块,大小约3.8cm×2.8cm×1.4cm,取材3块,编号⑨~⑪。

(3)淋巴结2枚,大者1.7cm×1.4cm×0.7cm,小者1.2cm×0.6cm×0.3cm,编号⑫和⑬。

光镜观察:

(1)颌骨标本中肿瘤细胞呈圆形或三角形,细胞质透明或红染。肿瘤细胞排列成团块状或条索状,团块中可见筛状结构(图6-2-28A、B)。骨组织有吸收破坏(图6-2-28C、D)。部分区域肿瘤细胞排列成双层管状结构,内层细胞细胞质红染,形成腺腔,腺腔内可见红染分泌物;外层细胞细胞质透明,围绕内层呈单层或多层排列(图6-2-28E~H),表现为上皮-肌上皮癌的形态特征。

(2)腺体组织为下颌下腺,未见肿瘤转移。

(3)淋巴结未见肿瘤转移(0/2)。

病理诊断:(腭部)腺样囊性癌复发,部分为上皮-肌上皮癌。淋巴结未见肿瘤转移(0/2)。

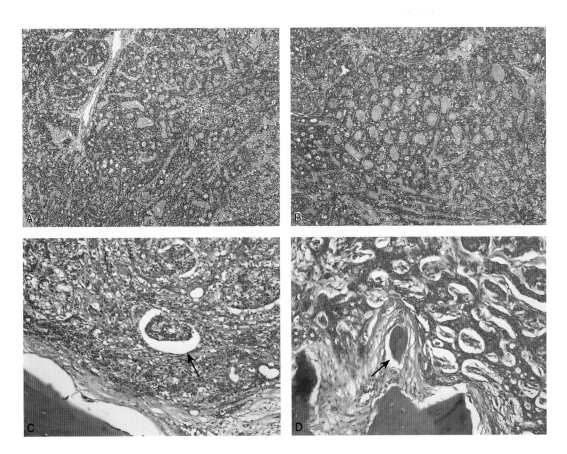

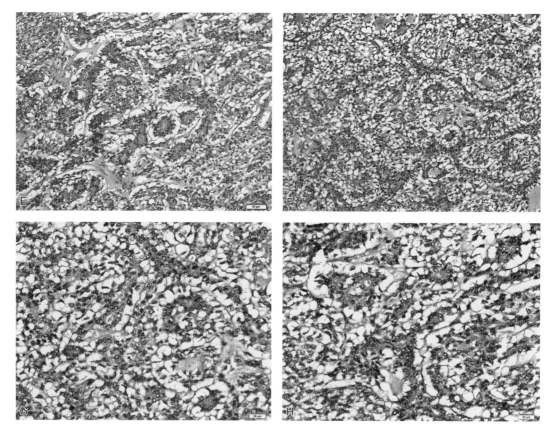

图 6-2-28　腺样囊性癌,部分为上皮-肌上皮癌

A、B.腺样囊性癌的筛状或条索结构(HE 染色,100×);C.腺样囊性癌的乳头突入腔内,形成肾小球样结构(箭头示),侵犯骨组织(HE 染色,200×);D.腺样囊性癌破坏骨组织,可见残存的骨碎片(箭头示)(HE 染色,200×);E、F.上皮-肌上皮癌,肿瘤表现为双层管状结构(HE 染色,200×);G、H.上皮-肌上皮癌双层管状结构的肿瘤细胞,内层为肿瘤性腺上皮细胞,细胞质红染,外层为肿瘤性肌上皮细胞,细胞质透明(HE 染色,400×)。

【病例讨论】

1. 腺样囊性癌的乳头状结构　唾液腺腺样囊性癌的典型组织学结构是具备筛状结构、小条索和小导管,以及实性肿瘤团块。病例 3 腭部腺样囊性癌的病理变化中,除具备典型的筛状结构和小条索、小导管外,在一些区域中,肿瘤细胞形成大小不等的乳头状结构,有些乳头状结构突入囊腔中,形成类似肾小球的形态改变。这种乳头状结构在腺样囊性癌中并不多见,它可能属于腺样囊性癌的高级别转化的表现。2017 年 WHO 指出,极少数腺样囊性癌可发生高级别转化或去分化。Tando S 等报道发生在上咽部的腺样囊性癌,高级别转化为肌上皮癌的病例。Dutta A 等报道发生在下颌下腺的腺样囊性癌,高级别转化为肉瘤样成分的病例。病例 3 的高级别转化,出现乳头状和肾小球样的结构,需要与其他含有乳头状结构的肿瘤鉴别,如唾液腺的乳头状囊腺癌或转移性的乳头状腺癌,肌上皮癌、癌肉瘤等。原发于唾液腺的乳头状囊腺癌通常形成较大的囊腔,囊腔内有分支的乳头结构,不具备腺样囊性癌的筛状结构。肌上皮癌不具备腺样囊性癌的结构。癌肉瘤同时具有癌的成分和肉瘤的成分。

2. 腺样囊性癌乳头状结构的临床意义　病例 3 腺样囊性癌组织学中的乳头状结构在腺样囊性癌中极其少见。唾液腺腺样囊性癌的小条索和小导管结构,已经具有很强的侵袭性。再加上乳头状结构,可能使肿瘤的侵袭性更为明显和突出。病例 3 腭部的腺样囊性癌发现仅 1 年,在临床上表现为广泛侵袭性生长的特征。肿瘤导致硬腭骨质溶解破坏,鼻中隔、下鼻甲、中鼻甲破坏消失。肿瘤在两侧突入上颌窦内。肿瘤生长迅速,破坏性极强,这些生物学行为可能与肿瘤具有的乳头状结构关系密切。患者术后 4 年复发,在破坏骨组织的肿瘤中,明显见到乳头状和条索状的肿瘤组织。

3. 混合性癌　病例 3 手术后 4 年复发,肿瘤除具有腺样囊性癌的筛状结构和条索结构外,还具有典型的上皮-肌上皮癌的双层管状结构,表现为混合性癌的特征。唾液腺腺样囊性癌由肿瘤性肌上皮细胞和腺上皮细胞组成,上皮-肌上皮癌也是一种双相性肿瘤,由这两种细胞成分构成。Bishop JA 等报道唾液腺腺样囊性癌的病例,发现 4 例腺样囊性癌与上皮-肌上皮癌的混合模式,形成混合性癌,存在 *MYB* 基因融合表现。Woo JS 等也报道发生在上颌窦的混合性癌,由腺样囊性癌与上皮-肌上皮癌组成。病例 3 复发后,表现为典型的混合性癌。这提示在唾液腺肿瘤中,由于肿瘤细胞成分相同,肿瘤在复发后,可能出现组织结构上的改变,形成两种不同的肿瘤成分。

> **知识拓展**
>
> ### 唾液腺腺样囊性癌的遗传学研究
>
> 1. t(6;9),t(8;9),t(11;19)染色体易位。
> 2. *MYB* 或 *MYBL1* 与 NF/8 融合。
> 3. 高级别转化的腺样囊性癌:C-MYC(8q24.12-q24.13),HER2/neu(17q11.2-q12)。

三、腺泡细胞癌

腺泡细胞癌(acinic cell carcinoma,WHO ICD-O code 8550/3),又称腺泡细胞腺癌,是一种上皮性恶性肿瘤。肿瘤中至少含有部分向浆液性腺泡分化的肿瘤细胞,以细胞质内含有酶原颗粒为特征。肿瘤可出现淋巴结和远处器官转移。

【临床要点】

1. 发病年龄从儿童到老年人,平均年龄 50 岁。腺泡细胞癌是儿童唾液腺第二大常见恶性肿瘤。
2. 男女比例为 1.5∶1。
3. 90%~95% 发生于腮腺,少数累及小唾液腺。
4. 肿瘤生长缓慢,病程从一年到数十年不等。
5. 1/3 患者出现疼痛,5%~10% 患者出现面瘫。

【病理学特征】

1. 肉眼观察
(1)肿瘤呈圆形,单发结节,大小不等。
(2)大多数界限清楚,包膜多不完整。
(3)剖面实性,均质,偶见囊腔。
2. 光镜观察
(1)肿瘤的细胞类型包括腺泡样细胞、闰管样细胞、空泡样细胞、非特异性腺样细胞和透明细胞。①腺泡样细胞呈圆形或多边形,细胞质内含有丰富的嗜碱性颗粒(图 6-2-29A);②闰管样细胞呈立方形,类似正常唾液腺的闰管细胞;③空泡样细胞呈圆形或椭圆形,细胞质内含有多个细小空泡(图 6-2-29B);④非特异性腺样细胞呈圆形或多边形,细胞边界不清,呈合胞体样片状(图 6-2-29C);⑤透明细胞呈圆形,细胞质透明(图 6-2-29D)。
(2)肿瘤的组织学类型分为四型,即实性型、微囊型、乳头囊状型、滤泡型。①实性型常见:占 50%,以腺泡样细胞为主(图 6-2-30A)。②微囊型:占 30%,细胞间出现微小间隙,常见分化好的腺泡样细胞和较多的空泡样细胞(图 6-2-30B)。③乳头囊状型:占 5%,常见闰管样细胞和空泡样细胞。形成单个或多个囊腔,肿瘤细胞形成乳头突向囊腔(图 6-2-30C)。④滤泡型:占 15%,常见闰管样细胞。形成类似甲状腺

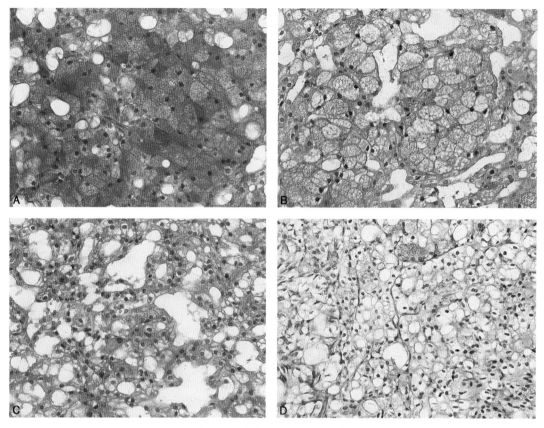

图 6-2-29 腺泡细胞癌的细胞类型

A.腺泡样细胞,细胞质内含有嗜碱性颗粒(HE 染色,400×);B.空泡样细胞,细胞质内含有大小不等的空泡(HE 染色,400×);C.非特异性腺样细胞,细胞质嗜酸性,细胞边界不清(HE 染色,400×);D.透明细胞,细胞质透明(HE 染色,400×)。

滤泡结构,滤泡内含有嗜酸性蛋白样物质,类似甲状腺滤泡中的胶状物(图 6-2-30D)。

（3）部分呈实性型或微囊型的腺泡细胞癌,间质中富含淋巴细胞。形成淋巴滤泡,类似腺内淋巴结转移癌。

【组织化学特征】

腺泡细胞癌中腺泡样细胞的细胞质内含有酶原颗粒,PAS 染色阳性(图 6-2-31A)。经 1% 淀粉酶消化后,PAS 染色阳性不消失(图 6-2-31B)。黏液卡红染色呈弱阳性。

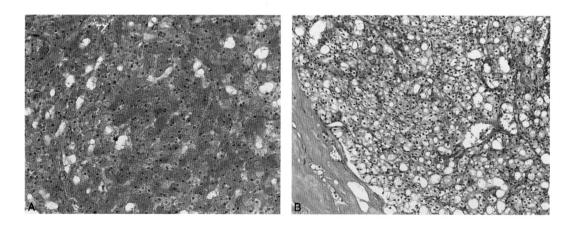

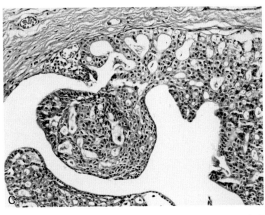
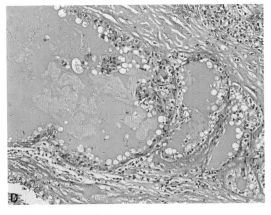

图 6-2-30 唾液腺腺泡细胞癌的组织学类型

A. 实性型,以腺泡样细胞为主(HE 染色,200×);B. 微囊型,细胞间出现微小间隙(HE 染色,200×);C. 乳头囊状型,肿瘤细胞形成乳头突向囊腔(HE 染色,200×);D. 滤泡型,形成类似甲状腺滤泡结构(HE 染色,200×)。

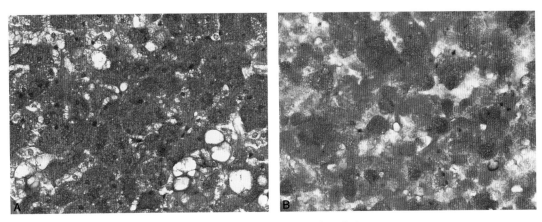

图 6-2-31 腺泡细胞癌的组织化学

A. 腺泡样细胞 PAS 染色阳性(PAS 染色,200×);B. 经 1% 淀粉酶消化后,PAS 染色阳性不消失(PAS 染色,200×)。

【免疫组织化学特征】

腺泡细胞癌 α-糜蛋白酶(图 6-2-32A)和淀粉酶(图 6-2-32B)表达阳性。DOG1、SOX10 表达阳性。

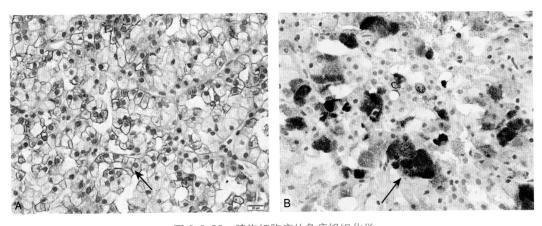

图 6-2-32 腺泡细胞癌的免疫组织化学

A. 肿瘤细胞 α-糜蛋白酶表达阳性(箭头示)(SP,400×);B. 肿瘤细胞淀粉酶表达阳性(箭头示)(SP,400×)。

【鉴别诊断】

1. 正常腮腺（parotid gland） 正常腮腺的浆液性腺泡细胞，细胞质内含有嗜碱性颗粒（图 6-2-33）。腮腺组织具有导管系统，包括闰管、分泌管和排泄管。此外，腮腺内含有脂肪组织。

2. 肌上皮癌（myoepithelial carcinoma，WHO ICD-O code 8982/3） 唾液腺肌上皮癌的细胞类型包括透明细胞（图 6-2-34）、上皮样细胞、梭形细胞和浆细胞样细胞。肿瘤呈结节状浸润性生长，伸出多个舌样突起向周围组织扩展，富含黏液样基质。肿瘤成片或呈团块状排列，可出现角化。免疫组织化学染色显示，肿瘤细胞表达 calponin、S100 蛋白、SMA、myosin 等肌上皮细胞特异性标志物。

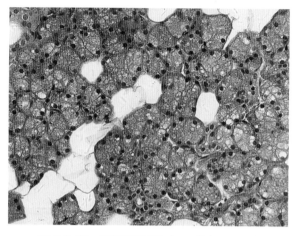

图 6-2-33 正常腮腺组织（HE 染色，400×）

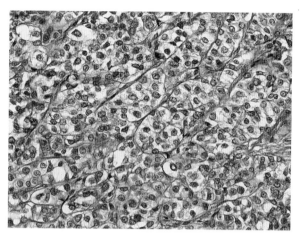

图 6-2-34 肌上皮癌（HE 染色，400×）

3. 上皮-肌上皮癌（epithelial-myoepithelial carcinoma，WHO ICD-O code 8562/3） 是由肿瘤性腺上皮和肿瘤性肌上皮细胞组成的低度恶性肿瘤，形成双层管状结构，内层衬里肿瘤性腺上皮细胞，外层衬里肿瘤性肌上皮细胞（图 6-2-35）。肿瘤性肌上皮细胞的细胞质透明，可增生为 2~3 层细胞。免疫组织化学显示，肿瘤双层管状结构外层的肌上皮细胞表达 calponin、S100 蛋白、SMA、myosin 等。

4. 乳头状囊腺癌（papillary cystadenocarcinoma，WHO ICD-O code 8440/3） 又名囊腺癌、产黏液的腺乳头癌、恶性乳头状囊腺瘤。肿瘤形成大小不等的囊腔或腺样结构，囊腔相互通连。肿瘤细胞异型性明显，形成乳头突向囊腔内（图 6-2-36）。肿瘤呈浸润性生长，间质由粗大的胶原纤维构成，可出现玻璃样变。

5. 嗜酸细胞癌（oncocytic carcinoma，WHO ICD-O code 8290/3） 又名嗜酸细胞腺癌。肿瘤由恶性嗜

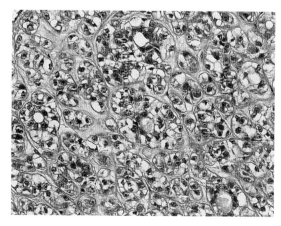

图 6-2-35 上皮-肌上皮癌（HE 染色，400×）

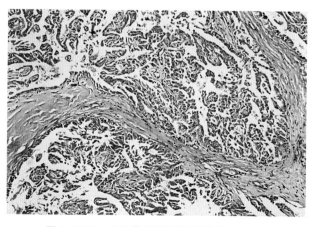

图 6-2-36 乳头状囊腺癌（HE 染色，100×）

酸细胞增生,具有腺癌结构。肿瘤细胞呈圆形或多边形,细胞质内含有嗜酸性颗粒(图6-2-37),异型性明显。肿瘤细胞呈片状排列或呈梁状或腺泡状结构。

6. 分泌癌(secretory carcinoma,WHO ICD-O code 8502/3) 是2017年WHO新分类提出的一种唾液腺恶性肿瘤。形态特征类似于乳腺分泌癌,肿瘤呈分叶状生长,由微囊/实性、管状、乳头状、囊状结构组成,具有独特的管腔分泌(图6-2-38)。分泌癌细胞的细胞质内不含PAS染色阳性的酶原颗粒。免疫组织化学染色S100蛋白和乳腺球蛋白阳性。MUC1、MUC4阳性,mammaglobulin阳性。

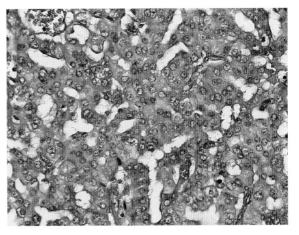

图6-2-37　嗜酸细胞癌(HE染色,400×)

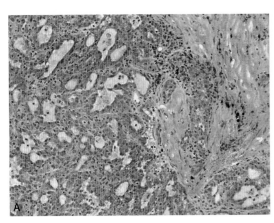
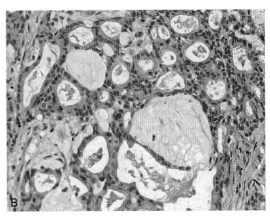

图6-2-38　分泌癌

A.肿瘤呈浸润性生长,实性、微囊,可见陈旧性出血(HE染色,200×);B.肿瘤由微囊、管状结构组成,具有独特的管腔分泌(HE染色,400×)。

(四川大学华西口腔医学院韩琪医师供图)

【问题1】如何鉴别腺泡细胞癌与正常腮腺?

思路1:大体标本观察发现,正常腮腺表面包膜完整,呈分叶状,颜色微黄。剖面实性,无囊腔。腺泡细胞癌呈圆形,有不完整的包膜。剖面灰白色,实性,可见小囊腔。

思路2:镜下观察发现,正常腮腺具有浆液性腺泡细胞,导管系统包括闰管、分泌管和排泄管。此外,腮腺内含有脂肪组织。腺泡细胞癌含有腺泡样细胞、闰管样细胞、空泡样细胞、非特异性腺样细胞和透明细胞。肿瘤细胞成片排列,或者形成囊腔或腺腔,但不具有正常腮腺的组织结构。

【问题2】如何鉴别腺泡细胞癌与肌上皮癌?

思路1:大体标本观察发现,肌上皮癌包膜不完整或无包膜,肿瘤呈结节状。剖面实性,灰白色至褐色。腺泡细胞癌有不完整的包膜,肿瘤呈圆形或椭圆形,剖面实性,灰白色,可见小囊腔。

思路2:镜下观察发现,肌上皮癌呈结节状浸润性生长,伸出多个舌样突起向周围组织扩展,肿瘤中富含黏液样基质,出现坏死或出血。肿瘤细胞包括上皮样细胞、透明细胞、浆细胞样细胞和梭形细胞。腺泡细胞癌的细胞质内含有嗜碱性颗粒,或呈透明细胞,肿瘤成片排列或形成乳头突向囊腔内。

【问题3】如何鉴别腺泡细胞癌与上皮-肌上皮癌?

思路1:大体标本观察发现,上皮-肌上皮癌呈结节状或分叶状,包膜不完整或无包膜。剖面实性,灰白色至灰黄色,可见囊样腔隙。腺泡细胞癌呈圆形或椭圆形,偶见结节,多数包膜不完整。剖面实性,灰白色或粉红色,可见囊腔或囊性变。

思路 2:镜下观察发现,上皮-肌上皮癌由肿瘤性腺上皮和肿瘤性肌上皮细胞组成,以排列成双层管状结构为特征,内层细胞为肿瘤性腺上皮,外层细胞为肿瘤性肌上皮,肌上皮细胞的细胞质透明。腺泡细胞癌含有透明细胞、空泡样细胞、腺泡样细胞等,以细胞质内含有嗜碱性颗粒为特征。形成囊腔或腺腔,但不出现双层管状结构。

【问题 4】如何鉴别腺泡细胞癌与乳头状囊腺癌?

思路 1:大体标本观察发现,乳头状囊腺癌表面光滑,大多数肿瘤无包膜。剖面灰白色,实性伴有大小不等的囊腔,囊腔内有乳头突起或含有黏液。腺泡细胞癌呈圆形或椭圆形,表面有包膜,但不完整。剖面实性,灰白色,可见小囊腔。

思路 2:镜下观察发现,乳头状囊腺癌形成大小不等的囊腔或腺样结构,囊腔内有许多分支乳头。肿瘤呈浸润性生长,间质为粗大的胶原纤维。腺泡细胞癌含有透明细胞、空泡样细胞、腺泡样细胞等,成片排列或形成囊腔,偶见乳头状结构。肿瘤细胞细胞质内特征性的嗜碱性颗粒 PAS 染色阳性,抗淀粉酶消化。

【问题 5】如何鉴别腺泡细胞癌与嗜酸细胞癌?

思路 1:大体标本观察发现,嗜酸细胞癌质地硬,无包膜。瘤体呈单个或多灶,直径从 0.5~8.0cm 不等,与周围组织无界限。剖面实性,红褐色。腺泡细胞癌质地柔软,有不完整的包膜。瘤体圆形,偶尔呈结节状,直径 2.0~4.0cm。剖面多为实性,偶见囊腔。

思路 2:镜下观察发现,嗜酸细胞癌肿瘤细胞胞体较大,呈圆形或多边形,细胞质红染呈细颗粒状,具有腺癌结构,肿瘤呈浸润性生长。肿瘤细胞表达线粒体抗原。腺泡细胞癌的细胞类型多样,包括腺泡样细胞、空泡样细胞、闰管样细胞、透明细胞等多种细胞类型,肿瘤也呈浸润性生长。绝大多数腺泡细胞癌表达 α-糜蛋白酶、淀粉酶等,以细胞质内含有嗜碱性颗粒为特征。

【问题 6】如何鉴别腺泡细胞癌与分泌癌?

思路 1:大体标本观察发现,分泌癌肿瘤轮廓不清,呈橡胶状,剖面浅棕色。偶尔可见囊肿形成及黄白色液体。腺泡细胞癌肿瘤呈圆形,单发结节,大小不等。剖面实性,均质。

思路 2:镜下观察发现,分泌癌由微囊/实性、管状、乳头状、囊状结构组成,具有独特的管腔分泌。肿瘤呈分叶状生长,偶尔侵犯神经。分泌癌细胞的细胞质内没有 PAS 染色阳性的酶原颗粒,可出现 *ETV6-NTRK3* 基因融合。腺泡细胞癌也形成实性、微囊和滤泡结构,但细胞质内含有嗜碱性颗粒,PAS 反应阳性。腺泡细胞癌通常对乳腺球蛋白反应阴性,有助于区别分泌癌。

【病例 1】

患者,男性,51 岁。右侧腮腺区反复肿痛 3 年,发现肿物 1 年。

专科检查:面部对称,开口度、开口形未见异常。右侧腮腺区可触及一大小约 2.0cm×2.0cm×1.8cm 肿物,质地软。有轻度触压不适,可活动,表面光滑。肿块与周围组织无粘连,表面皮肤正常。右侧腮腺导管口稍红,未见明显唾液分泌,右侧下颌下区未触及肿大淋巴结。

影像学检查:CT 检查示两侧腮腺内可见大小不等结节影,右侧较大者面积约 1.4cm×1.6cm。

临床诊断:右侧腮腺肿物。

临床治疗:在局部麻醉下切除右侧腮腺肿物及周围部分腮腺,术中冰冻病检。

肉眼观察:腺体及瘤体组织大小约 3.5cm×2.0cm×1.5cm。肿瘤大小为 2.0cm×1.5cm×1.5cm,实性,有包膜。剖面实性,质地匀细,灰白色,部分区域呈褐色。腺体剖面为黄色。

光镜观察:肿瘤细胞呈圆形、椭圆形,细胞核圆形。肿瘤主要由细胞质内含有嗜碱性颗粒的腺泡样细胞组成(图 6-2-39A、B),部分空泡样细胞的细胞质透明,呈空网状。肿瘤细胞呈片状排列,其中可见小囊腔。部分区域肿瘤细胞排列成小梁状或腺腔结构(图 6-2-39C、D)。肿瘤呈浸润性生长,侵犯包膜(图 6-2-39E、F)。包膜外可见腮腺组织。

病理诊断:(右侧腮腺)实性型腺泡细胞癌。

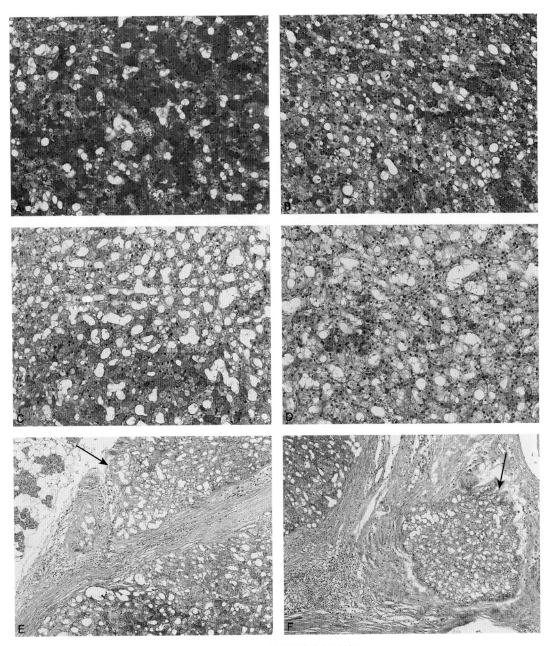

图 6-2-39 实性型腺泡细胞癌

A、B. 肿瘤以腺泡样细胞为主（HE 染色,200×）;C、D. 腺泡样细胞和空泡样细胞排列成小梁状或腺腔结构（HE 染色,200×）;E、F. 肿瘤呈浸润性生长,侵犯包膜(箭头示)（HE 染色,100×）。

【病例讨论】

1. 腺泡细胞癌的浸润性生长　Shah A 等报道呈乳头状囊性生长的腮腺腺泡细胞癌浸润周围间质,侵犯包膜和血管,是肿瘤突出的特征。Liew C 等报道腮腺乳头状囊性腺泡细胞癌出现淋巴结浸润。病例 1 诊断为实性型腺泡细胞癌,肿瘤以腺泡样细胞为主,含有空泡样细胞。肿瘤出现浸润性生长,侵犯包膜。肿瘤细胞浸润至包膜纤维结缔组织中,或包膜外的腮腺组织内。由此可见,腺泡细胞癌的浸润性生长,以及侵犯包膜及周围组织,与肿瘤的组织学类型之间没有明显的关系。病例 1 中浸润至包膜内或包膜外的肿瘤细胞,大多数为空泡样细胞,少数为腺泡样细胞。2017 年 WHO 提出,尽管出现浸润性生长,但腺泡细胞癌很少出现有丝分裂、坏死或明显的多形性。

2. 腺泡细胞癌的组织学类型与细胞类型的关系　2017 年 WHO 描述腺泡细胞癌的组织学改变,提出

229

腺泡细胞和导管细胞具有可变的空泡、透明、嗜酸性和鞋钉特征,形成固体、微囊和滤泡形态。组织学类型包括实性型、微囊型、乳头囊状型和滤泡型。实性型以腺泡样细胞为主,含有空泡样细胞和非特异性腺样细胞。微囊型以腺泡样细胞和空泡样细胞为主,含有闰管样细胞。乳头囊状型以空泡样细胞和闰管样细胞为主,可含有非特异性腺样细胞。滤泡型可形成类似甲状腺滤泡结构的属于闰管样细胞,此外可见腺泡样细胞。病例 1 为实性型腺泡细胞癌,主要含有腺泡样细胞和空泡样细胞。

【病例 2】

患者,女性,48 岁。左侧耳垂下肿物 8 个月。

患者于 8 个月前无意中发现左侧耳垂下一黄豆大小肿物,无疼痛及任何不适,未曾诊治。肿物逐渐增大,近 2 个月生长迅速,约红枣大小。门诊以"左侧腮腺肿物"收入院,既往体健。

专科检查:左侧腮腺区耳垂下方可触及一大小约 3.0cm×3.0cm 肿物。质地韧,表面光滑,可活动,无压痛,表面皮肤不红。挤压左侧腮腺见腮腺导管口有少许清亮唾液分泌,左侧下颌下区及颈部未触及肿大的淋巴结。

临床诊断:左侧腮腺肿物。

临床治疗:在局部麻醉下行左侧腮腺肿物及部分腺体切除。

肉眼观察:腺体样软组织肿物一个,大小为 2.5cm×2.5cm×2.0cm,质地较硬。剖面实性,灰褐色,与周围组织粘连。取材 6 块,编号为①~⑥。

光镜观察:肿瘤细胞呈圆形、立方或柱状。细胞密集,细胞核大,有异型性,易见核分裂象。肿瘤细胞排列成条索状、团块状或形成管腔,条索或团块周边细胞呈栅栏状排列(图 6-2-40A、B)。部分区域肿瘤细胞的细胞质透明或呈空泡样细胞(图 6-2-40C、D)。部分区域肿瘤细胞成片排列,细胞质内含有嗜碱性颗粒(图 6-2-40E、F)。表现为腺泡样细胞或呈空泡样细胞,细胞核小而圆。肿瘤呈浸润性生长,侵犯包膜。

病理诊断:(左侧腮腺)基底细胞腺癌,伴腺泡细胞癌。

随访情况:患者术后 9 个月复发。患者因左侧面部胀痛不适就诊,门诊以"左侧腮腺肿物"收入院。

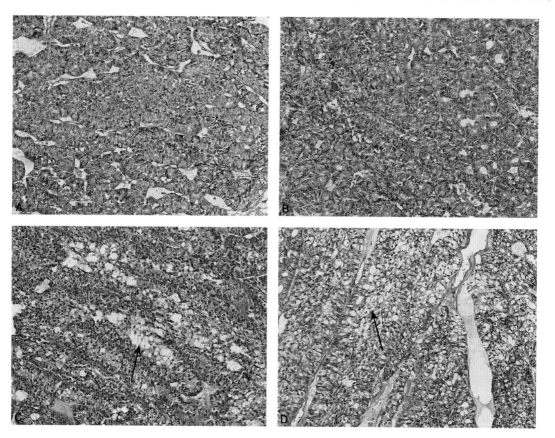

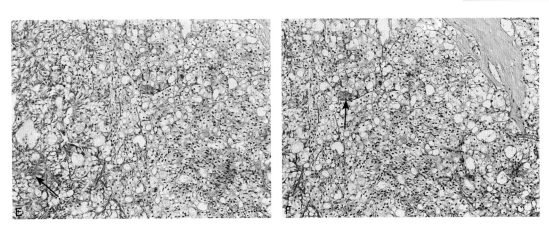

图 6-2-40　基底细胞腺癌伴腺泡细胞癌

A、B. 基底细胞腺癌（HE 染色，200×）；C、D. 基底细胞腺癌中出现大量空泡样细胞（箭头示）（HE 染色，200×）；E、F. 腺泡细胞癌，部分细胞的细胞质内含有嗜碱性颗粒（箭头示）（HE 染色，200×）。

专科检查：口唇无红肿，伸舌居中。左侧耳垂下有一约 1.5cm×1.5cm 的肿物，质地硬，边界不清。皮肤无红肿，挤压左侧腮腺，从导管流出黏性液体。下颌下区及颈部浅表未触及肿大淋巴结。

临床治疗：在全身麻醉下摘除腮腺浅叶及肿物。

肉眼观察：腺样肿瘤组织一块，大小约 3.5cm×2.8cm×2.0cm，肿瘤质地中等，包膜完整，表面光滑，编号为①~④。另一块软组织，大小约 1.2cm×1.0cm×0.5cm，编号为⑤。

光镜观察：肿瘤细胞呈圆形或椭圆形，细胞核圆形，部分细胞的细胞质透明或呈空泡状（图 6-2-41A），部分细胞呈腺泡样细胞（图 6-2-41B）。肿瘤细胞排列成腺管状或条索状，高倍镜下可见腺泡样细胞的细胞质内含有大量嗜碱性颗粒（图 6-2-41C~F）。部分肿瘤团块周边的细胞呈栅栏状排列。肿瘤细胞生长密集，侵犯包膜及周围结缔组织。PAS 染色显示腺泡样细胞呈阳性反应，抗淀粉酶消化（图 6-2-41G、H）。

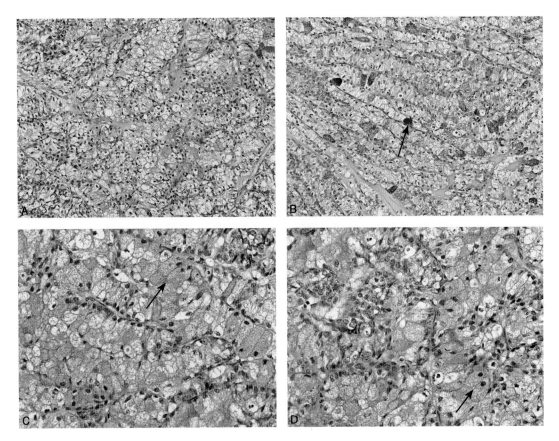

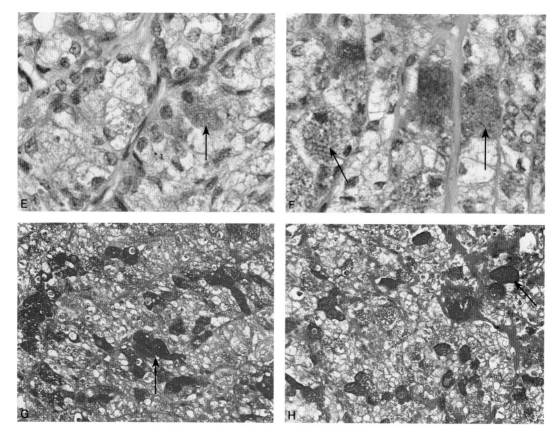

图 6-2-41　腺泡细胞癌复发

A.腺泡细胞癌中的空泡样细胞(HE 染色,200×);B.腺泡细胞癌中的腺泡样细胞(箭头示)(HE 染色, 200×);C、D.腺泡细胞癌中的腺泡样细胞,细胞质内含有嗜碱性颗粒(箭头示)(HE 染色,400×);E、F.腺泡细胞癌中的腺泡样细胞,细胞质内含有嗜碱性颗粒(箭头示)(HE 染色,1 000×);G.腺泡细胞癌 PAS 染色阳性(箭头示)(PAS 染色,400×);H.经 1%淀粉酶消化后,PAS 染色阳性不消失(箭头示)(PAS 染色, 400×)。

病理诊断:(左侧腮腺)腺泡细胞癌。

【病例讨论】

1. 腺泡细胞癌的组织发生　唾液腺腺泡细胞癌的组织发生尚不确定,大多数学者认为来自唾液腺闰管细胞,部分学者认为来自唾液腺的浆液性腺泡细胞。唾液腺基底细胞腺癌也被认为来自闰管细胞。因此,腺泡细胞癌和基底细胞癌在组织发生上可能具有同源性。病例 2 腺泡细胞癌从基底细胞腺癌演变而来,二者之间存在明显的移行区或过渡区。镜下观察发现,基底细胞腺癌中部分区域出现大量空泡样细胞,逐渐演变为由空泡样细胞和少量腺泡样细胞组成的腺泡细胞癌。病例 2 复发后,肿瘤由大量空泡样细胞和腺泡样细胞组成。腺泡样细胞的细胞质内含有明显的嗜碱性颗粒,PAS 染色阳性,抗淀粉消化。由此可见,基底细胞腺癌能够演变为腺泡细胞癌,这可能与腺泡细胞癌和基底细胞腺癌同样来源于闰管细胞有关。

2. 腺泡细胞癌的生物学行为　1992 年 WHO 将唾液腺腺泡细胞瘤命名为腺泡细胞癌。唾液腺腺泡细胞癌属于低度恶性肿瘤,具有浸润性生长的特点,可出现区域淋巴结转移和远处转移。Torous VF 等报道患者在原发肿瘤切除 12 年后复发,出现多处骨转移,6 年后再次出现肝转移。Saluja K 等报道腺泡细胞癌伴高级别转化的病例,同时存在甲状腺乳头状腺癌,6 个月后,患者出现库欣综合征的临床表现。尽管如此,唾液腺腺泡细胞癌患者的 10 年生存率为 84%,仍居唾液腺癌患者生存率的首位。唾液腺基底细胞腺癌也是一种低度恶性肿瘤,可出现局部复发和区域淋巴结转移,但远处转移极少见。Poutoglidis A 等报道腺泡细胞癌的患者发生腹壁转移,强调腺泡细胞癌软组织转移的趋势。病例2患者首次诊断为唾液腺基底细胞腺癌,伴腺泡细胞癌。病变以基底细胞腺癌为主,小部分区域为腺泡细胞癌,二者之间存在过渡区或移行区。其肿瘤的生物学行为应取决于基底细胞腺癌和腺泡细胞癌的叠加。患者在术后9个月复发,复发后的组织学形态以腺泡细胞癌为主,小部分区域为基底细胞腺癌,肿瘤侵犯包膜及周围组织。尽管基底细胞腺癌和腺泡细胞癌同属于低度恶性肿瘤,但腺泡细胞癌的恶性程度约高于基底细胞腺癌,如远处转移较多见。病例2复发后,表现为以腺泡细胞癌增生为主。因此,肿瘤的生物学行为可能更多地取决于腺泡细胞癌的生物学行为。

> **知识拓展** ·
>
> 腺泡细胞癌的遗传学研究
>
> 1. 染色体6q缺失,4p、5q、6p和17p染色体改变。
> 2. 染色体易位t(1∶12)(q32;q13-15)。
> 3. 抑癌基因 *RASSF1* 和 *RARβ2* 的甲基化。
> 4. Y染色体缺失。

(王洁 张艳宁)

四、多形性腺癌

多形性腺癌(polymorphous adenocarcinoma,WHO ICD-O code 8525/3)是具有形态学多样性,以浸润性生长和低转移潜能为特点的唾液腺低度恶性肿瘤,也称终末导管癌、小叶癌、多形性低度恶性腺癌。肿瘤预后较好,较少复发,偶有局部淋巴结转移,很少远处转移。

【临床要点】

1. 70%的病例发生在50~70岁的人群。
2. 女性多于男性,女性与男性比例为2∶1。
3. 小唾液腺多见。60%~80%发生在腭部,也可见于颊黏膜、磨牙后区、舌根和上唇等部位。
4. 临床上多表现为缓慢生长的无痛性包块,表面被覆黏膜可有充血或破溃。

【病理学特征】

1. 肉眼观察
(1)结节样肿块,常无包膜。
(2)剖面多为实性,可呈分叶状。
2. 光镜观察
(1)细胞形态的一致性,组织学结构的多样性。
(2)肿瘤无包膜,呈结节状,浸润性生长。
(3)肿瘤组织结构表现为多种形态,包括小叶状、乳头状和囊性乳头状、筛状、小梁或小导管状(图6-2-42,图6-2-43)。肿瘤细胞为中等大小或略偏小,形态一致。细胞核深染均一,核分裂象少见,坏死少见。
(4)肿瘤的部分区域类似于基底细胞腺瘤。但细胞较小,细胞质少,细胞核深染,未见栅栏状排列(图6-2-44)。肿瘤可见透明细胞、嗜酸细胞、鳞状细胞和黏液细胞。间质疏松,可见玻璃样变,但少见黏液样或黏液软骨样区域。

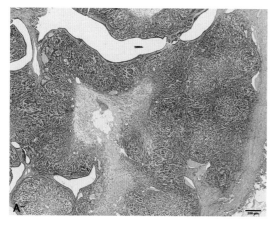
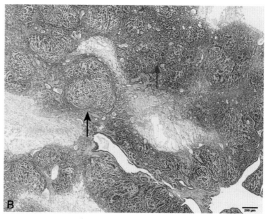

图 6-2-42　多形性腺癌的病理特征

A. 肿瘤组织结构可见巢团、囊状、管状、条索等结构（HE 染色,40×）;B. 条索或梁状的肿瘤细胞排列成漩涡状（黑色箭头示）,肿瘤细胞还可排列成小梁状和筛状（红色箭头示）,肿瘤细胞可单层或双层排列成小梁、条索状,形成靶环状或者漩涡状结构,间质可见黏液样区域和玻璃样变（HE 染色,40×）。

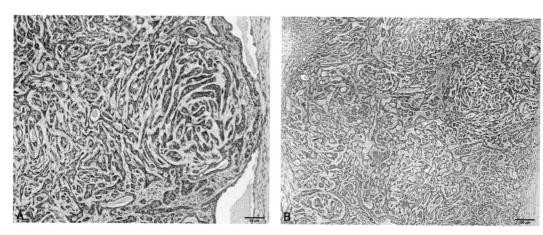

图 6-2-43　多形性腺癌的病理特征

A. 条索、小梁状的肿瘤细胞形成漩涡状结构（HE 染色,200×）;B. 肿瘤间质玻璃样变,细胞质稀少,细胞核深染,无明显异型性（HE 染色,200×）。

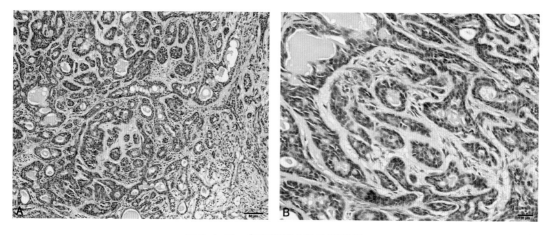

图 6-2-44　多形性腺癌的病理特征

A. 局部类似基底细胞腺瘤,可见串珠状或管状结构（HE 染色,200×）;B. 肿瘤细胞双层排列,缺乏栅栏状特征（HE 染色,400×）。

【免疫组织化学特征】

肿瘤细胞表达细胞角蛋白(如 CK7)、actin、S100 蛋白、vimentin、EMA、MSA、CEA、GFAP、CD117、P63、乳腺珠蛋白和基膜成分,但缺乏特异性免疫组织化学标志物。

【鉴别诊断】

1. 多形性腺瘤(pleomorphic adenoma,WHO ICD-O code 8940/0) 界限清楚,有包膜。肿瘤具有双层管状结构和黏液样或黏液软骨样区域,可见浆细胞样的肿瘤性肌上皮细胞。多形性腺癌细胞核大小一致,组织学结构多样,但很少出现黏液软骨样区域,肿瘤侵犯神经比较常见。

2. 腺样囊性癌(adenoid cystic carcinoma,WHO ICD-O code 8200/3) 肿瘤细胞小,近似裸核,深染,有多形性,易见核分裂象,可见坏死。排列形成筛状结构或管状结构,而乳头状结构和丛状结构罕见。肿瘤呈浸润性生长,侵犯神经血管。多形性腺癌的细胞较腺样囊腺癌的细胞略大,呈立方或柱状,并有嗜酸性细胞质,细胞核可为泡状。少见细胞异型性,少见坏死,少见大的筛状结构或假囊性结构。

3. 基底细胞腺瘤(basal cell adenoma,WHO ICD-O code 8147/0) 肿瘤由单一的基底样细胞组成,呈巢团状排列。巢团外周细胞为立方或柱状、栅栏状排列。肿瘤有较完整的包膜。多形性腺癌细胞形态一致,但组织学结构多样,呈浸润性生长,通常无包膜。

4. 非特异性腺癌(adenocarcinoma,NOS,WHO ICD-O code 8140/3) 细胞形态多样化,呈立方、柱状、多边形,有透明细胞、嗜酸细胞或浆细胞样细胞等。形成腺样结构,导管结构,乳头、囊性、条索、小梁或筛状结构。肿瘤呈浸润性生长,侵犯神经,出现淋巴结转移。多形性腺癌细胞的形态一致,组织学结构变化较大。

【病例】

患者,女性,34 岁。左侧颊部包块 3 月余,持续增大。

患者 3 个月前无意中发现颊部包块,进行性增大。偶感不适。患者既往体健,无其他疾病史。

专科检查:患者面形不对称,左侧颊部较右侧颊部肿胀。开口度、开口形正常,左侧颊部扪及大小约 3.0cm×2.0cm×2.0cm 包块,质地中等,边界似有粘连,形态似椭圆,表面皮肤无明显异常,按压稍感不适。

肉眼观察:淡黄色不规则组织一块,大小约 2.0cm×2.0cm×1.5cm,质地中等。剖面灰白色,局部呈囊性。

光镜观察:肿瘤无包膜,边缘浸润。瘤组织小叶状分布,细胞形态基本一致,而组织结构复杂。肿瘤中未见出血坏死,无黏液软骨样区域。细胞体积略大,细胞核深染或泡状,异型性不明显。组织结构包括梁状、实性、乳头状、微囊、筛状、管状、丛状或列兵样(图 6-2-45)。肿瘤细胞多为立方状,细胞核深染,排列成单层管状结构或形成小的巢团,细胞形态基本一致,未见核分裂象(图 6-2-46)。

病理诊断:(左侧颊部)多形性腺癌。

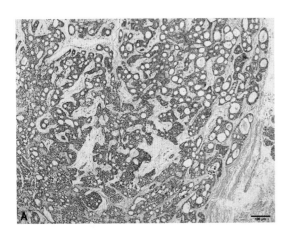
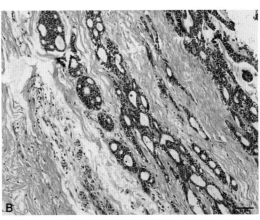

图 6-2-45 多形性腺癌

A. 肿瘤无包膜,呈浸润性生长(HE 染色,100×);B. 肿瘤呈管状、筛状、巢状及列兵状生长(HE 染色,200×)。

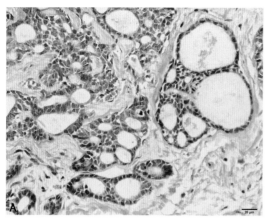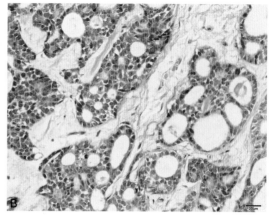

图 6-2-46　多形性腺癌

A、B.肿瘤细胞排列成管状或筛状,但多为单层结构,无明显栅栏状排列(HE 染色,400×)。

【病例讨论】

1. 多形性腺癌中的筛状结构　在病例多形性腺癌中,肿瘤细胞排列形成一些小的筛状结构,容易与腺样囊性癌混淆。但病例中肿瘤细胞形态基本一致,细胞核异型性不明显,未见核分裂象及肿瘤坏死。肿瘤的组织学结构比较多样,形成梁状、实性、囊状、管状、丛状或列兵状。筛状结构的区域比较局限,细胞多为单层。鉴于这些组织学特征,多形性腺癌的诊断成立。此外,筛状结构不仅可以出现在多形性腺癌中,还可以出现在基底细胞腺瘤中。因此,对于唾液腺肿瘤的病理诊断要综合考虑。

2. 多形性腺癌中的梁状或管状结构　在多形性腺癌病例中,肿瘤细胞排列形成大量梁状、管状或微囊的结构,容易与基底细胞腺瘤或小管状腺瘤等混淆。但病例中的梁状或管状周围的细胞缺乏栅栏状排列,肿瘤呈浸润性生长,没有边界和包膜,这些不符合腺瘤的病理变化。

3. 免疫组织化学在诊断多形性腺癌中的作用　多形性腺癌以主要向导管上皮分化的未分化多能干细胞肿瘤性增殖为主,可部分表现为肌上皮分化特征(向肌上皮分化或未分化多能干细胞本身就具备导管上皮和肌上皮特征)。S100 对多形性腺癌的诊断有重要意义,多呈现弥漫强阳性。P63 呈强度及范围不等表达。P40 通常为阴性,EMA 和 CD117 也多呈阴性,免疫组化染色无法明确导管结构。CK7 阳性提示更多向导管上皮分化,提示肿瘤起源于具有导管及肌上皮双向分化潜能的前体细胞。

4. 2017 年 WHO 新分类新增内容　2017 年 WHO 在唾液腺肿瘤分类中提出将舌筛状腺癌重新命名为小唾液腺筛状腺癌(cribriform adenocarcinoma of minor salivary gland,CAMSG),并将其归为多形性腺癌的亚型。其组织学表现包括毛玻璃状细胞核、与甲状腺乳头状癌的细胞核相似、主要以筛状结构为主,也可见实性、管状结构。该肿瘤早期即可发生淋巴结转移。虽然多形性腺癌与 CAMSG 之间仍然存在形态学和基因型的部分重叠,但这一新分类尚存在争议。

> **知识拓展**
>
> **多形性腺癌的遗传学研究**
>
> 1. q23-qter 和 11q23-qter 缺失。
>
> 2. 12 号染色体异常。
>
> 3. 染色体核型为异倍体。
>
> 4. 6q 和 11q 缺失。
>
> 5. 22 号染色体单体。
>
> 6. Y 染色体丢失。

五、基底细胞腺癌

基底细胞腺癌（basal cell adenocarcinoma，WHO ICD-O code 8147/3），其组织学形态类似于基底细胞腺瘤，但具有浸润性和侵袭能力。绝大多数肿瘤发生于腮腺。基底细胞腺癌可复发，但预后较好。

【临床要点】

1. 绝大多数肿瘤发生于腮腺，小唾液腺罕见。
2. 一般无自觉症状，生长缓慢，部分病例与皮肤附件肿瘤有关。

【病理学特征】

1. 肉眼观察

（1）肿瘤结节状或不规则形，直径 1.7~6.0cm。

（2）肿瘤无包膜，为实性或囊实性。

（3）剖面灰白色或灰黄色。

2. 光镜观察

（1）肿瘤呈浸润性生长是其最突出的特点。肿瘤侵犯周围腺体，也侵犯血管、神经（图 6-2-47）。

（2）组织学类似于基底细胞腺瘤。基底细胞腺癌可分为实性型、梁状、管状和膜型（图 6-2-48）。较常

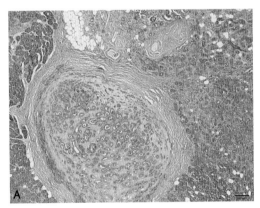
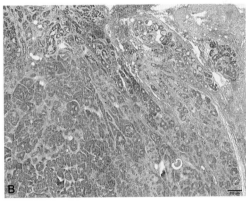

图 6-2-47　基底细胞腺癌的病理特征

A. 肿瘤呈多结节状，浸润周围的腺体和脂肪（HE 染色，40×）；B. 肿瘤呈浸润性生长，局部出现出血和坏死（HE 染色，40×）。

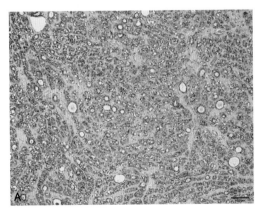
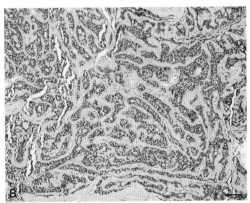

图 6-2-48　基底细胞腺癌的病理特征

A. 实性型，肿瘤细胞呈巢团状，具有明显异型性（HE 染色，100×）；B. 膜型，可见瘤巢周围有较厚的基膜样物质（HE 染色，100×）。

见的为实性型,但肿瘤异型性明显。

（3）膜型可见瘤巢周围呈带状红染的较厚的基膜样物质。

（4）肿瘤细胞可分为围绕巢团边缘较小的深染细胞,和位于巢团中心较大的浅染细胞。

（5）与基底细胞腺瘤相比,基底细胞腺癌的肿瘤细胞常出现细胞异型性和核分裂象（图6-2-49）。

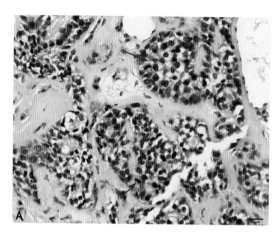
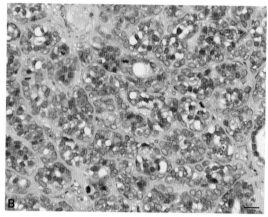

图6-2-49　基底细胞腺癌的病理特征

A.肿瘤细胞呈巢团状,外周细胞的栅栏状排列不明显,细胞核深染,易见核分裂象（箭头示）（HE染色,400×）;B.肿瘤细胞的细胞质少,细胞核深染,可见核仁,易见核分裂象,瘤巢周围可见粉染的基膜样物质包绕（HE染色,400×）。

【免疫组织化学特征】

1. 基底细胞腺癌中导管和小梁腔面细胞表达EMA和CK7。导管和小梁外周呈栅栏状排列的细胞对基底细胞和肌上皮标志物反应阳性,如P63、CK5/6、SMA、calponin、CK14和S100蛋白（图6-2-50A~C）。

2. 肿瘤间质中,部分梭形细胞表达S100蛋白（图6-2-50C）。

3. 肿瘤Ki-67增殖指数一般>5%（图6-2-50D）。

【鉴别诊断】

1. 基底细胞腺瘤（basal cell adenoma,WHO ICD-O code 8147/0）　基底细胞腺癌与基底细胞腺瘤之间最大的差异在于,肿瘤细胞的异型性和核分裂象是否易见,是否存在明确的浸润性生长。肿瘤对周围腺体的浸润是一个重要指征。基底细胞腺癌浸润周围神经、血管,存在活跃的有丝分裂相,以及坏死区域。免疫组织化学染色Ki-67增殖指数>5%,通常有利于基底细胞腺癌的诊断。

2. 腺样囊性癌（adenoid cystic carcinoma,WHO ICD-O code 8200/3）　腺样囊性癌也呈浸润性生长,侵

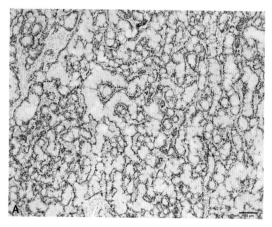
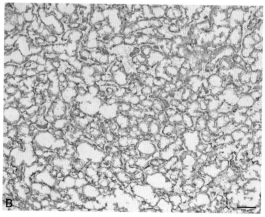

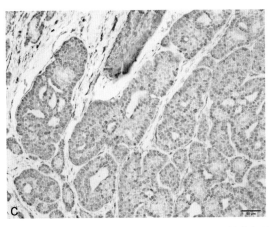

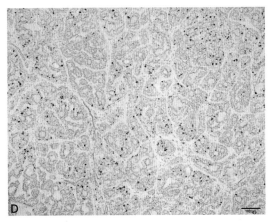

图 6-2-50 基底细胞腺癌的免疫组织化学

A. 小管或条索外侧的肿瘤细胞表达 P63（SP,100×）;B. 小管或条索外侧的肿瘤细胞表达 CK5/6（SP, 100×）;C. 肿瘤细胞及肿瘤间质的梭形细胞表达 S100 蛋白（SP,200×）;D. 肿瘤细胞 Ki-67 增殖指数>5% （SP,100×）。

犯神经、血管。组织学结构上腺样囊性癌以筛状结构多见。基底细胞腺癌的细胞略大,特别是巢团中央的细胞。基底细胞腺癌为双层细胞的条索状结构,外周细胞可见栅栏状排列。基底细胞腺癌呈浸润性生长,侵犯腺体、脂肪组织、神经和血管,但筛状及微囊结构少见。与腺样囊性癌相比,基底细胞腺癌表现出更多的泡状核、外周细胞栅栏状、鳞状和皮脂腺样成分。

【病例】

患者,女性,55 岁。右侧面部包块 18 年,加速生长伴疼痛 1 年。

患者既往体健,否认其他病史。

专科检查:患者面形不对称,开口度、开口形正常,右侧腮腺区前缘可见 3.5cm×3.0cm 大小包块,表面呈结节状。质地硬,边界清楚,可活动,局部有轻微触压痛。

肉眼观察:腺体及包块组织一个,总体积约 3.0cm×3.0cm×1.5cm,包块约 2.8cm×2.5cm×1.5cm,未见明确包膜。剖面实性,灰白色或灰黄色。

光镜观察:肿瘤表现为典型的基底细胞腺癌的组织学特点。可见管状、巢团状结构,局部可见筛状结构（图 6-2-51A）。肿瘤细胞呈浸润性生长,侵犯周围肌肉（图 6-2-51B）。肿瘤的管状结构由双层排列的细胞构成,内有红染的分泌物。外周有基膜样物质包绕,肿瘤侵犯脂肪组织（图 6-2-51C）。肿瘤细胞具有异型性,可见核分裂象（图 6-2-51D）。

病理诊断:（右侧腮腺）基底细胞腺癌。

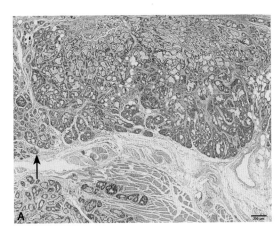

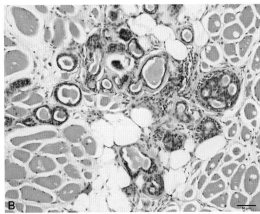

239

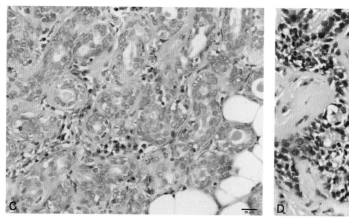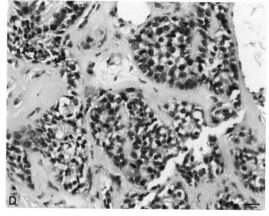

图 6-2-51 基底细胞腺癌

A.肿瘤表现为管状、巢团状结构,局部可见少量筛状结构(箭头示)(HE 染色,40×);B.肿瘤管状结构由双层排列的细胞构成,管腔内有红染的分泌物,肿瘤细胞呈浸润性生长,侵犯肌肉组织(HE 染色,200×);C.肿瘤管状结构外周有基膜样物质包绕,肿瘤浸润脂肪组织(HE 染色,400×);D.肿瘤细胞具有异型性,可见核分裂象(HE 染色,400×)。

免疫组织化学染色:肿瘤基底样细胞表达 P63、CK5/6。肿瘤腔面细胞表达 CD117(图 6-2-52A)。肿瘤 Ki-67 增殖指数约为 10%(图 6-2-52B)。

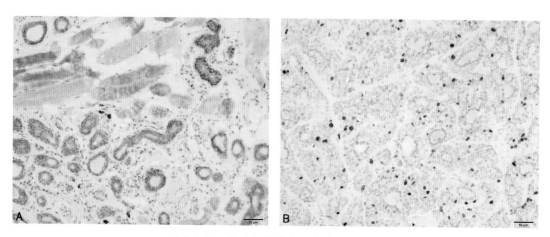

图 6-2-52 基底细胞腺癌的免疫组织化学

A.肿瘤腔面细胞表达 CD117(SP,200×);B.肿瘤细胞 Ki-67 增殖指数约为 10%(SP,200×)。

【病例讨论】

1. 唾液腺基底细胞腺癌的诊断标准 基底细胞腺癌是好发于腮腺的低度恶性肿瘤,其组织学特点类似于基底细胞腺瘤,但具有浸润性生长的特点。主要的诊断依据是肿瘤呈浸润性生长,侵犯神经和血管。有学者提出,每 10 个高倍视野下 4 个或 5 个以上核分裂象的出现提示恶性,可用于与基底细胞腺瘤鉴别。该病例具有典型的基底细胞腺瘤的组织学特点,又具有明显的浸润性生长的特点,侵犯肌肉组织和脂肪组织。细胞异型性明显,可见核分裂象。此外,有10%~20%的基底细胞腺癌伴有腺样囊性癌。有学者认为,如果基底细胞腺癌中出现筛状结构,就应该诊断为腺样囊性癌。该病例中局部区域可见少量筛状结构,但并不十分典型。因此,该病例诊断为唾液腺基底细胞腺癌。

2. 唾液腺基底细胞腺癌特征性的镜下病理表现 基底细胞腺癌可表现为实性、管状、小梁状和膜状。肿瘤细胞通常由形态较单一的基底样细胞构成,周围基底细胞呈栅栏状排列,常有清晰的基底膜物质围绕,与非黏液样间质界限清楚。常见细胞间透明样物质小滴,无嗜碱性黏液局灶。局灶可有肌上皮衍化来的间质,免疫组化 S100 阳性。呈浸润性生长,常侵入周围组织,约 1/4 的病例侵犯神经和血管。与腺样囊性癌相比,基底细胞腺癌显示更多的泡状核、周围细胞栅栏状、鳞状和皮脂腺成分。与腺瘤的区别在于其浸润性特征,以及侵犯周围神经和血管淋巴细胞,并可能表现为有丝分裂活跃和局灶坏死。基底细胞腺癌表达细胞角蛋白和肌上皮标志物,提示基底细胞腺癌的两种肿瘤细胞来源。

3. 唾液腺基底细胞腺癌的病程　基底细胞腺癌在临床上比较少见,多发生于老年人。大多数为原发,少数为基底细胞腺瘤恶变而来,病程可长达 10 年。该病例肿瘤生长缓慢,病程长达 18 年,表现为一个良性肿瘤的生长病史。就诊前 1 年,患者发现肿物生长加速,出现疼痛。从患者的临床表现上分析,考虑该患者应该具有一个良性基底细胞腺瘤的病史,近期肿瘤恶变侵犯神经,出现疼痛。组织学表现也具有典型的基底细胞腺瘤的特征,但肿瘤呈浸润性生长,侵犯周围组织,且异型性明显。因此,建议临床上一旦发现唾液腺肿瘤应尽早切除。

(陈宇　韩琪)

六、囊 腺 癌

囊腺癌〔cystadenocarcinoma,WHO ICD-O code 8140/3,同腺癌 NOS(adenocarcinoma,not otherwise specified)〕主要呈囊性生长,囊腔内常含乳头状结构,是与良性囊腺瘤相对应的恶性肿瘤,又称为乳头状囊腺癌(papillary cystadenocarcinoma)、产黏液乳头状腺癌(mucusproducing adenopapillary〔non-epidermoid〕carcinoma)、恶性乳头状囊腺瘤(malignant papillary cystadenoma)和腭低度恶性乳头状腺癌(low-grade papillary adenocarcinoma of the palate)。

【临床要点】

1. 少见的低度恶性肿瘤,占所有唾液腺癌的 10%~15%。

2. 平均发病年龄为 58 岁,其中 70% 以上超过 50 岁。

3. 无性别差异。

4. 65% 的囊腺癌发生于大唾液腺,腮腺多见。

5. 小唾液腺囊腺癌腭部多发,其次为颊黏膜和舌。

6. 舌下腺的囊腺癌比该部位其他唾液腺肿瘤的发病率高。

7. 生长缓慢、可压缩、无痛性肿块。

8. 可侵犯神经、周围腺体、肌肉及血管,少数者发生面瘫。

【病理学特征】

1. 肉眼观察

(1)肿瘤表面光滑或呈结节状,大小不等,直径为 0.4~14.0cm,平均直径 3.3cm。

(2)肿瘤软硬不一,剖面粉红色或灰白色,实性或含多个不同大小的囊腔。较大的囊腔内有乳头状突起,常含黏液。剖面可见出血和/或坏死。

(3)肿瘤大多无包膜或包膜不完整。

2. 光镜观察

(1)以囊腔和乳头突起为主要特征(图 6-2-53A、B)。

(2)肿瘤细胞呈立方形或柱状,细胞质丰富,多数嗜酸,少数细胞质透明(图 6-2-53C~E)。

(3)肿瘤细胞核为圆形或卵圆形,大小一致,核仁明显(图 6-2-53F)。

(4)肿瘤有细胞异型性及细胞核深染,并见双核、多核及核分裂象(图 6-2-53G)。

(5)囊腔样结构之间或肿瘤前沿(advancing front of the tumour)可见小的实性肿瘤上皮岛或导管样结

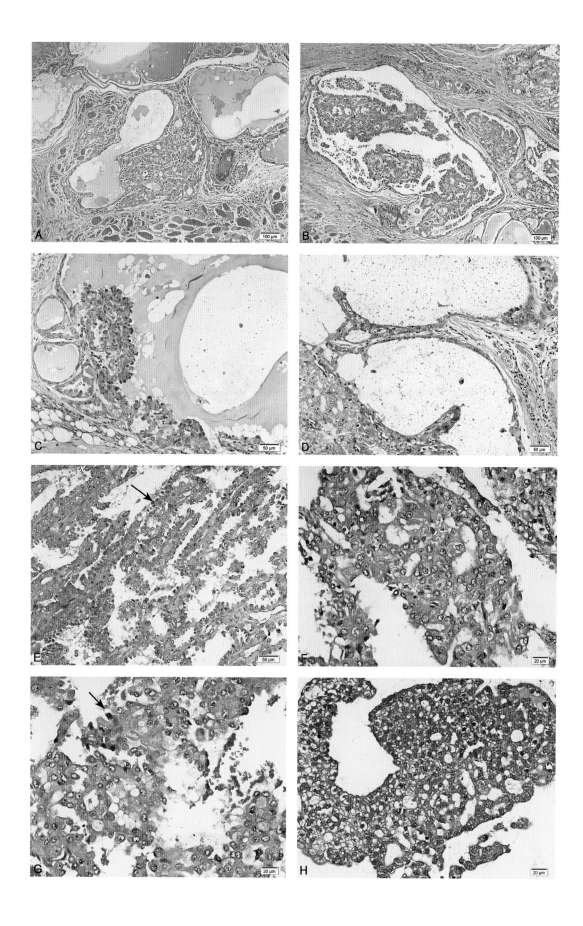

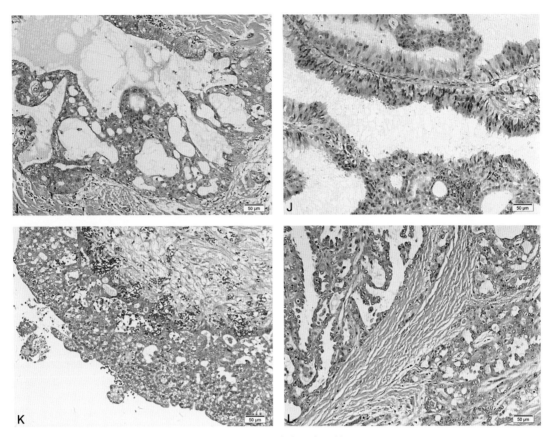

图 6-2-53 囊腺癌的病理特征

A、B. 肿瘤由囊腔和乳头状结构组成（HE 染色，100×）；C、D. 肿瘤细胞呈立方或柱状，细胞质丰富（HE 染色，200×）；E. 可见嗜酸细胞（箭头示）（HE 染色，200×）；F. 肿瘤细胞核为圆形或卵圆形，大小一致，核仁明显（HE 染色，400×）；G. 细胞异型性明显，可见核分裂象（箭头示）（HE 染色，400×）；H. 囊腔样结构之间可见实性肿瘤上皮岛或导管样结构（HE 染色，400×）；I. 囊腔样结构内可见黏液成分（HE 染色，200×）；J. 囊腔内可见乳头突入，乳头表面及囊壁被覆多层肿瘤细胞（HE 染色，200×）；K. 结缔组织乳头可见丰富的血管（HE 染色，200×）；L. 肿瘤间质为粗大的胶原纤维束（HE 染色，200×）。

构（图 6-2-53H）。

（6）肿瘤细胞排列成大小不一的囊腔样结构，有的囊腔内含有数量不等的红染黏液（图 6-2-53I）。变性脱落瘤细胞，有的囊腔内有胆固醇结晶裂隙。有的囊腔内有分支乳头突入，乳头表面及囊壁被覆多层肿瘤细胞（图 6-2-53J）。结缔组织乳头血管丰富（图 6-2-53K），或肿瘤细胞增殖形成乳头状突起，这些细胞排列紊乱，细胞异型性明显，细胞之间可见小的钙化灶。

（7）肿瘤间质为粗大的胶原纤维束（图 6-2-53L），常见玻璃样变，其间有不同程度的淋巴细胞及浆细胞浸润。

【鉴别诊断】

低度恶性筛状囊腺癌（low-grade cribriform cystadenocarcinoma，LGCCC）：是罕见的囊性增生性恶性肿瘤。肿瘤多发生在腮腺，女性多见。肿瘤由单个或多个囊腔及相邻导管内增生构成，似乳腺非典型导管增生至微乳头状和筛状的低度恶性导管原位癌。囊腔衬里多层增生导管细胞，囊性区内细胞排列呈筛状，有相互吻合的囊内微乳头衬覆囊腔（图 6-2-54）。独立小导管内可见增生的导管上皮，呈筛状、微乳头状和实性。

【病例1】

患者,男性,65岁。右侧下颌下区包块5年,渐进性增大1年,伴溃烂3个月。

患者5年前左侧下颌无诱因出现无痛性包块,蚕豆大小,未予治疗。1年前包块渐进性增大,有压痛。抗炎治疗无效,3个月前包块增大迅速,且皮肤表面破溃,可见黄色分泌物混有血性物流出。门诊以"右侧下颌下区恶性肿瘤"收入院。

专科检查:右侧下颌下区触及一10.0cm×9.0cm大小包块,多结节,质地中等偏硬,表面皮肤有一约3.0cm×3.0cm溃疡面,溃疡表面坏死,呈火山口状。右眼不能完全闭合,颈部活动不受限。

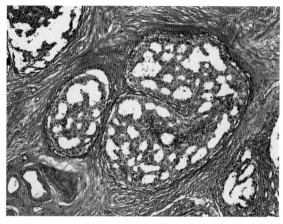

图6-2-54 低度恶性筛状囊腺癌
细胞排列呈筛状,有相互吻合的囊内微乳头衬覆囊腔(HE染色,100×)。

肉眼观察:腺体及肿物,灰红色,大小约12.0cm×10.0cm×5.0cm,肿瘤表面不光滑,呈结节状,无明显包膜,和周围组织分界不清,皮肤表面可见溃烂面。肿物呈椭圆形,剖面灰白色,可见出血及囊性变,大小不等的部分囊腔内有乳头状突起。

光镜观察:癌细胞为立方形和柱状,大小不等。细胞质较少,细胞核较大,可见细胞异型性及细胞核深染。肿瘤细胞形成大小不等、形状各异的腺管样结构,腺腔显著扩张形成囊腔,腔内有乳头状结构突入(图6-2-55)。乳头中心可含有纤维结缔组织,无淋巴样组织。

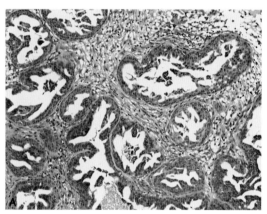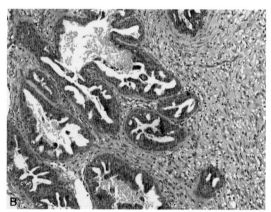

图6-2-55 囊腺癌
A、B.肿瘤细胞形成大小不等、形状各异的腺管样结构,腔内有乳头状结构(HE染色,200×)。

病理诊断:(左侧下颌下区)囊腺癌。

【病例讨论】

囊腺瘤易与囊腺癌混淆,一些囊腺瘤也有瘤细胞侵犯包膜及邻近腺体组织而难以确认其良恶性。确定肿瘤恶性的主要表现在于囊腺癌无包膜,广泛向间质呈浸润性生长,乳头分级多,瘤细胞有异型性。同时,需要密切结合临床表现,如果有自发痛、近期生长加速、面神经麻痹等特征,则应考虑为恶性。囊腺癌可发生淋巴和血行转移,颈淋巴结的转移率较高。

【病例2】

患者,女性,32岁。左侧耳垂下方无痛性肿块5年。

患者5年前无意中发现左侧耳垂后花生米大小肿物,无明显肿痛,无口角歪斜等面瘫症状。此后肿物缓慢长大，门诊以"左侧腮腺混合瘤"收入院。

专科检查：左侧耳垂下方可触及一圆形肿物，大小约2.0cm×1.5cm，边界清楚，质地中等，与周围组织无粘连，活动度较好。无压痛，无面瘫，表面皮肤无红肿。颈部未触及明显肿大淋巴结。

肉眼观察：腮腺及肿物组织，色灰红，大小约3.0cm×2.5cm×1.5cm，剖面见肿物大小约2.0cm×1.5cm×1.0cm，部分呈囊性变。

光镜观察：肿瘤细胞大小一致，核仁小，偶见细胞异型性及核分裂象，排列成筛状、乳头状和实性（图6-2-56）。未见坏死区，未见周围神经及血管被侵犯，未见淋巴结转移。

病理诊断：低度恶性筛状囊腺癌。

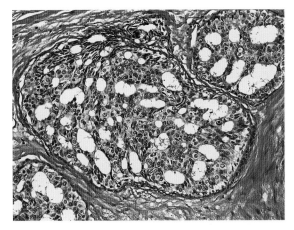

图6-2-56 低度恶性筛状囊腺癌
肿瘤细胞大小一致，核仁小，排列成筛状，实性（HE染色，200×）。

【病例讨论】

低度恶性筛状囊腺癌的鉴别诊断包括唾液腺来源的多形性腺瘤、腺泡细胞癌的乳头状囊性亚型（PCVACC）和腺样囊腺癌的其他亚型。本病临床罕见，国内外报道甚少，临床经验欠缺，临床表现及影像学检查均无特异性，极容易误诊、漏诊。诊断主要依据病理结果，故正确提高对此肿瘤临床病理特征的认识，是避免误诊及漏诊的关键。低度恶性筛状囊腺癌常有显著囊性成分，无包膜，由单个或多个囊及邻近的导管内增生构成。囊腔衬覆小的多层增生导管细胞，其细胞大小一致，染色质分散，有小核仁。囊性区通常有相互吻合的囊内微乳头衬覆囊腔，乳头可含纤维血管轴。导管内增生的导管上皮排列呈筛状、微乳头状和实性。间质常出现炎症，可见砂粒小体，一般无坏死，无神经、血管浸润。

知识拓展

唾液腺囊腺癌的超微结构

肿瘤上皮细胞呈巢状排列。瘤细胞大小不等，呈立方形或不规则形。细胞核为圆形或椭圆形，位于瘤细胞的中部或偏向一侧。部分细胞核发生核膜内陷，细胞核表面表现为不同程度的凹陷。核膜下可见聚集的异染色质团块，电子密度较高。核仁大小不等。细胞质内含有丰富的粗面内质网，内质网池呈轻度扩张。细胞质含有较多的线粒体，其体积大小不等，多数比正常线粒体体积大。线粒体内峭变短或消失。细胞质内的分泌颗粒呈散在分布，数量不等，体积大小各异，有的体积较大，互相靠近，甚至相互融合，其电子密度较低；有的体积较小，电子密度较高。有的分泌颗粒与扩张的粗面内质网腔相邻。细胞表面具有微绒毛样细胞质突起，伸入相邻细胞之间的间隙内和瘤细胞围成的小管腔内。细胞质内未见张力细丝束和发育良好的高尔基复合体。瘤细胞间隙增宽，细胞间连接减少。

肿瘤细胞具有腺上皮的合成和分泌特征，但与正常唾液腺腺泡细胞不同。在瘤细胞内无发育良好的高尔基复合体，可见一些分泌颗粒与扩张的粗面内质网腔相邻。

（周峻）

七、肌上皮癌

肌上皮癌（myoepithelial carcinoma/malignant myoepithelioma，WHO ICD-O code 8982/3），是主要由肿瘤性肌上皮细胞组成的唾液腺恶性肿瘤，是与肌上皮瘤相对应的恶性肿瘤，具有浸润性生长和转移潜能。肌上皮癌可以原发,也有 50% 病例源自已经存在的多形性腺瘤或者良性肌上皮瘤。肌上皮癌具有局部侵袭性,临床预后不一样。

【临床要点】

1. 发病年龄无特殊。
2. 男女发病无明显差异。
3. 大多数病例发生于腮腺,也可发生于下颌下腺和小唾液腺。
4. 多数为无痛性包块,若有面神经受累,可出现面部无力或麻痹。

【病理学特征】

1. 肉眼观察

(1) 肿瘤无包膜,界限不清。

(2) 肿瘤可呈多结节状,直径为 2.0~5.0cm,最大者可达 25.0cm。

(3) 剖面灰白色,实性或囊实性。可见黏液透明样区域,出血坏死区(图 6-2-57)。

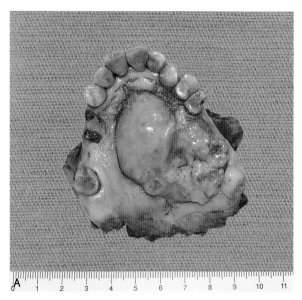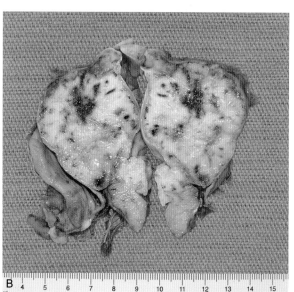

图 6-2-57 肌上皮癌的肉眼观察

A. 肿瘤表面隆起,黏膜溃破出血;B. 肿瘤剖面灰白色,有出血区域。

(河北医科大学口腔医学院王洁医师供图)

2. 光镜观察

(1) 肿瘤具有多结节样或分叶状特点,并浸润邻近组织(图 6-2-58)。瘤结节由实性或团巢状的肿瘤细胞组成,并伴有丰富的黏液样或透明样物质(图 6-2-59),有时可出现中心坏死。

(2) 肿瘤细胞类型类似于良性肌上皮瘤,包括上皮样细胞(最常见);伴有透明细胞质样或空泡状细胞质(类似于脂母细胞)的细胞、浆细胞样细胞和梭形-多角形细胞(图 6-2-60)。细胞常排列呈小梁状或假腺泡样结构,并伴有裂隙样空隙。在大多数肌上皮癌中,可以一种细胞类型为主要细胞,也可多种形态细胞以不同比例混在一起。

(3) 真性腺体或导管结构在肌上皮癌中几乎不存在。

(4) 肿瘤细胞核存在异型性,较小的细胞核伴有细腻染色质,并缺少明确的核仁;或明显增大的多形性细胞核,伴有块状染色质,以及较大的核仁。

(5) 有丝分裂象较为丰富,范围为 3~51 个/10 个高倍视野,并且包括不典型核分裂象(图 6-2-61)。

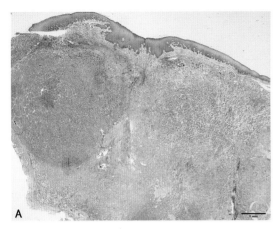

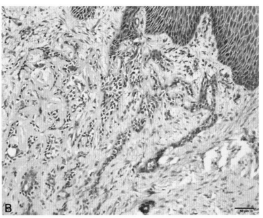

图 6-2-58　肌上皮癌的病理特征

A.肿瘤呈多结节状(HE 染色,12.5×);B.肿瘤浸润表面被覆黏膜(HE 染色,200×)。

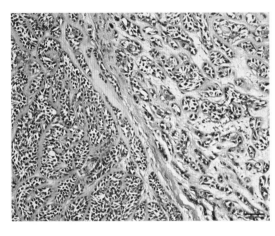

图 6-2-59　肌上皮癌的病理特征

肿瘤组织结构表现为肿瘤性肌上皮细胞形成巢团结构,并被红染的基膜样物质分隔,以及在黏液样基质中分布着小的肿瘤性肌上皮岛(HE 染色,200×)。

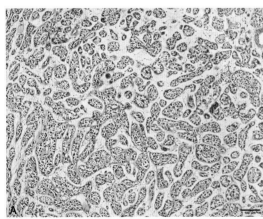

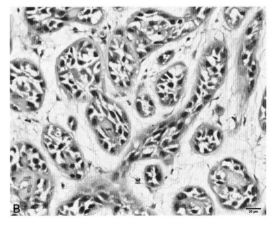

图 6-2-60　肌上皮癌的病理特征

A.肿瘤主要由透明样的肿瘤性肌上皮细胞构成上皮岛或条索,外周有红染的基膜样物质包绕,间质疏松或黏液样变(HE 染色,100×);B.肿瘤性肌上皮细胞的细胞质透明,细胞核深染,有异型性(HE 染色,400×)。

多核或奇异型瘤巨细胞偶尔可见。

(6)肿瘤间质较为丰富,并且多为透明状或黏液样物质。

(7)化生改变常见,多表现为鳞状化生,并可形成角化珠。

(8)可见神经周浸润和血管浸润。

(9)约 40% 的肌上皮癌为高级别恶性肿瘤。

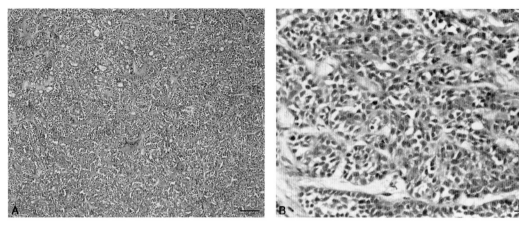

图 6-2-61　肌上皮癌的病理特征

A.肿瘤由小巢团构成,红染间质将其分隔(HE 染色,100×);B.肿瘤细胞多以多角形或上皮样细胞构成,具有明显的异型性,易见核分裂象(HE 染色,400×)。

【组织化学特征】

透明细胞和黏液样基质中具有丰富的糖原,呈现 PAS 染色阳性和阿辛蓝染色阳性。

【免疫组织化学特征】

1. 肿瘤细胞表达 S100 蛋白和细胞角蛋白标志物(图 6-2-62A),广谱 CK(AE1/AE3)有不同程度的阳性。

2. 特异的肌上皮标志物表达情况不一。约 75% 的肌上皮癌,包括浆细胞样肌上皮癌,表达 calponin(图 6-2-62B)。典型的肿瘤组织表达肌上皮标志物,如 SMA 和 P63。50% 的肌上皮癌表达 SMA,60% 的肿瘤表达 P63(图 6-2-62C)。

3. MIB1(Ki-67)阳性指数约为 35%(15%~65%)。一般认为,对于肌上皮肿瘤,Ki-67 增殖指数超过 10% 可诊断为恶性(图 6-2-62D)。

【鉴别诊断】

1. 肌上皮瘤(myoepithelioma,WHO ICD-O code 8982/0)　肿瘤几乎全部由具有肌上皮分化特点的细胞构成,是与肌上皮癌相对应的良性肿瘤。肿瘤细胞呈梭形,上皮样、浆细胞样或透明细胞,无浸润性生长和肿瘤性坏死。

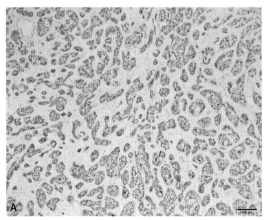
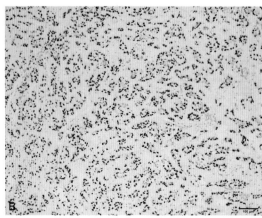

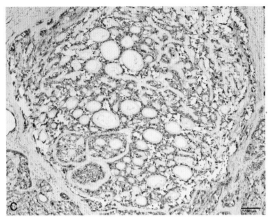

图 6-2-62　肌上皮癌的免疫组织化学

A. 肿瘤细胞表达细胞角蛋白标志物 CK14（SP,100×）;B. 肿瘤细胞表达 calponin（SP,100×）;C. 肿瘤细胞表达 P63（SP,100×）;D. 肿瘤细胞 Ki-67 增殖指数为 10%~15%（SP,100×）。

2. 上皮-肌上皮癌（epithelial-myoepithelial carcinoma,WHO ICD-O code 8562/3）　典型的组织学表现为肿瘤细胞形成双套层导管结构。内层衬里导管上皮细胞,外层衬里透明的肌上皮细胞。免疫组织化学采用 SMA、myosin 等肌上皮细胞标志物,可显示肿瘤双套层导管的外层细胞。

3. 透明细胞癌　肿瘤由单一的细胞质透明的多边形细胞构成,肿瘤细胞呈片状、巢状或条索状排列,细胞异型性不明显,核分裂罕见,其间质富含胶原纤维,并常发生玻璃样变。透明细胞型肌上皮癌除透明细胞外,尚可见非透明的上皮样细胞、梭形细胞或浆细胞样细胞,瘤细胞异型性明显,细胞核较大,可见核仁和核分裂象。另外,透明细胞癌细胞 CK 阳性,不表达肌上皮标记。

知识点

含有透明样细胞的唾液腺肿瘤见表 6-2-1。

表 6-2-1　含有透明样细胞的唾液腺肿瘤

良性肿瘤	多形性腺瘤
	肌上皮瘤
	皮脂腺腺瘤
	嗜酸细胞瘤
恶性(原发)肿瘤	黏液表皮样癌
	腺泡细胞癌
	上皮-肌上皮癌
	透明细胞癌
	含透明细胞的肌上皮癌
	皮脂腺癌
恶性(继发)肿瘤,尤其肾、甲状腺来源	恶性黑色素瘤

【病例】

患者,男性,62 岁。左侧腭部包块 3 个月。无疼痛及其他自觉症状。

专科检查:左侧上颌牙列缺损,左侧软腭上颌结节处可见一 4.0cm×3.0cm 大小包块。质地硬,不活动,与周围组织界限不清。触痛不明显,肿瘤上份不可扪及。双侧下颌下区及颈部可扪及明显肿大淋巴结。

影像学检查:增强 CT 示左侧颞下窝上颌窦软组织影块,增强后呈不均匀强化,邻近骨质破坏。

肉眼观察:带部分上颌骨的不整形组织一块,约 6.0cm×4.0cm×3.0cm。腭部黏膜膨隆,约 4.0cm×3.0cm×2.0cm。剖面灰白色或灰黄色,实性,破坏骨壁。

光镜观察:肿瘤呈多结节性生长,伴有局灶性坏死(图 6-2-63A)。局部浸润并且破坏腭部骨板(图 6-2-63B)。肿瘤细胞排列成巢团、条索或片状,间质疏松,多为黏液样物质。肿瘤性肌上皮细胞多为上皮样和浆细胞样细胞(图 6-2-63C)。细胞异型性明显,易见核分裂象(图 6-2-63D)。

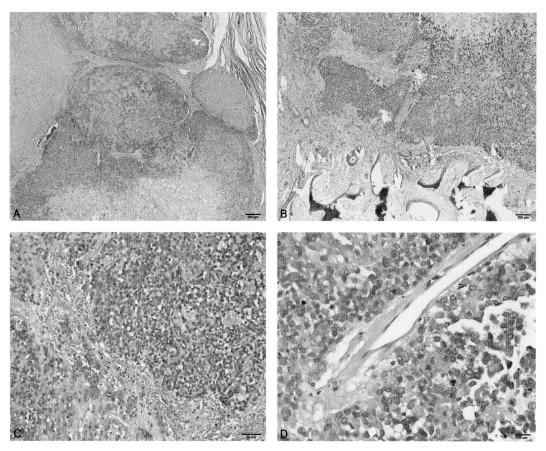

图 6-2-63　肌上皮癌

A.肿瘤呈多结节性生长,伴有局灶性坏死(HE 染色,40×);B.局部浸润并且破坏腭部骨板(HE 染色,40×);C.肿瘤多为上皮样和浆细胞样的肌上皮细胞组成(HE 染色,200×);D.细胞异型性明显,易见核分裂象(HE 染色,400×)。

病理诊断:(左侧颞下窝)肌上皮癌。

【病例讨论】

1. 唾液腺肌上皮癌的预后与组织学类型　唾液腺肌上皮癌的预后变化较大。约 1/3 的患者死于该肿瘤,另有 1/3 患者带瘤生存,剩余 1/3 无瘤生存。当肌上皮癌发生转移时,转移灶可出现在颈部淋巴结及远处部位,包括肺、肾、脑和骨。肌上皮癌源自多形性腺瘤的恶性肌上皮瘤,其生物学行为类似于原发癌,但也有学者认为源自多次复发的多形性腺瘤的病例,可能存在迁延的病程。有研究认为,主要由浆细胞样细胞构成的肌上皮癌,具有较强侵袭性。Savera 和 Sloman 等在研究中发现,肿瘤细胞的非典型性(高级别)和预后有轻度相关性。但其他参数,如肿瘤的大小、部位、细胞类型、有丝分裂象、良性部分多少、肿瘤坏死、神经周侵犯和血管周侵犯等,和肿瘤预后无关。在临床病理报告中,应该将肌上皮癌伴有的不同组织学特点予以说明,最好作出肿瘤是高级别或者低级别的判定。该病例由恶性的肌上皮细胞构成,细胞具有形态多样性和异型性、细胞核深染、核仁明显、易见核分裂象,以及肿瘤呈浸润性生长的特点。

2. 唾液腺肌上皮癌的高级别转化 有学者提出,高级别转化的肌上皮癌表现为细胞不典型性、细胞核多形性、核膜不规则、核仁明显、瘤巨细胞、怪异瘤细胞。核分裂象,包括病理性核分裂象多见、肿瘤广泛浸润。高级别肿瘤因具有恶性肿瘤的特征,如浸润、坏死和核分裂象,诊断时需要与其他恶性肿瘤鉴别。与此同时,低级别肌上皮癌表现为细胞核较小或中等,染色质细腻,分布规则,核仁不明显。这种低级别肿瘤在诊断时也需要鉴别诊断。因此,有人提出,核分裂象每 10 个高倍视野中出现 7 个或 Ki-67 指数大于 10%,提示为恶性。该病例中肿瘤呈浸润性生长,细胞形态异型性明显,易见核分裂象,应属于高级别肌上皮癌的范畴。

3. 免疫组织化学在肌上皮癌中的诊断作用 肌上皮癌常表达 SMA、S100、vimentin 等一些肌上皮源性的标志物,肿瘤性肌上皮细胞呈阳性。此外,肌上皮癌中 EMA 阳性,而 MAGE 和 CEA 均为阴性,这些免疫标志物有助于肌上皮癌的确诊。本组中上皮标志物 CK 和 EMA 均有较高的阳性率,肌上皮标志物中 S100、P63、CK5/6 阳性率均较高,而 SMA、calponin 阳性率较低。因此,作者认为 S100、P63、CK5/6 在诊断肌上皮癌中可起到一定的辅助作用。免疫组织化学结合其他肌上皮特异性抗原标志,对肌上皮癌的定性诊断具有意义。有研究表明,使用 Ki-67 抗体免疫组化染色鉴定细胞的增殖活性,可能对良、恶性肌上皮瘤的鉴别诊断有一定帮助。Ki-67 增殖指数>10% 时,可诊断为肌上皮癌。

(陈宇)

八、上皮-肌上皮癌

上皮-肌上皮癌(epithelial-myoepithelial carcinoma,WHO ICD-O code 8562/3)是一种较为少见的唾液腺恶性肿瘤,大约占唾液腺恶性肿瘤的 5%。

【临床要点】

1. 临床上可发生于任何年龄,多见 60~70 岁。
2. 女性略为多见。
3. 发病部位以腮腺、下颌下腺多见,小唾液腺也可发生。
4. 发生于小唾液腺的肿瘤,常表现为黏膜下结节伴有溃疡。
5. 肿瘤生长缓慢,表现为无痛性肿块。
6. 偶尔出现疼痛或面瘫。

【病理学特征】

1. 肉眼观察
(1)肿瘤呈结节状或分叶状,直径为 2.0~8.0cm。
(2)剖面实性,灰白色或灰黄色,部分呈褐色(图 6-2-64)。
(3)肿瘤可有出血、坏死或囊性变。
(4)肿瘤边缘不规则,部分有包膜。
2. 光镜观察
(1)肿瘤构成典型的双层管状结构(图 6-2-65)。
(2)内层为闰管样肿瘤性腺上皮细胞,立方状,细胞核圆形,细胞质红染呈细颗粒状。
(3)外层细胞为肿瘤性肌上皮细胞,单层或多层。细胞核呈空泡状,细胞质透明或弱嗜伊红。
(4)双层管状结构大小不等,形态不一。
(5)肿瘤间质较少,可发生玻璃样变性,或出现坏死。
(6)肿瘤可侵犯神经,但侵犯血管少见。

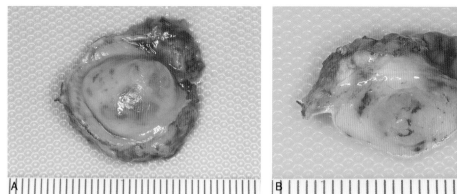
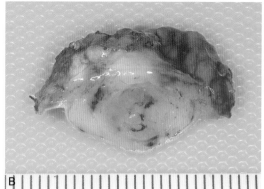

图 6-2-64　上皮-肌上皮癌的肉眼观察

A.肿瘤表面隆起,部分区域呈褐色;B.肿瘤剖面实性,质地匀细,色灰白,有出血,无包膜。

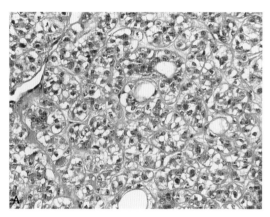
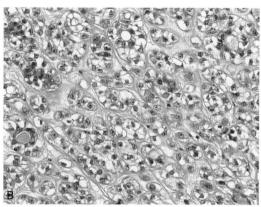

图 6-2-65　上皮-肌上皮癌的病理特征

A、B.上皮-肌上皮癌呈典型的双层管状结构,内层肿瘤性腺上皮细胞的细胞质红染,外层肿瘤性肌上皮细胞的细胞质透明(HE 染色,400×)。

【免疫组织化学特征】

唾液腺上皮-肌上皮癌内层的肿瘤性腺上皮细胞表达低分子量角蛋白 CK,外层的肿瘤性肌上皮细胞表达 SMA(图 6-2-66A)和 calponin(图 6-2-66B)。S100 蛋白对肿瘤性肌上皮细胞和导管成分均有不同程度的染色。

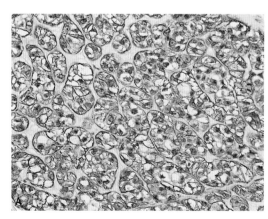
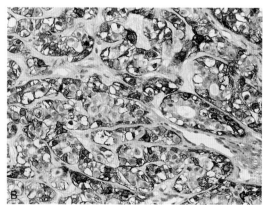

图 6-2-66　上皮-肌上皮癌的免疫组织化学

A.双层管状结构外层的肿瘤性肌上皮细胞表达 SMA(SP,400×);B.双层管状结构外层的肿瘤性肌上皮细胞表达 calponin(SP,400×)。

【荧光原位杂交（FISH）特征】

EWSR1（22q12）基因断裂检测：随机计数 200 个肿瘤细胞，存在异常信号方式的细胞大于阈值 15%，提示肿瘤存在 *EWSR1*（22q12）基因断裂（图 6-2-67）。

【鉴别诊断】

1. 肌上皮癌（myoepithelial carcinoma，WHO ICD-O code 8982/3） 唾液腺肌上皮癌的细胞类型包括透明细胞、上皮样细胞、梭形细胞和浆细胞样细胞。肿瘤呈结节状浸润性生长，伸出多个舌样突起向周围组织扩展，富含黏液样基质（图 6-2-68）。肿瘤成片或呈团块状排列，可出现角化。免疫组织化学染色显示，肿瘤细胞表达 calponin、S100 蛋白、SMA、myosin 等肌上皮细胞特异性标志物。

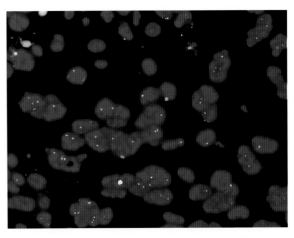

图 6-2-67 上皮-肌上皮癌荧光原位杂交检测

上皮-肌上皮癌细胞 *EWSR1*（22q12）基因断裂，正常的黄色信号分离为红色和绿色信号（荧光原位杂交，1 000×）。

2. 透明细胞癌（clear cell carcinoma，WHO ICD-O code 8310/3） 是由一种单形性的细胞质透明的多边形细胞组成的肿瘤。肿瘤细胞排列呈片状、巢状或条索状，无腺管结构（图 6-2-69）。肿瘤无包膜，呈浸润性生长。

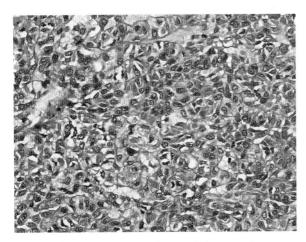

图 6-2-68 肌上皮癌（HE 染色，400×）

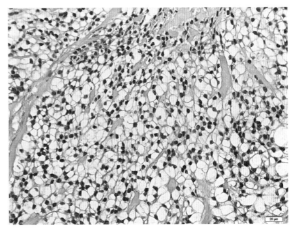

图 6-2-69 透明细胞癌（HE 染色，400×）

（上海交通大学医学院附属第九人民医院田臻医师供图）

3. 黏液表皮样癌（mucoepidermoid carcinoma，WHO ICD-O code 8430/3） 由黏液细胞、表皮样细胞和中间细胞组成。肿瘤呈囊性或实性浸润性生长，可出现嗜酸细胞、透明细胞或硬化性变异。在透明细胞型黏液表皮样癌中，肿瘤细胞主要表现为细胞质透明的肿瘤细胞（图 6-2-70），呈片状分布或形成小腺腔，腺腔内可见红染分泌物。表皮样细胞较少。

4. 腺泡细胞癌（acinic cell carcinoma，WHO ICD-O code 8550/3） 肿瘤细胞类型包括腺泡样细胞、闰管样细胞、空泡样细胞和透明细胞。腺泡样细胞呈圆形或多边形，细胞质内含有丰富的嗜碱性颗粒（图 6-2-71）。透明细胞呈圆形或椭圆形，细胞质透明或呈弱嗜碱性。肿瘤呈实性、片状排列，或形成微囊和滤泡。

【问题 1】如何鉴别上皮-肌上皮癌与肌上皮癌？

思路 1：大体标本观察发现，上皮-肌上皮癌呈结节状或分叶状，无包膜或包膜不完整，直径一般为

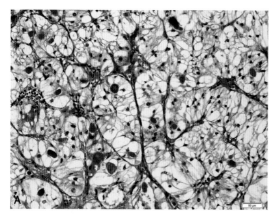
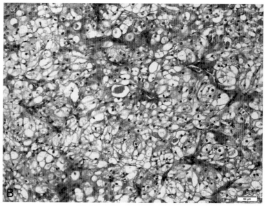

图 6-2-70　黏液表皮样癌

A、B.肿瘤细胞的细胞质透明,形成的小腺腔内可见红染分泌物(HE 染色,200×)。

2.0~8.0cm。剖面实性,灰白色或灰黄色,可见出血、坏死,边界不清,无包膜。肌上皮癌也呈结节状,界限不清,无包膜,直径一般为 2.0~5.0cm。剖面实性,灰白色至褐色。

　　思路2:镜下观察发现,上皮-肌上皮癌具有典型的双层管状结构,内层为肿瘤性腺上皮,外层为肿瘤性肌上皮细胞。当外层的肿瘤性肌上皮细胞增生过度时,需要与肌上皮癌鉴别。肌上皮癌中几乎不存在腺管结构,不含肿瘤性腺上皮成分。肌上皮癌可表现为透明细胞、浆细胞样细胞和梭形细胞,呈片状或巢团状排列。肿瘤中含有黏液样物质,可出现角化。

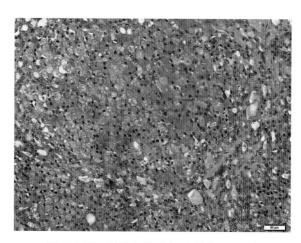

图 6-2-71　腺泡细胞癌(HE 染色,200×)

　　【问题2】如何鉴别上皮-肌上皮癌与透明细胞癌?

　　思路1:大体标本观察发现,透明细胞癌直径一般在 3.0cm 以下,也可达数厘米。肿瘤边界不清。剖面实性,灰白色或灰褐色,可呈瘢痕样改变。上皮-肌上皮癌直径一般为 2.0~8.0cm,边界不清,无包膜。剖面实性,灰白色或灰黄色。

　　思路2:镜下观察发现,透明细胞癌由单一的透明细胞组成,呈片状排列,肿瘤不形成腺管结构。上皮-肌上皮癌具有典型的双层管状结构,这是诊断的要点。上皮-肌上皮癌内层的肿瘤性腺上皮的细胞质嗜伊红,外层的肿瘤性肌上皮的细胞质透明,对 SMA、calponin、S100蛋白等肌上皮细胞的标记物反应阳性,而透明细胞癌细胞反应阴性。

　　【问题3】如何鉴别上皮-肌上皮癌与透明细胞型黏液表皮样癌?

　　思路1:大体标本观察发现,黏液表皮样癌通常无包膜,直径一般<5.0cm。剖面实性,灰白色,可见散在小囊腔。上皮-肌上皮癌呈结节状或分叶状,无包膜或包膜不完整,直径一般为 2.0~8.0cm。剖面实性,灰白色或灰黄色,可见出血、坏死和囊腔形成。

　　思路2:镜下观察发现,黏液表皮样癌由黏液细胞、表皮样细胞和中间细胞组成,形成腺腔或囊腔。黏液细胞衬里囊腔内层,表皮样细胞分布于黏液细胞的基底部。在透明细胞型黏液表皮样癌中,肿瘤细胞的细胞质透明,呈片状排列,形成小腺腔,腺腔内可见红染分泌物。而上皮-肌上皮癌具有典型的双层管状结构,内层为肿瘤性腺上皮细胞,外层为肿瘤性肌上皮细胞,这是鉴别的要点。通常内层肿瘤细胞为单层,外层肿瘤细胞可增生形成复层。外层肿瘤细胞对肌上皮细胞的标记物 SMA、calponin 等反应阳性。

【问题4】如何鉴别上皮-肌上皮癌与透明细胞型腺泡细胞癌?

思路1:大体标本观察发现,腺泡细胞癌呈现大小不等的孤立性结节,偶尔为囊性,包膜多不完整。剖面实性,灰白色,均质,可见囊腔。上皮-肌上皮癌表现为一种多结节的实性包块,部分有包膜。剖面灰白色或灰黄色,可见出血、坏死和囊腔形成。

思路2:镜下观察发现,透明细胞型腺泡细胞癌呈圆形或椭圆形,细胞质透明。病变中能找到腺泡样细胞,细胞质内含有嗜碱性颗粒,呈片状排列或形成微囊,这是鉴别要点。上皮-肌上皮癌构成典型的双层管状结构。内层为闰管样肿瘤性腺上皮细胞,呈立方状,细胞核圆形,细胞质红染呈细颗粒状。外层细胞为肿瘤性肌上皮细胞,单层或多层,细胞核呈空泡状,细胞质透明或弱嗜伊红。

【病例1】

患者,女性,38岁。右侧耳垂下肿物3年,近1年增大,伴有疼痛。

患者3年前无意间发现右侧耳垂下绿豆大小肿物,无任何不适症状。近1年来,患者自觉肿物增大至小枣大小,同时伴有疼痛等不适症状而就诊。

既往无糖尿病史、高血压病史。否认传染病史。无药物及食物过敏史。

专科检查:患者面形双侧对称,无面瘫。右侧腮腺区可触及一2.5cm×1.5cm×1.5cm大小肿物,质地硬,可推动,界限清楚,与皮肤不粘连。开口度、开口形正常,伸舌无偏斜。

超声检查:腮腺区B超检查示右侧腮腺内多发低回声结节。

临床诊断:右侧腮腺肿物。

临床治疗:在全身麻醉下行右侧腮腺及肿物切除术,术中可见肿物位于腮腺浅叶下缘,可扪及肿大的淋巴结。

肉眼观察:切除的肿物及腮腺组织,另有淋巴结1枚。肿物大小约2.0cm×1.5cm×1.5cm,未见明显包膜。剖面实性,灰白色。淋巴结大小约1.0cm×1.0cm×1.0cm。

光镜观察:肿瘤细胞排列成大小不等的双层管状结构(图6-2-72A、B)。双层管状结构内层的肿瘤性

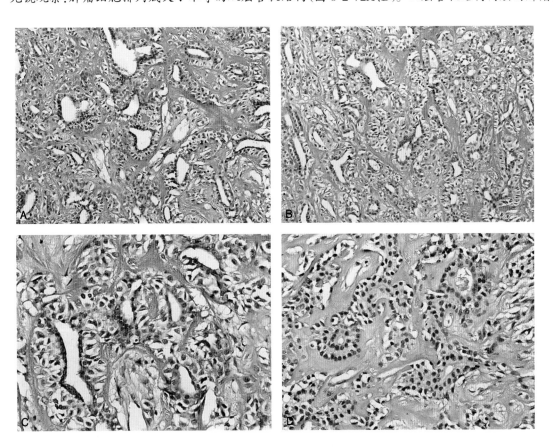

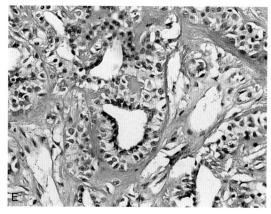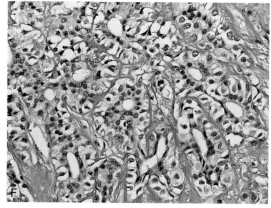

图 6-2-72　上皮-肌上皮癌

A、B.肿瘤细胞排列成大小不等的双层管状结构(HE 染色,200×);C~F.双层管状结构内层的肿瘤性腺上皮细胞的细胞质红染,外层的肿瘤性肌上皮细胞的细胞质透明,肿瘤团块之间有大量红染的胶原纤维(HE 染色,400×)。

腺上皮细胞圆形,细胞质红染,单层排列。外层的肿瘤性肌上皮细胞多边形,细胞质透明,单层或复层排列,偶见散在或成团排列。双层管状结构外可见红染的分布不均的胶原纤维(图 6-2-72C~F)。

病理诊断:(右侧腮腺)上皮-肌上皮癌,淋巴结反应性增生。

随访情况:患者手术后 7 年,无复发和转移发生。

【病例讨论】

1. 上皮-肌上皮癌的双层管状结构　　上皮-肌上皮癌的典型病理特征为双相结构,内层为导管内衬立方细胞,外层为透明的肌上皮细胞。肿瘤具有的双层管状结构,保留了正常唾液腺腺泡结构的特征,即腺上皮在内,肌上皮在外。在一些由肿瘤性腺上皮和肌上皮组成的唾液腺肿瘤中,也可以看到这样特征性的结构。如在多形性腺瘤和腺样囊性癌中,肿瘤性肌上皮细胞通常围绕腺上皮细胞,排列成管状结构或条索状结构,或增生活跃,形成多层或片状。在多形性腺瘤的体外细胞培养中,也发现肿瘤性肌上皮细胞围绕肿瘤性腺上皮细胞,呈多层排列。

2. 上皮-肌上皮癌双层管状结构外的胶原纤维　　病例 1 中,肿瘤双层管状结构或团块周围,分布大量红染的胶原纤维。Rupp NJ 等报道 1 例低级别的上皮-肌上皮癌病例,其具有突出的纤维间质、广泛的固态癌细胞分化和有限的形态清晰可识别的特征性双相(管状)分化、透明细胞和 PAS 阳性的分泌物/钙化。随着对唾液腺肿瘤性肌上皮细胞的研究,有学者发现,它们具有旺盛的分泌蛋白多糖、胶原纤维和弹性纤维的功能。蛋白多糖可以形成黏液样区域或软骨样区域。在多形性腺瘤、肌上皮瘤、肌上皮癌中的黏液样组织,以及腺样囊性癌的筛状结构中,都富含蛋白多糖。蛋白多糖对于肿瘤的增殖、分化、迁徙、转移和种植性生长,都具有至关重要的作用。在上皮-肌上皮癌中,虽然没有明显的黏液样区域,但可以看到肿瘤细胞之间大量胶原纤维的存在。这些胶原纤维的存在,为肿瘤细胞生存的微环境提供了组织结构上的支持。

3. 上皮-肌上皮癌的发病及预后　　上皮-肌上皮癌是一种少见的恶性肿瘤,约占唾液腺恶性肿瘤的 5%。自 1972 年首次报道以来,文献报道的病例不足 600 例。在 Gore MR 回顾的 468 例确诊病例中,白人患者占 78.0%。其中女性 291 例,男性 177 例。患者的 5 年、10 年和 20 年生存率分别为 72.7%、59.5% 和 38.3%,平均生存时间为 165.5 个月。23%~50% 的患者出现局部复发,25% 的患者出现远处转移。腮腺是最常见的发病部位,约占 57.7%;下颌下腺占 9.8%。Chen MY 等报道 1 例发生在舌根部的上皮-肌上皮癌,PET 扫描显示多个双肺圆形结节,怀疑肺转移,患者在几个月的姑息治疗后去世。据 2017 年 WHO 统计,上皮-肌上皮癌 180 个月的生存率为 80%,可见局部复发,淋巴结及远处转移少见。重要的预后因素包括肿瘤的大小、边缘状态、高等级转化、肌上皮间变、坏死和血管淋巴的侵犯。本病例为 38 岁女性患者,发生于腮腺。患者在接受手术治疗后 7 年未见复发和转移。

【病例2】

患者,女性,63 岁。腭部肿物 3 天。

患者 3 天前无意中发现腭部有一肿物,无明显疼痛。

专科检查:硬腭中线后份,近软腭处 2.5cm×2.5cm×2.0cm 大小肿物,质地韧,无活动,无明显压痛。

影像学检查:CBCT 示硬腭中后份骨硬板尚连续,未见明显破坏影像。

临床诊断:腭部肿物。

临床治疗:术中可见肿物质地中等,与腭大神经、血管未相连。

肉眼观察:肿物一个,大小约 2.0cm×1.6cm×1.1cm。剖面实性,灰白色,质地匀细。

光镜观察:肿瘤由肿瘤性肌上皮细胞和腺上皮细胞组成,排列成大小不等的双层管状结构。肿瘤呈浸润性生长,边界不清,未见包膜(图 6-2-73A、B)。肿瘤为双层管状结构,内层的肿瘤性腺上皮细胞圆形,细胞质红染,部分形成腺腔;外层的肿瘤性肌上皮细胞多边形,细胞质透明,单层或复层,部分区域肿瘤性肌上

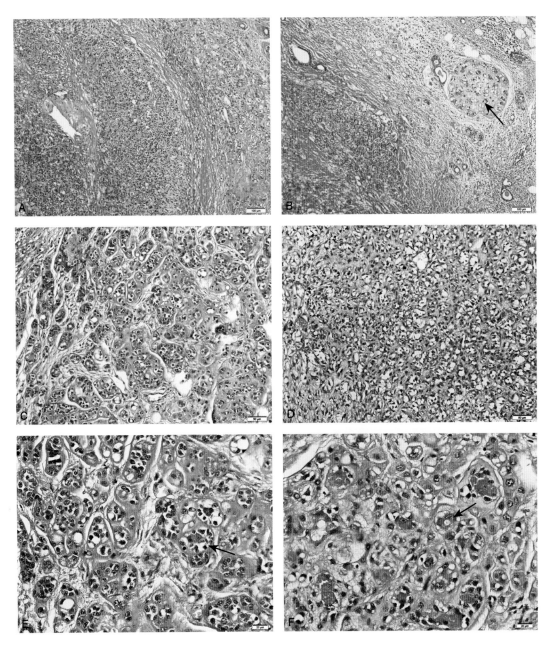

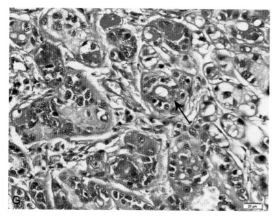
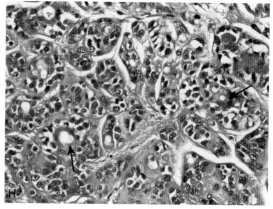

图 6-2-73 上皮-肌上皮癌

A、B.肿瘤形成大小不等的双层管状结构,呈浸润性生长(箭头示),边界不清,未见包膜(HE 染色,100×);C.肿瘤排列成双层管状结构(HE 染色,200×);D.增生的肿瘤性肌上皮细胞(HE 染色,200×);E~H.肿瘤为双层管状结构(箭头示),内层的肿瘤性腺上皮细胞的细胞质红染,形成腺腔,外层的肿瘤性肌上皮细胞细胞质透明,单层或复层(HE 染色,400×)。

皮细胞增生活跃(图 6-2-73C~H)。肿瘤中可见实性区域,细胞核大而深染,异型性明显,有出血和坏死。

免疫组织化学染色显示,双层管状结构内层的肿瘤性腺上皮细胞 CK8 染色阳性(图 6-2-74);外层的肿瘤性肌上皮 SMA 部分阳性,calponin 部分阳性。

荧光原位杂交 *EWSR1*(22q12)基因检测(FISH)显示,异常信号的细胞比例为 39%,大于阈值 15%,提示肿瘤存在 *EWSR1*(22q12)基因断裂(图 6-2-75)。

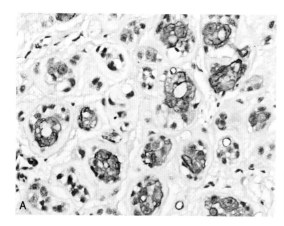
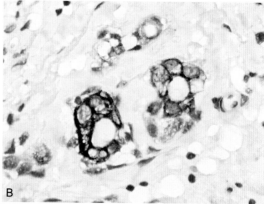

图 6-2-74 上皮-肌上皮癌的免疫组织化学染色

A、B.肿瘤双层管状结构内层的肿瘤性腺上皮细胞 CK8 染色阳性(Polymer,400×)。

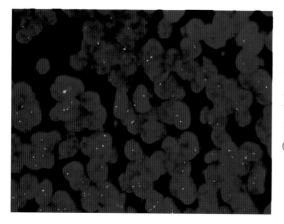

图 6-2-75 上皮-肌上皮癌荧光原位杂交(FISH)检测

上皮-肌上皮癌 *EWSR1*(22q12)正常的黄色信号分离为红色和绿色信号,异常信号的细胞为 39%,大于阈值 15%,提示肿瘤存在 *EWSR1*(22q12)基因断裂(荧光原位杂交,1 000×)。

病理诊断:(腭部)上皮-肌上皮癌。

【病例讨论】

1. 上皮-肌上皮癌中的两种细胞成分 在上皮-肌上皮癌的双层管状结构中,两种细胞成分的增殖能力通常不均等。肿瘤性肌上皮细胞的增殖能力明显强于肿瘤性腺上皮细胞。Hsieh MS 等报道 1 例发生于腮腺的上皮-肌上皮癌,肿瘤以双层管状结构和实性区为特征,肌上皮细胞过度生长,出现坏死和局部淋巴结浸润。3 年后患者出现左下肺转移结节,随后进行左肺结节楔形切除术。组织学上,这些肺肿瘤主要由梭形肌上皮细胞组成,偶有管状结构。2017 年 WHO 描述上皮-肌上皮癌的特征是具有嗜酸性细胞质的内衬导管细胞,以及具有透明细胞质的管腔外的多边形肌上皮细胞,呈双相或双列排列。肿瘤可出现实性过度生长和坏死,周围神经侵犯多见,血管侵犯少见。在病例 2 中,除具有典型的双层管状结构外,肿瘤性肌上皮细胞增生活跃,明显超过腺上皮细胞,成片实性生长,细胞核大而深染,异型性明显,出现过度生长和坏死。采用标记肿瘤性腺上皮(低分子量角蛋白 CK)和肿瘤性肌上皮(SMA、calponin、HHF35)的免疫组织化学染色,能够辨认两种肿瘤细胞成分。

2. 上皮-肌上皮癌在其他唾液腺肿瘤中的出现 上皮-肌上皮癌可以独立发生,也可以存在于多形性腺瘤癌变(癌在多形性腺瘤中),或与其他恶性唾液腺肿瘤并存,如腺样囊性癌,形成混合性癌。El Hallani S 等的研究表明,上皮-肌上皮癌与多形性腺瘤在组织学分级和遗传改变之间存在关系,*HRAS* 突变在 *PLAG1* 和 *HMGA2* 完整的上皮-肌上皮癌中更为常见。Bishop JA 等报道了上皮-肌上皮癌和腺样囊性癌的混合模式,认为二者均为双相性肿瘤,由导管细胞和肌上皮细胞组成。提出了关于这些形态上重叠,但临床上不同的肿瘤之间关系的问题。病例 2 在形态学上没有多形性腺瘤的成分,也不合并腺样囊性癌,是独立存在的上皮-肌上皮癌。

3. 上皮-肌上皮癌的 *EWSR1* 基因重排 Skálová A 等研究了具有肌上皮分化的各种透明细胞唾液腺癌存在的 *EWSR1* 基因重排,其中 11 例上皮-肌上皮癌,有 6 例透明细胞出现过度生长。研究结果表明,*EWSR1* 重组的透明细胞唾液腺癌是一种独特的侵袭性变异,其临床结果不佳。病例 2 上皮-肌上皮癌中,肿瘤性肌上皮细胞增生活跃,出现大片实性区域,细胞核大而深染,异型性明显。肿瘤呈浸润性生长,无明显包膜。FISH 检测发现,肿瘤细胞 *EWSR1* 基因重排,存在异常信号方式的细胞达 39%。这提示肿瘤可能临床预后不佳,需要进行长期临床随访观察。

> **知识拓展**
>
> 上皮-肌上皮癌的遗传学研究
>
> 1. *HRAS*、*AKT1*、*CTNNB1*、*PIK3CA*、*ARID1A*、*TP53*、*FBXW7*、*SMARCB1* 基因突变。
> 2. *MYB* 基因易位。
> 3. *HMGA2* 基因重排或超倍体。
> 4. *PLAG1* 基因重排。

（王洁 张艳宁）

九、癌在多形性腺瘤中

癌在多形性腺瘤中(carcinoma ex pleomorphic adenoma,WHO ICD-O code 8941/3)是指良性多形性腺瘤中上皮成分的癌变,恶性成分可以是腺癌、腺样囊性癌、黏液表皮样癌、肌上皮癌、唾液腺导管癌等。癌在多形性腺瘤中包括侵袭性癌和非侵袭性癌两个亚类。肿瘤预后与恶变的组织学类型和浸润程度有关。癌在多形性腺瘤中的癌成分,可以是纯上皮性的,也可以是肌上皮性的,浸润周围的腺体和间质。

【临床要点】

1. 多发生于年龄>60 岁的男性。

2. 大部分(81.7%)病例发生于腮腺,18% 病例发生于下颌下腺,0.3% 病例发生于舌下腺。小唾液腺以腭部多见。癌在多形性腺瘤中占所有唾液腺肿瘤的 3.6%(0.9%~14%),占所有唾液腺恶性肿瘤的 12%(2.8%~42.4%)。约 12% 的病例(7%~27%)发生复发性多形性腺瘤。

3. 典型表现是长期存在的唾液腺结节突然间增大。

4. 肿瘤可出现疼痛、面瘫、破溃等症状。

【病理学特征】

1. 肉眼观察

(1)癌在多形性腺瘤中的瘤体通常比良性多形性腺瘤瘤体的体积大,形态不规则,包膜不完整。

(2)剖面多为实性,可见透亮黏液样区域,也可出现瘢痕、钙化、坏死、出血,以及囊性变。

2. 光镜观察

(1)肿瘤具有多形性腺瘤的背景,呈浸润性生长(图 6-2-76)。

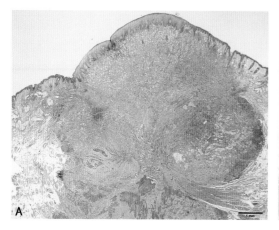
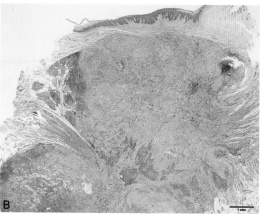

图 6-2-76 癌在多形性腺瘤中的组织学表现

A. 肿瘤表现为多形性腺瘤背景下的浸润性生长,侵犯表面被覆黏膜和皮肤(HE 染色,12.5×);B. 癌在多形性腺瘤中,浸润型,肿瘤和被覆黏膜之间有纤维分隔(HE 染色,12.5×)。

(2)肿瘤中的恶变区域可以非常局限,也可以波及整个肿瘤。

(3)肿瘤侵犯包膜、神经周及血管(图 6-2-77)。

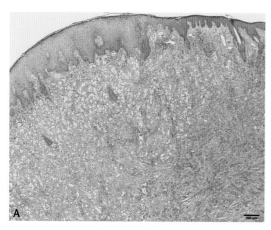
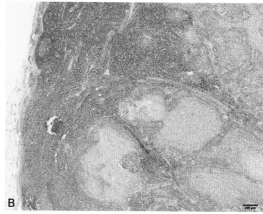

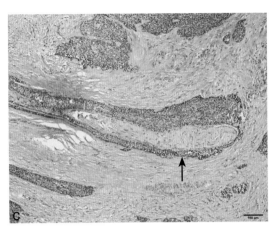
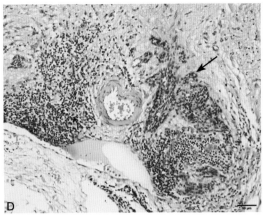

图 6-2-77 癌在多形性腺瘤中的病理特征

A. 肿瘤浸润周围组织，侵犯黏膜（HE 染色，40×）；B. 肿瘤浸润至邻近淋巴结（HE 染色，40×）；C. 肿瘤侵犯神经（箭头示）（HE 染色，100×）；D. 肿瘤浸润至血管（箭头示）（HE 染色，200×）。

（4）恶变成分主要表现为腺癌、导管癌、黏液表皮样癌、腺样囊性癌和上皮-肌上皮癌等（图 6-2-78A~D）。

（5）恶变区域细胞异型性明显，易见核分裂象，可伴有坏死（图 6-2-78E、F）。

（6）当肿瘤仅表现为局灶性或包膜内的恶变时，称为非侵袭性癌在多形性腺瘤中（non-invasive carcinoma ex pleomorphic adenoma）。其生物学行为近似于多形性腺瘤。

（7）当肿瘤侵范包膜外1.5cm以上时，称为侵袭性癌在多形性腺瘤中（invasive carcinoma ex pleomorphic adenoma）。

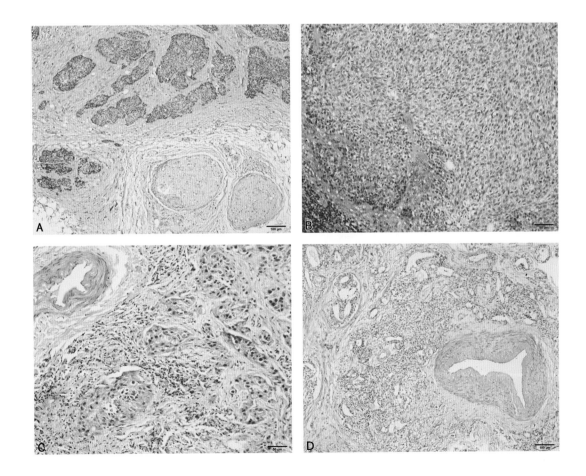

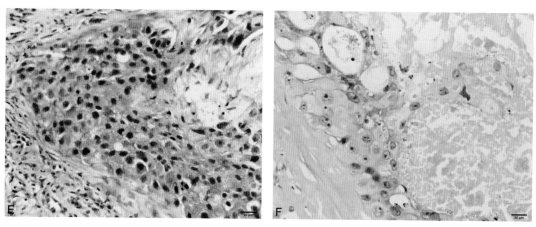

图 6-2-78　癌在多形性腺瘤中的病理特征

A. 恶变的成分为腺样囊性癌,浸润神经(HE 染色,100×);B. 梭形的肌上皮癌伴透明细胞(HE 染色,200×);C. 低分化腺癌(HE 染色,200×);D. 上皮-肌上皮癌(HE 染色,100×);E、F. 细胞异型性明显,易见核分裂象,可见坏死(HE 染色,400×)。

【免疫组织化学特征】

　　癌在多形性腺瘤中的多形性腺瘤成分,其免疫组织化学染色特点与多形性腺瘤相同。恶变成分的免疫组织化学染色,依据恶变的类型表现出不同的染色特点,如腺癌成分表现为 CK7、CAM5.2 表达阳性。肿瘤恶变区域的 Ki-67 增殖指数较高,提示高的增殖活性(图 6-2-79)。

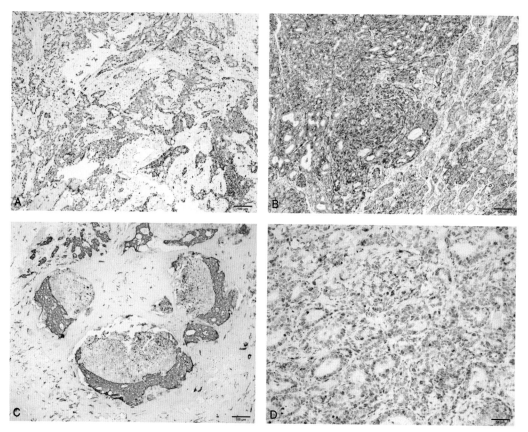

图 6-2-79　癌在多形性腺瘤中的免疫组织化学

A. 肿瘤细胞不同程度地表达多形性腺瘤标志物 P63(SP,100×);B. 肿瘤细胞表达多形性腺瘤标志物 S100 蛋白(SP,100×);C. 高级别腺癌或唾液腺导管癌 CK7 呈强阳性反应(SP,100×);D. 肿瘤细胞 Ki-67 增殖指数约为 20%(SP,200×)。

【鉴别诊断】

1. 多形性腺瘤（pleomorphic adenoma，WHO ICD-O code 8940/0） 由肿瘤性腺上皮和肿瘤性肌上皮细胞组成，构成双层管状结构，内层为腺上皮细胞，外层为肌上皮细胞。黏液软骨样区域和成片增生的肿瘤性肌上皮细胞形成条索，可出现鳞状化生。多形性腺瘤中不含有任何癌和/或肉瘤的成分。

2. 侵袭性癌在多形性腺瘤中（invasive carcinoma ex pleomorphic adenoma） 其与非侵袭性癌在多形性腺瘤中（non-invasive carcinoma ex pleomorphic adenoma）的鉴别在于，癌侵入邻近组织的深度是否超过1.5cm。此区别有预后意义，并且影响颈淋巴结清扫和辅助性放疗的应用。

癌在多形性腺瘤中的分型

1. 侵袭性癌在多形性腺瘤中 癌侵入邻近组织的深度>1.5cm。
2. 非侵袭性和微侵袭性癌在多形性腺瘤中 癌侵范包膜外≤1.5cm。

【病例1】

患者，女性，59岁。右侧腭部肿块8个月。

专科检查：右侧腭部肿块，2.0cm×1.0cm。质地韧，边界不清。表面黏膜无破溃，无触压痛。

肉眼观察：上颌骨一段，总体积6.5cm×6.0cm×5.0cm，带有牙齿5枚。腭部可见一1.5cm×1.0cm×0.8cm肿块。剖面实性，灰白色，质地韧。

光镜观察：肿瘤无包膜，呈浸润性生长，局部浸润被覆黏膜上皮（图6-2-80A）。肿瘤中可见残存的多形性腺瘤区域，伴有玻璃样变和硬化区。在邻近黏膜区域，肿瘤多为上皮-肌上皮癌，可见典型的上皮-肌上皮癌的组织学特点（图6-2-80B）。高倍视野下可见典型的双层导管结构，腔面细胞为立方状上皮，外周为透明的肌上皮细胞，细胞有轻度异型性（图6-2-80C、D）。部分区域表现为成巢的透明样肿瘤性肌上皮细胞。在肿瘤深面可见上皮-肌上皮癌和腺样囊性癌并存的区域（图6-2-81）。腺样囊性癌区域具有典型的筛状结构，以及近似裸核的深染小细胞。上皮-肌上皮癌也具有典型的双层管状结构，以及透明的肌上皮细胞。因此，该病例的恶性成分包括腺样囊性癌和上皮-肌上皮癌。

病理诊断：(腭部)癌在多形性腺瘤中，癌变成分以腺样囊性癌和上皮-肌上皮癌为主。

【病例讨论】

1. 侵袭性和非侵袭性/微侵袭性癌在多形性腺瘤中的预后 2005年WHO将癌在多形性腺瘤中分为三个亚类，即侵袭性、非侵袭性和微侵袭性。前一组预后较差，后两组通常预后良好。但是，有些学者对此诊断标准提出异议。Tortoledo等发现，如果肿瘤侵袭距离不超过包膜0.6cm，患者均未死于该肿瘤；如

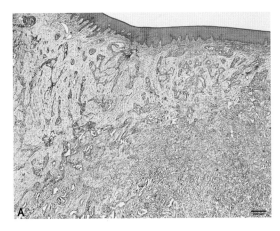
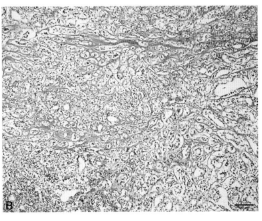

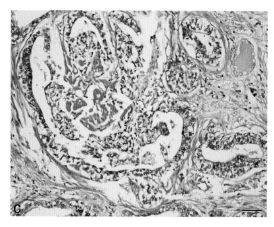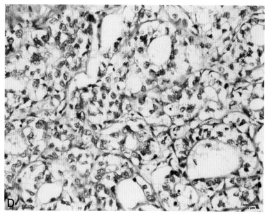

图 6-2-80　癌在多形性腺瘤中

A. 肿瘤无包膜,浸润被覆黏膜,视野左侧为残留的多形性腺瘤区域,右侧为恶变区(HE 染色,40×);B. 恶变区主要为上皮-肌上皮癌(HE 染色,100×);C. 上皮-肌上皮癌典型的双层导管结构,腔面细胞为立方状上皮,外周为透明的肌上皮细胞(HE 染色,200×);D. 上皮-肌上皮癌细胞具有轻度异型性(HE 染色,400×)。

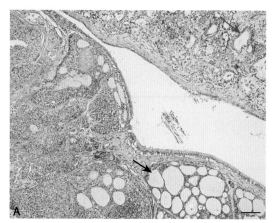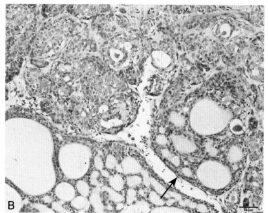

图 6-2-81　癌在多形性腺瘤中

A、B. 在肿瘤深面可见上皮-肌上皮癌和腺样囊性癌并存的区域。上皮-肌上皮癌具有典型的双层管状结构,外层肌上皮细胞的细胞质透明(红色箭头示);腺样囊性癌区域具有典型的筛状结构(黑色箭头示),以及近似裸核的深染小细胞(HE 染色,200×)。

果肿瘤侵袭距离超过被膜 0.8cm,患者无一幸存。近年来的一些研究发现,肿瘤侵袭距离<0.5cm 者,其预后和多形性腺瘤近似。病例 1 患者为侵袭性癌在多形性腺瘤中,肿瘤局部没有明显包膜,呈浸润性生长,侵犯被覆黏膜,提示患者的临床预后不佳。根据 2017 年 WHO 分类统计,约 70% 的病例可发生局部或远处转移,5 年生存率为 25%~65%。其中,囊内癌和微创肿瘤(定义为多形性腺瘤边缘延伸<0.4~0.6cm)占 21%~58%,对预后有利。

　　非侵袭性/微侵袭癌在多形性腺瘤中通常具有较好的生物学行为。但有些学者报道,非侵袭性癌在多形性腺瘤中的异型细胞过表达 HER-2/neu 蛋白,以及相关基因的扩增,可能提示非侵袭性癌在多形性腺瘤中是真正恶性肿瘤的早期阶段,而不仅是细胞形态的变异。因此,推荐用 HER-2/neu 的免疫组织化学检测,来鉴别多形性腺瘤中的非典型性细胞和非侵袭性癌。

　　2. 癌在多形性腺瘤中的恶变成分　癌在多形性腺瘤中的恶变成分表现为低分化腺癌(包括非特异性腺癌和导管癌)、黏液表皮样癌、腺样囊性癌和肌上皮癌等。通常以一种成分为主,少数情况下也可多种癌变类型共同出现。病例 1 肿瘤的恶变成分包括两种类型,上皮-肌上皮癌和腺样囊性癌。它们都具有典型的组织学特点,细胞具有一定的异型性,可见核分裂象。因此,癌在多形性腺瘤中的恶变成分可以同时出现两种癌成分,甚至更多。

【病例2】

患者,男性,49岁。左侧下颌下区包块5年,反复消长。

专科检查:左侧下颌下区触及3.0cm×2.5cm大小包块。质地硬,边界清楚,可活动,无触压痛。

超声检查:B超检查示左侧下颌下区3.0cm×2.5cm×2.6cm弱回声区,边界清楚。在超声引导下穿刺活检,查见可疑腺癌细胞。

肉眼观察:带腺体的包块组织一个,总体积5.0cm×3.0cm×2.5cm。其中,包块大小约3.5cm×3.5cm×2.0cm。包膜完整,剖面灰白色,实性。

光镜观察:肿瘤无包膜,浸润周围腺体组织,并可见大片的玻璃样变和硬化区(图6-2-82A)。在硬化

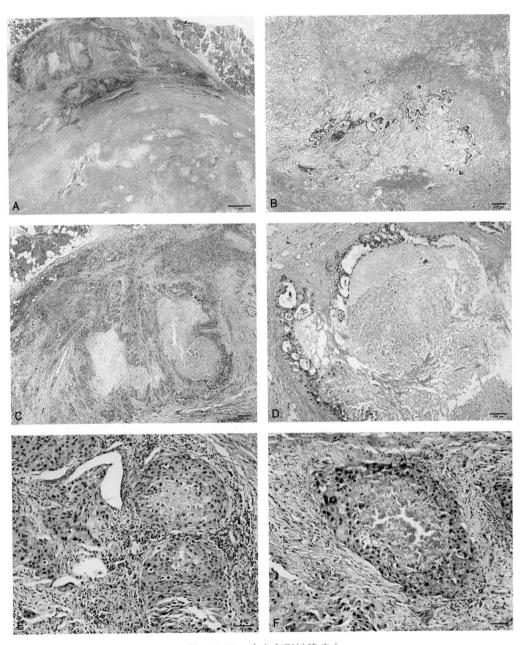

图6-2-82 癌在多形性腺瘤中

A.肿瘤无明显包膜,浸润周围腺体组织,并可见大片的玻璃样变和硬化区(HE染色,20×);B.在硬化的纤维间质中残留呈小管和小梁结构的肿瘤组织(HE染色,40×);C.肿瘤可见实性或导管样结构,中央伴有坏死(HE染色,40×);D.肿瘤出现大片坏死(HE染色,100×);E、F.肿瘤细胞异型性明显,易见核分裂象,表现为高级别腺癌的特点(HE染色,200×)。

的纤维间质中可见残留的小管和小梁结构,提示既往的多形性腺瘤背景(图6-2-82B)。肿瘤中的恶性成分为实性或导管状结构,中央伴有坏死(图6-2-82C、D)。高倍视野下肿瘤细胞异型性明显,易见核分裂象,表现为唾液腺导管癌的特点(图6-2-82E、F)。

病理诊断:(左侧下颌下腺)癌在多形性腺瘤中,癌变成分为唾液腺导管癌。

【病例讨论】

1. 癌在多形性腺瘤中的诊断依据 肿瘤具有多形性腺瘤的背景,又出现癌的成分,恶变区域可局限或波及整个肿瘤。恶变成分可为腺癌、导管癌、黏液表皮样癌、腺样囊性癌和肌上皮癌等。具备以上病理变化时,诊断癌在多形性腺瘤中并不困难。但是,当肿瘤以恶性成分为主,良性多形性腺瘤成分并不明确时,诊断癌在多形性腺瘤中,可参考以下依据:①肿瘤中出现大片嗜伊红匀染的玻璃样变物质,以及残存的良性导管上皮。②肿瘤周围存在完整包膜或部分包膜。③病程长或有既往多形性腺瘤手术史。这些证据可协助癌在多形性腺瘤中的诊断。病例2癌在多形性腺瘤中,表现为在硬化的纤维间质中,出现残留的小管和小梁结构,提示既往的多形性腺瘤背景。恶性成分为实性和导管状结构,肿瘤异型性明显,呈浸润性生长,伴有坏死。因此,诊断为癌在多形性腺瘤中,癌变成分为唾液腺导管癌。

2. 癌在多形性腺瘤中与恶性多形性腺瘤的关系 恶性多形性腺瘤或恶性混合瘤(malignancy in pleomorphic adenoma/malignant mixed tumour)作为一类包含残余良性多形性腺瘤的恶性肿瘤,由LiVolsi和Perzin于1977年首先报道。Spiro支持恶性多形性腺瘤的存在并且提出,即便缺乏临床病史,但组织学有证据证明其来自预先存在的多形性腺瘤,也可以诊断为恶性多形性腺瘤。恶性多形性腺瘤约占唾液腺肿瘤的3.6%,占唾液腺恶性肿瘤的11.7%。其中,多形性腺瘤的恶变率约为6.2%(1.9%~23.3%)。随着多形性腺瘤病程的延长,恶变率明显增加,从5年的1.5%到15年的10%。

WHO唾液腺肿瘤分类认为,恶性多形性腺瘤包括:①癌在多形性腺瘤中(carcinoma ex pleomorphic adenoma);②癌肉瘤(carcinosarcoma);③转移性多形性腺瘤(metastasizing pleomorphic adenoma)。病例2诊断为癌在多形性腺瘤中,是恶性多形性腺瘤的一种类型。

(陈宇 韩琪)

十、分 泌 癌

分泌癌(secretory carcinoma,WHO ICD-O code 8502/3)是2017年WHO新分类描述中的一种唾液腺肿瘤类型。以往多数分泌癌被诊断为腺泡细胞癌、黏液表皮样癌或非特异性腺癌。尽管具有独特的组织学特征,然而分泌癌与其他唾液腺肿瘤有时很难鉴别,特别是缺乏酶原颗粒的腺泡细胞癌或低级别唾液腺导管癌。

【临床要点】

1. 分泌癌发病年龄广泛,通常发生在成人,儿童亦可发病,年龄范围为9~77岁,平均年龄47岁。
2. 性别分布均匀,男性稍多见。
3. 主要发生在腮腺(70%)和下颌下腺(10%),其次为软腭、颊黏膜、舌和唇等部位。
4. 大多数患者通常表现为腮腺区域缓慢增长、无痛性的肿物,少数伴疼痛和面神经障碍,发病持续时间从2个月到数年不等。

【病理学特征】

1. 肉眼观察
(1)大体检查见瘤体边界清楚,常无包膜,质地中等,有韧性。
(2)剖面灰白或棕褐色,可伴囊性变,瘤体平均直径2.0cm。

2. 光镜观察

（1）肿瘤组织可以排列呈实性或分叶状、微囊、管状、乳头囊状及筛状，通常以不同比例混合存在（图 6-2-83A）。有时可出现单囊和多囊性分泌癌的病例，囊内上皮呈增生性改变，可伴出血或胆固醇裂隙（图 6-2-83B~D）。肿瘤呈非浸润性生长时，与低级别唾液腺导管癌类似。

（2）瘤细胞中等大小，圆形或卵圆形，可见单个小核仁，细胞质丰富，嗜酸性或多泡状。个别病例瘤细胞较大。瘤细胞缺乏嗜碱性的细胞质内酶原颗粒，核分裂象罕见。坏死和淋巴血管侵犯不常见，偶尔可见神经和周围组织侵犯。

（3）高级别分泌癌或高级别转化的病例，以实性或小梁状结构为主，可见坏死，肿瘤细胞的细胞质丰富，细胞核大而深染，核仁显著，异型性明显（图 6-2-83E、F）。

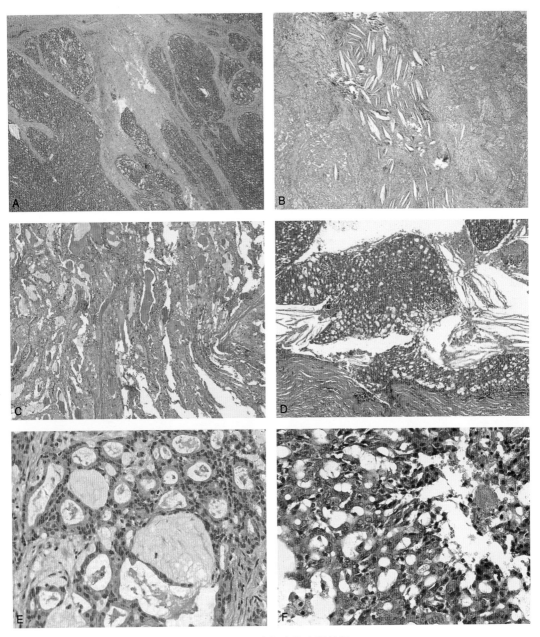

图 6-2-83 分泌癌的病理特征

A.肿瘤呈浸润性生长，边缘呈分叶状（HE 染色，40×）;B.肿瘤常见陈旧性出血及胆固醇结晶（HE 染色，40×）;C、D.肿瘤组织排列呈乳头囊状（HE 染色，100×）;E、F.肿瘤细胞的细胞质丰富，部分透亮，细胞核大而深染（HE 染色，400×）。

【组织化学特征】

肿瘤特殊染色显示,细胞外分泌物质黏液卡红染色、阿辛蓝染色、过碘酸希夫(PAS)染色可呈阳性。

【免疫组织化学特征】

乳腺球蛋白(mammaglobin)和S100蛋白为弥漫强阳性,二者对分泌癌诊断的灵敏度高达95%以上,但并非特异。因为其他类型的唾液腺肿瘤亦可表达乳腺球蛋白和S100蛋白(图6-2-84)。87%的分泌癌表达溶菌酶。另外,分泌癌通常表达GATA3、上皮膜抗原(EMA)、波形蛋白、STAT5a、GCDFP15、广谱细胞角蛋白(CK-pan)、CK7、CK8、CK18、CK19、MUC1、MUC4。个别病例可局灶表达高分子量细胞角蛋白,或在癌巢外周区域局灶细胞核表达P63。

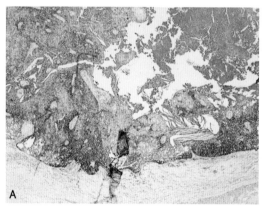
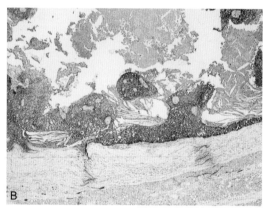

图 6-2-84　分泌癌的免疫组织化学
A. 分泌癌腔面细胞表达乳腺球蛋白(SP,40×);B. 分泌癌肿瘤腔面细胞表达 S100 蛋白(SP,40×)。

【荧光原位杂交(FISH)特征】

分泌癌存在一频发染色体平衡易位,即 12 号染色体的短臂与 15 号染色体长臂相互易位。该易位使 12 号染色体短臂上的 1 区 3 带(12p13)的 *ETV6* 基因和位于 15 号染色体长臂上的 2 区 5 带(15q25)的 *NTRK3* 融合在一起,形成 *ETV6-NTRK3* 融合基因(图 6-2-85)。

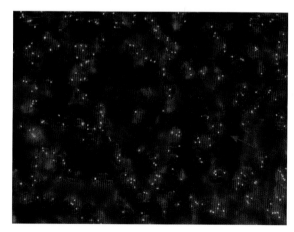

图 6-2-85　分泌癌的分子生物学特征
典型的 FISH 原位杂交影像表现为一个细胞内有一个黄色融合信号,以及分离的橙、绿信号(箭头示)(荧光原位杂交,1 000×)。

【鉴别诊断】

1. 腺泡细胞癌　分泌癌与腺泡细胞癌的发生部位类似,并有相似的组织结构特征,如呈微囊、管状、实性或乳头囊状结构。但典型腺泡细胞癌的细胞核位于周边,细胞质内含有嗜碱性颗粒,PAS 染色和淀粉酶表达阳性。腺泡细胞癌比分泌癌的细胞学表现更具有多样性,包括腺泡样细胞、闰管样细胞、空泡样细胞或透明细胞。与分泌癌最难鉴别的是酶原颗粒缺乏型和富于闰管样细胞的腺泡细胞癌,免疫组织化学腺泡细胞癌不表达或仅局灶表达 S100 蛋白和乳腺球蛋白,而分泌癌通常共表达 S100 蛋白和乳腺球蛋白。如果唾液腺肿瘤弥漫强表达 S100 蛋白和乳腺球蛋白,几乎可以排除腺泡细胞癌的可能性。腺泡细胞癌弥漫强表达 DOG1,而分泌癌不表达或仅肿瘤巢周边细胞的细胞膜弱表达 DOG1。因此,联合应用一组免疫组织化学标志物(S100 蛋白、DOG1 和乳腺球蛋白),几乎可明确鉴别二者。另外,腺泡细胞癌没有 *ETV6-NTRK3* 融合基因表达。

2. 多形性腺癌　好发于小唾液腺,腮腺多形性腺癌罕见。肿瘤组织学形式较为复杂,常排列成条索状或旋涡状,通常多种形态混合存在。肿瘤可见微囊和大囊区,囊腔内可见分泌样物质。免疫组织化学罕见共表达 S100 蛋白和乳腺球蛋白,必要时可活检标本,时行 *ETV6* 分子检测,以鉴别二者。

3. 低级别唾液腺导管癌(LGSDC)　亦称低度恶性筛状囊腺癌,形态学上与乳腺的不典型导管增生至低级别导管原位癌相似,主要由大小不等的囊或导管内上皮细胞增生构成,囊内及导管内增生的细胞呈筛状、微乳头状或实性生长模式。低倍镜下肿瘤可能被误诊为分泌癌,仅个别 LGSDC 病例局灶呈浸润性生长,而绝大多数分泌癌呈浸润性生长。免疫组织化学两者均可弥漫强阳性表达 S100 蛋白和乳腺球蛋白。两者最主要的鉴别点在于 LGSDC 瘤细胞巢周围有一层完整的肌上皮细胞围绕,免疫组织化学示巢周细胞表达 P63、calponin 或 SMA 等肌上皮标志物或 DOG1。分子检查可以帮助鉴别两者,LGSDC 不具有 *ETV6-NTRK3* 基因融合易位。

4. 高级别唾液腺导管癌(HGSDC)　与绝大部分低级别分泌癌相比,HGSDC 并非其主要的鉴别诊断,二者的鉴别相对容易。然而,当分泌癌发生高级别转化时,需要与 HGSDC 鉴别。有鉴别诊断价值的特征包括:HGSDC 呈广泛浸润性生长;常见瘤细胞巢中央粉刺样坏死;分子检测 HGSDC 常出现 *HER2* 基因扩增,而分泌癌不存在 *HER2* 基因扩增。

5. 黏液表皮样癌(MEC)　典型的 MEC 与分泌癌鉴别并不困难。然而,考虑到分泌癌显示黏液卡红染色阳性的细胞质内黏液,局灶可表达 P63 或多囊结构形成,因此可模拟囊性低级别 MEC。免疫组织化学表达 P63,不表达 S100 蛋白和乳腺球蛋白,可鉴别二者。MEC 具有 *CRTC1-MAML2* 基因融合,有助于鉴别二者。

【病例 1】

患者,女性,53 岁。右侧耳下区无痛性肿物 2 年,缓慢长大。

患者于 2 年前无意中发现右侧耳垂下一花生大小肿物,无疼痛及任何不适,未曾诊治。肿物逐渐增大,近 3 个月生长迅速,约红枣大小。门诊以"右侧腮腺肿物"收入院。

既往体健。

专科查体:面部对称,开口度、开口形未见异常。右侧耳下可触及一大小约 2.5cm×2.0cm×1.5cm 不规则肿物,质地韧,偏硬。有轻度触压不适,可活动,表面光滑。肿块与周围组织无明显粘连,表面皮肤正常。颌面部各组淋巴结未触及明显肿大。

超声检查:腮腺彩超示右侧腮腺实质内见大小 2.6cm×19.1cm×14.9cm 的混合回声团,形态不规则,边界较清楚。实性部分为不规则稍高回声,其内未见明显血流信号。

临床诊断:右侧腮腺肿物。

临床治疗:在局部麻醉下切除右侧腮腺肿物及周围部分腮腺,术中冰冻病检。

肉眼观察:腺体及瘤体组织大小约 3.0cm×2.0cm×2.0cm。肿瘤大小为 2.0cm×1.5cm×1.5cm,实性,有包膜。剖面囊实性,灰白色,部分区域呈褐色。腺体剖面为黄色。

光镜观察:肿瘤组织排列呈实性或分叶状、乳头囊状。微囊结构腔内含嗜酸性样分泌物。瘤细胞中等大小,圆形或卵圆形,可见单个小核仁,细胞质丰富,嗜酸性或多泡状(图 6-2-86)。

病理诊断:(右侧腮腺)分泌癌。

【病例讨论】

1. 分泌癌的命名与流行病学　分泌癌是具有乳腺分泌特征的一类新发现的唾液腺恶性肿瘤。2008 年 Reis-Filho JS 等发现乳腺的腺泡细胞癌缺乏 *ETV6* 基因重排,而乳腺分泌性癌具有 *ETV6* 基因重排。Skálová 等首次报道一组与乳腺分泌性癌具有相似组织形态学特征和 t(12;15)(p13;q25)染色体平衡易位的唾液腺肿瘤,并将这种新的肿瘤实体命名为乳腺样分泌癌(mammary analogue secretory carcinoma),该

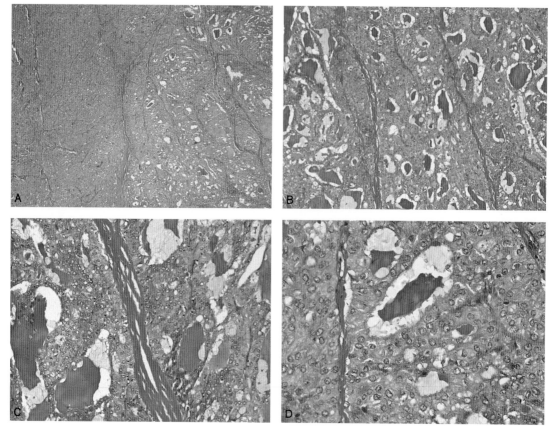

图 6-2-86　分泌癌

A. 肿瘤组织排列呈实性或分叶状、微囊、管状、乳头囊状及筛状,通常以不同比例混合存在(HE 染色,40×);
B、C. 瘤细胞胞体中等大小,圆形或卵圆形,可见单个小核仁,细胞质丰富,嗜酸性或多泡状(HE 染色,200×);D. 个别病例瘤细胞较大,细胞质丰富(HE 染色,400×)。

肿瘤与唾液腺的腺泡细胞癌不同。2017 年 WHO 新分类又将其修改为分泌癌(secretory carcinoma),目前共报道 232 例。分泌癌发病年龄广泛,通常发生于成人,儿童亦可发病,年龄范围为 10~86.5 岁,平均年龄 46.5 岁。分泌癌总体来说是一个低度恶性的唾液腺肿瘤,预后相对较好,可发生局部复发(16.2%,16/99)、局部淋巴结转移(8.6%,7/81)和远处转移(4.0%,4/99)。

2. 低级别与高级别分泌癌的组织学　镜下特征性表现为分泌癌都是由纤维间隔分隔成小叶结构,包括微囊结构、管状结构和实体结构。在微囊和管腔内存在黏液卡红染色、PAS 染色及阿尔辛蓝染色阳性的分泌物。

低级别分泌癌细胞核圆形至椭圆形,染色质细颗粒状,核仁小而突出,位于中央,细胞核周围绕囊泡。细胞质弱嗜酸性或透明,呈颗粒、空泡或泡沫状外观。细胞异型性较小,核分裂象罕见。因此,分泌癌可能在组织学上类似于酶原颗粒缺乏的腺泡细胞癌、低度恶性筛状囊腺癌和非特异性唾液腺癌。但与腺泡细胞癌不同,分泌癌缺乏以酶原颗粒为特征的浆液性分化。

高级别分泌癌的特点是局部明显可见未分化细胞增生,形成实体和小梁状形态,伴周围神经侵犯和粉刺样坏死。与低级别分泌癌相反,高级别肿瘤的细胞表现出明显的核多形性、核仁明显和病理性核分裂象,且无分泌活性。高级别分泌癌常见神经和血管侵犯。

【病例2】

患者,男性,55 岁。左侧耳垂下无痛性肿物 2 年,缓慢长大。

患者于 2 年前无意中发现左侧耳垂下一肿物,约黄豆大小,无疼痛及任何不适,未曾诊治。肿物逐渐增大,近2个月生长迅速,约红枣大小。门诊以"左侧腮腺肿物"收入院。

既往体健。

专科检查:左侧腮腺区耳垂下方可触及一大小约3.0cm×3.0cm×2.0cm肿物。质地韧,表面较光滑,可活动,无压痛,表面皮肤未见异常。挤压左侧腮腺见腮腺导管口有少许清亮唾液分泌,左侧下颌下区及颈部未触及肿大的淋巴结。

临床诊断:左侧腮腺肿物。

临床治疗:在局部麻醉下行左侧腮腺肿物及部分腺体切除。

肉眼观察:腺体样软组织及肿物一个,总体积为2.5cm×2.5cm×2.0cm,肿物大小为1.5cm×1.0cm×1.0cm,质地较硬。剖面囊实性,灰白色,似有包膜,与周围组织无明显粘连。

光镜观察:肿瘤呈实性巢团状,大小不一的微囊腺样、闰管样结构,部分囊腔内充满淡嗜伊红染色无定形物质,细胞间由纤维组织间隔,血管丰富;伴胆固醇裂隙形成;肿瘤细胞圆形或卵圆形部分,细胞质呈空泡状,细胞质内可见散在淡粉色的颗粒,细胞核大,核仁清楚,可见单个小核仁,细胞质丰富,嗜酸性或多泡状(图6-2-87)。

病理诊断:(左侧腮腺)分泌癌。

【病例讨论】

1. 分泌癌的免疫组织化学和分子病理学诊断意义　分泌癌的广谱细胞角蛋白(pan-cytokeratin,PanCK)(AE1/AE3和CAM5.2)、CK7、CK8、CK18、CK19、EMA、S100蛋白、乳球蛋白等均为阳性,且为弥漫强阳性表达。在大部分分泌癌病例中,肿瘤细胞还表达巨囊性病的液状蛋白-15(gross cystic disease fluid protein-15,GCDFP-15)(特别是分泌性物质的着色)、SOX10和GATA-3。在最初的报道中,一个重要的发现是,分泌癌的P63、calponin、CK14、平滑肌肌动蛋白(smooth muscleactin,SMA)及CK5/6等基底细胞/肌上皮细胞标记物几乎均为阴性。虽然P63蛋白通常在分泌癌细胞中表达缺失,但它偶尔也会在外周区域

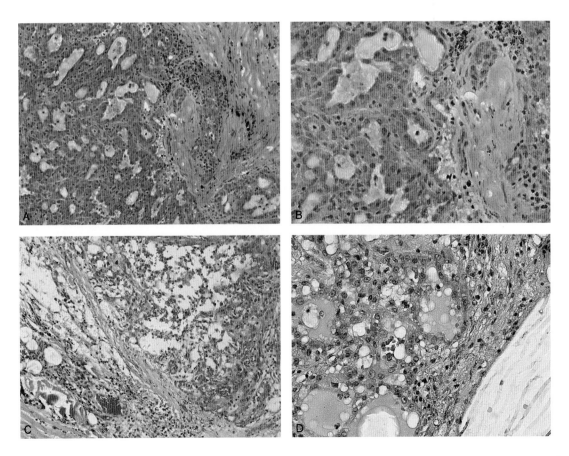

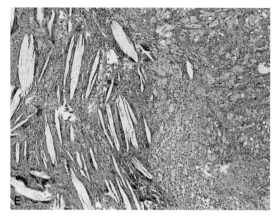
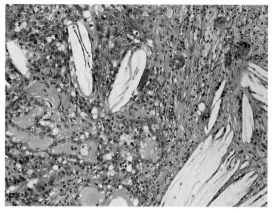

图 6-2-87 分泌癌

A. 冰冻组织切片示肿瘤组织可以排列成实性或分叶状、微囊,伴有陈旧性出血(HE 染色,200×);B. 冰冻组织切片示肿瘤中可见陈旧性出血(HE 染色,400×);C. 肿瘤组织排列成实性或分叶状、乳头囊状(HE 染色,200×);D. 肿瘤细胞的细胞质丰富,部分透亮,部分嗜碱,细胞核大而深染(HE 染色,400×);E. 肿瘤组织中可见胆固醇晶体裂隙(HE 染色,200×);F. 肿瘤组织中可见胆固醇晶体裂隙(HE 染色,400×)。

着色。另一个重要的发现是,分泌癌中 DOG1 的着色模式与在腺泡细胞癌不同。这种氯离子通道选择性地表达于浆液性腺泡的腔缘和闰管细胞。大部分分泌癌中 DOG1 表达阴性,而在绝大部分腺泡细胞癌中,DOG1 表现为管腔细胞顶端强烈的膜着色和不同强度的细胞质着色。部分学者认为,结合形态学及 S100、乳球蛋白的免疫反应,足以诊断分泌癌,而不需要对 *ETV6* 基因重组进行分子学的确认。这样的观点在典型的病例中可能是正确的。但是,在组织学形态不典型时,特别是在高级别分泌癌及形态学不典型的分泌癌中,FISH 仍然是确诊的金标准。

2. 分泌癌的预后 分泌癌通常是一种惰性的唾液腺恶性肿瘤。据报道,多达 25% 的病例有淋巴结转移,但远处转移很少见。肿瘤预后相对较好,临床分期、淋巴结转移和高级别转化是影响预后的主要因素。分泌癌具有侵袭性,部分病例会局部复发;少数伴有高级别转化的病例,会伴局部淋巴结转移和远处转移,甚至致死。组织学是诊断分泌癌的基础,绝大多数的分泌癌可以通过组织形态学联合免疫组织化学明确诊断,仅少数病例需要通过 FISH 检测 *ETV6-NRTK3* 融合而明确诊断。因为目前对分泌癌的报道例数仅超过 200 例,所以要准确了解其临床生物学行为和预后,需要进一步大样本的临床观察研究。

(陈宇 韩琪)

十一、皮脂腺癌

皮脂腺癌(sebaceous carcinoma,WHO ICD-O code 8410/3)是由不同成熟程度的皮脂腺细胞构成的一种罕见的低度恶性肿瘤,是向皮脂腺分化的腺癌。1991 年,WHO 在唾液腺肿瘤分类中提出皮脂腺癌。肿瘤为非对称性,界限不清,呈浸润性生长,呈不规则小叶状。

【临床要点】

1. 皮脂腺癌见于成年人,平均年龄 62 岁。

2. 女性多见,男女比例 1∶2。

3. 皮脂腺癌为无痛性肿物,可呈多灶性,具有局部侵袭性。随着肿瘤的发展,可发生疼痛、面瘫等症状,也可发生区域性淋巴结转移或远处转移。

4. 眼外皮脂腺癌多见于头颈部皮肤,少见于口腔、唾液腺。

5. 肿瘤生长缓慢,病程时间长。

【病理学特征】

1. 肉眼观察

（1）肿瘤呈结节状,剖面呈灰黄色、灰白色,实性组织。

（2）可有包膜,但不完整。

（3）可见溃疡形成。

2. 光镜观察

（1）皮脂腺癌早期表现为良性生长模式。组织学上肿瘤细胞呈片状、岛状和小梁状排列（图 6-2-88A），可见皮脂分化（6-2-88B、C）。肿瘤小叶由两类细胞组成,一类是嗜碱性的皮脂腺生发细胞,另一类是皮

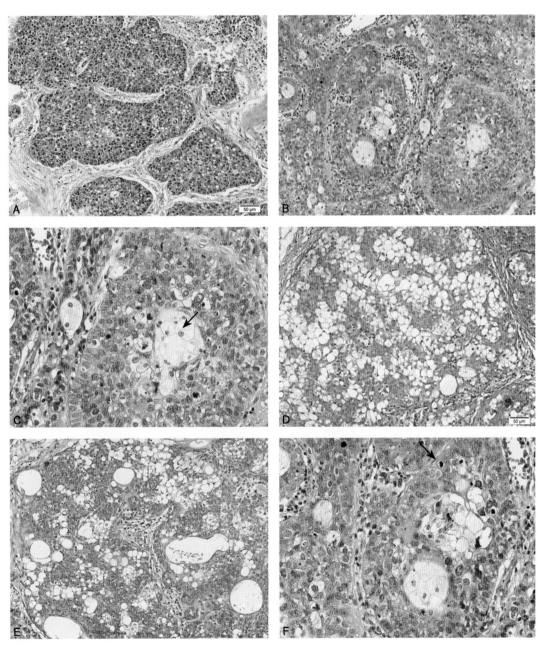

图 6-2-88 皮脂腺癌

A. 肿瘤细胞呈片状、岛状和小梁状排列（HE 染色,200×）;B. 瘤组织呈不规则小叶状,可见皮脂分化（HE 染色,200×）;C. 皮脂分化细胞的细胞质透明（箭头示,B 图局部放大）（HE 染色,400×）;D、E. 瘤细胞呈浸润性生长,可见脂滴形成（HE 染色,200×）;F. 肿瘤细胞异型性和核分裂象（箭头示）（HE 染色,400×）。

脂腺细胞,细胞质呈嗜酸性泡沫状,瘤细胞呈浸润性生长,可见脂滴形成(图6-2-88D、E)。部分瘤细胞体积较小,细胞核深染,肿瘤有坏死,可见异常核分裂象(图6-2-88F)。根据肿瘤的生长方式,皮脂腺癌分为Ⅰ~Ⅲ级。Ⅰ级皮脂腺癌界限清楚,瘤性小叶大小较一致,分化好的肿瘤细胞的细胞质丰富,呈空泡状,细胞核深染,表现为似脂母细胞样的皮脂腺细胞。Ⅱ级皮脂腺癌的瘤性小叶较清晰,呈浸润性生长或小叶有融合。Ⅲ级皮脂腺癌呈浸润性生长/弥漫性生长,似髓样癌。

（2）变异型(皮脂腺癌亚型):①基底细胞样皮脂腺癌,肿瘤细胞被周围纤维间质分割呈巢状、条索状,呈浸润性生长。细胞质较少,小细胞,癌巢周围常见栅栏状排列的基底样细胞,中央可形成"粉刺样"坏死(图6-2-89),中央皮脂腺样细胞具有不同程度的分化及异型性,明显的皮脂腺细胞较少见,较难辨别,细胞核染色深,多形性明显,核浆比例高,核仁显著。②鳞状细胞样皮脂腺癌,属于分化程度较差的皮脂腺癌,可见鳞状上皮化生,伴有角化珠形成。部分病变可见梭形细胞,似肉瘤样改变。③伴有假性神经内分泌器官样结构的皮脂腺癌,局部区域似"类癌"。

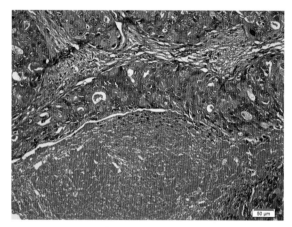

图 6-2-89　基底细胞样皮脂腺癌
基底样细胞呈栅栏状排列,细胞核异型性较大,中央可见"粉刺样"坏死(HE染色,200×)。

【免疫组织化学染色】

肿瘤细胞表达EMA(图6-2-90A)、CK(图6-2-90B)、乳铁蛋白、雄激素受体(AR),不表达CEA,部分表达EA(图6-2-90C)、P63(图6-2-90D)。泡状透明细胞表达SMA(图6-2-90E)。肿瘤细胞对S100蛋白、SMA反应阴性(图6-2-90F)。

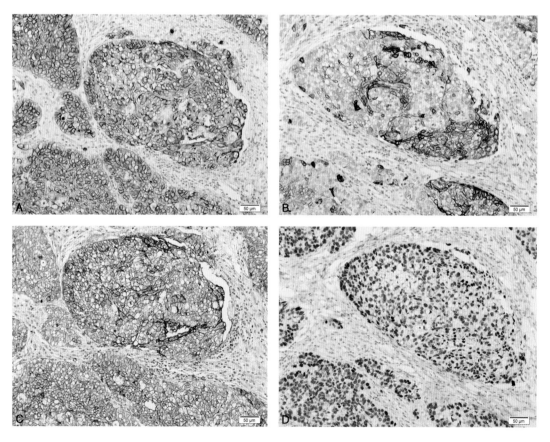

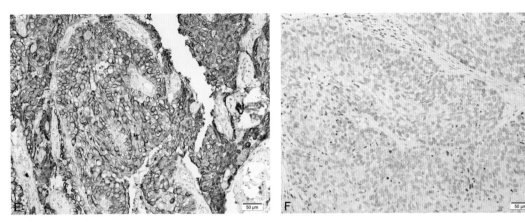

图 6-2-90　皮脂腺癌的免疫组织化学

A. 肿瘤细胞表达 EMA（SP,200×）;B. 肿瘤细胞表达 CK（SP,200×）;C. 肿瘤细胞表达 EA（SP,200×）;D. 肿瘤细胞表达 P63（SP,200×）;E. 肿瘤细胞表达 SMA（SP,200×）;F. 肿瘤细胞对 S100 蛋白反应阴性（SP,200×）。

【组织学特殊染色】

肿瘤细胞苏丹Ⅲ、苏丹Ⅳ、苏丹黑、油红 O 染色阳性,PAS 染色和阿辛蓝染色阴性。

【鉴别诊断】

皮脂淋巴腺癌（sebaceous lymphadenocarcinoma,WHO ICD-O code 8410/3）,又称为癌在皮脂淋巴腺瘤中（carcinoma ex sebaceous lymphadenoma）,是罕见的唾液腺低度恶性皮脂肿瘤,也被认为是皮脂淋巴腺瘤的恶性型。其组织发生可能来自淋巴结中迷走的唾液腺组织。肿瘤组织由良性成分和恶性成分两部分结构构成。良性成分为皮脂淋巴腺瘤表现,可见淋巴组织中有大小不等的上皮团浸润,上皮团内可见皮脂腺样细胞分化（图 6-2-91A）。恶性成分可以为皮脂腺癌、低分化癌或腺样囊性癌,也可伴有导管样分化或上皮-肌上皮癌样区域。恶性肿瘤细胞呈团块状或条索状,细胞异型性明显,可见核分裂象（图 6-2-91B）。

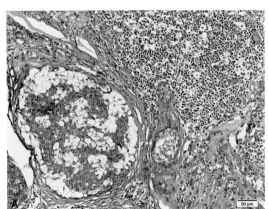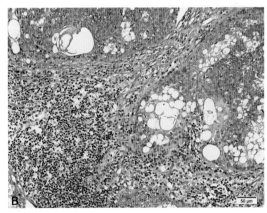

图 6-2-91　皮脂淋巴腺癌

A. 淋巴组织中可见上皮团浸润,上皮团内有皮脂腺样细胞分化（HE 染色,200×）;B. 肿瘤呈团块状,可见细胞异型性及核分裂象（HE 染色,200×）。

【病例 1】

患者,女性,61 岁。左侧腮腺肿物 2 年,迅速增大伴口眼歪斜 1 个月。

患者 2 年前发现左侧腮腺区有一花生大小的结节,无自觉症状,抗生素治疗无效。近 1 个月出现左侧口眼歪斜,且肿物增大迅速。门诊以"左侧腮腺区恶性肿物"收入院。

专科检查:患者面瘫症状,左侧口眼向右侧歪斜,左侧腮腺区可触及 3.5cm×2.5cm 大小肿物,活动度差。

肉眼观察:腮腺及肿物,大小 5.5cm×4.0cm×3.0cm。剖面见一肿物,大小为 3.5cm×3.0cm×2.0cm,灰白色,质地硬,包膜不完整。

光镜观察:瘤细胞排列成巢、成片或索状,部分区域分化较好,瘤细胞的细胞质透明呈空泡状,可见脂滴形成(图 6-2-92A)。部分区域分化较差,瘤细胞体积较小,细胞核深染,可见核分裂象,细胞异型性显著(图 6-2-92B、C)。间质中胶原纤维增生(图 6-2-92D),少数区域见散在柱状黏液细胞及黏液,部分瘤组织向腮腺内侵袭。

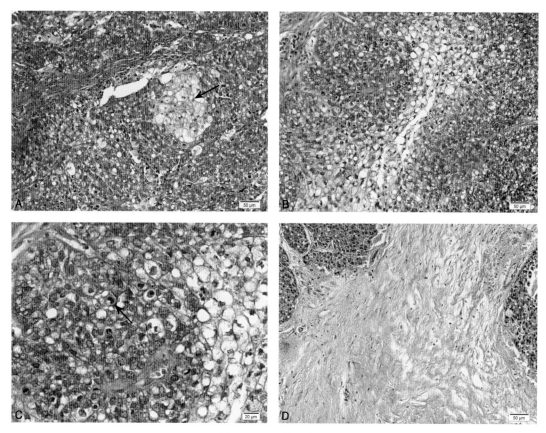

图 6-2-92　皮脂腺癌

A.肿瘤细胞的细胞质透明呈空泡状,可见脂滴形成(箭头示)(HE 染色,200×);B.肿瘤细胞异型性明显(HE 染色,200×);C.肿瘤细胞异型性和核分裂象(箭头示,B 图局部放大)(HE 染色,400×);D.肿瘤间质中纤维组织增生(HE 染色,200×)。

免疫组织化学显示,肿瘤细胞表达 EMA、CK5/6、EA、CK/34βE12、P63、Ki-67 增殖指数 30%(图 6-2-93)。

病理诊断:(左侧腮腺)皮脂腺癌。

【病例讨论】

1. 皮脂腺癌与黏液表皮样癌的鉴别要点　皮脂腺癌向皮脂腺分化的细胞较少或散在分布,细胞质透明呈空泡状、杯状细胞及黏液细胞样时,需要与黏液表皮样癌中的黏液细胞相鉴别。此时,进行黏液染色有助于鉴别,皮脂腺癌对黏液染色阴性。

2. 皮脂腺癌的组织胚胎学发生及遗传性特征　皮脂腺为皮肤的重要腺体,主要功能为分泌皮脂。在唾液腺组织的闰管和纹管内,也含有类似皮肤附属器的皮脂腺结构,使唾液腺实质细胞具有皮脂腺分化

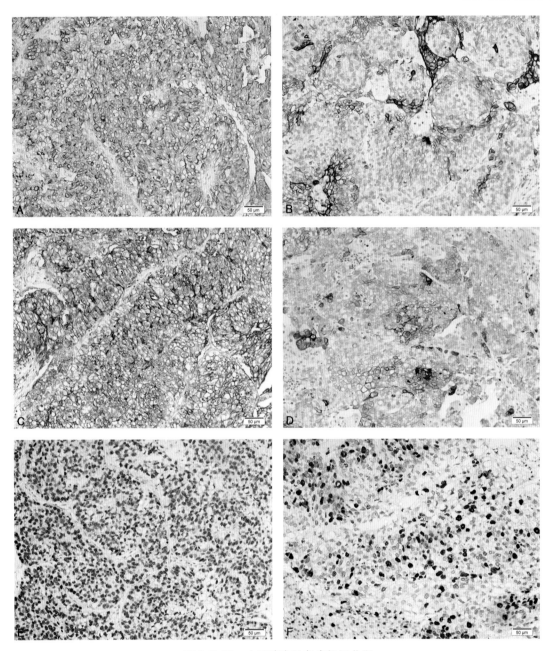

图 6-2-93　皮脂腺癌的免疫组织化学

A. 肿瘤细胞 EMA 表达阳性（SP, 200×）; B. 肿瘤细胞 CK5/6 表达阳性（SP, 200×）; C. 肿瘤细胞 EA 表达阳性（SP, 200×）; D. 肿瘤细胞对 CK/34βE12 呈局灶表达阳性（SP, 200×）; E. 肿瘤细胞 P63 表达阳性（SP, 200×）; F. 肿瘤细胞 Ki-67 增殖指数 30%（SP, 200×）。

潜能。皮脂腺癌的组织胚胎学发生较为支持的假说是皮脂腺癌起源于多功能干细胞, 可以向皮脂腺细胞分化。皮脂腺癌可能是 Muir-Torre 综合征的一种表现。研究表明, 皮脂腺癌的发生与视黄醇类 X 受体 β 和 γ 的表达相关。Muir-Torre 综合征是遗传性非息肉性结直肠癌（HNPCC）或 Lynch 综合征的表型变异体, 常常与 DNA 错配基因 *MMR* 修饰蛋白 PMS2、MSH2、MSH6 和 *MLH1* 基因突变有关。Muir-Torre 综合征相关性皮脂腺癌常发生于眼睑和鼻。另外, 皮脂腺癌与 MUTYH-相关息肉病（MAP）有关。MAP 是由于 *MUTYH* 基因突变导致的常染色体隐性遗传病, 与 Muir-Torre 综合征的表现非常类似。

【病例 2】

患者, 男性, 68 岁。右侧耳屏前肿物 3 年。

右侧耳屏前肿物3年,缓慢生长,无不适,未给予治疗。门诊以"右侧腮腺区良性肿物"收入院。

专科检查:右侧耳屏前可触及3.3cm×2.6cm大小肿物,活动度好,界限清楚,质地中等。与周围组织无粘连,表面较光滑,无面瘫症状。

肉眼观察:灰红色腺体及肿物组织,肿物2.8cm×2.5cm×2.2cm大小。剖面灰黄色或灰白色,质地中等,包膜不完整,边界不清。

光镜观察:肿瘤部分区域包膜不完整,部分区域呈局部浸润,侵犯周围腺体组织。肿瘤组织主要由两部分组成,一部分为弥漫的淋巴组织背景中,可见唾液腺导管样细胞组成的大小不等的上皮团,细胞分化较好。部分细胞的细胞质呈泡沫状,细胞核位于中央(图6-2-94A)。另一部分为肿瘤细胞组成实性团块状、小条索状上皮团,细胞分化较差,仍可见细胞质呈泡沫状的细胞,部分区域伴有导管样分化,可见病理性核分裂象(图6-2-94B)。

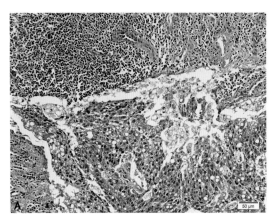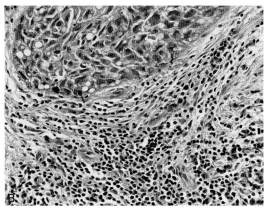

图6-2-94 皮脂淋巴腺癌

A. 淋巴组织背景中可见大小不等的上皮团,细胞分化较好,部分细胞的细胞质呈泡沫状(HE染色,200×);

B. 淋巴组织背景中可见实性团块状上皮团,有核分裂象(HE染色,400×)。

病理诊断:(右侧腮腺)皮脂淋巴腺癌。

【病例讨论】

皮脂淋巴腺瘤与皮脂淋巴腺癌的鉴别标准是什么?

皮脂淋巴腺瘤与皮脂淋巴腺癌的组织发生,可能来自唾液腺异位皮脂腺的活化或淋巴结内迷走的皮脂腺组织。二者发病率均较低,临床多表现为缓慢生长的无痛性肿块。病史长者可有轻度疼痛。一般无面神经受损症状,无明显的恶性特征,临床极易将皮脂淋巴腺癌误诊为唾液腺良性肿瘤。目前的诊断主要依据术后病理诊断,病变除含有皮脂腺样成分外,还伴有显著的淋巴样间质。皮脂淋巴腺癌肿瘤剖面灰黄色或灰白色,包膜不完整,可侵犯周围组织。组织学上,皮脂淋巴腺癌被认为是皮脂淋巴腺瘤的恶性变。

(周峻)

十二、淋巴上皮癌

淋巴上皮癌(lymphoepithelial carcinoma,WHO ICD-O code 8082/3)是一种伴有明显非肿瘤性淋巴细胞、浆细胞浸润的未分化癌,又称恶性淋巴上皮病变(malignant lymphoepithelial lesion)或未分化癌伴淋巴样间质(undifferentiated carcinoma with lymphoid stroma)。亚洲人大部分病变的发生与EB病毒有关。肿瘤细胞分化差,但综合治疗的效果较好。

【临床要点】

1. 淋巴上皮癌少见,发病率低于1%,多见于北美洲因纽特人,尤其是格陵兰岛的土著居民,也见于亚洲南部、东部(如日本)居民,还可见于非洲北部居民。

2. 年龄分布广泛,60岁高发。

3. 男女无明显差异。

4. 绝大部分发生于大唾液腺,腮腺约占75%。

5. 淋巴上皮癌发病与EB病毒有关。

6. 淋巴上皮癌主要表现为无痛性包块,病程较短。少数患者可伴发疼痛和神经压迫症状,就诊时常出现局部淋巴结转移。

【病理学特征】

1. 肉眼观察

(1)肿瘤多为分叶状,实性包块,质地硬。

(2)肿瘤呈浸润性生长,边界不清。

2. 光镜观察

(1)腺体结构破坏,小叶结构不清。

(2)肿瘤性上皮岛呈不规则实性条索或巢状分布,周围伴有大量淋巴细胞和浆细胞浸润(图6-2-95,图6-2-96)。

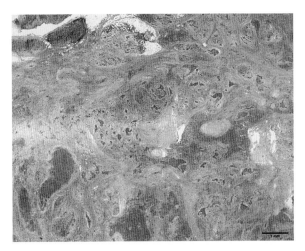

图6-2-95 淋巴上皮癌的病理特征

腺体结构被破坏,小叶结构不清。不规则的肿瘤上皮岛浸润,伴有大量淋巴细胞间质(HE染色,12.5×)。

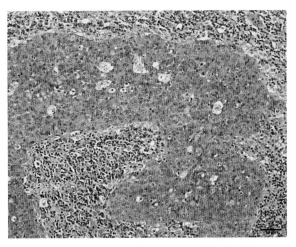

图6-2-96 淋巴上皮癌的病理特征

肿瘤细胞形成不规则团片或岛状,周围大量淋巴细胞和浆细胞浸润(HE染色,200×)。

(3)癌细胞多形性,有大的空泡状核,以及明显的核仁,细胞质嗜酸,边界不清,核分裂象多见(图6-2-97A)。

(4)肿瘤细胞周围有大量淋巴细胞浸润,常可见生发中心。淋巴细胞为均匀一致的小淋巴细胞,混有浆细胞和组织细胞(图6-2-97B)。

(5)肿瘤可侵犯神经血管。

(6)偶见鳞状化生、多核巨细胞、淀粉样物质沉积等。

【免疫组织化学特征】

1. 上皮细胞表达EMA、PanCK(图6-2-98A)。淋巴细胞表达LCA。肿瘤细胞具有极高的增殖活性,

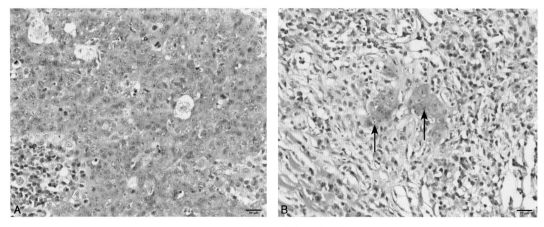

图 6-2-97　淋巴上皮癌的病理特征

A.肿瘤细胞相互融合,界限不清,细胞核大而淡染,呈毛玻璃状,核仁明显,易见核分裂象(HE 染色,400×);B.淋巴细胞和浆细胞浸润明显,可见肿瘤上皮岛(箭头示)(HE 染色,400×)。

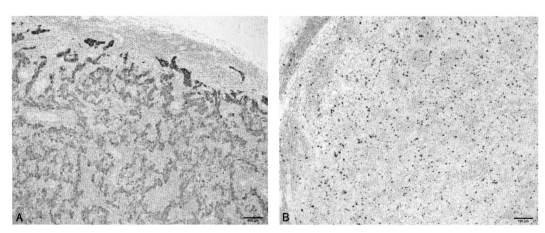

图 6-2-98　淋巴上皮癌的免疫组织化学

A.肿瘤性上皮表达 PanCK(SP,100×);B.肿瘤的 Ki-67 增殖指数高(SP,100×)。

Ki-67 增殖指数高(图 6-2-98B)。

2. 原位杂交、免疫组织化学或血清学可检测到 EB 病毒。

【鉴别诊断】

1. 转移性鼻咽癌　鼻咽癌细胞界限不清,呈合体状。细胞核呈空泡状,核仁突出。光镜下两者的鉴别非常困难,因此在诊断淋巴上皮癌之前,必须仔细检查鼻咽部,排除鼻咽部原发癌的存在。

2. 良性淋巴上皮病变　病变中巢状或岛屿状增生的上皮无明显异型性。EB 病毒检测多为阴性。

3. 大细胞淋巴瘤　相关淋巴瘤细胞标志物阳性。

4. 大细胞未分化癌　两者肿瘤性上皮成分非常近似,但是大细胞未分化癌缺乏淋巴细胞间质。

5. 恶性无色素性黑色素瘤　黑色素瘤一般缺乏淋巴细胞间质。免疫组织化学表达 S100 蛋白和 HMB45,不表达 CK。

知识点

唾液腺淋巴上皮癌的诊断要点

1. 发生于唾液腺的无痛性包块,病程较短。

2. 病变为肿瘤性上皮岛或上皮条索,异型性明显,呈浸润性生长。

3. 肿瘤间质大量淋巴细胞和浆细胞浸润。

4. 患者 EB 病毒检测率较高。

5. 鉴别诊断应排除转移性鼻咽癌、良性淋巴上皮病变、大细胞未分化癌等。

【病例】

患者,女性,48 岁。右侧面部包块 5 年。

患者发现右侧面部包块 5 年,无疼痛等不适。3 个月前出现右侧面部肿胀,抗感染治疗后消退,后自觉包块变大变硬,并伴有隐痛。

鼻咽部检查排除鼻咽癌可能。

肉眼观察:红褐色腺体组织一块,总体积 4.0cm×4.0cm×2.0cm。剖面灰白色,实性,未见确切包块。淋巴结 1 枚,直径 1.6cm。

光镜观察:瘤细胞呈巢状或团块状分布,瘤细胞间及肿瘤间质中有密集淋巴细胞浸润(图 6-2-99A)。肿瘤组织浸润血管、导管和脂肪组织(图 6-2-99B)。肿瘤细胞较大,可呈多角形、不规则形、圆形等。细胞核大,呈空泡状,核仁明显,可见细胞异型性(图 6-2-99C)。部分肿瘤细胞和淋巴细胞、浆细胞混杂,并存在透明样细胞变异(图 6-2-99D)。

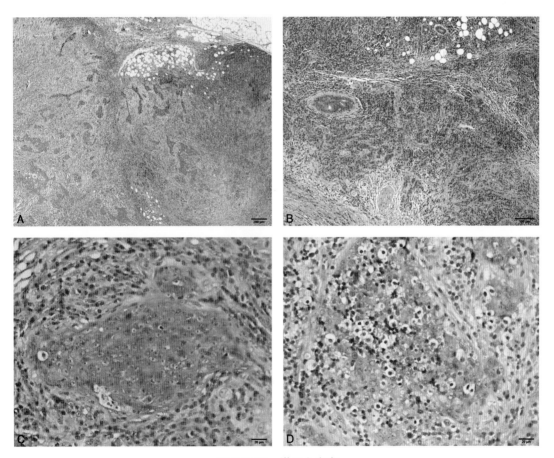

图 6-2-99 淋巴上皮癌

A. 不规则的上皮岛浸润周围组织,上皮岛周围有密集的淋巴细胞(HE 染色,40×);B. 肿瘤组织浸润血管、导管和脂肪组织,间质中有大量淋巴细胞浸润(HE 染色,100×);C. 肿瘤细胞界限不清,异型性明显,可见空泡状核和明显的核仁,肿瘤周围可见淋巴细胞和浆细胞包绕(HE 染色,400×);D. 淋巴细胞浸润肿瘤上皮岛中,部分上皮细胞呈透明细胞样改变(HE 染色,400×)。

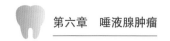

免疫组织化学染色:CK(+);EMA(+);S100蛋白(-);GFAP(-);vimentin(-)。

病理诊断:(右侧腮腺区)淋巴上皮癌。

【病例讨论】

1. 唾液腺淋巴上皮癌的临床病理特征　临床上主要表现为无痛性包块,病程较短,可伴有神经压迫症状。大体表现为分叶状实性包块,质地硬。肿瘤呈浸润性生长,边界不清。病理组织学形态特征为肿瘤性上皮岛,形态不规则,呈条索或巢状分布。癌细胞多形性,有大的空泡状核及明显的核仁。细胞质嗜酸,边界不清,核分裂象多见。肿瘤细胞周围为大量增生的淋巴细胞间质,混有浆细胞和组织细胞。病例中的组织学改变为具有异型性的上皮岛分布于淋巴细胞间质中,呈浸润性生长,符合唾液腺淋巴上皮癌的诊断。

在淋巴上皮癌的诊断中,免疫组织化学和原位杂交等可以提供极大的帮助,如上皮细胞CK阳性,淋巴细胞LCA阳性。原位杂交、免疫组织化学或血清学可检测到EB病毒等。

2. 淋巴上皮癌和良性淋巴上皮病变的关系　唾液腺淋巴上皮癌和良性淋巴上皮病变之间的关系,以及良性淋巴上皮病变恶变等,目前意见尚不统一。有学者认为,良性淋巴上皮病变中的淋巴细胞和上皮成分均可恶变,前者可发生各类恶性淋巴瘤,后者发生为上皮的癌变。随着淋巴上皮癌病例的不断增加,我们发现许多患者病程较短,形态学上并无良性淋巴上皮病变的表现。病变一开始即表现为上皮性,间质含丰富的淋巴细胞和浆细胞,故认为所谓的“恶性淋巴上皮病变”并不都是由良性淋巴上皮病变恶变而来,而是从一开始即为恶性。目前普遍认为,良性淋巴上皮病变与淋巴上皮癌是病因不同的两种疾病。大部分淋巴上皮癌的发生与良性淋巴上皮病变无关。良性淋巴上皮病为自身免疫病,多无EB病毒感染证据。而淋巴上皮癌为非自身免疾病,大部分患者有EB病毒感染。但确有少数淋巴上皮癌可在良性淋巴上皮病变基础上发生恶变而形成。本病例腮腺淋巴上皮癌,患者病程5年,无疼痛等不适。病变表现为不规则的上皮岛或上皮条索呈浸润性生长,间质充满淋巴细胞和浆细胞。病理诊断符合唾液腺淋巴上皮癌。但不能排除病变是在良性淋巴上皮病变基础上演变而来。

(陈宇　韩琪)

第三节　唾液腺良性肿瘤

一、多形性腺瘤

多形性腺瘤(pleomorphIc adenoma,WHO ICD-O code 8940/0)是最常见的唾液腺肿瘤,由不同形态的肿瘤性腺上皮、肿瘤性肌上皮细胞、黏液样区域及软骨样区域构成,通常有包膜。多形性腺瘤具有较高的复发率,多次复发的多形性腺瘤恶变风险增加。

【临床要点】

1. 多形性腺瘤可发生在任何年龄,60%发生在30~50岁(中位数年龄为40岁)。

2. 10%以下的多形性腺瘤发生于儿童。

3. 男女比例约为1:2。

4. 腮腺约占80%,下颌下腺约占5%,舌下腺约占0.1%,小唾液腺约占10%。

5. 肿瘤生长缓慢,界限清楚。质地柔软或轻度硬实,多数可移动。

【病理学特征】

1. 肉眼观察

(1)肿瘤界限清楚,直径多为2.0~4.0cm(图6-3-1A)。

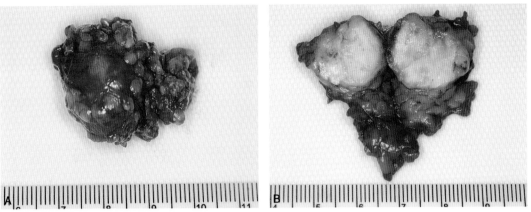

图 6-3-1 多形性腺瘤的肉眼观察

A. 肿瘤圆形,表面结节状。B. 肿瘤剖面实性,灰白色,可见黏液样区域。

(河北医科大学口腔医学院王洁医师供图)

(2)剖面实性,灰白色,可见小囊腔,内含黏液(图 6-3-1B)。

(3)可见半透明的黏液软骨样区域。

(4)大多数肿瘤包膜完整。

2. 光镜观察

(1)肿瘤包膜厚薄不一,部分肿瘤表现为指状突起的生长方式(图 6-3-2A),或者多结节状生长(图 6-3-2B)。

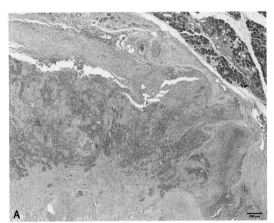
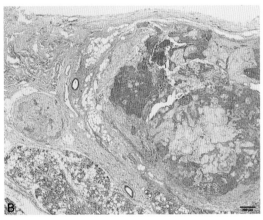

图 6-3-2 多形性腺瘤的病理

A. 肿瘤包膜厚薄不一,呈指状突起样浸润性生长,可见黏液软骨样区域(HE 染色,40×);B. 肿瘤呈多结节状生长,邻近腺体,有纤维包膜与腺体分隔(HE 染色,40×)。

(2)组织学特点:①肿瘤组织结构具有多形性,不同病例的多形性腺瘤组织形态不完全一致,肿瘤基本上都具有不同比例的导管上皮、基底细胞和肌上皮细胞,并含有多少不等的基质成分,包括黏液软骨样基质(图 6-3-3)。②肿瘤性肌上皮细胞排列成片状、小岛状和管状,围绕着导管旁的空间。肿瘤性肌上皮细胞可以表现为多种形态:上皮样、梭形、浆细胞样、透明细胞样和嗜酸细胞样,并且一般都有两种或多种的形态相结合(图 6-3-4)。③导管由扁平、立方或柱状上皮构成,细胞异型性小或无异型性。导管多呈小管状,可呈囊性膨胀(图 6-3-3B,图 6-3-4B)。④25% 的多形性腺瘤可见鳞状细胞化生,并可伴有角化形成(图 6-3-5)。⑤肿瘤中的基质在不同病例数量不一,可表现为嗜伊红的透明或黏液软骨样组织。前者是基膜样组织,抗胰酶消化的 PAS 染色阳性和Ⅳ胶原染色阳性。黏液软骨样基质很少体现真正的软骨样结构,并且阿辛蓝染色阳性。钙化和骨化多见于病程较长的多形性腺瘤。

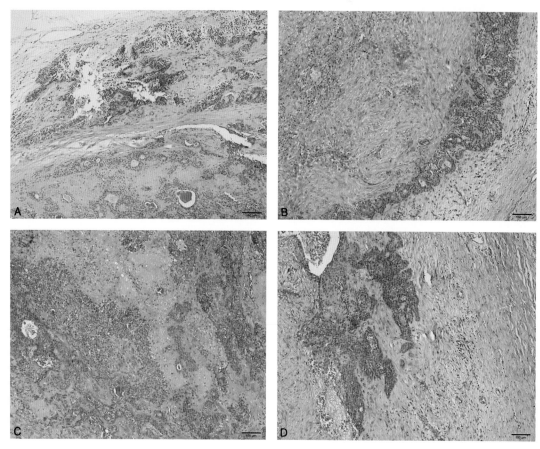

图 6-3-3　多形性腺瘤的病理特征

A. 可见黏液样区域和管状结构,肿瘤浸润包膜(HE 染色,100×);B. 在包膜内侧可见较多的管状结构,管腔内可见红染分泌物(HE 染色,100×);C. 成团片状的肿瘤上皮、管腔结构和黏液样间质(HE 染色,100×);D. 肿瘤上皮类似于基底细胞腺瘤,间质较为丰富,多为致密的纤维(HE 染色,100×)。

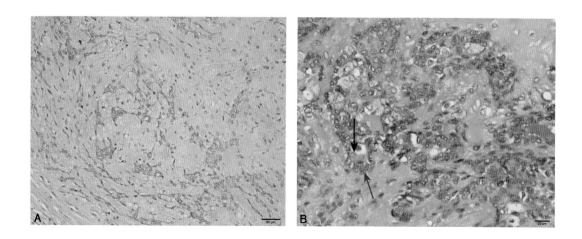

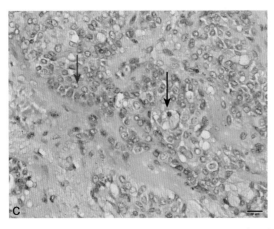

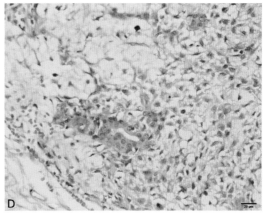

图 6-3-4　多形性腺瘤的病理特征

A. 在黏液样间质中散在多角形或梭形的肿瘤性肌上皮细胞,彼此连接呈网状(HE 染色,200×);B. 肿瘤双层管状结构中腔面的腺上皮细胞(黑色箭头示)和外周的肌上皮细胞(红色箭头示)(HE 染色,400×);C. 在肿瘤性肌上皮团中可见类似于脂母细胞样的大细胞(黑色箭头示),部分肿瘤性肌上皮细胞亦可表现为核偏位的浆细胞样(红色箭头示)(HE 染色,400×);D. 导管上皮细胞的细胞质红染,外周的黏液样区域中分散着呈多角形、梭形的肌上皮细胞(HE 染色,400×)。

【组织化学特征】

1. 基膜样组织 PAS 染色阳性,并抗胰酶消化。Ⅳ胶原染色阳性。

2. 黏液软骨样基质阿辛蓝染色阳性。

【免疫组织化学特征】

1. 肿瘤性肌上皮细胞表达肌上皮标志物,如 P63、calponin、SMA、S100 蛋白、CK-14(图 6-3-6A~D)等。

2. 肿瘤腺管样结构的腔面上皮表达腺上皮标志物,如 EMA、CK7、CAM5.2 等(图 6-3-6E、F)。

3. 肿瘤间质中黏液软骨样成分表达 S100 蛋白(图 6-3-6G)、GFAP 等。

4. 肿瘤细胞 Ki-67 增殖活性较低(图 6-3-6H),一般<5%,平均约为 1.6%。

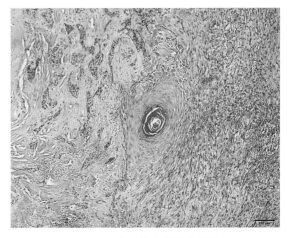

图 6-3-5　多形性腺瘤的病理特征

肿瘤组织中可见鳞状化生和角化珠(HE 染色,100×)。

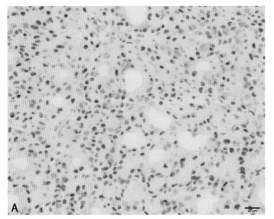

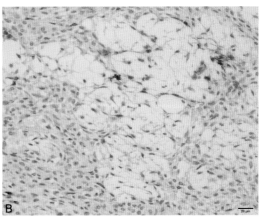

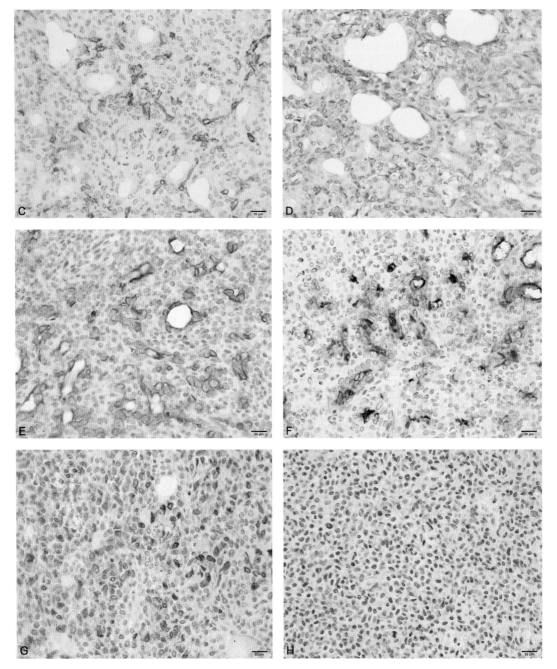

图 6-3-6 多形性腺瘤的免疫组织化学

A. 肿瘤性肌上皮细胞表达 P63,腔面细胞反应阴性(SP,400×);B. 肿瘤性肌上皮细胞表达 calponin(SP,400×);C. 部分肿瘤性肌上皮细胞表达 SMA,腔面细胞反应阴性(SP,400×);D. 肿瘤性肌上皮细胞表达 CK14,腔面细胞反应阴性(SP,400×);E. 肿瘤腔面的腺上皮细胞表达 CK7,少许肿瘤性肌上皮细胞呈弱阳性(SP,400×);F. 肿瘤腔面的腺上皮细胞表达 EMA(SP,400×);G. 肿瘤性肌上皮细胞表达 S100 蛋白,腔面细胞反应阴性;H. 肿瘤细胞 Ki-67(MIB-1)增殖指数很低,一般<5%(SP,400×)。

【鉴别诊断】

1. 肌上皮瘤　肌上皮瘤与多形性腺瘤的鉴别要点在于真性导管在肿瘤中所占的比例,若导管成分<5%,则诊断为肌上皮瘤。

2. 基底细胞腺瘤　基质成分极少的多形性腺瘤,需要和管状或小梁状排列的基底细胞腺瘤相鉴别。后者上皮的外周基底细胞呈栅栏状排列,与间质有一清晰的分界。

唾液腺多形性腺瘤的诊断要点

1. 肿瘤具有双层管状结构,外层为肿瘤性肌上皮细胞,内层为肿瘤性腺上皮细胞。
2. 肿瘤具有黏液样区域或黏液软骨样区域。
3. 肿瘤性肌上皮细胞可出现鳞状化生,形成角化珠。
4. 肿瘤中不具有癌和/或肉瘤的成分。
5. 肿瘤不出现临床转移症状。

【病例1】

患者,男性,44岁。左侧耳前包块3年,米粒大小,无明显自觉症状。

患者半年前发现左侧耳前包块,生长缓慢,长至鹌鹑蛋大小。

专科检查:左侧耳前扪及1.5cm×1.5cm大小包块,表面皮肤色温正常。包块质地中等偏硬,边界清楚,可活动,轻微触压痛,未扪及肿大淋巴结。

肉眼观察:带腺体的包块组织一个,总体积2.5cm×2.0cm×1.5cm。包块约1.5cm×1.3cm×1.0cm,包膜基本完整。剖面灰白,实性,质地中等。

光镜观察:肿瘤呈结节状,包膜基本完整。局部可见指状突起样生长(图6-3-7A),部分区域肿瘤浸润

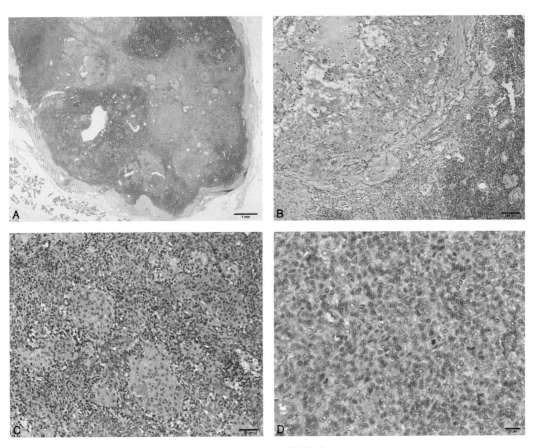

图6-3-7　多形性腺瘤

A.肿瘤呈结节状,包膜基本完整,局部可见指状突起样生长,可见明显的黏液样区域及导管,部分区域细胞丰富(HE染色,12.5×);B.在黏液样区域内,可见散在其中的梭形或多角形的肿瘤性肌上皮细胞(HE染色,100×);C.部分区域可见较多的鳞状化生(HE染色,200×);D.细胞密集区可见异型性,偶见核分裂象(HE染色,400×)。

包膜。肿瘤由细胞丰富的区域、黏液样区域和管状区域组成。在黏液样区域中,可见散在其中的梭形或多角形的肿瘤性肌上皮细胞(图 6-3-7B),也可见呈浆细胞样或上皮样的肿瘤性肌上皮细胞,形成巢团状结构。其间可见导管,导管腔内为红染分泌物。局部可见较多的鳞状化生(图 6-3-7C)。灶状区域细胞丰富,具有一定的异型性,可见核分裂象(图 6-3-7D)。

病理诊断:(左侧腮腺)多形性腺瘤,浸润包膜,部分细胞生长活跃。

【病例讨论】

1. 唾液腺多形性腺瘤的复发　病例 1 具有典型的唾液腺多形性腺瘤的组织学特点,但肿瘤表现出多结节状生长,具有一定的非典型性。浸润包膜生长,灶状区细胞丰富且具有异型性,可见核分裂象,这些组织学特征提示肿瘤具有潜在恶性或复发倾向。唾液腺多形性腺瘤的复发,通常由于手术切除不完整或肿瘤呈多结节状孤立性生长。首次复发时,肿瘤结节通常位于唾液腺组织内。多次复发后,肿瘤多位于外科手术区域的软组织中。多次复发的肿瘤,虽然很少转移到远处器官,但恶变风险增加。当肿瘤出现明确的对周围腺体的浸润,细胞异型性明显并且易见核分裂象时,需要考虑局灶性恶变的可能。据 2017 年 WHO 新分类统计,迄今为止,有 81 例多形性腺瘤转移的病例。转移性多形性腺瘤在组织学上与多形性腺瘤没有区别。转移性多形性腺瘤通常发生在局部多次复发后。据报道,原发性多形性腺瘤和远处转移之间的间隔为 3~52 年。多形性腺瘤最常见的远端部位是骨,其次是头部、颈部和肺部。虽然大多数多形性腺瘤在组织学上为良性,肿瘤的进展情况一般良好,但 WHO 认为,转移性多形性腺瘤仍然具有潜在的恶性生物学行为。

2. 唾液腺多形性腺瘤中的肌上皮细胞　肿瘤性肌上皮细胞是多形性腺瘤中重要的肿瘤细胞成分。几乎所有的多形性腺瘤都包含双层管状结构。这些管状结构由立方状的腺上皮细胞组成腔面细胞,外层包绕圆形、立方或梭形的肿瘤性肌上皮细胞。肿瘤性肌上皮细胞也位于黏液样基质中,形成肿瘤的主要成分。成片增生的肿瘤性肌上皮细胞丧失了典型的梭形特点,呈多边形,类似上皮样细胞;或细胞核偏位,细胞质红染,形成浆细胞样肌上皮细胞。病例 1 中肿瘤性肌上皮细胞呈现出了多种形态,如梭形、多角形、上皮样及浆细胞样,并且伴有鳞状化生。

【病例 2】

患者,女性,43 岁。右侧腮腺包块 10 年。缓慢生长,无自觉症状。

专科检查:右侧腮腺区扪及 2.5cm×2.5cm 大小包块,表面呈结节状。质地韧,边界清楚。可活动,轻触压痛。

肉眼观察:带腺体的包块组织一个,总体积 6.0cm×4.8cm×2.8cm,包块约 4.0cm×3.5cm×2.0cm,有包膜。表面部分区域呈结节状。剖面灰白色,实性,质地中等。

光镜观察:肿瘤包膜不完整,呈多结节状生长。肿瘤以黏液样区域为主要组成部分,细胞稀少(图 6-3-8A、B)。黏液样区域中的细胞多为梭形或多角形的肿瘤性肌上皮细胞,孤立或相互连接成网状

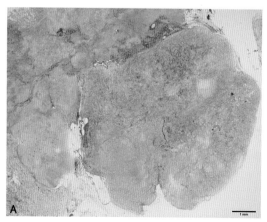
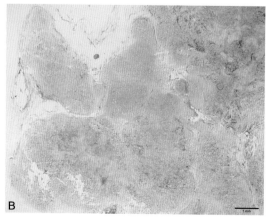

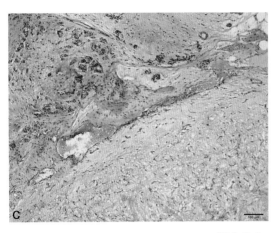
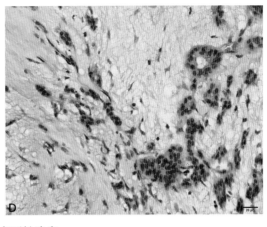

图 6-3-8　多形性腺瘤

A、B. 肿瘤呈多结节状，包膜不完整，以黏液样区域为主要成分，细胞成分较少（HE 染色，12.5×）；C. 黏液样区域中的肿瘤细胞多为梭形或多角形的肿瘤性肌上皮细胞（HE 染色，100×）；D. 部分肿瘤性肌上皮细胞似上皮样细胞，形成小巢团状和小导管（HE 染色，200×）。

（图 6-3-8C）。部分肿瘤性肌上皮细胞似上皮样细胞，形成小巢团状，可见小导管结构（图 6-3-8D）。肿瘤中的细胞无明显异型性，未见核分裂象。

病理诊断：（右侧腮腺）多形性腺瘤，多中心性生长，黏液成分丰富。

【病例讨论】

1. 唾液腺多形性腺瘤的黏液样成分　病例 2 具有典型的多形性腺瘤的组织学特点，但以黏液样成分为肿瘤的主要组成部分。这些组织学特点并不影响多形性腺瘤的诊断。由于黏液成分丰富的多形性腺瘤在手术中容易破损，可造成较高的复发率，所以临床上切除多形性腺瘤需要完整切除肿瘤，摘除腺体。切忌在手术台上打开肿瘤，避免肿瘤的黏液样成分溢出，造成术后复发和肿瘤的种植性生长。目前的研究表明，黏液样成分中富含由肿瘤性肌上皮细胞产生的蛋白多糖，蛋白多糖为肿瘤的种植性生长、复发和转移，提供了丰富的营养来源。

2. 唾液腺多形性腺瘤多中心性生长　唾液腺多形性腺瘤属于良性肿瘤，少部分为交界性肿瘤，表现为组织学形态和生物学行为上介于良恶性肿瘤之间。病例 2 肿瘤表现出多中心或多结节状的生长方式，表明肿瘤生长速度较快，生物学行为活跃。由于这种多中心或多结节状生长的肿瘤，在手术切除时容易造成遗漏，所以对于唾液腺多形性腺瘤的手术，在摘除肿瘤的同时，需要扩大摘除腺体。

> **知识点**
>
> **唾液腺多形性腺瘤的遗传学特点**
>
> 1. 8q12 重排。
> 2. 12q13-15 重排。
> 3. 不涉及 8q12 和 12q13-15 的其他克隆性改变。
> 4. 染色体 8q 和 12q 上的靶基因分别是 *PLAG1* 和 *HMGA2*。
> 5. *PLAG1* 和 *HMGA2* 基因异位。

（陈宇　韩琪）

二、肌上皮瘤

肌上皮瘤（myoepithelioma，WHO ICD-O code 8982/0）是一种良性的唾液腺肿瘤。1991年WHO将肌上皮瘤列为独立的肿瘤，占唾液腺肿瘤的1.5%。肌上皮瘤与多形性腺瘤的组织发生同源，来源于闰管的储备细胞或导管腺泡复合体。但肌上皮瘤具有特殊的组织学结构，几乎全部由具有肌上皮分化特点的细胞构成。

【临床要点】

1. 肌上皮瘤的发病年龄为9~85岁，平均年龄44岁。
2. 男女发病比例均等。
3. 肌上皮瘤的发病部位以腮腺最为常见，其次是硬腭和软腭。
4. 临床上表现为无痛性肿物，边界清楚，生长缓慢。
5. 肌上皮瘤偶尔与Warthin瘤或腺样囊性癌同时发生。

【病理学特征】

1. 肉眼观察

（1）肿瘤呈圆形或结节状，直径<5.0cm。

（2）肿瘤边界清楚，包膜完整。

（3）发生于小唾液腺者，无包膜。

（4）肿瘤剖面实性，灰白色，可见半透明区域，质地中等。

2. 光镜观察

（1）肿瘤分为梭形细胞型、上皮样细胞型、浆细胞样细胞型和透明细胞型。多数肿瘤主要由一种细胞类型构成，也可联合构成。

（2）梭形细胞型：肿瘤细胞呈长梭形，细胞核居中，常富于细胞，成片排列或束状排列（图6-3-9A）。

（3）上皮样细胞型：肿瘤细胞呈立方形或多边形，周围有不等量的嗜酸性细胞质。细胞呈片状排列（图6-3-9B）。

（4）浆细胞样细胞型：肿瘤细胞呈圆形或椭圆形，细胞质丰富，红染呈玻璃样，细胞核大而圆，偏位。细胞之间可见细胞间桥（图6-3-9C）。

（5）透明细胞型：肿瘤细胞呈多边形，细胞质透明，富含糖原。肿瘤细胞呈片状排列（图6-3-9D）。

（6）此外，肿瘤细胞可排列成小梁状、条索状、漩涡状（图6-3-10A、B）、微囊形（图6-3-10C、D），或排列成列兵状（图6-3-10E、F），细胞之间有红染玻璃样物质。肿瘤呈实性、网状（图6-3-10G）或黏液软骨样（图6-3-10H）。

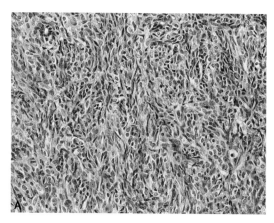
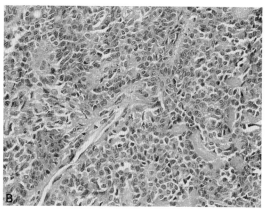

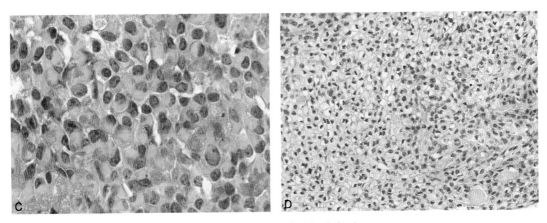

图 6-3-9 肌上皮瘤的细胞类型

A. 梭形细胞型(HE 染色,400×);B. 上皮样细胞型(HE 染色,400×);C. 浆细胞样细胞型(HE 染色,1 000×);D. 透明细胞型(HE 染色,400×)。

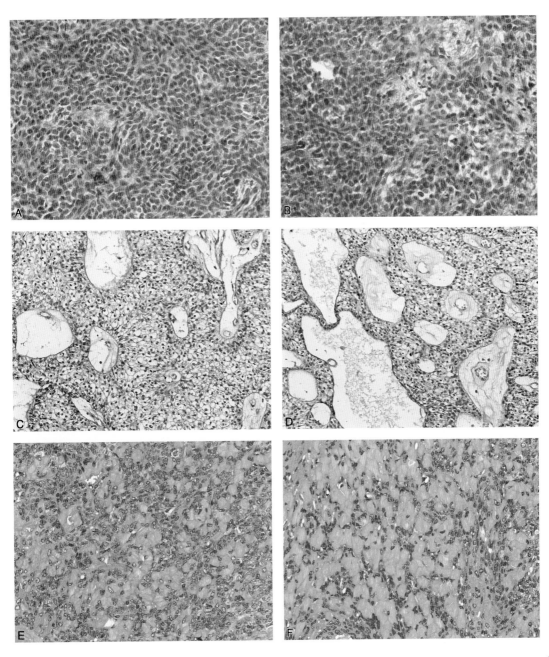

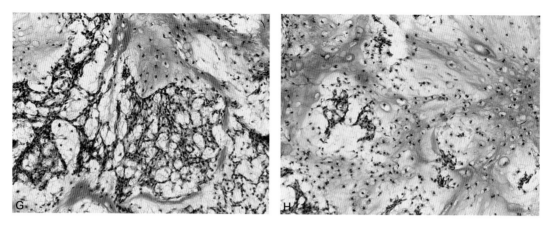

图 6-3-10 肌上皮瘤的病理特征

A、B.肿瘤细胞呈漩涡状排列,有少量黏液样基质(HE 染色,400×);C、D.肿瘤细胞排列成微囊形(HE 染色, 200×);E、F.肿瘤细胞排列成列兵状(HE 染色,400×);G.肿瘤细胞排列呈网状(HE 染色,200×);H.肿瘤 细胞形成黏液软骨样区域(HE 染色,200×)。

（7）肌上皮瘤通常由单一的肌上皮细胞构成,没有导管分化,或导管成分<5%。

【组织化学特征】

唾液腺肌上皮瘤中的黏液样区域,阿辛蓝染色阳性(图 6-3-11A),黏液卡红染色弱阳性(图 6-3-11B), PAS 染色阳性(图 6-3-11C),淀粉酶消化后,PAS 染色阳性不消失(图 6-3-11D)。

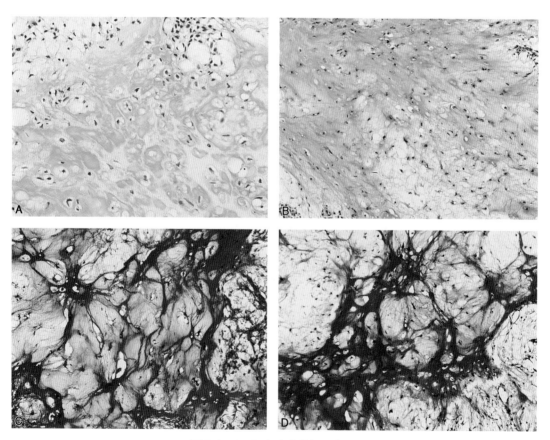

图 6-3-11 肌上皮瘤的组织化学

A.黏液样区域呈蓝色,细胞核呈红色(阿辛蓝染色,200×);B.黏液样区域黏液呈浅红色(黏液卡红染色, 200×);C.黏液样区域黏液呈深红色(PAS 染色,200×);D.淀粉酶消化后,深红色不消退(PAS 染色,200×)。

【免疫组织化学特征】

唾液腺肌上皮瘤表达 S100 蛋白（图 6-3-12A）、SMA（图 6-3-12B）、calponin、myosin 和 GFAP。不同的肿瘤细胞可能表达不同的抗体。

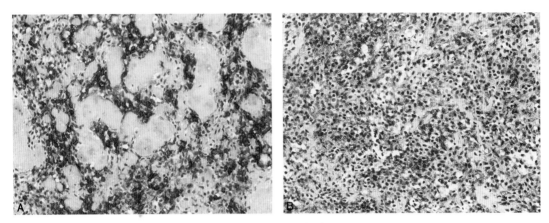

图 6-3-12　肌上皮瘤的免疫组织化学
A. 肿瘤细胞表达 S100 蛋白（SP，400×）；B. 肿瘤细胞表达 SMA（SP，400×）。

【荧光原位杂交（FISH）特征】

EWSR1（22q12）基因断裂检测：随机计数 200 个肿瘤细胞，存在异常信号方式的细胞比例大于阈值 15%，提示肿瘤存在 *EWSR1*（22q12）基因断裂（图 6-3-13）。

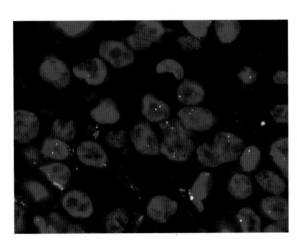

图 6-3-13　肌上皮瘤荧光原位杂交检测肌上皮瘤细胞 *EWSR1*（22q12）基因断裂，正常的黄色信号分离为红色和绿色信号（荧光原位杂交，1 000×）
（河北医科大学第二医院病理科张祥宏医师供图）。

【鉴别诊断】

1. 多形性腺瘤（pleomorphic adenoma，WHO ICD-O code 8940/0）　多形性腺瘤由肿瘤性腺上皮和肿瘤性肌上皮细胞组成。肿瘤性腺上皮细胞呈立方形，通常形成腺管。腺管外周排列肿瘤性肌上皮细胞，形成双层管状结构（图 6-3-14A）。增生的肌上皮细胞成片排列，可出现鳞状化生，或形成黏液样区域或黏液软骨样区域（图 6-3-14B）。

2. 基底细胞腺瘤（basal cell adenoma，WHO ICD-O code 8147/0）　由比较单一的基底样细胞构成。位于团块或条索外周的细胞排列呈栅栏状，胞体较小，立方或柱状（图 6-3-15）。位于团块中央的细胞胞体较大。组织学可表现为实性、梁状、管状和膜性。

3. 肌上皮癌（myoepithelial carcinoma，WHO ICD-O code 8982/3）　唾液腺肌上皮癌是肌上皮瘤的恶性

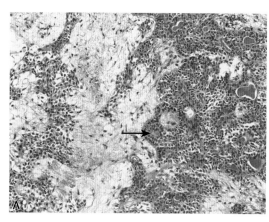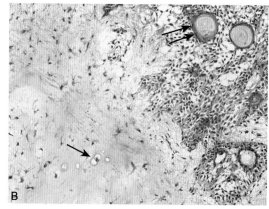

图 6-3-14　多形性腺瘤

A. 多形性腺瘤双层管状结构(箭头示)(HE 染色,200×);B. 多形性腺瘤的黏液软骨样区域(箭头示)和鳞状化生(双箭头示)(HE 染色,200×)。

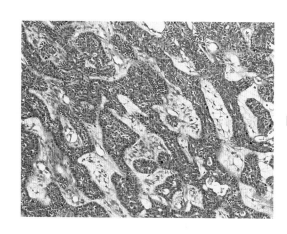

图 6-3-15　基底细胞腺瘤(HE 染色,100×)

形式,其细胞类型包括透明细胞(图 6-3-16)、上皮样细胞、梭形细胞和浆细胞样细胞。肿瘤呈结节状浸润性生长,伸出多个舌样突起向周围组织扩展,富含黏液样基质。肿瘤成片或呈团块状排列,异型性明显,可见核分裂象,也可出现角化。肿瘤细胞表达 calponin、S100 蛋白、SMA 和 myosin 等。

4. 上皮-肌上皮癌(epithelial-myoepithelial carcinoma,WHO ICD-O code 8562/3)　是由肿瘤性腺上皮和肿瘤性肌上皮细胞组成的低度恶性肿瘤,形成双层管状结构。内层衬里细胞质红染的肿瘤性腺上皮细胞,外层衬里细胞质透明的肿瘤性肌上皮细胞(图 6-3-17)。免疫组织化学采用肌上皮细胞标志物,如 calponin、S100 蛋白、SMA、myosin 等,可显示肿瘤双层管状的外层细胞表达阳性。

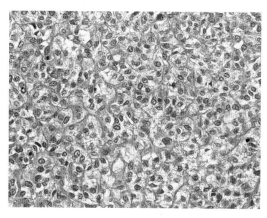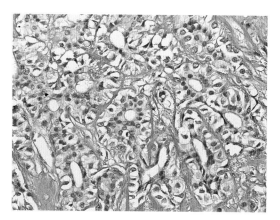

图 6-3-16　肌上皮癌(HE 染色,200×)　　　　图 6-3-17　上皮-肌上皮癌(HE 染色,400×)

【问题1】如何鉴别肌上皮瘤与多形性腺瘤?

思路1:大体标本观察,多形性腺瘤多为圆形或椭圆形,表面结节状。包膜完整,界限清楚。肿瘤大小不一,可见巨大肿瘤。剖面实性,灰白色,可见半透明区域。肌上皮瘤呈圆形或结节状,直径<5.0cm,界限清楚,有包膜。剖面实性,灰白色,质地中等,可见半透明胶冻状物。

思路2:镜下观察,多形性腺瘤由肿瘤性腺上皮和肿瘤性肌上皮细胞构成。肿瘤形成双层管状结构,成片增生的肿瘤性肌上皮细胞可出现鳞状化生、黏液软骨样区域。肌上皮瘤则由单一的肌上皮细胞组成,表现为梭形细胞、上皮样细胞、透明细胞或浆细胞样细胞,可出现黏液软骨样基质。但肿瘤不含有肿瘤性腺上皮成分,不形成双层腺管结构,或导管成分不超过5%。

【问题2】如何鉴别肌上皮瘤与基底细胞腺瘤?

思路1:大体标本观察,唾液腺基底细胞腺瘤瘤体较小,直径通常为2.0~3.0cm。表面光滑,包膜完整。剖面灰白色,质地较细腻,可含有囊腔。肌上皮瘤呈结节状,直径<5.0cm,包膜完整。剖面实性,灰白色,可见半透明区域。

思路2:镜下观察,基底细胞腺瘤由较为单一的基底样细胞构成,表现为实性、管状、梁状和膜性,团块周边的细胞呈栅栏状排列,肿瘤包膜完整。肌上皮瘤细胞由梭形细胞、上皮样细胞、透明细胞或浆细胞样细胞组成,可含有黏液软骨样区域,但不出现栅栏状排列的结构。

【问题3】如何鉴别肌上皮瘤与肌上皮癌?

思路1:大体标本观察,肌上皮癌包膜不完整或无包膜,肿瘤呈结节状。剖面实性,灰白色至褐色,可出现肿瘤性坏死或出血。肌上皮瘤包膜完整,呈结节状。剖面实性,类似于多形性腺瘤,可见半透明区域。

思路2:镜下观察,肌上皮癌细胞呈结节状浸润性生长,伸出多个舌样突起向周围组织扩展。肿瘤中可富含黏液,出现坏死或出血。肿瘤细胞包括上皮样细胞、透明细胞、浆细胞样细胞和梭形细胞,异型性明显,易见核分裂象。肌上皮瘤细胞的细胞类型与肌上皮癌相同,但不具有细胞异型性,可出现黏液软骨样区域,但不出现肿瘤性坏死。

【问题4】如何鉴别肌上皮瘤与上皮-肌上皮癌?

思路1:大体标本观察,上皮-肌上皮癌呈结节状或分叶状,包膜不完整或无包膜。剖面实性,灰白色至灰黄色,可见囊样腔隙。肌上皮瘤包膜完整,呈结节状。剖面实性,可见半透明区域。

思路2:镜下观察,上皮-肌上皮癌由肿瘤性腺上皮和肿瘤性肌上皮细胞排列成双层管状结构,内层为腺上皮,外层为肌上皮,肌上皮细胞的细胞质透明。肌上皮瘤细胞由梭形细胞、上皮样细胞、透明细胞或浆细胞样细胞组成,细胞无异型性,不形成双层管状结构,可含有黏液软骨样区域。

【病例1】

患者,女性,40岁。腭部无痛性肿块30年。

患者30年前无意中发现腭部一玉米粒大小的肿块,无不适,肿块逐渐长大。

专科检查:双侧面部对称,无张口受限。右侧软腭可见一3.5cm×3.0cm×2.0cm大小的突出肿物。前至软硬腭交界处,后至软腭中份。右至磨牙后区牙槽嵴,左至中线处。肿物质地中等,界限清楚,无压痛,稍可活动。肿物基底部较宽,肿物及周围腭黏膜色泽正常。未触及双侧下颌下、颏下、颈部淋巴结。

临床诊断:右侧腭部肿物(多形性腺瘤?)。

临床治疗:术中可见患者右侧软硬腭交界处有一3.5cm×3.0cm×2.0cm大小的肿块,质地中等,无痛,边界清楚。基底部较宽,移动性稍差。肿瘤表面及腭部黏膜色泽正常。

肉眼观察:肿物一块,大小约2.6cm×2.0cm×1.6cm。包膜完整,表面呈灰白色,结节状,质地较硬。剖面实性,灰白色。

光镜观察:肿瘤细胞呈多边形或圆形,细胞质透明,呈片状排列(图6-3-18A、B)。肿瘤细胞之间可见红染的胶原纤维(图6-3-18C、D)和少量黏液样物质。在肿瘤周边区域,肿瘤细胞呈不规则的团块或条索状,呈浸润性生长(图 6-3-18E、F)。

　　免疫组织化学染色显示,肿瘤细胞 SMA 表达阳性(图 6-3-19),myosin、calponin、GFAP、S100 蛋白表达阴性。

　　荧光原位杂交 *EWSR1*(22q12)基因检测(FISH)显示,异常信号的细胞比例为 60.5%,大于阈值 15%,提示肿瘤存在 *EWSR1*(22q12)基因断裂(图 6-3-20)。

　　病理诊断:(右侧腭部)肌上皮瘤。

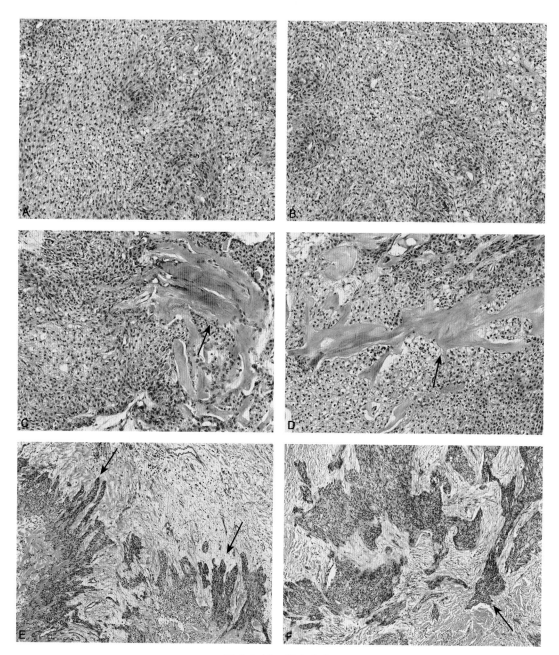

图 6-3-18　肌上皮瘤

A、B.肌上皮瘤透明细胞(HE 染色,400×);C、D.肿瘤细胞之间的胶原纤维(箭头示)(HE 染色,400×);
E、F.肿瘤边缘部呈浸润性生长(箭头示)(HE 染色,200×)。

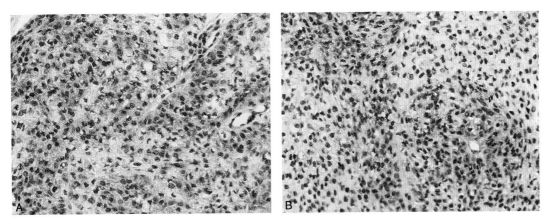

图 6-3-19　肌上皮瘤的免疫组织化学
A、B. 肿瘤细胞表达 SMA（SP，400×）。

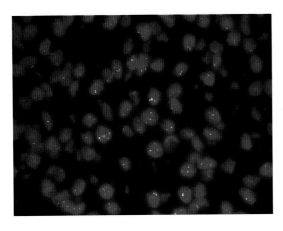

图 6-3-20　肌上皮瘤荧光原位杂交（FISH）检测
肌上皮瘤细胞 *EWSR1*（22q12）基因断裂，正常的黄色信号分离为红色和绿色信号，异常信号的细胞比例为 60.5%（荧光原位杂交，1 000×）。

【病例讨论】

1. 唾液腺肌上皮瘤细胞分泌产生胶原纤维和弹性纤维　病例 1 肌上皮瘤病变以透明细胞为主，肿瘤细胞之间存在胶原纤维成分。这些胶原纤维红染，呈带状或束状分布。鞣酸电镜组织化学研究发现，肌上皮瘤细胞的细胞质中存在两种分泌囊泡，一种是电子密度均匀、着色深的分泌囊泡，含前弹性蛋白分子；另一种电子密度不均匀、着色浅的分泌囊泡，含前胶原蛋白分子。这两种分泌囊泡通过胞吐作用，分别将前弹性蛋白和前胶原蛋白分泌到细胞外。这些蛋白经过空间构型的变化，形成弹性纤维和胶原纤维。采用间苯二酚-品红染色法和 VG 染色法，能够清楚地分辨出肌上皮瘤细胞之间的弹性纤维和胶原纤维。因此，唾液腺肌上皮瘤细胞之间红染的胶原纤维是肌上皮瘤细胞分泌产生的。

2. 唾液腺肌上皮瘤的浸润性生长　病例 1 透明细胞型肌上皮瘤，肿瘤周边部分细胞呈浸润性生长。肿瘤细胞伸出小条索和指状突起，向周边结缔组织延伸浸润，类似恶性肿瘤的生长方式，这在唾液腺肌上皮瘤中比较罕见。Hornick JL 等报道 14 例肌上皮瘤的病例，其中病程最长者达 20 年。病例 1 患者的病程长达 30 年，肌上皮瘤出现周缘浸润性生长的改变。这表明良性肿瘤在长时间的生长过程中，可能出现潜在的恶性倾向。唾液腺肌上皮瘤与多形性腺瘤组织发生同源，因此，有人认为，肌上皮瘤代表着多形性腺瘤组织学谱系的一端，由单一肌上皮细胞构成，而在临床表现和遗传学特征上与多形性腺瘤相似。透明细胞型肌上皮瘤虽然组织学表现温和，但常出现复发，偶尔有转移。病例 1 为透明细胞型肌上皮瘤，具有潜在恶性的倾向，在肿瘤边缘区域出现浸润性生长的特征。这可能与肿瘤生长 30 年的病程有关。

3. *EWSR1*（22q12）基因重排　病例 1 患者荧光原位杂交（FISH）检测发现，*EWSR1*（22q12）基因出现断裂。这种现象在肌上皮瘤中屡见报道。Ni H 等报道，在 24 例唾液腺肌上皮瘤中，检测出 15 例 *EWSR1*

基因断裂,其中 15 例 *EWSR1* 易位。在 *EWSR1* 基因断裂的肌上皮瘤病例中,有透明细胞型、浆细胞样型和梭形细胞型。Habu T 等报道了发生在纵隔的肌上皮瘤合并尤因肉瘤断点区 1(*EWSR1*)基因重排的病例。*EWSR1* 基因重排可能存在于肌上皮肿瘤的一个亚群中,具有可变的形态学特征,对于临床行为没有统计学意义。

【病例 2】

患者,男性,43 岁。右侧耳前肿物 2 个月。

2 个月前患者无意中发现右侧耳前肿物,无痛,无明显变化。当地 B 超检查示右侧腮腺实质性肿物。自发病以来,肿物无明显增大,无痛,无红肿史,无面部麻木。患者体重无减轻,饮食正常,二便正常。

专科检查:右侧耳前腮腺区一约 4.0cm×3.5cm×2.0cm 肿物,界限清楚,质地中等,可活动,无压痛。肤色正常,开口正常。右侧腮腺导管口无红肿,分泌清亮唾液。双侧下颌下区及颈部未触及肿大淋巴结,右侧无面瘫。

临床诊断:右侧腮腺肿物。

临床治疗:术中可见肿物 3.5cm×3.0cm×3.0cm 大小,位于腮腺浅叶,质地中等偏软。肿物与周围组织无粘连,包膜完整。肿物上缘有囊性变区,呈暗红色,中下区域呈实性。

肉眼观察:肿物一个,大小约 3.0cm×3.0cm×2.0cm,包膜完整,剖面实性,细腻,灰白色,有囊性变。

光镜观察:肿瘤由肿瘤性肌上皮细胞组成。瘤细胞呈圆形、多边形。细胞质红染或透明(图 6-3-21A、B),核居中或偏位。肿瘤细胞呈片状、条索状或网状排列(图 6-3-21C、D),间质有黏液样物质和黏液软骨样区域(图 6-3-21E、F)。肿瘤中未见导管或腺管样结构。

免疫组织化学染色显示,肿瘤细胞表达 SMA(图 6-3-22A、B)和 S100 蛋白(图 6-3-22C、D),而对平滑肌肌球蛋白 myosin、calponin、GFAP 反应阴性。

病理诊断:(右侧腮腺)肌上皮瘤。

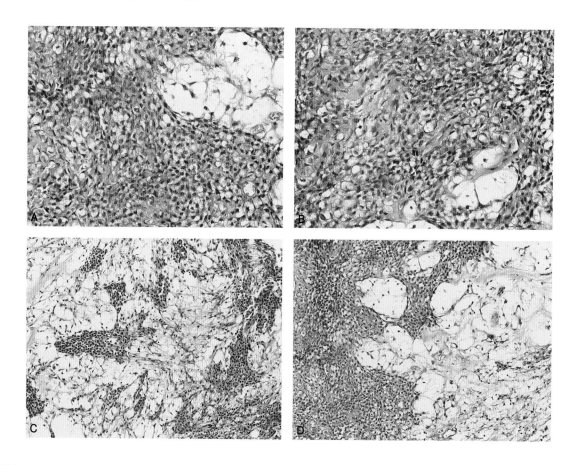

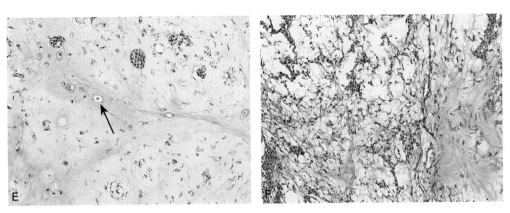

图 6-3-21 肌上皮瘤

A、B.肿瘤细胞呈圆形,细胞质红染,少数细胞质透明(HE 染色,400×);C、D.肿瘤细胞形成条索状或网状结构,排列疏松(HE 染色,400×);E、F.肿瘤形成黏液软骨样区域(箭头示)(HE 染色,200×)。

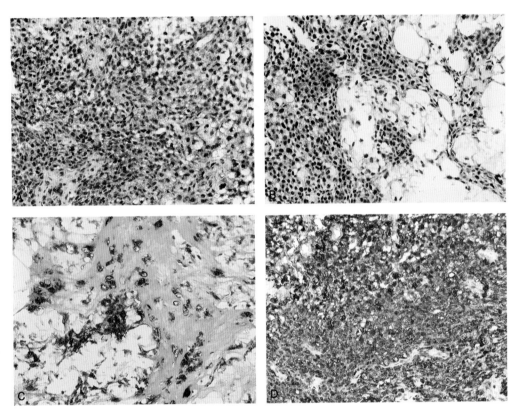

图 6-3-22 肌上皮瘤的免疫组织化学

A、B.肿瘤细胞表达 SMA(SP,400×);C、D.肿瘤细胞表达 S100 蛋白(SP,400×)。

【病例讨论】

1. 唾液腺肌上皮瘤中的黏液软骨样成分 在唾液腺多形性腺瘤中,黏液软骨样区域的出现是很常见的。在肌上皮瘤中,也可见黏液样区域。以前的研究表明,钌红电镜组织化学观察发现,在肌上皮瘤细胞之间的黏液样区域中,充满大量钌红阳性的蛋白多糖颗粒。在肌上皮瘤细胞高尔基复合体来源的分泌囊泡中,也含有钌红阳性的蛋白多糖颗粒。这些分泌囊泡与细胞膜融合,通过胞吐作用,将蛋白多糖分泌到细胞外间质中,形成黏液样区域。由于肌上皮瘤细胞有分泌蛋白多糖的功能,因此,肌上皮瘤与多形性腺瘤一样,可以出现黏液样区域。此外,肌上皮瘤中是否可以出现软骨样区域,目前仍有分歧。很多学者在报道肌上皮瘤的病例时,描述了病变中出现的软骨样基质或软骨化生。在病例 2 肌上皮瘤中,出现了明显的黏液软骨样区域,肿瘤细胞形成软骨样细胞,出现软骨样陷窝。这种改变类似于多形性腺瘤中的黏液软骨样区域。由此可见,肌上皮瘤中也可以出现黏液软骨样区域。黏液软骨样基质的出现,不能作为唾液腺肌上皮瘤与多形性腺瘤的鉴别要点。

2. 唾液腺肌上皮瘤与黏液表皮样癌的鉴别　2017 年 WHO 描述肌上皮瘤可表现为梭形、浆细胞样、上皮样和透明细胞特征。细胞内可见黏蛋白和印戒细胞。在富含黏液或黏液样基质的区域中,这些细胞特征需要与黏液表皮样癌鉴别。病例 2 肌上皮瘤富含黏液样基质,容易与黏液表皮样癌的黏液湖混淆。两者的鉴别要点在于,黏液表皮样癌的黏液湖周围有黏液细胞分布,黏液湖中的黏液为上皮性黏液;肌上皮瘤细胞可出现细胞质透明,但不是黏液细胞,肌上皮瘤细胞产生的黏液样物质为结缔组织黏液。此外,黏液表皮样癌中的表皮样细胞不表达肌上皮细胞的标志物,对 SMA、S100 蛋白、GFAP、calponin 等反应阴性;而肌上皮瘤细胞反应阳性。另外,肌上皮瘤细胞对角蛋白 CK7 和 CK14 均反应阳性。病例 2 中的肌上皮瘤细胞表达 SMA 和 S100 蛋白,可以此与黏液表皮样癌鉴别。

> **知识拓展**
>
> 唾液腺肌上皮瘤的遗传学研究
>
> 1. 染色体 1、9、12、13 的改变。
> 2. 12q12 与 1q 易位。
> 3. 非随机性 del(9)(q22.1q22.3)和 del(13)(q12q22)。
> 4. 22q11.1-q13.33(40%)和 11q23.3(38%)拷贝数增加。
> 5. *p53* 突变,WT-1 异常表达。

（王洁　张艳宁）

三、基底细胞腺瘤

基底细胞腺瘤(basal cell adenoma,WHO ICD-O code 8147/0)是最常见的唾液腺单形性腺瘤。肿瘤由单一的基底样细胞组成,呈巢团状排列,并被成熟的纤维基质分隔,缺少黏液软骨样成分。肿瘤预后较好,切除后很少复发,偶尔有恶变。

【临床要点】

1. 肿瘤多见于中老年,好发于 57~70 多岁人群。
2. 女性稍多于男性。
3. 基底细胞腺瘤的发病率占唾液腺肿瘤的 1%~3.7%,超过 80% 的肿瘤发生于腮腺浅叶,小唾液腺少于 20%。
4. 临床上表现为缓慢增长的无痛性肿块。

【病理学特征】

1. 肉眼观察
（1）肿瘤包膜完整,直径一般<3.0cm,触之较硬。
（2）剖面多为实性,灰白色或灰黄色。
2. 光镜观察
（1）肿瘤多呈结节状,一般有较厚的纤维性包膜包裹。
（2）肿瘤间质成分较少,通常缺乏黏液软骨样区域(图 6-3-23)。

（3）肿瘤细胞排列呈管状、小梁状、巢团状，外周细胞呈栅栏状排列（图6-3-24）。

（4）肿瘤分为四种组织学亚型：实体型、管状型、小梁型、膜性型。①实体型：是指肿瘤细胞呈巢团状排列，外周细胞为立方或高柱状，呈栅栏状排列。中央细胞较大，呈多边形，排列疏松。瘤巢间为致密的胶原纤维。②管状型：以导管样结构为主要组成，双层排列的细胞构成管状结构，其内可见嗜伊红样分泌物。③小梁型：以基底样细胞排列成小梁或条索状为主要特点。丰富的间质中含有较多的S100蛋白呈阳性的梭形细胞。肿瘤巢团中可出现筛状结构，称为腺样囊性型基底细胞腺瘤。以上这些组织学亚型又可统称为非膜性型。④膜性型：指肿瘤细胞巢被透明的基膜样物质包裹。

（5）瘤巢外周一般有厚薄不一的基膜样物质包裹，瘤巢之间被成熟的纤维基质分隔，两者之间分界清晰。

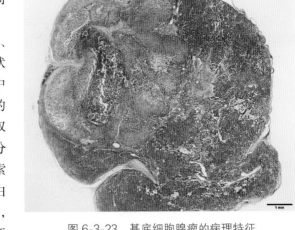

图6-3-23 基底细胞腺瘤的病理特征
肿瘤呈结节状，有较完整的包膜。肿瘤间质成分较少，未见黏液软骨样区域（HE染色，12.5×）。

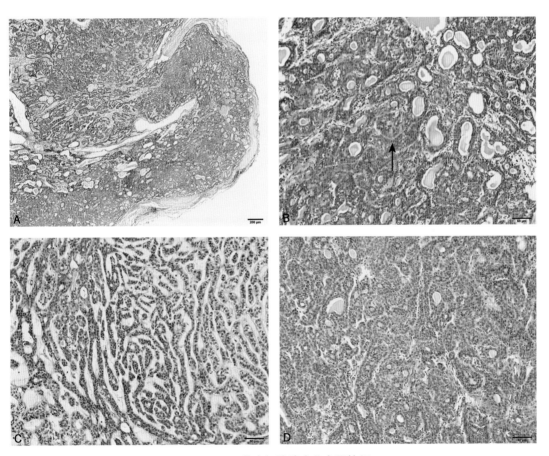

图6-3-24 基底细胞腺瘤的病理特征

A.肿瘤具有较厚的纤维性包膜，肿瘤细胞排列呈管状、小梁状结构，管腔内可见红染的分泌物（HE染色，40×）；B.肿瘤细胞排列呈管状结构，为双层细胞构成，内可见红染的分泌物，隐约可见红染的基膜样物质（箭头示）（HE染色，200×）；C.大小一致的肿瘤细胞排列呈小梁状结构，小梁多由双层排列的细胞构成，在小梁外周可见线状红染的基膜样物质，该视野肿瘤间质疏松，且细胞稀少（HE染色，200×）；D.肿瘤细胞排列成致密的巢团结构，表现为实性区域，导管样结构较少，肿瘤间质稀少（HE染色，200×）。

（6）在瘤巢中心的细胞较大,周围细胞多为一致的基底细胞样细胞。在一些肿瘤中,独立的瘤巢较小,并且分界清楚。在另一些肿瘤中,成片的瘤细胞可以相互融合,并伴有角化珠形成。一些拉长并且相互吻合的瘤细胞条索也可形成小梁状结构,周围包绕着成熟的纤维基质。有双侧排列的肿瘤细胞形成管状结构,这些管状结构可以相互融合,形成囊状或串珠状,腔内可见红染物质。外层的细胞呈栅栏状排列,细胞一致,无异型性(图 6-3-25)。

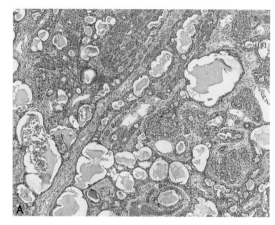
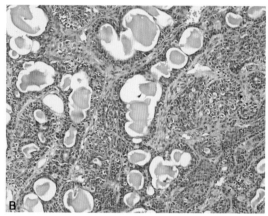
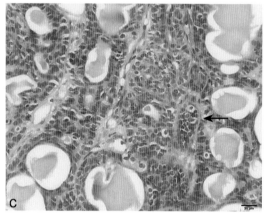

图 6-3-25　基底细胞腺瘤的病理特征

A. 基底细胞腺瘤细胞排列呈管状,小管彼此融合形成囊状、串珠状结构,部分区域类似于筛状结构(HE 染色,100×);B. 管状结构由双层排列的细胞构成,管腔内为红染分泌物(HE 染色,200×);C. 腔面细胞和外周细胞基本一致,外周细胞呈栅栏状排列,未见明显异型性,肿瘤细胞外可见纤细红染的基膜样物质(箭头示)(HE 染色,400×)。

【组织化学特征】

1. 肿瘤管腔内红染物质 PAS 染色阳性,阿辛蓝染色阳性。
2. 膜性型肿瘤中的基膜样物质 PAS 染色阳性。

【免疫组织化学特征】

1. 导管和小梁腔面细胞表达 EMA 和 CK7。导管和小梁外周栅栏状排列的细胞对基底细胞和肌上皮标志物,如 P63、CD117、CK5/6、SMA、CK14 和 S100 蛋白反应阳性(图 6-3-26)。
2. 基膜样物质表达纤维连接蛋白和Ⅳ胶原。
3. 间质中,部分梭形细胞表达 S100 蛋白。

【鉴别诊断】

1. 腺样囊性癌　这是重要的鉴别诊断之一。腺样囊性癌无包膜,组织学类型分为筛状型、管状型和实性型。典型的组织学表现为筛状结构,呈浸润性生长,早期侵犯神经。基底细胞腺瘤通常具有完整包膜,组织学类型分为实体型、小梁型、膜性型和管状型,外周细胞呈栅栏状排列。基底细胞腺瘤缺乏对周围组织的浸润,且少有核分裂象。在基底细胞腺瘤的间质中,梭形细胞 S100 蛋白呈阳性,可帮助诊断。

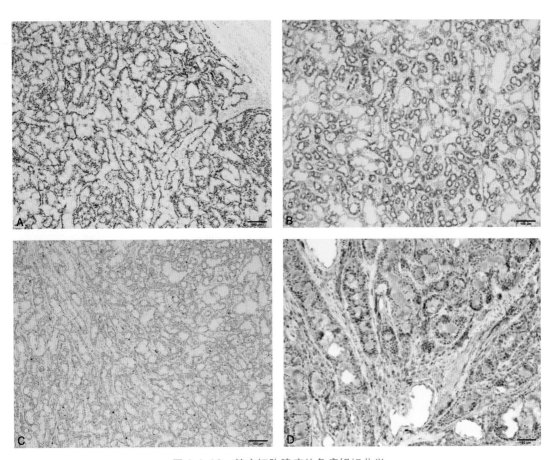

图 6-3-26　基底细胞腺瘤的免疫组织化学

A.肿瘤小管或索条状的外周细胞对 P63 反应阳性(SP,100×);B.肿瘤腔面细胞表达 CD117(SP,100×);C.肿瘤 Ki-67 阳性率<1%(SP,100×);D.肿瘤腔面细胞和间质的梭形细胞表达 S100 蛋白(SP,200×)。

Ki-67 阳性率>10%,需要考虑恶性肿瘤的可能。

2. **基底细胞腺癌**　基底细胞腺癌的组织学特点类似于基底细胞腺瘤,但其缺乏细胞异型性和核分裂象,无浸润性生长。Ki-67 阳性率可辅助诊断。

【病例】

患者,女性,65 岁。右侧面部肿块半年。肿块为鸡蛋大小,抗感染治疗后缩小。

半年来,患者每逢感冒,右侧面部肿块反复肿大。自服抗炎药好转,但肿块不能完全消退。

专科检查:右侧腮腺区耳垂下后方可见 3cm×3cm 椭圆形包块。质地硬,表面光滑,界限清楚,活动度好,无触压痛。

超声检查:B 超检查示右侧腮腺内 2.3cm×1.8cm×2.5cm 弱回声团,边界清楚,形态规则,内部回声不均匀,血流信号丰富。

影像学检查:CT 检查示右侧腮腺浅叶下份见一软组织结节,2.5cm×2.3cm×2.0cm 大小。密度均匀,边缘较光滑,增强扫描见明显均匀强化,与周围组织分界清楚。

肉眼观察:带腺体的包块组织一个,总体积 5.5cm×4.5cm×2.8cm。其中,包块约 1.5cm×1.5cm×1.0cm,包膜完整。剖面呈灰红色,实性,质地中等。

光镜观察:肿物呈结节状,包膜完整,较厚。镜下可见肿瘤具有复杂的组织学构象,包括管状、小梁状和不规则的巢团状结构。管状结构可以相互融合,形成囊状或串珠状,其内为红染物质。实性巢团类似于地图状,不规则。肿瘤间质较少,无黏液样区域(图 6-3-27A~C)。构成肿瘤的细胞多呈双层结构,外周的

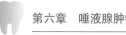

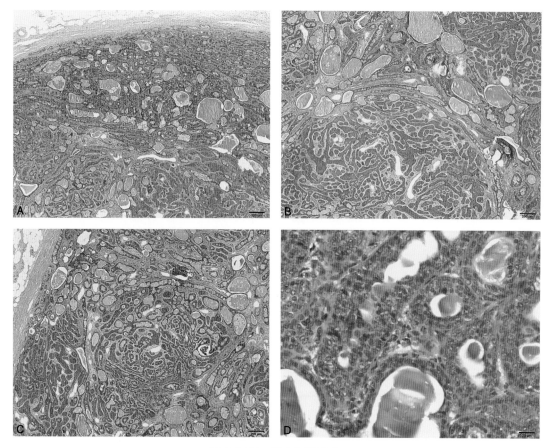

图 6-3-27　基底细胞腺瘤

A. 肿物呈结节状,包膜完整,包膜下可见管状结构区域,管腔内为红染物质(HE 染色,40×);B. 肿瘤呈拼图样/地图样实性区域,其间可见管状、囊状及小梁区域(HE 染色,40×);C. 肿瘤表现为实性、管状和小梁状结构相混杂,肿瘤间质较少,无黏液样区域(HE 染色,40×);D. 肿瘤由形态基本一致的细胞构成,并呈双层排列,外周的细胞呈栅栏状排列,管状结构外由红染的基膜样物质包裹,细胞无明显异型性,未见核分裂象(HE 染色,400×)。

细胞呈栅栏状排列,细胞基本一致,无异型性,其外周一般有厚薄不一的基膜样物质包裹(图 6-3-27D)。

病理诊断:(右侧腮腺)基底细胞腺瘤。

【病例讨论】

1. 基底细胞腺瘤的临床病理特征　2017 年 WHO 描述基底细胞腺瘤表现为实体型、小梁型、管状型和膜性型的混合物。该病例具有典型的基底细胞腺瘤临床病理特点:中老年患者,腮腺包块,界限清楚。组织学上表现为非膜性型的基底细胞腺瘤,具有管状型、小梁型及实体型的组织构象。细胞呈双层排列,外层细胞具有栅栏状排列特点,外周有基膜样物质包裹,肿瘤间质少。

2. 基底细胞腺瘤 WHO 分类的意义　2015 年 WHO 分类显示,唾液腺基底细胞腺瘤的四个亚型一般很少单独存在,肿瘤多表现为混合性结构。就临床预后而言,一般将其分为膜性型和非膜性型。非膜性型基底细胞腺瘤,男女发病率近似,并且主要发生于大唾液腺。肿瘤一般为类椭圆形、界限清楚的包块。肿瘤由基底细胞样肿瘤细胞组成瘤巢或条索,可见导管状分化,并且被较薄的 PAS 染色阳性的基膜样物质分隔。组成细胞多表现为两种特点:①细胞较小,缺乏细胞质,核圆形且深染;②细胞较大,细胞质嗜伊红,核椭圆形且淡染。这两种细胞相互混杂,但是较小的细胞倾向于在瘤巢的外周呈栅栏状排列。细胞无异型性,罕见核分裂象。2017 年 WHO 指出,如果栅栏状细胞染色可见肌上皮标志物,提示基底/肌上皮分化。

膜性型基底细胞腺瘤多发生于男性,常表现为多灶性病变。多数发生于大唾液腺,包括腮腺区淋巴結。镜下肿瘤多无包膜,并且表现为多结节状。肿瘤最主要的特点是大量透明的基膜样物质沉积,以及伊红染色和 PAS 染色阳性。基膜样物质包裹着肿瘤性上皮巢和血管。肿瘤少见异型性及核分裂象。大约 40% 的病例可以与多发的皮肤附属器肿瘤,如汗腺、毛囊来源的圆柱瘤和分泌性汗腺腺瘤并存。

非膜性型基底细胞腺瘤复发率非常低,边界干净者局部切除即可。基底细胞腺瘤的恶变率较低,约为 4%,多恶变为基底细胞腺癌。相反,膜性型基底细胞腺瘤术后复发率约为 24%,这可能是因为它的多中心性,并且恶变率上升到 28%。对这种类型的基底细胞腺瘤,需要更为广泛地切除。

> **知识点**
>
> ### 膜性型基底细胞腺瘤的遗传学特点
>
> 膜性型基底细胞腺瘤在组织学上与皮肤圆柱瘤相同。伴有多发性圆柱瘤、毛发上皮瘤、小汗腺腺瘤和粟粒疹的家族性病例,可构成常染色体 Brooke-Spiegler 综合征(家族性圆柱瘤病或头巾样瘤综合征)。圆柱瘤病基因 *CYLD* 是位于染色体 16q12-q13 上的一种肿瘤抑制基因,其突变与家族性病例有关,但在散发性病例中也可见。

(陈宇　韩琪)

四、沃辛瘤

沃辛瘤(Warthin tumor)又名腺淋巴瘤(adenolymphoma,WHO ICD-O code 8561/0)、淋巴囊腺瘤(cystadenolymphoma)、乳头状淋巴囊腺瘤(papillary cystadenoma lymphomatosum),是一种由腺上皮构成的良性肿瘤。为避免与恶性淋巴瘤等疾病混淆,WHO 建议使用"Warthin 瘤"一词。Warthin 瘤是唾液腺第二常见的肿瘤,占唾液腺肿瘤的 5%~15%。

【临床要点】

1. 临床上患者以 50~70 岁多见。
2. 男性多于女性,发病与吸烟有关。
3. 绝大多数病变发生于腮腺和腮腺周淋巴结。

【病理学特征】

1. 肉眼观察

(1)肿瘤为圆形或椭圆形(图 6-3-28A),直径通常为 1.0~3.0cm。

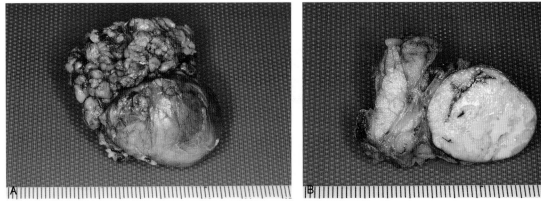

图 6-3-28　Warthin 瘤的肉眼观察

A. 肿瘤为圆形,表面光滑,包膜完整;B. 肿瘤剖面呈红色或暗红色,大部分为实性,可见小囊腔。

（2）肿瘤质地柔软，包膜完整。

（3）剖面为红色或暗红色，囊性，或者部分囊性部分实性（图6-3-28B）。

（4）囊性腔隙通常含有黏液、乳白色或棕色液体。

2. 光镜观察

（1）肿瘤由腺上皮和淋巴样组织组成。

（2）腺上皮形成大小不等的囊腔结构，或呈乳头状突向囊腔内（图6-3-29A），囊腔内含有红染分泌物。囊腔衬里的腺上皮排列成双层结构（图6-3-29B），腔面侧的细胞呈柱状，细胞质红染，呈栅栏状排列。基底侧的细胞呈立方或扁平状，细胞质较少。

（3）腺上皮细胞之间可出现杯状细胞和皮脂腺细胞。

（4）肿瘤间质充满淋巴细胞，淋巴细胞常形成淋巴滤泡（图6-3-29A），可见浆细胞和嗜酸性粒细胞。

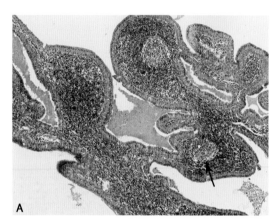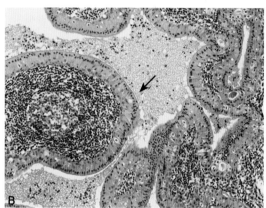

图 6-3-29　Warthin 瘤的病理特征

A. 腺上皮呈乳头状突向囊腔内，间质淋巴细胞形成淋巴滤泡（箭头示）（HE 染色，100×）；B. 囊腔衬里的腺上皮排列成双层结构（箭头示）（HE 染色，200×）。

【组织化学染色】

Warthin 瘤中，腺上皮细胞及其分泌物 PAS 染色阳性反应（图6-3-30）。

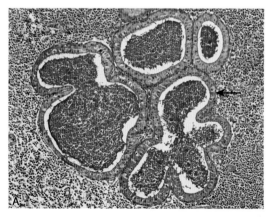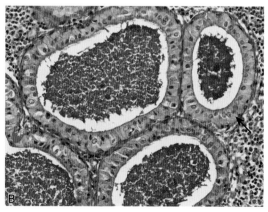

图 6-3-30　Warthin 瘤的组织化学

A. 腺上皮细胞及其分泌物 PAS 染色阳性（箭头示）（PAS 染色，200×）；B. 腺上皮呈柱状，PAS 染色阳性（箭头示）（PAS 染色，400×）。

【免疫组织化学特征】

　　肿瘤中,腔面侧的细胞表达癌胚抗原(CEA)、细胞角蛋白(CK)(图6-3-31A)和乳铁蛋白(LF)(图6-3-31B),基底侧的细胞表达S100蛋白、GFAP和Ki-67,以及P63。

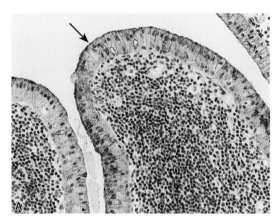
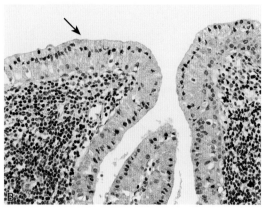

图 6-3-31　Warthin 瘤的免疫组织化学
A. 腺上皮表达 CK8(箭头示)(SP,400×);B. 腺上皮表达 LF(箭头示)(SP,400×)。

　　文献报道,Warthin 瘤中腔面侧的细胞和基底侧的细胞表达 CD44(HCAM)及 ICAM-1。CD20 阳性的 B 淋巴细胞位于淋巴间质的生发中心和外周 B 淋巴细胞区。CD3 阳性的 T 淋巴细胞位于淋巴间质的滤泡间区。

【鉴别诊断】

　　1. 淋巴腺瘤(lymphadenoma,WHO ICD-O code 8410/0)　肿瘤上皮呈立方形,排列成导管状(图6-3-32A)、囊管状(图6-3-32B),或相互吻合的梁状结构,也可呈基底样细胞巢,出现微囊性变。淋巴样间质由成熟的淋巴细胞和浆细胞组成。

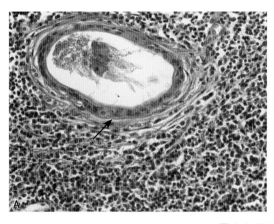
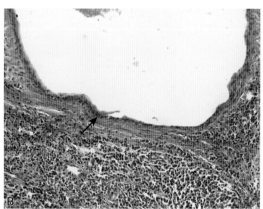

图 6-3-32　淋巴腺瘤
A. 肿瘤上皮呈立方形,排列成导管状(箭头示)(HE 染色,400×);B. 肿瘤上皮成分呈囊管状(箭头示)(HE 染色,200×)。

　　2. 淋巴上皮囊肿(lymphoepithelial cyst)　囊肿上皮衬里由多层扁平上皮细胞或柱状细胞构成,也可见杯状细胞。纤维囊壁内有大量淋巴细胞形成的间质(图6-3-33),可形成淋巴滤泡。

　　3. 富含淋巴间质的黏液表皮样癌(mucoepidermoid carcinoma,WHO ICD-O code 8430/3)　黏液表皮样癌由黏液细胞、表皮样细胞和中间细胞组成。黏液细胞通常形成囊腔的上皮衬里,其基底部分布表皮样细

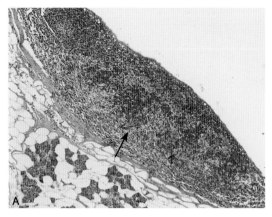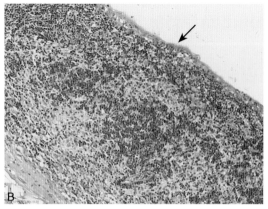

图 6-3-33　淋巴上皮囊肿

A.囊壁内有大量淋巴间质(箭头示)(HE 染色,100×);B.上皮衬里为多层扁平上皮(箭头示)(HE 染色,200×)。

胞和中间细胞。肿瘤呈浸润性生长,间质富含淋巴细胞(图 6-3-34)。

4. 管状腺瘤(canalicular adenoma,WHO ICD-O code 8149/0)　管状腺瘤的组织学结构由柱状或立方细胞构成,双层排列成腺腔、腺管状或小梁状结构,彼此吻合(图 6-3-35)。

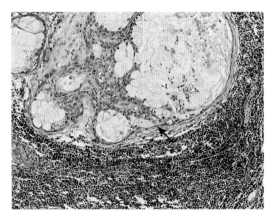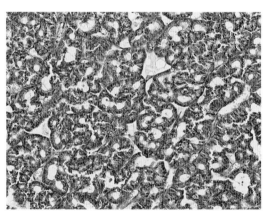

图 6-3-34　富含淋巴间质的黏液表皮样癌

肿瘤细胞呈浸润性生长(箭头示),间质富含淋巴细胞(HE 染色,200×)。

图 6-3-35　管状腺瘤(HE 染色,200×)

【问题 1】如何鉴别 Warthin 瘤与淋巴腺瘤?

思路 1:大体标本观察发现,淋巴腺瘤直径为 1.0~8.0cm,有包膜,界限清楚。剖面有囊腔或微囊形成。Warthin 瘤直径一般不超过 3.0cm,包膜较薄,与周围组织边界清楚。剖面含有大小不等的囊腔和裂隙,少部分区域为实性。

思路 2:镜下观察发现,淋巴腺瘤的上皮成分排列成导管状或相互吻合的梁状结构,囊腔由鳞状上皮或柱状上皮细胞衬里。淋巴样间质由成熟的淋巴细胞和浆细胞组成。Warthin 瘤由上皮和淋巴样组织构成。上皮细胞为双层腺上皮,细胞质红染,形成腺管或囊腔,或呈乳头状突入囊腔。肿瘤中上皮成分和淋巴样间质成分的比例因肿瘤不同而有所差异。

【问题 2】如何鉴别 Warthin 瘤与淋巴上皮囊肿?

思路 1:大体标本观察发现,Warthin 瘤呈部分囊性部分实性,囊性部分呈蜂窝状。淋巴上皮囊肿为单囊性病变。

思路 2:镜下观察发现,Warthin 瘤的腺上皮排列成双层结构,可形成囊腔结构,或呈乳头状突向囊腔内。淋巴上皮囊肿的上皮衬里为多层扁平上皮或柱状上皮,通常不呈乳头状突向腔内。

【问题3】如何鉴别Warthin瘤与富含淋巴间质的黏液表皮样癌?

思路1:大体标本观察,黏液表皮样癌边界不清,无包膜或假包膜。剖面实性,灰白色,散在小囊腔,内含黏液。Warthin瘤界限清楚,有包膜,质地软。剖面红色或暗红色,大部分区域有囊腔和裂隙,小部分区域为实性。

思路2:镜下观察发现,黏液表皮样癌由黏液细胞、表皮样细胞和中间细胞组成。黏液细胞形成黏液湖或囊腔,囊腔周边衬里黏液细胞,其基底部分布表皮样细胞和中间细胞,间质可富含淋巴细胞。Warthin瘤的腺上皮排列成双层结构,细胞质红染,形成腺腔或囊腔,或呈乳头状突入囊腔。间质淋巴细胞可形成淋巴滤泡。

【问题4】如何鉴别Warthin瘤与管状腺瘤?

思路1:大体标本观察发现,Warthin瘤多呈囊性蜂窝状,或部分囊性部分实性。管状腺瘤多呈实性结构,包膜完整,剖面可见大小不等的囊腔,囊腔内含黏液。

思路2:镜下观察发现,管状腺瘤的结构比较单一,由柱状或立方状的上皮细胞排列成腺管或腺腔,这些管腔彼此可以吻合形成网状。Warthin瘤的上皮细胞呈栅栏状,排列成双层结构,肿瘤间质内有大量淋巴细胞浸润,形成淋巴滤泡。

【病例1】

患者,男性,49岁。右侧耳垂下方无痛性肿物2年。门诊以"右侧腮腺肿物"收入院。

专科检查:右侧耳垂下方下颌后窝内可触及一肿物,2.0cm×1.8cm大小,质地韧,无压痛,可活动。肿块与皮肤无粘连。表面皮肤色泽无异常。右侧腮腺导管口无红肿,挤压导管口有清亮分泌物流出。下颌后区及颈部未触及肿大的淋巴结。右侧面部无面瘫症状。

影像学检查:CT检查示右侧腮腺后下极可见一椭圆形肿物,边界清楚,密度均匀,未见与周围组织粘连。

临床诊断:右侧腮腺肿物(腺淋巴瘤)。

临床治疗:术中可见肿物位于皮下,与皮肤及周围组织无粘连。肿物质地韧,包膜完整。在周围正常组织范围切除约2.0cm×1.8cm。

肉眼观察:腺体及肿瘤组织一块,大小约3.5cm×2.0cm×1.0cm。瘤体大小约1.7cm×1.3cm×1.2cm,包膜完整。剖面为实性,质地较松软。

光镜观察:肿瘤由大量嗜酸性的腺上皮细胞组成。腺上皮细胞呈柱状或立方形,胞体大,细胞质明显嗜伊红。腺上皮细胞为双层结构,密集排列,部分区域形成小腺腔(图6-3-36)。病变中未见囊腔结构,也未见腺上皮呈乳头状突向囊腔内。间质内淋巴细胞较少,分散或聚集在腺上皮之间。

病理诊断:(右侧腮腺)Warthin瘤(腺淋巴瘤)。

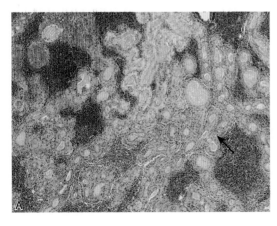
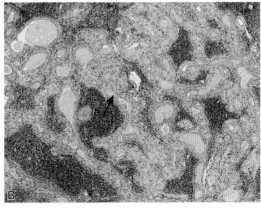

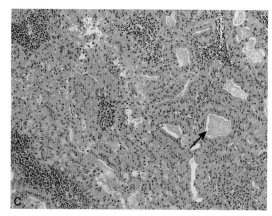
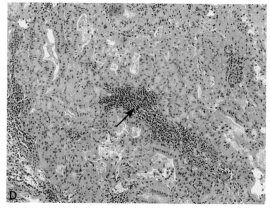

图 6-3-36　Warthin 瘤

A、B. 肿瘤由大量嗜酸性的腺上皮细胞组成(箭头示)(HE 染色,100×);C. 腺上皮细胞形成小腺腔(箭头示)
(HE 染色,200×);D. 间质中有少量淋巴细胞浸润(箭头示)(HE 染色,200×)。

【病例讨论】

1. 唾液腺 Warthin 瘤的组织学类型　唾液腺 Warthin 瘤按照上皮成分和淋巴样成分的比例分为四型:①Ⅰ 型为典型性 Warthin 瘤。上皮成分和淋巴样成分各占 50%,这种类型占 Warthin 瘤总数的 77%。②Ⅱ 型为间质贫乏型。肿瘤中间质淋巴样成分少于 30%,占 Warthin 瘤总数的 13.5%。③Ⅲ 型为富于间质型。淋巴样成分超过 70%,占 Warthin 瘤总数的 2%。④Ⅳ 型为化生型或梗死型和感染性。表现为鳞状化生和退行性变的特点,占 Warthin 瘤总数的 7.5%。病例 1 的病理变化中,间质淋巴细胞含量少,低于 30%,属于间质贫乏型。

2. 唾液腺 Warthin 瘤与嗜酸性腺瘤的鉴别诊断　病例 1 唾液腺 Warthin 瘤中,大量嗜酸性细胞形成腺腔,大部分排列紧密,间质淋巴细胞较少,属于间质贫乏型。这型 Warthin 瘤需要与唾液腺嗜酸性腺瘤鉴别。两者的鉴别要点在于,唾液腺 Warthin 瘤的间质有淋巴细胞浸润,即使在间质贫乏型的 Warthin 瘤中,依然可以发现淋巴细胞浸润;而唾液腺嗜酸性腺瘤的间质较少,间质中几乎没有淋巴细胞浸润。

【病例 2】

患者,男性,75 岁。右侧耳垂下肿物半个月。入院检查一般情况良好。

专科情况:右侧面部以耳垂为中心可见一肿物,3.0cm×3.0cm×3.0cm 大小。肿物表面光滑,质地硬,与深层组织及皮肤无粘连,无触痛。双侧腮腺质地柔软,导管口无红肿,排出液清亮。未触及区域淋巴结肿大及压痛。

影像学检查:CT 检查示右侧腮腺后下极肿物,包膜完整,密度均匀,与周围组织界限清晰,3.0cm×3.0cm×3.0cm 大小。

临床诊断:右侧腮腺肿物。

临床治疗:术中可见肿物为 3.0cm×3.0cm×3.0cm 大小,有包膜,实性囊性相间。剖面灰黄色,囊腔内有黄色黏稠液体,有部分腮腺组织。

肉眼观察:肿物一个,大小约 3.0cm×2.5cm×2.0cm。剖面实性,含有囊腔,囊腔内有黄色黏稠液体。

光镜观察:肿瘤中的腺上皮细胞排列成双层结构。腔面侧的细胞为柱状细胞和锥形细胞,呈栅栏状排列(图 6-3-37A)。基底侧的细胞胞体较小,细胞质红染。腺上皮细胞形成大小不等的囊腔,或呈乳头状突向囊腔内(图 6-3-37B)。腺上皮细胞之间有数量不等的黏液细胞和少量杯状细胞。黏液细胞为圆形或椭圆形,细胞质透明,三五成团或呈簇状,分布于双层腺上皮的腔面侧(图 6-3-37C)。杯状细胞呈椭圆形,细胞质透明,细胞核圆形,位于基底部(图 6-3-37D)。间质内有大量淋巴细胞浸润,形成淋巴滤泡。

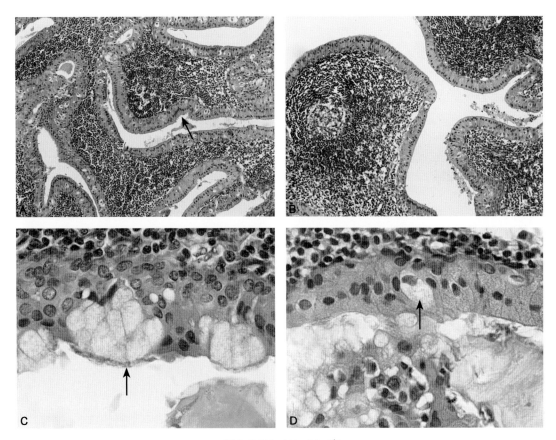

图 6-3-37　Warthin 瘤

A. 腺上皮细胞为双层结构,呈栅栏状排列(箭头示)(HE 染色,200×);B. 腺上皮细胞呈乳头状突向囊腔(HE 染色,200×);C. 腺上皮中含有成团的黏液细胞(箭头示)(HE 染色,1 000×);D. 腺上皮中含有杯状细胞(箭头示)(HE 染色,1 000×)。

病理诊断:(右侧腮腺)Warthin 瘤(腺淋巴瘤)。

随访情况:患者肿瘤手术切除后 9 年,全身情况尚好,肿瘤无复发。

【病例讨论】

1. 唾液腺 Warthin 瘤上皮中的细胞成分　病例 2 唾液腺 Warthin 瘤的组织学特征中,腺上皮排列成双层结构,腔面侧的细胞呈柱状,细胞质红染,呈栅栏状排列。腺上皮之间夹杂呈簇状分布的黏液细胞团和少量的杯状细胞。关于 Warthin 瘤中的上皮成分,有文献报道在 Warthin 瘤腺上皮中可以含有少量纤毛柱状上皮或出现基底样细胞,构成实性细胞团块或导管样结构。此外,2017 年 WHO 指出,鳞状、黏液、纤毛和皮脂细胞均可在 Warthin 瘤中出现。Yorita K 等报道了化生或梗塞的 Warthin 瘤,其与黏液表皮样癌的鉴别要点在于典型部位没有出现 MAML2 基因重排。

2. 唾液腺 Warthin 瘤中腺上皮的癌变　唾液腺 Warthin 瘤上皮癌变的种类比较多,黏液表皮样癌是最常见的一种类型。2017 年 WHO 强调黏液表皮样癌可在 Warthin 瘤中发生。Yamada S 等报道了黏液表皮样癌产生于 Warthin 瘤的腮腺肿瘤,认为上皮鳞状或杯状化生,可能与 Warthin 瘤向黏液表皮样癌的组织学改变有关。根据其他文献报道,在 Warthin 瘤上皮癌变为黏液表皮样癌的病例中,上皮成分被黏液细胞和鳞状化生伴有不典型增生的上皮组织取代,直接移行为黏液表皮样癌,并不同于 Warthin 瘤单独合并黏液表皮样癌。由此可见,Warthin 瘤中的黏液细胞和鳞状化生上皮,在 Warthin 瘤癌变为黏液表皮样癌中,可能起着重要作用,或直接成为黏液表皮样癌的组成成分。此外,Bell 等报道唾液腺 Warthin 瘤病例中的腺上皮可以发展转变为腺癌。

3. 唾液腺 Warthin 瘤的生物学行为　唾液腺 Warthin 瘤被认为是一种良性肿瘤,男性多见(发病率为91.7%),女性少见(发病率为8.3%)。肿瘤经完整的手术切除,留有足够的边缘,术后通常不再复发。唾液腺 Warthin 瘤主要发生在腮腺,也可见于腮腺周淋巴结,小唾液腺和颈部淋巴结很少见到。Haberal MA 等报道发生在颈部淋巴结的 Warthin 瘤合并小细胞肺癌的病例,提出早期发现 Warthin 瘤可辅助早期诊断肺癌的观点。因为 Warthin 瘤具有较高的合并肺部恶性肿瘤的风险。Ethunandan 等回顾了 150 例 Warthin 瘤的病例,发现肿瘤在腮腺内可呈多中心性发生,形成多灶性肿瘤瘤体。瘤体大小范围为 2.0~5.0cm,瘤体数量为 2~4 个。这种多中心性发生的 Warthin 瘤,术后复发率可达到 10%。如果唾液腺 Warthin 瘤出现癌变,其生物学行为将取决于癌变的肿瘤成分。病例 2 是发生在腮腺的 Warthin 瘤,病变为单发,手术切除后 9 年,肿瘤无复发。

【病例 3】

患者,男性,57 岁。左侧耳垂下区肿物 3 个月。一般情况良好。

专科检查:左侧耳垂下区肿物,3.0cm×3.0cm 大小,圆形,表面光滑,无压痛,无粘连。

临床诊断:左侧腮腺肿物(腺淋巴瘤)。

临床治疗:术中可见肿物位于腮腺左侧后下极。肿物包膜完整,剖面灰黄色,有黏稠液渗出。手术切除左侧腮腺后下极肿物及部分腺体组织。

肉眼观察:肿物一个,大小约 3.0cm×2.0cm×2.0cm,剖面灰黄色,含有小囊腔,编号为①。腺体组织一块,大小约 3.0cm×1.5cm×1.5cm,编号为②。

光镜观察:肿瘤腺上皮细胞呈柱状或锥形,双层排列形成囊腔,囊腔内可见红染分泌物。间质内充满淋巴细胞,形成淋巴滤泡。部分区域淋巴细胞浸润至腺上皮细胞中,导致腺上皮细胞破坏消失(图 6-3-38A、B)。部分区域富含淋巴细胞的间质中出现纤维化,纤维组织增生并伴玻璃样变。病变累及周边的腺上皮,导致腺上皮破坏消失(图 6-3-38C、D)。在少数区域里,淋巴细胞间质中液体潴留,淋巴细胞排列疏松,出现黏液性变(图 6-3-38E、F)。腮腺组织内有数量不等的脂肪空泡,淋巴结内未见肿瘤细胞。

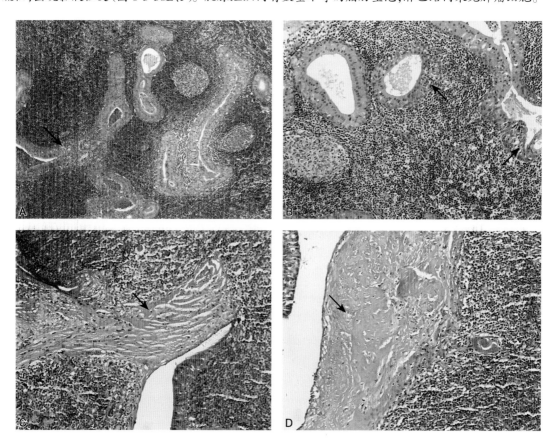

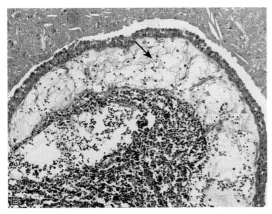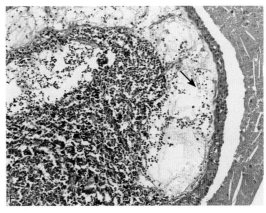

图 6-3-38 Warthin 瘤

A. 间质淋巴细胞破坏腺上皮细胞(箭头示)(HE 染色,100×);B. 淋巴细胞破坏腺上皮细胞(箭头示)(HE 染色,200×);C、D. 间质纤维化(箭头示),腺上皮破坏消失(HE 染色,200×);E、F. 间质黏液性变(箭头示)(HE 染色,200×)。

病理诊断:(左侧腮腺)Warthin 瘤(腺淋巴瘤)。

【病例讨论】

1. 唾液腺 Warthin 瘤的间质淋巴细胞对腺上皮的破坏 病例 3 唾液腺 Warthin 瘤的组织学结构,具有典型的 Warthin 瘤的形态学特征。此外,在这个病例中,间质淋巴细胞对腺上皮细胞的浸润及破坏,导致囊腔内衬里的双层腺上皮细胞排列紊乱,结构消失。Aga 等的研究表明,在唾液腺 Warthin 瘤中,IgG 阳性的浆细胞弥散分布于淋巴间质中,患者血清 IgG 和 IgG4 的水平明显高于唾液腺多形性腺瘤的患者。因此,有些学者认为,Warthin 瘤的发病机制可能涉及某些炎症与免疫反应。2017 年 WHO 表示,在 6%~7% 的感染性或化生型的 Warthin 瘤中,可出现重度的炎症细胞浸润,还可见朗汉斯巨细胞的肉芽肿反应。这种激活的淋巴细胞和炎症细胞,都会对腺上皮细胞造成攻击和破坏。

2. 唾液腺 Warthin 瘤间质的纤维化 病例 3 唾液腺 Warthin 瘤间质的淋巴细胞中,出现纤维组织增生伴玻璃样变,取代了间质的淋巴细胞。间质纤维组织增生波及腺上皮细胞,导致腺上皮细胞破坏消失。这种纤维化的出现,可能是由于:①间质继发炎症反应,导致纤维组织增生,出现纤维化;②肿瘤损伤,可能引起间质血管反应,导致纤维组织增生。病例 3 的病理变化属于化生型或梗死型 Warthin 瘤的类型。

3. 唾液腺 Warthin 瘤间质的黏液性变 病例 3 唾液腺 Warthin 中,部分肿瘤间质中有液体潴留。淋巴细胞排列稀疏,出现黏液性变。这种黏液性变是间质的一种退行性变,它与间质中出现的纤维化,同样被认为是化生型 Warthin 瘤的一种表现。2017 年 WHO 提出,梗死型或化生型的肿瘤可能有明显的黏液或鳞状上皮化生和间质反应,这可能对诊断提出挑战。

> **知识拓展**
>
> **唾液腺 Warthin 瘤的遗传学研究**
>
> 1. t(11,19;16)(q21,p12;p13)易位。
> 2. t(6;8)(p23;q22)和 t(6;15)(p21;q15)互换。
> 3. 第 5 号染色体三体或单体。
> 4. Y 染色体缺失。

(王洁 张艳宁)

五、囊 腺 瘤

囊腺瘤(cystadenoma,WHO ICD-O code 8440/0)主要以多囊性生长为特征,上皮成分呈腺瘤性增生。内衬上皮常呈乳头状,少数情况为黏液性。囊腺瘤又称为单形性腺瘤(monomorphic adenoma)、囊性导管腺瘤(cystic duct adenoma),无淋巴样间质的 Warthin 瘤(Warthin tumor without lymphoid stroma),导管内乳头状腺瘤(intraductal papillary adenoma),嗜酸细胞囊腺瘤(oncocytic cystadenoma)。

【临床要点】

1. 少见的良性上皮性肿瘤,仅占唾液腺上皮性肿瘤的 2.5%。

2. 性别无明显差异。

3. 任何年龄均可发病,大、小唾液腺均可发生。其中,腮腺及腭部为好发部位。

4. 发生于大唾液腺者,缓慢生长,无痛,界限清楚。发生于小唾液腺者,为光滑的结节,类似黏液囊肿,表面可出现创伤性溃疡。

5. 不侵犯肌肉、神经。

【病理学特征】

1. 肉眼观察

(1)肿瘤呈圆形或结节状,大小不等,中等硬度,局部有囊性感(图 6-3-39A)。

(2)包膜常不完整。

(3)剖面为灰白色或淡黄色,可见大小不一的囊腔,腔内有白色胶冻状物,有乳头状突起(图 6-3-39B)。

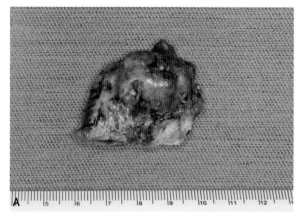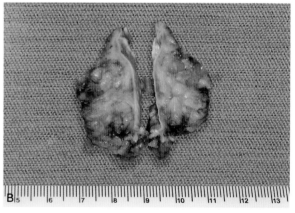

图 6-3-39 黏液性囊腺瘤的肉眼观察

A.肿瘤表面隆起,呈结节状,有囊性感;B.肿瘤剖面为淡黄色,有大小不等的囊腔,腔内含有透明的胶状物。

(河北医科大学口腔医学院王洁医师供图)

2. 光镜观察

(1)肿瘤由立方状、柱状的腺上皮细胞和黏液细胞构成,一般无细胞异型性。

(2)腔内面和乳头表面大多被覆黏液细胞或柱状细胞,深面为立方细胞。

(3)部分囊腔上皮衬里消失,形成纤维结缔组织环绕的黏液池。

(4)囊腔内常含嗜酸黏液、变性脱落的瘤细胞、炎症细胞和泡沫细胞。

(5)纤维结缔组织乳头内有丰富的血管,囊与囊之间有少量间质。

3. 分型 根据构成细胞,囊腺瘤主要分为两种亚型。

(1)乳头状囊腺瘤:以立方细胞为主,排列成较大的单囊性或多囊性结构和团块状(图 6-3-40A、B)。囊腔内有许多乳头状突起(图 6-3-40C),腔壁有柱状或立方状上皮衬里(图 6-3-40D),其中夹杂少量黏液

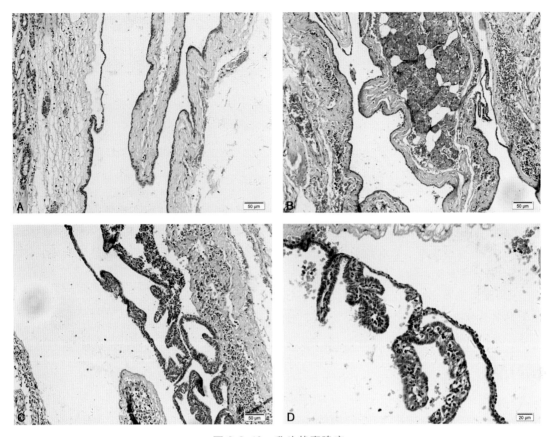

图 6-3-40　乳头状囊腺瘤

A、B.肿瘤呈单囊性或多囊性结构(HE 染色,200×);C.囊腔内可见乳头状突起(HE 染色,200×);D.腔壁上皮衬里为柱状或立方状(HE 染色,400×)。

细胞,有时为嗜酸性粒细胞。

(2)黏液性囊腺瘤:以黏液细胞为主,排列成大小不等的多个囊腔样结构,很少形成团块状和导管结构。内衬黏液细胞厚度较一致,乳头状生长有限,囊腔内含丰富的黏液(图 6-3-41)。

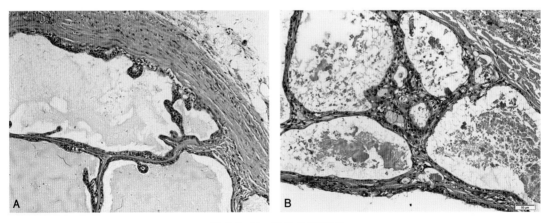

图 6-3-41　黏液性囊腺瘤

A、B.大小不等的多个囊腔样结构,衬覆黏液细胞,腔内含黏液(HE 染色,200×)。

(河北医科大学口腔医学院王洁医师供图)

315

【病例】

患者,女性,40 岁。右侧腮腺肿物。门诊以"右侧腮腺肿物"收入院。

专科检查:患者面型左右对称,左侧腮腺区未触及明显肿物。

影像学检查:CT 检查示右侧腮腺囊性占位性病变。

肉眼观察:瘤组织与周围正常腺体组织分界清楚,肿瘤大小为 2.5cm×1.8cm×1.0cm。剖面呈多房囊状,且每个囊腔较小,内有无色液体,囊内壁光滑。

光镜观察:肿瘤由多个小囊肿构成,为多房囊性肿瘤,纤维囊壁呈内衬单层柱状上皮,上皮细胞一致,无坏死,无明显细胞异型性改变,大囊内上皮为呈乳头状生长的单层柱状上皮(图 6-3-42)。

病理诊断:(右侧腮腺)乳头状囊腺瘤。

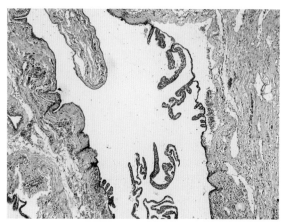
图 6-3-42 乳头状囊腺瘤
瘤细胞呈乳头状增生,突入囊腔内(HE 染色,100×)。

【病例讨论】

需要与乳头状囊腺瘤鉴别的疾病主要包括黏液性囊腺瘤、淋巴管瘤、假性囊肿、Warthin 瘤四种。①黏液性囊腺瘤:肿瘤体积常常较大,为多房含黏液肿瘤。囊壁被覆含丰富黏液的高柱状黏液上皮细胞,并呈乳头状生长,伴有增生纤维组织间质。②淋巴管瘤:较为少见,大体虽然为蜂窝结构,但是质地柔软。组织学特征是囊性结构,内衬为扁平内皮细胞,以及散在分布的平滑肌细胞和聚集的淋巴细胞,内皮细胞标记 F8 及 CD31 阳性表达。③假性囊肿:常常发生在腺体炎症、有外伤史的患者,其组织学特征为囊壁无被覆上皮,常常由炎性纤维组织或肉芽组织形成。④Warthin 瘤:也有乳头状囊性结构,但其上皮成分为较均一的嗜酸细胞,可见有鳞状化生。而黏液细胞极少,间质为淋巴样组织,可见淋巴滤泡形成,纤维结缔组织成分少见。

另外,乳头状囊腺瘤还可以通过免疫组织化学的方法辅助诊断:肿瘤细胞 AE1/AE3、EMA、CK7、CK19、CEA 部分阳性表达,增生的血管内皮表达 CD34,Ki-67 细胞增殖指数低。同时,特殊染色肿瘤细胞的细胞质 PAS 染色阳性,经淀粉酶消化后 PAS 染色阴性,表明肿瘤细胞的细胞质内富含糖原颗粒。电镜观察,囊腔内衬的肿瘤性腺上皮细胞腔面有微绒毛,细胞质内含较丰富的糖原颗粒,细胞器稀少,无酶原颗粒及神经内分泌颗粒。

(周峻)

六、皮脂腺腺瘤

皮脂腺腺瘤(sebaceous adenoma,WHO ICD-O code 8410/0)由大小和形态不规则的基底细胞样细胞和皮脂腺样细胞构成。皮脂腺细胞无异型性,常伴有鳞状细胞分化和囊性变。组织发生来自唾液腺的皮脂腺。

【临床要点】

1. 极少见,占唾液腺肿瘤的比率<0.5%。

2. 发病年龄为 22~90 岁,平均年龄 58 岁。

3. 性别无明显差异。

4. 多发生于腮腺,也可见于颊腺、磨牙后腺和下颌下腺。

5. 生长缓慢,无痛,质地中等,外有包膜,与周围组织界限清楚,可活动。

【病理学特征】

1. 肉眼观察

（1）肿瘤直径为0.4~3.0cm，质地硬，边界清楚，包膜完整。

（2）剖面呈黄色或灰黄色，部分呈囊状，内含黄色皮脂样分泌物或干酪样浓稠物。

2. 光镜观察

（1）瘤组织呈结节状、分叶状增生，皮脂腺细胞细胞质透明，细胞核居中，排列成巢状和管状结构，多数肿瘤有微小囊腔（图6-3-43A、B）。

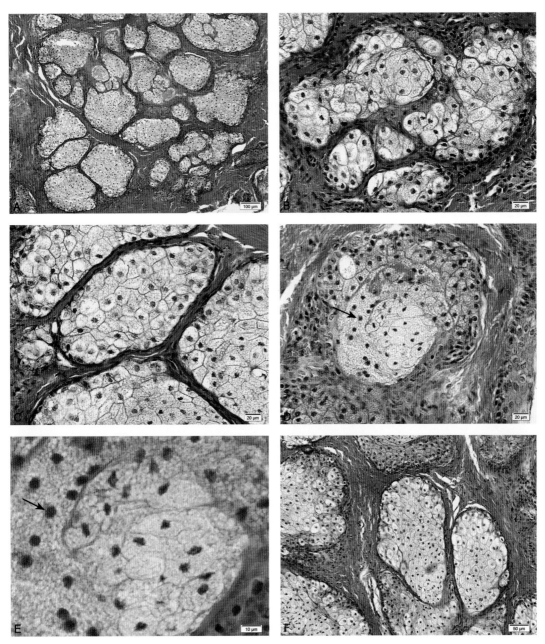

图6-3-43　皮脂腺腺瘤的病理特征

A. 肿瘤呈结节状、分叶状增生（HE 染色，100×）；B. 肿瘤细胞的细胞质透明，细胞核居中（HE 染色，400×）；C. 肿瘤巢周边细胞呈梭形，细胞质少，中心细胞的细胞质呈蜂窝状，无细胞异型性、坏死和核分裂象（HE 染色，400×）；D. 偶见嗜酸细胞（箭头示）（HE 染色，400×）；E. 嗜酸细胞分布于透明细胞之间（箭头示，本图为D 图局部放大）（HE 染色，1 000×）；F. 肿瘤间质为纤维结缔组织（HE 染色，200×）。

（2）细胞巢周边细胞的细胞质少，细胞呈梭形。中心细胞的细胞质呈蜂窝状，细胞核较大，圆形，可见核仁，未见细胞异型性、坏死和核分裂象（图6-3-43C）。

（3）偶见嗜酸细胞化生，无局部侵袭倾向（图6-3-43D、E）。

（4）肿瘤间质为丰富的纤维结缔组织，可见局灶性淋巴细胞、组织细胞和/或多核巨细胞，无淋巴滤泡形成（图6-3-43F）。

【鉴别诊断】

皮脂腺淋巴腺瘤（sebaceous lymphadenoma，WHO ICD-O code 8410/0）是皮脂腺腺瘤亚型，在弥漫的淋巴样背景中，可见大小和形状不同的上皮细胞巢，伴有小灶状/结节状分化较好的皮脂腺细胞（图6-3-44）。部分肿瘤可见大小不一的囊腔，囊壁内衬多层表皮样细胞及泡沫状皮脂腺细胞，囊内含有皮脂样物质。上皮样细胞呈圆形或卵圆形，细胞质较少，嗜酸，细胞核呈椭圆形，嗜碱居中。肿瘤间质中，大量淋巴细胞密集形成大小不等的淋巴细胞团，或形成有生发中心的淋巴滤泡。偶见灶性坏死。肿瘤细胞无明显异型性，无核分裂相，无浸润性生长。免疫组织化学染色EMA阳性，提示肿瘤具有皮脂腺细胞免疫表型。组织学特殊染色PAS染色肿瘤内上皮细胞巢外周，可见嗜伊红样物质环绕。唾液腺内皮脂淋巴腺瘤的组织发生，可能来源于唾液腺闰管、纹管上皮细胞皮脂腺化生、唾液腺异位皮脂腺或淋巴结迷走的皮脂腺组织。

【病例】

患者，男性，58岁。左侧耳垂下无痛性结节4年。

患者4年前发现左侧耳垂下有一米粒大小结节，无自觉症状。4年来逐渐增大，未曾诊治。患病以来，身体无其他不适症状。门诊以"左侧腮腺肿物"收入院。

专科检查：左侧腮腺区可扪及一结节4.5cm×3.5cm，质地中等，边界清楚，可活动，无明显压痛。

肉眼观察：肿物包膜完整，大小5.0cm×3.5cm×2.5cm。剖面部分为多囊状，有小乳头突入囊腔内，腔内可见豆渣样、乳酪样物。部分为实性区，质地较软。

光镜观察：肿瘤由多个小叶构成（图6-3-45），由胶原纤维分隔。小叶内可见较多的皮脂腺细胞和嗜碱性细胞，以皮脂腺细胞为主（图6-3-46A）。部分小叶中可见囊腔，内含皮脂（图6-3-46B）。

病理诊断：（左侧腮腺）皮脂腺腺瘤。

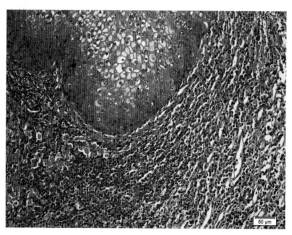

图6-3-44 皮脂腺淋巴腺瘤

在弥漫的淋巴样组织中可见成团的皮脂腺细胞（HE染色，200×）。

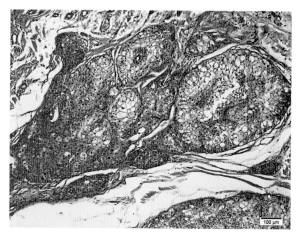

图6-3-45 皮脂腺腺瘤

肿瘤由多个小叶构成（HE染色，100×）。

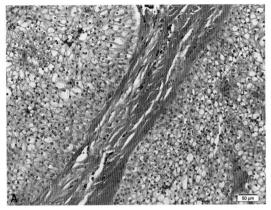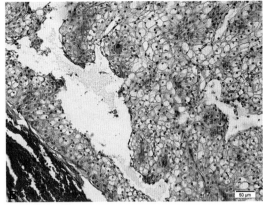

图 6-3-46　皮脂腺腺瘤

A. 肿瘤以皮脂腺细胞为主（HE 染色，200×）；B. 肿瘤部分小叶中可见囊腔形成（HE 染色，200×）。

【病例讨论】

皮脂腺腺瘤临床极其罕见。肿瘤组织与周围界限清楚，常有包膜，由多个形状和大小不一的多个皮脂腺小叶构成。肿瘤细胞主要有两种类型：①嗜碱性细胞，多位于皮脂腺小叶周边，细胞较小，为皮脂腺的生发细胞。②皮脂腺细胞，多位于皮脂腺小叶的中央，细胞较大，细胞中有脂质。肿瘤大多以皮脂腺细胞为主。部分小叶中可见囊腔，内含皮脂。

（周峻）

参考文献

1. AGA M, KONDO S, YAMADA K, et al. Immunoglobulin class switching to IgG4 in Warthin tumor and analysis of serum IgG4 levels and IgG4-positive plasma cells in the tumor. Human Pathology, 2014, 45（4）:793-801.

2. AGA M, KONDO S, YAMADA K, et al. Warthin's tumor associated with IgG4-related disease. Auris Nasus Larynx, 2013, 40（5）:514-517.

3. AGUIRRE S E, TYLER D JR, OWOSHO A A. MAML2-rearranged primary central mucoepidermoid carcinoma of the mandible as an incidental finding: A case report and review of the literature of molecularly confirmed cases. Case Rep Dent, 2023, 2023:7764292.

4. Akrish S, Peled M, Ben-Izhak O, et al. Malignant salivary gland tumors and cyclo-oxygenase-2: A histopathological and immunohistochemical analysis with implications on histogenesis. Oral Oncol, 2009, 45（12）:1044-1050.

5. Andreadis D, Epivatianos A, Poulopoulos A, et al. Immunohistochemical detection of the expression of the cell adhesion molecules E-cadherin, desmoglein-2, beta4-integrin, ICAM-1 and HCAM（CD44s）in Warthin's tumour of the parotid gland. Oral Oncol, 2005, 41（8）:799-805.

6. ANUTHAMA K, PRASAD H, KANNAN S, et al. Diagnostic challenges in a large palatal myoepithelioma filling the maxillary sinus and its classification as a tumour of uncertain malignant potential. J Oral Maxillofac Surg Med Pathol, 27（2）:275-278.

7. BALAMUCKI C J, AMDUR R J, WERNING J W, et al. Adenoid cystic carcinoma of the head and neck. Am J Otolaryngol, 2012, 33（5）:510-518.

8. BATSAKIS J G, LUNA M A. Low-grade and high-grade adenocarcinomas of the salivary duct system. Ann Otol Rhinol Laryngol, 1989, 98（2）:162-163.

9. BATSAKIS J G, WOZNIAK K J, REGEZI J A. Acinous cell carcinoma: a histogenetic hypothesis. J Oral Surg, 1977, 35（11）:904-906.

10. BEHBOUDI A, ENLUND F, WINNES M, et al. Molecular classification of mucoepidermoid carcinomas-prognostic significance of the MECT1-MAML2 fusion oncogene. Genes Chromosomes Cancer, 2006, 45（5）:470-481.

11. BELL D,LUNA M A. Warthin adenocarcinoma:analysis of 2 cases of a distinct salivary neoplasm. Ann Diagn Pathol, 2009,13(3):201-207.

12. BHAIJEE F,PEPPER D J,PITMAN K T,et al. New developments in the molecular pathogenesis of head and neck tumors: a review of tumor-specific fusion oncogenes in mucoepidermoid carcinoma,adenoid cystic carcinoma,and NUT midline carcinoma. Ann Diagn Pathol,2011,15(1):69-77.

13. BHAYANI M K,YENER M,EL-NAGGAR A,et al. Prognosis and risk factors for early-stage adenoid cystic carcinoma of the major salivary glands. Cancer,2012,118(11):2872-2878.

14. BIRON V L,LENTSCH E J,GERRY D R,et al. Factors influencing survival in acinic cell carcinoma:a retrospective survival analysis of 2061 patients. Head Neck,2015,37(6):870-877.

15. BISHOP J A,WESTRA W H. MYB translocation status in salivary gland epithelial-myoepithelial carcinoma:evaluation of classic,variant,and hybrid forms. Am J Surg Pathol,2018,42(3):319-325.

16. CHAUDHRY A P,CUTLER L S,LEIFER C,et al. Ultrastructural study of the histogenesis of salivary gland mucoepidermoid carcinoma. J Oral Pathol Med. 1989,18(7):400-409.

17. CHEN M Y,VYAS V,SOMMERVILLE R. Epithelial-myoepithelial carcinoma of the base of tongue with possible lung metastases. Case Rep Otolaryngol,2017,2017:4973573.

18. CHENG E Y,KIM J H,GROSE E M,et al. Clinicopathological predictors of survival for parotid mucoepidermoid carcinoma:A systematic review. Otolaryngol Head Neck Surg,2023,168(4):611-618.

19. CHO J H,YOON S Y,BAE E Y,et al. Acinic cell carcinoma on the lower lip resembling a mucocele. Clin Exp Dermatol, 2005,30(5):490-493.

20. DARDICK I,BURFORD-MASON A P. Current status of histogenetic and morphogenetic concepts of salivary gland tumorigenesis. Crit Rev Oral Biol Med,1993,4(5):639-677.

21. DARDICK I,BYARD R W,CARNEGIE J A. A review of the proliferative capacity of major salivary glands and the relationship to current concepts of neoplasia in salivary glands. Oral Surg Oral Med Oral Pathol,1990,69(1):53-67.

22. DARDICK I,DALEY T D,MCCOMB R J. Sialoblastoma in adults:distinction from adenoid cystic carcinoma. Oral Surg Oral Med Oral Pathol Oral Radiol Endod,2010,109(1):109-116.

23. DARDICK I,DARDICK A M,MACKAY A J,et al. Pathobiology of salivary glands. IV. Histogenetic concepts and cycling cells in human parotid and submandibular glands cultured in floating collagen gels. Oral Surg Oral Med Oral Pathol,1993, 76(3):307-318.

24. DARDICK I,GLINIECKI M R,HEATHCOTE J G,et al. Comparative histogenesis and morphogenesis of mucoepidermoid carcinoma and pleomorphic adenoma. An ultrastructural study. Virchows Arch A Pathol Anat Histopathol,1990,417(5): 405-417.

25. DARDICK I,HO J,PAULUS M,et al. Submandibular gland adenocarcinoma of intercalated duct origin in Smgb-Tag mice. Lab Invest,2000,80(11):1657-1670.

26. DARDICK I,LEONG I. Clear cell carcinoma:review of its histomorphogenesis and classification as a squamous cell lesion. Oral Surg Oral Med Oral Pathol Oral Radiol Endod,2009,108(3):399-405.

27. DARDICK I. Mounting evidence against current histogenetic concepts for salivary gland tumorigenesis. Eur J Morphol, 1998,36 Suppl:257-261.

28. DARDICK I. Myoepithelioma:definitions and diagnostic criteria. Ultrastruct Pathol,1995,19(5):335-345.

29. DURAND N,MOURRAIN-LANGLOIS E,LECLAIR F,et al. Synchronous bilateral acinic cell carcinoma of the parotid: when a tumor reveals another one. Eur Ann Otorhinolaryngol Head Neck Dis,2013,130(1):22-25.

30. DUTTA A,ARUN P,ARUN I. Adenoid cystic carcinoma with transformation to high grade carcinomatous and sarcomatoid components:A rare case report with review of literature. Head Neck Pathol,2020,14(4):1094-1104.

31. EI-NAGGAR A K,CHAN J K C,GRANDIS J R,et al. WHO classification of tumours of the head and neck. 4th ed. Lyon: IARC Press,2017.

32. ETHUNANDAN M,PRATT C A,HIGGINS B,et al. Factors influencing the occurrence of multicentric and "recurrent" Warthin's tumour:a cross sectional study. Int J Oral Maxillofac Surg,2008,37(9):831-834.

33. EVESON J W,CAWSON R A. Warthin's tumor(cystadenolymphoma)of salivary glands:A clinicopathologic investigation of 278 cases. Oral Surg Oral Med Oral Path,1986,61(3):256-262.

34. FOSCHINI M P, MARUCCI G, EUSEBI V. Low-grade mucoepidermoid carcinoma of salivary glands: characteristic immunohistochemical profile and evidence of striated duct differentiation. Virchows Arch, 2002, 440(5): 536-542.

35. GAO M, HAO Y, HUANG M X, et al. Clinicopathological study of distant metastases of salivary adenoid cystic carcinoma. Int J Oral Maxillofac Surg, 2013, 42(8): 923-928.

36. GLEASON B C, HORNICK J I. Myoepithelial tumours of skin and soft tissue: an update. Diagn Histopathol, 2008, 14(11): 552-562.

37. GONDIVKAR S M, GADBAIL A R, CHOLE R, et al. Adenoid cystic carcinoma: a rare clinical entity and literature review. Oral Oncol, 2011, 47(4): 231-236.

38. GONZÁLEZ-ARRIAGADA W A, SANTOS-SILVA A R, ITO F A, et al. Calcifications may be a frequent finding in mucoepidermoid carcinomas of the salivary glands: a clinicopathologic study. Oral Surg Oral Med Oral Pathol Oral Radiol Endod, 2011, 111(4): 482-485.

39. GORE M R. Epithelial-myoepithelial carcinoma: a population-based survival analysis. BMC Ear Nose Throat Disord, 2018, 18: 15.

40. Haberal M A, Akar E, Dikis O S. Metastatic lung cancer associated with Warthin's tumour. Niger J Clin Pract, 2019, 22(4): 585-587.

41. HABU T, SOH J, TOJI T, et al. Myoepithelioma occurring in the posterior mediastinum harboring EWSR1 rearrangement: a case report. Jpn J Clin Oncol, 2018, 48(9): 851-854.

42. HASHIMOTO K, MATSUZAKA K, MURAMATSU T, et al. A case of acinic cell carcinoma arising in the lower lip. Int J Oral Maxillofac Surg, 2013, 25(3): 287-290.

43. HERD M K, MURUGARAJ V, GHATAURA S S, et al. Low-grade mucoepidermoid carcinoma of the palate-a previously unreported case of metastasis to the liver. J Oral Maxillofac Surg, 2012, 70(10): 2343-2346.

44. HORNICK J L, FLETCHER C D. Cutaneous myoepithelioma: a clinicopathologic and immunohistochemical study of 14 cases. Hum Pathol, 2004, 35(1): 14-24.

45. JASO J, MALHOTRA R. Adenoid cystic carcinoma. Arch Pathol Lab Med, 2011, 135(4): 511-515.

46. KAKEHASHI H, KAWANO S, KIYOSHIMA T, et al. Parotid gland myoepithelioma with remarkable cystic formation: A case report. Int J Oral Maxillofac Surg, 2013, 25(2): 183-188.

47. KALMEGH P, SONONE A, HANDE A, et al. Epithelial-myoepithelial carcinoma with multiple recurrences: An unusual presentation. Oral Oncol, 2023, 145: 106538.

48. LIEW C, WITHEROW H, KETHEESWARANATHAN V, et al. Papillary cystic variant of the acinic cell adenocarcinoma. Oral Oncology Extra, 2005, 41(7): 146-149.

49. LIN W N, HUANG H C, WU C C, et al. Analysis of acinic cell carcinoma of the parotid gland-15 years experience. Acta Oto-Laryngologica, 2010, 130(12): 1406-1410.

50. LIN Y C, CHEN K C, LIN C H, et al. Clinicopathological features of salivary and non-salivary adenoid cystic carcinomas. Int J Oral Maxillofac. Surg, 2012, 41(3): 354-360.

51. LIU S, OW A, RUAN M, et al. Prognostic factors in primary salivary gland mucoepidermoid carcinoma: an analysis of 376 cases in an Eastern Chinese population. Int J Oral Maxillofac Surg, 2014, 43(6): 667-673.

52. LLOYD S, YU J B, ROSS D A, et al. A prognostic index for predicting lymph node metastasis in minor salivary gland cancers. Int J Radiat Oncol Biol Phys, 2010, 76(1): 169-175.

53. LOCATI L D, QUATTRONE P, PIZZI N, et al. Primary high-grade mucoepidermoid carcinoma of the minor salivary glands with cutaneous metastases at diagnosis. Oral Oncol, 2002, 38(4): 401-404.

54. MAHDAVI N, GHORBANPOUR M. Epithelial-Myoepithelial Carcinoma of the Palate: Report of a Case and Review of the Literatures. Iran J Pathol, 2020, 15(2): 144-150.

55. MARUSE Y, KAWANO S, KIYOSHIMA T, et al. Case of mucoepidermoid carcinoma of the sublingual gland accompanied with extensive dystrophic calcification and intratumoral bone formation. Head Neck, 2015, 37(11): E161-E164.

56. MEENAKSHI M, MCCLUGGAGE W G. Myoepithelial neoplasms involving the vulva and vagina: report of 4 cases. Hum Pathol, 2009, 40(12): 1747-1753.

57. NI H, ZHAO P Y, WANG X T, et al. EWSR1 rearrangement is present in a subset of myoepithelial tumors of salivary glands with variable morphology and does not correlate with clinical behavior. Ann Diagn Pathol, 2017, 28: 19-23.

58. NORBERG L,DARDICK I,BURFORD-MASON A P. Differentiating myoepithelial and acinar cells in rat neonatal parotid gland and histogenetic concepts for salivary gland tumors. J Oral Pathol Med,1996,25(9):474-480.

59. OHTOMO R,MORI T,SHIBATA S,et al. SOX10 is a novel marker of acinus and intercalated duct differentiation in salivary gland tumors:a clue to the histogenesis for tumor diagnosis. Mod Pathol,2013,26(8):1041-1050.

60. OMLIE J E,KOUTLAS I G. Acinic Cell Carcinoma of Minor Salivary Glands:A Clinicopathologic Study of 21 Cases. J Oral Maxillofac Surg,2010,68(9):2053-2057.

61. PATEL N R,SANGHVI S,KHAN M N,et al. Demographic trends and disease-specific survival in salivary acinic cell carcinoma:an analysis of 1129 cases. Laryngoscope,2014,124(1):172-178.

62. PLAMBECK K,FRIEDRICH R E,HELLNER D,et al. Mucoepidermoid carcinoma of the salivary glands,Clinical data and follow-up of 52 cases. J Cancer Res Clin Oncol,1996,122(3):177-180.

63. PLAMBECK K,FRIEDRICH R E,SCHMELZLE R. Mucoepidermoid carcinoma of salivary gland origin:classification, clinical-pathological correlation,treatment results and long-term follow-up in 55 patients. J Craniomaxillofac Surg,1996, 24(3):133-139.

64. Poutoglidis A,Pateras I,Kokkinou V,et al. Metastatic acinic cell carcinoma of the parotid gland to the abdominal wall. J Surg Case Rep,2019,2019(4):rjz109.

65. RAMER N,WU H S,SABO E,et al. Prognostic value of quantitative p63 immunostaining in adenoid cystic carcinoma of salivary gland assessed by computerized image analysis. Cancer,2010,116(1):77-83.

66. RAPIDIS A D,GIVALOS N,GAKIOPOULOU H,et al. Mucoepidermoid carcinoma of the salivary glands. Review of the literature and clinicopathological analysis of 18 patients. Oral Oncology,2007,43(2):130-136.

67. SALUJA K,RAVISHANKAR S,FERRAROTTO R,et al. Ectopic ACTH production and cushing's syndrome in a patient with parotid acinic cell carcinoma with high-grade transformation:tumor context and clinical implications. Head Neck Pathol. 2020,14(2):562-569.

68. SCHWARZ S,MÜLLER M,ETTL T,et al. Morphological heterogeneity of oral salivary gland carcinomas:A clinicopathologic study of 41 cases with long term follow-up emphasizing the overlapping spectrum of adenoid cystic carcinoma and polymorphous low-grade adenocarcinoma. Int J Clin Exp Pathol,2011,4(4):336-348.

69. SCHWARZ S,ZENK J,MÜLLER M,et al. The many faces of acinic cell carcinomas of the salivary glands:a study of 40 cases relating histological and immunohistological subtypes to clinical parameters and prognosis. Histopathology,2012,61 (3):395-408.

70. SEETHALA R R,CIEPLY K,BARNES E L,et al. Progressive genetic alterations of adenoid cystic carcinoma with high-grade transformation. Arch Pathol Lab Med,2011,135(1):123-130.

71. SEIFERT G,BULL H G,DONATH K. Histologic subclassification of the cystadenolymphoma of the parotid gland. Analysis of 275 cases. Virchows Arch A Pathol Anat Histol,1980,388(1):13-38.

72. SHAH A,PATWARI M,DESHMUKH R S. Acinic cell carcinoma,papillary-cystic variant of the parotid gland:A case report with review of literature. Oral Oncology Extra. 2005;41(7):137-141.

73. SHI H,WANG J,DONG F S,et al. The effect of proteoglycans inhibited by RNA interference on metastatic characters of human salivary adenoid cystic carcinoma. BMC Cancer,2009,9:456-471.

74. SRIVANITCHAPOOM C,SITTITRAI P,MAHANUPABC P. Central papillary cystadenocarcinoma of the mandible:A case report and review of the literature. Int J Surg Case Rep,2014,5(6):330-334.

75. TACHIBANA H,ISHIKAWA S,KIKUCHI N,et al. Myoepithelioma of the upper lip. J Dent Sci,2017,12(1):98-102.

76. TANDO S,NAGAO T,KAYANO K,et al. High-grade transformation/dedifferentiation of an adenoid cystic carcinoma of the minor salivary gland to myoepithelial carcinoma. Pathol Int,2018,68(2):133-138.

77. Terada T. Hyperplastic intraparotid lymph nodes with incipient Warthin's tumor presenting as a parotid tumor. Pathology-Research and Practice,2008,204(11):863-866.

78. TIAN Z,LI L,WANG L,et al. Salivary gland neoplasms in oral and maxillofacial regions:a 23-year retrospective study of 6982 cases in an eastern Chinese population. Int J Oral Maxillofac Surg,2010,39(3):235-242.

79. TIMON C I,DARDICK I. The importance of dedifferentiation in recurrent acinic cell carcinoma. J Laryngol Otol,2001,115 (8):639-644.

80. TOROUS V F,CONRAD R,WANG H L,et al. Widely metastatic parotid acinic cell carcinoma to bone and liver:a case

report, review of literature, and review of diagnostic challenges. J Cytol Histol, 2014, S4.

81. VAN WEERT S, VAN DER WAAL I, WITTE B I, et al. Histopathological grading of adenoid cystic carcinoma of the head and neck: Analysis of currently used grading systems and proposal for a simplified grading scheme. Oral Oncol, 2015, 51(1): 71-76.

82. VERAS E F, STURGIS E, LUNA M A. Sclerosing mucoepidermoid carcinoma of the salivary glands. Annals of Diagnostic Pathology, 2007, 11(6): 407-412.

83. WANG J, WU Q, SUN K, et al. Quantitative pathologic analysis of myoepithelioma and myoepithelial carcinoma. Int J Oral Maxillofac Surg, 1995, 24(2): 153-157.

84. WANG J, ZHANG Y N. Roles of Proteoglycans in the tumorigenesis and development of adenoid cystic carcinoma and pleomorphic adenoma of the salivary gland: A systematic review. Chin J Dent Res. 2020, 23(1): 1-15.

85. WANG X D, MENG L J, HOU T T, et al. Frequency and distribution pattern of minor salivary gland tumors in a northeastern Chinese population: a retrospective study of 485 patients. J Oral Maxillofac Surg. 2015, 73(1): 81-91.

86. WANG X D, MENG L J, HOU T T, et al. Tumours of the salivary glands in northeastern China: a retrospective study of 2508 patients. Br J Oral Maxillofac Surg, 2015, 53(2): 132-137.

87. WEINREB I, SIMPSON R H, SKÁLOVÁ A, et al. Ductal adenomas of salivary gland showing features of striated duct differentiation ('striated duct adenoma'): a report of six cases. Histopathology, 2010, 57(5): 707-715.

88. WEST R B, KONG C, CLARKE N, et al. MYB expression and translocation in adenoid cystic carcinomas and other salivary gland tumors with clinicopathologic correlation. Am J Surg Pathol, 2011, 35(1): 92-99.

89. WOCKNER R S, SEETHALA R R, EMETO T I, et al. Epithelial-myoepithelial carcinoma of the maxillofacial and sinonasal region: a systematic review of presenting characteristics, treatment modalities, and associated outcomes. Int J Oral Maxillofac Surg, 2023, 52(1): 1-12.

90. WOO J S, KWON S Y, JUNG K Y, et al. A hybrid carcinoma of epithelial-myoepithelial carcinoma and adenoid cystic carcinoma in maxillary sinus. J Korean Med Sci, 2004, 19(3): 462-465.

91. WOO V L, ANGIERO F, FANTASIA J E. Myoepithelioma of the tongue. Oral Surg Oral Med Oral Pathol Oral Radiol Endod, 2005, 99(5): 581-589.

92. XU W, LU H, ZHU Y, et al. Warthin's tumour in oral and maxillofacial regions: an 18-year retrospective study of 1084 cases in an eastern-Chinese population. Int J Oral Maxillofac Surg, 2018, 47(7): 913-917.

93. Yaman H, Gerek M, Tosun F, et al. Myoepithelioma of the parotid gland in a child: a case report. J Pediatric Surgery, 2010, 45(7): E5-E7.

94. YANG S, CHEN X. Calcifications in clear cell mucoepidermoid carcinomas. Oral Surg Oral Med Oral Pathol Oral Radiol Endod, 2010, 109(2): 274-275.

95. YOON J H, AHN S G, KIM S G, et al. Calcifications in a clear cell mucoepidermoid carcinoma of the hard palate. Int J Oral Maxillofac Surg, 2005, 34(8): 927-929.

96. YOSEFOF E, BOLDES T, DAN D, et al. Salivary gland secretory carcinoma: review of 13 years world-wide experience and meta-analysis. Laryngoscope, 2024, 134(4): 1716-1724.

97. ZHANG C Y, ZHONG L P, XIA R H, et al. Adenoid cystic carcinoma of the head and neck: clinicopathologic analysis of 218 cases in a Chinese population. Oral Surg Oral Med Oral Pathol Oral Radiol, 2013, 115(3): 368-375.

98. ZHANG Y N, WANG J, DONG F S, et al. The effect of proteoglycans inhibited on the neurotropic growth of salivary adenoid cystic carcinoma. J Oral Pathol Med, 2011, 40(6): 476-482.

99. ZHANG Y N, WANG J, DONG F S, et al. The role GPC5 in lung metastasis of salivary adenoid cystic carcinoma. Archives of Oral Biology, 2014, 59(11): 1172-1182.

100. ZHOU C X, CHEN X M, LI T J. Central mucoepidermoid carcinoma: a clinicopathologic and immunohistochemical study of 39 Chinese patients. Am J Surg Pathol, 2012, 36(1): 18-26.

101. ZOOK J D, DJURASOVIC M, DIMAR J R, et al. Spinal metastasis from acinic cell carcinoma of the parotid gland: a case report. Spine J, 2012, 12(8): e7-e10.

102. 高立永, 丁谨, 潘二辉. 15 例涎腺肌上皮瘤的临床病理分析. 临床与实验病理学杂志, 2012, 28(1): 76-78.

103. 高岩. 口腔组织病理学. 8 版. 北京: 人民卫生出版社, 2020, 234-276.

104. 刘彤华, 诊断病理学. 3 版. 北京: 人民卫生出版社, 2013.

105. 任俊奇,李明华,赵夫娟. 腮腺 Warthin 瘤上皮成分癌变为黏液表皮样癌的临床病理观察. 临床与实验病理学杂志,2013,29（2）:211-213.

106. 王洁,吴奇光,孙开华,等. 涎腺多形性腺瘤组织发生的探讨. 中华口腔医学,1995,30（2）:70-71,127.

107. 王洁,吴奇光,孙开华,等. 涎腺肌上皮瘤与多形性腺瘤的免疫组化研究. 华西口腔医学杂志,1994,12（3）:169-171,232.

108. 王洁,吴奇光,孙开华,等. 涎腺肌上皮瘤中蛋白多糖的电镜组织化学研究. 中华口腔医学杂志,1995,30（4）:215-217,256.

109. 王洁,吴奇光,孙开华,等. 涎腺腺样囊性癌的免疫组化及免疫电镜研究. 中华病理学杂志,1994,23（3）:173-175.

110. 王洁,吴奇光,孙开华,等. 腺样囊性癌组织学类型与蛋白多糖形成的关系. 中华医学杂志,1994,74（7）:434-435.

111. 王洁,尤红煜,董福生,等. 黏液表皮样癌组织发生的免疫组织化学研究. 现代口腔医学杂志,1998,12（1）:15-16,82.

112. 王洁,赵玉珍,唐全勇,等. 涎腺肌上皮瘤中纤维形成的组织学及电镜组织化学研究. 现代口腔医学杂志,2002,16（3）:200-202,292.

113. 于世凤,高岩,口腔组织学与病理学,北京:北京大学医学出版社,2005.

114. 俞光岩,Juergen Ussmueller,Karl Donath. 涎腺膜性基底细胞腺瘤的组织发生学研究. 中华口腔医学杂志,2000,35（1）:31-33.

115. 俞光岩,马大权. 唾液腺病学.2 版. 北京:人民卫生出版社,2014.

116. 朱玥璐,李研,穆嘉莉,等. *MYB/NFIB* 基因融合与头颈腺样囊性癌分级和预后相关性及检测方法一致性研究. 中华病理学杂志,2024,53（2）:149-154.

第七章 口腔颌面部囊肿

囊肿（cyst）是一种非脓肿性病理性囊腔，内含囊液或半流体物质，通常由纤维结缔组织囊壁包绕。绝大多数囊肿的囊壁有上皮衬里，少数无上皮衬里者，又称为假性囊肿（pseudocyst）。由于特殊的解剖学结构和复杂的胚胎发育特点，口腔颌面部好发囊肿。其中，颌骨为人类骨骼中最好发囊肿的部位。根据发生部位的不同，口腔颌面部囊肿一般可分为颌骨囊肿和软组织囊肿两大类，其中，颌骨囊肿又可根据其组织来源不同而分为牙源性囊肿和非牙源性囊肿。

在 2017 年 WHO 对牙源性肿瘤的分类中，将 2005 年更名的"牙源性角化囊性瘤"和"牙源性钙化囊性瘤"，又分别恢复为"牙源性角化囊肿"和"牙源性钙化囊肿"，并在 2022 年对牙源性囊肿进行了新的修订，增加了外科术后纤毛囊肿。本章结合 2022 年 WHO 的最新分类，将常见的口腔颌面部囊肿分类。为便于叙述，本章分为牙源性囊肿、颌骨非牙源性囊肿、假性囊肿和口腔、面颈部软组织囊肿四节。

口腔颌面部囊肿分类

一、牙源性囊肿

（一）发育性牙源性囊肿

1. 牙源性角化囊肿（odontogenic keratocyst）

2. 含牙囊肿（dentigerous cyst）

3. 发育性根侧囊肿和葡萄样牙源性囊肿（lateral periodontal cyst and botryoid odontogenic cyst）

4. 龈囊肿（gingival cyst）

5. 腺牙源性囊肿（glandular odontogenic cyst）

6. 牙源性钙化囊肿（calcifying odontogenic cyst）

7. 正角化牙源性囊肿（orthokeratinized odontogenic cyst）

（二）炎症性牙源性囊肿

1. 根尖周囊肿（radicular cyst）

2. 炎症性根侧囊肿（inflammatory collateral cyst）

二、颌骨非牙源性囊肿

1. 鼻腭管（切牙管）囊肿［nasopalatine duct（incisive canal）cyst］

2. 鼻唇（鼻牙槽）囊肿［nasolabial（nasoalveolar）cyst］

3. 外科术后纤毛囊肿（post-surgical ciliated cyst）

三、假性囊肿

1. 动脉瘤性骨囊肿（aneurysmal bone cyst）

2. 单纯性骨囊肿（simple bone cyst）

3. 静止性骨囊肿（static bone cyst）

四、口腔、面颈部软组织囊肿

1. 皮样或表皮样囊肿（dermoid or epidermoid cyst）

2. 鳃裂囊肿（branchial cleft cyst）

3. 甲状舌管囊肿（thyroglossal tract cyst）

4. 畸胎样囊肿（teratoid cyst）

5. 黏液囊肿（mucocele）

6. 舌下囊肿（ranula）

第一节 牙源性囊肿

牙源性囊肿（odontogenic cyst）是指牙齿形成器官的上皮或上皮剩余发生的一组囊肿。一般可分为发育性牙源性囊肿和炎症性牙源性囊肿两大类。前者由牙齿发育和/或萌出过程中的某些异常所致，后者则与颌骨内存在的炎症灶有关。一般认为，牙源性囊肿的衬里上皮来源于牙源性上皮剩余，而不同囊肿可能来源于不同的上皮剩余：①牙板上皮剩余（又称Serres上皮剩余）可发生牙源性角化囊肿和发育性根侧囊肿等；②缩余釉上皮发生的囊肿有含牙囊肿、炎性牙旁囊肿等；③Malassez上皮剩余可发生根尖周囊肿和炎性根侧囊肿。

需要强调的是，各种类型牙源性囊肿的诊断应综合考虑临床、X线和组织病理学表现。

一、发育性牙源性囊肿

（一）牙源性角化囊肿

牙源性角化囊肿（odontogenic keratocyst）是一种内衬较薄、呈不全角化的复层鳞状上皮，具有局部侵袭性的发育性牙源性囊肿。由于其生长方式特殊，术后有较高的复发倾向，且有时可与痣样基底细胞癌综合征（nevoid basal cell carcinoma syndrome，NBCCS）并发，一直倍受关注。在2005年的WHO分类中，曾将其归属为良性牙源性肿瘤，并提出"牙源性角化囊性瘤"的命名。2017年WHO分类又重新考虑了其病变性质，恢复了"牙源性角化囊肿"的命名和分类。

【临床要点】

1. 患者的年龄分布较广，好发年龄为10~29岁，也有50~70岁为第二发病高峰的报道，男性较女性多见。

2. 病变多累及下颌骨，特别是磨牙及下颌支。病变可单发或多发，多发者占10%左右。其中，部分多发性患者可伴发NBCCS。

3. 生长方式特殊，病变趋于沿颌骨前后方向生长。

4. 临床上多数患者无明显症状，多在常规X线检查时偶然发现。有症状者主要表现为颌骨膨大，继发感染时可出现疼痛、肿胀、流脓等症状。

5. X线表现为单房或多房性透射影，边缘呈扇形切迹（图7-1-1），但缺乏特异性，其表现可类似于成釉细胞瘤、含牙囊肿、发育性根侧囊肿或根尖周囊肿等病变的X线特点。

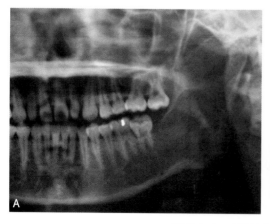
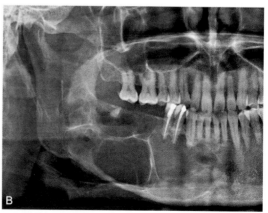

图7-1-1 牙源性角化囊肿的X线表现

A. 全口牙位曲面体层片（局部）示右侧下颌单房性透射影；B. 全口牙位曲面体层片（局部）示左侧下颌多房性透射影。

【病理学特征】

1. 肉眼见囊肿壁较薄，囊腔内常含有黄白色发亮的片状物或干酪样物质。有时囊液较稀薄，呈淡黄色或血性液体。

2. 牙源性角化囊肿具有独特的组织学特点（图 7-1-2）。

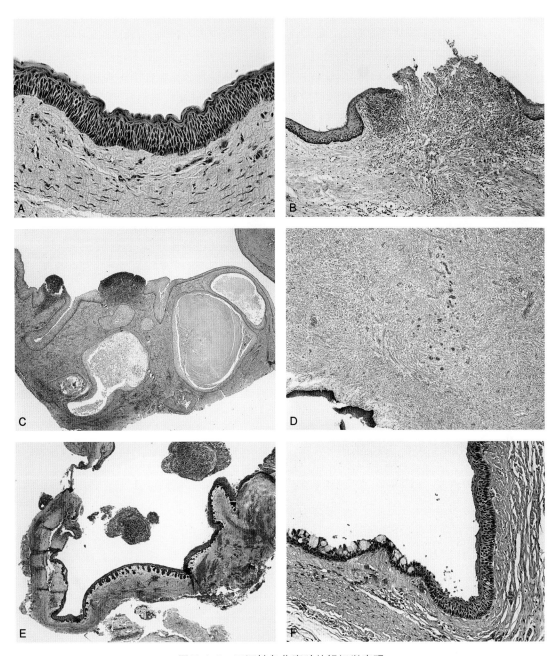

图 7-1-2　牙源性角化囊肿的组织学表现

A. 典型衬里上皮的形态；B. 伴有炎症时，衬里上皮可中断；C. 纤维囊壁内的微小子囊；D. 纤维囊壁内可见牙源性上皮岛；E. 衬里上皮增殖活跃，可见基底细胞呈蕾状增殖；F. 衬里上皮罕见出现黏液细胞化生。

（1）衬里上皮为较薄的厚度一致的复层鳞状上皮，常由 5~8 层细胞组成，一般无上皮钉突，上皮-纤维组织界面平坦。衬里上皮常与其下方的结缔组织囊壁分离，形成上皮下裂隙。

（2）上皮表面呈波浪状或皱褶状，表层角化多呈不全角化。

（3）棘细胞层较薄，与表面角化层的移行过渡较突然，棘细胞常呈细胞内水肿。

（4）基底细胞层界限清楚，由柱状或立方状细胞组成，细胞核着色深，且远离基底膜，呈栅栏状排列。

（5）纤维性囊壁较薄，一般无炎症；但合并感染时，增厚的囊壁内有大量炎症细胞浸润，上皮可发生不规则增生，出现上皮钉突，角化消失。

（6）纤维组织囊壁内有时可见微小的子囊和/或上皮岛。

【鉴别诊断】

牙源性角化囊肿的组织学表现具有独特的特点。除了感染较重的病例，一般诊断并不困难。但是，应注意以下几种与其相关的临床或病理变异型。

1. 痣样基底细胞癌综合征　又称为颌骨囊肿-基底细胞痣-肋骨分叉综合征或 Gorlin 综合征。此综合征表现复杂，可累及多种组织或器官，其症候群主要包括：多发性皮肤基底细胞癌、颌骨多发性牙源性角化囊肿、骨骼异常（如肋骨分叉和脊椎骨异常等）、特征性面部表现（额部和颞顶部隆起、眶距过宽和轻度下颌前突），以及钙、磷代谢异常等。痣样基底细胞癌综合征患者较年轻，常有家族史，具有常染色体显性遗传的特点。颌骨多发性牙源性角化囊肿为本综合征较常见的表现之一（图 7-1-3），见于 65%~90% 的患者。

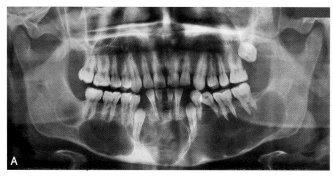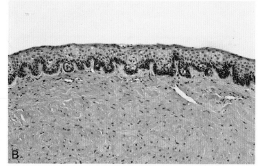

图 7-1-3　痣样基底细胞癌综合征

A. 全口牙位曲面体层片示颌骨多发性囊肿；B. 组织学表现示牙源性角化囊肿特点，该区域衬里上皮的基底细胞呈蕾状增殖（HE 染色，200×）。

2. 实性型牙源性角化囊肿　绝大多数牙源性角化囊肿为囊性病损，但近年来有实性型病变的零星报道，后者由多个大小不一的角化囊肿组成（图 7-1-4），多数囊腔内充满角质或坏死物质，故病变呈囊实性，边界不清，可侵犯周围骨组织，囊腔内衬典型的牙源性角化囊肿上皮。但实性型牙源性角化囊肿与以往报道较多的所谓"角化型成釉细胞瘤"之间的关系还有待鉴别。

3. 外周型或骨外型牙源性角化囊肿　虽然大多数牙源性角化囊肿发生于颌骨内，但是文献中也有外周型病例的报道。此型囊肿的组织学表现与典型的牙源性角化囊肿一致，可发生于牙龈或颌面部软组织间隙内，不波及颌骨（图 7-1-5）。因此，摘除术可以治愈，极少复发。

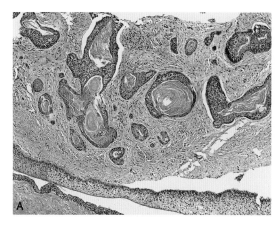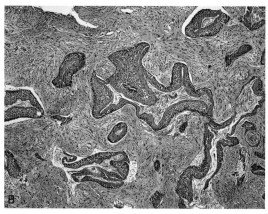

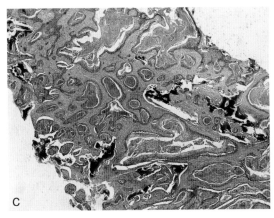
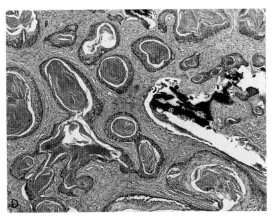

图 7-1-4　实性型牙源性角化囊肿

A. 一例实性型牙源性角化囊肿,患者首次手术时,标本大部分为囊性,区域可见囊壁内多个微小囊肿聚集（HE 染色,100×）;B. 该患者 2 年后复发,病变基本为囊实性,由多个囊腔内充满角质的囊肿组成（HE 染色,200×）;C. 另一例实性型牙源性角化囊肿（HE 染色,40×）;D. 高倍镜下示充满角质囊腔的衬里上皮,还表现为牙源性角化囊肿的特点（HE 染色,200×）。

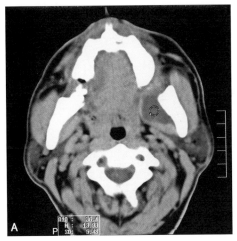
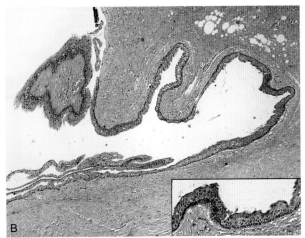

图 7-1-5　外周型牙源性角化囊肿

A. CT 检查示左侧翼内肌内卵圆形低密度影,未累及下颌骨;B. 镜下见软组织内囊肿内衬复层鳞状上皮衬里（HE 染色,100×）,右下角图为高倍镜,示上皮表现为典型的牙源性角化囊肿特点（HE 染色,400×）。

4. 正角化牙源性囊肿　是指全部或大部分由正角化复层鳞状上皮内衬的牙源性囊肿,最初被认为是牙源性角化囊肿的一种正角化变异型,2017 年 WHO 分类正式为其命名并作为一型独立疾病。该型囊肿的衬里上皮为较薄的、由 5~8 层细胞组成的复层鳞状上皮,纤维囊壁常无炎症,上皮钉突不显著,上皮表层呈正角化,其下方见颗粒层。与牙源性角化囊肿不同,其角化表面不呈波浪状,而是呈较厚的分层状,其基底层细胞呈扁平或立方状,细胞核不表现极性排列和核深染（图 7-1-6）。

5. 牙源性角化囊肿的癌变　尽管牙源性角化囊肿上皮的癌变极为罕见,但是文献中也有零星报道。这类病例的确诊需要有先存牙源性角化囊肿的证据,患者往往有复发性牙源性角化囊肿的病史。这型病损多表现为有角化的高分化鳞状细胞癌与牙源性角化囊肿同时存在。

【问题 1】分析牙源性角化囊肿具有较强增殖能力的原因是什么?

思路:采用增殖细胞核抗原（PCNA）和 Ki-67 的定量分析证实,牙源性角化囊肿上皮内的增殖细胞数,显著高于含牙囊肿和根尖周囊肿,而且 90%~95% 的增殖细胞位于副基底层或基底上层（图 7-1-7）,提示牙源性角化囊肿的衬里上皮具有较高的增殖活性,而且表现独特的分化特点。

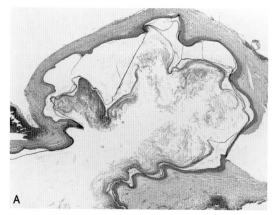
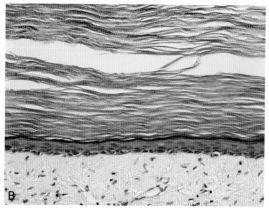

图 7-1-6 正角化牙源性囊肿的组织学表现

A.低倍镜表现(HE 染色,40×);B.高倍镜可见衬里上皮为较薄的复层鳞状上皮,上皮表层呈葱皮样正角化,其下方见颗粒层,基底层细胞扁平,细胞核无极性(HE 染色,200×)。

【问题 2】牙源性角化囊肿具有较高复发率的影响因素有哪些?

思路:牙源性角化囊肿具有较高的术后复发倾向,文献中所报道的复发率多>20%。关于复发原因,目前的主导性意见认为,牙源性角化囊肿的囊壁薄、易破碎、手术难以完整摘除,而残留囊壁的上皮具有高度增殖能力,因而易引起复发。术前采用 Carnoy 固定液或冷冻制剂处理囊肿衬里上皮,使其失活,可有效降低术后复发率。此外,还有一些因素可能与复发相关,如牙源性角化囊肿的囊壁内可含有微小子囊或卫星囊(特别是伴发痣样基底细胞癌综合征的病变),若手术残留,可继续长大,形成囊肿。该肿瘤的生长具有局部侵袭性,在颌骨内可沿抗性较小的骨小梁之间呈指状外突性生长,其波及

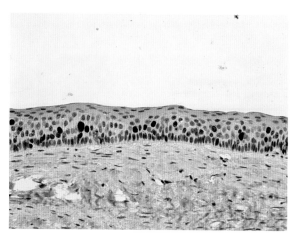

图 7-1-7 牙源性角化囊肿

衬里上皮中的 Ki-67 阳性细胞(增殖细胞)主要分布于基底上层(IHC,200×)。

范围可能超出了 X 线片所示的病变边缘,若手术不彻底,则易复发。有学者认为,至少部分牙源性角化囊肿可能来源于口腔黏膜上皮的基底细胞增殖,手术时如未将与囊肿粘连的口腔黏膜一并切除,具有高度增殖能力的基底细胞可引起复发。

 知识点

牙源性角化囊肿的分子遗传学

由于 *PTCH1* 基因被确定为痣样基底细胞癌综合征的致病基因,它在牙源性角化囊肿发病中的作用也倍受关注。*PTCH1* 基因为果蝇体节极性基因(*Ptch*)的人类同系基因,定位于 9q22.3-q31,是细胞周期调节基因,参与 Hedgehog 信号通路的调控。笔者课题组的系列研究发现,约 83.3% 的 NBCCS 相关牙源性角化囊肿,发生了 *PTCH1* 基因的胚系突变。约 79% 的散发性牙源性角化囊肿病变,发生 *PTCH1* 基因的体细胞突变。对 Hedgehog 通路中其他基因(如 *PTCH2*、*SUFU* 和 *SMO*)的突变检测证实,牙源性角化囊肿中极少发生这些基因的异常。对 *PTCH1* 基因的功能分析表明,其突变可通过经典和非经典通路异常激活 Hedgehog 信号,引起细胞增殖活性增高。这些结果证实,*PTCH1* 基因突变和由此引起的 Hedgehog 通路的异常激活,与牙源性角化囊肿的发病密切相关,提示 Hedgehog 通路抑制剂有望成为未来分子靶向治疗的新途径。

【病例】

患儿,男性,9 岁。下颌骨肿胀 1 个月。

家族史:其母亲、舅舅和外祖父(图 7-1-8)均有多发性牙源性角化囊肿病史,曾被诊断为痣样基底细胞癌综合征。

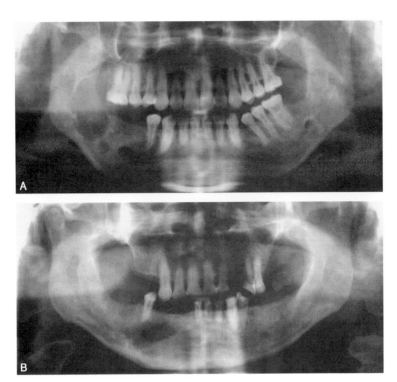

图 7-1-8 影像学表现

A、B. 全口牙位曲面体层片示患者母亲的颌骨呈多发性囊性透射影;全口
牙位曲面体层片示患者外祖父的颌骨呈多发性囊性透射影。

专科检查:患者面部出现多发性色素痣,下颌骨前份膨隆,下颌骨骨壁变薄,扣诊时有乒乓球样感。

影像学检查:全口牙位曲面体层片示 43—37 透射影,边界清楚(图 7-1-9A),下颌骨下缘变薄,下颌切牙已萌出,乳尖牙及磨牙滞留。胸片示左侧第七前肋分叉肋(图 7-1-9B)。

临床印象:下颌骨牙源性角化囊肿,结合患者家族史,考虑为痣样基底细胞癌综合征的表征。

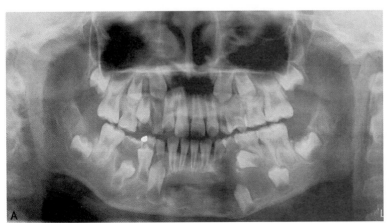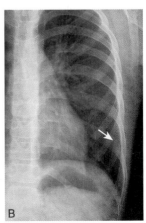

图 7-1-9 影像学表现

A. 全口牙位曲面体层片示下颌骨前份囊性透射影,边界清楚;B. 胸片示左侧第七前肋分叉肋(白色箭头示)。

临床治疗:行下颌骨囊肿刮除术,拔除84、85,由于左侧下颌3颗牙胚位于病变内,因此随病变一起刮除。

肉眼观察:刮除的囊壁组织。

光镜观察:囊肿衬里上皮表现为典型牙源性角化囊肿的特点,即较薄的复层鳞状上皮表面呈波浪状或皱褶状,表层角化多呈不全角化(图7-1-10A)。基底细胞由柱状细胞组成,细胞核着色深,且远离基底膜,呈栅栏状排列。部分区域基底层细胞呈蕾状增殖(图7-1-10B)。

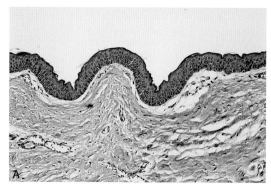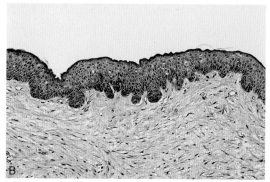

图7-1-10 组织学表现

A. 囊肿的衬里上皮为较薄的复层鳞状上皮(HE染色,200×);B. 表面呈皱褶状,为不全角化,基底细胞由柱状细胞组成,部分区域可见蕾状增殖(HE染色,200×)。

病理诊断:牙源性角化囊肿,符合痣样基底细胞癌综合征。

随访资料:患者刮治术后1年无复发(图7-1-11A)。术后2年复查时,X线检查发现43、44牙根之间有一直径为0.6cm的囊性肿物(图7-1-11B),临床行囊肿刮除术,病理检查证实为牙源性角化囊肿。1年后复查,43、44处囊肿无复发,但38冠周低密度影像区较大(图7-1-11C),怀疑再发牙源性角化囊肿,临床行38拔除术及囊肿刮除术,病理检查结果为牙源性角化囊肿。术后随访6个月无复发(图7-1-11D)。该患者仍在定期随访之中。

实验室资料:对该患者及其母亲、舅舅和外公的外周血样本,行 PTCH1 基因的突变检查,发现所有患病的家族成员均携带一处无义突变(c.2619C>A),核苷酸2619位发生了C>A的替换,氨基酸873位转变为一个终止密码子(p.Y873X),即 PTCH1 蛋白的合成将在此处提前截断(图7-1-12)。系谱分析还发现,非患病成员不携带这一突变,证实此突变在该家系中是致病突变。

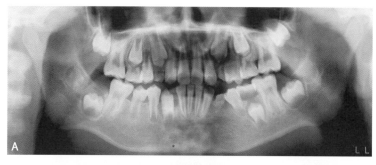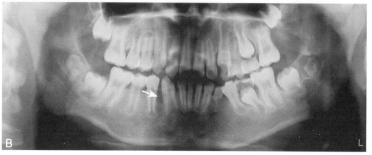

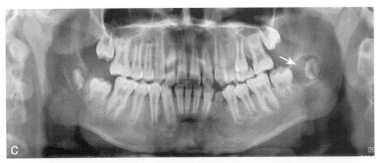

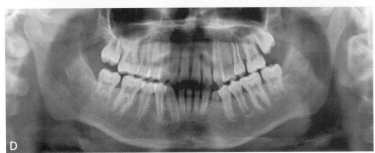

图7-1-11　X线检查随访资料
A.全口牙位曲面体层片示刮治术后1年，原病变处无复发(注意与图7-1-9A比较)；B.全口牙位曲面体层片示术后2年，在43、44牙根之间可见一囊性透射影(白色箭头示)；C.全口牙位曲面体层片示第二次刮治术后1年，刮治处囊肿无复发，但38冠周低密度影较大(白色箭头示)，怀疑再发囊肿；D.全口牙位曲面体层片示第三次刮治术后半年，无复发或再发迹象。

● DHPLC

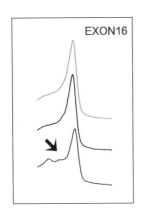

● Sequencing

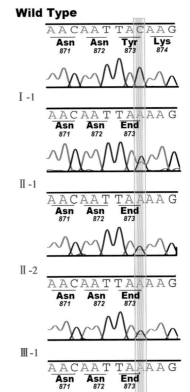

c.2619C>A *(p.Tyr873X)*

● Pedigree of NB CCS family NB9

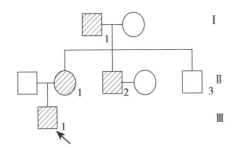

图7-1-12　测序图
该患者携带一处胚系无义突变(c.2619C>A)，DHPLC分析示16号外显子异常峰形(红色箭头示)。家系系谱图示阴影为患病个体，本病例为先证者(黑色箭头示)。家系中所有患病个体均携带这一无义突变，导致在氨基酸873位提前出现终止密码子。

(二)含牙囊肿

含牙囊肿(dentigerous cyst)又称滤泡囊肿(follicular cyst),是指囊壁内包含一个未萌牙的牙冠,并附着于该牙的牙颈部的囊肿。因此,含牙囊肿的表现具有典型的 X 线特点,即环绕一未萌牙冠的透射影像。然而,这种 X 线表现并非含牙囊肿所独有,其他牙源性病损也可能表现出类似的含牙关系,如牙源性角化囊肿、牙源性腺样瘤和单囊型成釉细胞瘤等。因此,对含牙囊肿的诊断不能仅依据 X 线表现。

【临床要点】

1. 含牙囊肿多发生于 10~39 岁患者,男性比女性多见。

2. 发病部位以下颌第三磨牙区最常见,其次为上颌尖牙、上颌第三磨牙和下颌前磨牙区,可能与这些部位的牙齿易于阻生有关。

3. 含牙囊肿内所含的牙齿大多数为恒牙,偶见乳牙或额外牙。囊肿生长缓慢,早期无自觉症状。囊肿发育较大时,可引起颌骨膨隆或面部不对称、牙齿移位及邻近牙的牙根吸收。

4. X 线表现为圆形透射区,边界清楚,囊腔内可含一个未萌的牙冠(图 7-1-13),少数较大的病变也可呈多房性改变。

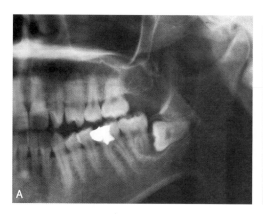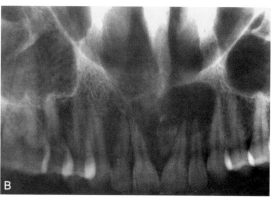

图 7-1-13 含牙囊肿的 X 线表现

A. 全口牙位曲面体层片(局部)示 38 处有一圆形透射区,其内含阻生未萌的牙冠;B. X 线片示上颌前牙区有一圆形透射影,与一未萌的额外牙冠相关。

5. 手术治疗后很少复发,预后较好。

【病理学特征】

1. 肉眼见囊壁较薄,囊腔内含有牙冠,囊壁附着于牙颈部,囊液多呈黄色(图 7-1-14)。

2. 镜下见纤维结缔组织囊壁内衬较薄的复层鳞状上皮,仅由 2~5 列扁平细胞或矮立方细胞构成,无角化,没有上皮钉突,类似于缩余釉上皮。

3. 纤维囊壁内炎症不明显,含丰富的糖蛋白和糖胺聚糖。囊肿继发感染时,上皮增生,上皮钉突明显,囊壁组织内见大量炎症细胞浸润。

4. 约 40% 囊肿的衬里上皮可发生黏液化生,含产黏液细胞或纤毛柱状细胞(图 7-1-15),少数情况还可见皮脂腺细胞。

5. 某些病例的衬里上皮还可发生区域性角化,一般为正角化。

6. 纤维囊壁中有时可见牙源性上皮岛。

【鉴别诊断】

含牙囊肿的衬里上皮为较薄的复层鳞状上皮,发育性根侧囊肿、龈囊肿等发育性囊肿也可有类似表

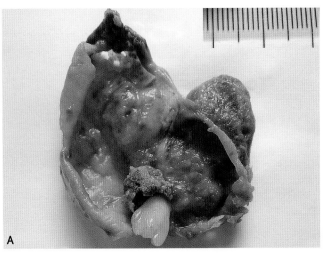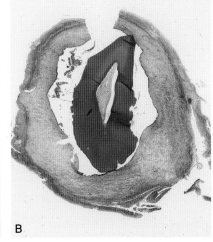

图 7-1-14 含牙囊肿

A. 大体观,较薄的囊壁附着在一未萌牙的颈部;B. 低倍镜下示囊腔中含一牙冠(HE 染色,12.5×)。

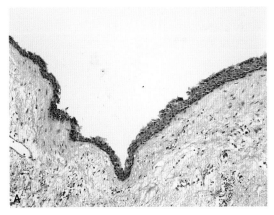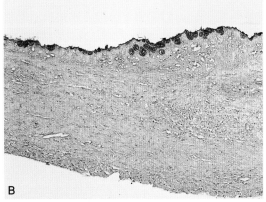

图 7-1-15 含牙囊肿的组织学表现

A. 衬里上皮为较薄的复层鳞状上皮,无角化(HE 染色,100×);B. 有时可见黏液化生,产黏液细胞奥新蓝染色阳性(阿尔辛蓝染色,100×)。

现,鉴别的要点是"含牙",即囊壁附着于包含牙齿的牙颈部。然而,这种含牙的 X 线表现并非含牙囊肿所独有,其他牙源性病损也可能表现出类似的含牙关系,如牙源性角化囊肿、牙源性腺样瘤和单囊型成釉细胞瘤等。因此,对含牙囊肿的诊断应综合考虑临床表现、X 线表现及病理表现。

某些含牙的囊性病损,衬里上皮还可发生区域或大部分的正角化,此类病损应诊断为正角化牙源性囊肿。

【问题】含牙囊肿的形成机制是什么?

思路:含牙囊肿一般发生于牙冠形成后,由于缩余釉上皮和牙面之间液体蓄积而成囊肿。若囊肿发生于牙釉质完全形成之前,所含牙齿可表现为牙釉质发育不全。

(三) 发育性根侧囊肿

发育性根侧囊肿(lateral periodontal cyst)是指发生于活髓牙根侧或牙根之间的牙源性发育性囊肿,与炎症刺激无关。发育性根侧囊肿有时表现为多房性,手术标本呈葡萄状,又称为葡萄状牙源性囊肿(botryoid odontogenic cyst)。该囊肿可能来源于缩余釉上皮、残余牙板或 Malassez 上皮剩余。

【临床要点】

1. 发育性根侧囊肿约占牙源性囊肿的 1% 以内。可发生于任何年龄,患病高峰年龄为 50~69 岁。男性稍多见。

2. 发育性根侧囊肿好发于下颌,上颌病例少于20%。以尖牙和前磨牙区最多见,多灶性病例也有报道。

3. 临床多无症状,常在X线检查时偶然发现。X线检查呈圆形或卵圆形边界清楚的透射区,一般有硬化的边缘,病变直径多<1cm(图7-1-16)。但葡萄状牙源性囊肿常表现为多房性透射区。

4. 发育性根侧囊肿可采用刮治,并拔除受累牙。单房性囊肿术后极少复发,但根据文献报道,葡萄状牙源性囊肿有约20%的复发率,这可能与其多囊性的特点有关。

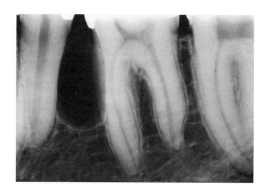

图7-1-16　发育性根侧囊肿的X线表现

【病理学特征】

1. 发育性根侧囊肿一般为单囊性病损,囊液清亮。葡萄状牙源性囊肿由于有多囊成分,外观呈葡萄状。

2. 衬里上皮为较薄、无角化的鳞状或立方状上皮,由1~5层细胞组成,细胞核较小,呈固缩状。局灶性上皮增厚常形成上皮斑,主要由梭形或卵圆形透明细胞组成(图7-1-17A)。

3. 类似于含牙囊肿,发育性根侧囊肿的衬里上皮有时也可发生黏液化生,区域上皮表层可由纤毛柱状上皮构成(图7-1-17B)。囊壁的结缔组织为成熟的胶原纤维,炎症不明显,有时可见牙源性上皮条索或上皮岛。

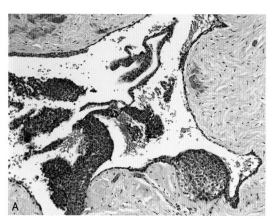
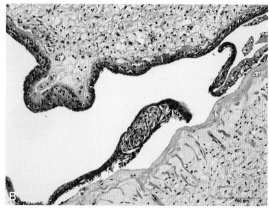

图7-1-17　发育性根侧囊肿的组织学表现

A. 其衬里上皮较薄,可见局灶性上皮增厚(上皮斑)(HE染色,100×);B. 有时衬里上皮可发生黏液化生,上皮表面可由纤毛柱状上皮构成(HE染色,200×)。

【鉴别诊断】

1. 根侧型的根尖周囊肿　是由牙髓感染所致的炎症性囊肿,与囊肿相邻的牙齿为失活牙。镜下见根尖周囊肿的上皮衬里较厚,纤维组织囊壁内炎症明显。

2. 成人龈囊肿　发生于软组织。

3. 牙源性角化囊肿　具有特征性的组织学表现,详见相关章节。

(四) 龈囊肿

龈囊肿(gingival cyst)是指发生于牙槽黏膜的牙源性囊肿,可发生于成人和婴儿。其中,发生于婴儿者也被称为Bohn结节。由于其发生于牙龈软组织,一般不侵犯骨组织,或仅导致局部牙槽骨表面的压迫性吸收。龈囊肿可能发生于牙龈软组织内的牙板上皮剩余。

【临床要点】

1. 成人龈囊肿不常见,仅占牙源性囊肿的 0.5% 以下。发生于成人者,年龄在 40~60 岁,女性稍多见。婴儿龈囊肿则较常见,可见于 90% 的新生儿,但 3 月龄之后则很少发生。

2. 成人龈囊肿大多发生于下颌(75%),以尖牙和前磨牙区最常见,几乎均发生于颊侧和唇侧牙龈。婴儿龈囊肿可发生于上下颌无牙槽嵴处的黏膜内。

3. 临床上,婴儿龈囊肿多发于新生儿或出生后 1~2 月龄的婴儿,表现为牙槽黏膜的多个白色或浅黄色结节,一般 <2mm,大小不等;在成人患者中,囊肿发生于附着龈,多表现为生长缓慢、无痛性的圆形肿大,大小一般在 1cm 以下,扪诊有波动感,颜色与正常牙龈相同或呈淡蓝色。

4. 囊肿位于软组织处,X 线表现常无异常。当囊肿较大时,可压迫骨密质,导致其表面呈侵蚀性吸收。

5. 成人龈囊肿单纯摘除即可治愈,无复发报道。婴儿龈囊肿可自行退变或脱落至口腔,故不需治疗。

【病理学特征】

1. 成人龈囊肿的衬里上皮厚薄不一,较薄的区域仅由 1~2 层扁平或立方细胞组成,类似缩余釉上皮,较厚者为复层鳞状上皮,无钉突,无角化,可见局灶性上皮增厚,形成所谓上皮斑(epithelial plaque),细胞呈水样透明状,与发育性根侧囊肿的病理表现有相似之处。

2. 婴儿龈囊肿可呈多个小囊肿,位于紧贴上皮下方的固有层内,囊肿衬里上皮为较薄的角化鳞状上皮(图 7-1-18)。

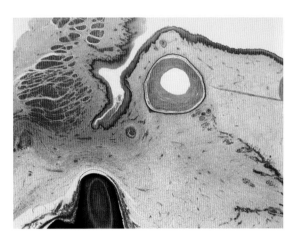

图 7-1-18　婴儿龈囊肿的组织学表现
黏膜上皮下方的固有层内可见一衬里上皮较薄的圆形囊肿,囊腔内充满角化物(HE 染色,40×)。

(五)腺牙源性囊肿

腺牙源性囊肿(glandular odontogenic cyst)又称牙源性产黏液囊肿(mucus producing odontogenic cyst)或唾液腺牙源性囊肿(sialo-odontogenic cyst),是一种罕见的、衬里上皮呈类唾液腺样分化的颌骨囊肿。该囊肿之所以被归类为牙源性发育性囊肿,是因为发生于颌骨内,其衬里上皮的上皮斑结构与发育性根侧囊肿和牙源性腺样瘤内所见的上皮斑类似。

【临床要点】

1. 腺牙源性囊肿极为少见,占牙源性囊肿的 0.5% 以下。此囊肿患者年龄分布较广,40~70 岁多见,男女性别无差异。

2. 囊肿均发生于颌骨内,下颌病变约占 75%,发生于上颌者多位于前部。

3. X 线表现为边界清楚的单囊或多囊性透射区。

4. 囊肿最常见的治疗方式是刮治,但复发率较高(30%~50%)。复发可在术后较长时间才发生,有研究表明,术后首次复发的平均时间为 8 年。因此,有人主张采用切除术,特别是针对较大的囊肿或多房性病损。

【病理学特征】

1. 镜下纤维组织囊壁内无明显炎症细胞浸润,其衬里上皮部分为复层鳞状上皮,部分为无明显特征的上皮。但在相当区域内,复层鳞状上皮的表层细胞呈嗜酸性立方或柱状,常形成不规则的乳头状突起,含不同数量的纤毛细胞和产黏液细胞。

2. 在衬里上皮内,常可形成隐窝或囊性小腔隙,内含黏液,形成黏液池。内衬这些小腔隙的细胞类似于表层的嗜酸性立方细胞(图 7-1-19)。

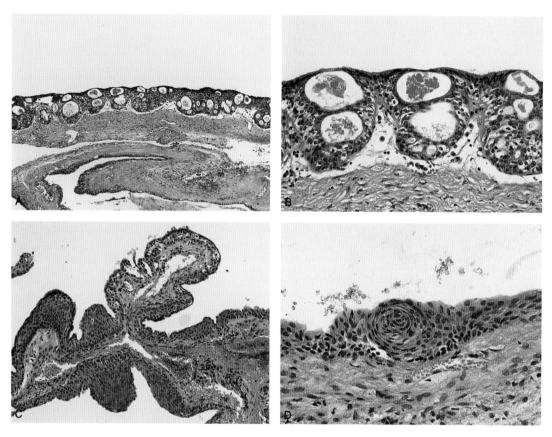

图 7-1-19　腺牙源性囊肿的组织学表现

A. 低倍镜示衬里上皮内形成囊性小腔隙,内含黏液或分泌物(HE 染色,400×);B. 高倍镜示表层为纤毛柱状细胞,呈嗜酸性染色(HE 染色,100×);C. 衬里上皮可局部增厚;D. 高倍镜示上皮斑(HE 染色,400×)。

3. 衬里上皮可发生局灶性增厚,形成类似于发育性根侧囊肿和成人龈囊肿中所见的上皮斑。

【鉴别诊断】

1. 发育性根侧囊肿及葡萄状牙源性囊肿　发育性根侧囊肿的衬里上皮有类似腺牙源性囊肿的上皮斑样结构,因此,有学者认为腺牙源性囊肿也是发育性根侧囊肿的变异型。但是,发育性根侧囊肿的复发率较低,为相对静止的病变;腺牙源性囊肿常导致颌骨的膨隆、破坏,复发率较高(30%~50%)。

2. 中心性黏液表皮样癌(特别是低度恶性、囊性型肿瘤)　腺牙源性囊肿主要为囊性病损,衬里上皮厚薄不一,虽有漩涡状上皮斑样增殖,但没有实性肿瘤性增殖,也没有组织学的恶性表现,这些可作为与中心性黏液表皮样癌鉴别的要点。CK18 和 CK19 可作为鉴别两者的有意义的标志物。

【问题】腺牙源性囊肿衬里上皮中的产黏液细胞,是否可作为诊断依据?

思路:由于多种牙源性囊肿(如含牙囊肿、发育性根侧囊肿等)的衬里上皮可表现为局部区域的黏液化生,因此不能作为腺牙源性囊肿的诊断依据。腺牙源性囊肿之所以被归类为牙源性发育性囊肿,是因为发生于颌骨内,其衬里上皮的上皮斑结构与发育性根侧囊肿和牙源性腺样瘤内所见的上皮斑类似。

【病例】

患者,男性,36 岁。右侧下颌磨牙区无痛性肿块 3 年,逐渐增大。

专科检查:下颌骨右侧下颌后区膨隆,2cm×3cm 大小,无压痛,不活动。45—47 呈Ⅱ度松动。X 线检查见43—47区有一5cm×3cm大小的囊性密度减低影,边界不清。病变区44—47根尖周轻度吸收,47移位(图7-1-20)。下颌骨下缘皮质骨变薄,但连续性尚好。

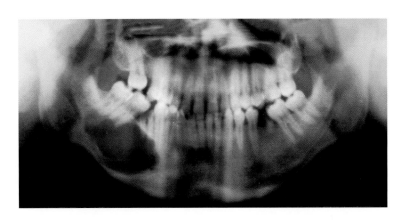

图7-1-20 腺牙源性囊肿的全口牙位曲面体层片

43—47区颌骨有5cm×3cm大小的囊性密度减低影,边界不清,可见44—47根尖周吸收。

临床印象:右侧下颌骨成釉细胞瘤,或右侧下颌骨牙源性囊肿。

临床治疗:患者于全身麻醉下行右侧下颌骨囊性病变刮治术。

肉眼观察:送检物为囊壁组织,厚薄不均。

光镜观察:病变呈多囊性改变(图7-1-21A),衬里上皮为厚薄不一的复层鳞状上皮,上皮结缔组织界面平坦(图7-1-21B)。上皮表层不规则,有时呈乳头状,表层细胞为嗜酸性立方状纤毛细胞,区域可见上皮细胞灶性增生,呈特征性上皮斑结构(图7-1-21C)。上皮内见微囊形成,并伴有黏液池(图7-1-21D)。

免疫组织化学染色:衬里上皮可表达腺上皮标记(CK7、CK8&18)和复层鳞状上皮标记(CK10&13、CK14),其中CK7、CK8&18和CK10&13多位于衬里上皮的浅层细胞(图7-1-21E~G),CK14则主要表达于上皮基底或基底上层细胞(图7-1-21H)。

病理诊断:腺牙源性囊肿。

随访资料:患者手术恢复顺利,术后随访6年无复发。

(六) 牙源性钙化囊肿

牙源性钙化囊肿(calcifying odontogenic cyst)是一型单纯囊肿,其内衬上皮含有类似于成釉细胞瘤的上皮成份和影细胞,后者可发生钙化。最早在1962年由Gorlin等作为一种独立的颌骨囊肿进行描述,2005年WHO分类曾将其表述为牙源性钙化囊性瘤,2017年WHO分类又恢复了其原有的命名。

【临床要点】

1. 牙源性钙化囊肿较少见,仅占所有牙源性囊肿的1%以下,可发生于任何年龄,平均年龄约为30岁,男女性别差异不大。牙源性钙化囊肿伴发牙瘤的病例多见于10~19岁患者。

2. 好发部位为上下颌骨的前份,伴发牙瘤者常累及上颌前部,病变多较为局限,有时也可发生于颌骨外的软组织内(约10%)。

3. 最常见的临床表现为颌骨无痛性膨大。X线表现为界限清楚的透射区,一般为单房性病损,具有扇形边缘。牙齿移位和牙根吸收常见。约有一半的病例,在病变中含有钙化物质或伴发牙瘤(图7-1-22)。骨外的病损表现为牙龈肿大,有时质地脆,伴疼痛。

4. 治疗方式为刮治,复发少见。骨外型未见复发报道。

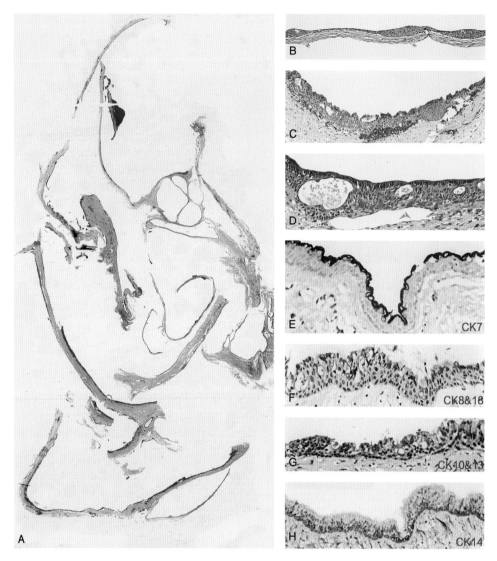

图 7-1-21 腺牙源性囊肿

A. 低倍镜下组织学切片示病变为多囊,囊壁菲薄(HE 染色,6×);B. 衬里上皮为厚薄不匀的复层鳞状上皮(HE 染色,100×);C. 部分上皮表层呈乳头状,表层细胞为嗜酸性立方状纤毛细胞,局部灶性增生,形成上皮斑结构(HE 染色,200×);D. 上皮内见微囊形成,并伴有黏液样分泌物(HE 染色,200×);E. 衬里上皮的浅层细胞表达 CK7(SP,400×);F. 衬里上皮的浅层细胞表达 CK8&18(SP,400×);G. 衬里上皮的浅层细胞表达 CK10&13;H. 上皮基底或基底上层细胞表达 CK14(SP,400×)。

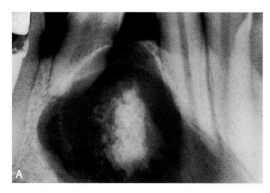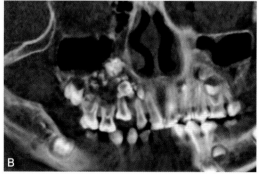

图 7-1-22 牙源性钙化囊肿

A. X 线片示界限清楚的透射区内有阻射性物质;B. CBCT 重建曲面体层片示右侧上颌骨呈囊性密度减低影和形态不规则的牙样高密度影,边界尚清楚,病变突向上颌窦。

【病理学特征】

1. 一般表现为单囊性病损,衬里上皮的基底细胞呈立方状或柱状,细胞核远离基底膜,其浅层由排列疏松的星形细胞构成,与成釉器的星网状层相似。

2. 在衬里上皮和纤维囊壁内,可见数量不等的影细胞(ghost cell)灶,并有不同程度的钙化(图7-1-23)。影细胞呈圆形或卵圆形,细胞界限清楚,细胞质红染,细胞核消失而不着色。因其在细胞核部位出现阴影,故称影细胞。邻近上皮基底层下方,可见带状发育不良牙本质。

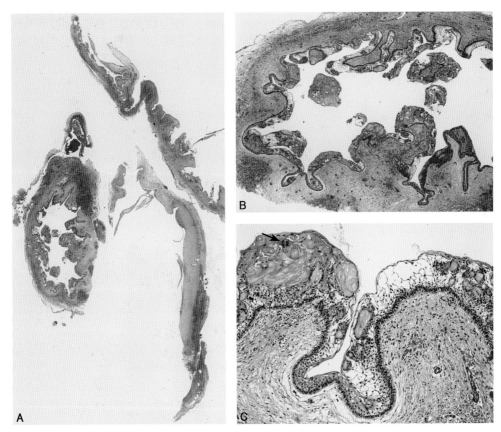

图 7-1-23　牙源性钙化囊肿的组织学表现

A. 低倍镜示病变呈囊性,纤维囊壁内衬上皮(HE 染色,5×);B. 上皮内见多个影细胞区(HE 染色,40×);C. 高倍镜示衬里上皮呈成釉细胞瘤样表现,基底层细胞呈柱状,细胞核呈栅栏状排列,其上方细胞排列疏松,类似星网状层,影细胞团可钙化(箭头示)(HE 染色,200×)。

3. 有些病例中,可见广泛的牙齿硬组织形成,类似于组合性或混合性牙瘤。

【鉴别诊断】

牙源性钙化囊肿的衬里上皮,因表现为成釉细胞瘤样特点,故应与单囊型成釉细胞瘤相鉴别。特别是对小块组织切取活检时,应格外注意。牙源性钙化囊肿的特征性表现影细胞灶和钙化灶,均可协助其确诊。

有文献报道,牙源性钙化囊肿除可伴发牙瘤外,还可伴发其他牙源性肿瘤(如成釉细胞瘤、成釉细胞纤维瘤、牙源性纤维黏液瘤等)。对于这种所谓的"杂交瘤",其诊断和治疗的一般原则应以生物学行为较差的一种病损为主要依据。因此,对于所谓伴发其他真性牙源性肿瘤的病例,其诊断和归类应主要依据所伴发的肿瘤类型,而不应考虑为牙源性钙化囊肿的亚型。

（七）正角化牙源性囊肿

正角化牙源性囊肿（orthokeratinized odontogenic cyst）是指全部或大部分由正角化复层鳞状上皮内衬的牙源性囊肿，发生于颌骨内。以前正角化牙源性囊肿曾被认为是牙源性角化囊肿的一种正角化变异型，现在该型囊肿被确立为独立疾病。

【临床要点】

1. 正角化牙源性囊肿可能占所有牙源性囊肿的 1% 左右，可发生于任何年龄，高发年龄为 20~39 岁，男性较女性多见。

2. 绝大多数（90%）发生于下颌骨%，约 75% 发生于颌骨后份，双侧多发性病例也有报道。

3. X 线表现为边界清楚的单房性透射影，常有硬化的边缘，有时也可表现为多房性病损（图 7-1-24）。下颌体部后份多发，约一半的病损伴有阻生牙，其影像学表现与含牙囊肿相似。未见伴发痣样基底细胞癌综合征（或 Gorlin 综合征）的病例。

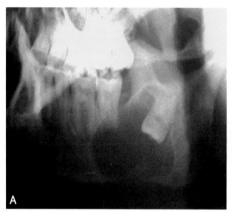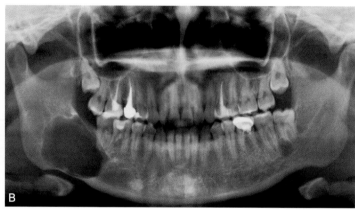

图 7-1-24　正角化牙源性囊肿的影像学特点

A. X 线侧位片示下颌第三磨牙处有一边界清楚的单房性透射影，病变处见一阻生的第三磨牙，似有含牙囊肿的表现；B. 全口牙位曲面体层片示下颌双侧单房性透射影，病理检查均为正角化牙源性囊肿。

4. 正角化牙源性囊肿被独立命名的一个重要原因，是其临床行为与牙源性角化囊肿不同，手术刮治后极少复发，有报道称其复发率<2%。

【病理学特征】

1. 衬里上皮为由 5~8 层细胞组成的较薄的复层鳞状上皮，纤维囊壁常无炎症，上皮钉突不显著，上皮表层呈正角化，其下方见颗粒层。

2. 与牙源性角化囊肿不同，正角化牙源性囊肿的角化表面不呈波浪状，而是呈较厚的分层状，其基底层细胞为扁平或立方状，细胞核不表现极性排列和核深染（图 7-1-25）。衬里上皮的个别灶性区域可不角化或不全角化，可能与炎症有关。

【鉴别诊断】

由于正角化牙源性囊肿也发生角化，并且是从牙源性角化囊肿中分出来的，因此应与牙源性角化囊肿鉴别。鉴别要点包括以下病理学特点：衬里上皮表层正角化、颗粒层明显，基底层细胞扁平且无核极性等（图 7-1-26A）。这些特点均与典型的牙源性角化囊肿不同（图 7-1-26B）。免疫组织化学染色显示，鳞状上皮分化标记 CK10/13 和 KL1 在正角化牙源性囊肿上皮的基底上层和表面角化层均呈阳性染色（图 7-1-26C），而典型牙源性角化囊肿上皮仅见于表面的不全角化层（图 7-1-26D）。正角化牙源性囊肿上皮内的 Ki67 阳性增殖细胞显著少于牙源性角化囊肿，且其分布大多位于基底层（图 7-1-26E），典型牙源性

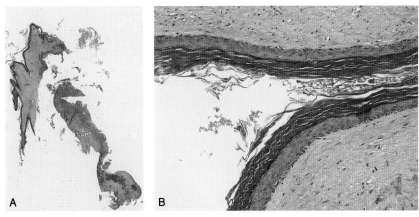

图 7-1-25 正角化牙源性囊肿的组织学表现

A. 低倍镜下囊肿大部分内衬呈葱皮样正角化的上皮（HE 染色，12.5×）；B. 高倍镜下衬里上皮表面角化呈正角化，其下方的颗粒层明显，基底层细胞扁平，细胞核无极性排列（HE 染色，200×）。

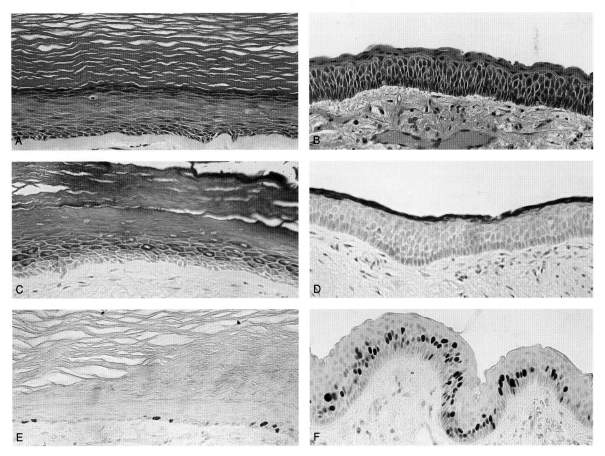

图 7-1-26 正角化牙源性囊肿与典型牙源性角化囊肿的鉴别

A. 正角化牙源性囊肿的衬里上皮表层呈葱皮样正角化，颗粒层明显，基底细胞扁平（HE 染色，200×）；B. 典型的牙源性角化囊肿的形态特点（HE 染色，200×）；C. 在正角化牙源性囊肿的衬里上皮中，CK10/13 表达于除基底细胞外的全层（IHC，200×）；D. 在典型牙源性角化囊肿中，CK10/13 仅见于表层（IHC，200×）；E. 正角化牙源性囊肿上皮内的 Ki67 阳性增殖细胞少，且多位于基底层（IHC，200×）；F. 在典型牙源性角化囊肿的上皮中，Ki67 阳性增殖细胞在基底上层分布（IHC，200×）。

角化囊肿上皮的增殖细胞多位于基底上层(图 7-1-26F)。区分这两种颌骨囊肿,具有重要临床意义,因为正角化牙源性囊肿采用刮治术后极少复发。

二、炎症性牙源性囊肿

(一) 根尖周囊肿

根尖周囊肿(radicular cyst)是颌骨内最常见的牙源性囊肿,属于炎症性囊肿,一般经历了牙齿龋坏、牙髓炎症和坏死、根尖周组织的炎症和免疫反应、Malassez 上皮剩余增殖及增殖上皮团块中央液化、囊性变等一系列病理过程。因此,根尖周囊肿常发生于死髓牙的根尖部。在相关牙拔除后,若其根尖周炎症未作适当处理而继发囊肿,则称为残余囊肿(residual cyst)。

【临床要点】

1. 根尖周囊肿占所有牙源性囊肿的 55%,高峰发病年龄为 30~49 岁,男性患者多于女性。约 60% 的根尖周囊肿发生于上颌,以上颌切牙和尖牙为好发部位。

2. 囊肿大小不等,常与末期龋、残根或变色的死髓牙相伴随。较大的囊肿可导致颌骨膨胀,常引起唇颊侧骨壁吸收变薄,扪诊时有乒乓球样感。

3. X 线检查示根尖区有一圆形或卵圆形透射区,边缘整齐,界限清晰(图 7-1-27)。部分病例透射区周围有薄层阻射线,这与囊肿发展减缓、周围骨组织修复改建有关。

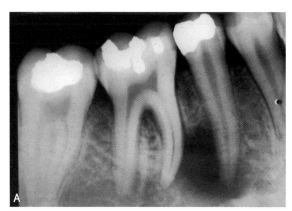
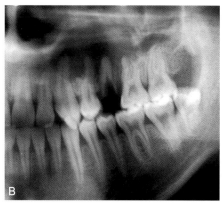

图 7-1-27　根尖周囊肿的 X 线表现

A. X 线片示下颌第二前磨牙根尖区有一卵圆形透射区,相关牙有治疗史;B.曲面体层片示上颌第二前磨牙残根,其根尖区有一卵圆形透射影。

【病理学特征】

1. 肉眼见囊肿大小不一,囊壁厚薄不一。囊肿较小时,可随拔除的残根或患牙一起完整摘除,为附着于患牙根尖部的软组织囊性肿物(图 7-1-28)。多数情况下,囊壁已破裂,送检物为散碎囊壁样组织。

2. 镜下见纤维组织囊壁(图 7-1-29A),炎症明显,内衬无角化的复层鳞状上皮(图 7-1-29B),厚薄不一,上皮钉突因炎性刺激发生不规则增生、伸长,相互融合呈网状,上皮表现为明显的细胞间水肿和以中性粒细胞为主的上皮内炎症细胞浸润,在炎性浸润致密区,常导致上皮的连续性中断。

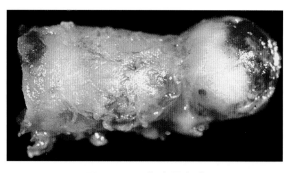

图 7-1-28　根尖周囊肿

大体观,拔除牙根的根尖部附着一囊性肿物。

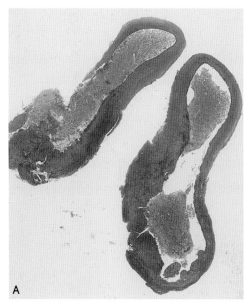

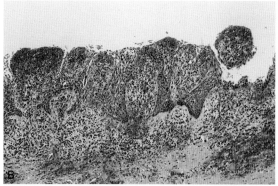

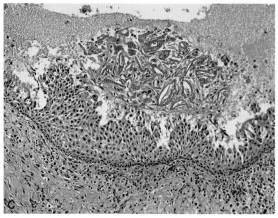

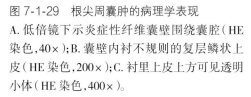

图 7-1-29 根尖周囊肿的病理学表现
A. 低倍镜下示炎症性纤维囊壁围绕囊腔（HE
染色，40×）；B. 囊壁内衬不规则的复层鳞状上
皮（HE 染色，200×）；C. 衬里上皮上方可见透明
小体（HE 染色，400×）。

3. 囊壁内可见含铁血黄素和胆固醇晶体沉积。胆固醇晶体在制片过程中被有机溶剂溶解而留下裂隙，裂隙周围常伴有多核巨细胞反应。晶体也可通过衬里上皮进入囊腔，故穿刺抽吸的囊液中有闪闪发亮的物质。涂片镜下可见长方形缺一角的晶体，即胆固醇晶体。

4. 有时衬里上皮和纤维囊壁内可见透明小体（Rushton body）（图 7-1-29C），为弓形线状或环状的均质状小体，呈嗜伊红染色。由于这种透明小体仅见于牙源性囊肿中，因此，有人认为它是一种由上皮细胞分泌的特殊产物，也有人认为它可能来源于某种角蛋白或来自血液。

（二）炎症性根侧囊肿

炎症性根侧囊肿（inflammatory collateral cyst）是指发生于部分萌出或刚刚萌出牙根颊侧的炎症性囊肿，与冠周组织反复炎症相关。常见的炎症性根侧囊肿有两种类型：一型为牙旁囊肿（paradental cyst），发生于下颌第三磨牙的颊侧或远中颊侧，占 60%；另一型发生于下颌第一或第二磨牙颊侧，又称为下颌颊侧根分叉囊肿（mandibular buccal bifurcation cyst，MBBC）。

【临床要点】

1. 炎症性根侧囊肿约占所有牙源性囊肿的 5%。其中，牙旁囊肿（发生于下颌第三磨牙）的高发年龄为 20~40 岁，而发生于其他部位的炎症性根侧囊肿则常见于 20 岁之前。男女患者之比为 2∶1。

2. 约 60% 的炎症性根侧囊肿为发生于下颌第三磨牙的牙旁囊肿，其余为 MBBC，双侧发生者也不少见。上颌极少见，多与正在萌出的尖牙相关。

3. 牙旁囊肿常与反复发作的冠周炎有关，伴疼痛、肿胀，受累牙为活髓牙。囊肿边界清楚，常有硬化边缘，位于牙根的颊侧浅层，相关牙的牙周膜是正常的。

4. MBBC 常表现为无痛性肿胀，感染时可伴疼痛，受累牙常向颊侧倾斜，有较深的牙周袋。影像学表现为边界清楚的颊侧透射影，病变有时可延伸至下颌下缘，有时可见骨膜反应和新的板层骨形成。

【病理学特征】

1. 炎症性根侧囊肿的病理表现与根尖周囊肿非常相似,镜下见囊壁内衬无角化的复层鳞状上皮,厚薄不一,结缔组织囊壁内有大量炎症细胞浸润,部分囊壁可见胆固醇结晶裂隙和异物巨细胞反应。

2. 其衬里上皮可附着于釉牙骨质界,也可与牙周袋上皮相连续,因此沿牙根的根面形成腔隙。

【鉴别诊断】

虽然炎症性根侧囊肿与根尖周囊肿在镜下的表现很相似,但是根尖周囊肿的患牙为死髓牙,而牙旁囊肿的伴随牙为活髓牙。在临床上,牙旁囊肿还易与发育性根侧囊肿相混淆,但后者属于发育性囊肿,一般炎症不明显。

第二节　非牙源性囊肿

非牙源性囊肿是指与牙发育无关的囊性病损。颌骨内非牙源性上皮性囊肿的种类较多,分类不一,现将较常见的病损分述如下。

一、鼻腭管(切牙管)囊肿

鼻腭管(切牙管)囊肿[nasopalatine duct(incisive canal)cyst]来源于切牙管内的鼻腭导管上皮剩余,可表现为切牙管囊肿和龈乳头囊肿。前者发生于骨内,后者则完全位于切牙乳头的软组织内。这组囊肿约占所有非牙源性囊肿的73%,为最常见的非牙源性囊肿。

【临床要点】

1. 可发生于任何年龄,其中,高发年龄为30~60岁。男性较多见。

2. 临床上常无明显症状,仅在X线检查或戴义齿时偶然发现。最常见的表现为腭中线前部的肿胀,有时可伴疼痛或瘘管形成。

3. 在X线片上,常常难以区分鼻腭管囊肿和较大的切牙窝(incisive fossa)。X线片上的切牙窝宽度在6mm以下为正常范围,即使切牙窝前后径达10mm但无其他症状者,仍可能为正常,可定期复查而不必急于手术治疗。

4. 囊肿较大时,可见囊肿位于上颌骨中线,呈卵圆形透射区(图7-2-1)。

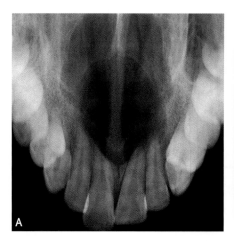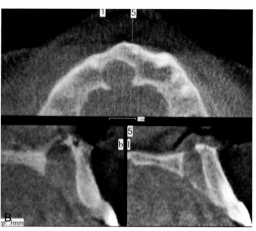

图 7-2-1　鼻腭管(切牙管)囊肿的影像学表现

A.上颌前部𬌗片示典型的鼻腭管囊肿特点,硬腭前份中线位置一边界清楚的透射区前,切牙均无龋坏,牙周间隙正常;B.CBCT示囊肿与切牙管的关系。

【病理学特征】

1. 衬里上皮变异较大,可内衬复层鳞状上皮、含黏液细胞的假复层纤毛柱状上皮、立方上皮或柱状上皮,这些上皮类型可单独或联合存在。

2. 邻近口腔部的囊肿,常内衬复层鳞状上皮;而近鼻腔部者,常为呼吸性上皮。

3. 结缔组织囊壁内可含有较大的血管和神经束(图7-2-2),为通过切牙管的鼻腭神经和血管结构。囊壁内有时可见小灶性黏液腺和散在的慢性炎症细胞浸润。

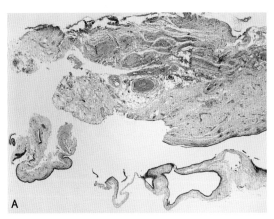
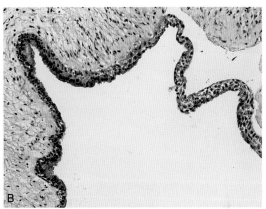

图 7-2-2 鼻腭管(切牙管)囊肿的病理学表现

A. 低倍镜下示囊肿内衬较薄的上皮衬里,囊肿与粗大的血管、神经束相邻(HE 染色,40×);B. 高倍镜下示囊肿的衬里上皮为纤毛柱状上皮(HE 染色,200×)。

二、鼻唇(鼻牙槽)囊肿

鼻唇(鼻牙槽)囊肿[nasolabial(nasoalveolar)cyst]是一种发生于牙槽突表面近鼻孔基部软组织内的囊肿,较为少见。

【临床要点】

1. 发病年龄以 30~49 岁多见,女性多于男性。

2. 肿胀是常见的症状,囊肿增大可致鼻唇沟消失,鼻翼抬高,鼻孔变形。

3. 可双侧发生。

4. X 线检查不易发现,有时可见上颌骨表面的浅表性骨吸收。

5. 采用口内切口单纯摘除囊肿,一般无复发。

【病理学特征】

1. 光镜下,囊壁多呈皱褶状,衬里上皮一般为无纤毛的假复层柱状上皮(图7-2-3),含黏液细胞和杯状细胞,也可见复层鳞状上皮或立方上皮。

2. 鼻唇囊肿可能来源于胚胎性鼻泪管剩余或成熟管的下前部结构。

三、外科术后纤毛囊肿

外科术后纤毛(post-surgical ciliated cyst)是新分类中新增的一种囊肿,以往曾被称为上颌外科纤毛囊肿,是一种罕见的囊肿。近年来报道的少数下颌病例,可能是由自体鼻骨软骨移植的颏成形术或上下颌同时行正颌手术过程中呼吸道黏膜上皮异位陷入引起的。

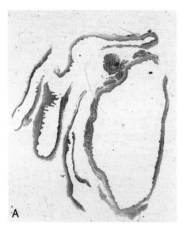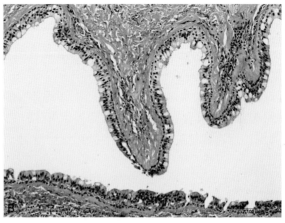

图 7-2-3 鼻唇(鼻牙槽)囊肿的组织学表现
A. 低倍镜下示较薄的皱褶状囊壁;B. 高倍镜下示衬里上皮为假复层柱状上皮。

【临床要点】

1. 40~59 岁多见。

2. 多与上颌窦手术时呼吸道黏膜上皮植入颌骨相关。

3. 从手术到发生具有较长的时间间隔(10~20 年),近年来报道病例的术后时间间隔有所缩短,可能与种植修复过程中使用的上颌窦底提升术有关。

4. 囊肿通常无症状。

5. 影像学表现通常为边界清楚的单房透光影。

6. 治疗方式为刮治,术后无复发。

【病理学特征】

上颌窦或鼻黏膜的骨内陷入是囊肿的来源,故假复层纤毛柱状上皮衬里是该囊肿的典型特征。

第三节 假性囊肿

一、动脉瘤性骨囊肿

动脉瘤性骨囊肿(aneurysmal bone cyst)是一种膨胀性溶骨性病损,虽然 X 线检查表现为囊性病变,但组织学检查无上皮衬里,故称为假性囊肿。病损由纤维成分分割的血窦组成,含有破骨性多核巨细胞。虽然有关动脉瘤性骨囊肿的病因尚不完全清楚,但一般认为,它是一种反应性病变。某些原发于骨的先存病变,可能引起血管畸形和局部血液动力学变化,继而发生囊肿性改变。颌骨纤维结构不良、中心性巨细胞肉芽肿、骨化纤维瘤、纤维肉瘤和骨肉瘤等,均可成为引发动脉瘤性骨囊肿的原发性病损。

【临床要点】

1. 一般发生于 30 岁以下,发病高峰年龄为 10~19 岁。性别差异不大。

2. 主要发生于长骨及椎骨,发生于颌骨者以下颌多见,多累及颌骨后份(如下颌角、下颌支、磨牙区等),上颌骨病变易扩展至上颌窦内。

3. 临床上表现为颌骨膨隆,局部可有自发痛或压痛,囊腔内充满新鲜血液。病变发展较快,可在数周或数个月内增大到一定体积,引起面部不对称。

4. X 线表现为囊性透射区,大多呈蜂窝状或肥皂泡样改变(图 7-3-1)。

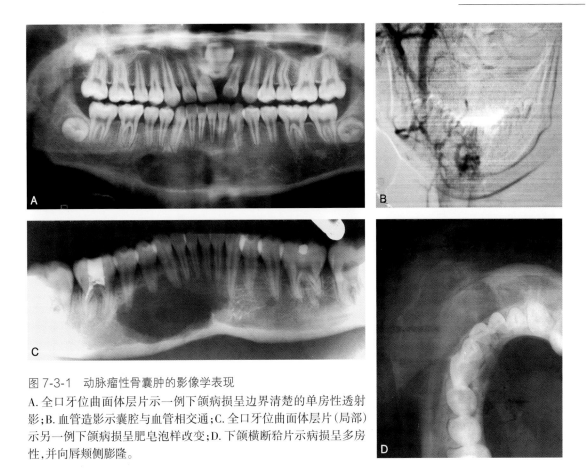

图 7-3-1　动脉瘤性骨囊肿的影像学表现

A. 全口牙位曲面体层片示一例下颌病损呈边界清楚的单房性透射影；B. 血管造影示囊腔与血管相交通；C. 全口牙位曲面体层片（局部）示另一例下颌病损呈肥皂泡样改变；D. 下颌横断殆片示病损呈多房性，并向唇颊侧膨隆。

【病理学特征】

1. 肉眼可见多数大小不等的囊腔，呈蜂窝状或海绵状，腔内充有血液。

2. 镜下见囊肿由许多充满红细胞的大小不一的血窦或血腔构成（图 7-3-2A），囊腔面无衬里上皮或内皮细胞，腔内可有血栓形成和机化。

3. 囊壁为纤维结缔组织，含毛细血管和大量成纤维细胞，在出血灶附近有多核巨细胞（图 7-3-2B），囊壁中常伴有类骨质或反应性新生骨。

4. 有时在囊性病变的周围可见纤维结构不良、骨化纤维瘤或巨细胞肉芽肿等病变，这些病变可能是引起动脉瘤性骨囊肿的原发病损。

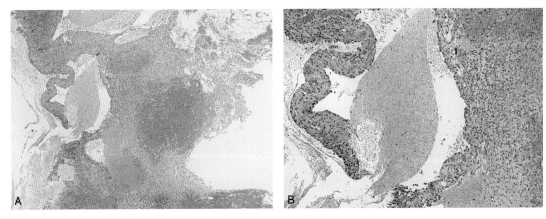

图 7-3-2　动脉瘤性骨囊肿的病理特点

A. 囊肿由许多大小不一的血窦或血腔构成，腔面无衬里上皮（HE 染色，40×）；B. 高倍镜下示纤维囊壁中可见出血灶，有多核巨细胞（HE 染色，100×）。

【病例】

患儿,男性,9岁。左侧面部肿胀10个月。4个月前,在当地医院行左侧上颌骨肿物切除术,不久复发。

专科检查:左侧面颊部,尤其是眶下区明显膨隆,触诊质地较硬。口内检查见左侧上颌龈颊沟处膨隆,牙齿移位,触及一约3.5cm×2.5cm的骨性肿物,圆形,边界清楚,无压痛。

影像学检查:X线检查示左侧上颌窦区巨大椭圆形肿物,使上颌窦诸壁明显膨隆,病变区密度不均匀,有散在高密度影。病变外周有薄层骨密质边缘,但不连续。26、27牙胚消失。

临床印象:左侧上颌骨良性肿物。

临床治疗:患者行左侧上颌骨肿物扩大切除术及上颌骨次全切除术,术中可见肿物界限清楚,呈囊实性,有血性囊液,术中出血约300mL。

肉眼观察:上颌骨一块,骨密质明显膨隆,牙移位,骨壁薄,其内见囊腔,一枚牙根尚未发育的前磨牙位于其中。囊腔内面不光滑,有实性褐色增生物(图7-3-3)。

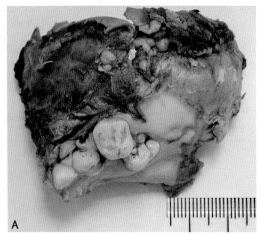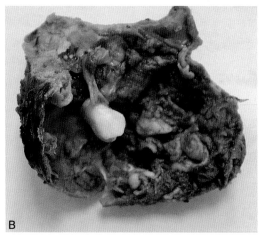

图7-3-3 大体标本

A.送检物为切除的部分上颌骨,骨密质明显膨隆,乳磨牙移位,骨壁变薄,骨内病变呈囊实性,含前磨牙一枚,牙根尚未发育;B.囊腔内面不光滑,有大小不等的暗褐色实性增生物突入腔内。

光镜观察:病变为囊性区与实性区相混杂(图7-3-4A)。囊性区见较厚的纤维囊壁样组织及大小不等的充满红细胞的腔隙,囊腔无上皮衬里,由幼稚的纤维结缔组织构成(图7-3-4B),其中可见散在的多核巨细胞、骨小梁、类骨质及出血灶。实性区与囊性区无明显分界,由富于细胞的纤维组织构成,纤维细胞呈梭形,排列较密集,组织中见较多类似牙骨质或骨的矿化物,前者呈圆形或分叶状,有强嗜碱性的沉积线,后者呈骨小梁样,表现典型的骨化纤维瘤特点(图7-3-4C)。

病理诊断:骨化纤维瘤,继发动脉瘤性骨囊肿。

随访资料:患者术后伤口一期愈合,但其下睑逐渐出现外翻,溢泪。术后半年复查时发现肿瘤复发,遂行肿物刮治术、肋软骨植入术及睑外翻矫治术。术中见左侧眶外侧壁创端有白色质脆肿物,实性,界限不清,与周围有粘连。送检物为散碎软组织一堆,总体积花生米大小,镜下符合骨化纤维瘤表现。术后随访6个月未见复发。

二、单纯性(外伤性)骨囊肿

单纯性骨囊肿(simple bone cyst)是无内衬上皮的骨囊肿,由Lucas于1929年首先报告。单纯性骨囊肿又可称为外伤性骨囊肿(traumatic bone cyst)、孤立性骨囊肿(solitary bone cyst)和出血性骨囊肿(hemorrhagic bone cyst)等。

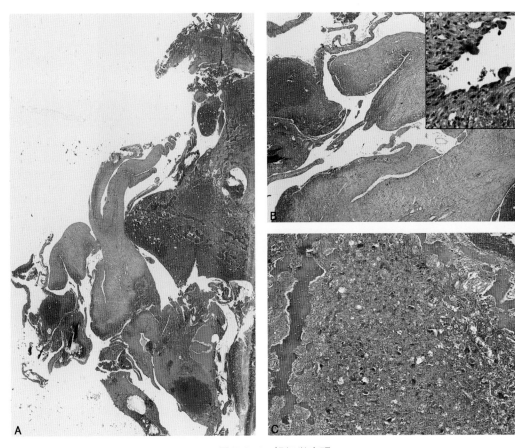

图 7-3-4 组织学表现

A. 低倍镜下示病变呈囊壁样组织及实性团块相混杂的表现,二者无明显分界,纤维囊壁较厚,围绕着大小不等的腔隙,以及沿囊壁走向排列的类骨质小梁及出血灶(HE 染色,4×);B. 较小的囊腔内充满红细胞,囊壁无上皮衬里,由幼稚的纤维结缔组织构成(HE 染色,40×),其中插图高倍镜下示散在的多核巨细胞(HE 染色,400×);C. 实性区内见密集的成纤维细胞,血管丰富,大量骨样组织及牙骨质小体形成,前者呈不规则的骨小梁样,后者呈圆形,有强嗜碱性的沉积线(HE 染色,100×)。

【临床要点】

1. 好发于长骨,颌骨少见,其发生率约占颌骨囊肿的 1%。

2. 多发于青年人,75% 患者在 10~20 岁之间,男性多见。

3. 颌面部单纯性骨囊肿多发于下颌骨的前磨牙和磨牙区,上颌极为少见。

4. 大多数囊肿为单发,也可发生于颌骨双侧。

5. 临床上多无症状,有时可表现颌骨膨胀及疼痛,邻近牙是活髓牙。

6. X 线表现为境界较清楚的单房性透射区,边缘较薄的硬化带(图 7-3-5)。牙根吸收和牙移位少见,病变区牙周膜和硬骨板完整。

【病理学特征】

1. 肉眼见囊肿为卵圆形或不规则,囊腔内有少量液体,呈淡黄色或棕色,囊壁很薄。

2. 镜下见囊壁由纤维结缔组织构成,厚薄不一,无上皮衬里。

3. 囊腔内含凝血性物质和肉芽组织。

4. 一般认为本病是由于外伤引起骨髓内出血,骨髓内血肿未发生机化,血块变性、降解,使骨内形成空腔。

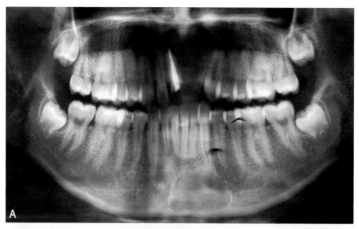

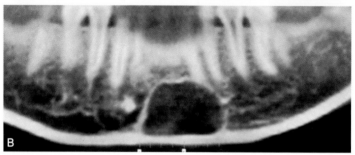

图 7-3-5　单纯性(外伤性)骨囊肿

A. 全口牙位曲面体层片示下颌前份有一边界清楚的透射影;B. CT 检查示边缘硬化带。

【病例】

患者,女性,15 岁。患者行正畸治疗前常规 X 线检查时,偶然发现下颌骨前部有一囊性阴影。

专科检查:患者面部对称,无明显颌骨膨隆表现。下颌牙列排列整齐,无变色,无松动。

影像学检查:X 线检查示 41—43 根方有一囊性阴影,边界清楚,有骨硬化线(图 7-3-6)。

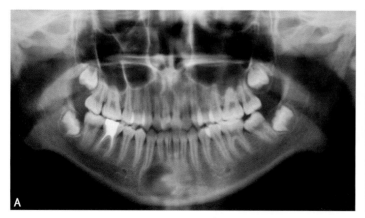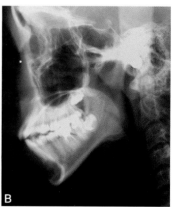

图 7-3-6　影像学表现

A、B.全口牙位曲面体层片和 X 线头影测量侧位片示 41—43 根方有一囊性阴影,边界清楚,43 牙根有吸收。

临床印象:右侧下颌骨囊肿。

临床治疗:患者行右侧下颌骨囊肿刮除术。

肉眼观察:送检物为散碎囊壁样组织,囊壁很薄。

光镜观察:囊壁由纤维结缔组织构成,厚薄不一(图 7-3-7),有散在炎症细胞浸润和含铁血黄素沉积,无上皮衬里。

　　病理诊断:(右侧下颌骨)单纯性骨囊肿。

　　随访资料:患者术后恢复顺利,继续完成正畸治疗,随访 5 年,下颌骨囊肿无复发。

三、静止性骨囊肿

　　静止性骨囊肿(static bone cyst)实际上是发生于下颌骨后份舌侧的解剖切迹,是由于发育过程中,唾液腺和其他软组织的增殖或迷入而引起的下颌骨局限性缺损。

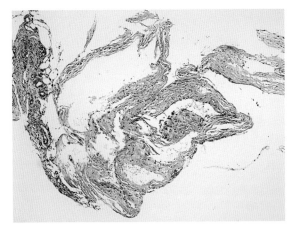

图 7-3-7　组织学表现

较薄的纤维囊壁样组织,无上皮衬里,可见散在炎症细胞浸润和含铁血黄素沉积(HE 染色,100×)。

【临床要点】

　　1. 好发于下颌磨牙及下颌角区,多位于下牙槽神经管的下方。

　　2. 有时还可双侧同时发生,一般无症状,多在 X 线检查时偶然发现。

　　3. X 线表现为边缘致密的卵圆形囊肿样透射区。

【病理学特征】

　　骨缺损区不存在明显的囊肿,可见到唾液腺组织、脂肪组织、纤维结缔组织和肌肉组织等。

第四节　口腔、面颈部软组织囊肿

一、皮样和表皮样囊肿

　　皮样或表皮样囊肿(dermoid or epidermoid cyst)好发于颌面部。多数人认为,皮样或表皮样囊肿发生于胚胎发育性上皮剩余,或是外伤植入上皮所致。发生于口底的囊肿可能是由第一、二对鳃弓融合时残留的上皮所发生的。

【临床要点】

　　1. 口底为口内皮样或表皮样囊肿最常见的部位,其次是舌。

　　2. 发生于口底较表浅者,位于颏舌骨肌与口底黏膜之间(舌下位);较深在者,位于颏舌骨肌与下颌舌骨肌之间(颏下位)。

　　3. 囊肿表面光滑,为圆形或卵圆形无痛性包块,生长缓慢,界限清楚,触之有生面团样柔韧感,波动感不明显,压迫之后可出现凹陷。

【病理学特征】

　　1. 肉眼见囊壁较薄,囊腔内有灰白色豆腐渣样物质。

　　2. 镜下见囊壁为角化的复层鳞状上皮衬里,结缔组织囊壁内没有皮肤附属器,称为表皮样囊肿;若囊壁内含有皮肤附属器,如毛发、毛囊、皮脂腺、汗腺等结构,则称为皮样囊肿(图 7-4-1)。

　　3. 囊腔内为排列成层的角化物质,偶见钙化。角化物质破入周围纤维组织内时,可见异物巨细胞反应、炎症细胞浸润及胆固醇结晶。

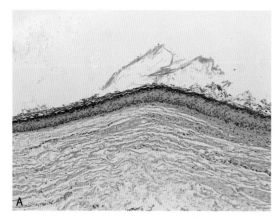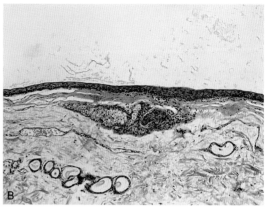

图 7-4-1 皮样和表皮样囊肿

A. 表皮样囊肿内衬角化的复层鳞状上皮（HE 染色，100×）；B. 囊壁内含有皮肤附属器（皮脂腺、汗腺）者，为皮样囊肿（HE 染色，100×）。

二、鳃裂囊肿

鳃裂囊肿（branchial cleft cyst）又称为颈部淋巴上皮囊肿（cervical lymphoepithelial cyst）。一般认为，鳃裂囊肿来自鳃裂或咽囊的上皮剩余，但也有人认为，其发生可能与胚胎时期陷入颈淋巴结内的唾液腺上皮囊性变有关。

【临床要点】

1. 常位于颈上部近下颌角处，胸锁乳突肌上 1/3 前缘。

2. 约 95% 的鳃裂囊肿为第二鳃裂来源，发生于约肩胛舌骨肌水平以上和下颌角以下；其余 5% 分别来源于第一、第三和第四鳃裂。其中，发生于下颌角以上和腮腺者，常为第一鳃裂来源；发生于颈根区者，为第三、第四鳃裂来源。

3. 好发于 20~40 岁的年轻患者，囊性肿物柔软，界限清楚，可活动，无明显症状，继发感染时可伴疼痛。

4. 一般发生于单侧颈部。少数情况下，双侧颈部可同时发生囊肿。

5. 手术摘除后，几乎无复发。但文献中有鳃裂囊肿上皮癌变的零星报道，这些病例应与原发于鼻咽部恶性肿瘤的转移瘤相鉴别。

【病理学特征】

1. 囊肿内容物为黄绿色或棕色清亮液体，或含浓稠胶样、黏液样物。

2. 组织学上，90% 以上的囊壁内衬复层鳞状上皮，可伴或不伴角化，部分囊肿可内衬假复层柱状上皮，纤维囊壁内含有大量淋巴样组织，并形成淋巴滤泡（图 7-4-2）。

3. 第一鳃裂囊肿的囊肿壁内缺乏淋巴样组织，与表皮样囊肿相似。

【鉴别诊断】

口腔淋巴上皮囊肿（oral lymphoepithelial cyst）发生于口腔内构成所谓 Waldeyer 环的淋巴组织内，具有与鳃裂囊肿相似的组织学特点，与胚胎发育时内陷于这些区域的唾液腺上皮成分的增殖和囊性变有关。囊肿的好发部位包括口底、舌、软腭等处。近年来有研究显示，在人类免疫缺陷病毒（human immunodeficiency virus，HIV）感染者中，腮腺淋巴上皮囊肿的发生率有所升高，这可能与 HIV 感染所致的腮腺内淋巴结病变有关。

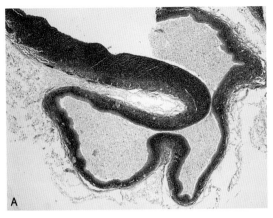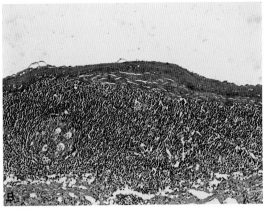

图 7-4-2 鳃裂囊肿

A. 鳃裂囊肿的囊壁内含有大量淋巴样组织（HE 染色，40×）；B. 高倍镜下见内衬复层鳞状上皮，囊壁内的淋巴样组织可形成淋巴滤泡（HE 染色，200×）。

三、甲状舌管囊肿

甲状舌管囊肿（thyroglossal tract cyst）是甲状舌管残余上皮发生的囊肿。胚胎第 4 周时，在原始咽底部，第一和第二鳃弓之间，内胚层上皮增殖内陷，形成一向下行的袋状突出物，即甲状腺始基，这个部位就是以后的舌盲孔处。甲状腺始基下行过程带有中空的管，即甲状舌管。胚胎第 6 周时，此管开始退化。第 10 周时，此管消失。如甲状舌管不消失或发育异常，可导致各种病损，如甲状舌管囊肿、甲状舌管瘘或甲状腺迷走组织等。

【临床要点】

1. 可发生在舌盲孔与甲状腺之间导管经过的任何部位，以甲状舌骨区最多见（图 7-4-3）。

2. 可发生于任何年龄，但青少年较多见。男女性别之比为 2∶1。

3. 常位于颈部中线或近中线处，直径一般为 2~3cm，表面光滑，边界清楚，触之有波动感，能随吞咽上下活动。

【病理学特征】

1. 囊内容物为清亮黏液样物质，如继发感染，则为脓性或黏液脓性内容物。

2. 囊壁可内衬假复层纤毛柱状上皮或复层鳞状上皮，常见二者的过渡形态。邻近口腔处的囊肿衬里，多为复层鳞状上皮，而位置靠下方者，多为纤毛柱状上皮衬里。

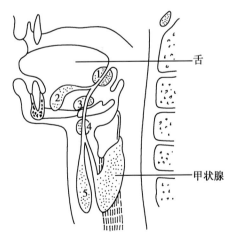

图 7-4-3 甲状舌管囊肿发生示意图
1~5 示囊肿发生的部位。

3. 纤维性囊壁内偶见甲状腺或黏液腺组织。

4. 甲状舌管囊肿偶有癌变的报道，仅占所有甲状舌管囊肿病例的 1% 以下，多数恶性者表现为乳头状甲状腺癌。

四、口腔畸胎样囊肿

口腔畸胎样囊肿（teratoid cyst）又称为异位口腔胃肠囊肿（heterotopic oral gastrointestinal cyst），是一种罕见的发育性囊肿。本病发病机制尚不清楚，一般认为，其组织来源为异位的原始胃胚胎残余。在胎儿发育至 3~4mm 长时,未分化的原始胃位于颈中区,与舌始基相邻。外胚层上皮与内胚层上皮在口腔舌下区、舌体和舌尖区融合过程中,可残余一些多潜能细胞。这些胚胎残余可增生分化形成多种胚叶成分,从而形成畸胎样囊肿。

【临床要点】

1. 多发生于婴儿和少年,最常见于舌体部,其次是口底部,颈部少见。

2. 临床上无特殊症状,与表皮样囊肿或皮样囊肿不易区别。

3. 囊肿大小不一,直径为数厘米,生长缓慢。囊肿较大时,可引起言语及吞咽困难。

4. 口腔畸胎样囊肿为良性病损,手术切除后预后良好。

【病理学特征】

1. 囊肿衬里上皮主要为复层鳞状上皮,部分上皮为胃肠道黏膜上皮,可类似于胃体和胃底黏膜,含壁细胞、主细胞、胃腺和肌膜等。

2. 有时囊肿衬里还可含肠黏膜或阑尾黏膜上皮(图 7-4-4)。

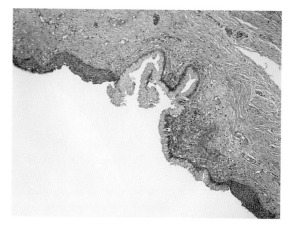

图 7-4-4　口腔畸胎样囊肿
衬里上皮部分为胃肠道黏膜上皮(HE 染色,100×)。

五、黏液囊肿

黏液囊肿(mucocele)是外渗性黏液囊肿和潴留性黏液囊肿的统称,是一类由于小唾液腺导管破裂或阻塞,导致黏液外渗或潴留而发生软组织囊肿。

【临床要点】

1. 黏液囊肿常发生于下唇黏膜,其次为颊、口底、舌和腭部。黏液囊肿位于组织内的深度不同,可以是浅在性黏液囊肿,也可以是深在性的,大小不等,直径可由几毫米至 1cm。浅在者,病变表面呈淡蓝色,透明易破裂;深在者,表面黏膜与周围口腔黏膜颜色一致。

2. 黏液囊肿可自行消退或破溃,其黏液性内容物可以排出或不排出,故可以反复发作。浅在性黏液囊肿更易复发。

【病理学特征】

1. 外渗性黏液囊肿(mucous extravasation cyst)　通常是机械性外伤致唾液腺导管破裂,黏液外溢进入结缔组织内而形成的囊性病损。黏液池被炎性肉芽组织和结缔组织包绕或局限,没有衬里上皮(图 7-4-5)。邻近的唾液腺组织呈非特异性慢性炎症。

2. 潴留性黏液囊肿(mucous retention cyst)　被认为是唾液腺导管阻塞,唾液潴留导致导管扩张而形成的囊性病损。发生于口腔的潴留性黏液囊肿相对少见,多见于 50 岁以后的患者,以口底、腭、颊和上颌窦部常见。囊腔内含有浓稠液物质,衬以假复层、双层柱状或立方状上皮细胞。部分潴留性黏液囊肿衬里中可见嗜酸性上皮细胞。

【鉴别诊断】

外渗性黏液囊肿在吞噬囊液的泡沫细胞丰富时,与腺泡细胞癌相似,必要时可用细胞角蛋白和淀粉酶免疫组织化学染色鉴别。腺泡细胞癌均表现为阳性,而外渗性黏液囊肿表现为阴性。

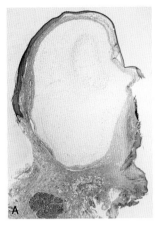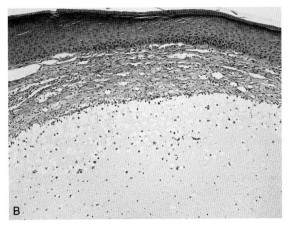

图 7-4-5 外渗性黏液囊肿

A. 外渗性黏液囊肿位于下唇黏膜下（HE 染色，12.5×）；B. 高倍镜下示囊肿无衬里上皮（HE 染色，100×）。

六、舌 下 囊 肿

舌下囊肿又称蛤蟆肿（ranula）是特指一种发生于口底的黏液囊肿。舌下囊肿病变中的黏液成分多来自舌下腺（图 7-4-6A），但有些囊肿也可发生于下颌下腺的导管。

【临床要点】

1. 舌下囊肿多见于青少年，男性稍多见。

2. 大多数舌下囊肿的位置较为表浅，位于下颌舌骨肌以上的舌下区，少数深在的潜突型囊肿（plunging ranula）可穿过下颌舌骨肌，位于下颌下区或颏下三角。

3. 浅在的囊肿位于口底的一侧，生长缓慢，无痛。囊肿较大时，表面黏膜变薄，呈浅蓝色。深在的囊肿表现为下颌下区或颏下区的柔软、无痛性肿物，可伴或不伴口底的肿物。

【病理学特征】

1. 舌下囊肿可表现为外渗性黏液囊肿，也可表现为潴留性黏液囊肿。

2. 大多数舌下囊肿为外渗性黏液囊肿，无上皮衬里（图 7-4-6B）。少数潴留性黏液囊肿可内衬立方

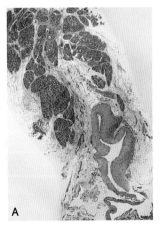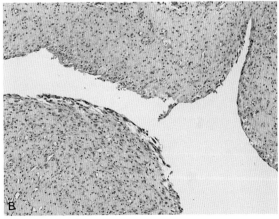

图 7-4-6 舌下囊肿

A. 舌下囊肿与舌下腺关系密切（HE 染色，12.5×）；B. 高倍镜下见囊壁无上皮衬里（HE 染色，100×）。

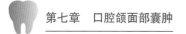

状、柱状、假复层柱状或复层鳞状上皮。

（李铁军　张建运）

参考文献

1. EL-NAGGAR A K,CHAN J K C,GRANDIS J R,et al. WHO classification of head and neck tumours.4th ed. Lyon:IARC, 2017.

2. SHEAR M,SPEIGHT P M. Cysts of the oral and maxillofacial regions. 4th ed. Hoboken:Wiley-Blackwell,2007.

3. 郑麟蕃,吴奇光. 口腔病理学. 上海:上海科学技术出版社,1994.

4. 李铁军. 颌骨肿瘤实例图谱及临床病理精要. 北京:人民军医出版社,2011.

5. 高岩. 口腔组织病理学.8 版. 北京:人民卫生出版社,2020.

6. 李铁军. 临床病理诊断与鉴别诊断:口腔颌面部疾病. 北京:人民卫生出版社,2020.

7. 李铁军. 口腔组织学与病理学.3 版. 北京:北京大学医学出版社,2020.

第八章　牙源性肿瘤和瘤样病变

牙源性肿瘤（odontogenic tumor）是由成牙组织（tooth-forming tissue），即牙源性上皮、牙源性间充质，或牙源性上皮和间充质共同发生的一组肿瘤。它们主要发生于颌骨内，少数情况下也可发生于牙龈组织内（外周性或骨外性肿瘤）。与机体其他部位发生的肿瘤一样，牙源性肿瘤无论在细胞形态和组织结构上，都与其来源的正常细胞或组织有不同程度的相似。因此，牙源性肿瘤中可含有类似于成釉器或牙髓的软组织，也可含有牙釉质、牙本质、牙骨质，或它们的混合结构或沉积物等硬组织。这组病损中包括发育异常、良性肿瘤和恶性肿瘤，生物学行为各异。以往根据肿瘤的组织来源、上皮-间充质组织诱导特征及生物学行为等，对牙源性肿瘤这组复杂的病损有过多种分类意见。1971 年，WHO 对牙源性肿瘤及其相关病损的组织学分类正式出版，从此对牙源性肿瘤的命名和诊断才有了国际统一的标准。1992 年的第 2 版、2005 年的第 3 版分类、2017 年的第 4 版，分别对前一版进行了修改和补充，并得到了更为广泛的应用。2022 年，WHO 在前 3 版分类的基础上，根据近年来的研究成果又对牙源性肿瘤进行了新分类。本章对各类牙源性肿瘤和瘤样病变的描述，将主要依据这一新分类。

牙源性肿瘤（2022 版）

一、良性上皮性牙源性肿瘤	三、良性间叶性牙源性肿瘤
牙源性腺样瘤	牙源性纤维瘤
牙源性鳞状细胞瘤	成牙骨质细胞瘤
牙源性钙化上皮瘤	牙骨质-骨化纤维瘤
成釉细胞瘤（单囊型）	牙源性黏液瘤
成釉细胞瘤（骨外/外周型）	四、恶性牙源性肿瘤
成釉细胞瘤（经典型）	牙源性硬化性癌
腺样成釉细胞瘤	成釉细胞癌
转移性成釉细胞瘤	牙源性透明细胞癌
二、良性上皮和间叶组织混合性牙源性肿瘤	牙源性影细胞癌
牙瘤	非特异性原发性骨内癌
牙源性始基瘤	牙源性癌肉瘤
成釉细胞纤维瘤	牙源性肉瘤
牙本质生成性影细胞瘤	

第一节　良性牙源性上皮性肿瘤

一、成釉细胞瘤

成釉细胞瘤（ameloblastoma，WHO ICD-O code 9310/0）是一种较常见的牙源性上皮性肿瘤，约占牙源性肿瘤的 60% 以上。肿瘤内主要含成釉器样结构，但无牙釉质或其他牙体硬组织形成。大多数肿瘤发生于颌骨内，常导致颌骨膨大和面部变形。成釉细胞瘤虽属良性肿瘤，但其生长具有局部侵袭性，术后复发率较高，也有恶变，甚至有远处转移的零星报道。

我们对成釉细胞瘤的认识已有 100 多年的历史。1879 年，Falkson 首先描述本病。1929 年，Churchill

将其正式命名为成釉细胞瘤。成釉细胞瘤的组织学表现多样,历来有经典的滤泡型、丛状型、棘皮瘤型、基底细胞型及颗粒细胞型等组织学亚型之分,但这些组织学分型与肿瘤的临床行为之间并无明确的关系。2005 年第 3 版 WHO 分类将成釉细胞瘤分为 4 种变异型,包括:实性/多囊型、骨外/外周型、促结缔组织增生型和单囊型。2017 年 WHO 分类简化了上述分型,"成釉细胞瘤"这一名称专指实性/多囊型或经典的骨内型成釉细胞瘤。另外,单列了单囊型、骨外/外周型和转移性成釉细胞瘤 3 种类型,因为它们与实性/多囊型成釉细胞瘤在临床治疗和预后判断等方面均有不同。分类中没有再单列所谓促结缔组织增生型成釉细胞瘤,主要是因为目前对这型肿瘤的生物学行为认识还不一致,其临床和病理学特点在成釉细胞瘤的描述中有所涉及。2022 年新分类中,对成釉细胞瘤均有描述性术语进一步规定,如经典型成釉细胞瘤、单囊型成釉细胞瘤、骨外型/外周型成釉细胞瘤、转移性成釉细胞瘤以及新增加的"腺样成釉细胞瘤",这是基于这些亚型具有不同的临床病理特征。其中,单囊型成釉细胞瘤中的壁型(即纤维囊壁中有肿瘤巢团浸润)和经典型成釉细胞瘤一样,均需要积极的手术治疗。经典型和单囊型成釉细胞瘤均有 BRAFp.V600E 突变,有报道侵袭性和破坏性肿瘤可能对 BRAF 靶向治疗有效,它有可能减小肿瘤体积,并最终实现保守手术。

【临床要点】

1. 成釉细胞瘤是除牙瘤之外最常见的牙源性肿瘤。成釉细胞瘤可发生于 8~92 岁患者,发病高峰年龄为 30~49 岁,平均年龄 40 岁。男女性别无明显差异。

2. 约 80% 的成釉细胞瘤发生于下颌骨,以下颌磨牙区和下颌支部最为常见,发生在上颌者,以磨牙区多见。促结缔组织增生型成釉细胞瘤(desmoplastic ameloblastoma)则好发于颌骨前份,上颌多发。

3. 发生于骨内的成釉细胞瘤生长缓慢,临床上表现为无痛性渐进性颌骨膨大,膨胀多向唇颊侧发展。骨质受压则吸收变薄,压之有乒乓球样感,肿瘤较大时可致面部变形。肿物的覆盖黏膜一般光滑而无特殊改变,偶见对颌牙的咬痕。肿瘤区可出现牙松动、移位或脱落,可见牙根吸收和/或埋伏牙。下颌支和上颌磨牙区肿瘤可直接扩展至颅底。

4. X 线可表现为单房或多房性透射影,边界清楚,可见硬化带(图 8-1-1)。肿瘤生长可导致牙移位、牙根吸收。伴有埋伏牙者,可表现为类似于含牙囊肿的 X 线特点。促结缔组织增生型成釉细胞瘤具有特殊的磨玻璃样改变。

5. 成釉细胞瘤的治疗主要采用超出 X 线片所示范围的扩大手术切除,保守性手术的术后复发率可高达 60%~80%。超过 50% 的复发病例发生在首次手术之后的 5 年之内,但术后的长期(甚至终生)随访是应该考虑的。

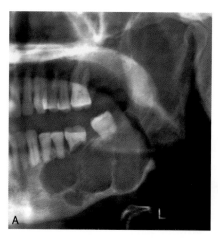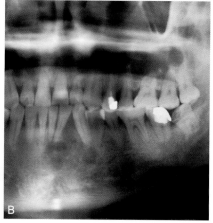

图 8-1-1 成釉细胞瘤的 X 线表现

A. 全口牙位曲面体层片(局部)示左侧下颌磨牙及下颌支部呈多房性(皂泡样)透射影,可见牙根吸收,边界清楚;B. 全口牙位曲面体层片(局部)示左侧下颌前份(31—34)有一透射/阻射混合影,该病例的组织学表现符合促结缔组织增生型成釉细胞瘤。

【病理学特征】

（一）大体特征

肉眼见肿瘤大小不一，可由小指头至小儿头般大小。剖面常见囊性和实性两种成分，通常在实性肿瘤的背景下，可有多处囊性区域，故也称多囊型。囊腔内含黄色或褐色液体。实性区呈白色或黄白色（图 8-1-2）。

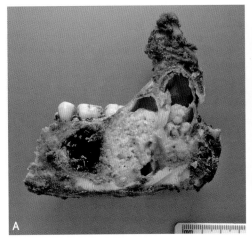
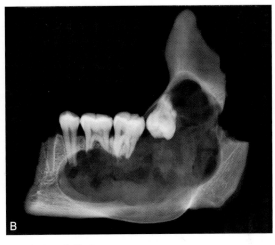

图 8-1-2 成釉细胞瘤的大体观

A. 肿瘤标本的剖面呈囊实性，实性区呈黄白色，肿瘤前份可见出血灶，囊性区的囊腔内含囊液；B. 手术标本的 X 线片。

（二）镜下特征

组织学上，典型成釉细胞瘤的上皮岛或条索由两类细胞成分构成。一种为瘤巢周边的立方或柱状细胞，核呈栅栏状排列，并远离基底膜，类似于成釉细胞或前成釉细胞；另一种位于瘤巢中央，排列疏松，呈多角形或星形，类似于星网状层细胞。但成釉细胞瘤的组织结构和细胞形态变异较大，可有多种表现，现分述如下。

1. 滤泡型（follicular pattern）（图 8-1-3A、B） 肿瘤形成孤立性上皮岛，上皮岛中心部由多边形或多角形细胞组成，这些细胞之间彼此疏松连接，类似于成釉器的星网状层。上皮岛周边围绕一层立方状或柱状细胞，类似于成釉细胞或前成釉细胞，细胞核呈栅栏状排列并远离基底膜，即极性倒置（reversed polarity）。上皮岛中央的星网状区常发生囊性变，形成小囊腔，囊腔增大时，周边部细胞可被压成扁平状。滤泡之间的肿瘤间质为疏松结缔组织。

2. 丛状型（plexiform pattern）（图 8-1-3C、D） 肿瘤上皮增殖呈网状连接的上皮条索，其周边部位是一层立方或柱状细胞，被周边细胞包围的中心部细胞类似于星网状层细胞，但其含量较滤泡型者少。这型肿瘤是在肿瘤间质内发生囊性变，而不是在上皮内发生囊性变。

3. 棘皮瘤型（acanthomatous type）（图 8-1-3E） 是指肿瘤上皮岛内呈现广泛的鳞状化生，有时见角化珠形成。常出现在滤泡型成釉细胞瘤内。

4. 颗粒细胞型（granular cell type）（图 8-1-3F） 肿瘤上皮细胞有时还可发生颗粒样变性，颗粒细胞可部分或全部取代肿瘤的星网状层细胞。颗粒细胞大，呈立方状、柱状或圆形。其细胞质丰富，充满嗜酸性颗粒，在超微结构和组织化学上类似于溶酶体。

5. 基底细胞型（basal cell type） 肿瘤上皮密集成团，或呈树枝状，细胞小而一致，缺乏星网状层细胞分化（图 8-1-4A），较少见。该型需要与基底细胞癌和颌骨内腺样囊性癌相鉴别。

6. 角化成釉细胞瘤（keratoameloblastoma） 是一种罕见的组织学亚型，肿瘤内出现广泛角化。镜下见

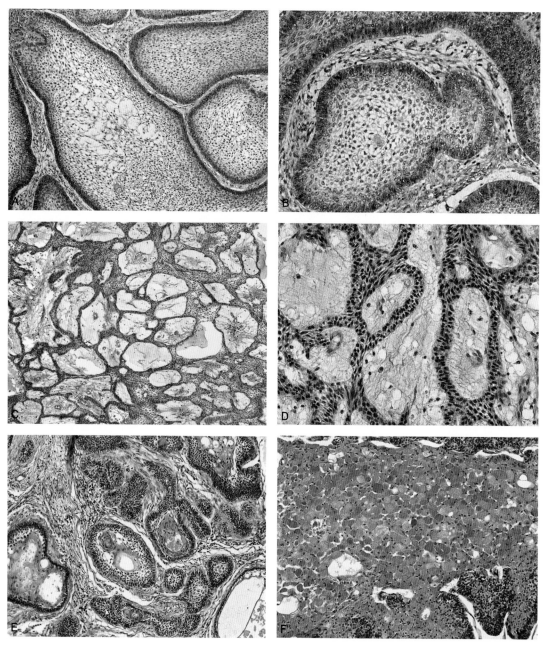

图 8-1-3　成釉细胞瘤的组织学表现

A. 滤泡型,由类似于成釉器的上皮岛组成(HE 染色,100×);B. 高倍镜下示滤泡型成釉细胞瘤的上皮岛周围基底细胞核的极性倒置(HE 染色,400×);C. 丛状型,由呈网状连接的上皮条索组成(HE 染色,400×);D. 高倍镜下示丛状型上皮条索网状分化不明显(HE 染色,400×);E. 棘皮瘤型,上皮岛内呈现广泛的鳞状化生(HE 染色,100×);F. 颗粒细胞型,上皮细胞呈颗粒样变性(HE 染色,200×)。

肿瘤巢中央发生显著角化,肿瘤巢周边仍可见典型成釉细胞瘤的表现(图 8-1-4B、C),有时由多个充满角化物的微小囊肿构成,衬里上皮以不全角化为主,并伴有乳头状增生(图 8-1-4D),因此又称为乳头状角化成釉细胞瘤(papilliferous keratoameloblastoma)。

上述组织学亚型中以滤泡型和丛状型最为常见,其中有些组织学亚型往往混合出现。这些组织学分型与肿瘤的临床行为之间并无明确的关系。因此,对上述组织学亚型的描述,只反映了成釉细胞瘤在组织学表现上的多样性,对临床治疗并无特殊意义。成釉细胞瘤最重要的临床特点是局部侵袭性,在组织学上,常表现为肿瘤沿骨小梁间隙向外呈浸润性生长(图 8-1-4E),其生长的范围常常超过 X 线或手术中肉

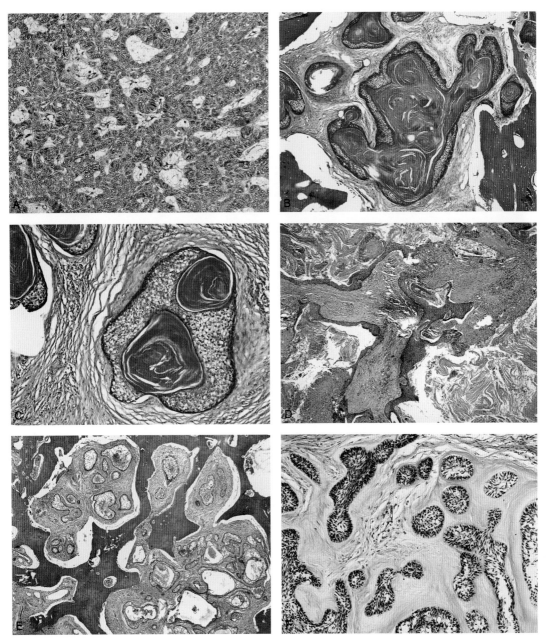

图 8-1-4 成釉细胞瘤的组织学表现

A. 基底细胞型成釉细胞瘤，上皮密集呈树枝状，缺乏星网状层细胞分化（HE 染色，100×）；B. 角化成釉细胞瘤，表现为肿瘤巢中央显著角化（HE 染色，40×）；C. 高倍镜下示角化成釉细胞瘤的肿瘤巢周边仍可见典型成釉细胞瘤的表现（HE 染色，100×）；D. 有时可由多个充满角化物的微小囊肿构成（HE 染色，40×）；E. 成釉细胞瘤上皮岛可沿骨小梁间隙向周围呈浸润性生长（HE 染色，40×）；F. 成釉细胞瘤上皮与间质之间诱导形成无细胞的透明带（HE 染色，100×）。

眼所见的肿瘤边界。因此，成釉细胞瘤保守治疗后复发率较高。成釉细胞瘤中虽有成釉器样上皮团，但无牙体硬组织或发育不良的类牙体组织形成。有时在肿瘤中可见上皮-间质诱导现象，即在上皮与间质的交界处形成均质红染的无细胞带（图 8-1-4F）。

促结缔组织增生型成釉细胞瘤在临床及 X 线表现上均有特殊性，如上下颌发生率相同，常发生于颌骨前部，X 线表现为边界不清、透射/阻射混合的磨玻璃影等。大体观，肿瘤呈实性，质地韧，切之有砂砾感（图 8-1-5）。镜下见肿瘤以间质成分为主，挤压牙源性肿瘤上皮成分。肿瘤内结缔组织显著增生，胶原丰富，排列成扭曲的束状，可见玻璃样变，肿瘤性上皮岛或条索位于纤维束之间，上皮岛或条索周边细胞呈扁

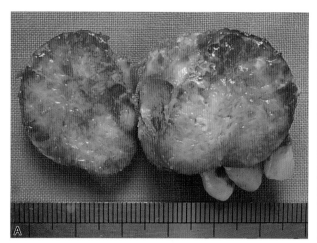

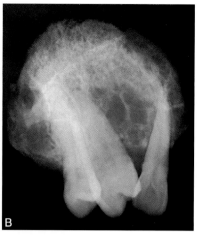

图 8-1-5　促结缔组织增生型成釉细胞瘤的大体表现

A. 大体观,肿瘤切面呈实性,红白相间,切之有砂砾感;B. X 线片示肿瘤呈界限不清的磨玻璃样改变。

平状,排列紧密(图 8-1-6),有时中心呈旋涡状。但这型成釉细胞瘤相对少见,其临床行为与其他变异型之间的差异报道不一,新一版的 WHO 分类未将其列出。

目前认为,成釉细胞瘤来源于牙板上皮,因为肿瘤可表达牙发育早期上皮的标志物,如:PITX2、MSX2、DLX2、RUNX1 和 ISL1 等。约 90% 的成釉细胞瘤可发生 MAPK 通路的基因突变,以 *BRAF V600E* 为最常

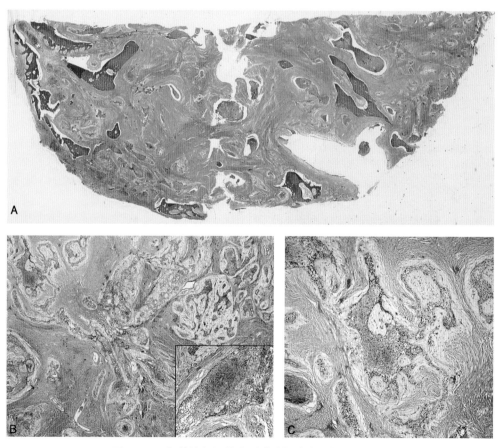

图 8-1-6　促结缔组织增生型成釉细胞瘤的组织学表现

A. 低倍镜下见纤维组织显著增生,其内见散在的上皮团和残存的骨;B. 肿瘤上皮形成被挤压的不规则团块或呈条索状,右下角图高倍镜下见上皮团呈致密的旋涡状排列;C. 邻近上皮周围区域,纤维组织明显黏液样变。

见的突变,其他相关基因还包括:*KRAS*、*NRAS*、*HRAS* 和 *FGFR2*。这些结果提示 MAPK 通路可能在成釉细胞瘤的发病机制中起重要作用。

【其他临床病理亚型】

(一)单囊型成釉细胞瘤(unicystic ameloblastoma)

该型成釉细胞瘤由 Robinson 和 Martinez 于 1977 年首先报道,曾先后被称为壁性成釉细胞瘤(mural ameloblastoma)、囊肿源性成釉细胞瘤(cystogenic ameloblastoma)、囊型成釉细胞瘤(cystic ameloblastoma)和丛状单囊型成釉细胞瘤(plexiform unicystic ameloblastoma)等。单囊型成釉细胞瘤的临床和 X 线表现呈单囊性颌骨改变,类似于颌骨囊肿(图 8-1-7),但组织学检查见其囊腔的衬里上皮可表现为成釉细胞瘤样改变,增生的肿瘤结节可突入囊腔内和/或浸润纤维组织囊壁。该型成釉细胞瘤多见于青年人,年龄在 10~29 岁之间,平均年龄为 25 岁左右。肿瘤好发于下颌磨牙区。肿瘤治疗采用刮治,术后复发率较低(约为 10%),明显低于实性或多囊型成釉细胞瘤(50%~90%)。

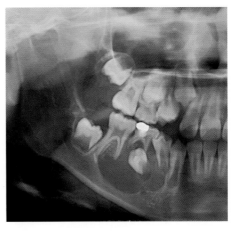

图 8-1-7 单囊型成釉细胞瘤的 X 线表现
全口牙位曲面体层片(局部)示一 9 岁患儿右侧下颌磨牙和前磨牙区有单房性透射影,囊性病损与未萌的第二前磨牙牙冠相关。

根据肿瘤的组成成分和结构不同,单囊型成釉细胞瘤又可分为 3 种组织学亚型(图 8-1-8):第 I 型为单纯囊性型,囊壁仅见上皮衬里,表现为成釉细胞瘤的典型形态特点,包括呈栅栏状排列的柱状基底细胞(细胞核深染,且远离基底膜)和排列松散的基底上细胞,即所谓的 Vickers-Gorlin 标准;第 II 型为伴囊腔内瘤结节型,囊腔内瘤结节增殖,瘤结节多呈丛状型成釉细胞瘤的特点(图 8-1-9);第 III 型为囊壁内浸润型,与前两型不同,第 III 型肿瘤的纤维囊壁内有肿瘤浸润岛,可伴或不伴囊腔内瘤结节增殖。囊壁衬里上皮并非均一地表现成釉细胞瘤特点,而是局部区域可见较薄的无特征的非角化上皮,伴有感染的区域上皮较厚,上皮钉突呈不规则状增殖。在纤维囊壁内,常常可见程度不一的上皮下玻璃样变或透明带。

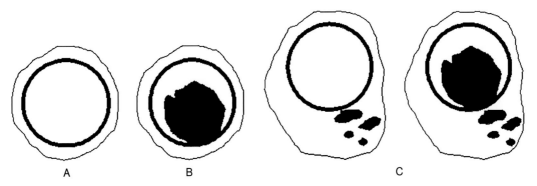

图 8-1-8 单囊型成釉细胞瘤组织学亚型的示意图
A. 单纯囊性型(I 型);B. 伴囊腔内瘤结节型(II 型);C. 囊壁内浸润型(III 型),可不伴(左图)或伴(右图)囊腔内瘤结节。

由于单囊型成釉细胞瘤的临床和 X 线特点与牙源性颌骨囊肿相似,因此对其术前确诊是比较困难的,且这类颌骨病损往往不进行术前活检。即使活检,小块囊壁组织也未必能够全面反映病变的性质。这是因为其囊壁衬里上皮并不总是表现为典型的成釉细胞瘤样上皮,在有些区域可表现为非特异性上皮,如伴随感染或炎症时,衬里上皮还可类似根尖周囊肿的上皮,有时也可见上皮球形增殖,形成所谓上皮斑,也可

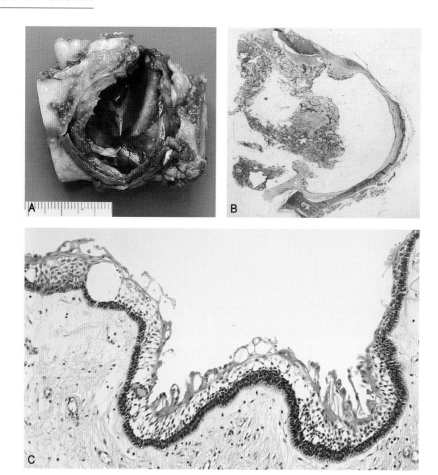

图 8-1-9 单囊型成釉细胞瘤的病理学表现

A. 大体标本示颌骨囊肿;B. 低倍镜下可见囊腔内瘤结节增殖(HE 染色,5×);
C. 高倍镜下其衬里上皮表现为成釉细胞瘤特点(HE 染色,100×)。

呈牙板样上皮增殖。因此,临床医师在处理所有颌骨囊性病损时,特别是发生于年轻患者下颌角及下颌支部的单房性、膨胀性、伴智齿阻生及牙根吸收的囊性病损时,应将单囊型成釉细胞瘤作为重要的鉴别诊断之一。临床摘除或刮治时应力求彻底,因为病变的性质只能待术后完整标本病检后才能确定。对手术标本的病理学检查,应充分取材,甚至行连续切片检查。除明确诊断外,还应证实囊壁内肿瘤浸润岛的存在与否。虽然这些信息往往只能待术后才能反馈给外科医师,但是可以为患者的术后处理和随访计划提供重要线索。由于单囊型成釉细胞瘤好发于年轻人,所以患者年龄常常是治疗选择的重要影响因素之一。在儿童或青少年患者的治疗过程中,有学者主张采用袋形术处理病变,以避免过度手术损伤,减少手术对患者牙齿和颌面部发育的影响。但袋形术后的复发率较高,应定期密切随诊,常需二期刮除病变。

【问题】不同组织学亚型对单囊型成釉细胞瘤术后复发的影响有何不同?

思路:由于 I、II 型肿瘤仅表现为囊性或囊腔内生长,其生物学行为类似于发育性牙源性囊肿,故单纯刮治后一般不复发;但 III 型肿瘤因其纤维囊壁内存在肿瘤浸润,局部侵袭性可能类似于实性型成釉细胞瘤,因此其治疗原则应与后者相同。另外,有报道称,单囊型成釉细胞瘤可于术后多年复发,有的复发间隔甚至长达 20 余年,因此对术后患者长期随访是必要的。

(二) 骨外或外周型成釉细胞瘤(extraosseous or peripheral ameloblastoma)

该亚型是指发生于牙龈或牙槽黏膜而未侵犯颌骨的一类亚型,约占所有成釉细胞瘤的 1.3%~10%,患者平均年龄(男性 52.9 岁,女性 50.6 岁)显著高于骨内型成釉细胞瘤。组织学表现与骨内型成釉细胞瘤相同,肿瘤可完全位于牙龈的结缔组织内,与表面上皮无联系(图 8-1-10)。有些病变却似乎与黏膜上皮融合或来源于黏膜上皮。由于其生长局限于牙龈,易早期发现和手术切除,因此,术后无复发。

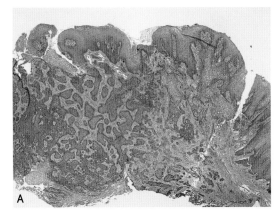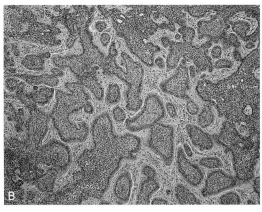

图 8-1-10 骨外或外周型成釉细胞瘤的组织学表现

A. 肿瘤完全位于牙龈的结缔组织内（HE 染色，20×）；B. 高倍镜下见肿瘤上皮巢表现为典型成釉细胞瘤特点（HE 染色，200×）。

（三）转移性成釉细胞瘤（metastasizing ameloblastoma）

转移性成釉细胞瘤虽发生转移，但其转移灶表现为成釉细胞瘤的良性组织学特点。原发肿瘤下颌多见于上颌，多为实性或多囊型，约 60% 的转移灶发生于肺部，其次为淋巴结（28%）和骨（12%）。转移性成釉细胞瘤是由其临床行为而定义的，并非依据组织学表现。转移性成釉细胞瘤的诊断，要求原发性和转移性病损均表现为良性成釉细胞瘤的组织学特点，并无特异性指征可预测其是否发生转移，如组织学上存在异型性，并发生转移的肿瘤，应考虑为成釉细胞瘤。转移常常与原发肿瘤手术之间存在一个较长的潜伏期，有些病例发生于反复手术治疗的成釉细胞瘤患者。其总体 5 年生存率为 70%，主要取决于转移的部位及可否手术，放疗和化疗的有效性尚不确定。

（四）腺样成釉细胞瘤（adenoid ameloblastoma，AdAM）

腺样成釉细胞瘤是一种新描述的肿瘤，是一种以筛状和导管样结构为特征的上皮性牙源性肿瘤，肿瘤中常见牙本质样物质。目前报道的病例较少，发病高峰在 30~39 岁（年龄范围为 25~52 岁），女性稍多见，其他一般特征与经典型成釉细胞瘤相似。好发于下颌骨（约 64.7%），临床上通常表现为颌骨的无痛性肿胀，偶尔伴有疼痛和感觉异常。大多数（约 82%）肿瘤表现放射性透光影，偶见边界不清的钙化灶和骨皮质穿孔。组织学上，AdAM 表现由成釉细胞瘤样基底细胞组成的筛状结构，基底层胞核极性排列，星网状成分较少，基底细胞可多层并转变为圆形/卵圆形；由立方或柱状细胞形成的导管样结构为该瘤的显著特征，有些腔内可见黏液；可见螺旋样细胞密集灶，形似桑葚（morules）；约 2/3 的病例含数量不等的牙本质样物质，常与透明细胞相邻，少数可见影细胞灶。AdAM 和牙源性腺样瘤及牙本质生成性影细胞瘤有相似的镜下特征，与具有牙本质样物质的牙源性癌之间也有相似之处，需要积累资料明确它们之间的鉴别。AdAM 的 Ki-67 增殖指数较高，生物学行为表现局部浸润，复发率在 45.5%~70% 之间。另外，在 AM/UAM 中普遍存在的 BRAFp.V600E 突变，AdAM 中却未发现。新分类中新描述的 AdAM 到底是一种独立肿瘤还是 AM 的一种组织学变异型，未来还需进一步的病例积累和深入研究。目前，仍需确认以下特点：无 BRAF p.V600E 突变（成釉细胞瘤频发）、无 KRAS（p.G12V，p.G12R）突变（牙源性腺样瘤频发）等。

【病例 1】

患者，女性，51 岁。左侧下颌骨肿物 17 年。17 年前拔除左侧下颌牙后，颌骨逐渐膨隆，口内牙龈处流脓，自觉左侧下唇麻木，后因舌侧牙龈肿胀膨隆，影响进食就诊。

专科检查：患者面部不对称，左侧下颌骨肿物，16cm×12cm 大小，位于左侧面部，下颌区膨隆明显，触之骨样硬度，皮色正常（图 8-1-11A），左侧下颌后牙区麻木，咬合关系不佳。口腔内检查见 34—38 缺失，肿物 7cm×5cm 大小，质地柔软，鼻样硬度，有牙齿压痕。

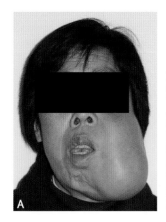
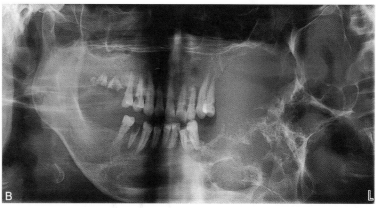

图 8-1-11　临床及影像学表现

A. 术前临床正面照示左侧下颌骨巨大肿物,面部不对称;B. 全口牙位曲面体层片示 32 至左侧下颌支及髁突骨质膨隆变形,呈多房状、囊性透光区,分房锐利。

影像学检查:全口牙位曲面体层片可见左侧下颌从 32 起,至下颌体、下颌角、下颌支、左侧喙突及髁突呈囊性透光区,多房状,局部蜂窝状,分房锐利(图 8-1-11B)。CT 示左侧下颌支及相邻下颌体部明显膨胀变形,其内可见不规则骨质破坏区,相邻左侧上颌骨及软组织结构受压变形,左侧上颌窦、蝶窦、双侧下鼻甲黏膜增厚。

临床印象:左侧下颌骨占位性病变,符合成釉细胞瘤。

临床治疗:左侧下颌骨肿物扩大切除术。术中见肿物突向肌肉内,向颊舌侧膨隆至咬肌和翼内肌、下颌下腺,与颌骨关系密切。髁突、喙突变形。肿瘤向颅底和上颌结节方向膨出,为囊性和实性混合,内含褐色液体。

肉眼观察:送检物为 12cm×9cm×9cm 大小,带有一侧下颌体及下颌支区,在牙龈区可见大小约 3cm×3cm×4cm 肿物,剖面灰白色,质地软,骨壁薄,局部可直接穿透,内有多个囊腔,骨壁间隔,流出血性液体,最大囊腔为 5cm×5cm×4cm 大小。

光镜观察:肿瘤形成孤立性上皮岛,被疏松结缔组织分隔(图 8-1-12A)。上皮岛周边围绕一层立方状或柱状细胞,细胞核呈栅栏状排列并远离基底膜。上皮岛中心部由疏松排列的多角形细胞组成,类似于成釉器的星网状层(图 8-1-12B)。上皮岛中央的星网状区有鳞状化生或角化,有时也可见小囊腔形成(图 8-1-12C)。

病理诊断:成釉细胞瘤,实性/多囊型(滤泡型)。

随访资料:患者术后恢复无特殊,术后随访 10 余年未见复发。

【病例 2】

患儿,女性,9 岁。右侧下颌含牙囊肿袋形术后 1 年半轻度膨隆。

患者初诊以右侧下颌肿胀就诊,口内检查见右侧下颌前磨牙区域颊侧肿胀,质地较硬。X 线检查见 83—85 根方有一单房性透射区病损,与发育中的 44 牙冠关系密切,边界清晰(图 8-1-13A)。由于考虑到病变下方存在多个恒牙胚结构,所以临床仅行袋形术,并拔除病变上方乳牙(83—85),但切除组织未送病理检查,患者按含牙囊肿袋形术后作定期随诊。随访 1 年半,患者又感右侧下颌轻度膨隆,再来就诊。

专科检查:口内检查见 44、45 萌出基本至功能位,43 部分萌出,其下方颊侧骨板稍膨隆,质地硬。

影像学检查:X 线检查见原单房性透射病变区虽已大部分消失,但 41、42 根方仍可见透射影(图 8-1-13B)。

临床印象:右侧下颌骨含牙囊肿开窗术后。

临床治疗:行右侧下颌囊性肿物刮治术。

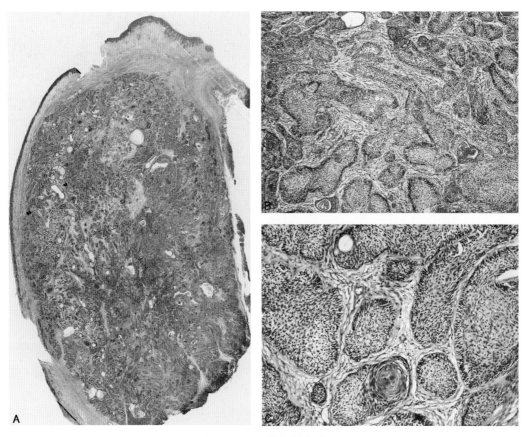

图 8-1-12 组织学表现

A. 低倍镜下示肿瘤由孤立性上皮岛构成,有疏松结缔组织分隔,区域可见微小囊肿形成(HE 染色,
4×);B. 上皮岛周边的基底细胞呈立方状或柱状细胞,细胞核呈栅栏状极性排列,上皮岛中心部由类似
于星网状层的多角形细胞组成(HE 染色,100×);C. 上皮岛中央的星网状区有鳞状化生或角化,有时也
可见小囊腔形成(HE 染色,200×)。

肉眼观察:送检物为完整刮除的囊壁样组织。

光镜观察:较厚的囊壁组织内衬成釉细胞瘤样上皮,其基底层细胞为立方状或柱状,细胞核远离基底
膜,基底上层细胞排列疏松,类似于星网状层细胞,表面无角化。区域衬里上皮呈不规则增殖,可见成釉细
胞瘤样上皮岛侵入纤维囊壁(图 8-1-14)。

病理诊断:单囊型成釉细胞瘤,囊壁内见肿瘤上皮岛浸润。

随访及处理:术后恢复无特殊。术后随访 1 年,患者无复发。但患者随后失访,7 年后患者再次来就

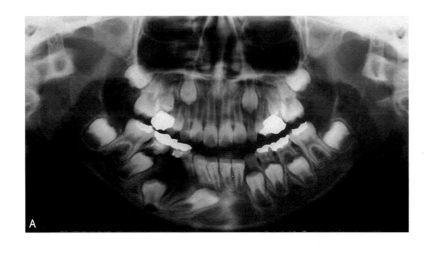

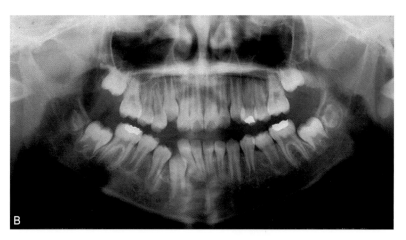

图 8-1-13　全口牙位曲面体层片

A.全口牙位曲面体层片示原发病损位于 83—85 根方,呈单房性透射影,边界清楚,病损下方有发育中的 44 牙冠;B.全口牙位曲面体层片示袋形术后 1 年复查见原囊性透射影已大部分消失,41、42 根方仍可见透射影。

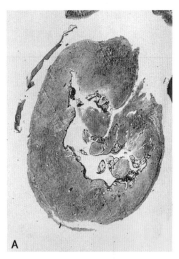

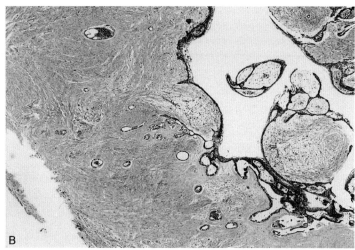

图 8-1-14　组织学表现

A.完整刮除的囊肿样病损(HE 染色,15×);B.其衬里上皮呈不规则增殖,表现为成釉细胞瘤样特点,即基底层细胞为立方状或柱状,细胞核呈极性排列,基底上层细胞疏松,类似于星网状层细胞,下方纤维囊壁内见肿瘤上皮岛浸润(HE 染色,100×)。

诊时,下颌骨联合处明显肿胀、膨隆,触诊有波动感,穿刺检查提示为充满囊液的囊性肿物。X 线检查见 34—46 有一边界清楚的囊性透射影,唇颊侧骨板明显膨隆、变薄(图 8-1-15)。患者再次行囊性肿物刮治术,术中见囊壁较薄,易与周围骨壁分离,未见实性成分。刮除的囊壁样组织行病理检查,其形态仍符合单囊型成釉细胞瘤(图 8-1-16)。患者刮治术后随访 1 年,无复发。

【病例 3】

患者,男性,40 岁。因"左下颌造釉细胞瘤术后 5 年,左下颌肿物 2 个月"入院。2 个月前,患者无意间发现口内左侧下颌有一约"蛋黄"大小肿物,质地中等,不活动,轻微压痛。

专科检查:面形基本对侧,左侧下颌略塌陷,左侧下颌下区见长约 10cm 术后瘢痕,开口轻度受限,口角略向右侧偏斜。口内 34、35、36、37 缺失,相当于 32、33 颊舌侧膨隆,触及约 3.0cm×4.0cm 肿物,质地中等,不活动,轻微压痛。咬合关系良好,16、46 残根。自觉左侧下颌麻木。

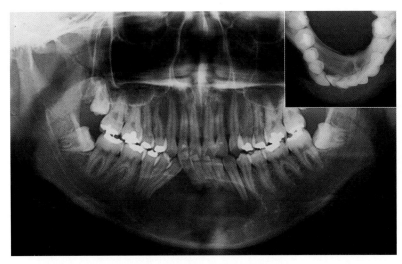

图 8-1-15　全口牙位曲面体层片

全口牙位曲面体层片示刮治术后 8 年肿瘤复发情况,下颌骨正中联合部 34—46 有一边界清楚的囊性透射影,边缘可见硬化骨板;插图示唇颊侧骨板明显膨隆、变薄。

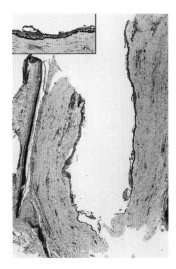

图 8-1-16　组织学表现

刮除的部分囊壁组织,内衬成釉细胞瘤样上皮(HE 染色,40×);插图示基底层细胞为柱状,细胞核呈极性排列,基底上层细胞类似于星网状层(HE 染色,150×)。

影像学检查:全口牙位曲面体层片示左侧下颌见髂骨修复术后影像(图 8-1-17)。

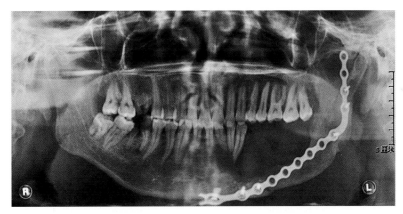

图 8-1-17　全口牙位曲面体层片

全口牙位曲面体层片示左侧下颌骨见髂骨修复术后影像

临床印象:左下颌复发性成釉细胞瘤。

临床治疗:全麻下行"左下颌复发性成釉细胞瘤扩大切除术+下颌骨半侧切+左颈部血管探查术+左腓骨皮瓣修复术+气管切开术"。

光镜表现:可见由成釉细胞瘤样基底细胞组成的筛状结构,基底层胞核极性排列,星网状成分较少;由立方或柱状细胞形成的导管样结构为该瘤的显著特征,有些腔内可见黏液(图 8-1-18A)。高倍视野可见螺旋样细胞密集灶,形似桑葚,又称上皮球(图 8-1-18B)。均质红染的牙本质样物质,与透明细胞相邻(图 8-1-18C)。局灶见少量影细胞灶(图 8-1-18D)。免疫组化染色可见肿瘤细胞核 β-catenin 呈阳性(图 8-1-18E)。

病理诊断:腺样成釉细胞瘤。

鉴别诊断:

1. 经典型成釉细胞瘤　经典型成釉细胞瘤 β-catenin 常核阴性;腺样成釉细胞瘤核阳性;分子改变上,

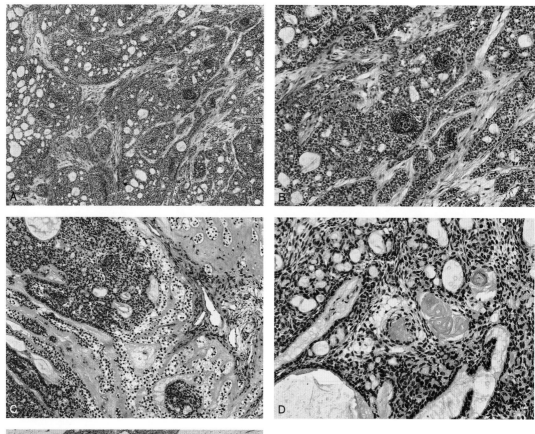

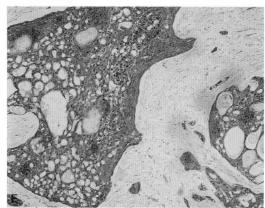

图 8-1-18　组织学表现

A. 可见由成釉细胞瘤样基底细胞组成的筛状结构，基底层胞核极性排列，星网状成分较少；由立方或柱状细胞形成的导管样结构为该瘤的显著特征，有些腔内可见黏液（HE 染色，100×）；B. A 图的高倍视野，可见螺旋样细胞密集灶，形似桑葚，也叫上皮球（HE 染色，200×）；C. 均质红染的牙本质样物质，与透明细胞相邻（HE 染色，200×）；D. 少量影细胞灶（HE 染色，400×）；E. 肿瘤细胞核 β-catenin 呈阳性（IHC 染色，400×）。

下颌骨成釉细胞瘤 *BRAF V600E* 基因突变常见（对应 *BRAF VE1* 阳性），上颌骨成釉细胞瘤 *SMO* 基因突变常见；腺样成釉细胞瘤常无 *BRAF V600E* 基因突变。

2. 牙本质生成性影细胞瘤　两者的临床影像学表现类似，鉴别困难，有研究表明腺样成釉细胞瘤可有 CTNNB1 突变，但还需要更大样本量确认。

3. 牙源性腺样瘤　临床影像学上，结合年龄、发病部位、影像学表现不难鉴别。组织学上，牙源性腺样瘤有纤维包膜，无典型的成釉细胞瘤样成分，牙本质样物常较少；腺样成釉细胞瘤大部分无包膜。免疫组织化学表现为牙源性腺样瘤 β-catenin 核阴性表达；腺样成釉细胞瘤 β-catenin 核阳性表达。分子改变上，牙源性腺样瘤有 *KRAS* 基因突变（约 70%）；腺样成釉细胞瘤无 *KRAS* 基因突变。

二、牙源性鳞状细胞瘤

牙源性鳞状细胞瘤（squamous odontogenic tumor，WHO ICD-O code 9312/0）是一种少见的良性牙源性肿瘤。1975 年，Pullon 等首先报告此瘤。肿瘤由分化良好的鳞状上皮和纤维间质构成，通常发生于骨内，可能来自 Malassez 上皮剩余或牙板剩余。

【临床要点】

1. 患者年龄分布较广,以 20~29 岁多见。男女之间无明显差异。
2. 发生部位以上颌切牙—尖牙区和下颌前磨牙区多见,上下颌发病率几乎相等。
3. 临床上无明显症状,有时受累牙出现松动、疼痛。偶见多发性病损。
4. X 线表现为三角形或半圆形放射透光区,边界清楚。
5. 本病为良性肿瘤。有些病例具有局部浸润生长能力,但术后很少复发。

【病理学特征】

1. 组织学上,牙源性鳞状细胞瘤的主要组织学特点是分化良好的鳞状上皮岛位于成熟的结缔组织间质内。

2. 肿瘤性上皮团块周边部的细胞呈扁平或立方状,缺乏成釉细胞瘤中的典型柱状细胞(图 8-1-19),不呈栅栏状排列,并且其细胞核不远离基底膜。细胞团块中央区细胞也缺乏星网状分化。

3. 某些病变中可见钙化和退变。

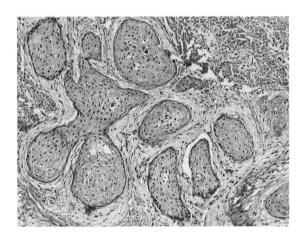

图 8-1-19　牙源性鳞状细胞瘤的组织学表现(HE 染色,200×)。

【鉴别诊断】

牙源性鳞状细胞瘤应与棘皮瘤型成釉细胞瘤和原发于骨内的鳞状细胞癌相鉴别。其肿瘤上皮团块周边的基底细胞呈扁平状、细胞核无极性排列等特点可与成釉细胞瘤相鉴别。其肿瘤上皮分化良好、无异型性等特征可与鳞状细胞癌相鉴别。有报道称,在牙源性囊肿的囊壁内,可见牙源性鳞状细胞瘤样增生,这可能只是牙源性囊肿的伴随现象。

三、牙源性钙化上皮瘤

牙源性钙化上皮瘤(calcifying epithelial odontogenic tumor,WHO ICD-O code 9340/0)又称 Pindborg 瘤,是一种较少见、可分泌淀粉样蛋白,并可钙化的良性牙源性上皮性肿瘤。1956 年,Pindborg 首先对此瘤进行了较为详细的描述。此瘤之所以倍受重视,是因为其独特的组织学表现可能将其误诊为低分化癌。关于牙源性钙化上皮瘤的组织发生,Pindborg 认为它可能来自埋伏牙的缩余釉上皮,但也有人认为来自成釉器的中间层细胞。

【临床要点】

1. 患者的年龄分布较广,20~60 岁之间均可发病,平均年龄为 40 岁左右。男女性别无差异。

2. 下颌比上颌多见(2 : 1),最常见的部位是前磨牙和磨牙区。骨外型牙源性钙化上皮瘤多发生于前牙区。

3. X 线表现为不规则透射区,内含大小不等的阻射性团块(图 8-1-20),这些不透光团块常与未萌牙的牙冠部相邻近。病变透射区的周边与正常骨的分界较清楚,但骨硬化带不明显。

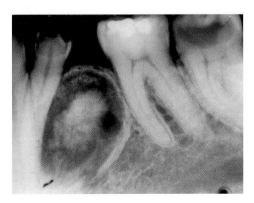

图 8-1-20　牙源性钙化上皮瘤
X 线表现为不规则透射区,内含大小不等的阻射性团块。

4. 牙源性钙化上皮瘤属于良性肿瘤,但其生长具有局部浸润性。手术治疗后有复发的病例报告。

【病理学特征】

1. 肉眼观病变区颌骨膨大,肿瘤多为实性,切面呈灰白或灰黄色,伴有不等量的钙化,常可见伴随的埋伏牙。

2. 镜下表现为肿瘤由多边形上皮细胞组成,并常见清晰的细胞间桥。纤维性间质常见退变。上皮细胞排列呈片状或岛状,偶尔呈筛孔状。瘤细胞边界较清晰,细胞质微嗜酸性。细胞核圆形或卵圆形,核仁清楚(图 8-1-21A)。肿瘤组织内常见一种特征性圆形嗜酸性均质物质,分布于细胞之间,特殊染色(如硫

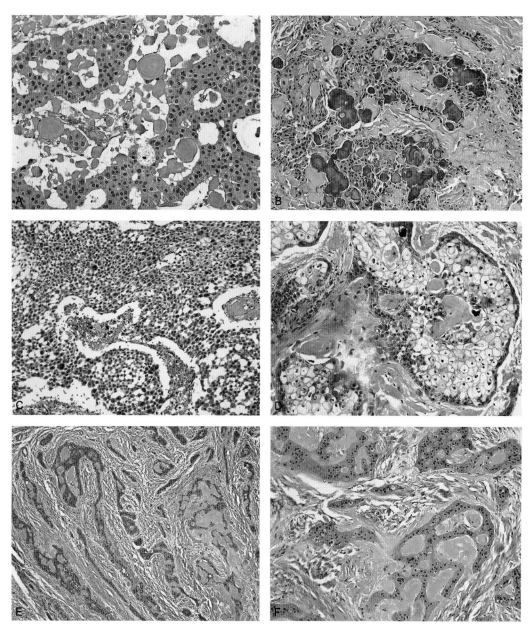

图 8-1-21 牙源性钙化上皮瘤的病理学表现

A. 肿瘤上皮细胞排列呈片状或岛状,瘤细胞边界较清晰,细胞核圆形或卵圆形,肿瘤内可见圆形、嗜酸性均质物质(淀粉样物质)(HE 染色,400×);B. 这些淀粉样物质常发生钙化(HE 染色,100×);C. 肿瘤细胞可含双核或多核,甚至有细胞核的多形性,但核分裂象罕见(HE 染色,200×);D. 透明细胞变异型(HE 染色,200×);E. 罕见情况下可见颗粒细胞型,大量的淀粉样物质沉积可协助诊断(HE 染色,40×);F. 罕见情况下,可见颗粒细胞型,大量淀粉样物质沉积可协助诊断(HE 染色,100×)。

代黄素 T、刚果红等)证实这种物质为淀粉样物质(amyloid)。淀粉样物质内常发生钙化,钙化物呈同心圆沉积(图 8-1-21B)有的细胞核较大,直径可达 100μm。有时可见双核或多核。细胞核多形性明显,但核分裂象罕见(图 8-1-21C),这一点可与恶性肿瘤相鉴别。有时瘤细胞的细胞质透明,呈灶性聚集。牙源性钙化上皮瘤可有较多的组织学变异型,包括无钙化型(此型在骨外型中更常见)、透明细胞型(图 8-1-21D)、颗粒细胞型(图 8-1-21E、F)、含朗格汉斯细胞型(图 8-1-22)、色素型及恶性型等。

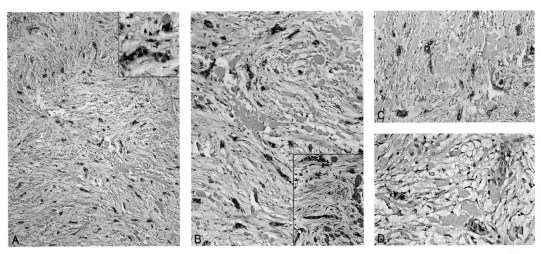

图 8-1-22 含朗格汉斯细胞型牙源性钙化上皮瘤

A. 肿瘤上皮巢或小条索分布于疏松的纤维结缔组织间质中(HE 染色,40×),插图示上皮细胞巢由细胞质嗜酸的多边形细胞和少数细胞质透明的细胞组成(HE 染色,200×);B. 间质及部分上皮团中,可见球形、均质性的粉染物质(HE 染色,200×),插图示刚果红染色呈阳性(刚果红染色,200×);C. 免疫组织化学染色示肿瘤上皮巢呈角蛋白阳性(IHC,100×);D. 免疫组织化学染色示肿瘤细胞团中可见少数树枝状 S100 蛋白阳性细胞(IHC,200×)。

【鉴别诊断】

牙源性钙化上皮瘤应与成釉细胞瘤相鉴别,但前者没有上皮团块周边基底细胞的细胞核极性排列,星网状层分化也不明显,同时淀粉样变和钙化等特征均可协助鉴别;牙源性钙化上皮瘤的多边形肿瘤细胞及其显著的细胞核多形性,有时可与鳞状细胞癌混淆,但前者核分裂象罕见,Ki67 阳性细胞数较少,且间质有淀粉样变和钙化等,这些特点可以协助排除鳞癌。但文献中有少数恶性型牙源性钙化上皮瘤的病例报道,如牙源性钙化上皮瘤含大量透明细胞时(透明细胞型),需要与牙源性透明细胞癌或转移性透明细胞癌相鉴别。牙源性钙化上皮瘤间质中的淀粉样变性和易钙化的特点有助于鉴别诊断,同时,牙源性透明细胞癌中常可检测到的 *EWSR1* 和 *ATF1* 基因移位,在牙源性钙化上皮瘤中检测不到。

四、牙源性腺样瘤

牙源性腺样瘤(adenomatoid odontogenic tumor,WHO ICD-O code 9300/0)是一种含有导管样或腺样结构的良性牙源性上皮性肿瘤。它曾被认为是成釉细胞瘤的一型,称为腺样成釉细胞瘤(adenoameloblastoma)。但因其在临床、病理和生物学行为上均有别于成釉细胞瘤,现已作为一种独立的牙源性肿瘤。它可能发生于成釉器、缩余釉上皮或含牙囊肿的衬里上皮。

【临床要点】

1. 牙源性腺样瘤占牙源性肿瘤的 5% 以下,女性比男性多见,男女之比为 1:2。

2. 肿瘤好发于 29 岁以前的患者,约 2/3 的病例发生于 10~19 岁,87% 的病例发生于 10~29 岁之间,

30 岁以上的病例极为少见。

3. 病损部位上颌比下颌多见,上颌尖牙区为好发部位,常伴阻生牙。

4. 肿瘤一般较小,直径为 1~3cm。大多数肿瘤发生于骨内,少数情况下也可发生于牙龈(外周型)。

5. X 线表现多为边界清楚的单房性透射影,常围绕一个阻生牙的牙冠(图 8-1-23)。因此,其 X 线特点与含牙囊肿相似。病变的 X 线表现一般呈透射区,但有时可见不透光的钙化颗粒。

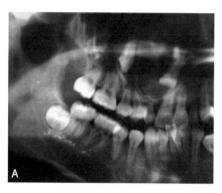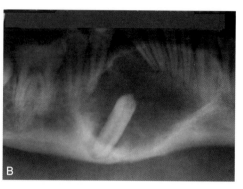

图 8-1-23　牙源性腺样瘤的 X 线表现

A. 全口牙位曲面体层片(局部)示上颌前份病变呈一边界清楚的单房性透射影,与 2 颗未萌的牙齿相关;B. X 线片示下颌前部病变边界清楚,也包绕未萌的下颌尖牙牙冠。

【病理学特征】

1. 肉眼观肿瘤较小,包膜完整。切面呈囊性或实性。实性部分呈灰白色;囊性部分大小不等,腔内含淡黄色胶冻状物质或血性液体,腔内可含牙(图 8-1-24)。

2. 镜下表现为牙源性腺样瘤常有包膜(图 8-1-25A),肿瘤上皮可形成不同结构:第一种结构是结节状实性细胞巢,由梭形或立方状上皮细胞组成,形成玫瑰花样结构(rosette-like structure),上皮细胞之间及玫瑰花样结构的中心部可见嗜酸性物质沉积(图 8-1-25B)。第二种结构是腺管样结构,立方状或柱状细胞形成环状的腺管样结构,细胞核远离腔面。管状腔隙内可含有嗜酸性物质和细胞碎屑(图 8-1-25C)。第三种结构是梁状或筛状结构,见于肿瘤的周边部或实性细胞巢之间。细胞呈圆形或梭形,细胞核着

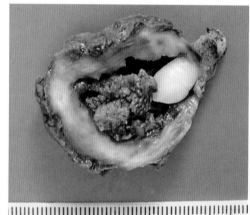

图 8-1-24　牙源性腺样瘤的大体观

肉眼观肿瘤可呈囊性,囊壁包含 1 颗未萌的尖牙牙冠,囊腔内可见实性结节成分。

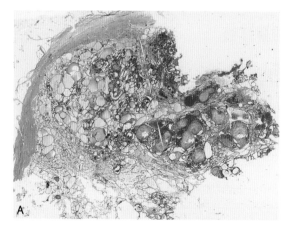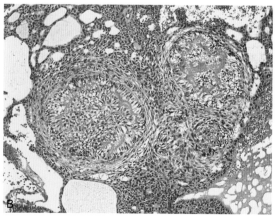

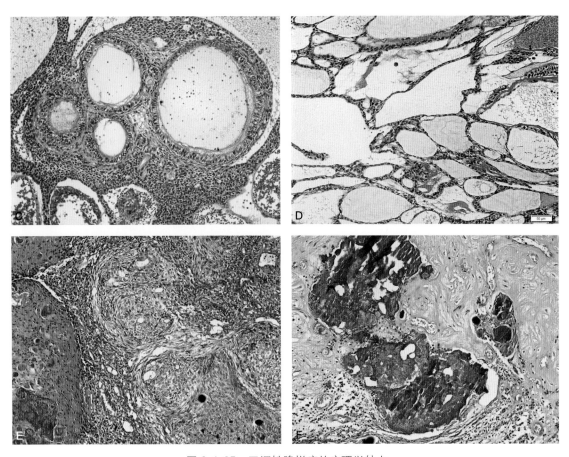

图 8-1-25 牙源性腺样瘤的病理学特点

A. 低倍镜下见肿瘤有包膜（HE 染色，10×）；B. 肿瘤中可见玫瑰花样结构，梭形或柱状上皮细胞之间有嗜酸性物质沉积（HE 染色，200×）；C. 腺管样结构由立方状或柱状细胞组成（HE 染色，100×）；D. 梁状或筛状结构（HE 染色，100×）；E. 有些肿瘤中可见嗜酸性鳞状细胞组成的小结节，小结节内可见钙化团块，与牙源性钙化上皮瘤相似（HE 染色，200×）；F. 有时可见淀粉样物质及钙化团块（HE 染色，100×）。

色深。常常是 1~2 层的细胞条索形成筛状结构（图 8-1-25D）。有时肿瘤中可见第四种结构，由多边形、嗜酸性鳞状细胞组成的小结节。小结节内鳞状细胞的细胞核呈轻度多形性，细胞间有细胞间桥和钙化团块，以及淀粉样物质沉着（图 8-1-25E、F）。这些结构与牙源性钙化上皮瘤相似，因此称为牙源性钙化上皮瘤样区。此外，肿瘤内有时还可见发育不良的牙本质或骨样牙本质。肿瘤间质成分较少。

【鉴别诊断】

牙源性腺样瘤有时可伴发其他牙源性病损，如牙瘤、牙源性钙化上皮瘤等。其中，伴发牙源性钙化上皮瘤的报道超过 25 例。有学者认为，这可能代表所谓混合性牙源性上皮性肿瘤或"杂交瘤"。不过，目前多数学者认为，牙源性腺样瘤中的牙源性钙化上皮瘤区域可能只是一种伴随表现。

第二节　良性牙源性上皮和间充质组织混合性肿瘤

一、成釉细胞纤维瘤

成釉细胞纤维瘤（ameloblastic fibroma，WHO ICD-O code 9330/0）是一种较少见的牙源性肿瘤，其主要特征是牙源性上皮和牙乳头样间叶组织同时增殖，但不伴牙本质和牙釉质形成。因此，它是一种真性混合性牙源性肿瘤。

【临床要点】

1. 成釉细胞纤维瘤占所有牙源性肿瘤的 1.5%~6.5%，多见于儿童和青年成人，平均年龄为 15 岁，约 80% 的患者年龄小于 22 岁。男女性别之比为 1.4：1。

2. 下颌与上颌之比为 3.3：1，最常见的发病部位是颌骨后份（约 82% 的病例），特别是下颌磨牙区（74%）。

3. 肿瘤生长缓慢，除颌骨膨大外，无明显症状。

4. X 线表现为界限清楚的放射透光区，有时与成釉细胞瘤不易区别（图 8-2-1）。

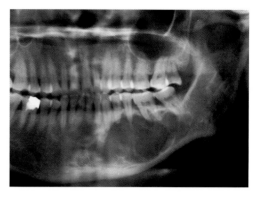

图 8-2-1 成釉细胞纤维瘤
全口牙位曲面体层片（局部）示界限清楚的透射区。

【病理学特征】

1. 肉眼观肿瘤在颌骨内呈膨胀性生长，有包膜而无局部浸润。剖面呈灰白色，与纤维瘤相似。

2. 镜下见成釉细胞纤维瘤由上皮和间充质两种成分组成。肿瘤性上皮呈条索状或团块状排列。上皮条索或团块的周边层为立方或柱状细胞，中心部细胞类似于星网状层，这种形态与成釉细胞瘤相似，但星网状层细胞量很少。上皮囊性变亦少见。有些病例，上皮细胞主要是圆形或立方状，呈细长条索排列，类似于牙板结构。间叶成分由较幼稚的结缔组织组成，细胞丰富，呈圆形或多角形，颇似牙胚的牙乳头细胞（图 8-2-2A）。在上皮与结缔组织之间的界面，有时可见狭窄的无细胞带，有时为呈玻璃样变的透明带（图 8-2-2B）。这类似于牙发育过程中所见的牙源性上皮和间叶组织之间的诱导现象。

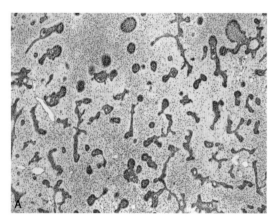 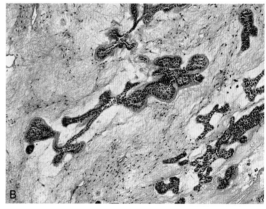

图 8-2-2 成釉细胞纤维瘤的组织学表现

A. 肿瘤性上皮呈条索状或团块状排列，间叶成分由较幼稚的结缔组织组成，颇似牙胚的牙乳头细胞（HE 染色，40×）；B. 上皮与间质之间的界面可见狭窄的无细胞透明带（HE 染色，200×）。

有学者提出，成釉细胞纤维瘤实际上可能是幼稚的正处发育中的混合性牙瘤，如果不予治疗，该瘤最终可发育成熟为牙瘤。这种观点认为，成釉细胞纤维瘤可继续发育形成牙本质和牙釉质，从而发展为成釉细胞纤维-牙本质瘤和成釉细胞纤维-牙瘤，最终形成牙瘤。也就是说，成釉细胞纤维瘤、成釉细胞纤维-牙本质瘤和成釉细胞纤维-牙瘤，实际是代表同一疾病过程的不同阶段。但是这一"连续变化谱"学说并未被多数学者接受，首先，在大多数复发或残余成釉细胞纤维瘤病变中，未观察到该瘤可继续发育成熟的现象。其次，成釉细胞纤维瘤患者的年龄一般高于成釉细胞纤维-牙瘤患者，不符合上述推测的病程发展顺序。最后，有相当一部分成釉细胞纤维瘤患者的发病年龄超过了 22 岁，这时牙发育已基本完成。因此，认为成釉细胞纤维瘤是一种牙发育异常——牙瘤的初期表现，是难以令人信服的。有关成釉细胞纤维瘤时有复发，甚至恶变的报道，也进一步支持该瘤的性质属于真性肿瘤。不过,成釉细胞纤维瘤不表现为沿骨小梁间隙向周围浸润的特点,因此,其临床行为较成釉细胞瘤好。

关于成釉细胞纤维-牙本质瘤(ameloblastic fibrodentinoma)和成釉细胞纤维-牙瘤(ameloblastic fibro-odontoma),目前 WHO 新分类已将二者删除,主要是认为这两类病损可能代表发育中的牙瘤。然而,由于我们在临床上遇到生长缺乏自限性的病损,特别是有些患者年龄>22 岁,很难均用发育中的牙瘤来解释。所以,我们主张对这类病损,应特别注意患者年龄、病损部位及病损大小。例如,发生于儿童,位于一未萌牙的牙冠上方的病变,可能提示是发育中的牙瘤,可保守观察;但对于波及范围较大,引起颌骨明显膨隆和破坏的病损,可保守手术摘除肿瘤,密切随诊。因此,目前还不宜全部删除这两个病名。

成釉细胞纤维-牙本质瘤、成釉细胞纤维-牙瘤的 X 线表现为界限清楚的透光区,其中可见多少不一的阻射性物质。其组织学表现与成釉细胞纤维瘤极为相似,由细长的上皮条索和类似于牙乳头的间叶组织所构成,有所不同的是,病变中有牙本质或牙本质样物质沉积。牙源性上皮条索与牙本质的沉积关系密切,有时上皮结构可陷入其中。所形成的牙本质矿化不良,间质细胞也可内陷其中。但病变中上皮-间叶组织的诱导作用导致牙本质形成(图 8-2-3),在成釉细胞纤维-牙瘤中还有牙釉质形成(图 8-2-4)。

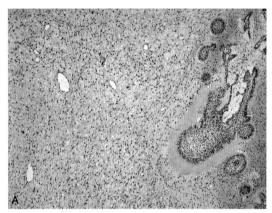
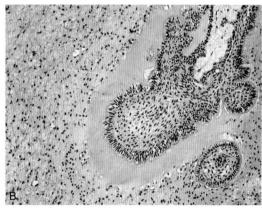

图 8-2-3 成釉细胞纤维-牙本质瘤的组织学表现

A. 镜下见肿瘤与成釉细胞纤维瘤相似,但肿瘤中有牙本质(或牙本质样物质)形成(HE 染色,100×);B. 高倍镜下见骨样牙本质细节(HE 染色,400×)。

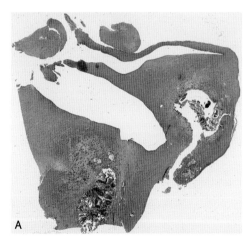
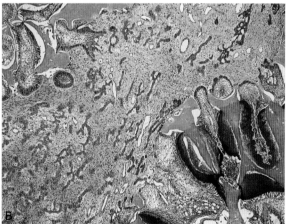

图 8-2-4 成釉细胞纤维-牙瘤的组织学表现

A. 低倍镜示肿瘤的范围,无明显包膜,有囊性变(HE 染色,5×);B. 在成釉细胞纤维瘤的背景中,有牙本质和牙釉质同时形成(HE 染色,100×)。

二、牙源性始基瘤

牙源性始基瘤（primordial odontogenic tumor）是 2017 年 WHO 新分类中新描述的一种牙源性肿瘤。这型肿瘤少见，目前文献中仅报道 7 例。患者年龄为 3~19 岁，平均年龄 12.5 岁，无性别差异。牙源性始基瘤发生于颌骨内，下颌明显高发（上下颌骨比为 1∶6）。所有病例表现为界限清楚的放射透射影，与一未萌牙（多为下颌第三磨牙）有关，并表现为环绕牙冠的透射影特点。肿瘤多无症状，可表现为骨密质膨隆、相邻牙移位和牙根吸收。该肿瘤局部切除可治愈，尚无复发病例报告。镜下见肿瘤由类似于牙乳头、细胞多少不一、呈疏松排列的纤维组织所组成，几乎均被一层类似于成釉器内釉上皮的立方或柱状上皮所环绕（图 8-2-5）。

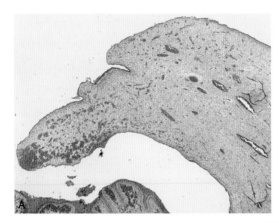
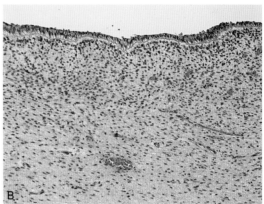

图 8-2-5　牙源性始基瘤的组织学表现

A. 低倍镜下示肿瘤由类似牙乳头样组织组成（HE 染色，40×）；B. 高倍镜下示这些呈疏松排列的纤维组织，被一层类似于成釉器内釉上皮的立方或柱状上皮所环绕（HE 染色，200×）。

三、牙　瘤

牙瘤（odontoma，WHO ICD-O code 9280/0）是成牙组织的错构瘤（hamartoma）或发育畸形（malformation），不是真性肿瘤。与牙的发育类似，当牙瘤完全钙化后，其生长也随之停止。肿物内含有成熟的牙釉质、牙本质、牙骨质和牙髓组织。根据这些组织排列结构不同，可分为组合性牙瘤（compound odontoma，WHO ICD-O code 9281/0）和混合性牙瘤（complex odontoma，WHO ICD-O code 9282/0）两种。以往命名的成釉细胞纤维-牙瘤在多数情况下，可能代表混合性牙瘤的早期阶段。在 2017 年 WHO 分类中，删去了成釉细胞纤维-牙瘤和成釉细胞纤维-牙本质瘤。

【临床要点】

1. 牙瘤是最常见的牙源性肿瘤，多发生于 20 岁以前的患者，男女性别无差异。

2. 牙瘤可发生于任何承牙区的颌骨内，组合性牙瘤好发于上颌切牙-尖牙区，而混合性牙瘤以下颌前磨牙区和磨牙区多见。

3. 牙瘤常与 1 颗未萌牙有关，在常规 X 线检查时发现。牙瘤一般无症状，但可因外伤或牙萌出继发感染，也可导致邻牙的阻生、错位或失活，其直径从＜1cm 到 6cm 不等。较大的牙瘤可导致颌骨膨隆，多发性牙瘤也有报道。组合性牙瘤的 X 线表现为形态及数目不一的牙样物堆积在一起（图 8-2-6A），混合性牙瘤的 X 线表现为境界清楚的放射透光区，其中可见放射阻射性结节状钙化物（图 8-2-6B）。早期（发育中）牙瘤可表现呈灶性钙化的透射区，组合性牙瘤的 X 线检查常可确诊，但混合性牙瘤有时需要与其他高度钙化的颌骨病损相鉴别。

4. 牙瘤可采用保守性手术切除治疗，完整切除后无复发，预后好。

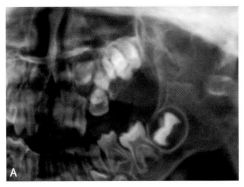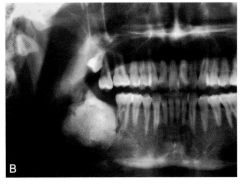

图 8-2-6 牙瘤的影像学表现

A.组合性牙瘤,X 线片示形态及数目不一的牙样物;B.混合性牙瘤,X 线片示放射阻射性结节状钙化物,无牙样形态。

【病理学特征】

1. 大体表现 组合性牙瘤常有数枚白色的牙样物,形状、大小不一(图 8-2-7A),混合性牙瘤则表现为无定型、白色、骨样硬组织块,两型牙瘤均有厚薄不一的软组织包膜包绕。

2. 镜下特点 组合性牙瘤由许多牙样结构所组成,这些牙样结构虽然不同于正常牙,但牙釉质、牙本质、牙骨质和牙髓的排列如同正常牙的排列方式(图 8-2-7B),周围的纤维结缔组织类似牙囊样结构,处于早期阶段的牙瘤可表现为发育牙胚的特点。混合性牙瘤内,牙体组织成分排列紊乱,相互混杂,而无典型的牙结构(图 8-2-7C、D)。较成熟的混合性牙瘤由含牙本质小管的牙本质包绕牙釉质基质,可见缩余釉上

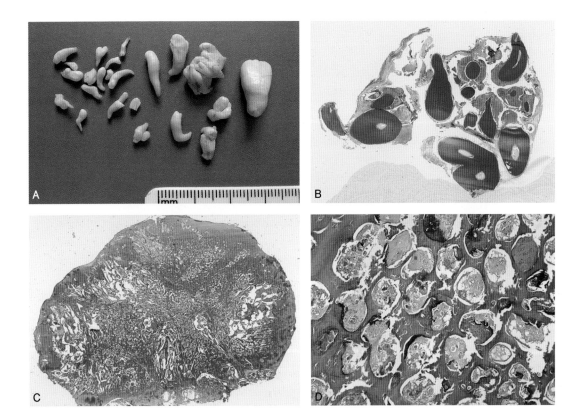

图 8-2-7 牙瘤

A.组合性牙瘤的大体标本示形状、大小、数量不一的牙样物;B.组织学表现示组合性牙瘤由牙样结构所组成;C.混合性牙瘤的低倍镜观;D.镜下见混合性牙瘤排列紊乱的成熟牙体组织。

皮和散在影细胞等结构,在包块的周边部常见一薄层牙骨质。在其软组织包膜中,有时可见成釉细胞瘤样上皮条索,类似于成釉细胞纤维瘤中的上皮成分。少数情况下,成釉细胞瘤可与牙瘤相伴发,这类病损过去曾称为牙成釉细胞瘤(odontoameloblastoma),但现在已不再使用该命名。

【病例】

患者,女性,19岁。右侧颌面部反复肿痛1月余。1个月前,感冒后患者出现右侧下颌及面部肿胀、疼痛伴发热,当地医院抗感染治疗后缓解,但颌面部肿胀未完全消退,此后又多次出现右侧颌面部肿痛、发热,均于抗感染治疗后缓解,但下颌肿胀逐渐加重。9天前,患者再次出现肿痛伴张口受限,进行性加重。患者自述12岁时右侧下颌乳磨牙脱落后,其远中一直没有恒牙萌出。

专科检查:右侧面部及下颌肿胀明显,开口度约1cm,45—48缺失,对应下颌体部颊侧膨隆明显,表面黏膜充血肿胀,压痛明显。

影像学检查:X线检查见右侧下颌骨内椭圆形密度增高影(图8-2-8A),范围自44远中至右侧下颌支前部,约3cm×7cm,内部密度不均匀,下缘可见一类似磨牙冠的高密度影。病变边界清楚,周围有狭窄的透射带。病变近中、44根尖下方可见异位阻生的45。

临床印象:右侧下颌骨牙瘤伴感染。

临床治疗:患者入院后抗感染治疗,炎症缓解后行右侧下颌牙瘤摘除术(图8-2-8B)。术中见44至下颌支的颊舌侧骨质膨隆,去除表面骨质后见肿物表面不平,骨性硬度,分块取出肿物。因肿物较大,且为骨性,压迫下牙槽神经,故术中为切除肿物不得已牺牲神经。

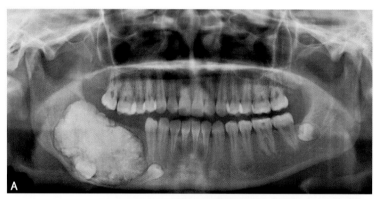

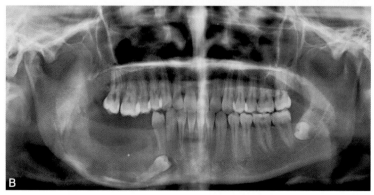

图 8-2-8 全口牙位曲面体层片

A. 术前全口牙位曲面体层片示右侧下颌骨类椭圆形阻射影,自44远中延伸至右侧下颌支前部,边界清楚,周围有狭窄的透射带,其内部密度类似牙本质,下缘可见一类似磨牙冠的高密度影,右侧下颌恒磨牙缺失,45阻生于病变的近中下方,接近下颌骨下缘;B. 全口牙位曲面体层片示右侧下颌牙瘤摘除术后1年,骨质有新生,45位置略有改变。

肉眼观察:硬组织一堆,总体积约 4cm×3cm×3cm,较大一块表面圆钝,呈结节状,有薄层包膜;脱钙后,见剖面为灰白及灰褐色相混杂,有较多微小的腔隙散在其中。另见磨牙牙冠一枚,牙根未发育,牙颈部附着少许囊壁样软组织(图 8-2-9)。

光镜观察:大片红染的牙本质样组织,形态不规则,排列紊乱,其内部可见牙本质小管。牙本质团块之间或其内部有大小不等的椭圆形或不规则腔隙,内有少许结构模糊弱嗜碱性的牙釉质基质,另见混杂排列的牙骨质样结构及血管较丰富的纤维组织(图 8-2-10)。

病理诊断:混合型牙瘤。

随访资料:患者术区顺利愈合,但出现右侧下唇麻木。随访 20 个月未见复发。

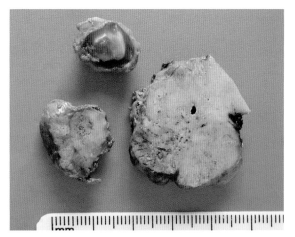

图 8-2-9 大体标本
分块摘除的硬组织,脱钙后,见剖面呈灰白至灰褐色,较多小腔隙散在其中,另见磨牙牙冠一枚,牙根未发育。

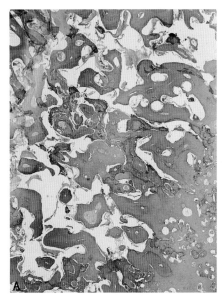
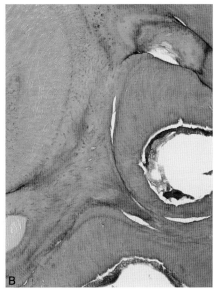

图 8-2-10 组织学表现
A. 大片排列紊乱、红染的牙本质样组织,团块之间或其内部有大小不等的椭圆形或不规则腔隙,腔隙内为牙釉质脱钙后遗留的空白区,另见混杂排列、有嗜碱性的牙骨质样组织(HE 染色,40×);B. 高倍镜下见牙本质小管结构清晰可见,紧靠牙本质有少许弱嗜碱性的牙釉质基质,呈结构模糊的丝网状(HE 染色,400×)。

四、牙本质生成性影细胞瘤

牙本质生成性影细胞瘤(dentinogenic ghost cell tumor,WHO ICD-O code 9302/0)是一种良性但具有局部侵袭性的牙源性肿瘤,在成熟的结缔组织间质中可见成釉细胞瘤样上皮岛、影细胞和伴有数量不等的发育不良的牙本质(类牙本质或骨样牙本质)形成。

【临床要点】

1. 牙本质生成性影细胞瘤是最少见的影细胞病损,仅占 3%。

2. 发病年龄 11~79 岁不等,高发年龄为 40~60 岁。男性患者约为女性患者的 2 倍。

3. 可发生于颌骨承牙区的任何部位,下颌(53%)较上颌稍多见,尖牙至第一磨牙区常见。大多数发生于颌骨内,骨外型较少见。

4. 由于钙化程度不同,X 线表现可为透射或透射/阻射混合影,78% 病损呈单房性,22% 病损为多房性(图 8-2-11),一般边缘较清楚(68%),邻近牙的牙根吸收较常见。文献中有牙本质生成性影细胞瘤伴发牙瘤的报道。

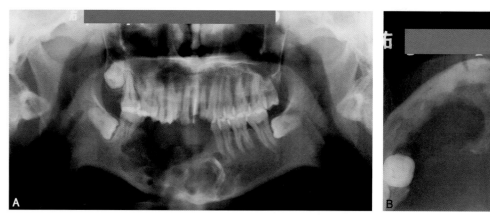

图 8-2-11　牙本质生成性影细胞瘤的 X 线表现

A、B. 全口牙位曲面体层片和下颌横断 X 片示下颌骨 35—47 呈多房性透射影,下颌骨下缘骨密质受累,边界尚清,舌侧膨隆明显。

5. 部分病例临床行为与成釉细胞瘤类似,生长具有局部侵袭性,术后易复发。文献中有牙本质生成性影细胞瘤恶变为牙源性影细胞癌的报道。

【病理学特征】

1. 大体观可类似成釉细胞瘤,肿瘤呈实性,可导致颌骨膨隆破坏,切面见区域可钙化,有微小囊肿形成。

2. 在成熟的结缔组织间质中,可见牙源性上皮巢和成釉细胞瘤样上皮团块,病变内可见影细胞和钙化灶,间质内有成片的发育不良的牙本质形成(图 8-2-12)。这些类牙本质或骨样牙本质常直接在上皮下

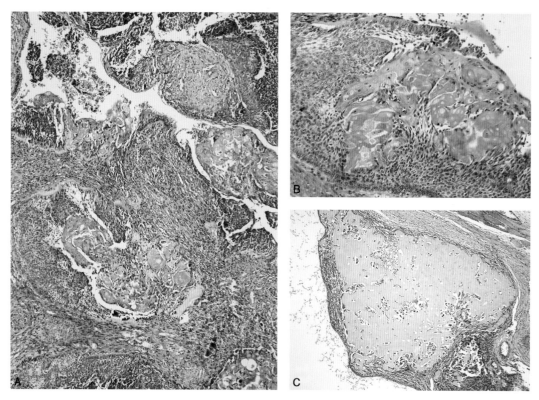

图 8-2-12　牙本质生成性影细胞瘤的镜下特点

A. 肿瘤由成釉细胞瘤样上皮岛所构成,区域可见囊性变(HE 染色,100×);B. 上皮岛内有特征性的影细胞灶,影细胞呈卵圆形,细胞质红染,细胞核消失而不着色,故在细胞核部位出现阴影(HE 染色,200×);C. 肿瘤间质中可见所谓发育不良的牙本质(HE 染色,100×)。

形成,有时上皮岛可陷入这些无细胞性的均质物质,表现为透明样细胞质。如上皮基底层细胞转化为影细胞,基底膜可消失,影细胞突入纤维结缔组织内引起异物反应。在肿瘤的上皮成分内,有时可见微小囊肿形成。极少数情况下,肿瘤可发生于牙龈软组织内,不波及下方骨组织,又称为外周性牙本质生成性影细胞瘤。

【鉴别诊断】

牙本质生成性影细胞瘤应与含影细胞的成釉细胞瘤相鉴别,含影细胞的颌骨病损还有牙源性钙化囊肿等。类牙本质或骨样牙本质的存在是诊断牙本质生成性影细胞瘤的重要指征。牙源性影细胞癌是牙本质生成性影细胞瘤的恶性形式,其主要鉴别点是细胞学和组织学上的恶性指征。混合性或组合性牙瘤中有时也可伴有影细胞灶形成,特别是在包绕矿化结构的软组织中,应注意甄别。

第三节　良性牙源性间充质性肿瘤

一、牙源性纤维瘤

牙源性纤维瘤(odontogenic fibroma,WHO ICD-O code 9321/0)是一种由成熟纤维结缔组织组成的少见肿瘤,其中含有数量不等的非活跃性牙源性上皮,伴或不伴钙化。根据其发生部位,牙源性纤维瘤可分为中心性(骨内性)和外周性(骨外性)两种类型。

(一) 中心性牙源性纤维瘤(central odontogenic fibroma)

中心性牙源性纤维瘤是指发生于颌骨内的纤维瘤,其中含有数量不等的非活跃性牙源性上皮。根据肿瘤含上皮成分的多少,将其分为上皮缺乏型(epithelium-poor)和上皮丰富型(epithelium-rich),分别取代以往的单纯型和WHO型。

【临床要点】

1. 患者年龄分布范围为9~80岁,平均年龄为30岁。有报道称,女性较男性多发。
2. 上颌前部为肿瘤常见发病部位。
3. 临床表现为颌骨渐进性膨大,生长缓慢,无痛。
4. X线表现为界限清楚的单房或多房透射影像,可导致牙移位和牙根吸收。
5. 中心性牙源性纤维瘤为良性肿瘤,不浸润周围骨组织,仅引起压迫性吸收,刮治后极少复发。

【病理学特征】

1. 肉眼观肿物界限清楚,有包膜,中等硬度,剖面呈浅粉色。

2. 镜下见肿瘤由细胞丰富的纤维性结缔组织构成,呈梭形的成纤维细胞形态,大小一致,上皮丰富型肿瘤的胶原纤维之间散在着牙源性上皮岛或条索(图8-3-1),这些细胞体积小,呈立方状,细胞质少而透亮,细胞核深染,排列紧密,似牙周膜中的上皮剩余。肿物中可见似发育不良牙本质或牙骨质小体的钙化物。黏液样变明显的区域,细胞数量少,呈星状。有时肿瘤纤维成分中数目不等的细胞可含嗜伊红细胞质颗粒,构成所谓牙源性纤维瘤的颗粒细胞变异型(granular cell variant)。这些颗粒细胞不表达

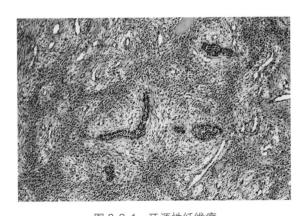

图8-3-1　牙源性纤维瘤

镜下示肿瘤由细胞丰富的纤维性结缔组织构成,有时可见牙源性上皮岛或条索(HE染色,200×)。

S100蛋白,因此与颗粒细胞瘤(肌母细胞瘤)细胞的组织来源不同。

【鉴别诊断】

颌骨内增生的牙滤泡(hyperplastic dental follicle)通常包绕一个未萌牙的牙冠(多为第三磨牙),X线表现类似含牙囊肿。镜下见牙滤泡有纤维结缔组织构成,可致密,也可呈疏松的黏液样,可含或不含牙源性上皮岛。

(二)外周性牙源性纤维瘤(peripheral odontogenic fibroma)

外周性牙源性纤维瘤常被误诊为纤维性龈瘤,组织学观察有牙源性上皮剩余的存在才能协助确诊。

【临床要点】

1. 好发于20~29岁,女性稍多于男性。

2. 可发生于任何部位,其中以下颌尖牙-前磨牙区和上颌前部较多见。

3. 临床上与纤维性龈瘤无法鉴别,为发生于附着龈的质地较硬的包块,有蒂或无蒂,一般为单发、局限性病损。

4. X线表现为常见软组织包块中存在钙化物质,但其下方的骨质无破坏。

5. 外周性牙源性纤维瘤生长较局限,局部切除可治愈。

【病理学特征】

1. 镜下见肿瘤无包膜,界限不清,纤维组织以胶原为主,或细胞丰富,或呈黏液样改变,牙骨质、骨样或牙本质样物质可沉积于基质中,有时还可见多核巨细胞。

2. 数量不一的牙源性上皮岛或条索可分布于纤维组织之中,这些上皮岛缺乏高柱状基底细胞和星网状层细胞的分化,其周围常有透明、无形物质环绕。

【鉴别诊断】

牙源性龈上皮错构瘤(odontogenic gingival epithelial hamartoma)是一种特殊的龈病损,有时也需要与外周性牙源性纤维瘤相鉴别。牙源性龈上皮错构瘤由牙源性上皮岛和条索组成,间质为成熟的纤维性组织,包块直径在1cm以下,不引起肿瘤下方的骨吸收。这种病损以上皮增殖为主,属于错构瘤,不是真性肿瘤。

二、牙源性黏液瘤/黏液纤维瘤

牙源性黏液瘤(odontogenic myxoma,WHO ICD-O code 9320/0)又称为黏液瘤(myxoma)或黏液纤维瘤(myxofibroma),是一种良性但有局部浸润特点的牙源性间叶源性肿瘤,较牙源性纤维瘤多见。该肿瘤由星形和梭形细胞组成,分布于丰富的黏液基质中,当肿瘤中胶原纤维成分较多时,又被称为黏液纤维瘤。有关颌骨黏液瘤的组织来源,目前尚无直接证据。但累及骨骼的黏液瘤几乎仅限于颌骨、发生于颌骨的黏液瘤与牙源性间叶组织在形态学上相似,以及肿瘤中有时可见牙源性上皮剩余,均提示该肿瘤是牙源性的。

【临床要点】

1. 多发于20~39岁人群,10岁以前和50岁以后较少见。性别无明显差异。

2. 下颌比上颌多见,常位于下颌前磨牙和磨牙区,偶可发生于髁突。

3. 肿瘤生长缓慢,可导致颌骨膨大、变形,有时可伴疼痛,下颌病例可伴有下唇麻木,常见牙松动、移位和阻生。

4. X线表现为多房性透射影,由大小不等的蜂窝状或囊状阴影组成,相互之间有薄的骨隔,界限不清(图8-3-2),牙根吸收常见。

5. 可浸润骨组织,甚至穿破骨密质进入邻近软组织。由于肿瘤呈局部浸润性生长,加之肿瘤本身质脆,呈胶冻状,因此手术不易完全切除,术后易复发,但一般不发生转移。

【病理学特征】

1. 肉眼观肿瘤边界不清,剖面为灰白色,半透明,质脆,富有黏液,常无包膜。

2. 镜下见瘤细胞呈梭形或星形,排列疏松,细胞核呈卵圆形,染色深,偶见不典型核,大小形态不一,但核分裂象罕见。瘤细胞间有大量淡蓝色黏液基质(图 8-3-3),肿瘤有时生长加快,可能是黏液基质堆积的结果。肿瘤内有时可见少量散在的牙源性上皮剩余。

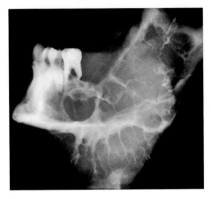

图 8-3-2 牙源性黏液瘤
手术切除颌骨标本的 X 线片示病变呈多房性透射影,其中有薄的骨隔。

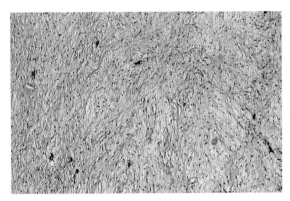

图 8-3-3 牙源性黏液瘤
镜下示瘤细胞呈梭形或星形,排列疏松,瘤细胞间有大量淡蓝色黏液基质(HE 染色,100×)。

【鉴别诊断】

从组织学形态来看,牙源性黏液瘤与发育牙胚中的牙乳头及所谓增生的牙囊组织均十分相似。因此,密切联系临床及 X 线特点,对于牙源性黏液瘤的诊断非常重要,可避免不必要的误诊。上颌波及上颌窦的肿瘤,需要与鼻息肉等疾病相鉴别。因为任何可以形成牙体硬组织的牙源性肿瘤,均可含有牙乳头或牙囊样的区域,比如牙瘤、牙源性始基瘤等,应注意区分。由于牙源性黏液瘤的局部侵袭性生长特点,还应注意与黏液样神经鞘瘤、软骨黏液样纤维瘤、低级别黏液纤维肉瘤和其他黏液样肉瘤相鉴别。

【病例】

患者,男性,37 岁。右侧下颌骨肿物 2 年。肿物逐渐长大,无明显疼痛或消长史。

专科检查:患者面部不对称,右侧下颌体部膨隆,可触及一 4cm×3cm 大小肿物,质硬,无乒乓球样感。

影像学检查:X 线检查见 41 牙位至右侧下颌支中份有一多房性透射影,边界清楚,密度不均匀,下颌骨下缘骨密质变薄、膨出,颊侧骨密质也明显变薄(图 8-3-4A、B)、膨出,43、44、46、47 牙根均有不同程度的吸收。

临床印象:骨化纤维瘤或成釉细胞瘤。

临床治疗:患者行右侧下颌骨肿瘤刮除术,拔除 41—47(图 8-3-5)。术中见肿瘤呈灰白色、鱼肉状。

肉眼观察:送检物为刮除的肿瘤组织块,未见明显包膜,瘤体剖面灰白,质地松软。

光镜观察:肿瘤由排列疏松的黏液样结缔组织构成,细胞呈梭形,肿瘤中含有少量胶原纤维(图 8-3-6)。

病理诊断:牙源性黏液瘤。

随访资料:患者术后恢复顺利,因治疗采用刮治术,故嘱患者定期随访。患者于术后 6 个月、1 年、3 年复查(图 8-3-7),无复发。

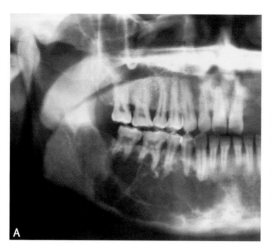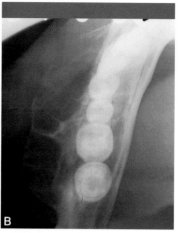

图 8-3-4　影像学表现

A. 全口牙位曲面体层片(局部)示 41 至右侧下颌支中份有一多房性透射影,边界清楚,下颌骨下缘骨密质变薄,病变区牙根均有不同程度的吸收;B. 下颌横断殆片示颊侧骨密质变薄、膨出。

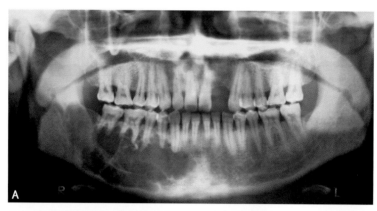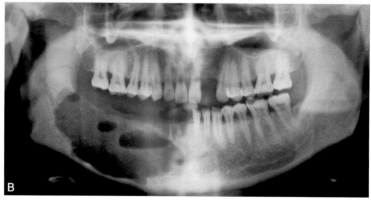

图 8-3-5　影像学表现

A. 全口牙位曲面体层片示刮治前的下颌骨及病变;B. 全口牙位曲面体层片示刮治后的下颌骨及病变。

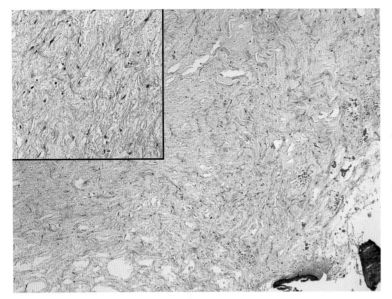

图 8-3-6 组织学表现

肿瘤由排列疏松的黏液样结缔组织构成，右下角为肿瘤中残留的骨小梁（HE 染色，100×）；左上角图高倍镜示梭形细胞及少量胶原纤维（HE 染色，200×）。

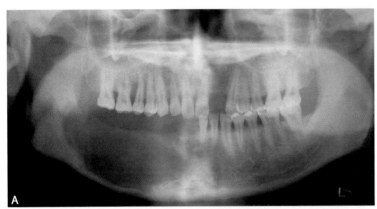

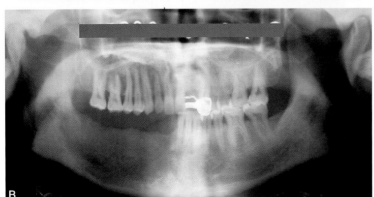

图 8-3-7 刮治术后的全口牙位曲面体层片

A. 术后 6 个月；B. 术后 1 年；C. 术后 3 年。

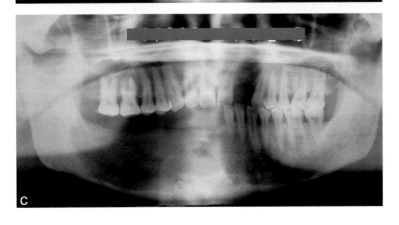

三、成牙骨质细胞瘤

成牙骨质细胞瘤（cementoblastoma，WHO ICD-O code 9273/0）又称为真性牙骨质瘤（true cementoma），是一种以形成牙骨质样（cementoid）组织为特征的肿瘤，常与牙根相连，肿瘤性牙骨质样物质直接沉积在牙根表面。

【临床要点】

1. 男性较常见，大部分病例的年龄在 10~29 岁之间。

2. 多发生在前磨牙或磨牙区，下颌较上颌多见。

3. 肿瘤常围绕牙根生长。

4. X 线表现为界限清楚的致密钙化团块，在钙化团块的周围有一带状放射透光区环绕，提示为未矿化组织和细胞丰富区域。通常相关牙的牙根因吸收而变短，并与肿瘤性硬组织融合。

5. 本病为良性肿瘤，容易摘除，术后很少复发。

【病理学特征】

1. 大体表现　成牙骨质细胞瘤表现为附着于牙根的钙化团块，常有一层不规则软组织环绕，肿瘤常常与累及牙一起完整摘除（图 8-3-8）。

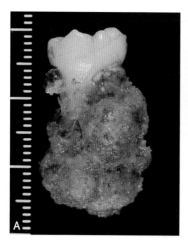
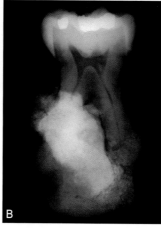

图 8-3-8　成牙骨质细胞瘤的大体表现
A. 摘除的肿瘤及牙齿；B. 摘除标本的 X 线片。

2. 镜下表现　肿瘤由牙骨质样组织所组成，有的呈片状排列，类似于有细胞牙骨质，可见较多嗜碱性反折线（reversal line），与 Paget 病所见相似。有的呈圆形或卵圆形矿化团块，似牙骨质小体。在上述矿化组织的周边区或其他生长活跃区，可见呈放射状排列的嗜酸性未矿化牙骨质样组织，其周围可有排成一列或数列的成牙骨质细胞（图 8-3-9）。成牙骨质细胞有时大小不一，细胞核浓染，肿瘤间质为富于血管的疏

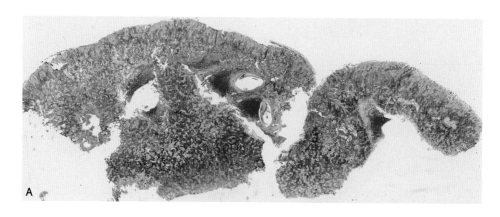

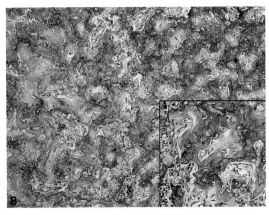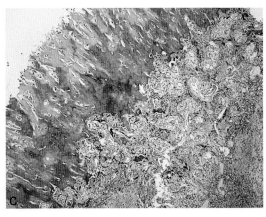

图 8-3-9　成牙骨质细胞瘤的组织学表现

A. 低倍镜示肿瘤外层有呈放射状排列、均质红染的结构，其下方为排列疏松、着色深的牙骨质样结构（HE 染色，5×）；B. 高倍镜示肿瘤呈片状、似细胞性牙骨质区域，嗜碱性反折线显著（HE 染色，100×），右下角图高倍镜示嗜碱性反折线（HE 染色，200×）；C. 高倍镜示病变周边区域呈放射状、未矿化组织，周围有成牙骨质细胞成列排列（HE 染色，100×）。

松纤维结缔组织。肿瘤周围有包膜。

【鉴别诊断】

成牙骨质细胞瘤周边区富于成牙骨质细胞的区域，在组织学上与成骨细胞瘤，甚至与非典型骨肉瘤的特点相似，但成骨细胞瘤不附着于牙根，因此可以结合 X 线检查相鉴别。成牙骨质细胞瘤中虽然可见细胞丰富区，但成牙骨质细胞一般没有骨肉瘤中常见的核异型或核分裂象。

四、牙骨质-骨化纤维瘤

牙骨质-骨化纤维瘤（cemento-ossifying fibroma，WHO ICD-O code 9274/0）是一种特殊类型的骨化纤维瘤（ossifying fibroma），发生于颌骨的承牙区，被认为是牙源性来源的肿瘤。详细内容将在本章的第五节中讨论。

第四节　牙源性癌

大部分颌骨内的癌瘤是由口腔黏膜癌或上颌窦黏膜癌侵犯颌骨所致，少数可由身体其他部位的恶性肿瘤转移至颌骨内。另外，还有一组原发于颌骨的称为牙源性癌（odontogenic carcinoma）的病损，可以由先存的成釉细胞瘤恶变而来，也可以直接发生于牙源性上皮剩余，可以是其他牙源性肿瘤的恶性型，或由牙源性囊肿衬里上皮的恶变而来。牙源性癌较少见，约占所有牙源性肿瘤的 1.6%。

一、成釉细胞癌

成釉细胞癌（ameloblastic carcinoma，WHO ICD-O code 9270/3）是一种少见的原发性牙源性恶性肿瘤。肿瘤具有成釉细胞瘤的某些组织学特征，但表现明显分化不良，细胞异型性和核分裂象增加。

【临床要点】

1. 成釉细胞癌较为罕见，将近 2/3 的成釉细胞癌发生于下颌，男性稍多于女性，大多数患者年龄>45 岁，在儿童也有一个发病小高峰。在我国，成釉细胞癌约占所有成釉细胞瘤的 2%，与文献报道相比，平均年龄较小。

2. 颌骨后部是成釉细胞癌最常见的发病部位，1/2~2/3 的病例发生于下颌。

3. 较大和病程较长的肿瘤,常表现为界限不清或边缘不整齐的透射影,有时可侵犯骨密质造成穿孔,侵犯邻近软组织。但有些病变可表现为良性肿瘤的 X 线特点。

4. 约 1/3 的患者发生肺转移,颈部淋巴结转移不常见。发生于上颌骨的成釉细胞癌,约有 1/3 以上的病例出现与肿瘤相关的死亡或肺转移。下颌骨病变常在转移前出现局部复发。

【病理学特征】

肿瘤在整体上表现为成釉细胞瘤的组织学特点。其细胞具有恶性特点,如细胞多形性、核分裂象、局部坏死、神经周浸润及细胞核深染(图 8-4-1A)。成釉细胞癌可表现为滤泡型或丛状型成釉细胞瘤的结构类型,也可呈上皮条索或团块状。其上皮周边的细胞呈栅栏状排列(图 8-4-1B),细胞核极性倒置,至少部分区域可以表现为这些特点。上皮岛中央的细胞可呈基底细胞样、棘皮瘤样或梭形,星网状层细胞可消失。

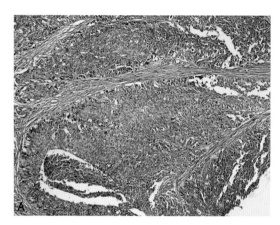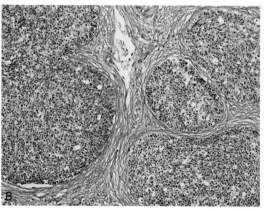

图 8-4-1 成釉细胞癌的组织学表现

A. 其组织学特点类似成釉细胞瘤,但细胞呈多形性,细胞核深染,核分裂象多见,坏死明显(HE 染色,100×);B. 上皮巢的周边细胞呈栅栏状排列(HE 染色,400×)。

【病例】

患者,男性,29 岁。右侧下颌磨牙后区肿物 5 年伴瘘孔形成。近来自觉肿物生长加快,疼痛明显,张口困难。

专科检查:患者面部不对称,右侧面颊部膨隆,鼻唇沟变浅,口内右侧下颌牙龈有 5cm×4cm×3cm 大小肿物,呈菜花状,有咬痕,触之易出血。47 松动,48 阻生,下颌下淋巴结肿大。

影像学检查:X 线头影测量片示右侧下颌体部可见 4cm×4cm 大小的透射影,呈多房性,周围部分边缘模糊,含有 1 枚牙齿,邻近牙根有切削状吸收(图 8-4-2)。胸片检查未见明显异常。

临床印象:右侧下颌骨成釉细胞瘤,恶性待排除。

临床治疗:患者行右侧下颌骨肿物术中冰冻病检,结果提示恶性成釉细胞瘤,因此行右侧下颌骨切除及颈部清扫术。

肉眼观察:送检物为切除的右侧下颌骨、肿物,以及颈部清扫的淋巴结和软组织。颌骨肿物为囊性,内含淡黄色囊液,为多房,可见骨腔分隔,肿物前界达颏孔,后界达下颌支中部。

光镜观察:肿瘤具有成釉细胞瘤的特点,主要呈滤泡型表现(图 8-4-3A)。但多数区域上皮岛中央细胞呈梭形,排列密集,有明显异型性,核分裂象多见,可见病理性核分裂象(图 8-4-3B)。送检下颌下淋巴结见转移性肿瘤灶形成,其形态与颌骨原发肿瘤一致,细胞异型性更加明显,核分裂象和病理性核分裂象多见(图 8-4-3C~E)。

病理诊断:原发型成釉细胞癌,伴下颌下淋巴结转移。

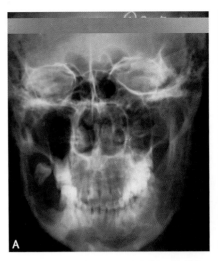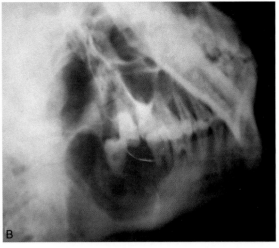

图 8-4-2 影像学表现为右侧下颌体部及下颌支部有一多房性透射影,边界模糊,内含 1 枚阻生牙
A. X 线头影测量侧位片;B. X 线头影测量侧位片。

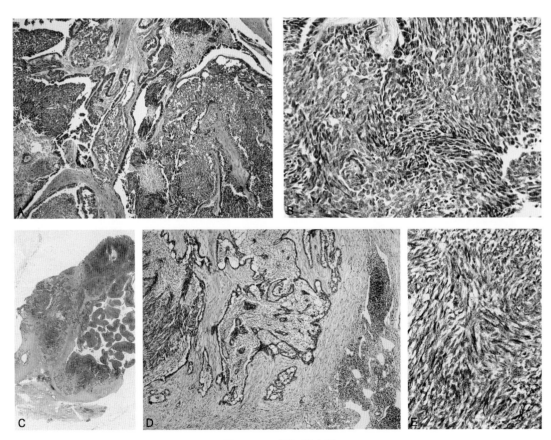

图 8-4-3 组织学表现

A. 原发肿瘤表现为成釉细胞瘤的特点(HE 染色,100×);B. 上皮岛内细胞密集,呈梭形,有明显异型性,核分裂象多见,可见病理性核分裂象(HE 染色,400×);C. 下颌下淋巴结内见肿瘤转移灶形成(HE 染色,4×);D. 转移灶的组织学形态与颌骨原发肿瘤一致(HE 染色,100×);E. 转移灶的细胞异型性更加明显,核分裂象和病理性核分裂象多见(HE 染色,400×)。

随访资料:患者术后恢复尚可。术后 2 年,该患者右侧颊部局部复发,再次行肿物局部切除,术后病理证实为成釉细胞癌复发,与 2 年前的胸片(图 8-4-4A)相比,发现双肺有数个结节,界限清楚,怀疑成釉细胞癌双肺转移(图 8-4-4B)。2 年后口腔肿瘤局部再次复发,未治疗,之后患者左侧胸部出现气胸

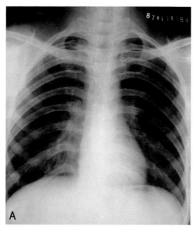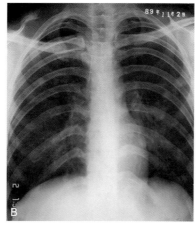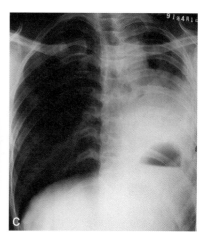

图 8-4-4 胸片随访资料

A. 患者初诊时无明显异常；B. 术后 2 年肿瘤局部复发后，患者双肺出现数个结节，界限清楚，怀疑为成釉细胞癌双肺转移；C. 第二次手术后 2 年，患者再次局部复发，胸片示左侧胸部出现气胸。

（图 8-4-4C），后因多种并发症死亡。

　　大多数成釉细胞癌病例为原发恶性肿瘤，但有些可发生于先存的成釉细胞瘤。继发型成釉细胞癌是指在原有良性成釉细胞瘤基础上发展而来的成釉细胞癌，可以是骨内型（也称癌在骨内型成釉细胞瘤中），也可以是骨外型（也称癌在骨外型成釉细胞瘤中）。该类患者大多具有长期带瘤生存或多次复发史，或者曾经有过不当治疗史等，临床上具有肿瘤从早期缓慢性生长转变为快速生长的病史。在一例继发型成釉细胞癌（骨内型）的病例中，该患者曾于 3 年前手术治疗右侧上颌牙源性囊肿，术后伤口不愈（图 8-4-5A）。

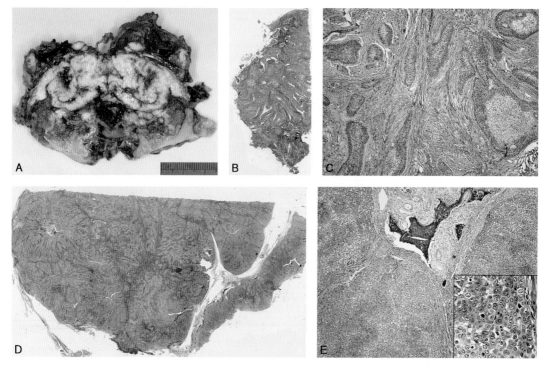

图 8-4-5 继发性成釉细胞癌

A. 大体标本示肿瘤切面呈灰白色，实性，部分区域与邻近组织界限不清；B、C. 镜下见部分肿瘤上皮细胞分化良好（HE 染色，4×），肿瘤团块基底细胞呈柱状，为栅栏状排列，中心细胞疏松，似成釉器的星网状层，为成釉细胞瘤的表现（HE 染色，100×）；D. 大部分肿瘤区域上皮细胞密集，形成实性团状，间质少（HE 染色，5×）；E. 肿瘤细胞异型性明显（HE 染色，100×），插图高倍镜下示核分裂象多见（HE 染色，400×）。

其组织学特点是部分肿瘤表现为典型的良性成釉细胞瘤(图 8-4-5B、C),但其余部分表现为明显的恶性指征,如细胞拥挤、无星网状层分化、核分裂象增多、局部坏死等(图 8-4-5D、E)。原发性和继发性肿瘤在组织学表现和生物学行为方面无显著差别。

二、非特异性原发性骨内癌

非特异性原发性骨内癌(primary intraosseous carcinoma,not otherwise specified,NOS,WHO ICD-O code 9270/3)是原发于颌骨内、不能进行其他分类的癌,与口腔黏膜没有原始联系,可能来源于牙源性上皮。有些病例也可能发生于牙源性囊肿或其他牙源性良性肿瘤。非特异性原发性骨内癌还曾被命名为原发性骨内鳞状细胞癌、原发性牙槽骨内上皮样癌和原发性牙源性癌。

【临床要点】

1. 非特异性原发性骨内癌较少见,可发生于各年龄组,但多见于 45 岁以上的中老年人,男性较女性多发。

2. 下颌后份为非特异性原发性骨内癌的常见发病部位,上颌病损常发生于前份;来源于牙源性囊肿的肿瘤多见于下颌。

3. 多数病例可无明显症状,仅在 X 线检查时偶然发现。有些病例可表现为颌骨肿大、疼痛、牙齿移位及松动、牙缺失,以及拔牙后牙槽窝不愈等症状,以后可穿破骨密质,侵犯软组织,口腔黏膜可出现溃疡。

4. X 线表现为颌骨的弥漫性透射影,边界不清,一般呈口小底大或者骨内蚕食影(图 8-4-6A)。由于骨破坏明显,但受累牙的牙根吸收不明显,常常表现为肿瘤区域的"悬浮牙"现象(图 8-4-6B)。较大的肿瘤可导致病理性骨折。来源于牙源性囊肿的骨内癌,可表现为多房性扇形透射影。

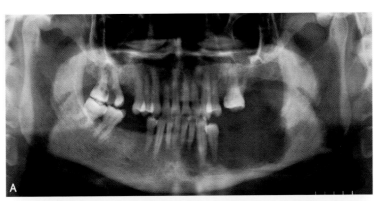

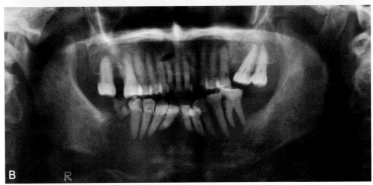

图 8-4-6 非特异性原发性骨内癌的 X 线表现

A. 全口牙位曲面体层片示病变呈口小底大的骨内蚕食影,边界不清;B. 全口牙位曲面体层片示较大的肿瘤破坏骨质明显,可导致病理性骨折,受累牙的牙根吸收不明显,表现为"悬浮牙"现象。

【病理学特征】

1. 镜下肿瘤一般表现为无角化的鳞状细胞癌(图 8-4-7A),癌细胞排列呈团块或丛状癌巢,癌巢的周边细胞呈栅栏状排列,细胞核远离基底膜,有时可发生角化(图 8-4-7B)。多数骨内癌呈中等程度分化,坏死不明显。

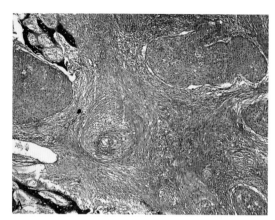
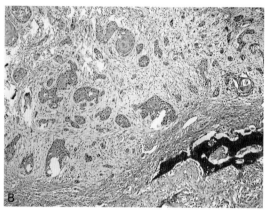

图 8-4-7 非特异性原发性骨内癌的组织学表现

A. 肿瘤多表现为无角化的鳞状细胞癌(HE 染色,40×);B. 有时也可发生角化(HE 染色,100×)。

2. 少数发生角化的鳞状细胞癌与发生于口腔黏膜的鳞癌难以鉴别,往往需要结合临床和放射学检查来确诊。

3. 如组织学上可证实颌骨中心性癌发生于牙源性囊肿的衬里上皮,可确定颌骨为原发部位。

【鉴别诊断】

非特异性原发性骨内癌的诊断实际上是排除性的,需要综合考虑组织学、影像学和临床特点,以排除转移癌、特殊类型的牙源性癌、上颌窦癌、鼻黏膜癌,以及骨内唾液腺肿瘤。区分这些肿瘤,仅靠组织学检查是有困难的,CK19 常常可作为牙源性上皮的标志物。牙源性鳞状细胞瘤、实性型牙源性角化囊肿也需要与非特异性原发性骨内癌相鉴别。发生于牙源性囊肿的骨内癌,有时可同时存在癌和良性的囊肿成分,但良性成分最终将由恶性成分完全取代。这类肿瘤中 1/2 为高分化的肿瘤,1/2 为中等分化的肿瘤。有报道称,鳞状细胞癌还可发生于成釉细胞瘤或其他良性牙源性肿瘤。原发于颌骨内的另一种较为常见的恶性肿瘤是黏液表皮样癌,它与非特异性原发性骨内癌的鉴别并不困难,因为后者含产黏液细胞。一般认为,黏液表皮样癌可能发生于牙源性囊肿或肿瘤的黏液或腺性化生成分。

【病例】

患者,女性,60 岁。左侧下颌骨肿物 3 个月,左侧下唇麻木疼痛,伴有张口受限。拔除松动的 37 后,疼痛加剧,拔牙创不愈。

专科检查:左侧下颌部以下颌角为中心高度肿胀,5cm×5cm 大小,质硬,无压痛,表面皮肤色泽正常。37 拔牙创处可见 1cm×1cm 大小的溃疡面,下颌下、颏下及颈部未触及肿大淋巴结。

影像学检查:X 线检查见左侧下颌角呈溶骨性改变,骨密质消失,边界不清,区域呈毛玻璃样表现(图 8-4-8)。

临床印象:左侧下颌骨恶性肿瘤,骨肉瘤可能性大。

临床治疗:患者行左侧下颌骨肿瘤扩大切除术、左侧下颌骨半侧切除术及右腓骨骨皮瓣修复术(图 8-4-9)。鉴于术后病理检查报告为颌骨原发性骨内癌,患者于 1 个月后再次手术,行左侧颈淋巴结清扫术。

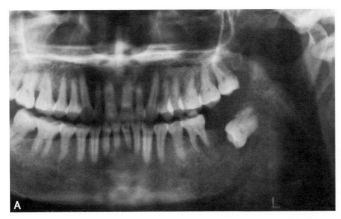
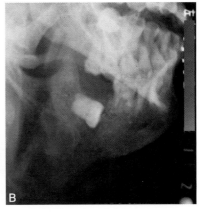

图 8-4-8　影像学表现

A. 全口牙位曲面体层片（局部）左侧下颌骨体部及下颌支呈大范围溶骨性破坏，边界不清，病变区下颌骨下缘及下颌支后缘骨密质消失；B. 左侧下颌骨侧位片（局部）示溶骨性破坏，骨密质消失。

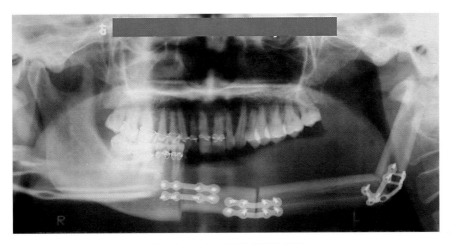

图 8-4-9　全口牙位曲面体层片

全口牙位曲面体层片示左侧下颌骨半侧切除术及腓骨骨皮瓣修复术后。

　　肉眼观察：送检物为切除的左侧下颌骨及肿物，以下颌角为中心的肿物已突破颊侧骨板，剖面灰白色，实性，可见角化灶（图 8-4-10A）。

　　光镜观察：肿瘤由以透明细胞为主的鳞状上皮细胞巢构成（图 8-4-10B）。细胞巢中央可见大量角化物及细胞残屑，周围细胞多边形，细胞质透明，细胞核有异型性，可见核分裂象（图 8-4-10C）；细胞巢周边的基底细胞扁平，无明显极性排列（图 8-4-10D）。其组织学表现与普通鳞状细胞癌有所不同，由大量透明

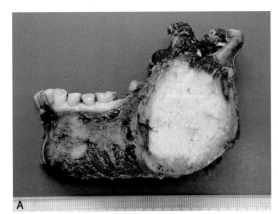
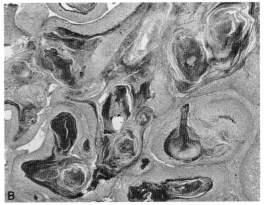

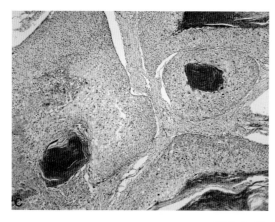
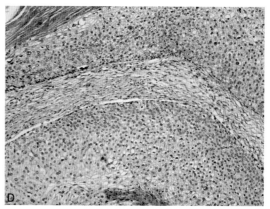

图 8-4-10　病理学表现

A. 大体标本示肿瘤剖面呈灰白色，实性，可见米粒状角化灶；B. 组织学切片示肿瘤由以透明细胞为主的细胞巢构成，细胞巢中央可见大量角化物及细胞残屑（HE 染色，40×）；C. 周围细胞呈多边形，细胞质透明，细胞核有异型性，可见核分裂象（HE 染色，100×）；D. 细胞巢周边的基底细胞扁平，无明显极性排列（HE 染色，200×）。

细胞组成的肿瘤需要与牙源性透明细胞癌相鉴别，本例肿瘤中有大量角化物存在，以此可与后者鉴别。患者二次手术送检的各组下颌下、颈部淋巴结中，均未见癌转移。

病理诊断：非特异性原发性骨内癌。

随访资料：患者 2 次手术恢复顺利，术后于外院辅助放疗，6 个月后复发，患者未选择手术，又行放疗，患者于术后 1 年半死于肿瘤复发。

三、牙源性硬化性癌

牙源性硬化性癌（sclerosing odontogenic carcinoma，WHO ICD-O code 9270/3）是一种原发于颌骨内的癌，显著硬化的间质内见上皮条索呈浸润性生长。迄今为止，牙源性硬化性癌仅有零星病例报道，是 2017 年 WHO 分类中新添加的牙源性癌。

【临床要点】

1. 牙源性硬化性癌可导致颌骨膨隆，有时有神经症状，下颌骨多发，以前磨牙和磨牙区多见，上颌病例也发生于前份和磨牙区。

2. X 线表现为界限不清的透射影，常有皮质骨破坏、牙根吸收，上颌窦也可受累。

3. 目前认为牙源性硬化性癌属于低度恶性，治疗选择为手术切除，仅有一例在刮治后复发，无转移的报道，放疗的疗效不明确。

【病理学特征】

肿瘤由单列上皮细胞条索分布于致密、硬化的间质内，上皮和间质成分在不同区域的分布有所不同，上皮巢常常被挤压成较细的条索（图 8-4-11），有时通过免疫组织化学染色才能发现。从细胞形态看，其间变并不明显，核分裂象并不常见，其细胞质可呈空泡状或部分透明，没有鳞状上皮分化。尽管其组织像呈现良性表现，但肿瘤可浸润骨骼肌和神经，坏死不常见。上皮细胞表达 CK19、CK5/6 和 P63，但仅 CK7 呈灶性阳性，E-cadherin 呈细胞膜阳性。

【鉴别诊断】

诊断牙源性硬化性癌时应注意排除转移癌、上皮丰富型牙源性纤维瘤、牙源性钙化上皮瘤（含朗格汉斯细胞型），以及牙源性透明细胞癌。牙源性硬化性癌的最重要诊断指标是其呈浸润性生长的特点。目

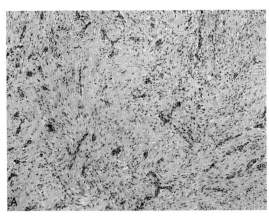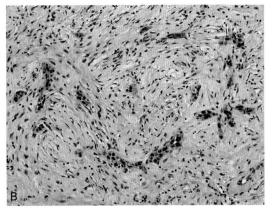

图 8-4-11 牙源性硬化性癌的组织学表现

A. 肿瘤由小条索分布于纤维丰富的间质中（HE 染色，40×）；B. 高倍镜下见肿瘤细胞的细胞核深染，有一定异型性，核分裂象可见（HE 染色，200×）。

前，它是否为一独立疾病尚无定论，还需要更多病例的观察以明确其临床病理特点。

四、牙源性透明细胞癌

牙源性透明细胞癌（clear cell odontogenic carcinoma，WHO ICD-O code 9341/3）是一种少见的以空泡状或透明细胞为主组成的牙源性肿瘤。尽管 1992 年 WHO 牙源性肿瘤组织学分类认为它是良性肿瘤，并将其命名为牙源性透明细胞癌，但是从目前报道的病例来看，其可发生局部淋巴结或远处转移，并有多例致死病例报告。因此，目前人们将其归类为牙源性癌。

【临床要点】

1. 该肿瘤较少见，多发于中年以上女性。

2. 下颌多于上颌，可位于下颌角区或下颌前牙区。

3. 病程数月至数年不等。患者主诉为颌骨肿胀，并累及邻近牙，引起牙松动。拔牙后有肿物长出或牙龈溃疡。

4. X 线表现为颌骨较广泛的骨质破坏（图 8-4-12A）。

5. 肿瘤呈浸润性生长，常发生局部淋巴结转移。

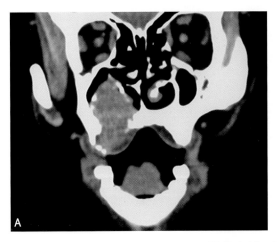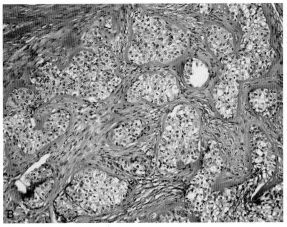

图 8-4-12 牙源性透明细胞癌

A. CT 示肿瘤破坏颌骨，累及上颌窦；B. 镜下见肿瘤由片状、条索状排列的透明上皮细胞构成（HE 染色，200×）。

【病理学特征】

1. 肉眼见肿瘤无被膜,剖面实性,呈灰白色,可浸润骨组织。

2. 镜下见肿瘤由片状、岛状、条索状排列的上皮细胞构成(图8-4-12B)。大部分肿瘤细胞的细胞质透明,PAS染色阳性,细胞界限明显。细胞核位于细胞中心或偏向细胞一侧,较深染,可见核分裂象。肿瘤中还可见少量基底样细胞,细胞质少,弱嗜酸性,与透明细胞有形态上的过渡。间质为成熟的结缔组织。肿瘤细胞常表现轻度异型性,核分裂象并不多见,肿瘤坏死、神经或血管周围浸润等特点仅见于高级别的肿瘤中。

【鉴别诊断】

1. 唾液腺肿瘤 含有透明细胞的唾液腺肿瘤,可根据肿瘤的原发部位、黏液成分化学染色(唾液腺肿瘤的透明黏液细胞阳性)、淀粉酶和/或溶菌酶的免疫组织化学染色(腺泡细胞癌阳性)、S100蛋白及actin染色(透明细胞肌上皮瘤阳性)来鉴别。

2. 牙源性肿瘤 部分牙源性钙化上皮瘤、成釉细胞瘤中也可出现透明细胞。前者肿瘤中有钙化物,牙源性透明细胞癌中无钙化物。后者透明细胞占小部分,主要区域为典型的成釉细胞瘤图像。

3. 转移性肿瘤 应做全身检查,排除转移性透明细胞性肾细胞癌等肿瘤的可能。

【病例】

患者,女性,31岁。下颌前部疼痛肿胀4个月。4个月前下颌前牙拔除后创口不愈。

专科检查:下颌骨前份肿胀,下颌32—42拔除,拔牙创未愈合,33、43Ⅱ度松动,口腔卫生差。

影像学检查:X线检查见35—45有一界限不清的放射透射影(图8-4-13),肿瘤区牙根无吸收。

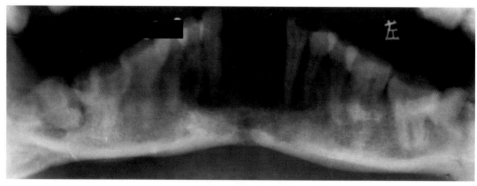

图8-4-13 影像学表现
X线片示下颌前份35—45有一颌骨破坏影,边界不清,受累牙无牙根吸收。

临床印象:下颌骨恶性肿瘤。

临床治疗:由于患者下颌前部肿瘤破坏广泛,手术选择下颌骨截断切除术,35—45肿瘤切除后行即刻钛板固位修复。

光镜观察:肿瘤主要由透明细胞和基底样细胞构成,上皮巢由纤维间质分隔,有些周边细胞呈栅栏状排列,但中央细胞排列紧密,无星网状层样分化。肿瘤有异型性,偶见核分裂象,肿瘤边缘侵犯肌肉组织及神经(图8-4-14)。免疫组织化学染色显示肿瘤细胞呈Pan-CK、CK19、CEA等上皮性标记阳性。

病理诊断:牙源性透明细胞癌。

随访及处理:患者1年后复发(图8-4-15),临床再行肿瘤切除术和颈淋巴结清扫术,病理检查证实肿瘤广泛侵犯软组织,并且出现下颌下淋巴结转移(图8-4-16)。术后2年,肿瘤再次复发,患者因肿瘤局部广泛破坏而无法手术,于1年后死亡。

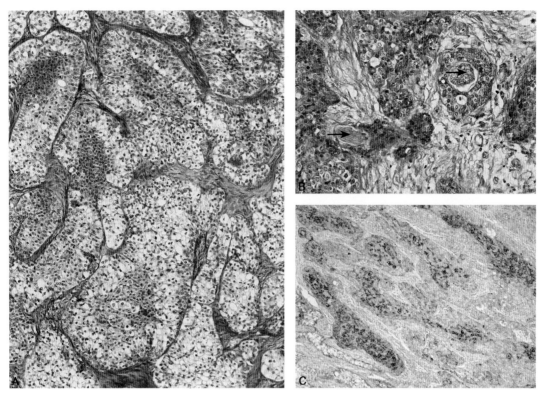

图 8-4-14 组织学表现

A. 肿瘤由以透明细胞为主的上皮巢组成(HE 染色,200×);B. 上皮巢由纤维间质分隔,区域上皮巢周边细胞呈高柱状,细胞核远离基底膜,可见肿瘤细胞侵犯神经(箭头示)(HE 染色,400×);C. 免疫组织化学染色肿瘤细胞 CK19 阳性(SP,200×)。

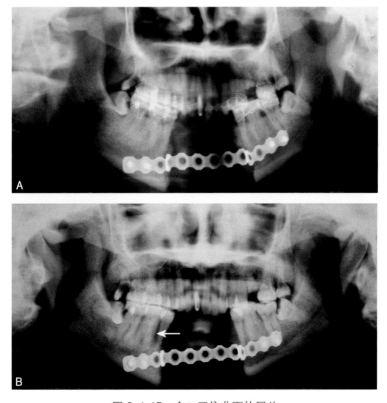

图 8-4-15 全口牙位曲面体层片

A. 术后记存片;B. 全口牙位曲面体层片示患者 1 年后复查,右侧截骨端有骨质破坏迹象(箭头示),提示复发。

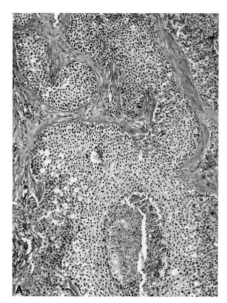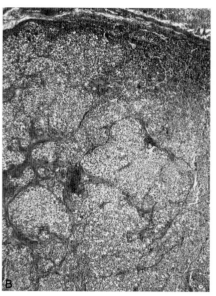

图 8-4-16　组织学表现

A.复发肿瘤仍以透明细胞为主,坏死明显(HE 染色,200×);B.肿瘤发生下颌下淋巴结转移(HE 染色,100×)。

五、牙源性影细胞癌

牙源性影细胞癌(odontogenic ghost cell carcinoma,WHO ICD-O code 9302/3)是指具有牙源性钙化囊肿(或牙本质生成性影细胞瘤)特征,包括含量不等的影细胞或发育不良的牙本质,又具有恶性细胞学特征和呈浸润性生长的牙源性肿瘤。它可以由先存的良性病变恶变而来,也可以为原发的恶性肿瘤。在文献中,其有多种命名,包括:恶性牙源性钙化囊肿、牙源性影细胞癌、侵袭性牙源性上皮影细胞瘤、牙源性钙化囊肿癌变、恶性牙源性钙化影细胞瘤等。

【临床要点】

1. 牙源性影细胞癌是最少见的含影细胞的病损,仅占 3% 以下的病例。男性较女性多见(4∶1),年龄范围在 11~79 岁之间,平均年龄 39.7 岁,高发年龄 40~60 岁。

2. 上颌骨肿瘤是下颌的 2 倍,下颌肿瘤常发生于磨牙区。所有报道的病例均发生于骨内,约 40% 的病例发生于先存的良性病损(如牙源性钙化囊肿或牙本质生成性影细胞瘤),其余为原发恶性。

3. 颌骨膨大为常见症状,上颌肿瘤最终可侵犯上颌窦和鼻腔。

4. X 线表现为界限不清的透射影,其中可见不规则阻射物质。肿瘤可导致唇颊侧骨板破坏。

5. 肿瘤呈浸润性生长,术后易复发,有肺转移,甚至致死的病例报道。

【病理学特征】

1. 大体表现　肿瘤呈实性或多囊性,破坏颌骨明显(图 8-4-17),切面质韧,有砂砾感。

2. 镜下表现　牙源性影细胞癌表现为牙源性钙化囊肿或牙本质生成性影细胞瘤的某些特征,如肿瘤上皮岛具有排列规则的基底细胞,并含数量不等的影细胞和中央的星网状层细胞。但肿瘤表现为细胞和细胞核的多形性,核分裂象多见(图 8-4-18),有时可见肿瘤坏死,以及周围组织侵犯。肿瘤中还可见邻近上皮的牙本质样物质(juxtaepithelial dentinoid)。

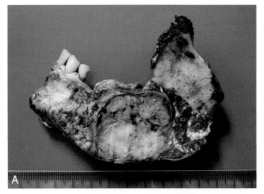
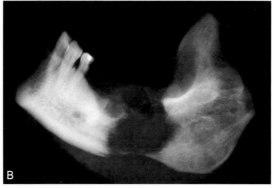

图 8-4-17　牙源性影细胞癌的大体表现

A. 手术切除标本示肿瘤破坏颌骨,侵犯软组织,切面实性;B. X 线片示颌骨破坏情况。

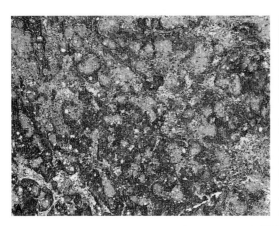
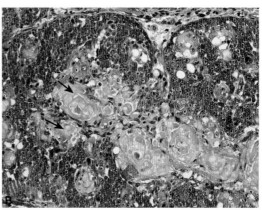

图 8-4-18　牙源性影细胞癌的镜下表现

A. 低倍镜下见肿瘤呈巢状或大片状,纤维间质较少(HE 染色,100×);B. 高倍镜下见肿瘤细胞呈多边形,具有异形性,细胞核大而深染,核分裂象多见,肿瘤巢内可见呈均质红染的影细胞灶(箭头示)(HE 染色,400×)。

六、牙源性癌肉瘤

牙源性癌肉瘤(odontogenic carcinosarcoma,WHO ICD-O code 8980/3)是极为罕见的恶性混合性牙源性肿瘤,其组织学表现类似成釉细胞纤维肉瘤,但其上皮及间叶组织均呈恶性表现。目前,文献中仅有零星病例报告,均发生于下颌,其中 2 例为男性(52 岁、55 岁),1 例女性(19 岁)。由于病例数过少,且随访资料不全,所以其预后信息尚不明确。

七、牙源性肉瘤

牙源性肉瘤(odontogenic sarcoma,WHO ICD-O code 9330/3)是指一组混合性牙源性肿瘤,虽上皮成分表现为良性,但其间叶成分表现为肉瘤的特征。其中,最常见的是所谓的成釉细胞纤维肉瘤(ameloblastic fibrosarcoma),它类似于成釉细胞纤维瘤的组织结构,但间叶成分呈恶性表现。如肿瘤中形成牙本质样结构或牙釉质和牙本质样结构,还可称为成釉细胞纤维牙本质肉瘤或成釉细胞纤维牙肉瘤,但后两者很少见。

【临床要点】

1. 该肿瘤极为少见,好发于中青年人,平均年龄在 30 岁左右,男性多见。
2. 下颌与上颌发生肿瘤之比为 4∶1,好发于颌骨后份。

3. 肿瘤生长较快且伴疼痛，大多数患者的疼痛发生在肿胀之前，此为诊断要点。

4. X线表现为颌骨呈边界不清的透射区，并伴骨组织破坏。如肿瘤形成牙本质样物质，可表现为阻射影。

5. 大约1/3的病例由成釉细胞纤维瘤的间叶成分恶变而来，往往与成釉细胞纤维瘤术后复发有关。成釉细胞纤维肉瘤呈局部高度浸润性生长，较少发生远处转移（<5%）。

【病理学特征】

1. 肉眼见肿物为分叶状，质地较软，剖面为淡粉红色，无明显纤维束，无包膜。

2. 镜下见上皮成分较少，呈团块状或条索，上皮分化较好。间叶成分表现为明显间变，细胞密集，呈多形性，瘤细胞大小不一，有细胞核浓染、异型，核分裂象多见（图8-4-19），且可有瘤巨细胞。有些复发肿瘤，其原有的上皮成分消失，这是由于肉瘤成分生长加速，上皮成分因缺乏生长优势而萎缩、消失。

【病例】

患者，男性，24岁。左侧面部不明原因肿胀2个月，牙松动、疼痛。

专科检查：左侧面部腮腺区明显肿胀，未扪及软组织包块。左侧颊黏膜肿胀，有咬痕。

影像学检查：X线检查见36根尖区至髁突的骨质大部分破坏，下颌角至下颌支后缘皮质骨缺失，磨牙后区见多囊残迹影（图8-4-20A），颊侧骨密质大部分缺失（图8-4-20B）。

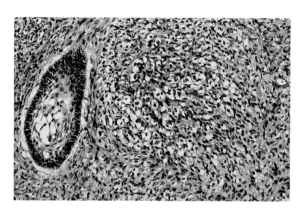

图8-4-19　成釉细胞纤维肉瘤

镜下示上皮成分较少，分化较好；间叶成分表现为明显间变，瘤细胞大小不一，细胞核浓染，核分裂象多见（HE染色，400×）。

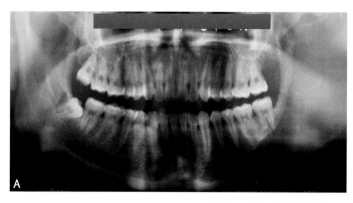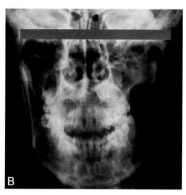

图8-4-20　影像学表现

A.全口牙位曲面体层片示36根尖区至髁突呈多囊透射影，骨质破坏，下颌支后缘皮质骨缺失；B.下颌骨后前位片示颊侧骨密质大部分消失。

临床印象：左侧下颌骨囊性病变待查，或左侧下颌骨成釉细胞瘤。

临床治疗：患者在全麻下行左侧下颌骨肿物切除术、左侧下颌骨部分切除术，以及左侧髂骨切取移植术。

肉眼观察：送检物为36至同侧下颌支骨及其肿瘤，骨质破坏，肿瘤位于其内。肿瘤有界限，剖面实性、淡粉红色，质地细嫩似鱼肉状。

光镜观察：肿瘤由上皮和间叶两种组织成分构成（图8-4-21A）。上皮较少，呈小团块状或条索状，且细胞分化良好似成釉器；间叶成分丰富，细胞密集，瘤细胞大小不一，细胞核深染，有异型性，核分裂象多见（图8-4-21B、C）。

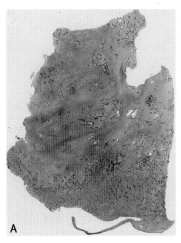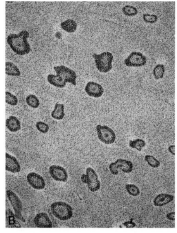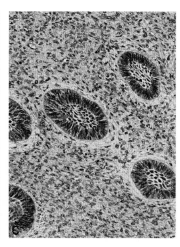

图 8-4-21　组织学表现

A.低倍镜下示肿瘤主要由均质性间质和散在其内的上皮岛或条索构成(HE 染色,5×);B、C.上皮呈团块状,散在分布于间质中(HE 染色,100×),且细胞分化良好,似成釉器,间叶细胞成分密集,并表现为明显的间变和异型性,瘤细胞大小不一,细胞核深染,病理性核分裂象多见(HE 染色,400×)。

病理诊断:成釉细胞纤维肉瘤。

随访资料:患者手术后恢复顺利,术后随访 4 年未复发。

第五节　与骨相关的病变

一、骨化纤维瘤

骨化纤维瘤(ossifying fibroma,WHO ICD-O code 9262/0)为一种边界清楚、由富于细胞的纤维组织和表现多样的矿化组织构成的良性肿瘤。骨化纤维瘤有三种临床病理亚型:被认为是牙源性来源的牙骨质-骨化纤维瘤(cemento-ossifying fibroma)和两型青少年骨化纤维瘤,即青少年小梁状骨化纤维瘤(juvenile trabecular ossifying fibroma,JTOF)及青少年沙瘤样骨化纤维瘤(juvenile psammomatoid ossifying fibroma,JPOF)。骨化纤维瘤以往使用过的病名还有青少年(活跃性/进展性)骨化纤维瘤[juvenile(active/aggressive)ossifying fibroma]等。

【临床要点】

1. 骨化纤维瘤较少见,高发年龄在 10~39 岁之间,女性多见,男女之比在 1:5 左右。不同组织学亚型的发病年龄有差异,JTOF 发病年龄较小(8.5~12 岁),男女性别无差异;JPOF 患者平均年龄为 20 岁左右;而经典的骨化纤维瘤为 35 岁。

2. 牙骨质-骨化纤维瘤只见于上下颌骨的承牙区,下颌远比上颌多见,下颌前磨牙和磨牙区是最常见部位。JTOF 好发于上颌骨,颌骨外的病例极少;而 JPOF 主要发生于颌骨外的颅颌面骨,特别是眶周、额部、筛状骨,以及鼻旁窦的骨壁。

3. 骨化纤维瘤常表现为无痛性颌骨膨隆,较大的病变可引起下颌骨内侧壁和上颌窦底壁的膨隆,可由于颌骨膨隆引起牙移位、咬合关系紊乱和颌面部变形。X 线表现为境界清楚的单房性密度减低区,由于伴有硬组织形成,在病变的中央区域常见不透光区(图 8-5-1)。JTOF 表现为受累骨的进展性,有时是快速性膨隆;发生于上颌者,可引起鼻道堵塞和鼻出血。X 线表现为界限较清楚的膨隆,透射区内有不同程度的阻射灶,骨密质变薄和穿孔时有发生。JPOF 常表现为眼眶、鼻骨和上颌窦的受累,肿瘤的膨隆可引起眼球突出、视觉症状和鼻塞;有些病例呈快速生长,可能与伴发动脉瘤性骨囊肿有关。

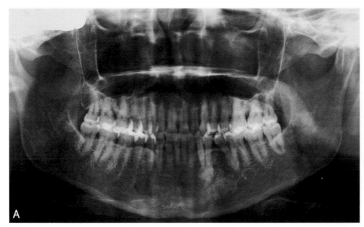
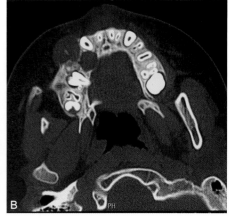

图 8-5-1　骨化纤维瘤的 X 线表现

A. 全口牙位曲面体层片示 31—36 区有一境界清楚的单房性密度减低区,由于伴有硬组织形成,在病变的中央区域见不透光区;B. CT 示右侧上颌前磨牙区可见一界限清楚的哑铃状病变,其中有点状钙化影。

4. 治疗应完整切除。尽管 JTOF 在形态学上表现极为活跃,但保守性手术后一般无复发。长期未治疗的较大肿瘤,有时可能需要骨的方块切除。尽管 JTOF 和 JPOF 经保守性切除后有多次复发的报道,但目前尚无发生肉瘤变的病例。

【病理学特征】

1. **大体表现**　肉眼观肿瘤界限清楚,有包膜,剖面呈黄白色、实性(图 8-5-2),有时有出血灶。JTOF 切面的曲线状出血条索为其独有的特征。

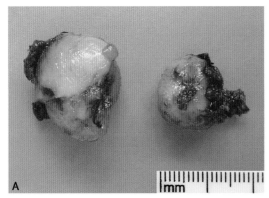
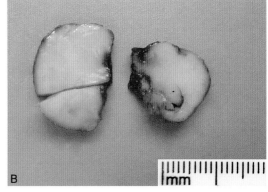

图 8-5-2　骨化纤维瘤的大体标本

A. 送检标本为两个有包膜的结节,表面光滑;B. 瘤结节切面为黄白色,质脆。

2. **镜下表现**　骨化纤维瘤边界清楚,可有包膜。肿瘤由富含成纤维细胞的结缔组织构成,其细胞丰富程度可有较大差异。肿瘤中的钙化结构多样,小梁状编织骨(trabeculae of woven bone)较常见,其周围绕成排的成骨细胞,这些骨小梁可相互连接成网。有时可见宽大的板层骨(lamellar bone)结构和营养不良性钙化。肿瘤中常可见无细胞的嗜碱性类牙骨质沉积物,呈圆形或卵圆形,周界光滑,类似于牙骨质小体(cementicle)(图 8-5-3)。JTOF 由含丰富细胞的纤维组织构成,其中可见含细胞的带状类骨质,另外可见纤细幼稚的骨小梁,内有骨陷窝和骨细胞,骨小梁外周密集围绕一排较大的成骨细胞。这些骨小梁相互吻合成网状,细胞丰富区域可见核分裂象(图 8-5-4)。JPOF 的特征是在成纤维性间质内含有丰富的沙瘤样骨小体,这些卵圆形或弯曲的骨小体中可无细胞,也可见散在细胞。与牙骨质小体不同,骨小体边缘没有放射状的胶原纤维,骨小体本身可相互融合,形成具有反转线的小梁结构。

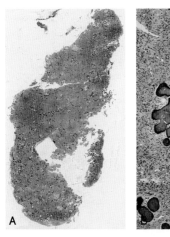
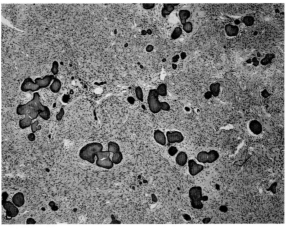

图 8-5-3 骨化纤维瘤的组织学表现

A. 低倍镜下见在增生的纤维组织背景中,有大量散在分布的嗜碱性钙化团块(HE 染色,5×);B. 高倍镜下见肿瘤由丰富的成纤维细胞构成,成纤维细胞小、密集,可见大量无细胞的碱性类牙骨质沉积物,呈圆形或卵圆形,周边光滑(HE 染色,100×)。

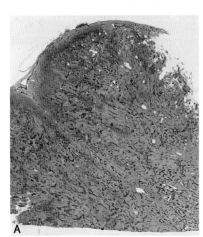
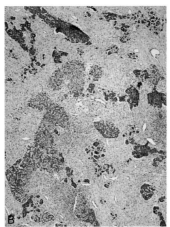
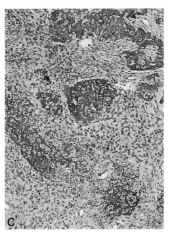

图 8-5-4 青少年小梁状骨化纤维瘤的组织学表现

A. 低倍镜下见病变由含丰富细胞的纤维组织和大量骨小梁样结构构成,有包膜(HE 染色,4×);B. 纤维组织背景内可见骨小梁样结构及灶性钙化团块,幼稚的骨小梁内有骨陷窝和骨细胞(HE 染色,100×);C. 部分区域骨小梁结构周围细胞增生活跃,可见核分裂象(HE 染色,200×)。

【鉴别诊断】

在组织学上,骨化纤维瘤与纤维结构不良有时很难鉴别,主要依据其 X 线表现及临床特点。骨化纤维瘤好发于下颌,界限清楚,有包膜。同时,形成的骨小梁周围常见到成排的成骨细胞,以此可与纤维结构不良相区别。骨化纤维瘤有时可发生 *CDC73*(又称 *HRPT2*)基因突变,但无 *GNAS* 突变;而 80% 以上的纤维结构不良可携带 *GNAS* 突变,以此可协助鉴别二者。

二、牙骨质-骨结构不良

牙骨质-骨结构不良(cemento-osseous dysplasia)是一组发生于颌骨承牙部位的根尖周区域,以纤维组织和化生性骨取代正常骨组织的特发性病变。

【临床要点】

1. 病变好发于中年黑人女性,仅见于颌骨的承牙区。

2. 病变有多种临床表现形式,并具有不同的名称。牙骨质-骨结构不良发生于下颌前部,仅累及少数牙时,称为根尖周牙骨质-骨结构不良(periapical cemento-osseous dysplasia)。发生于颌骨后牙区的类似局限性病变,称为局灶性牙骨质-骨结构不良(focal cemento-osseous dysplasia)。另外一型弥漫性骨结构不良常发生于双侧下颌骨,甚至可累及颌骨的四个象限。其中一型为繁茂性(florid)骨结构不良,主要发生于中年黑人妇女。还有一型发生于年轻人,可导致明显的颌骨膨胀,称为家族性巨大型牙骨质瘤(familial gigantiform cementoma),是一种表现形式各异的常染色体显性遗传病,WHO新分类中已将其作为一型独立的纤维-骨病损。

3. 根尖周和局灶性骨结构不良通常在 X 线检查时偶然被发现(图 8-5-5),受累牙的牙髓活力正常。繁茂性骨结构不良可在继发感染后出现症状。除了家族性巨大型牙骨质瘤,颌骨膨胀不是骨结构不良的常见表现。

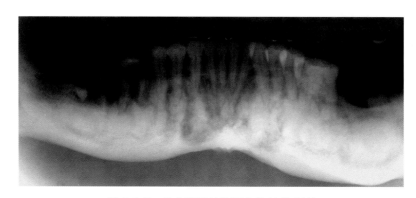

图 8-5-5　根尖周骨结构不良的 X 线表现

4. 骨结构不良可以透射影、阻射影为主,或表现为透射/阻射混合影。随着病变时间的推移,阻射影改变有逐渐增加的趋势。

5. 骨结构不良发生于牙周膜。除非病变继发感染(常见于繁茂性骨结构不良),或造成面部畸形(多见于家族性巨大型牙骨质瘤),各型骨结构不良一般不需要治疗。

【病理学特征】

1. 各型骨结构不良均由富于细胞的纤维组织构成,其中含有层板骨和牙骨质样物质。

2. 病变无包膜。大多数病变中的硬组织成分与受累牙的牙根表面不融合,但与其周围的骨组织相连。

第六节　其他肿瘤

婴儿黑色素神经外胚瘤(melanotic neuroectodermal tumor of infancy,MNTI,WHO ICD-O code 9363/0)是婴幼儿少见的肿瘤,由神经母细胞和色素上皮细胞两种细胞成分组成。1918 年由 Krompecher 首先报道,为少见肿瘤。由于其与牙关系密切,所以曾认为该病为牙源性肿瘤。

【临床要点】

1. 肿瘤常见于 1 岁以下婴儿(95%),80% 的病例<6 月龄,个别病例见于年龄较大者。男性稍多见,也有文献报道认为性别无差异。

2. 90% 以上的病例发生于颅颌面部,最常见的部位为上颌骨(60% 以上),之后是颅骨、下颌骨(6%)和脑组织。除头颈部以外,肿瘤还可见于肩胛部、子宫、附睾、纵隔、大腿、前臂等部位。

3. 肿瘤表现为无痛性、快速长大的包块,可引起面部变形和喂养困难。肿物可表现为非溃疡性蓝黑色牙龈部或骨内包块。

4. X 线表现为界限不清的透光区,发生于上颌骨者可累及上颌窦、鼻腔或眼眶。肿瘤可以含有发育牙,并可导致牙移位。

5. 尽管肿瘤生长迅速,具有局部破坏性,但是大多数病例可通过完整切除而治愈。约有 20% 的病例可在术后 6 个月内复发。虽然多数病例属良性肿瘤,但 3% 左右的病例可发生淋巴结、肝、骨、肾上腺和软组织等部位的转移。除非有转移证据,否则应避免放疗和化疗。

【病理学特征】

1. 肉眼见肿物表面黏膜无溃破,边界不清,无包膜。剖面呈灰黑色或深黑色。

2. 镜下见肿瘤由上皮样细胞和淋巴细胞样细胞组成(图 8-6-1)。上皮样细胞和淋巴细胞样细胞可单独组成灶性聚集,但多是两种细胞混杂在一起呈巢状。

3. 上皮样细胞体积较大,呈立方状或多边形,细胞核大而淡染,细胞质丰富,含黑色素或色素不明显。上皮样细胞排列不一,呈片块状、索状、裂隙样或导管状。导管或裂隙内可含淋巴细胞样细胞。

4. 淋巴细胞样细胞的变异较大,有些病例中它们类似于小淋巴细胞,伴致密圆形细胞核,细胞质很少。部分病例中,细胞核较大,伴有发育较好的染色质。

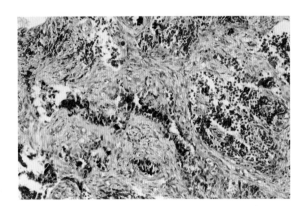

图 8-6-1 婴儿黑色素神经外胚瘤
镜下见肿瘤由上皮样细胞和淋巴细胞样细胞组成,上皮样细胞可含黑色素(HE 染色,200×)。

5. 在肿瘤周边部,瘤组织可延伸至骨内,似呈浸润性生长。

【鉴别诊断】

婴儿黑色素神经外胚瘤与恶性黑色素瘤的鉴别见表 8-6-1。

表 8-6-1 婴儿黑色素神经外胚瘤与恶性黑色素瘤的鉴别要点

鉴别要点		婴儿黑色素神经外胚瘤	恶性黑色素瘤
发病年龄		1 岁以下婴儿	中老年人多见
组织学表现		由上皮样细胞和淋巴细胞样(神经母细胞样)细胞组成,多混杂排列	以片状或岛状的上皮样黑色素细胞为主,排列成器官样或腺泡样
免疫组织化学	CK	+	−
	HMB45	−	+
	S100 蛋白	+	+

【病例】

患儿,男性,3 月龄。右侧面部肿大 2 个月。出生后 1 个月发现右侧牙龈肿大,未予重视。肿物逐渐长大,导致右侧面部肿大。

专科检查:右侧口内颊腭侧弥漫性肿大,黏膜无破溃,色灰黑,肿物近腭中线,后界达右侧上腭结节,边界清楚,质地硬。

影像学检查:CT 示右侧上颌有一低密度与高密度混合影像,边界较清楚(图 8-6-2)。

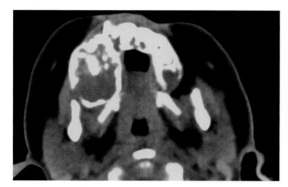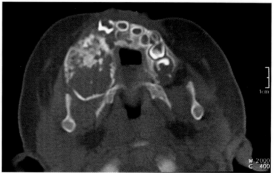

图 8-6-2　影像学表现

CT 示右侧上颌有一低密度与高密度混合,边界较清楚的肿物。

临床印象:右侧上颌肿物,性质待定。

临床治疗:患儿行右侧上颌骨肿物切除术及右侧上颌骨次全切术。

肉眼观察:送检物为部分上颌骨,约 5cm×4cm×3cm,表面黏膜呈灰黑色。肿物剖面,实性,黑色区域与白色区域相间,边界不清(图 8-6-3)。

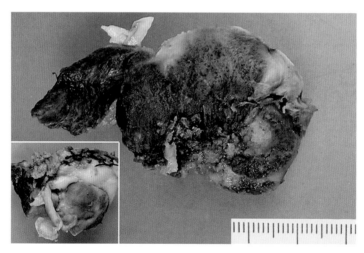

图 8-6-3　大体标本

肿瘤为实性,剖面以黑色为主,可见白色相间区域,左下角图见肿瘤表面黏膜呈灰黑色。

光镜观察:肿瘤无包膜,与骨组织混杂(图 8-6-4A),由两种细胞组成,分别为较小的神经母细胞样细胞和较大的含黑色素的上皮样细胞,排列为不规则的腺泡样、裂隙状结构,间质为致密纤维组织(图 8-6-4B)。大的上皮样、含黑色素细胞完全或部分衬覆在腺泡样、裂隙状结构的壁上。在管腔或裂隙中央及纤维间质中,为小的圆形或卵圆形的神经母细胞样细胞,细胞核致密,细胞质很少(图 8-6-4C)。在不同区域中,上皮样细胞与神经母细胞样细胞的比例不等。

病理诊断:婴儿黑色素神经外胚瘤。

随访资料:术后恢复无特殊,随访 1 年无复发。

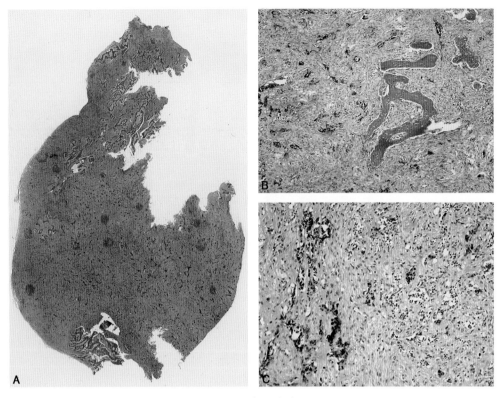

图 8-6-4 组织学表现

A. 低倍镜下示肿瘤无明显包膜,与骨组织混杂在一起(HE 染色,5×);B. 两种细胞排列为不规则的腺泡样、裂隙状结构,间质为致密纤维组织(HE 染色,100×);C. 大的上皮样细胞呈泡状或腺管状排列,管腔内和纤维间质中可见小的圆形或卵圆形的神经母细胞样细胞,细胞核深染,细胞质少(HE 染色,200×)。

(李铁军 张建运)

参考文献

1. EL-NAGGAR A K,CHAN J K C,GRANDIS J R,et al.WHO classification of head and neck tumours.4th ed.Lyon:IARC, 2017.

2. LI T J,WU Y T,YU S F,et al.Unicystic ameloblastoma:a clinicopathologic study of 33 Chinese patients.Am J Surg Pathol, 2000,24(10):1385-1392.

3. LI T J,YU S F,GAO Y,et al.Clear cell odontogenic carcinoma:a clinicopathologic and immunocytochemical study of 5 cases.Arch Pathol Lab Med,2001,125(12):1566-1571.

4. LUO H Y,LI T J.Odontogenic tumors:a study of 1 309 cases in a Chinese population.Oral Oncol,2009,45(8):706-711.

5. 李铁军.口腔临床病理诊断Ⅳ.牙源性肿瘤的病理诊断.中华口腔医学杂志,2008,43(10):630-634.

6. 李铁军.颌骨肿瘤实例图谱及临床病理精要.北京:人民军医出版社,2011.

7. 高岩.口腔组织病理学.8 版.北京:人民卫生出版社,2020.

8. 李铁军.临床病理诊断与鉴别诊断:口腔颌面部疾病.北京:人民卫生出版社,2020.

9. 李铁军.口腔组织学与病理学.3 版.北京:北京大学医学出版社,2020.

颞下颌关节疾病是临床常见的疾病之一,种类较多。本章对骨关节炎、髁突增生、滑膜软骨瘤病和弥漫性腱鞘巨细胞瘤的临床病理特点进行介绍。

一、骨 关 节 炎

骨关节炎(osteoarthritis,OA)又称骨关节病,是变性关节炎的一种,其特点为骨关节软骨发生退行性变后,继之以邻近软骨、骨的增生和骨化。

【临床要点】

1. 常见于 40 岁以上人群,女性稍多见,病程迁延。
2. 临床上主要为颞下颌关节区疼痛,颌骨运动受限。
3. 本病可有骨质增生、骨赘,以及伴有关节盘穿孔破裂。
4. 部分病例可闻及关节多声弹响、摩擦音或破碎音。
5. X 线表现为关节腔狭窄、关节变形和/或髁突变扁平、骨赘形成、髁突前斜面唇状增生、软骨下骨硬化、囊性变等(图 9-0-1A)。CT 影像主要表现为骨质增生及关节软组织改变(图 9-0-1B)。MRI 显示骨关节炎损伤的程度、范围(图 9-0-1C)。CT 三维重建显示关节骨质局部增生(图 9-0-1D)。

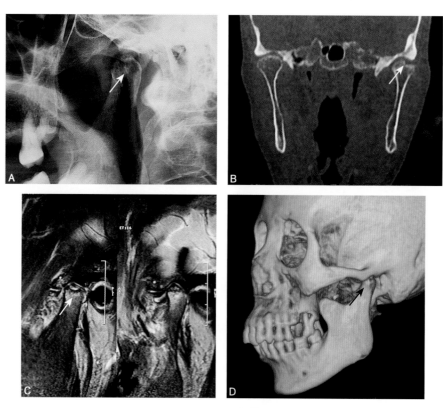

图 9-0-1　骨关节炎

A. 曲面体层片示骨关节炎(箭头示);B. CT 冠状位示左侧髁突骨关节炎(箭头示);C. MRI
示骨关节炎损伤程度及范围(箭头示);D. CT 三维重建(箭头示)。

【病理学特征】

1. 肉眼观察 关节面软骨损伤,在应力作用下关节承重部位软骨剥脱,暴露的软骨下骨可发生反应性增生,骨小梁增厚和表层致密骨形成并硬化,称为骨质象牙化。髁突前斜面可出现骨赘性唇状突。软骨性和骨性骨赘,可部分脱落于关节腔形成游离体,残存的关节面软骨无光泽、粗糙,呈绒毛状突起。

2. 光镜观察

（1）关节软骨损伤和退行性变:软骨损伤表现为关节面软骨不规则变薄和纤维化,软骨细胞局灶性或广泛性死亡;软骨基质的蛋白多糖减少;由于软骨基质损伤,造成关节软骨面粗糙和垂直或水平方向裂隙形成(图9-0-2A);软骨内不规则颗粒状钙化及重复的矿化线出现。

（2）关节软骨周围组织的修复和包括滑膜在内的增生性改变:软骨的修复表现为受损区软骨和软骨下骨的软骨细胞再生。增生的软骨陷窝内,细胞比较丰富,细胞核较大,有双核细胞。软骨下骨暴露,骨小梁微小骨折,骨局部溶解、被纤维黏液样组织取代,形成软骨下囊肿。

（3）骨组织修复表现:软骨下骨质增生和硬化。表层骨小梁增厚,关节面重建和骨赘形成,软骨下囊肿周围骨质的反应性增生(图9-0-2B)。

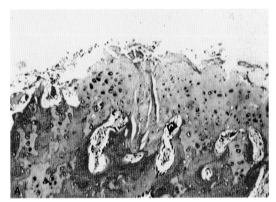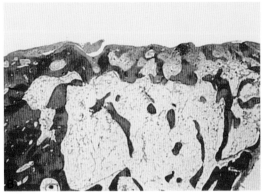

图 9-0-2 骨关节炎
A.软骨内裂隙和软骨破坏(HE染色,40×);B.软骨下骨暴露(HE染色,100×)。

（4）滑膜细胞则呈乳头状增生,滑膜间质缺乏明显的炎症性改变。

【鉴别诊断】

1. 类风湿关节炎 本病多发生在20~50岁,常急性发作,全身症状较轻,持续时间长。受累关节多对称或多发,不侵犯远端指间关节。关节早期肿胀呈梭形,晚期功能障碍及强直畸形(图9-0-3A、B),关节处骨膨大(图9-0-3C),张口受限(图9-0-3D)。X线检查示局部或全身骨质疏松,关节面吸收,骨性愈合,强

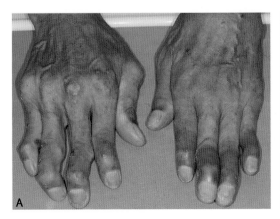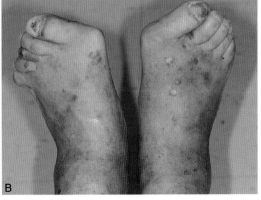

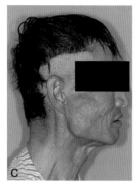
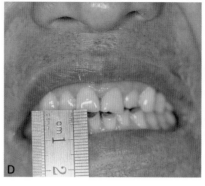
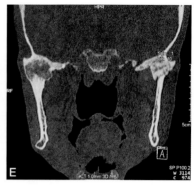

图 9-0-3 类风湿关节炎

A、B. 患者手足关节强直畸形侧位像;C. 颞下颌关节处骨膨大;D. 患者张口受限;E.CT 冠状位示右侧颞下颌关节强直,有不规则透光影。

直畸形。CT 显示右侧颞下颌关节强直,有不规则透光影(图 9-0-3E)。实验室检查示红细胞沉降率增快,类风湿因子阳性。

2. 颞下颌关节紊乱病 临床上,骨关节炎与颞下颌关节紊乱病的很多表现非常类似,如张口受限(图 9-0-4A、B)。但骨关节炎病变主要是累及关节软骨,而颞下颌关节紊乱综合征除髁突软骨退行性变外,还存在关节盘的退变。前带和中带胶原纤维排列紊乱,行走无定向。中带及后带软骨细胞增多,细胞较大,成双或单个出现,且后带有新生的毛细血管长入。双板区纤维细胞增多,血管减少,出现纤维化,在此基础上可发生病理钙化。全口牙位曲面体层片及 MRI 可见颞下颌关节盘移位(图 9-0-4C、D)。

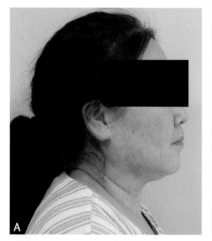
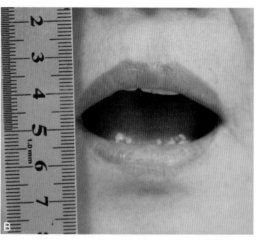
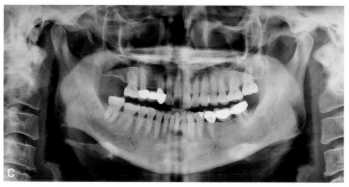
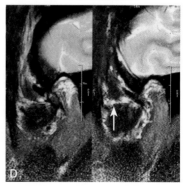

图 9-0-4 颞下颌关节紊乱病

A. 患者侧面照;B. 患者正面照(局部)示张口受限;C. 全口牙位曲面体层片示右侧颞下颌关节前移位;D. MRI 示右侧颞下颌关节前移位(箭头示)。

【问题1】骨关节炎可能与哪些因素有关?

思路:根据有无局部和全身致病因素,将骨关节炎分为原发性和继发性两大类。

(1)原发性骨关节炎:原发性骨关节炎的病因尚不清楚,可能与高龄、女性、肥胖、职业性过度使用等因素有关。

(2)继发性骨关节炎:机械性或解剖学异常、炎症性关节疾患、代谢异常、内分泌异常、神经性缺陷等。

【问题2】骨关节炎的诊断标准和进展有哪些?

思路:骨关节炎(OA)的诊断标准,目前仍以临床表现和X线表现为主。其中,在标准X线片上测量关节间隙宽度所得的测量值,仍是诊断OA的"金标准"。然而,由于OA诊断的影像学灵敏度及精确度均较差,无法检测到早期关节病理或代谢的变化,因此反映OA早期灵敏度和特异度的生物标志物,对OA的早期诊断、病情及疗效监测具有重要意义。

OA诊断性生物标志物,根据生物学途径可分为合成代谢标志物、分解代谢标志物及炎性因子。近几年,关于标志物的研究主要集中在软骨基质的结构成分上,尤其是Ⅱ型胶原降解标志物CTX-Ⅱ和非胶原蛋白类COMP。

二、髁突增生

髁突增生(condylar hyperplasia)又称髁突肥大,通常是一种单侧性髁突增大。临床表现类似于骨瘤或软骨瘤,但在组织病理学上仅为髁突增生,且生长具有自限性。

【临床要点】

1. 髁突增生在青春期前很少发病,多见于青春期后。

2. 病变可表现为面部不对称和错殆畸形。

3. 单侧髁突病变多见,可出现面部不对称,下颌体偏向健侧。

【病理学特征】

1. 肉眼观察　髁突和髁突颈部增大。

2. 光镜观察

(1)髁突软骨全层增厚,通常表现为未分化间充质层和肥大层明显增厚,软骨细胞数量增多。

(2)少数纤维层明显增厚;极少数髁突软骨层可见丰富的细胞外基质,但细胞数量未见明显改变。

(3)髁突骨松质通常出现吸收,骨小梁增多,排列较规则。髁突骨松质内可见大量软骨岛形成(图9-0-5)。

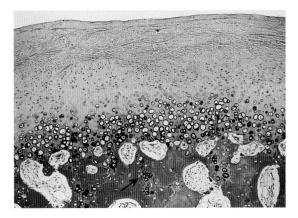

图9-0-5　髁突增生
髁突体积增大,纤维软骨增厚,骨松质内软骨岛(箭头示)形成(HE染色,40×)。

【鉴别诊断】

髁突增生应与软骨瘤鉴别。

【问题】引起髁突增生的相关因素有哪些?

思路:髁突增生的原因不明,可以是先天性或获得性疾病。先天性髁突增生可能与基因有关。获得性髁突增生的因素多为外伤、感染和内分泌障碍有关。有学者认为,轻度慢性炎症可刺激髁突增生,单侧发病也提示为一种局部性病变。

【病例】

患儿,女性,14岁。左侧面部偏斜1年,逐渐加重。

专科检查:面部左右不对称,皮肤颜色正常,未触及肿块。咬合中线向左侧偏斜,咬合关系紊乱。

影像学检查:CT冠状位和三维重建均显示左侧下颌骨髁突体积增大,髁突颈部延长(图9-0-6A、B)。

临床诊断:偏侧咬合畸形?

临床治疗:在全身麻醉下行右侧下颌骨髁突切除术。

肉眼观察:送检物为切除的髁突。

光镜观察:低倍镜下示髁突纤维软骨增厚和髁突体积增大(图9-0-6C)。高倍镜下见纤维软骨增厚(图9-0-6D)。

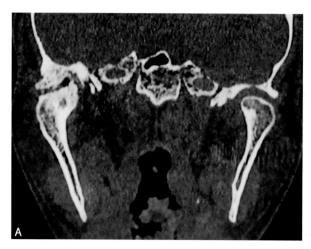
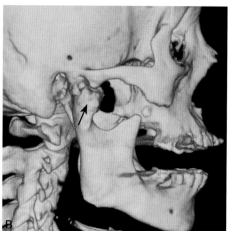
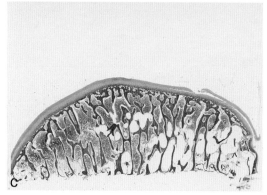
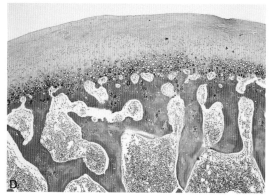

图9-0-6 髁突增生

A. CT冠状位示右侧髁突增生;B. CT三维重建示髁突增生(箭头示);C. 低倍镜示髁突体积增大(HE染色,6×);D. 高倍镜示纤维软骨增厚,骨松质内软骨岛形成(HE染色,100×)。

病理诊断:结合影像学,符合髁突增生。

【病例讨论】

髁突增生与髁突软骨瘤的鉴别:由于髁突增生与髁突骨软骨瘤的临床表现非常相似,如面形不对称、颏点偏斜、开口受限,以及咬合功能紊乱等,因此,利用CT检查及病理学检查可为鉴别诊断下颌骨髁突软骨瘤和髁突增生提供良好的依据(表9-0-1)。

表9-0-1 髁突增生与髁突软骨瘤的CT检查与病理学检查

疾病名称	CT检查	病理学检查
髁突增生	病变髁突颈部和/或患侧下颌支较对侧延长明显,病变髁突形状改变,且体积较对侧增大,偶尔伴发上颌骨偏斜畸形	光镜下可见髁突表面有未分化的间充质细胞层和增生的软骨细胞层,软骨岛散在分布于深层小梁骨内

续表

疾病名称	CT 检查	病理学检查
髁突软骨瘤	病变髁突光滑，其内有不均匀的骨化，病变髁突上方有软骨帽覆盖。患侧的颞下颌关节面因肿瘤压迫而改建明显，关节间隙较对侧减小。部分病变呈分叶状，且与病变髁突有蒂相连	光镜下可见骨针状骨松质，表面覆盖透明软骨帽，在骨与软骨交界区可见骨膜内成骨

三、滑膜软骨瘤病

滑膜软骨瘤病（synovial chondromatosis，SC，WHO ICD-O code 9220/1）是一种局部侵袭性肿瘤，由多个透明软骨结节组成，累及关节间隙、滑膜下组织或滑膜腱鞘（关节外亚型）。2013 版 WHO 软组织和骨肿瘤分类中滑膜软骨瘤病归为良性，2020 版重新将其归为中间型（局部侵袭性）。

【临床要点】

1. 本病常发生于中年人，女性发病率是男性的 2~3 倍。

2. 90% 为单关节受累，膝关节受累占 70%。颞下颌关节滑膜软骨瘤病多发生于关节上腔，且右侧多见。

3. 偶尔表现为关节附近的无痛性软组织肿物，除非结节有钙化或骨化。

4. CT 检查示关节腔内多发性"游离体"，表现为圆形、卵圆形或形状不规则的阻射影。MRI 检查可明确关节内的结节是软骨性的还是骨性的，病变确切位置及其与周围正常结构的关系。

5. 滑膜软骨瘤病具有局部侵袭性的生物学行为，容易局部复发，此外有 5%~10% 的病例多次复发可发生恶变。

【病理学特征】

1. 肉眼观察 病变组织是多个发亮的蓝色或白色圆形小体，或是滑膜组织内的结节，从<1mm 到数厘米不等（图 9-0-7A）。

2. 光镜观察

（1）病变为多结节（图 9-0-7B），由细胞数量多少不等的透明软骨组成，其外由纤细的纤维组织覆盖，有时有滑膜衬覆细胞。软骨细胞呈簇状，可见非典型性软骨细胞，细胞核肥硕，染色质浓缩，常见双核细胞，罕见核分裂象。

（2）约 60% 的病例中可见钙化，但一般钙化的软骨成分不超过全部病变的 10%。本病可有骨化现象，有时在骨小梁间有脂肪性骨髓。

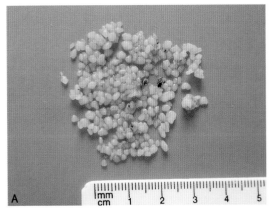
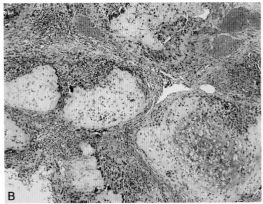

图 9-0-7 滑膜软骨瘤病
A. 病变呈圆形或卵圆形结节；B. 多个软骨结节形成（HE 染色，40×）。

【鉴别诊断】

1. 滑膜原发性软骨肉瘤　在多数滑膜软骨瘤病的病例中,细胞核异型性和细胞丰富程度与低至中度恶性软骨肉瘤相当。如果只考虑组织学表现,而不了解其病史、影像学改变及术中所见,可能误诊为软骨肉瘤。

(1)通常滑膜软骨瘤病的病变局限于关节间隙及滑膜浅层,而不侵及骨及滑膜深层。只有部分滑膜软骨瘤病的病变可呈侵袭性生长,并累及关节周围组织,可能与其他部位发生的软骨肉瘤累及关节或罕见的滑膜原发性软骨肉瘤难以区别。

(2)软骨肉瘤没有滑膜软骨瘤病中软骨细胞成团聚集的特征。肿瘤细胞密集成片,肿瘤周边细胞梭形,丰富且密集,软骨基质黏液样变性,可见坏死及分裂象。另外,滑膜软骨瘤病可侵犯骨及软组织,但通常为推进式生长,若肿瘤浸润至骨小梁间则应考虑为恶性。

2. 剥脱性骨软骨炎　剥脱性骨软骨炎等病变造成关节表面软骨变性、脱落,亦形成关节腔内游离体,但软骨细胞分布均匀,没有异型性,细胞不大,很少有双核,呈层板状或同心圆状钙化。通常认为,这类继发性关节软骨化生与原发性滑膜软骨瘤病不同,后者更具侵袭性,复发率高,二者应加以区分。

【问题1】滑膜软骨瘤病的病变发展过程是什么?

思路:有研究将病变的发展过程分为三期。Ⅰ期:活跃的滑膜内病变,见软骨灶性增殖,较大的形成突向关节间隙的结节,甚至可突出关节囊,但关节腔内没有脱落的游离体。Ⅱ期:过渡性的滑膜病变伴游离体形成,即滑膜内及关节腔内均见软骨物质。Ⅲ期:关节腔内有较多游离体,但滑膜病变处于静止状态。

【问题2】滑膜软骨瘤病的性质是什么?

思路:滑膜软骨瘤病病因不明,可能是由于慢性、反复的轻度创伤伴炎症引发的化生过程。但部分病变具有侵袭性生长的特点,可造成局部破坏。有学者发现,本病与6号染色体的细胞遗传学异常有关,提示其为肿瘤。

【病例】

患者,女性,49岁。右侧颞下颌关节间断性疼痛2.5年,大张口或咀嚼时疼痛加重。

专科检查:面部不对称,右侧耳前区膨隆,压痛。右侧髁突后区压痛,开闭口弹响。下颌牙中线左偏2mm,咬合关系紊乱。

影像学检查:CT检查见右侧颞下颌关节腔积液,未见占位性病变,可见多个类圆形结节(图9-0-8A)。颞下颌关节MRI检查显示在T_2加权像上,关节腔内可见高低信号混杂表现,有大量积液(图9-0-8B)。

临床诊断:右侧颞下颌关节腔积液,炎症可能性大。

临床治疗:在局部麻醉下行右侧颞下颌关节肿物探查刮除术。

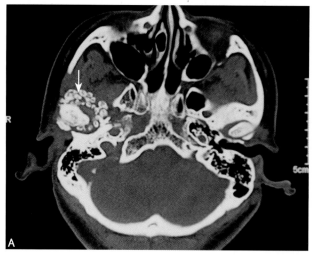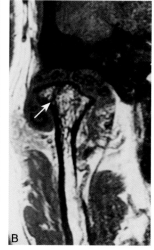

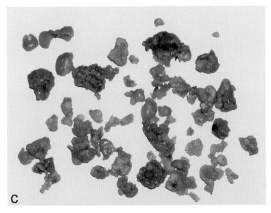

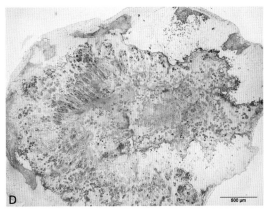

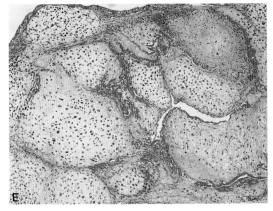

图 9-0-8　滑膜软骨瘤病
A. CT 冠状位示右侧颞下颌关节可见多个类圆形结节（箭头示）；B. MRI 示关节囊内髁突增生（箭头示）；C. 病变呈粟米至米粒大小的不规则类圆形分叶状结节；D. 镜下示结节由透明软骨组成（HE 染色，40×）；E. 多个软骨结节形成（HE 染色，100×）。

　　肉眼观察：送检物为大量粟米至米粒大小类圆形物质，白色，半透明，表面光滑，部分互相融合成较大的分叶状结节，质地韧（图 9-0-8C）。

　　光镜观察：结节大小不等，形态不规则，边缘圆钝。结节由透明软骨组成，内部染色深浅不一，软骨细胞疏密不等，呈灶状聚集（图 9-0-8D、E）。软骨细胞较胖，瘤细胞团间有丰富的基质，部分结节表面可见纤维组织覆盖。多数软骨细胞的细胞核固缩、深染，但也有较多细胞的细胞核大，呈泡状，可见明显的核仁，可见双核或多核细胞，部分结节内可见钙化。

　　病理诊断：滑膜软骨瘤病。

【病例讨论】

　　1. 滑膜软骨瘤病可能的致病因素　滑膜软骨瘤病是一种少见的病变，而其他原因造成的滑膜软骨化生及关节腔内游离体形成更加常见，如退行性关节病、创伤、类风湿关节炎和剥脱性骨软骨炎等，被称为继发性滑膜软骨瘤病。另外，无明确病因的病变，则称为原发性滑膜软骨瘤病。但在 WHO 的分类中，明确滑膜软骨瘤病应为原发性。

　　2. 滑膜软骨瘤病的影像学特点　常规 X 线检查可见大小不等的结节在关节内呈圆形、卵圆形或不规则形的阻射影，关节间隙增宽、不规则，关节窝及髁突变形、硬化或表面破坏。是否能查见软骨结节，有赖于结节的钙化或骨化程度。CT 检查能发现较小的钙化灶，并清楚显示病变骨破坏情况。MRI 检查能确定病变是否为滑膜来源、病变的位置及与周围正常结构的关系。

四、弥漫性腱鞘巨细胞瘤

　　弥漫性腱鞘巨细胞瘤（diffuse type tenosynovial giant cell tumor，WHO ICD-O code 9252/0）是一种具有局部侵袭性的肿瘤，以椭圆形或多边形滑膜样单核细胞散在增生为特征，同时伴有数量不等的多核巨细胞、炎症细胞、泡沫样巨噬细胞和含铁血黄素。在多数情况下，该病变表现为色素沉着绒毛结节性滑膜炎

（pigmented villonodular synovitis, PVNS）的关节外延伸。少数弥漫性腱鞘巨细胞瘤没有关节内成分。

【临床要点】

1. 该瘤主要发生在大关节,其中膝关节约占 75%,仅有少数发生在颞下颌关节的病例报告。
2. 发生于颞下颌关节的弥漫性腱鞘巨细胞瘤可发生在任何年龄,30~50 岁为高发年龄,性别无差异。
3. 临床表现为颞下颌关节区或腮腺区肿块。仅 30% 左右的患者可有颞下颌关节的症状。
4. 影像学上大多数肿瘤表现为边界不清的关节旁肿物,早期改变不明显,后期可见不同程度的骨质破坏。
5. 通常病情进展缓慢,病史平均为 11 个月。
6. 该肿瘤常复发,关节外病变复发率高于关节内病变。

【病理学特征】

1. 肉眼观察　该瘤多呈浸润性、弥漫性或膨胀性生长,常有人为撕裂状裂隙或有滑膜被覆的腔隙。关节外病变,外观为多结节状,色彩多样,白色、黄色和棕色区域交替分布。肿瘤常缺乏色素沉着绒毛结节性滑膜炎中典型的绒毛结构。

2. 光镜观察

（1）肿瘤由高度多态的细胞群组成,包括单核细胞、多核巨细胞、泡沫样巨噬细胞和慢性炎症细胞,并混杂含铁血黄素(图 9-0-9)。其镜下组织学特征的变化取决于各细胞成分之间的比例。

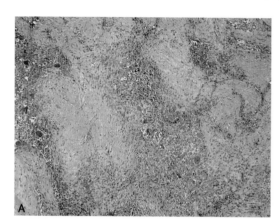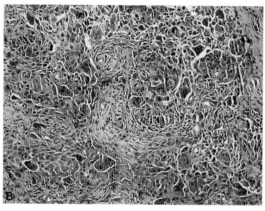

图 9-0-9　弥漫性腱鞘巨细胞瘤

A. 梭形或椭圆形的单核细胞形成多个结节,其内见多核巨细胞和含铁血黄素沉积(HE 染色,40×);B. 病变结节内可见大量多核巨细胞(HE 染色,100×)。

（2）肿瘤中单核细胞主要为较小的组织样单核细胞和较大的上皮样单核细胞。较小的组织样单核细胞,细胞质浅染,细胞核小,呈椭圆形或肾形。较大的上皮样单核细胞,呈圆形泡状细胞核,细胞质双嗜性,常见含铁血黄素颗粒。两种单核细胞均可见核分裂象。

（3）多数病例可见成片的泡沫样巨噬细胞及含铁血黄素沉积。与局限性病变相比,多核巨细胞较少。肿瘤内可见少量反应性骨、软骨形成。间质有不同程度纤维化,亦可有玻璃样变。

【免疫组织化学特征】

肿瘤起源于关节的滑膜、滑囊和腱鞘,表现出间充质细胞、组织细胞双相分化特征。免疫组织化学标记 vimentin、CD68、CD163 和 CD45 阳性,部分细胞表达 desmin 和 clusterin。

【细胞遗传学特征】

部分肿瘤细胞中 t(1;2)(p11;q35-36)染色体重排,形成 CSF1-COL6A3 融合基因。

【鉴别诊断】

弥漫性腱鞘巨细胞瘤应与巨细胞肉芽肿鉴别。

巨细胞肉芽肿的组织形态与巨细胞瘤更为接近,通过仔细观察,可发现此类病变并不真正发生于骨内,总是与关节腔有关。弥漫性腱鞘巨细胞瘤组织学上常见腱鞘组织、滑膜组织或滑膜裂隙。免疫组织化学染色显示多核巨细胞 vimintin(Vim)、CD68 阳性表达(图 9-0-10A、B),间质纤维细胞核 Ki-67 阳性(图 9-0-10C)。

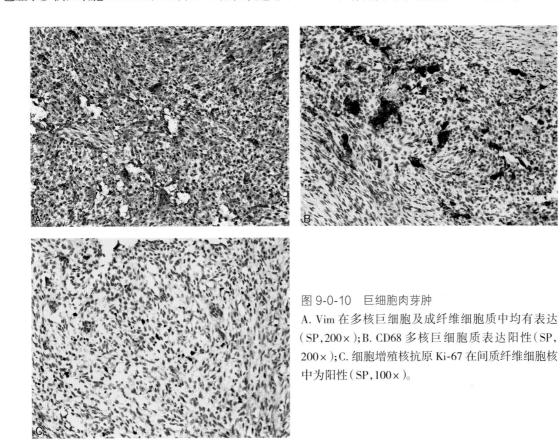

图 9-0-10 巨细胞肉芽肿
A. Vim 在多核巨细胞及成纤维细胞质中均有表达(SP,200×);B. CD68 多核巨细胞质表达阳性(SP,200×);C. 细胞增殖核抗原 Ki-67 在间质纤维细胞核中为阳性(SP,100×)。

【问题】弥漫性腱鞘巨细胞瘤与局限性腱鞘巨细胞瘤有何异同之处?

思路:局限性和弥漫性腱鞘巨细胞瘤均为起源于关节滑膜、滑囊和腱鞘的肿瘤,并呈现相似的免疫组织化学表型和细胞遗传学特征。但局限性腱鞘巨细胞瘤呈局限性生长,肿瘤边界清楚,呈分叶状,常有纤维性包膜包绕。与局限性腱鞘巨细胞瘤相比,弥漫性腱鞘巨细胞瘤周围没有成熟的胶原包膜,而是呈膨胀的片状生长,并被裂隙状或假腺样间隙分隔。局限性腱鞘巨细胞瘤的局部复发率(4%~30%)低于弥漫性腱鞘巨细胞瘤(40%~60%)。

【病例】

患者,女性,50 岁。左侧耳屏前肿物 2 年。

2 年前发现左侧耳屏前肿物,进食时肿胀加剧,并伴疼痛、关节弹响,未行特殊诊治。半年前肿物增大迅速,并伴有轻微刺痛感。

专科检查:患者颌面部不对称,左侧耳前区皮肤隆起,皮下可扪及一肿物,质地硬,无压痛,表面光滑,直径约 2.0cm,边界清楚,活动度较差。口内黏膜未见异常,颌面部未触及肿大淋巴结。

影像学检查:CT 检查示左侧髁突区围绕髁突见一软组织肿块影,密度不均,边界尚清,颞下颌关节间隙增宽,但骨质未见明显破坏(图 9-0-11A)。3D CT 显示左侧颞下颌关节髁突骨质增生(图 9-0-11B)。

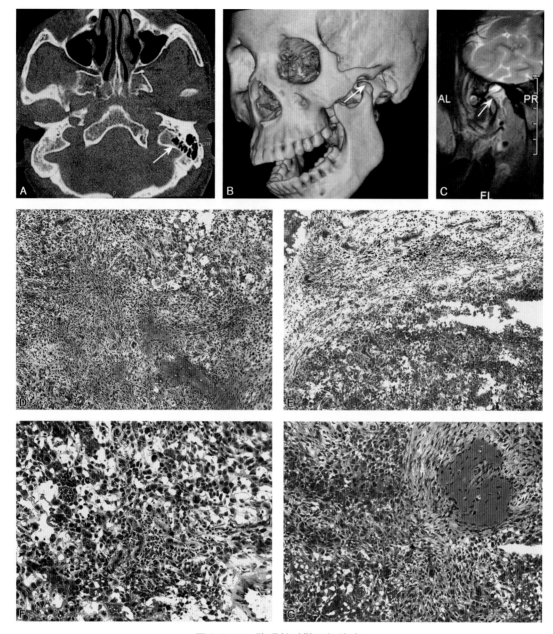

图 9-0-11 弥漫性腱鞘巨细胞瘤

A. CT 冠状位示左侧颞下颌关节有破坏及增生(箭头示);B. 3D CT 示左侧颞下颌关节(箭头示);C. MRI 示左侧颞下颌关节(箭头示);D. 肿瘤主要由梭形、卵圆形的单核细胞组成(HE 染色,100×);E. 散在的多核巨细胞(HE 染色,100×);F. 含铁血黄素沉积于巨噬细胞内(HE 染色,200×);G. 可见反应性骨形成(HE 染色,200×)。

MRI 显示左侧颞下颌关节髁突病变的范围和程度(图 9-0-11C)。

　　临床诊断:左侧耳前区良性肿瘤。1. 腮腺多形性腺瘤。2. 髁突软骨肿瘤?

　　临床治疗:在全身麻醉下行左侧髁突肿物扩大切除术及修复。

　　肉眼观察:送检物为一肿块组织,2.0cm×1.8cm×1.5cm,剖面灰白色,部分半透明,界限尚清楚。

　　光镜观察:肿瘤无包膜,部分区域侵犯至周围组织,肿瘤主要由梭形、卵圆形的单核细胞组成(图 9-0-11D),其间散在分布多少不等的多核巨细胞(图 9-0-11E),后者由单核细胞融合而成,有含铁血黄素颗粒沉积于巨噬细胞内或间质中(图 9-0-11F)。局部可见被覆滑膜的裂隙结构。肿瘤中可见反应性软骨形成,其中有典型的网格状钙化,也可见反应性骨形成(图 9-0-11G)。病变细胞丰富区域的单核细胞中可见核分裂象。

　　病理诊断:弥漫性腱鞘巨细胞瘤。

【病例讨论】

1. 腱鞘巨细胞瘤的生物学特点　由于该肿瘤呈侵袭性生长,因此彻底的手术治疗是首选方法,应在保存功能的前提下,尽可能彻底切除肿瘤。对发生在颞下颌关节者,应在尽可能保留髁突的前提下完全切除肿瘤,同时行颞肌筋膜瓣转移修复,以预防颞下颌关节强直。弥漫性腱鞘巨细胞瘤存在复发的可能,复发率为 40%~50%,术后随访至关重要。但其恶变及远处转移很少发生。有报道称,对于不能完全手术切除者,可进行放疗,但其疗效尚未得到肯定。

2. 弥漫性腱鞘巨细胞瘤可能的致病因素　目前该肿瘤的病因尚未明确,曾有学者通过反复的关节积血和关节腔内注射血液及盐溶液成功构建了动物模型。有学者推测,淤血、创伤及炎症反应可能是其致病因素。

腱鞘巨细胞瘤免疫组织化学诊断及骨关节炎的治疗进展

1. 免疫组织化学在腱鞘巨细胞瘤诊断的意义　在 HE 染色切片上,我们经常遇见"形同病异"的问题。此时,想要明确诊断,要以 HE 染色形态为依据,选择恰当的抗体帮助诊断与鉴别诊断。在腱鞘巨细胞瘤的诊断中,不同细胞群的免疫组织化学抗体标志物也不相同。小的组织细胞样单核细胞 CD45、CD68 和 CD163 阳性,与组织细胞分化一致。这些细胞不表达 CD21、CD35 和 desmin。大的单核细胞表达 clusterin(一种滤泡树突状细胞相关糖蛋白),45%~80% 也可表达 desmin(显示出树突状分化进程);不表达 CD163、CD21 或 CD35。多核巨细胞则与破骨细胞免疫表型类似。

2. 骨关节炎的治疗进展　骨关节炎临床治疗的目的是缓解症状、改善功能、延缓进程及矫正畸形,并尽可能降低与之有关的残疾程度。骨关节炎的治疗方法较多,大体可分为手术治疗和非手术治疗。非手术治疗又包括合理的休息与功能锻炼、药物治疗、物理治疗,以及关节内注射疗法等多种治疗手段。

药物治疗主要采用暂时缓解症状的药物,如传统的非甾体抗炎药(NSAID);延缓关节炎病程的药物,如硫酸氨基葡萄糖(GS)、四环素类药物、抗氧化剂等。

物理治疗大多应用热敷、水疗、超短波、中频电、激光或药物离子导入等治疗方法。

（张佳莉　钟鸣）

参考文献

1. 李铁军. 颌骨肿瘤实例图谱及临床病理精要. 北京:人民军医出版社,2011.

2. 于世凤,高岩. 口腔组织学与病理学. 北京:北京大学医学出版社,2005.

3. FLETCHER C D M,UNNI K K,MERTENS F.World health organization classification of tumours:pathology and genetics of tumours of soft tissue and bone.Lyon:IARC,2002.

4. 张惠箴,蒋智铭. 关节炎的病理诊断. 中华病理学杂志,2006,35(6):368-371.

5. ROSAI J.Bone and joints.//ROSAI J.Rosai and Ackerman's surgical pathology.9th ed.Philadelphia:Mosby,2004:2137-2208.

6. PENG L W,YAN D M,WANG Y G,et al. Synovial chondromatosis of the temporomandibular joint:a case report with bilateral occurrence. J Oral Maxillofac Surg,2009,67(4):893-895.

7. CASCONE P,FILIACI F,PAPARO F,et al. Pigmented villonodular synovitis of the temporomandibular joint. J Orofac Pain,2008,22(3):252-255.

8. HENROTIN Y. Osteoarthritis year 2011 in review:biochemical markers of osteoarthritis:an overview of research and initiatives. Osteoarthritis Cartilage,2012,20(3):215-217.

9. 赵泽亮,沈国芳,石慧敏,等. 髁突骨软骨瘤与髁突增生患者的 CT 表现特点分析. 中国口腔颌面外科杂志,2012,10(2):139-145.

第十章 颌骨疾病

第一节 颌骨骨髓炎

颌骨骨髓炎是指发生于颌骨骨质和骨髓的炎症。颌骨的大部分炎症性病变由细菌感染引起,病原菌经坏死的牙髓、牙周袋或暴露的伤口等途径进入骨内。需要强调的是,颌骨炎症性病变的病理诊断必须结合其临床及影像学表现。

一、急性化脓性骨髓炎

急性化脓性骨髓炎(acute suppurative osteomyelitis)是一种发生于颌骨内的炎症性疾病,进展迅速,破坏骨组织。其炎症过程起始于骨髓,并在骨髓腔内扩散,以后继发骨密质和骨膜的破坏。

【临床要点】

1. 急性化脓性骨髓炎好发于年轻成年男性,下颌骨多见,病灶牙常为第一磨牙。

2. 临床主要表现为严重的疼痛、发热、淋巴结肿大、白细胞增多、软组织肿胀等。病变区牙松动、牙龈红肿。有些病例可见瘘管排脓、开口受限等。

3. 早期 X 线表现为无明显异常表现。7~10 天后,骨纹理变模糊,然后出现弥漫性的透射影,呈斑驳的虫蚀状,界限不清。

【病理学特征】

光镜观察可见骨髓组织充血、水肿,伴有大量中性粒细胞浸润;骨细胞消失,骨陷窝细胞空虚;边缘被破骨细胞吸收而呈粗糙的锯齿状;有时可见死骨完全崩解,菌群繁殖。

【鉴别诊断】

1. 新生儿急性上颌骨骨髓炎 发生于出生数周的婴儿,为面中部弥漫性、破坏严重的骨感染,病变侧的腭黏膜红肿,与正常侧在腭中缝处有明显的分界。脓肿形成后,可在口腔、鼻腔及内眦等处出现瘘管排脓。病变引起牙胚坏死,可造成牙釉质发育不全。

2. 骨肉瘤 在临床及影像学上,急性化脓性骨髓炎需要与骨肉瘤、恶性肿瘤侵犯骨或骨转移相鉴别,必要时应进行组织学检查以确诊。

【问题】颌骨急性化脓性骨髓炎的感染途径是什么?

思路:颌骨急性化脓性骨髓炎多来自牙源性感染,常继发于根尖周脓肿、根尖周肉芽肿或根尖周囊肿等根尖周病变,少数情况下,由外伤后感染和血行感染引起。由于抗生素的使用,大多数根尖周感染并不会发展为急性化脓性骨髓炎,但是某些情况会增加患者的易感性,如患有糖尿病、慢性肾衰竭、免疫抑制、营养不良、吸烟等。

二、慢性化脓性骨髓炎

慢性化脓性骨髓炎(chronic suppurative osteomyelitis),与急性化脓性骨髓炎相比,慢性化脓性骨髓炎病情迁延,至少持续 1 个月以上,可反复急性发作,单纯抗生素治疗效果不佳。

【病因】

颌骨慢性化脓性骨髓炎多由治疗不当的急性骨髓炎发展而来,也可以是原发病变,由毒力弱的细菌感染引起。与急性化脓性骨髓炎相似,多来自牙源性混合细菌感染。

【临床要点】

1. 男性患者多于女性,患病高峰年龄在 40~60 岁。

2. 发病部位以下颌骨,特别是磨牙区多见,可能由于下颌骨的血供不如上颌骨丰富,且骨质更为致密。

3. 患者常有轻重不等的疼痛及肿胀,可伴有牙松动、瘘管排脓及骨坏死。感染引发的血栓,可使大范围的骨组织失去血供,形成大块死骨。较严重的症状还包括咬合紊乱、张口受限及病理性骨折。下唇麻木等感觉异常很少见。

4. 病变的 X 线表现主要为透射影,其内部常混杂有局灶性的阻射区(图 10-1-1)。病变边界不清,有时其范围可以很大。其周围有新骨形成时,则骨密度增加,也可见骨膜反应。

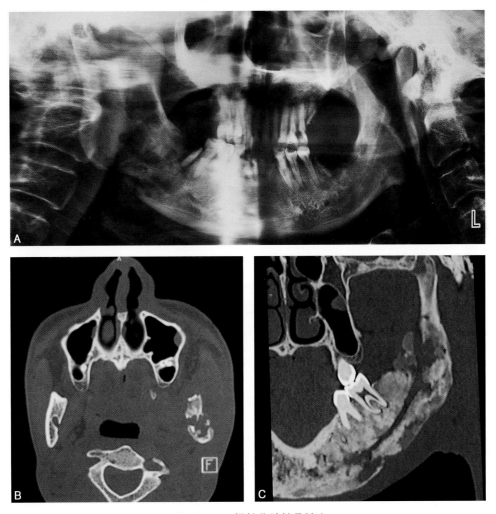

图 10-1-1 慢性化脓性骨髓炎

A. 全口牙位曲面体层片示左侧下颌骨呈不规则的虫蚀样破坏;B、C. CT 轴位及矢状位示左侧下颌骨呈不规则的骨质破坏。

【病理学特征】

病变的炎症反应轻重不一,组织学表现差异较大。较重的病变可见大量炎症细胞、脓肿形成及死骨片。由于骨松质较易被吸收,常见的死骨片多来自骨密质的坏死,其周围被肉芽组织包裹。炎症较轻时,仅见骨髓腔内为纤维组织,有少许淋巴细胞和浆细胞浸润(图10-1-2)。病变中可见成骨及破骨反应并存,散在分布着不规则的骨小梁,有明显的沉积线。

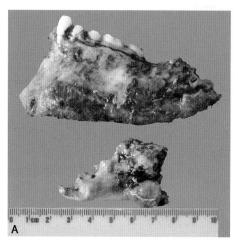
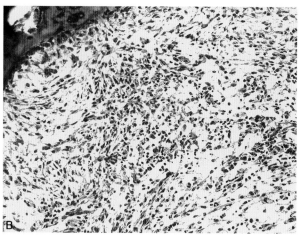

图 10-1-2 慢性化脓性骨髓炎

A.肉眼观察下颌骨呈不规则的虫蚀样破坏;B.间质内可见大量的淋巴细胞浸润(HE 染色,100×)。

【鉴别诊断】

1. 慢性局灶性硬化性骨髓炎(chronic focal sclerosing osteomyelitis) 又称为致密性骨炎,多发生于下颌,最常见于下颌磨牙和前磨牙的根尖区。X线表现为根尖区一团密度均匀的阻射影,其边缘光滑、界限清楚,有时周围有一圈透射带,但也可能与周围骨融合。组织学检查可见互相平行、排列紧密的骨小梁。骨小梁较宽,根据是否处于活跃期,其周围可以有或没有成骨细胞围绕。骨小梁间为少量的纤维性间质,可见散在的淋巴细胞浸润。

2. 结核性骨髓炎(tuberculous osteomyelitis) 一般多见于儿童,骨髓腔内形成结核性肉芽组织,由上皮样细胞、朗汉斯巨细胞及散在炎症细胞聚集形成所谓上皮样细胞结节。结节中心常见干酪样坏死,周围可见增生的纤维结缔组织,有时可见死骨形成。抗酸染色或结合结核菌素试验证实(图10-1-3)。

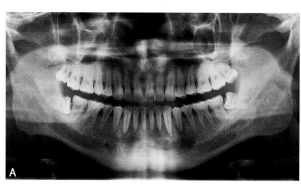
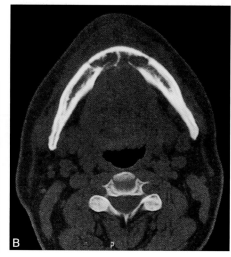

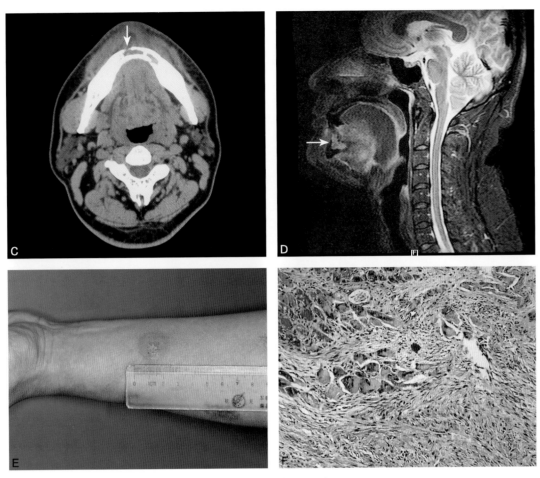

图 10-1-3 结核性骨髓炎

A. 全口牙位曲面体层片示下颌骨囊肿样腔洞,周边模糊不清;B. CT 示下颌骨有破坏区;C、D. CT 轴位和矢状位示结核病灶破坏区(箭头示);E. 患者结核菌素试验为阳性;F. 不典型的朗汉斯巨细胞(HE 染色,100×)。

3. 颌骨真菌性骨髓炎　　本病较为少见,可以由真菌直接侵袭、感染传播,血源性播种等途径传播,临床诊断和治疗较为困难。最常见的感染病原菌为白色念珠菌。病理学上需要做特殊染色 PAS、抗酸、银染辅助诊断,最终的诊断需要真菌培养(图 10-1-4)。

【问题 1】真菌感染的骨髓炎如何证实?

思路:真菌感染的临床表现不一,可以从隐匿症状进展为快速的组织结构破坏。诊断隐匿性真菌感染,有时在临床中较为困难。真菌性骨髓炎骨病变的 X 线表现似结核性骨髓炎、多发性骨髓瘤或转移癌,缺乏特异性,不能作为诊断真菌病原菌的依据。可以通过真菌抗原试验协助真菌感染的诊断,通过 PCR

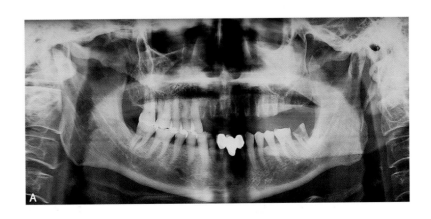

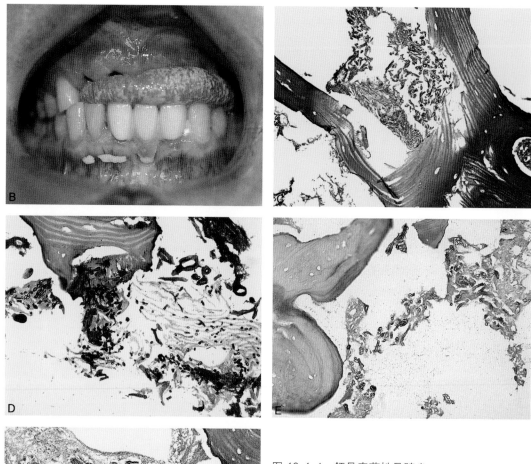

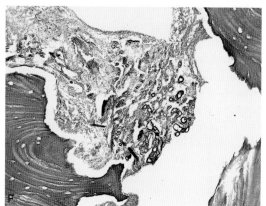

图 10-1-4 颌骨真菌性骨髓炎

A. 全口牙位曲面体层片示下颌骨组织破坏;B. 口内正面照示牙龈发红及溃破,有假膜;C. 在骨髓腔内可见丝状或杆状样物质(HE 染色,200×);D. 在玻璃样破坏的骨组织下,有丝状、短小杆状真菌破坏骨组织(PAS 染色,200×);E. 颌骨内见杆状、圆形红色菌丝(抗酸染色,200×);F. 颌骨内见杆状黑色菌丝(银染色,200×)。

来检测真菌 DNA,从而确定真菌类型。特殊类型的染色也可以鉴别真菌组织,包括 PAS 染色、抗酸染色、银染色等。最终,真菌感染可以通过真菌培养得到证实。

【问题 2】慢性化脓性骨髓炎的治疗方法是什么?

思路:慢性化脓性骨髓炎的药物治疗效果不佳,必须在静脉给予大剂量抗生素的基础上,进行清创、引流等外科手术。这是由于在慢性化脓性骨髓炎中,机体对感染的反应主要为形成肉芽组织,以此包裹和隔离坏死组织。随后,肉芽组织转化为不含血管的瘢痕组织,其中心的感染坏死区可以成为细菌聚集繁殖的中心,抗生素很难达到有效浓度。

三、慢性弥漫性硬化性骨髓炎

慢性弥漫性硬化性骨髓炎(chronic diffuse sclerosing osteomyelitis),曾称 Garré 骨髓炎(Garré's osteomyelitis),是慢性骨髓炎的一个临床影像学亚型,其特征为轻度感染引起的骨的进行性、广泛性和硬化性炎症。

【临床要点】

1. 患者多为 20 多岁青年,女性患病率约为男性 3 倍。
2. 绝大多数病变位于下颌的磨牙区或前磨牙区,最常见的病灶牙为下颌第一磨牙。
3. 单侧下颌后部膨隆,触及颌骨表面的骨性肿块,其硬度类似周围正常骨,可导致下颌运动受限。
4. 影像学表现主要为骨密质表面有增生的骨板,呈线状的阻射条带,相互平行,并与原有的骨密质平行,呈洋葱皮样,或称“骨密质复制”(图 10-1-5)。

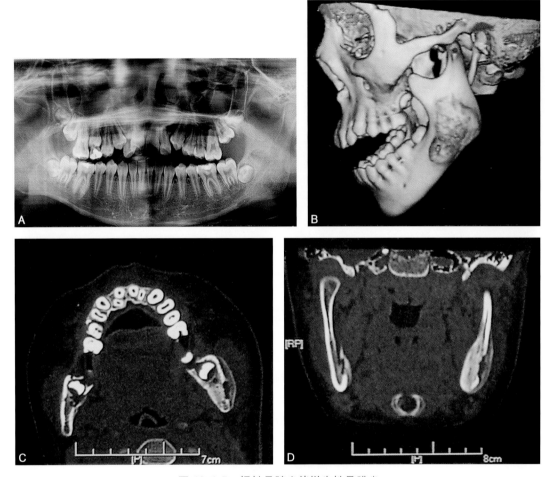

图 10-1-5 慢性骨髓炎伴增生性骨膜炎

A. 全口牙位曲面体层片示左侧下颌体上缘骨膜表面形成增生的骨板;B、C. CT 三维重建和轴位示下颌角病变区;D. CT 冠状位示左侧下颌体骨膜表面有增生的骨板。

【病理学特征】

组织学上,可见骨膜下成层增生的骨小梁,相互平行。骨小梁为编织骨,细胞丰富,成骨活跃。骨小梁间为纤维结缔组织,只有极少量散在的慢性炎症细胞。有时骨小梁不呈典型的层状排列,而是交织成网状,或排列紊乱,类似纤维-骨性病变(图 10-1-6)。病变不会产生脓肿、死骨和形成瘘管,细菌培养通常为阴性。

【鉴别诊断】

慢性弥漫性硬化性骨髓炎应与尤因肉瘤和骨肉瘤鉴别。

包括恶性肿瘤在内的多种颌骨病变均可出现骨膜反应,如尤因肉瘤和骨肉瘤,二者在发病年龄和临床

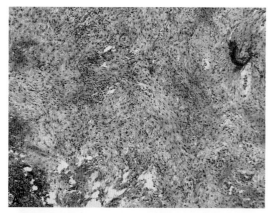

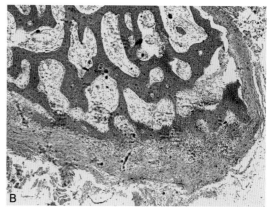

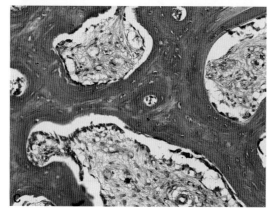

图 10-1-6 慢性弥漫性硬化性骨髓炎
A.增生的骨膜纤维结缔组织中,可见散在的淋巴细胞浸润(HE 染色,40×);B.可见新生编织状的骨小梁(HE 染色,40×);C.骨小梁周可见成排的成骨样细胞(HE 染色,200×)。

表现,类似于慢性弥漫性硬化性骨髓炎。其鉴别要点是后者的骨密质保持完整,而前两种肿瘤中正常骨密质被破坏,新生骨也可能被破坏。一般来说,慢性弥漫性硬化性骨髓炎可以通过临床及影像学表现确诊,但以下情况需要进行组织学检查:正常的骨密质边缘被破坏,发生牙或牙胚移位,临床不能查见确切的感染来源。

【问题】慢性弥漫性硬化性骨髓炎的治疗要点是什么?

思路:慢性弥漫性硬化性骨髓炎的治疗要点为去除感染源,即治疗或拔除病灶牙,在治疗的早期可辅以抗生素治疗。在感染去除、炎症消退后,附着肌的功能运动可以使骨发生重建,恢复原有形态,面形也恢复对称。一般来说,完全的外形重建需 3~4 个月。骨膜的增生性病变一般不需要外科治疗,个别情况下可能需要修整骨外形。但是,如果骨密质边缘被破坏,或表现为进展性的骨膨隆,应警惕恶性肿瘤或较严重的感染,需进行活检或细菌培养。

四、颌骨骨坏死

放射性骨坏死(osteoradionecrosis)又称放射性骨髓炎。在对头颈部癌进行放射治疗的过程中,放射性骨坏死是最严重的并发症之一。放射性骨坏死是指由于放射性损伤,骨的创伤修复能力及炎症反应能力下降,小的损伤即引起骨的坏死,并导致细菌在局部大量繁殖。

化学性骨坏死是指使用双膦酸盐等化学药物后出现的颌骨坏死,在治疗时静脉注射(主要是帕米磷酸盐等)引起,口服氨基双膦酸盐发生骨坏死不常见。

【临床要点】

1. 疼痛是骨坏死的首要症状。其他常见表现包括感觉异常、严重的感染、瘘管、死骨暴露、恶臭、开口受限、吞咽咀嚼困难、病理性骨折等。

2. X 线特征为骨破坏造成的不规则透射区,以及死骨形成的阻射影(图 10-1-7)。

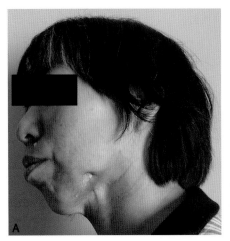
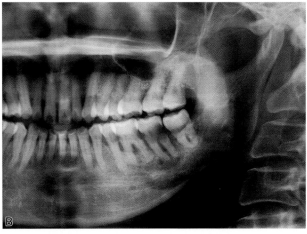

图 10-1-7　放射性骨坏死

A. 患者面部不对称,左侧下颌放射治疗后形成溃破,瘘管形成;B. 全口牙位曲面体层片(局部)示左侧下颌骨破坏造成的不规则透射区,左侧下颌磨牙区多颗牙龋坏。

3. 放射性骨坏死是由放射性损伤引起的(图 10-1-8A),而化学性骨坏死是由于不当用药造成的。

【病理学特征】

组织学改变有充血、动脉内膜炎、血栓、细胞减少、血管减少、纤维化。随着时间的延长,病变逐渐加重,导致骨组织失去活力。送检标本内常见软组织坏死,急性或亚急性炎症细胞浸润;骨组织变性、坏死,骨陷窝中缺少骨细胞,骨髓中含坏死的组织残屑、菌团,炎症细胞浸润,可有不同程度的纤维化(图 10-1-8B、C)。

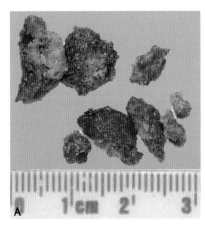
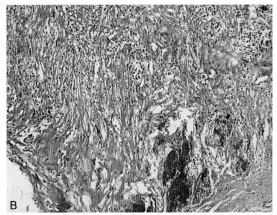
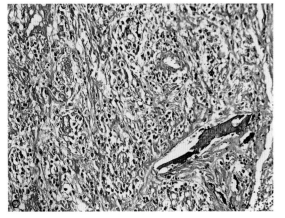

图 10-1-8　放射性骨坏死

A. 肉眼可见死骨形成;B. 低倍镜下示骨组织变性坏死和炎症细胞浸润(HE染色,100×);C. 增生的纤维间质内可见淋巴细胞浸润,在病灶周边可见死骨(HE 染色,200×)。

【鉴别诊断】

1. 放射性骨坏死 在临床及影像学表现上,放射性骨坏死需要与骨的转移性肿瘤、局部肿瘤复发、骨髓炎、骨肉瘤、放射性肉瘤等进行鉴别。最重要的是 60Gy 以上的放射治疗史,必要时应进行组织学检查,以排除恶性肿瘤。

2. 化学性骨坏死 含氮双膦酸盐(帕米膦酸和唑来膦酸)、三氧化二砷失活牙髓均可导致化学性骨坏死。

【问题】放射性骨坏死的发病机制是什么?

思路:接受头颈部放射治疗的患者中,颌骨放射性骨坏死的发病率为 2.7%~19.1%。自发性坏死的病例多在治疗开始后 6~23 个月发病,而局部创伤引发的骨坏死有两个发病高峰期,一是治疗开始后的前 3 个月,另一个是治疗后 2~5 年。在颅面部骨中,绝大多数病变发生于下颌骨,可能是因为下颌骨相对血供少、骨质密。放射性骨坏死的发生与放射量有关,一般认为 60Gy 照射量以下不会引起骨坏死。多数病例具有启动因素,主要为局部的微小创伤或感染,最常见的是拔牙,也可能是根尖周炎症、牙周病、外科治疗或修复体的刺激等。少数病例无明确的激惹因素,为自发性骨坏死。一般认为,照射后局部的微血管系统受到损伤,骨细胞被破坏,造成骨内缺氧、细胞减少、血管减少的微环境,对小的损伤及细菌感染也无法进行修复和防御,很快发生坏死,随后细菌在其中大量繁殖。

【病例】

患者,女性,70 岁。左侧下颌骨脓肿。

专科检查:左侧面颊部膨隆,开口度和开口形正常;口内卫生条件良好,多颗牙缺失,左侧下颌可见 1cm×1cm 组织缺损,可见脓液排出,舌侧牙槽骨暴露,颊侧牙槽骨隆起,无触压痛,可触及多个骨刺。其余未见明显异常。全口牙位曲面体层片示左侧下颌体部有死骨形成,核素扫描发现左侧下颌体部核素浓聚(图 10-1-9A、B)。患者于 1991 年在肿瘤医院治疗乳腺癌,后进行放化疗,曾注射双膦酸盐 8 年。2013 年拔牙后,创口长期排脓,不能愈合,长期经抗生素治疗,患者近期身体条件良好。

临床诊断:下颌骨骨髓炎。

临床治疗:在局部麻醉下行死骨摘除术。

肉眼观察:送检物为碎骨组织一堆。

光镜观察:镜下见病变为急性或亚急性炎症细胞浸润,骨组织变性、坏死,骨陷窝中缺少骨细胞,可有不同程度的纤维化(图 10-1-9C)。

病理诊断:化学性骨坏死。

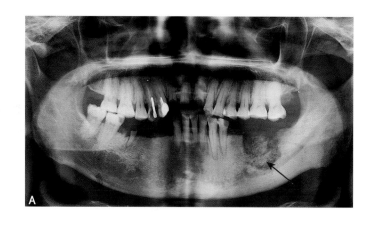

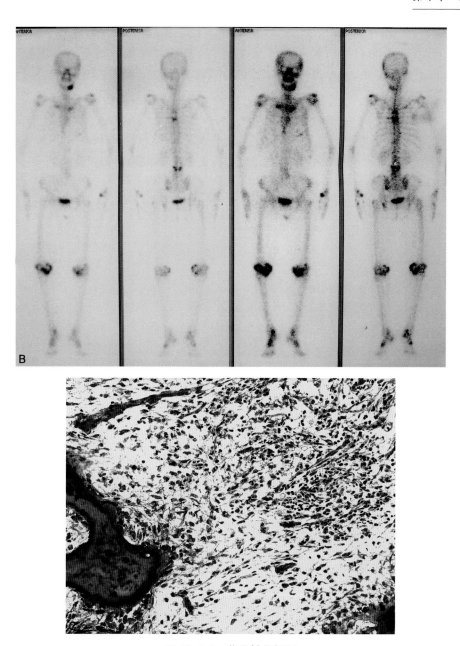

图 10-1-9 化学性骨坏死

A. 全口牙位曲面体层片示左侧下颌体部有死骨形成(箭头示);B. 核素扫描示左侧下颌体部核素浓聚;C. 镜下见部分纤维组织增生(HE 染色,100×)。

【病例讨论】

双膦酸盐(bisphosphonate,BP)类药物广泛应用于预防和治疗由破骨细胞活性增强所致的骨质降解,如骨质疏松症、骨髓瘤、肿瘤源性高钙血症、恶性肿瘤溶骨性骨转移及 Paget 病等。目前,常用的双膦酸盐药物主要有口服及注射两种剂型。美国口腔颌面外科医师协会 2009 年对于 BP 相关性颌骨坏死(BONJ)的诊断标准是:目前或之前使用 BP,颌骨外露已持续 8 周以上,颌骨没有接受过放射线治疗。BONJ 的确切机制尚不清楚,多数学者认为破骨细胞功能障碍、微血管栓塞创伤和感染,是其发生的主要因素。BP 可抑制破骨细胞功能,并诱导其凋亡改变。破骨细胞与成骨细胞之间的平衡被打破,骨循环被严重抑制,最终导致颌骨发生坏死。有报道指出,接受静脉注射 BP 的癌症患者若有口腔科疾病的病史,如牙周病、根尖周病等,其发生颌骨坏死的概率约高于无此类病史的患者 7 倍。因此,建议在接受拔牙治疗前后 1~3 个月可考虑停用 BP 类药物,且合理应用抗生素。拔牙前局部洁治、含漱,拔牙时采用微创技术等,均为很好的预防措施。

第二节　颌骨非肿瘤性疾病

颌骨疾病类型繁多,除炎症和肿瘤外,颌骨非肿瘤性疾病是十分常见的一类。本节主要介绍中心性巨细胞肉芽肿、纤维结构不良、朗格汉斯细胞组织细胞增生症及动脉瘤样骨囊肿。其中,朗格汉斯细胞组织细胞增生症和动脉瘤样骨囊肿在 2020 版 WHO 骨肿瘤分类中被重新划分为肿瘤性病变。

一、中心性巨细胞肉芽肿

中心性巨细胞肉芽肿(central giant cell granuloma,CGCG)又称中心性巨细胞病变(central giant cell lesion),曾又名巨细胞修复性肉芽肿,为颌骨内的非肿瘤性、含有大量多核巨细胞的病变。

【临床要点】

1. 本病多见于 20~30 岁下颌骨的前牙区,女性稍多见。
2. 病变表现为颌骨吸收破坏,并使颌骨膨隆,但破坏达密质骨者少见。常引起牙移位、松动或脱落。
3. X 线表现为境界清楚的单房性密度减低区,有时呈多房性骨吸收(图 10-2-1)。

【病理学特征】

1. 肉眼观察　骨质膨隆,剖面呈灰白或红褐色。病变较大时,可有出血、坏死和囊性变。
2. 光镜观察　病变无包膜,以单核细胞增生伴有大量破骨细胞型多核巨细胞为主要特征。表现为多核巨细胞灶性或弥散分布于梭形或多边形单核细胞的背景上。多核巨细胞形态和大小差异较大,细胞核数量可从数个到数十个不等。间质血管较丰富,并常见出血(图 10-2-2),还可见少许骨样组织。多核巨细

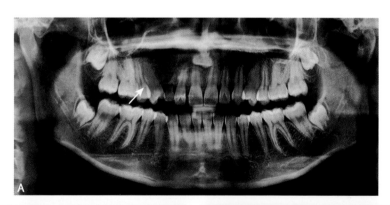

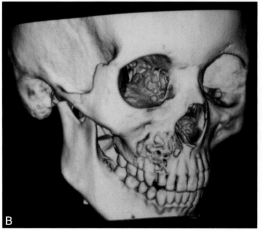

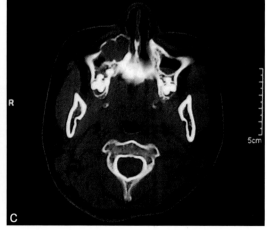

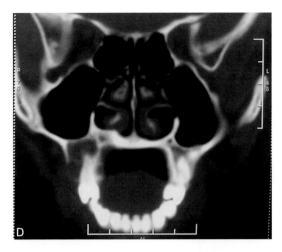

图 10-2-1 巨细胞肉芽肿
A. 全口牙位曲面体层片示右侧上颌骨低密度透光区,边界清楚,其内可见分隔(箭头示);B. CT 三维重建示右侧上颌骨多囊占位性病变;C、D. CT 轴位和冠状位示右侧上颌骨囊状低密度占位性病变,边界清楚,呈花边状,上颌窦前壁骨质破坏。

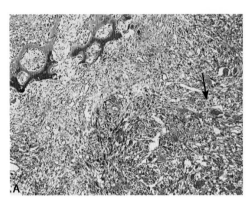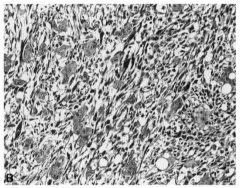

图 10-2-2 巨细胞肉芽肿
A. 多核巨细胞围绕出血灶,增生的成纤维细胞之间有淋巴细胞浸润(箭头示)(HE 染色,100×);
B. 可见较典型的多核巨细胞组织学图像(HE 染色,400×)。

胞多在新生骨周围或围绕出血区呈灶性分布。间质内可见大量的含铁血黄素沉积。

【免疫组织化学】

多核巨细胞可表达单核-吞噬细胞相关抗原(如 α-1-抗胰蛋白酶、α-1-抗糜蛋白酶、溶菌酶、MAC-387和 CD68 等),破骨细胞特异性酶——抗酒石酸酸性磷酸酶染色也呈阳性。体外培养还证实,这些多核巨细胞具有破骨能力,表明这些细胞同时具有单核-吞噬细胞和破骨细胞的某些特性。

【鉴别诊断】

1. 家族性巨颌症(cherubism) 是一种局限于上下颌骨的良性对称及双侧性纤维骨样肿瘤。病骨由梭形单核基质细胞和成骨细胞样细胞构成,后者在儿童期扩张,却形成青春期后特殊的面容,又称为家族性颌骨纤维结构不良或家族性颌骨多灶性囊性病。该病非常罕见,至今报道约 300 余例,可见于各人种与民族,男女发病率相当。①诊断标准:临床诊断基于发病年龄、家族史、X 线表现及组织学表现,组织学上排除了其他骨的巨细胞肉芽肿,且能被 SH3 结构域结合蛋白-2(SH3BP2)细胞突变所证实。②临床特点:典型病例发病于 2~6 岁,出现无痛性、对称及双侧性颌骨肿胀。X 线检查可见颌骨内不规则骨小梁间隔的多囊性透光区(图 10-2-3A)。镜下见骨组织被富于血管的纤维结缔组织代替,在血管周围有嗜酸性物质呈袖口状沉积,多核巨细胞常围绕或紧贴血管壁,有的在血管腔内(图 10-2-3B)。病变包含成骨细胞样细胞及梭形单核基质细胞。随着病变的进展,富于胶原的成纤维细胞越来越多,而成骨细胞样细胞越来越少。在溶骨区,早期病变有的破骨细胞的细胞核多达上百个。病变晚期,破骨细胞显著减少。肿瘤几乎

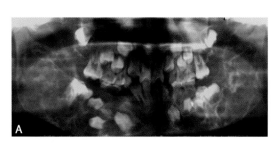
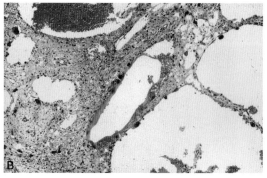

图 10-2-3 家族性巨颌症

A. 巨颌症的 X 线表现为颌骨呈对称性膨胀,为多囊性密度减低区;B. 镜下可见骨组织被富含血管的纤维结缔组织替代,纤维组织增生,多核巨细胞紧贴血管壁,可见出血区(HE 染色,100×)。

不形成骨组织,而是一种干扰骨边缘呈蛋壳样编织骨的病变。家族性巨颌症具有遗传倾向,由位于染色体 4p16.3 的 *SH3BP2* 突变引起,但也有约 50% 病例无家族史,可由其他新型基因突变所致。

2. 甲状旁腺功能亢进性棕色瘤 中年以上女性多见,肾病、骨病及高钙血症为诊断本病的重要三组表现。血清学检查可见血清钙和血清甲状旁腺激素(PTH)升高,并且常见血清磷降低、血清碱性磷酸酶升高。病变初期主要表现为骨改建亢进(high-turnover state),破骨细胞性骨吸收和成骨细胞性骨形成均处于亢进状态,在某种程度上保持着骨吸收和骨形成的平衡。随着病变进一步发展,骨小梁中可出现穿凿性吸收(tunneling resorption),吸收区被富含血管的纤维组织所取代,病变中可见较多的多核巨细胞(图 10-2-4)。

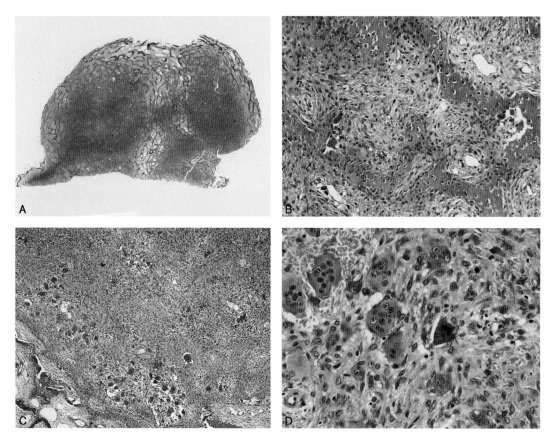

图 10-2-4 甲状旁腺功能亢进性棕色瘤

A. 低倍镜下示肿物呈结节状(HE 染色,2×);B. 镜下可见骨小梁被纤维结缔组织替代,纤维组织增生,多核巨细胞紧贴血管壁(HE 染色,100×);C. 可见出血灶和多核巨细胞(HE 染色,100×);D. 可见多核巨细胞呈片状分布(HE 染色,400×)。

3. 巨细胞性龈瘤（giant cell epulis） 又称外周性巨细胞肉芽肿（peripheral giant cell granuloma），位于牙龈或牙槽黏膜。病变发生在牙间区者，颊舌侧肿物与牙间狭窄带相连，形成一种时漏状外观。镜下见病变区与覆盖的鳞状上皮之间也有纤维组织间隔，巨细胞数量多，大小和形态不一（图 10-2-5）。

【问题1】颌骨巨细胞病变名称的演变过程是怎样的？

思路：20 世纪 50 年代以前，几乎所有含多核巨细胞的颌骨病变均被考虑为骨巨细胞瘤。随着多种含多核巨细胞的特殊性颌骨疾病，如甲状旁腺功能亢进性棕色瘤、家族性巨颌症、动脉瘤性骨囊

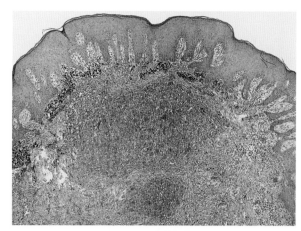

图 10-2-5 巨细胞性龈瘤
镜下见上皮下形成巨细胞结节（HE 染色，100×）。

肿和纤维结构不良等疾病先后独立描述，Jaffe 于 1953 年将剩余的一组含多核巨细胞的颌骨病变命名为巨细胞修复性肉芽肿（giant cell reparative granuloma），认为它们与发生于长骨骺端的经典骨巨细胞瘤不同，为非肿瘤性修复性疾患，很少复发。然而，由于并无证据表明本病具有修复反应，因此，多数学者主张应将上述名称中的"修复性"一词删去，今天这类病变被称为巨细胞肉芽肿。颌骨是否真正发生所谓的真性骨巨细胞瘤尚不清楚，且有争议。因此，目前国外多数学者主张将二者统称为颌骨中心性巨细胞肉芽肿。

【问题2】颌骨含有巨细胞病变的疾病有哪些？

思路：中心性巨细胞肉芽肿、巨颌症、棕色瘤、动脉瘤性骨囊肿、纤维结构不良等。

【病例1】

患者，男性，20 岁。双侧下颌骨肿物 2 个月。

专科检查：面部膨隆，左右不对称，质地硬，无压痛，表面黏膜无红肿。质地中等，无压痛。右侧下颌下淋巴结可触及，约 1.5cm×0.7cm。口内可见病变累及磨牙区，右侧下颌磨牙腭侧移位，口腔卫生良好。

影像学检查：全口牙位曲面体层片示左右下颌体、下颌角、下颌支部多房性透光影，有分隔，边界尚清楚（图 10-2-6）。

临床诊断：肿瘤待查。

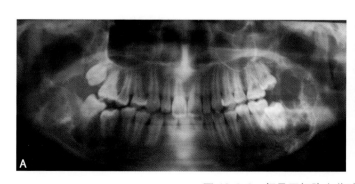
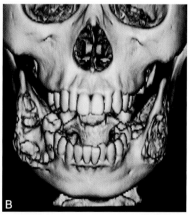

图 10-2-6 颌骨巨细胞肉芽肿
A. 全口牙位曲面体层片示双侧下颌体、下颌角、下颌支部多房性透光影，有分隔，边界尚清楚；B. CT 三维重建示下颌骨多房性透光影，边界清楚。

临床治疗:在全身麻醉下行双侧下颌骨病变刮除术。

肉眼观察:送检物为切除的部分下颌骨及肿物,颌骨膨隆。剖面可见肿瘤边界清楚,质软,灰白色,间杂红褐色。

光镜观察:镜下见病变由血管丰富的纤维组织或纤维黏液样组织取代了正常骨组织,纤维结缔组织成熟,由梭形的成纤维细胞组成,未见细胞异型性或核分裂象,可见大量破骨细胞样的多核巨细胞,聚集成小簇状分布于出血区。病变中有含铁血黄素沉积,多核巨细胞的细胞核从数个到十几个不等(图 10-2-7)。

病理诊断:(双侧下颌骨)巨细胞肉芽肿。

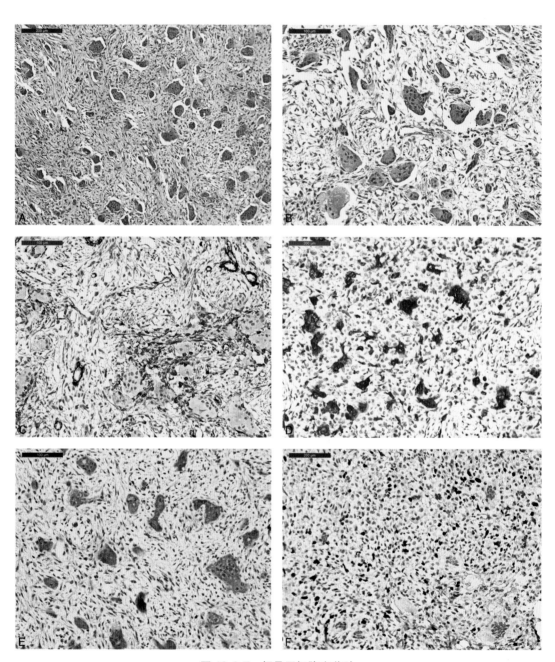

图 10-2-7　颌骨巨细胞肉芽肿

A、B. 病变由血管丰富的纤维组织、呈灶性分布的多核巨细胞所组成(HE 染色,200×);C. 增生的纤维细胞的细胞质 SMA 呈阳性(SP,200×);D. 多核巨细胞的细胞质中巨噬细胞抗体 CD68 表达为强阳性(SP,200×);E. 多核巨细胞的细胞质中癌基因 BCL-2 表达为阳性(SP,200×);F. 细胞增殖核抗原 Ki-67 在增生的纤维细胞的细胞核中表达(SP,200×)。

【病例讨论】

1. 多发性巨细胞肉芽肿　巨细胞肉芽肿常为单发,多发者常伴有遗传性或系统性疾病,如甲状旁腺功能亢进性棕色瘤、纤维发育不良及 Noonan 综合征等。但是的确存在不伴任何其他疾病的多发性巨细胞肉芽肿病例,病因不明。因此,对于多发性巨细胞肉芽肿,应排查其他疾病。

2. 免疫组织化学在巨细胞肉芽肿中的意义　在巨细胞肉芽肿病变中 SMA 呈阳性表达,说明增生的纤维组织中,部分纤维具有肌纤维细胞的特征,其侵袭力较强,此点可为 Ki-67 阳性所证实。因为 Ki-67 阳性的细胞,表明其在细胞增殖的 G1 期或 S 期。CD68 或 CD163 为巨噬细胞较可靠的标志物,表明其为单核巨噬细胞来源。但是,经学者证实,其也可表达抗酒石酸酸性磷酸酶,说明其也具有破骨细胞的某些特征。BCL-2 为一种癌基因,具有抗凋亡、促增殖作用,在多核巨细胞中是否为阳性有待进一步探讨。

【病例2】

患者,女性,26 岁。发现左侧下颌骨肿物复发 20 余天。

1 年前,患者于我院行下颌骨肿物手术切除,检查病变为鸡蛋大小,伴左侧下唇麻木。术后病理诊断为"颌骨侵袭性巨细胞肉芽肿"。20 余天前于原手术区又发现包块,为桂圆大小,轻微肿胀。

专科检查:患者面部左右不对称,左侧下颌骨可扪及肿物,直径为 3cm 大小,界限清楚,轻微触痛。左侧耳下至左侧下颌下区可见术后瘢痕。开口度及开口形正常。口内检查见 37、38 缺失,左侧下颌骨后牙列颊侧牙槽骨可扪及骨性膨隆,范围为 3cm 大小,界限清楚,轻微触痛,表面黏膜无破溃,色红。

影像学检查:上下颌骨平扫示左侧下颌支近下颌角部可见膨胀性溶骨性骨质破坏,大小约为 2.9cm×3.2cm,其内可见点状致密影,病变边界清晰,局部骨密质缺如,边缘硬化及骨膜反应,邻近组织受压。

临床诊断:左侧下颌骨肿物术后复发。

临床治疗:在全身麻醉下行左侧下颌骨肿物切除术、左侧下颌骨区段截骨术和左侧髂骨游离移植术。

肉眼观察:切除部分下颌骨,大小为 8.9cm×6.5cm×2.5cm,有骨质破坏,骨内及骨外可见软组织肿物,剖面质实黄白。

光镜观察:肿瘤由基质细胞和大量瘤巨细胞组成,巨细胞体积大,多核,基质细胞梭形或卵圆形,部分细胞核大而深染,可见少量病理性核分裂象(图 10-2-8)。镜下见病变由血管丰富的纤维组织或纤维黏液样组织取代了正常骨组织。纤维结缔组织成熟,由梭形的成纤维细胞组成,未见细胞异型性或核分裂,可见大量破骨细胞样的多核巨细胞,聚集成小簇状分布于出血区,病变中有含铁血黄素沉积,多核巨细胞的细胞核从数个到十几个不等。

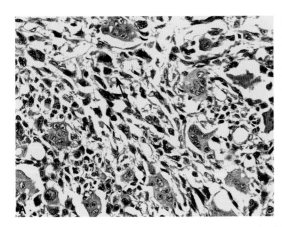
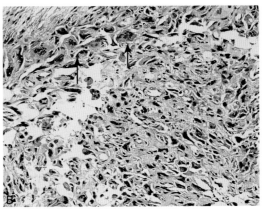

图 10-2-8 侵袭性巨细胞肉芽肿

A.增生纤维细胞可见病理性核分裂象(箭头示)(HE 染色,200×);B.增生纤维细胞的细胞核大小不一,细胞核大而深染,可见病理性核分裂象(箭头示)(HE 染色,200×)。

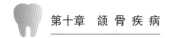

病理诊断:(左侧下颌骨)侵袭性巨细胞肉芽肿。

【病例讨论】

1. 侵袭性巨细胞肉芽肿和非侵袭性巨细胞肉芽肿的鉴别　　根据临床表现、影像学表现、病理学改变,将巨细胞肉芽肿分为侵袭性和非侵袭性病变。

（1）侵袭性病变平均年龄较年轻,可出现疼痛、麻木、牙根吸收、生长迅速、牙脱落、骨密质变薄,复发率较高(40%~70%)。非侵袭性病变少有此症状,生长缓慢且无骨密质穿孔。

（2）一般情况下,X线表现主要为单房或多房、境界清晰的密度减低区。影像表现无诊断特异性。

（3）一般认为,组织学上出现大片弥散分布的多核巨细胞是侵袭性巨细胞肉芽肿的表现。由于缺乏特异性,很难仅从组织学表现来判断所谓侵袭性或非侵袭性病变。单核细胞分布(圆形单核细胞占优势或纤维型单核细胞占优势)、有丝分裂、黏液、纤维丰富、出血、出血灶周单核巨细胞聚集、含铁血黄素沉积、骨及类骨质形成、炎症细胞浸润、灶性坏死等组织学指标进行比较,未发现有任何差异。

2. 细胞周期蛋白D1、细胞增殖活性(Ki-67)在区别侵袭性和非侵袭性巨细胞肉芽肿的意义　　有研究表明,Ki-67免疫反应仅限于单核细胞,而不存在于多核巨细胞染色。一般认为,Ki-67明显升高表明巨细胞肉芽肿具有更强的侵袭性。细胞周期蛋白D1基因的拷贝数在最低限度地升高的情况下,96.5%细胞周期蛋白D1蛋白过度表达,主要存在巨细胞的细胞核。在巨细胞肉芽肿高增殖活性的情况下,细胞周期的失调可能提高了巨细胞肉芽肿发病的可能性。

> **知识拓展**
>
> 侵袭性巨细胞肉芽肿的分子生物学
>
> 侵袭性巨细胞肉芽肿中的多核巨细胞及部分单核细胞呈 CD68、TRAP、V-ATPase、CA Ⅱ、Cathepsin K 及 MMP-9 强阳性。原位杂交显示 RANKL mRNA 主要分布于梭形单核细胞,而 OPG 则在多核细胞及单核细胞表达,PCNA 阳性的增殖细胞均为单核细胞。这些提示侵袭性巨细胞肉芽肿病变中的多核巨细胞具有破骨细胞的特点,TRAP 呈阳性的单核细胞可能是多核巨细胞的前体细胞。RANKL、OPG 和 RANK 的表达在多核巨细胞的分化中具有重要的作用,侵袭性巨细胞肉芽肿的异型性多表现单核小圆细胞或纤维细胞中。

二、纤维结构不良

纤维结构不良(fibrous dysplasia,FD,WHO ICD-O code 8818/0),曾称骨纤维异常增殖症,是一种组织学上正常的骨组织被增生的纤维组织和结构紊乱、矿化不全的不成熟骨组织取代,形成的颌骨内增殖性病变。

【临床要点】

1. 单骨性病例多见于年轻成人,平均年龄约为25岁,性别无明显差异。多骨性者则好发于10岁以前儿童,女性多见。

2. 本病发展缓慢,病程长,青春期后可停止生长,也可终生缓慢进展。上颌比下颌多见,一般表现为无痛性骨膨胀,引起颜面部不对称、牙移位及咬合关系改变。

3. 本病一般无明显症状,受累骨呈缓慢性增大,可发生于单一骨,即单骨性(monostotic),或2处以上骨的多骨性(polyostotic)纤维结构不良。其中,80%为单骨性,常累及颌骨,其他如肋骨和股骨等也常受累。多骨性者少见,但约一半的病例累及头颈部,表现为颅骨、面部骨或颌骨同时受累。多骨性损害同时伴有皮肤色素沉着和女性性早熟等内分泌异常,称为 McCune-Albright 综合征(图 10-2-9)。

4. 典型的X线表现为病变区骨阻射性降低,呈磨玻璃样或棉絮状改变,病变与周围正常骨的界限不

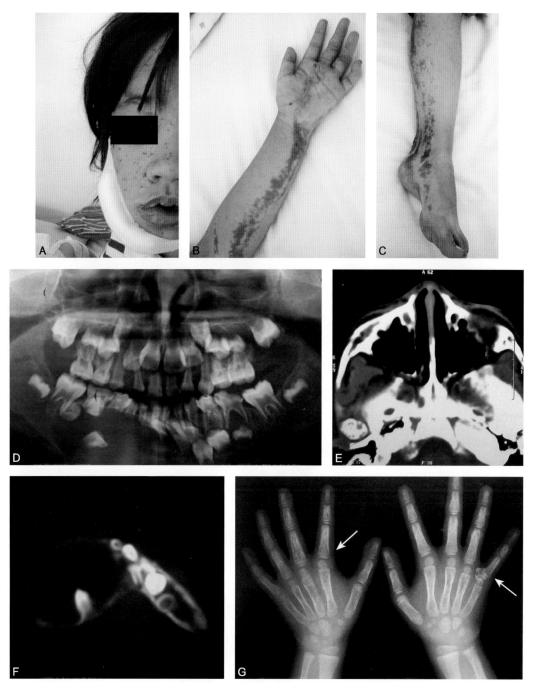

图 10-2-9 多骨性纤维结构不良

A. 患者正面照(局部)示右侧面部有点状色素沉着;B、C. 手脚皮肤可见咖啡牛奶色素沉积;D. 全口牙位曲面体层片示右侧下颌骨囊性低密度影,囊内牙根呈切削状吸收;E、F. CT轴位示右侧下颌骨囊性低密度影,囊内含牙;G. 手骨部分骨受累破坏(箭头示)。

明显。病变区纤维成分较多时,可表现为囊性密度减低区,类似于囊肿或囊性肿瘤。病变内骨化明显时,则可见散在斑块状密度增高区。CT 检查和 MRI 检查可进一步明确病变的特征和程度(图 10-2-10)。

【病理学特征】

1. 肉眼观察 病变部位骨膨胀,剖面显示骨密度变薄,与骨松质之间无明显界限。骨髓腔被灰白色结缔组织代替,从质地韧到砂砾样逐渐移行,可有出血或囊性变,囊内为淡黄色液体。当病变含有软骨时,表现为界限清楚、淡蓝色的半透明物质。

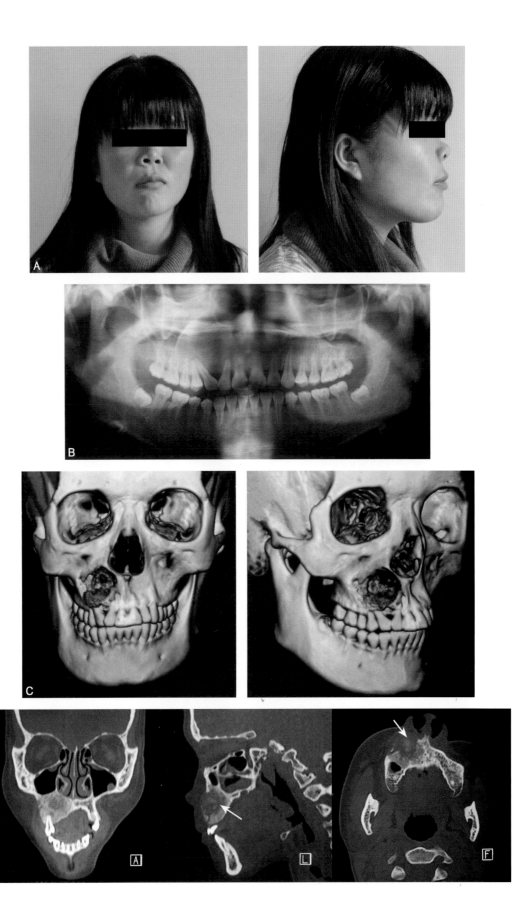

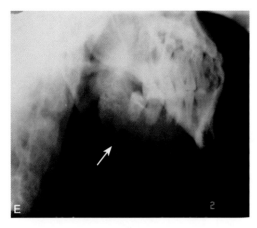

图 10-2-10　纤维结构不良
A. 患者正面照和侧面照；B. 全口牙位曲面体层片示患者右侧上颌骨界限清晰的透亮影，有硬化缘；C. CT 三维重建示右侧上颌骨占位性病变，呈棉絮状改变，骨质破坏明显；D. CT 冠状位、矢状位、轴位示右侧上颌骨骨质破坏，边界不清，密度呈透射和阻射混合的棉絮状改变（箭头示）；E. X 线片示下颌体膨隆，呈磨砂玻璃样改变（箭头示）。

2. 光镜观察　疏松的细胞性纤维组织代替了正常骨组织，纤维组织背景下可见呈均匀分布、形态不一的编织状骨小梁，这些幼稚的骨小梁彼此缺乏连接，无层板结构，纤细呈弓形或分支状，类似 O、C、U、L 等英文字母的形态（图 10-2-11）。这些骨小梁的周围往往缺乏成排的成骨细胞，提示骨小梁结构可能由周围纤维组织化生而来，骨小梁之间的胶原纤维排列疏松或呈漩涡状，成纤维细胞大小一致，呈梭形或星形。增生的纤维结缔组织中富含血管，有时还可见到骨样组织、软骨岛、破骨细胞、泡沫细胞、多核巨细胞及继发性动脉瘤样骨囊肿或黏液变等继发性改变。

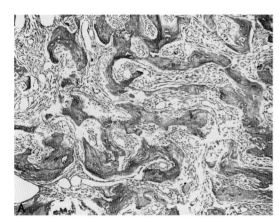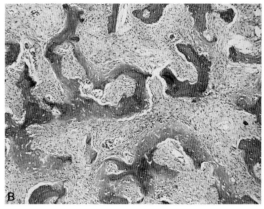

图 10-2-11　纤维结构不良
A、B. 纤维增生及纤维化骨，骨小梁破坏，形成英文字母样的 C、O、V 等形状（HE 染色，200×）。

【鉴别诊断】

1. 骨化纤维瘤　在组织学上，骨化纤维瘤与纤维结构不良有时很难鉴别，主要依据其 X 线表现（图 10-2-12A、B）及临床特点。骨化纤维瘤好发于下颌，界限清楚，有包膜（图 10-2-12C），同时所形成的骨小梁周围常见到成排的成骨细胞，以此可与纤维结构不良相区别（图 10-2-12D）。

2. 牙骨质-骨结构不良　为最常见的纤维-骨性疾病，发生于颌骨的承牙区。通常在患者 15 岁时大多停止生长。牙骨质-骨结构不良可以透射影为主、阻射影为主或呈透射/阻射混合影。各型骨结构不良均由富于细胞的纤维血管结缔组织构成，其中含有层板骨和牙骨质样颗粒体，伴散在出血。病变无包膜。大多数病变中的硬组织成分与受累牙牙根表面不融合，但与其周围的骨组织相连。

3. 外周性骨化纤维瘤　主要发生在青少年，几乎都发生在牙龈，表现为结节状肿块，组织学表现为纤维性增生伴矿化物质形成，表面可发生溃疡（图 10-2-13）。

4. 畸形性骨炎　又称 Paget 病，是一种慢性进行性的骨代谢异常性疾病。颌骨少见，多无自觉症状，头颅或颌骨增大，X 线表现为病变骨的骨皮质和骨松质界限消失，骨小梁粗大稀疏，密度不均，排列紊乱。

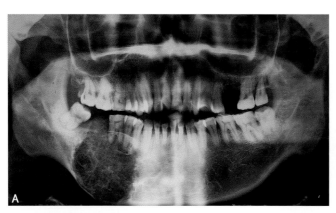

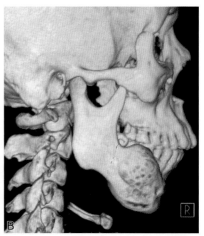

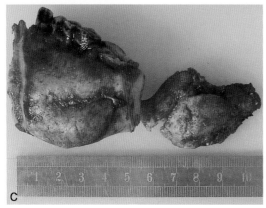

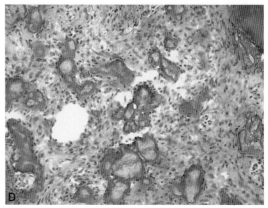

图 10-2-12　骨化纤维瘤

A. 全口牙位曲面体层片示右侧下颌骨呈膨胀性改变,密度混杂,可见点状、云絮状高密度及软组织密度影,骨密质变薄、连续;B. CT 三维重建示右侧下颌体肿物,向颊侧膨胀较明显;C. 术后肉眼观病变区骨膨隆;D. 组织学表现可见骨小梁和类牙骨质小体(HE 染色,200×)。

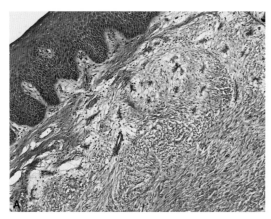

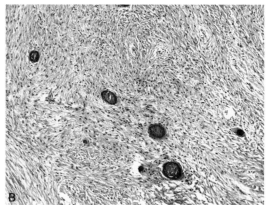

图 10-2-13　外周性骨化纤维瘤

A. 低倍镜下示被覆鳞状上皮,以及下方的病变(HE 染色,100×);B. 组织学表现示牙骨质样组织和增生的纤维组织混合存在(HE 染色,100×)。

组织学上形成特征性改变,即在增宽的骨小梁内可见大量蓝染的迂回曲折的嗜碱性间歇线形成。

【问题】纤维结构不良名称的演变过程是怎样的?

思路:1938 年,Lichtenstein 首次以 fibrous dysplasia 命名并描述该疾病。目前,骨纤维异常增殖症的旧称已经废弃,《软组织与骨肿瘤遗传学和病理学》一书中将其统一命名为"纤维结构不良"。1937 年,

Albright 等以播散性纤维性骨炎（osteitis fibrosa disseminate）描述了一种发生于青春期早熟女性，与该疾病病理表现相同，伴有皮肤色素沉着的疾病，即 McCune-Albright 综合征（MAS）。

【病例】

患者，男性，20岁。右侧面部发育畸形影响美观10余年。

6岁后开始出现右侧面部发育畸形，影响美观，近年来发现右眼不能视物，偶发复视，未经任何治疗。

专科检查：右侧颧部膨隆明显，无压痛，无上唇麻木，右鼻通气良好。

影像学检查：CT 示右侧上颌骨改变，骨纤维结构不良或骨化纤维瘤。上下颌骨 CT 三维重建示右侧上颌骨颧部膨隆，内侧密度增高，夹杂斑块状软组织密度影，大小约 4.7cm×5.2cm，右侧上颌窦消失，膨胀骨质周围可见硬化缘，周围软组织未见明显异常，左侧额窦黏膜弥漫性增厚，窦腔变小（图 10-2-14）。

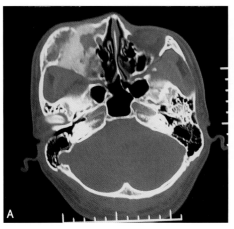
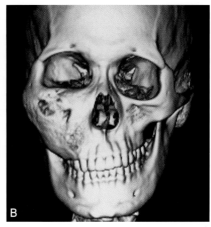

图 10-2-14　纤维结构不良

A. CT 轴位示右侧颧骨膨大，内侧密度增高，夹杂斑块状软组织密度影，上颌骨受累，呈现磨砂玻璃样改变；B. CT 三维重建示右侧上颌骨颧部膨隆。

临床诊断：右侧颧骨纤维结构不良。

临床治疗：在全身麻醉下行病灶部分切除，行右侧上颌骨、右侧颧骨、眶底成形术。

肉眼观察：送检物为散碎骨组织一堆，骨组织表面为磨砂玻璃状。

光镜观察：肿物由纤维组织和形态不一的编织状骨小梁构成。这些骨小梁彼此间缺乏连接，无层板结构，纤细呈弓形或分支状，类似英文字母的形态。骨小梁的周围缺乏成排的成骨细胞（图 10-2-15）。骨小

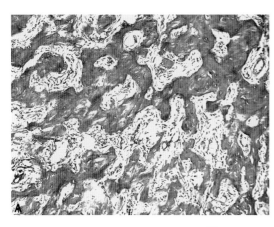
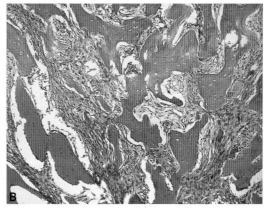

图 10-2-15　纤维结构不良

A. 病变由纤维组织和形态不一的编织状骨小梁构成（HE 染色，200×）；B. 编织状骨小梁周围类骨质没有成骨细胞围绕（HE 染色，200×）。

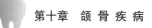

梁之间的胶原纤维排列疏松,成纤维细胞的大小一致。增生的纤维结缔组织富含血管。

病理诊断:(右侧颧骨)纤维结构不良。

【病例讨论】

1. 纤维结构不良的注意事项

(1)单发、多发:本病 70%~85% 为单发性骨损害,上颌骨较下颌骨常见,且多位于颌骨后部。上颌单发性骨损害常累及周围骨质,这类病损称为颅面纤维结构不良更为恰当。多发性骨损害少见,但多伴有皮肤和内分泌异常。

(2)治疗原则:下颌较小的病灶,可以手术完整切除;但许多弥漫性病灶不能进行广泛手术切除,治疗的重点是防止视神经病变或听力丧失等并发症导致的功能丧失,以及尽量减少毁容、病理性骨折风险和疼痛。禁忌放疗。

(3)不典型影像学表现为病变呈放射透光区,明显的硬化或棉絮状透光区,透光区边缘总有模糊的边界、上颌骨病变总可侵犯周围骨组织,发生于上颌骨的肿瘤可导致鼻塞和慢性鼻窦炎,颅底脑神经受累可以导致视力和听力丧失。

(4)据统计,<1% 的纤维结构不良可恶变为骨肉瘤、纤维肉瘤。其中,有放射治疗史或伴有 McCune-Albright 综合征、Mazabraud 综合征的患者,恶变风险会增加。临床上,病变生长突然加速、出现突发疼痛、有神经症状或影像学变化显著,可提示潜在恶变风险。

(5)鉴别诊断:纤维结构不良需要与骨化纤维瘤、骨异常增生、低度恶性骨肉瘤、硬化性骨髓炎鉴别,这些病变都不会出现织物状骨小梁。

(6)某些病例中可检测到克隆性染色体畸变,这些发现提示该病可能是一种肿瘤性病变。

2. 纤维结构不良伴发的综合征 当伴有咖啡牛奶样色素沉着时,这一状态称为 Jaffe-Lichtenstein 综合征。多骨性纤维结构不良除伴有咖啡牛奶色素沉着外还可伴有多发性内分泌病,如性早熟、垂体腺瘤和/或甲亢,这一状态称为 McCune-Albright 综合征。另一罕见的与纤维结构不良相关的疾病是 Mazabraud 综合征,以伴有肌内黏液瘤的纤维结构不良为特征。

纤维结构不良的分子生物学

对于纤维结构不良的致病基因目前已有认识,是位于 20q13.2-13.3 位点上编码 G 蛋白 α 亚基的 *GNAS1* 突变所致。如果体细胞突变发生于胚胎早期(胚胎细胞还很少的时期),就可导致 McCune-Albright 综合征;而突变发生于胚胎晚期,胚胎细胞已比较多,则可导致多骨性纤维结构不良;如果突变发生于出生后,则导致单骨性纤维结构不良。纤维结构不良病变的 *GNAS1* 基因突变具有突变热点,主要集中于 8 号外显子的 201 位密码子,突变导致此位点的精氨酸被组氨酸、半胱氨酸、丝氨酸、甘氨酸所取代。病例的 58、60 和 61 均发生了 *GNAS1* 基因该位点的体细胞突变,支持上述有关纤维结构不良病因学的推测。最近又发现位于 9 号外显子的 227 位密码子的新突变,该位的谷氨酸被亮氨酸所替代。氨基酸的改变可能影响 G 蛋白的活性,使 Gsα-cAMP 信号转导通路处于激活状态,受累细胞的 cAMP 产量过剩。在骨组织内,高浓度的 cAMP 导致成骨细胞的增殖和异常分化,骨内大量梭形细胞增生,而不能形成成熟的骨组织。

三、朗格汉斯细胞组织细胞增生症

朗格汉斯细胞组织细胞增生症(Langerhans cell histiocytosis,WHO ICD-O code 9751/1),又称朗格汉斯细胞病(Langerhans cell disease)、组织细胞增生症 X(histiocytosis X),是一种骨髓树突状细胞克隆性增生形成的肿瘤,其表达朗格汉斯细胞表型。2020 版 WHO 骨肿瘤分类中,该疾病被重新划分到"骨的造血系统肿瘤"中。本节将重点描述其发生于颌骨的病变,包括骨嗜酸性肉芽肿、汉-许-克病及勒-雪病。其中,骨嗜酸性肉芽肿在颌骨最常见。

【临床要点】

1. 本病好发于儿童及青少年,成年人也可发生,男性多见。

2. 本病多发生于骨内,病变可为孤立性或多发性,颅骨、下颌骨、肋骨是最常受侵犯的部位,个别病例可累及肺,通常多为单骨性损害。口腔病变常侵犯颌骨及牙龈,以下颌最多见。

3. 患者常因牙龈肿胀、溃疡、颌骨肿大、疼痛及牙松动而就诊。检查牙龈呈微黄色,肿胀但无脓,质地松软,触之易出血,龈缘可呈虫蚀样破坏,龈乳头糜烂消失(图 10-2-16)。

4. X 线表现为溶骨性破坏或穿凿性破坏,以颌骨中心破坏为主或以牙槽骨破坏为主(图 10-2-17),也可发生广泛性破坏。临床易误诊为恶性肿物、坏死性龈炎、牙周病、骨髓炎、颌骨肿瘤或囊肿。

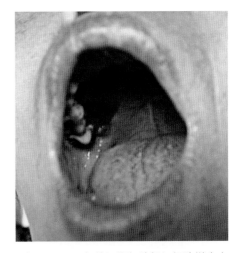

图 10-2-16　朗格汉斯细胞组织细胞增生症患者口内溃烂、发红,有骨质破坏。

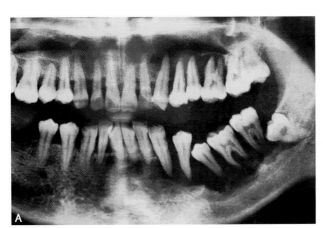

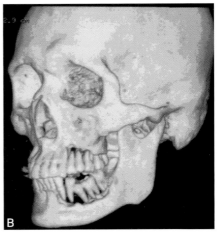

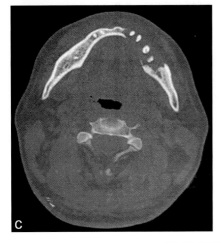

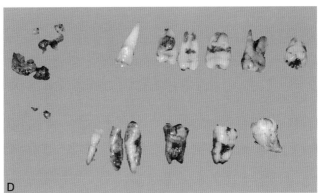

图 10-2-17　朗格汉斯细胞组织细胞增生症

A. 全口牙位曲面体层片(局部)示右侧下颌骨溶骨性破坏,以牙槽骨吸收破坏为主;B. CT 三维重建图像;
C. CT 轴位示骨的吸收破坏;D. 术后大体标本肉眼所见。

【病理学特征】

病变主要由增生的朗格汉斯细胞、淋巴细胞,以及浸润的嗜酸性粒细胞和其他炎症细胞组成。病变内还可见数目不等的泡沫细胞和多核巨细胞。朗格汉斯细胞多呈灶状、片状聚集(图 10-2-18A),细胞体积较大,不具备树突状突起,细胞质丰富,呈弱嗜酸性,细胞核呈圆形、椭圆形或不规则的分叶状,具有特征性的核沟和凹陷,核仁明显。

【免疫组织化学特征】

朗格汉斯细胞的细胞质和细胞核内均呈 CD1a 抗原、CD207(langerin)、S100 蛋白和 HLA-DR 阳性,尤其 CD1a 和 langerin 为特异性强阳性(图 10-2-18B)。

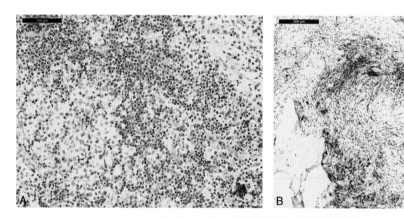

图 10-2-18 朗格汉斯细胞组织细胞增生症

A. 朗格汉斯细胞呈弥散性浸润,其中可见嗜酸性粒细胞呈灶性或聚集在血管周围,也可弥漫散在分布(HE 染色,100×);B. 免疫组织化学染色示朗格汉斯细胞 CD1a 呈强阳性表现(HE 染色,100×)。

【问题1】朗格汉斯细胞组织细胞增生症的性质是什么?

思路:本病的病因和发病机制尚不清楚,有人认为是反应性疾病,而非真性肿瘤。也有人认为,本病是免疫系统异常所致。但有人采用 X 染色体连锁的多态性 DNA 探针,证实患者病变中增生的朗格汉斯细胞属于单克隆性扩增,提示为肿瘤。

根据疾病的严重程度,本病可分为三种类型:骨嗜酸性肉芽肿、汉-许-克病及勒-雪病。这些病损由于发病年龄、病变部位和朗格汉斯细胞增生的程度不同,而预后不同,具有发病年龄越早,预后越差的特点。其中,骨嗜酸性肉芽肿的单骨病变一般预后良好,多发性病变治疗后易复发。汉-许-克病一般发病迟缓,病程较长,可出现颅骨病变、突眼和尿崩症等,虽然可治愈,但患者常遗留尿崩症或发育迟缓等后遗症,且发病年龄越早,预后越差。勒-雪病病程为急性或亚急性,是最严重的一型,病情较重,进展迅速,可危及生命。

【问题2】朗格汉斯细胞组织细胞增生症名称的演变过程是怎样的?

思路:朗格汉斯细胞组织细胞增生症是一种相对少见的病变,主要表现为朗格汉斯细胞的增生。朗格汉斯细胞是一种树突状单核细胞,具有抗原呈递功能,主要存在于皮肤和黏膜。朗格汉斯细胞组织细胞增生症的病变细胞在形态、表型和功能上都与朗格汉斯细胞非常相似。因此,目前认为其是朗格汉斯细胞及其前体细胞的增生性疾病。

【病例】

患者,男性,40 岁。右侧下颌肿块逐渐增大伴轻度疼痛半年余。

专科检查:面部不对称,右侧下颌下区肿胀,界限不清,轻度压痛。口内检查见右侧下颌磨牙区黏膜颜色发红，11、16、17缺失。

影像学检查：X线检查见右侧下颌体部有一形状不规则的骨质密度减低影，边界不清，下颌骨下缘破坏。

临床诊断：颌骨转移性肿瘤待排。

临床治疗：在全身麻醉下行右侧下颌骨肿物刮除活检，术后建议放疗。

光镜观察：病变主要由增生的朗格汉斯细胞，以及浸润的嗜酸性粒细胞和其他炎症细胞组成（图10-2-19A、B）。朗格汉斯细胞呈灶状、片状聚集，或弥漫散在分布。细胞体积较大，细胞质丰富，呈弱嗜酸性，细胞核呈圆形、椭圆形或不规则的分叶状，具有特征性的核沟和凹陷，核仁明显。病变内还可见数目不等的泡沫细胞和多核巨细胞。免疫组织化学染色示朗格汉斯细胞呈S100蛋白、CD68、CD1a阳性表达，Ki-67在朗格汉斯细胞的细胞核中呈阳性表达（图10-2-19C~F）。

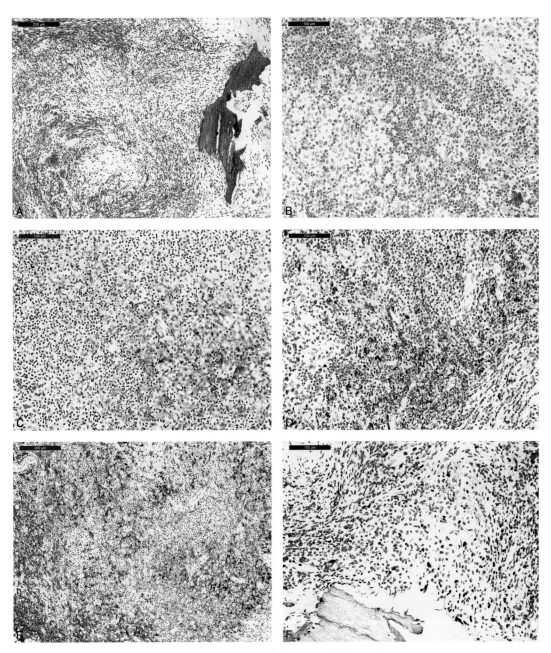

图10-2-19　朗格汉斯细胞组织细胞增生症

A、B.病变由片状增生的朗格汉斯细胞、嗜酸性粒细胞和散在淋巴细胞构成，可见残存的骨组织（HE染色，200×）；C.朗格汉斯细胞呈S100蛋白阳性表达（SP，200×）；D.朗格汉斯细胞呈CD68阳性表达（SP，200×）；E.朗格汉斯细胞呈CD1a阳性表达（SP，200×）；F.朗格汉斯细胞呈Ki-67阳性表达（SP，200×）。

病理诊断：朗格汉斯细胞组织细胞增生症，（右侧下颌骨）骨嗜酸性肉芽肿。

【病例讨论】

1. 诊断朗格汉斯细胞组织细胞增生症有意义的标志物　大多数实验室检查依赖免疫组织化学检查来识别病损部位的朗格汉斯细胞，大多数朗格汉斯细胞均表达 CD1a 抗原、vimentin、S100 蛋白、langerin、fasin、HLA-DR，另外还常与花生凝集素（PNA）和 CD68 呈阳性反应，其中尤以 CD1a 为特异性强阳性。冷冻切片时，CD45 阳性，不表达大多数 B 细胞和 T 细胞的标记。由于朗格汉斯细胞超微结构中含有 Birbeck 颗粒，有助于进一步明确诊断。

2. 朗格汉斯细胞组织细胞增生症的另外两种类型

（1）汉-许-克病（Hand-Schüller-Christian disease）：为慢性播散型，易发生于 3 岁以上的儿童，男性多见。一般发病迟缓，病程较长，常为多骨性病变及骨外病变。本病可出现三大特征：颅骨病变、突眼和尿崩症。病变侵犯眶骨，可引起眼球突出。病变位于蝶鞍时，可侵犯垂体而引起尿崩症。病变侵犯牙龈时，牙龈呈现红色松软或增生状，可出现牙松动或过早脱落，患者可伴发热。X 线检查可见颅骨呈不规则的穿凿性破坏，颌骨有骨质破坏的透射区。

（2）勒-雪病（Letterer-Siwe disease）：为急性播散型，发病多为 3 岁以内的婴幼儿。此型可表现为广泛的内脏器官受累，以皮肤、肝、脾、肺、淋巴结及骨等最易受累。临床上可有反复或持续高热、皮疹、贫血、肝脾淋巴结肿大、腹泻等全身症状。口腔可出现乳牙松动，舌组织被侵犯时形成巨舌，颈部淋巴结常肿大。X 线检查可见颅骨及长骨有明显的骨质破坏，颌骨可表现界限清楚的溶骨性改变。

四、动脉瘤样骨囊肿

动脉瘤样骨囊肿（aneurysmal bone cyst，WHO ICD-O code 9260/0）是一种囊性或多囊性、膨胀性、溶骨性肿瘤，由充血的窦腔组成，窦腔由纤维性隔膜分隔，其中含有破骨细胞样巨细胞。由于病损的囊壁无上皮衬里，曾被认为是假性囊肿。2020 版 WHO 骨肿瘤分类中，动脉瘤样骨囊肿被划分到"富含破骨性巨细胞肿瘤"中，属于良性骨肿瘤。

【临床要点】

1. 本病好发于 30 岁以下，多发生在 10~20 岁。

2. 病程较长，多数在半年以上。其症状为局部疼痛肿胀，以及患处功能障碍。若病骨表浅，可扪及肿物，局部温度增高，有压痛，患处偶有搏动，多不能触到搏动。大的动脉瘤样骨囊肿可闻及杂音。

3. 局部穿刺不仅可以吸出血样液体，而且其内压力常很高。

4. X 线表现为偏于一侧的显著溶骨性病变，皮质变薄，呈吹气样，边缘有狭窄的硬化带，其中由粗或细的不规则小梁分隔成蜂窝状，部分病例可见骨膜反应。

【病理学特征】

病变为大小不等的充血囊腔。细胞丰富的纤维组织包绕囊腔，形成宽带状囊壁，囊腔侧无上皮衬里。囊壁内含较多破骨细胞型巨细胞和组织细胞，后者常吞噬含铁血黄素。其外周为细胞较少的纤维组织和骨样组织或编织骨。间隔编织骨可表现出明显的嗜碱性，被称为蓝骨。囊壁间常充满红细胞（图 10-2-20）。实性结构可见细胞丰富区，有丝分裂活

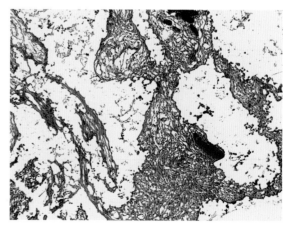

图 10-2-20　动脉瘤样骨囊肿
病变呈囊壁样组织，纤维囊壁较厚，围绕着大小不等的腔隙，腔内可见红细胞（HE 染色，100×）。

跃,伴有不明显的囊性间隙。分子学表现为部分病例伴有 *USP6* 基因重排。

【鉴别诊断】

1. 单纯性骨囊肿(simple bone cyst) 颌面部多发于下颌骨的前磨牙和磨牙区,上颌极为少见。X 线表现为境界较清楚的单房性透射区,边缘为较薄的硬化带。大多数囊肿为单发。单发性骨囊肿呈中心性膨胀,瘤性骨囊肿则呈偏心性扩张。骨囊肿发生骨折后,囊内含血性液体或血凝块,二者的肉眼病理学表现可混淆。

2. 静止性骨囊肿(static bone cyst) 是由于发育过程中,唾液腺和其他软组织增殖或迷入而引起的下颌骨局限性缺损。X 线表现为囊肿样透射区。本病好发于下颌磨牙及下颌角区,多位于下牙槽神经管的下方,X 线表现为边缘致密的卵圆形透射区。组织学表现为骨缺损区不存在明显的囊肿,可见到唾液腺组织、脂肪组织、纤维结缔组织和肌肉等。

3. 动脉瘤样骨囊肿样囊性出血变性(ABC-like cystic haemorrhagic degeneration) 在一系列其他肿瘤中的表现,包括成骨细胞瘤、纤维结构不良、牙骨质-骨化纤维瘤、其他纤维-骨性病变和骨肉瘤。但该病变不涉及 *USP6* 基因重排。

【问题】何为假性囊肿?有哪几种?

思路:无上皮衬里的囊肿为假性囊肿。假性囊肿包括单纯性骨囊肿、动脉瘤样骨囊肿、静止性骨囊肿、外渗性黏液囊肿。

【病例】

患者,女性,43 岁。左侧上颌骨肿物 1 年。

患者 1 年前发现左侧上颌骨膨隆,肿物增大,现为鸡蛋大小,无痛。

专科检查:面形不对称,开口度及开口形正常,左侧上颌骨前牙区 2.5cm×3.0cm 大小肿物,颊部膨隆,触诊有乒乓球样感,无触痛。

影像学检查:CT 检查示左侧上颌骨蜂窝状低密度影。

临床诊断:左侧上颌骨良性肿物。

临床治疗:在全身麻醉下行左侧上颌骨肿物切除术。

肉眼观察:送检物 3.5cm×2.0cm×0.8cm 组织,带少量骨组织,不整,剖面质实粉红。

光镜观察:多量大小不等的扩张的囊腔,呈海绵状,未见衬里上皮,囊壁为纤维组织,其中可见形状不一的骨小梁组织(图 10-2-21)。

病理诊断:(左侧上颌骨)动脉瘤样骨囊肿,局部区见骨化纤维瘤的改变。

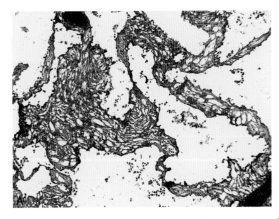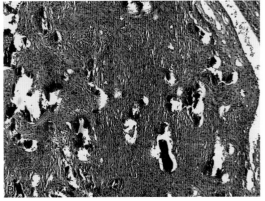

图 10-2-21 动脉瘤样骨囊肿

A.囊肿由大小不一的血窦或血腔构成,无衬里上皮(HE 染色,200×);B.可见牙骨样小体及增生的纤维组织(HE 染色,100×)。

【病例讨论】

动脉瘤样骨囊肿与其他病变的关系:动脉瘤样骨囊肿可为原发,也可是其他良恶性骨肿瘤或非肿瘤性骨病出血囊性变后的继发性改变。至少 30% 的动脉瘤样骨囊肿继发于明确的原发病变,其中良性病变居多,最常见的是巨细胞肉芽肿,其次为成骨细胞瘤、成软骨细胞瘤和血管瘤,也有继发于纤维结构不良(图 10-2-22)、骨嗜酸性肉芽肿、骨肉瘤等的报道。

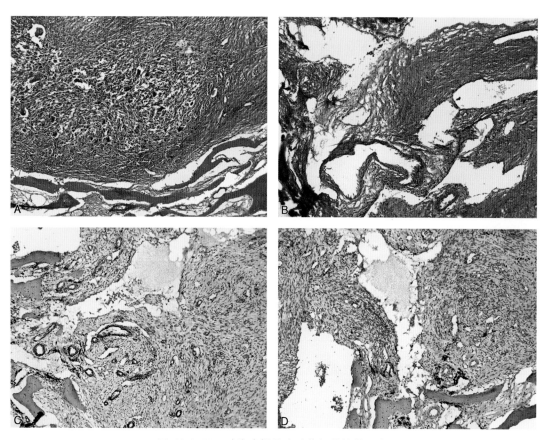

图 10-2-22　动脉瘤样骨囊肿伴纤维结构不良

A. 多核巨细胞分布在增生变性的结缔组织内,可见周边骨小梁(HE 染色,100×);B. 囊肿由大小不一的血窦或血腔构成,无衬里上皮(HE 染色,100×);C. 颌骨内可见血管内皮细胞呈阳性,扩张的囊腔壁 SMA 为阴性(SP,100×);D. 扩张的囊腔壁无 Ki-67 表达(SP,100×)。

第三节　颌骨肿瘤

颌骨肿瘤种类较多,有牙源性肿瘤和非牙源性肿瘤之分。本节介绍常见的非牙源性骨源性肿瘤。

一、良性肿瘤

(一)骨软骨瘤

骨软骨瘤(osteochondroma,WHO ICD-O code 9210/0),又称骨软骨性外生性骨疣、外生骨疣、孤立性骨软骨瘤,是指发生在骨表面,表面覆以软骨帽的疣状骨性隆起。

【临床要点】

1. 本病的发病年龄多以青少年为主。

2. 口腔颌面部的发病部位以髁突和喙突多见,偶见于上颌尖牙窝。

3. 本病临床常无症状,呈缓慢生长的硬性包块,但可以导致局部膨胀畸形。

4. X线表现为骨表面有蒂或无蒂的骨性突起。

【病理学特征】

1. 肉眼观察 肿物表面外突,其下为帽状的灰蓝色透明软骨样的软骨结构。无蒂型骨软骨瘤的软骨层所占面积较大。

2. 光镜观察 外突的肿物表面有一薄层血管稀少的纤维性软骨膜,其下为帽状的透明软骨样的软骨结构,再下方为成熟的骨小梁结构(图10-3-1)。在软骨中偶有钙质碎屑沉积。

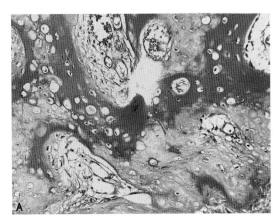
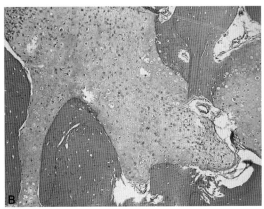

图 10-3-1 骨软骨瘤

A. 透明软骨样的软骨结构(HE 染色,200×);B. 病变中心为软骨瘤样结构,周边为成熟的骨样组织(HE 染色,100×)。

【鉴别诊断】

骨旁骨软骨瘤样增生,又称 Nora 病(Nora lesion),发病部位见于手和足,有大而怪异的双核软骨细胞,似软骨肉瘤,但 X 线表现为附着于骨旁有一重度钙化或骨化的肿块,有宽的基底部附着于其下方正常的骨密质上。肿块的外形经常光滑,但亦可有轻度分叶。

【问题】如何判断骨软骨瘤恶变?

思路:

(1)临床上,如果肿块体积迅速增大,软骨帽增厚至 1~2cm 以上,则须考虑恶变的可能,且多发比单发者恶变比率高,即 1% 的单发性骨软骨瘤可以发生恶变,10%~20% 的多发性骨软骨瘤可以发生恶变。本瘤手术切除不彻底易复发,多发生在 1 年或数年后。

(2)影像学上,病变内有不规则钙化,如帽盖小,分界清楚,带有规则的点状钙化,即呈良性生长。如帽盖大且厚,边界不清楚,有不规则或不完全的絮状钙化灶,提示其有恶变的可能性。

(3)组织学上,如果软骨结构消失、纤维带增宽,或软骨细胞增密、异型、分裂增加,或出现黏液样变、坏死等,则提示可能发生了恶变,肿瘤恶变者可以形成软骨肉瘤,有显著的钙化及骨化形成。

(二)软骨瘤

软骨瘤(chondroma,WHO ICD-O code 9220/0)是以透明软骨为主要病变的良性骨肿瘤,有内生性(髓腔性/中央型/孤立型内生性)软骨瘤和骨膜下(皮质旁/骨旁/骨膜)软骨瘤之分。

【临床要点】

1. 本病多见于青少年,发病缓慢;发生于颌骨的软骨瘤非常少见。

2. 临床上多无自觉症状,只是局部逐渐肿胀,呈不规则的半球外突。

3. 颌骨病变可引起牙根吸收、牙齿松动。位于髁突者,可引起下颌运动障碍。

4. X线表现为局部呈界限清楚的溶骨性改变。CT扫描见髓腔内的软组织呈低密度影,肿瘤内有无定形的小环状高密度钙化影。

【病理学特征】

1. 肉眼观察 内生性软骨瘤呈分叶状淡蓝色软骨样肿块,剖面可见到淡黄色钙化区和灰红色斑点,可呈黏液样质地。

2. 光镜观察 分化成熟的透明软骨细胞分布在淡蓝色均匀粉染的软骨基质陷窝中,软骨细胞的细胞质丰富,呈圆形或卵圆形,细胞核小而圆,深染(图10-3-2)。肿瘤基质中,局部可见钙化与骨化,或有黏液样基质形成,钙化区细胞可有变性或坏死,有的细胞大而不规则,偶见双核。

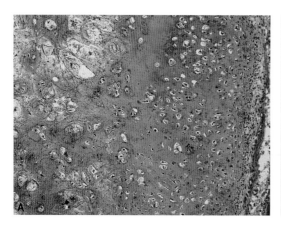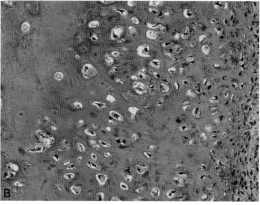

图 10-3-2 软骨瘤

A. 组织学上表现为成熟的透明细胞,软骨细胞的细胞质丰富,内有空泡(HE染色,100×);B. 软骨细胞的细胞质丰富,内有空泡(HE染色,200×)。

【鉴别诊断】

1. 骨瘤(osteoma, WHO ICD-O code 9180/0)(图10-3-3) 又名象牙质外生性骨疣,起源于骨表面,形成致密骨质的良性成骨性肿瘤。有时向髓腔发展,称为内生骨疣,又叫骨岛。男女发病比例相等,但内生骨疣男性多见。骨瘤常发生于额窦、面骨及颌骨,颅外罕见。长骨骨骺及干骺端,骨盆和椎体可发生髓内病变。患者常无症状,可因鼻塞、局部肿胀而发现。X线表现为密度均匀、边界清楚的骨化性肿块。肉眼观,典型者形成与骨相连、边缘光滑的骨性包块。髓内生长者多形成直径<2cm的致密针状骨化性肿瘤。组织病理学检查见骨瘤主要由板层骨构成,组织学分为致密型、松质型及混合型。松质型由成熟骨小梁组

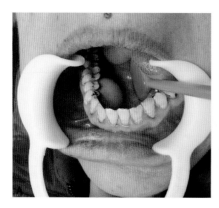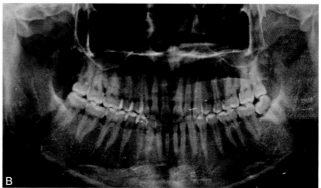

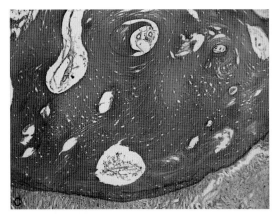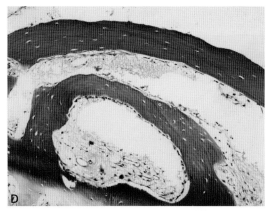

图 10-3-3　骨瘤

A. 口内观下颌舌侧可见突起于黏膜表面的卵圆形肿物,表面光滑;B. 全口牙位曲面体层片示患者左侧下颌密度不均匀透射影;C. 成熟的骨组织形成的致密性骨瘤(HE 染色,100×);D. 海绵状骨组织形成的海绵状骨瘤(HE 染色,100×)。

成,排列较宽、不规则,被覆活化或静止的成骨细胞,其间可见血管及纤维间质,在额窦区类似成骨细胞瘤。骨瘤预后良好。

2. 骨囊肿　骨囊肿多以肱骨上端和股骨上端多见,且位于干骺端中央,并向周围膨胀,透射区较均一,多房性骨囊肿的骨间隔亦较细小,组织学上二者明显不同。

3. 高分化软骨肉瘤　内生性软骨瘤的组织学表现常可见细胞丰富,细胞核大、双核,还可伴基质黏液样变,易误诊为高分化软骨肉瘤。

4. 骨膜软骨瘤　软骨瘤的 X 线表现为病变局部呈界限清楚的溶骨性改变,内有间隔或斑点状、絮状、弧状钙化影,周边骨密质可膨胀变薄。骨膜软骨瘤可见局部骨密质呈蝶形凹陷,中央不规则钙化,局部骨密质反应性硬化。

【问题】如何判断软骨瘤的恶变?

思路:当病变属于良性时,完整手术切除的效果良好,很少复发或恶变。但是如果肿瘤生长迅速,局部皮肤温度高而光亮,表面血管充盈,应警惕恶变的可能。

（三）骨促结缔组织增生性纤维瘤

骨促结缔组织增生性纤维瘤(desmoplastic fibroma of bone,WHO ICD-O code 8823/1),又称骨韧带状瘤,是一种少见的,具有局部侵袭性的良性肿瘤,由梭形细胞及其产生的大量胶原构成。

【临床要点】

1. 多发生于 20 岁以前的青少年。

2. 好发于颌骨,其次为腓骨、胫骨、桡骨、肱骨和盆骨。发生于颌骨者,约 86% 见于下颌骨,其中,下颌角和下颌支较为常见。

3. 临床表现为颌骨无痛性膨大,部分肿瘤也可生长较快,伴有疼痛、麻木等神经症状及牙松动。肿瘤活动性差,多数病变可逐渐穿破颊舌侧骨密质,导致颌骨周围肌受损。

4. X 线表现主要为溶骨性、膨胀性骨破坏。骨密质变薄,呈边界清晰或模糊的单房或多房透射性病变。有的肿瘤不规则,呈地图状,并有一窄的过渡带,病变内可见假骨小梁形成,很少有骨膜新骨形成的硬化边缘。

【病理变化】

1. 肉眼观察　肿瘤无明显的边界,剖面质地硬韧,呈灰白色。

2. 镜下观察　主要由波浪状和漩涡状交错编织的、丰富、成熟的成纤维细胞构成,其间被不同程度的玻璃样变性的粗大胶原纤维分隔(图 10-3-4A)。肿瘤细胞无或偶见多型性或非典型性,核分裂罕见,无坏死(图 10-3-4B)。间质血管为中等数量,多为形态规则的毛细血管和小到中等的静脉血管。肿瘤与周围骨组织交界处,可见反应性骨小梁形成,易与纤维骨性病损和骨肉瘤混淆,因此,病检取材部位应尽量靠近病变中心。

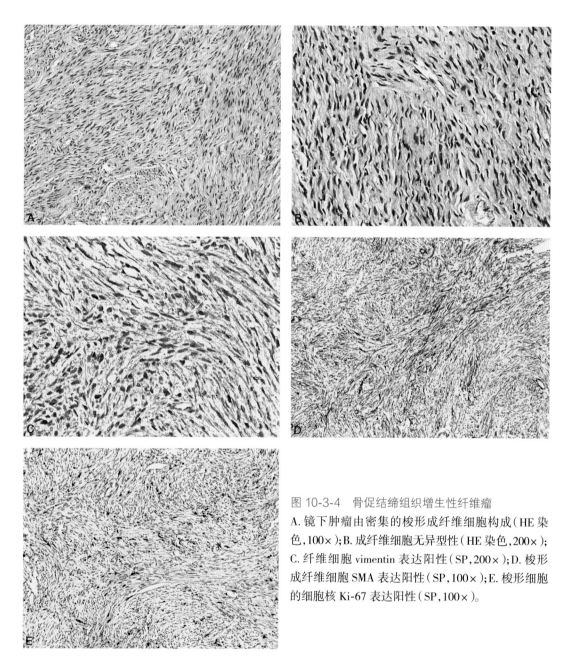

图 10-3-4 骨促结缔组织增生性纤维瘤
A. 镜下肿瘤由密集的梭形成纤维细胞构成(HE 染色,100×);B. 成纤维细胞无异型性(HE 染色,200×);C. 纤维细胞 vimentin 表达阳性(SP,200×);D. 梭形成纤维细胞 SMA 表达阳性(SP,100×);E. 梭形细胞的细胞核 Ki-67 表达阳性(SP,100×)。

【免疫组织化学特征】

肿瘤细胞表达 vimentin、SMA、actin、Ki-67 和 desmin,其阳性程度不等(图 10-3-4C~E)。肿瘤细胞不表达 MDM2 和 CDK4,可与低级别中心性骨肉瘤相鉴别。

【细胞遗传学特征】

目前,尚无证据显示骨促结缔组织增生性纤维瘤发生 CTTNB1 基因突变。因此,有观点认为,该肿瘤与软组织促结缔组织增生性纤维瘤病在遗传学上无明确关联。

【鉴别诊断】

1. 低度恶性纤维肉瘤　与骨促结缔组织增生性纤维瘤总是难以区分,只有当患者出现复发和转移的时候才能区分。

2. 纤维结构不良　病变以纤维组织为主,而骨化并不明显。纤维结构不良的病变区域与骨促结缔组织增生性纤维瘤类似。骨促结缔组织增生性纤维瘤有细长的细胞核,纤维结构不良的细胞核更短、更紧缩。

【病例】

患者,女性,52岁。左侧下颌后牙舌侧牙龈肿物1年。

1年前,患者发现左侧下颌后牙舌侧牙龈豆粒大小肿物,伴后牙松动、疼痛,肿物逐渐长大至乒乓球大小。

专科检查:患者面部不对称,34—38颊侧膨隆,肿物约2cm×4cm大小,质地硬,不活动,边界较清楚,无压痛。口内检查见35、37、38 Ⅱ度松动,36 Ⅲ度松动。

影像学检查:X线检查可见34—38根方低密度影像,受累牙的牙根均有不同程度的吸收,病变边界尚清楚,有压痕,呈多房性(图10-3-5)。CT检查可见左侧下颌体部有2.7cm×3.8cm大小的膨胀性骨质破坏,内部CT值50.22HU,伴散在、点状高密度影,骨密质变薄,有区域不连续。

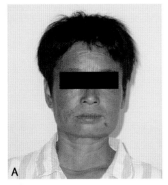 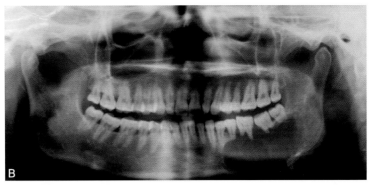

图10-3-5　骨促结缔组织增生性纤维瘤

A. 患者术前正面照;B. 全口牙位曲面体层片示左侧下颌骨椭圆形低密度区,向颊侧膨隆,牙根呈截断性吸收。

临床诊断:左侧下颌下骨肿物,性质待定。

临床治疗:在全身麻醉下行良性肿物扩大切除术、下颌骨截断性截骨术和髂骨游离移植术。

肉眼观察:送检物为切除的下颌体部及肿物,为4.5cm×3.0cm×2.0cm大小,骨质颊侧膨隆(图10-3-6A)。

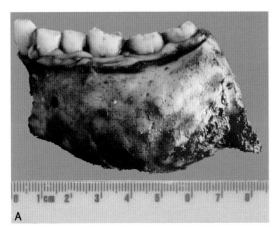 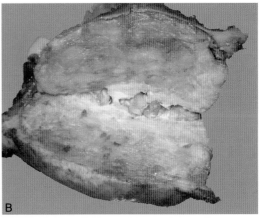

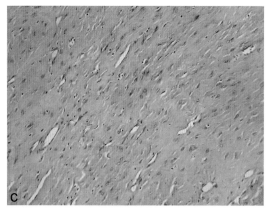
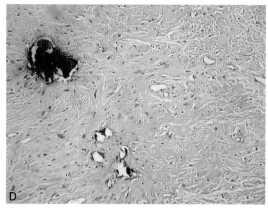

图 10-3-6 骨促结缔组织增生性纤维瘤

A. 肉眼观察下颌体颊侧骨质膨隆,局部区域有破坏;B. 肿瘤剖面呈白色,质地均匀,骨腔内完全被肿物占据,骨密质菲薄;C. 低倍镜示增生的纤维性肿瘤主要由产胶原的成纤维细胞构成(HE 染色,100×);D. 增生的成纤维细胞和胶原纤维素呈波浪状或漩涡状交错编织,间杂有少量血管(HE 染色,100×)。

剖面呈白色,质地韧,骨腔内完全为肿物所占据,骨密质菲薄,可见牙根切削样吸收(图 10-3-6B)。

光镜观察:肿瘤主要由产胶原的成纤维细胞构成,增生的成纤维细胞和胶原纤维素呈波浪状或漩涡状交错编织,间杂有少量血管(图 10-3-6C、D),梭形的成纤维细胞十分成熟,未见核分裂象,增生的纤维组织完全取代了骨组织。

病理诊断:下颌骨促结缔组织增生性纤维瘤。

【病例讨论】

骨促结缔组织增生性纤维瘤一般是指发生于骨内的侵袭性纤维瘤。骨促结缔组织增生性纤维瘤是一种成纤维细胞克隆性增生的肿瘤,可以侵袭邻近的组织,但无远处转移,手术后经常复发并偶有多发,单独采用刮治术治疗复发率可高达 70%,而切除术仅为 20%。该瘤不完全符合恶性肿瘤的定义(即转移的能力),但是良性并不能准确地反映骨促结缔组织增生性纤维瘤表现出的侵袭邻近组织而导致的严重后果。因此,目前普遍认为,该肿瘤是一种具有局部侵袭性的良性肿瘤。

(四)成骨细胞瘤

成骨细胞瘤(osteoblastoma,WHO ICD-O code 9200/0)又称骨母细胞瘤,是一种少见的良性或具有侵袭性的成骨性肿瘤。其特征是肿瘤产生针状的编织骨,其周围排列着明显的成骨细胞。

【临床要点】

1. 大多数成骨细胞瘤发生于骨髓腔内(骨内型),少数发生于骨膜(外周型)。下颌为上颌的 2~3 倍,且以下颌骨后部多见。

2. 肿瘤发生的高峰年龄为 10~19 岁,男女比例没有明显差异。

3. 最常见的症状为持续的自发性钝痛,伴局部肿胀及触痛。

4. 影像学表现为界限清楚的圆形或椭圆形的透射影,肿瘤内部有矿化区,可呈斑片状或云雾状的阻射影(图 10-3-7A、B)。

【病理学特征】

1. 肉眼观察 肿瘤切面常呈红色或红褐色,质地不均,有砂砾样感,与正常骨组织有分界。

2. 镜下观察 肿瘤内含大量相互交织的类骨质小梁或骨针,形成幼稚的编织骨结构。小梁的形态不规则,排列紊乱,矿化程度不一,其周围有一至数层浆细胞样或多边形成骨细胞围绕(图 10-3-7C、D)。成

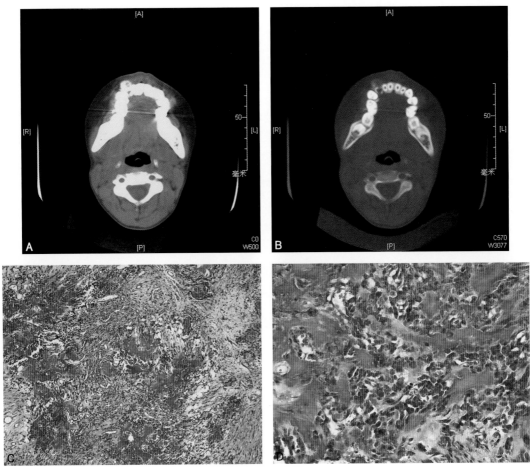

图 10-3-7　成骨细胞瘤

A、B.CT 示下颌骨有骨性增生及破坏区；C. 镜下示肿瘤由不规则增生的类骨质小梁构成（HE 染色，100×）；
D. 小梁周围可见明显的成骨细胞镶边（HE 染色，400×）。
（上海交通大学医学院附属第九人民医院李江医师供图）

骨细胞的细胞质较丰富，嗜酸性，有明显的细胞核和单个核仁，少见细胞异型性和核分裂象。肿瘤间质为疏松的结缔组织，血管丰富，并见散在的破骨细胞样巨细胞。在肿瘤边缘，类骨质小梁与正常骨相融合。

【鉴别诊断】

1. 骨样骨瘤（osteoid osteoma，WHO ICD-O code 9190/0）（图 10-3-8）　骨样骨瘤一般小于 2cm，核心外

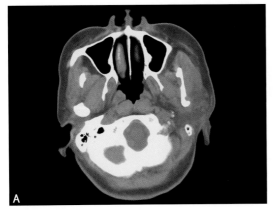

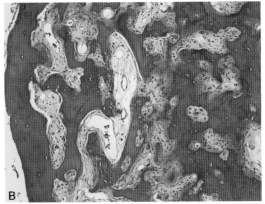

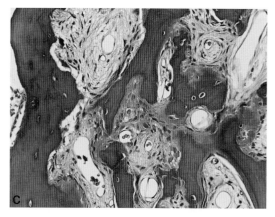

图 10-3-8 骨样骨瘤
A. CT 示右侧骨组织有不规则的增生高密度影；B. 镜下示肿瘤由成熟的小梁状骨组织形成，小梁间可见疏松的纤维结缔组织（HE 染色，200×）；C. 骨小梁周可见破骨样细胞及部分成骨样细胞排列（HE 染色，400×）。
（上海交通大学医学院附属第九人民医院李江医师供图）

周有厚而致密的反应性骨围绕，肿瘤很少长大，即具有限制性生长的特点。临床上疼痛较剧烈，有夜间痛，疼痛能被非甾体抗炎药缓解。

2. 成牙骨质细胞瘤（cementoblastoma，WHO ICD-O code 9273/0）（图 10-3-9） 二者的主要区别是成牙骨质细胞瘤的钙化成分与 1 颗或多颗牙的牙根相融合，而成骨细胞瘤则没有这种表现。有时，成骨细胞瘤的 X 线表现类似恶性肿瘤，由于其在组织学表现上细胞密集，有时在组织学上很难鉴别。

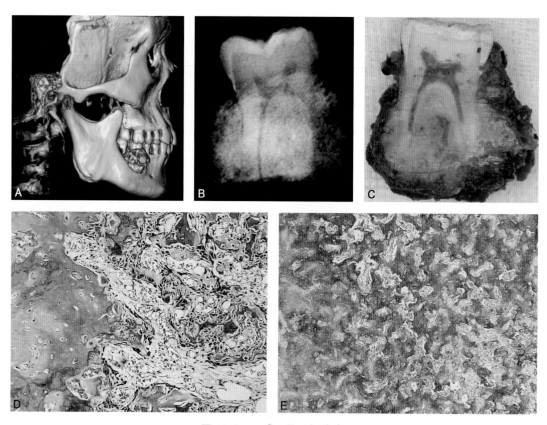

图 10-3-9 成牙骨质细胞瘤
A. CT 三维重建示右侧下颌骨磨牙区肿物；B. 根尖片示肿物与牙齿相连；C. 石蜡包埋标本；D. 镜下示病变区域呈片状，似细胞性牙骨质，嗜碱性返折线明显（HE 染色，100×）；E. 部分区域疏松似骨小梁（HE 染色，100×）。

3. 骨肉瘤 骨肉瘤的肿瘤细胞更大，核质比更高，细胞核深染及细胞异型性更明显，且分裂象及病理性分裂象多见。另外，成骨细胞瘤的边缘一般呈"推进式"生长，而骨肉瘤则呈侵袭性生长，直接侵犯宿主骨组织，常在肿瘤组织中见到残留的层板骨。

【问题】成骨细胞瘤的生物学行为是什么?

思路:成骨细胞瘤的生物学行为为良性。其特殊亚型称为上皮样成骨细胞瘤(epithelioid osteoblastoma),组织学上肿瘤细胞体积较大,呈上皮样,细胞核和核仁明显,可见核分裂象,曾被认为是一种交界性的肿瘤,有局部侵袭性。目前,尚无证据显示上皮样成骨细胞瘤的预后较经典型成骨细胞瘤差。

【病例】

患儿,女性,9岁。左侧下颌后牙疼痛2个月。

2个月前,患者突发左侧下颌后牙疼痛,3天后出现左侧下颌肿胀,疼痛剧烈,向耳颞部放射,伴发热,体温38℃左右,抗感染治疗无明显效果。

专科检查:面部不对称,左侧面中下部及下颌下区肿胀明显,皮肤温度高,皮肤发红,有压痛。轻度张口受限,开口度为2.5cm。

影像学检查:全口牙位曲面体层片及下颌骨后前位片示下颌体及下颌支区密度增高影,与正常骨组织无明显界限,其内部骨小梁结构紊乱,可见斑片状透射影。CT检查示左侧下颌体及下颌支椭圆形透射/阻射混合影,颊舌侧骨板有破坏。

临床诊断:左侧下颌骨恶性肿瘤。

临床治疗:在全身麻醉下行左侧下颌骨肿物切除术,以及左侧下颌骨半侧截骨术。

肉眼观察:送检物为左侧下颌骨一段,局部膨隆,有包膜,大小约6cm×5cm×4cm,剖面呈灰红色,实性,有砂砾感。

光镜观察:大量的骨样组织形成,呈不规则的小梁状或细窄的针状,其中央有不同程度的钙化,周缘多有较宽的未矿化的类骨质带(图10-3-10)。骨样组织间为圆形或多边形肿瘤细胞,常紧贴类骨质排列成一排,其细胞质丰富,嗜酸性,细胞核多偏位,深染,核仁小,分裂象少见。肿瘤间质为疏松的结缔组织,血管丰富,多为扩张的薄壁小血管,局部有出血。肿瘤边缘未见明显的侵袭性生长,局部可见反应性成骨。

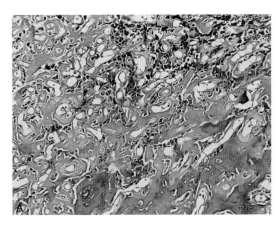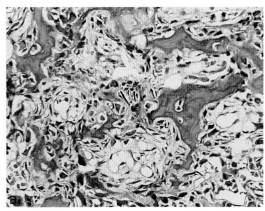

图10-3-10 成骨细胞瘤

A.镜下见肿瘤由编织状骨小梁构成(HE染色,100×);B.小梁周围可见明显的成骨细胞镶边(HE染色,100×)。

病理诊断:成骨细胞瘤。

【病例讨论】

成骨细胞瘤一般采用手术治疗,将牙齿连同钙化肿块一并予以切除。有学者报道,成骨细胞瘤的复发率为10%~16%。肿瘤复发与采用刮治或肿瘤摘除等保守术式有关,建议应行正常骨质范围内的扩大切除。术后放疗不能防止复发,反而增加肿瘤恶变的风险,不建议采用。

二、恶性肿瘤

（一）软骨肉瘤

软骨肉瘤（chondrosarcoma，WHO ICD-O code 9220/3）是一种伴有透明软骨分化的常见恶性肿瘤。肿瘤组织可发生黏液变、钙化或骨化。这部分重点介绍原发性中心型软骨肉瘤。

【临床要点】

1. 头颈部的常见发病部位是喉、颌骨、颅底、鼻中隔等处，其中上颌骨较下颌骨多见。

2. 临床症状是局部肿胀和疼痛，肿物生长缓慢，有时出现下唇麻木、牙松动、牙痛等。

3. X线表现为中心型软骨肉瘤呈界限不清的透射影，内有分布不均的斑点状、云雾状阻射影，为肿瘤中钙化或骨化的区域。特征性的钙化呈环状或拱形。

【病理学特征】

1. 肉眼观察　肿瘤呈分叶状，剖面可见呈灰蓝色或灰白色半透明的软骨样外观，常有散在的黄白色钙化灶，可伴有黏液样变、坏死和囊性变。

2. 光镜观察　肿瘤形成大小、形状不同的结节，其中有大量蓝灰色软骨基质，成簇的肿瘤性软骨细胞位于软骨陷窝内，呈圆形或椭圆形，细胞质呈空泡样肿胀。结节内可发生钙化及骨化，但与骨肉瘤不同的是，软骨肉瘤没有由肿瘤细胞直接形成的骨或类骨质，形态似正常骨。此外，也可见黏液变、坏死、细胞变成梭形、侵袭性生长、核异型性及核分裂象等（图 10-3-11）。

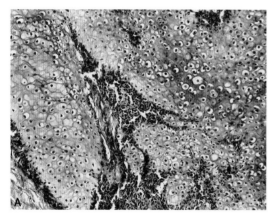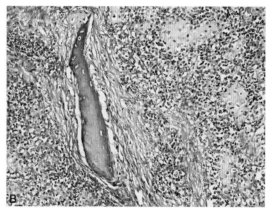

图 10-3-11　软骨肉瘤
A、B. 镜下见肿瘤细胞分布在软骨陷窝内，细胞具有核异型性及核分裂象（HE 染色，200×）。

组织学上，根据肿瘤细胞的形态特点（分化和增殖程度），将软骨肉瘤分为三级（Ⅰ级、Ⅱ级和Ⅲ级）。Ⅰ级：细胞中等致密，细胞核深染，但大小比较一致，双核少。Ⅱ级：细胞密度增加，细胞核更深染，大小不一，核异型性明显。Ⅲ级：细胞致密，核异型性、核分裂象易见。

【免疫组织化学特征】

约 20% 的原发性中心型软骨肉瘤 IDH1 R132H 抗体检测呈阳性。此外，肿瘤细胞 S100 蛋白呈弥漫强阳性，MDM2 和 CDK4 呈不同程度的阳性表达。

【细胞遗传学特征】

研究显示，约 95% 的原发性中心型软骨肉瘤，17 号染色体上 *H3F3B* 基因发生突变。此外，约 20% 发生 *IDH1* 基因突变。目前，PCR 和基因测序检测仍为较可靠的辅助鉴别手段。

【鉴别诊断】

1. 软骨瘤 高分化的软骨肉瘤与良性的软骨瘤,在组织学上进行鉴别常较困难,应结合肿瘤发生的部位、临床表现和 X 线表现进行综合分析。

2. 骨肉瘤 骨肉瘤在颌面部更常见,且以软骨样分化多见。二者的主要区别是骨肉瘤内可见异型性明显的成骨细胞和肿瘤性类骨质形成,其形态明显异常,常呈带状。只有见到肉瘤细胞直接形成类骨质时,才能诊断为骨肉瘤。当有大片黏液样基质、肿瘤细胞分散并有细胞内空泡时,不易与好发于筛骨、蝶骨区的脊索瘤相区分,常须行免疫组织化学染色鉴别,脊索瘤细胞 CK、EMA 阳性,而这二者在软骨肉瘤中均不表达。

3. 软骨黏液样纤维瘤(chondromyxoid fibroma,WHO ICD-O code 9241/0)(图 10-3-12) 好发于年轻人,组织学上由成纤维细胞样梭形细胞及数量不等的多核破骨细胞构成,富含黏液性软骨样组织,呈分叶状,小叶由富于细胞的组织分隔。

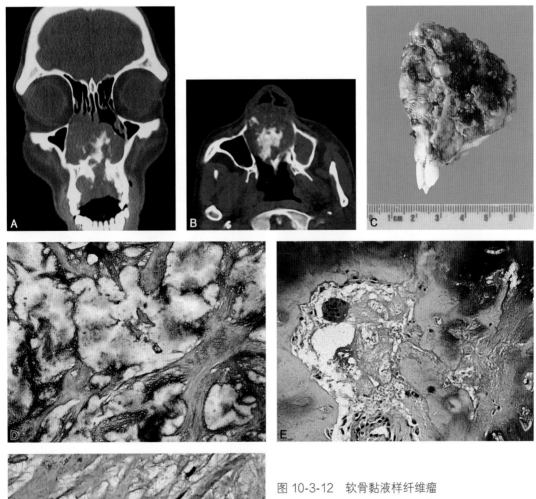

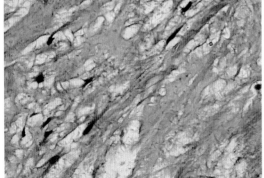

图 10-3-12 软骨黏液样纤维瘤
A. CT 冠状位示上颌骨及上颌窦破坏,上颌骨肿瘤边界不清,透光度不均匀;B. CT 轴位示上颌骨肿瘤边界不清,为不均匀阻射影;C. 大体肉眼观,肿物破坏骨质,红黄相间;D. 镜下示骨小梁之间见黏液样物(HE 染色,200×);E. 软骨组织旁见多核巨细胞(HE 染色,200×);F. 增生的纤维束间可见黏液样物(HE 染色,200×)。

【问题】软骨源性肉瘤包括哪几种类型?

思路:软骨肉瘤包括原发性中心型软骨肉瘤(Ⅰ、Ⅱ、Ⅲ级)、继发性周边型不典型软骨瘤/软骨肉瘤(Ⅰ级)、继发性周边型软骨肉瘤(Ⅱ、Ⅲ级)。约85%软骨肉瘤为原发性,并具有典型的组织学表现,也称为经典型软骨肉瘤。其他软骨性恶性肿瘤包括骨膜软骨肉瘤、去分化软骨肉瘤、间叶性软骨肉瘤和透明细胞软骨肉瘤。

1. 去分化软骨肉瘤   去分化软骨肉瘤(dedifferentiated chondrosarcoma,WHO ICD-O code 9243/3)是一种高度恶性的软骨肉瘤。组织学上,其低级别软骨肉瘤成分和高级别梭形细胞肉瘤成分(如纤维肉瘤、恶性纤维组织细胞瘤、平滑肌肉瘤、骨肉瘤等)转化突兀,毗邻存在。该类型预后差,对放化疗不敏感。

(1)临床要点

1)老年男性相对多见。临床上以骨盆和肩胛骨为好发部位,也可见于脊椎、肋骨、肱骨、胫骨和颌骨等。

2)患者多有缓慢、无痛性肿大的软骨肉瘤病史,但局部突然生长加快,出现感觉异常、疼痛或骨折等症状。

3)X线表现为骨组织呈吸收性破坏,其内充满低密度影,肿瘤可破坏骨组织进入软组织,生长迅速(图10-3-13)。

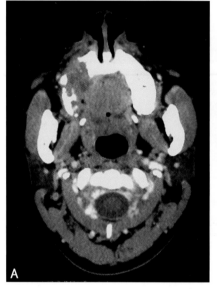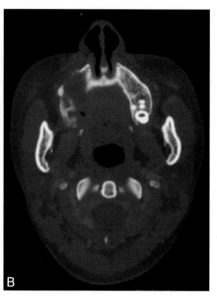

图 10-3-13　去分化软骨肉瘤
A、B.CT轴位示右侧上颌骨骨质不完整,破坏灶内见散在骨片影。

(2)病理学特征

1)肉眼观察:中央部分呈蓝灰色小叶状软骨样结构,质硬。周围为高级别肉瘤成分,呈灰白或灰红色,质软,破坏骨质,可见坏死。

2)镜下观察(图10-3-14):低级别成分为细胞较丰富,但较成熟的软骨肉瘤结构,邻区即可见高级别的肉瘤成分,最多见的是恶性纤维组织细胞瘤,也可见到纤维肉瘤、骨肉瘤或其他高度恶性的肉瘤结构。

2. 间叶性软骨肉瘤   间叶性软骨肉瘤(mesenchymal chondrosarcoma,WHO ICD-O code 9240/3)是一种少见的由分化良好的软骨岛和高度富于血管的梭形或小圆形间叶细胞组成的,具有较强侵袭性的软骨肉瘤。

(1)临床要点

1)本病临床上多见于青少年,以扁骨多见,如骨盆、颅骨、颌骨和肋骨,也可见于椎骨、股骨等。

2)临床上常表现为持续性疼痛和渐进性肿胀。

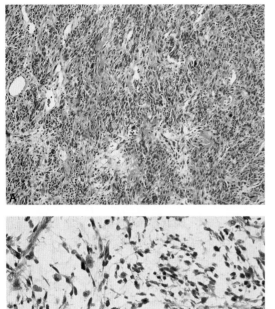

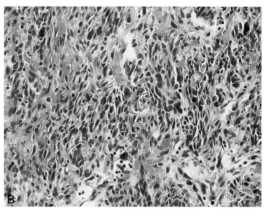

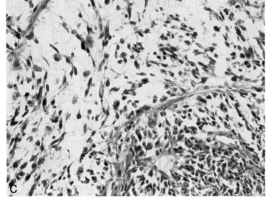

图 10-3-14 去分化软骨肉瘤的高级别梭形细胞肉瘤区域

A. 镜下见细胞丰富,排列为梭形的纤维瘤样组织(HE 染色,200×);B. 细胞异型性明显,细胞核大而深染,核质比失调(HE 染色,400×);C. 散在或团片状分布梭形、多边形肿瘤细胞,细胞核深染,核质比失调,围绕在血管周围(HE 染色,400×)。

3)X 线表现为骨组织呈不规则溶解破坏,内有不规则斑点状钙化,有的可见硬化边缘。

(2)病理学特征

1)肉眼观察:肿物结节或分叶状,周界清楚,大小不等,剖面实性,呈灰白或灰红色,质地软,内有不规则软骨区,局部可见坚硬的钙化灶,或可见坏死和出血。大体标本 X 线表现为骨密质膨胀变薄,甚至被破坏,肿物突入软组织。

2)光镜观察:部分区域有分化良好的透明软骨岛,另一些区域有致密排列的未分化的圆形或梭形细胞,其间富于血管,瘤细胞间偶见软骨样基质(图 10-3-15)。二者或移行,或混杂存在。

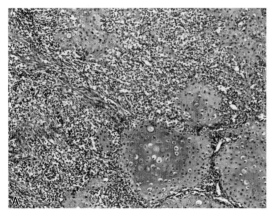

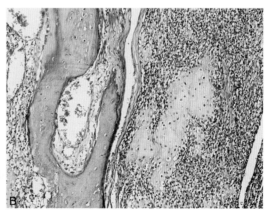

图 10-3-15 间叶性软骨肉瘤

A、B. 镜下示肿瘤由未分化小圆细胞和岛状透明软骨构成,呈典型的双向分化(HE 染色,100×)。

3. 透明细胞软骨肉瘤 透明细胞软骨肉瘤(clear cell chondrosarcoma,WHO ICD-O code 9242/3)是一种少见的临床上生长缓慢,组织学上含有大量透明细胞的低度恶性软骨肉瘤。

（1）临床要点

1）本病以男性多见,青壮年好发。病损部位以长骨的干骺末端多见,如股骨和肱骨上端、手足骨、颅骨、椎骨等,颌骨也可发生。

2）临床表现常有明显疼痛。

3）X线表现为病变局部骨骺区溶骨性破坏,可见特征性的絮状钙化影,骨密质轻度变薄,但很少穿通,有时有硬化边缘(图10-3-16)。

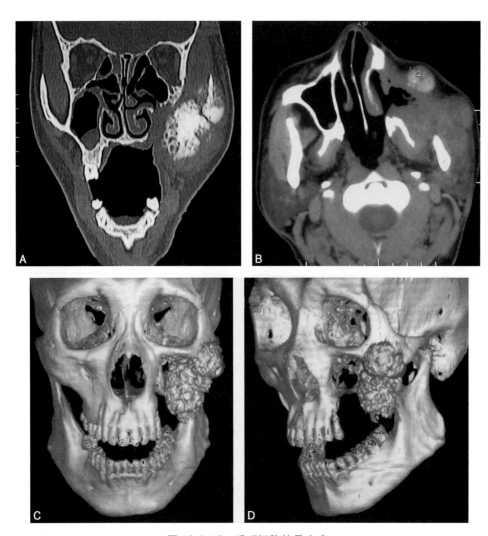

图 10-3-16　透明细胞软骨肉瘤

A.CT冠状位示髁突及其邻近骨组织溶骨性改变,界限清晰;B.CT轴位示左侧多处膨胀的肿块影像,左侧上颌窦受累,界限清晰;C、D.CT三维重建示肿物影像及广泛的骨质破坏。

（2）病理学特征

1）肉眼观察:病变大小不一,质软,界限清楚,有的部位有砂砾样感,局部有囊性变。

2）光镜观察:肿瘤细胞成片排列,细胞质透明,细胞核位于中央,细胞膜清楚,核分裂象罕见(图10-3-17)。肿瘤细胞被少量结缔组织分隔成叶,肿瘤细胞之间有时可见透明软骨和软骨肉瘤样区。此外,还可见到局部钙化、骨化、编织骨形成,有的部位还可见到软骨母细胞、多核巨细胞、动脉瘤样骨囊肿样改变。

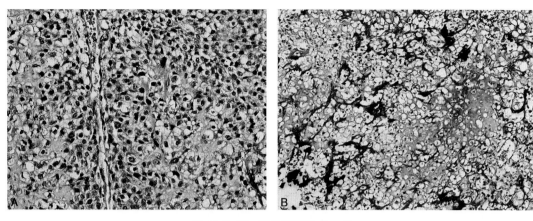

图 10-3-17　透明细胞软骨肉瘤

A.镜下见肿瘤细胞成片排列,细胞质透明,被少量结缔组织分隔成叶(HE染色,100×);B.肿瘤细胞的细胞质透明,细胞核位于中央,细胞膜清楚,核分裂象罕见(HE染色,200×)。

【病例】

患者,女性,29岁。左侧下唇麻木半年,压痛1个月。

患者半年前自觉左侧下唇麻木,逐渐加重,伴左侧下颌牙列麻木。当地诊断为"面神经炎",予静脉滴注"面瘫一号"1周未见好转。近1个月来,左侧下唇及左侧下颌牙列疼痛。严重时左侧面颊部疼痛。

专科检查:左侧颈部下颌下淋巴结肿大,界限清楚,可活动,牙痛(++)。口内开口度及咬合正常,未触及明显肿物。

影像学检查:左侧下颌骨不规则低密度影像(图 10-3-18A)。CT检查见下颌体左右不对称,左侧可见不规则的低密度影像,伴邻近软组织受侵,肿块形成(图 10-3-18B)。

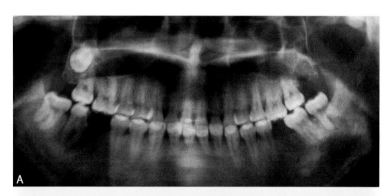

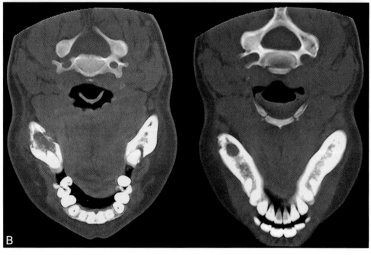

图 10-3-18　软骨肉瘤

A.全口牙位曲面体层片示下颌体溶骨性改变;B.CT轴位示下颌骨密质破坏及骨的钙化。

临床诊断：左侧下颌骨肿物。

临床治疗：在全身麻醉下行左侧下颌骨肿物扩大切除术、髂骨游离移植修复术。

肉眼观察：送检物为花生米粒大小，形态不规则，呈灰白色，质地较硬。

光镜观察：肿瘤呈大小不等的分叶状，无完整包膜，侵犯邻近横纹肌。肿瘤内形成大量蓝灰色软骨基质，其间成簇分布着具有软骨细胞分化的肿瘤细胞。细胞圆形，肥大，位于陷窝内，有核异型性，可见双核细胞。部分软骨结节内见骨化，所形成的类骨质形态接近正常骨。肿瘤边缘及小叶结构的外周细胞密集，异型性明显，较多细胞呈梭形、多边形，可见多核细胞及奇异核细胞，偶见核分裂象，部分区域可见黏液样变性（图10-3-19）。

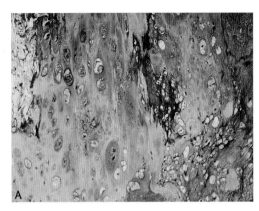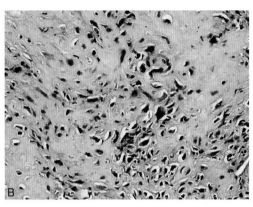

图 10-3-19 软骨肉瘤

A. 镜下示软骨肉瘤见软骨样组织，细胞大小不一，有双核细胞的存在（HE 染色，200×）；B. 肿瘤细胞的细胞核大而深染，并可见病理性核分裂象（HE 染色，200×）。

病理诊断：(左侧下颌骨)原发性中心型软骨肉瘤（Ⅱ级）。

【病例讨论】

软骨肉瘤的分级与生物学行为的关系 软骨肉瘤的组织学分级是评估肿瘤生物学行为及预后的重要指标，不同分化的肿瘤，预后也不同。

（1）Ⅰ级：肿瘤呈明显的分叶状，类似正常的软骨，细胞分化好，均匀一致，细胞核小而深染，几乎见不到核分裂象，间质黏液样变少见，钙化或骨化常见，无坏死。Ⅰ级肿瘤不转移，5 年生存率可达 90%。

（2）Ⅱ级：黏液样间质增多，细胞核增大，有轻度异型性，偶见核分裂象，小叶的周边细胞密集，可见坏死。Ⅱ级肿瘤的侵袭性生长明显，容易复发，5 年生存率约 81%，约 10% 发生转移。

（3）Ⅲ级：细胞密集，核异型性明显，核分裂象增加，常见小叶周边呈梭形细胞分化，间质黏液样变明显，钙化和骨化少，坏死可较明显。肿瘤的侵袭性最强。70% 以上的Ⅲ级软骨肉瘤发生转移，5 年生存率约为 43%。

WHO 新版软组织与骨组织肿瘤分类中软骨源性肿瘤的变化

WHO 2013 年版将"非典型软骨样肿瘤/软骨肉瘤（Ⅰ级）"置于中间型（局部侵袭型）项下，将软骨肉瘤（Ⅱ~Ⅲ级）置于软骨源性肿瘤恶性项下。然而，这种变化增加了软骨肉瘤（Ⅰ级）与（Ⅱ级）间的鉴别诊断难度。2020 版 WHO 骨肿瘤分类将中间型的非典型软骨肿瘤/软骨肉瘤Ⅰ级分开，非典型软骨肿瘤仍处于中间型，而软骨肉瘤Ⅰ级归入恶性病变中。在目前的分类中，成软骨细胞瘤不再属于中度（很少转移）类别，报道的转移率小于 1%，因此成软骨细胞瘤最好被归类为良性。同样，软骨黏液样纤维瘤肿现在被归类为良性（以前是局部侵袭性的）。而滑膜软骨瘤病升级为中间型肿瘤。此外，删除了软骨瘤。

(二)普通型骨肉瘤

普通型骨肉瘤（conventional osteosarcoma，WHO ICD-O code 9180/3 9181/3 9182/3）是指原发性髓腔内的高度恶性的成骨性肿瘤，以肿瘤细胞直接形成肿瘤性骨样组织为特征，是临床较常见的恶性成骨性肿瘤。

普通型骨肉瘤的组织学形态多样，根据产生基质的不同可分为三种主要亚型：成骨细胞型骨肉瘤（osteoblastic osteosarcoma，WHO ICD-O code 9180/3）、软骨母细胞型骨肉瘤（chondroblastic osteosarcoma，WHO ICD-O code 9181/3）和成纤维细胞型骨肉瘤（fibroblastic osteosarcoma，WHO ICD-O code 9182/3）。发生于颌骨的成骨性肉瘤以普通型骨肉瘤为主，尤其骨母细胞亚型几乎占全部病例的1/2。

【临床要点】

1. 颌面骨骨肉瘤好发于31~40岁人群，男性略多见。

2. 发生于颌骨者，下颌比上颌稍多见。

3. 临床上持续性疼痛和局部肿块是主要症状。发生于颌骨者，往往表现为牙痛、拔牙创不愈或局部皮肤麻木等。

4. X线表现为髓腔内骨质破坏呈虫蚀状或不规则密度减低，也可见到反应性成骨，如骨膜反应或放射状骨针，骨膜与骨密质间形成特征性的Codman三角（图10-3-20A~D）。CT检查显示有骨质破坏，其中可见钙化、阻射影（图10-3-20E）。

【病理学特征】

1. 肉眼观察 剖面呈实性，鱼肉样，灰白色，质地硬软不等，常见出血、坏死或局部液化，血管扩张（图10-3-21A）。

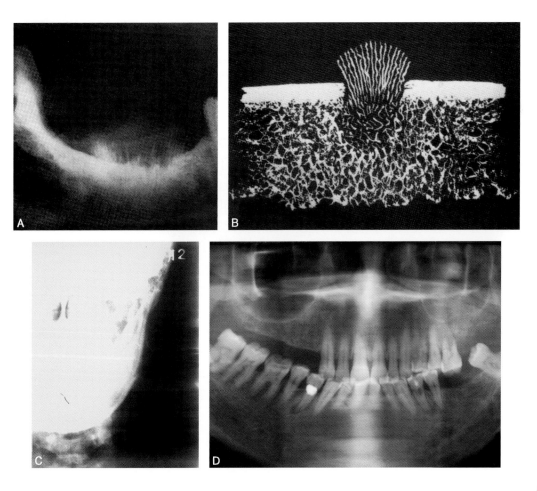

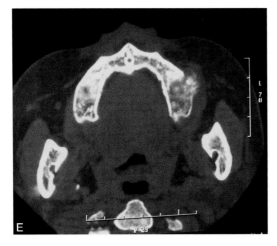

图 10-3-20 普通型骨肉瘤

A. X 线片示骨肉瘤呈放射状骨针表现；B. 放射性骨针示意图；C. 骨肉瘤的骨膜反应，特征性的 Codman 三角；D. 全口牙位曲面体层片示病变边界不清，以成骨为主；E. CT 轴位示骨质破坏，其中可见钙化、阻射影。

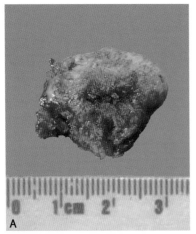
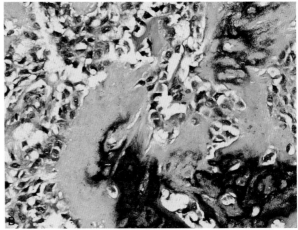

图 10-3-21 普通型骨肉瘤

A. 术后大体标本示骨表面有局灶性破坏；B. 镜下示肿瘤细胞异型性明显，可见肿瘤性骨样基质形成（HE 染色，200×）。

2. 镜下观察 骨肉瘤的肿瘤性成骨细胞可以向不同方向分化，形成骨、软骨或纤维等。骨表面骨肉瘤又分为多种情况，分化因部位和组织结构而不同，但形成不规则骨样基质（图 10-3-21B）。肿瘤直接成骨是诊断骨肉瘤的重要依据。普通型骨肉瘤可见多种形态分化的肿瘤细胞，如圆形、梭形、多边形细胞等，细胞异型明显，细胞核深染、偏位，细胞质丰富、嗜酸。细胞周围有花边样骨基质形成，局部可见分叶、细胞丰富的软骨样分化区，或多少不等的梭形细胞性纤维肉瘤样结构。

【免疫组织化学特征】

普通型骨肉瘤免疫表达谱宽泛，多数缺少诊断特异度，例如肿瘤细胞表达骨钙蛋白、骨黏连蛋白、CDK4、MDM2、P53、P16、S100、SMA、actin、NSE 和 CD99，keratin 和 EMA 也可呈不同程度表达。近几年研究发现，SATB2 对于鉴别骨肉瘤和其他非成骨性肉瘤具有重要意义，普通型骨肉瘤呈 SATB2 弥漫性表达。SATB2 阴性有助于排除骨原发性纤维性肿瘤，但不包括纤维结构不良。而 CDK4 和 MDM2 可用于鉴别低级别骨肉瘤和其他类似良性病变，如纤维结构不良、骨化性肌炎等。因此，多个指标的联合运用有助于高级别骨肉瘤的鉴别诊断。此外，肿瘤细胞不表达 Factor Ⅷ、CD31 和 CD45。

【问题】其他类型的成骨性肉瘤有哪些？

思路：骨肉瘤的组织形态除普通型外，还包括以下几种类型：血管扩张型骨肉瘤、小细胞型骨肉瘤、低级别中心性骨肉瘤、骨旁骨肉瘤、骨膜骨肉瘤和高度恶性表面骨肉瘤等。

（1）毛细血管扩张型骨肉瘤（telangiectatic osteosarcoma，WHO ICD-O code 9183/3）：肿瘤富含腔或窦，内含血液或坏死组织，周边由异型性明显、分裂象多、细胞核呈炭块状的丰富的肿瘤细胞构成，细胞间常见花边状骨样组织（图10-3-22）。

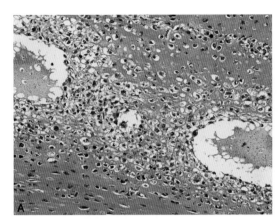
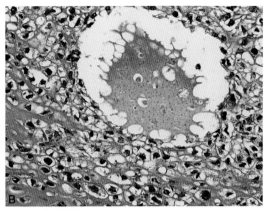

图 10-3-22　毛细血管扩张型骨肉瘤
肿瘤细胞富含血管样腔窦，细胞间常见花边状骨样组织（HE 染色，200×）。

（2）小细胞型骨肉瘤（small cell osteosarcoma，WHO ICD-O code 9185/3）：由成片的小圆形或卵圆形嗜酸性染色的肿瘤细胞组成，细胞核大，有的有成束排列倾向，其间有花边样骨样组织（图10-3-23）。

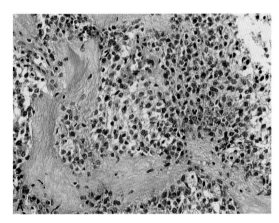
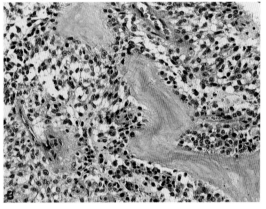

图 10-3-23　小细胞型骨肉瘤
卵圆形嗜酸性染色的肿瘤细胞成片分布（HE 染色，200×）。

（3）低级别中心性骨肉瘤（low-grade central osteosarcoma）：由纤维样细胞和骨样基质构成，纤维成束交织或玻璃样变，可有不规则钙化。

（4）骨表面骨肉瘤：由骨外膜向外生长形成的骨肉瘤，预后多好于髓内型，如骨旁骨肉瘤（parosteal osteosarcoma，WHO ICD-O code 9192/3）（以纤维肉瘤样结构及骨样基质为主）和骨膜骨肉瘤（periosteal osteosarcoma，WHO ICD-O code 9193/3）（以软骨样骨肉瘤成分为主），但是也有预后较差的去分化骨旁骨肉瘤（低度恶性骨旁骨肉瘤与高度恶性间叶肉瘤共存）。

（5）高度恶性表面骨肉瘤（high-grade surface osteosarcoma WHO ICD-O code 9194/3）（图10-3-24）由高度恶性的成纤维样肿瘤细胞和成骨细胞组成。

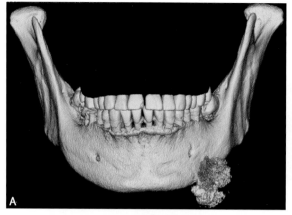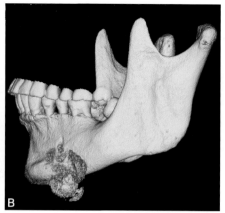

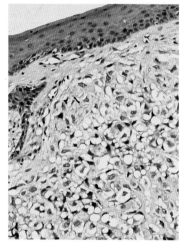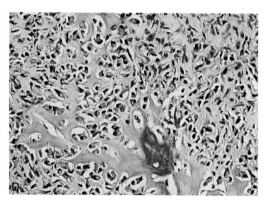

图 10-3-24　高度恶性表面骨肉瘤

A. CT 三维重建示下颌体表面高密度肿物影像;B. CT 三维重建侧位示下颌体表面突出肿物,骨质破坏;
C. 镜下示上皮下可见多量异形的肿瘤细胞(HE 染色,400×);D. 异形的肿瘤细胞形成结构不良的骨
(HE 染色,200×)。

【病例 1】

患者,男性,42 岁。右侧下颌面颊部膨隆 1 天。

患者自述 3 年前病理诊断为骨肉瘤,行右侧下颌骨肿物扩大切除术,术后恢复良好。1 天前患者洗脸时,发现右侧下颌面颊部膨隆,无异常感觉。

专科检查:肿物大小约为 4.0cm×4.5cm,右侧下颌面颊部膨隆,皮色正常,可扪及骨性硬肿物,未触及淋巴结肿大。

影像学检查:下颌骨中线偏右侧,可见术后骨缺损,右侧下颌角下方见一卵圆形软组织肿块影,其内密度不均匀,散在絮状高密度阴影,其边缘界限不清楚,相邻软组织受压移位(图 10-3-25)。

临床诊断:左侧上颌骨恶性肿瘤。

临床治疗:在全身麻醉下行右侧下颌骨肿物扩大切除术、髂骨切取移植术。

肉眼观察:送检物为切除颌骨及其病变组织,肿瘤位于颌骨,约 5cm×6cm,质地中等。

光镜观察:肿瘤既有成骨区,也有成软骨区域。肿瘤细胞间变明显,以小圆或纺锤状细胞为主,核分裂象多见。成骨区域有骨样基质的沉积,为致密、红染、无规则形的细胞间物质,呈弯曲线状,有小节状分支和不完整的小窝,其中有不规则钙化。肿瘤还伴有广泛的软骨形成,细胞间基质蓝染,细胞有明显异型性,有大小不规则的陷窝(图 10-3-26)。

病理诊断:普通型骨肉瘤(软骨母细胞亚型)。

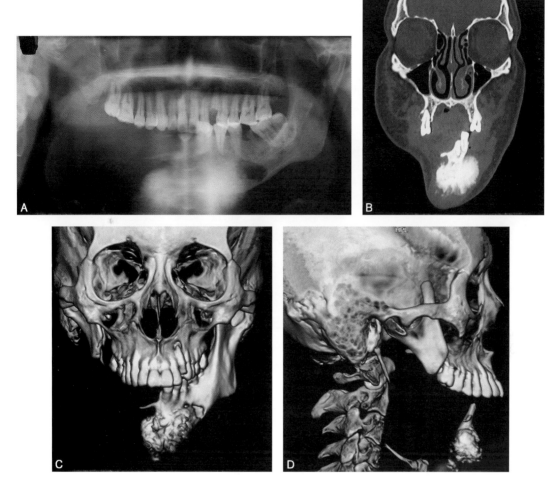

图 10-3-25 骨肉瘤的影像学表现

A. 全口牙位曲面体层片示左侧下颌体椭圆形高密度占位性病变,下颌骨骨质破坏,右侧下颌骨术后改变;
B. CT 冠状位示下颌骨中线偏右侧,可见术后骨缺损,右侧下颌角下方见一卵圆形软组织肿块影;C、D. CT 三维重建示右侧下颌体部缺如,周围软组织部分缺如,左侧下颌体部膨隆,边缘毛糙可见骨针,其前方可见混杂低密度影。

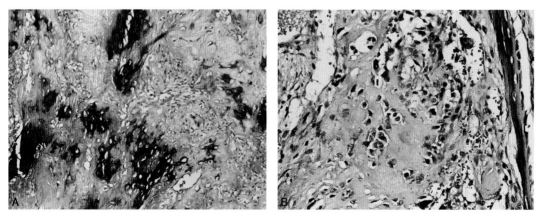

图 10-3-26 普通型骨肉瘤

A. 镜下见肿瘤由生成恶性软骨及骨构成(HE 染色,100×);B. 异型的肿瘤细胞形成了富于细胞、结构不良的骨(HE 染色,200×)。

【病例2】

患者,女性,52岁。左侧上颌骨无痛肿物1月余。

1个月前,左侧上颌骨肿物为核桃大小,无痛。现为蛋黄大小,仍无痛。

影像学检查:全口牙位曲面体层片示肿瘤内骨小梁结构呈日光性放射样。CT平扫示上颌骨左侧上颌窦内可见软组织密度影,其内见索条状及斑块状高密度影,向下延伸至左侧牙槽突,致该处骨质破坏,范围约为1.4cm×1.5cm,左侧上颌窦内及牙槽突考虑曲霉菌感染(图10-3-27)。

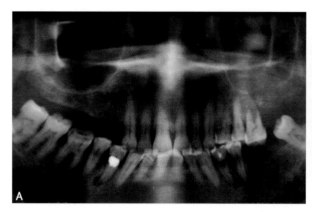
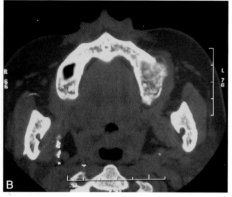

图10-3-27 骨肉瘤的影像学表现

A. 全口牙位曲面体层片示肿瘤内骨小梁结构呈日光性放射样;B. CT轴位示左侧上颌骨骨质破坏,并可见轻微骨膜反应。

临床治疗:在全身麻醉下行左侧上颌骨次全切除术。

肉眼观察:送检物2.0cm×1.8cm×1.0cm,表面带包膜,有一面未见包膜,质脆(图10-3-28A)。

光镜观察:送检物表面被覆纤维结缔组织,基底部缺乏包膜,可见编织状骨小梁,小梁周边可见成骨细胞,成骨区域细胞丰富,间变明显,核分裂象多见,有红染的骨样基质沉积(图10-3-28B)。

病理诊断:普通型骨肉瘤(骨母细胞亚型)。

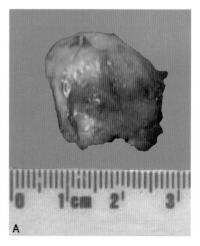
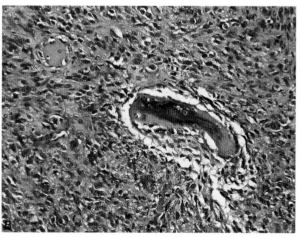

图10-3-28 普通型骨肉瘤

A. 肉眼观察鱼肉样肿物;B. 镜下见成骨区域细胞丰富,间变明显,核分裂象多见,有红染的骨样基质沉积(HE染色,100×)。

【病例讨论】

1. 骨肉瘤的预后 骨肉瘤是高度恶性肿瘤，一般生长迅速，预后较差。局部扩展，一方面，侵犯骨髓腔及骨密质，并破坏骨膜及周围软组织；另一方面，向骨骺蔓延，甚至扩展到关节软骨。极少数病例可越过关节软骨，侵入关节囊，造成关节活动障碍。近年还发现，约1/4的病例骨肉瘤在骨内可呈跳跃性转移，即在与原发瘤同一骨内的另一处形成孤立性转移结节，甚至还可以转移到相邻的骨内，形成孤立结节，不易被X线检查发现，因而预后更差。或偶有多中心性骨肉瘤，其预后非常差。远处转移多经血道到肺，不少病例在发现原发瘤的同时，即已有肺转移。极少数病例可转移到局部淋巴结。

2. 骨旁骨肉瘤的临床特征 骨旁骨肉瘤是骨肉瘤的一种特殊亚型。

（1）本病发病年龄比一般骨肉瘤大5~10岁。

（2）病变发生于骨膜或骨旁的成骨性纤维组织，其主要部分位于骨的表面。

（3）瘤体一般较大，边界较清晰，可呈分叶状。肿瘤早期对骨质侵犯较少，故易于剥离；晚期可破坏骨密质而侵犯骨髓腔。

（4）肿瘤远处转移少见。而颌骨骨肉瘤相对转移率低，生存率高，生物学行为比长骨者为好。肿瘤大多生长缓慢，恶性程度较低，预后远较一般骨肉瘤好。

（三）尤因肉瘤

尤因肉瘤（Ewing sarcoma，EWS，WHO ICD-O code 9260/3）是高度恶性的小圆细胞肿瘤，具有不同程度的原始神经外胚层分化特点。尤因肉瘤与原始神经外胚层肿瘤（primitive neuroectodermal tumor，PNET）在临床表现、组织形态、免疫表型、细胞和分子遗传学上，往往不能完全区分，在实际工作中常联合使用EWS/PNET这一诊断名称。由于这一类肿瘤本质上属于尤因肉瘤家族（Ewing sarcoma family），因此在2013年WHO软组织和骨肿瘤分类中，术语PNET被删除，不再作为尤因肉瘤的同义词。在2020版分类中，尤因肉瘤被划分为"骨和软骨组织未分化的小圆细胞肉瘤"。

【临床要点】

1. 发病年龄多见于青少年，以男性略多见。

2. 全身骨骼均可发病，下颌骨为好发部位。

3. 常见的症状为疼痛，多数患者可有间歇性疼痛或持续性疼痛，可引起唇麻木。

4. 患者贫血、白细胞增多及血沉加快；血清乳酸脱氢酶活性和碱性磷酸酶可增高；肿瘤糖原染色阳性。

5. X线表现为骨密质增厚，髓腔增宽，骨膜反应性呈洋葱皮样。CT检查示骨质广泛破坏。MRI检查可见瘤体处广泛性骨质破坏，呈软组织肿块影。

【病理学特征】

1. 肉眼观察 肿瘤呈结节状，质地柔软，无包膜。切面呈灰白色，部分区域因出血或坏死，而呈暗红色或棕色。肿瘤坏死可形成假囊肿，其内充满液化的坏死物质。

2. 光镜观察 肿瘤由小而一致的实性、成片的细胞组成，其间由纤维性条索分隔。瘤细胞呈圆形或多角形，形态一致，细胞质少、染色淡、细胞膜不清楚，细胞核圆形或椭圆形，大小一致，染色质颗粒细且分布均匀，核分裂象多见（图10-3-29）。肿瘤细胞

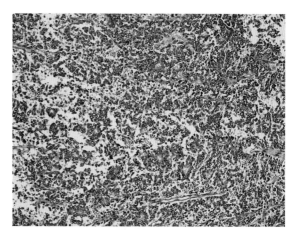

图 10-3-29 尤因肉瘤

镜下见肿瘤细胞较小、圆形，体积、形态较为一致，细胞界限不清，排列紧密（HE染色，100×）。

丰富,往往排列成巢状,有的形成器官样,双层细胞条索间由细丝、血管间质分隔开,即"金银丝工艺品状"或偶见假菊形团结构。瘤组织常有大片坏死。肿瘤周边可有反应性新骨形成。约5%的病例可呈成釉细胞瘤样,诊断时需要注意与颌骨成釉细胞瘤相鉴别。

【免疫组织化学特征】

肿瘤细胞 NKX2.2(细胞核)、CD99(包膜)和 Fli1(细胞核)呈强阳性表达。此外,肿瘤细胞可不同程度表达 Syn、NSE 和 Leu-7,S100 常为阴性。

【细胞遗传学特征】

约 85% 尤因肉瘤存在特异性染色体异位[t(11;22);(q24,q12)],产生 *EWSR1* 基因和 *FlI-1* 基因的融合(*EWSR1-FLI-1*)。此外,少数病例存在其他染色体异位,表现为 *EWSR1-ERG*、*EWSR1-ETV1/ETV4* 等基因融合。

【鉴别诊断】

1. 急性化脓性骨髓炎 本病发病急,多伴有高热,化脓时常伴有剧烈跳痛,无夜间加重症状,多有死骨出现。穿刺可有血性液体或脓液形成,细菌培养阳性。另外,骨髓炎对抗感染治疗明显,而尤因肉瘤对放疗极为敏感。

2. 骨原发性网织细胞肉瘤 多发生于青壮年,病程长,X 线表现为不规则的溶骨性破坏,有时呈溶冰状,无骨膜反应。病理表现见细胞核往往具有多形性,网织纤维丰富。

3. 神经母细胞瘤骨转移 多见于幼儿,多来源于腹膜后,常无明显原发病症状,转移处有肿胀疼痛,尿液检查儿茶酚胺升高。组织学上,成神经细胞瘤可见真性菊花样结构,电镜下瘤细胞内有分泌颗粒,可进行鉴别。

4. 神经内分泌肿瘤(图 10-3-30) 瘤细胞由较一致的小到中等大小的癌细胞所组成,细胞质界限不清,细胞核圆而规则,排列成片、索、簇、腺样或菊形团样。分化差者,癌细胞较小,细胞质少,细胞核常带棱角、深染,有核分裂象。神经内分泌癌应与低分化腺癌鉴别。

5. 骨肉瘤 患者伴轻微发热,常有明显的夜间痛。肿瘤多偏于骨的一旁,内有骨化影,常见 Codman 三角及放射状骨针改变。病理上,瘤细胞不成假菊花样排列。

【问题 1】尤因肉瘤的细胞遗传学特征是什么?

思路:尤因肉瘤是一种独特的原发性骨恶性肿瘤,过去认为 PNET 在某些方面与尤因肉瘤相似,但又有不同。近年免疫组织化学研究发现,PNET 与尤因肉瘤均表达 CD99、NSE,85%~90% 的肿瘤存在第 11 对染色体和第 22 对染色体的相互易位 t(11;22)(q24;q12),只是尤因肉瘤缺乏神经上皮样分化,不同于发生于软组织中的 PNET 的组织学表现。此病在我国并不多见。

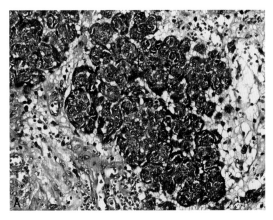

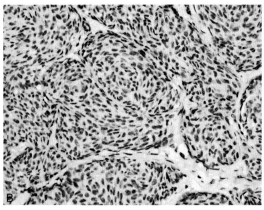

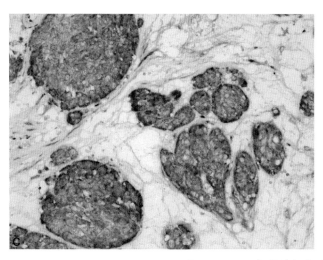
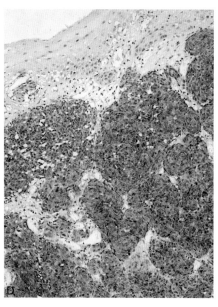

图 10-3-30　颌骨神经内分泌肿瘤

A. 瘤细胞由较一致的小细胞组成,细胞质界限不清,呈片状、簇状分布(HE 染色,200×);B. 神经丝蛋白(NF)在肿瘤细胞的细胞核中表达阳性(SP,200×);C. 神经特异性烯醇化酶(NSE)在肿瘤细胞的细胞质中表达阳性(SP,200×);D. S100 蛋白在肿瘤细胞的细胞核和细胞质中表达阳性(SP,200×)。

【问题 2】尤因肉瘤的生物学行为是什么?

思路:肿瘤发展很快,早期即可发生广泛血行转移,常转移至肺、肝、其他骨等,很少通过淋巴道转移。肿瘤的部位、大小和组织学分化等,都是影响预后的重要因素。原发肿瘤位于肢体者,较位于骨盆、骶骨等躯干位预后好。肿瘤小,组织学分化好的,预后相对好。有报告显示,PNET 预后比尤因肉瘤更差,初诊时40% 的病例就已经具有转移倾向。

【病例】

患者,男性,22 岁。右侧颞下颌关节肿物半年。

半年前,患者发现耳前包块,花生米粒大小,无疼痛等自觉症状。近 2 个月,患者自觉包块增大,局部肿胀。

影像学检查:全口牙位曲面体层片及 CT 检查示右侧髁突吸收破坏,局部软组织有肿块影(图 10-3-31)。

临床诊断:下颌骨横纹肌肉瘤。

临床治疗:在全身麻醉下行右侧髁突肿物扩大切除、下颌骨部分切除、髂骨游离移植术。

肉眼观察:送检物为下颌骨一段,唇舌侧膨隆,肿物 7cm×5cm×4cm 大小,剖面肿物呈灰白色,鱼肉状,无包膜,累及软组织。

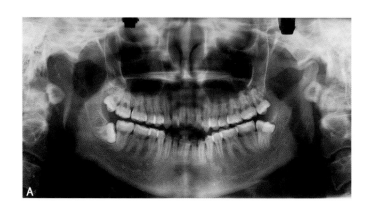

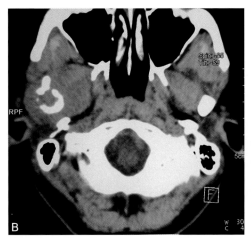

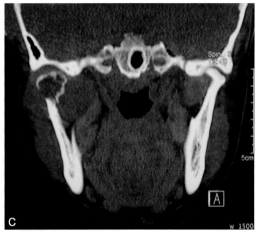

图 10-3-31　尤因肉瘤的影像学表现

A. 全口牙位曲面体层片示右侧髁突囊性病变,骨质破坏吸收;B、C. CT轴位及冠状位示右侧髁突骨松质明显破坏吸收。

光镜观察:低倍镜下见肿瘤破坏骨组织,侵犯软组织,肿瘤由大小一致、密集排列的小细胞构成,呈分叶状,偶尔弥漫排列。肿瘤细胞的细胞质少,细胞核深染,圆形或椭圆形,核仁不明显,染色质分布均匀,核分裂象多见,未见典型的菊形团或玫瑰花环结构(图 10-3-32A、B)。免疫组织化学染色示 CD99(＋)、CD45(＋)、NSE(＋)、NF(＋)、vimentin(＋)、S100 蛋白(－)、LCA(－)、CD20(－)、CD45R0(－)、Des(－)、MyoD1(－)、CgA(－)(图 10-3-32C~G)。

病理诊断:尤因肉瘤。

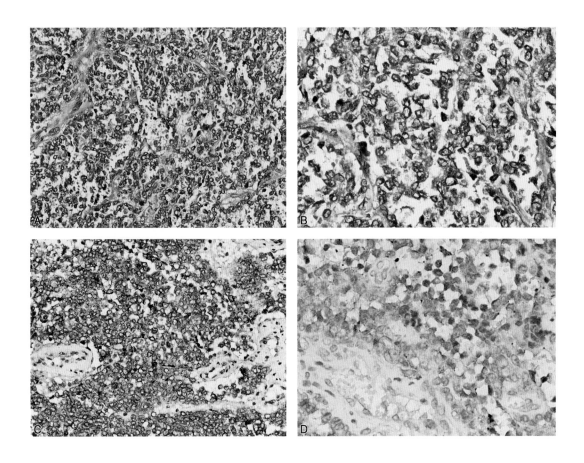

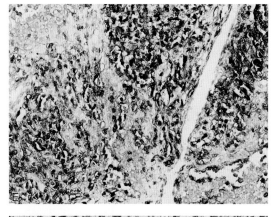

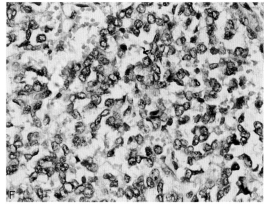

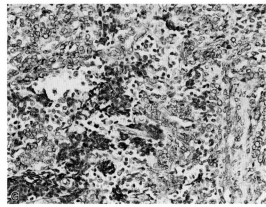

图 10-3-32 尤因肉瘤
A. 肿瘤由小细胞构成,呈分叶状(HE 染色,200×);
B. 肿瘤细胞的细胞核为圆形或椭圆形,核仁不明显,
染色质分布均匀,可见核分裂象,细胞质少(HE 染
色,400×);C. 肿瘤细胞 CD99 表达阳性(SP,200×);
D. 肿瘤细胞 NSE 表达阳性(SP,400×);E. 肿瘤细胞
CD45 表达阳性(SP,200×);F. 肿瘤细胞 NF 表达阳
性(SP,400×);G. 肿瘤细胞 vimentin 表达阳性(SP,
200×)。

【病例讨论】

1. 尤因肉瘤的诊断要点

(1)发生于颌骨的尤因肉瘤平均年龄较小,临床表现为疼痛、发热和白细胞升高,酷似骨髓炎。

(2)X 线表现为病变区溶骨性破坏,皮质增厚,髓腔扩张,缺乏洋葱皮样骨膜反应,仅凭此很难与其他骨肿瘤区别。

(3)尤因肉瘤的形态学特征主要通过细胞学检查加以确认。

(4)CD99 是尤因肉瘤较特异性指标,但因其还可在淋巴母细胞性淋巴瘤、滑膜肉瘤、间叶性软骨肉瘤、未分化横纹肌肉瘤中有表达,故 CD99 应用时需要鉴别。尤因肉瘤的肿瘤细胞 CD99 为弥漫强阳性包膜表达。FLI-1(C-19)等被认为对尤因肉瘤的诊断有价值,可与 CD99 联合使用。

(5)85% 的病例有相同的特异性染色体异位[t(11;22);(q24,q12)]。免疫组织化学染色和分子遗传学检测是非常有用的方法,有时甚至是鉴别诊断的关键证据。

2. 尤因肉瘤的预后　尤因肉瘤通过外科切除、大剂量放疗、多种药物化疗的综合疗法,85% 的患者病情可得到局部控制,5 年生存率可达 75%。尤因肉瘤主要转移到肺和胸膜、颅骨和中枢神经系统,偶尔可转移到局部淋巴结。组织形态表现为掐丝样结构,具有神经分化、P53 过表达、*c-myc* 基因扩增、*INK4A* 基因的缺失等,往往提示预后不良。

(四)颌骨浆细胞瘤

颌骨浆细胞瘤包括浆细胞骨髓瘤(plasma cell myeloma,PCM,WHO ICD-O code 9732/3)及骨孤立性浆细胞瘤(solitary plasmacytoma of bone,SPB,WHO ICD-O code 9731/1)。WHO 新版分类将原先浆细胞骨髓瘤中的孤立性浆细胞瘤单独列出,作为一种新的病种;而它们在新旧版里都有各自独立的诊断标准。PCM是指发生于骨髓的多灶性浆细胞肿瘤,典型的表现是全身性骨髓受累,局部可形成浆细胞瘤灶和溶骨性改变。SPB 定义为局灶性骨肿瘤,由单克隆的浆细胞组成,呈单中心发病,伴局部骨质破坏,除孤立性病变外,无骨髓浆细胞增生的证据,也无系统性累及的病变。

【临床要点】

1. 肿瘤好发于男性,男女比例为 1.5 : 1;好发于成年人或老年人,通常在 40~50 岁以后发病,少见于 30 岁以前,青春期以前不见。

2. 浆细胞瘤是起源于骨髓的全身性肿瘤,迟早要累及全身的大多数骨骼,特别是于成人期有红骨髓的部位。而 SPB 发病年龄小于 PCM,中位发病年龄为 55 岁,男女发病比为 2 : 1。SPB 最常发生于脊柱,是脊柱最常见的原发肿瘤,约占其 30%;其次好发于肋骨、颅骨、骨盆和股骨。

3. 颌骨浆细胞瘤主要见于下颌磨牙区的下颌体、下颌角、下颌支等部位。局部表现为疼痛、麻木、肿胀、牙松动、病理性骨折等症状。患者常有鼻、牙龈出血。

4. X 线表现为境界清楚的圆形穿凿样透射影,也可有弥漫性骨破坏。

【病理学特征】

肿瘤组织由密集的细胞簇组成,几乎没有细胞间基质,大部分为薄壁血管。肿瘤细胞大多数情况下可以辨认浆细胞特征,至少部分肿瘤细胞可以辨认为浆细胞。这些细胞的细胞质丰富,色深染,嗜碱性,界线清晰。细胞核为圆形,偏心性,有清晰的核周晕(非常发达的高尔基复合体)。染色质呈块状,明显朝向核膜(车轮状或豹皮样核)。有时,在电镜下于细胞质内或细胞质外可见到方形或三角形的结晶。在这些或多或少的典型浆细胞(图 10-3-33)周围有些体积大的细胞,可有双核,可见核分裂象。具有上述特征的肿瘤为分化良好的浆细胞瘤。在一些病例中,肿瘤的细胞有高度的异型性,非常不典型。以大细胞或巨大细胞为主,细胞质深染,可有大量的

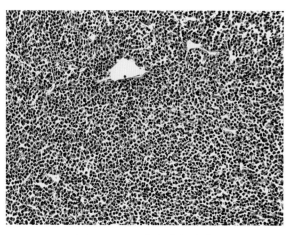

图 10-3-33　颌骨浆细胞瘤
低倍镜下示浆细胞成片分布(HE 染色,100×)。

空泡,细胞核有明显的多形性,伴染色过度,核仁大,可见病理性核分裂象,可见含有数个核或异形核的巨细胞。这些不典型的细胞散在于分化好、能够被辨认为浆细胞的细胞。

【免疫组织化学特征】

肿瘤性的浆细胞与正常浆细胞相似,通常特征性表达 CD79α、CD38 和 CD138。CD38 染色表达信号较弱,而 CD138 信号明显强于正常浆细胞。与正常的浆细胞不同,CD45 可为阴性或表达微弱。此外,常为阳性的标记抗体有 OCT2、BOB1、MUM1、Kappa 或 Lambda、EMA,常呈阴性的标记抗体有 CD19、CD10、CD20、PAX5、CD43。

浆细胞骨髓瘤典型的免疫表型是表达单克隆性胞质型 Ig 并缺乏表面 Ig。肿瘤细胞单克隆性限制性表达免疫球蛋白 Ig Kappa 或 Ig Lambda 轻链,提示肿瘤性浆细胞克隆性增生。

【细胞遗传学特征】

绝大部分病例肿瘤细胞 *IgH* 基因重排阳性。

【鉴别诊断】

1. 炎症如化脓性或慢性骨髓炎所致的浆细胞反应性增生　细胞的单一性、Dutcher 小体及轻链的限制性,支持浆细胞瘤的诊断。

2. 小 B 细胞淋巴瘤及粒细胞肉瘤　小 B 细胞淋巴瘤有 MALT、小淋巴细胞性、套细胞性,可以观察有无淋巴上皮病和淋巴滤泡形成,CD20、CD5 及 CD10 是否阴性,CD138 及 CD38 是否阳性加以鉴别。此外,可利用 MPO 和溶菌酶与粒细胞肉瘤加以鉴别。

3. 弥漫性大 B 细胞性淋巴瘤(diffuse large B-cell lymphoma,DLBL)　低分化的浆细胞瘤和 DLBL 在形态学上难以区分。免疫组织化学有助于二者鉴别,多数 DLBL 表达 B 细胞标记 CD19、CD20,不表达 CD38;DLBL 浆母细胞型及免疫母细胞型可丢失一种或多种 B 细胞标记,呈 CD20 阴性,并可表达浆细胞相关标志物 CD38、CD138,但 LCA、EMA、IgM 常呈阳性,可与低分化浆细胞瘤相鉴别。

【问题1】浆细胞骨髓瘤和骨孤立性浆细胞瘤的主要鉴别要点是什么?

思路:两者均为骨髓源性浆细胞克隆性增生形成的肿瘤,在病程上存在交叉,因此要严格执行诊断标准。SPB 的诊断标准:①血清和/或尿中无或仅有少量 M 蛋白;②仅有单发骨质破坏;③无其他骨髓受累;④骨骼检查正常;⑤除骨的孤立性病变外,无其他终末器官受损。

【问题2】浆细胞骨髓瘤的诊断要点是什么?

思路:浆细胞骨髓瘤的诊断须具备 3 个临床特征。

(1) 血或尿中出现 M 蛋白[无血尿 M 蛋白量的限制,大多数患者 IgG>30g/L,或 IgA>20g/L,或 24 小时尿轻链蛋白定量>1g,但一些有症状的多发骨髓瘤(MM)患者低于此水平]。

(2) 骨髓单克隆浆细胞或者浆细胞瘤(单克隆浆细胞通常>10%,但未设定最低阈值,因为约 5% 有症状的 MM 患者骨髓浆细胞<10%,但诊断不分泌型骨髓瘤时需要浆细胞≥10%,单克隆浆细胞需要行免疫组织化学等证实 κ 或 λ 轻链限制性表达)。

(3) 出现骨髓瘤骨髓瘤相关组织器官损害(ROTI)(高钙血症、肾功能不全、贫血、溶骨损害)。

有症状的浆细胞骨髓瘤最重要的是确定终末器官的损害,包括贫血、高钙血症、肾损害、骨骼症状、反复感染等。无症状(焖燃型)骨髓瘤的诊断标准:①血清 M 蛋白水平达到骨髓瘤水平(≥30g/L);②和/或骨髓中单克隆浆细胞≥0.10;③无骨髓瘤 ROTI 或骨髓相关症状。

【病例】

患者,女性,57 岁。右侧下颌骨膨隆 8 个月。

患者 8 个月前发现右侧下颌骨区膨隆,伴咀嚼不适,经中医针灸治疗无效。术前实验室检查均未见异常(图 10-3-34)。

临床诊断:右侧下颌骨肿物。

临床治疗:在全身麻醉下行右侧下颌骨肿物部分切除术、左侧腓骨肌皮瓣游离移植修复术。

肉眼观察:送检物为 4.4cm×5.0cm×1.5cm,切除的部分下颌骨及软组织有骨质破坏,结构不清,质不硬,暗红色(图 10-3-35A)。

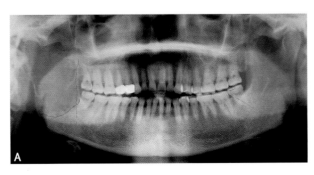
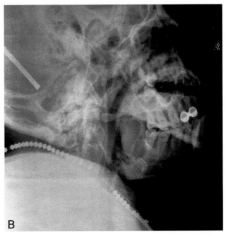

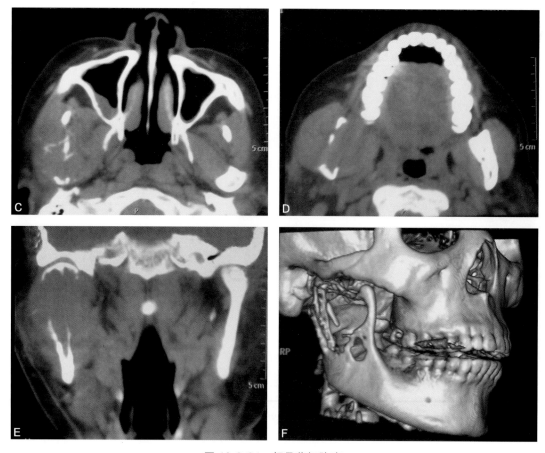

图 10-3-34　颌骨浆细胞瘤

A. 全口牙位曲面体层片示右侧下颌支巨大囊性肿物；B. X 线头影测量侧位片示下颌骨病变表现；C、D. CT 轴位示右侧下颌角至髁突处的囊性肿物伴骨质破坏；E. CT 冠状位示右侧下颌骨肿物伴骨质破坏；F. CT 三维重建示下颌支广泛骨质破坏。

　　光镜观察：瘤细胞呈浆细胞样，弥漫分布，局部浸润于横纹肌纤维间。免疫组织化学染色示 CD138（＋），Kappa（＋），Lambda（－），MUM-1（＋）（图 10-3-35B～F）。

　　病理诊断：颌骨孤立性浆细胞瘤。

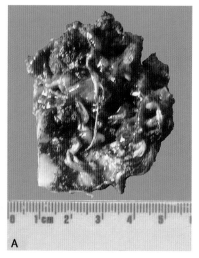

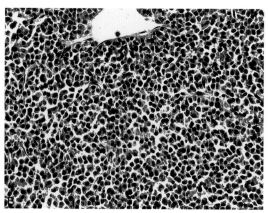

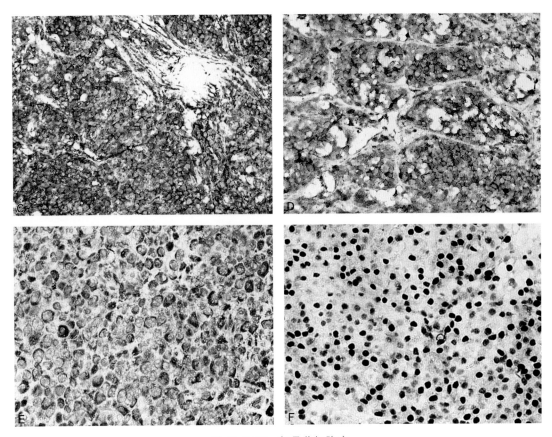

图 10-3-35 颌骨浆细胞瘤

A. 肉眼所见；B. 镜下示浆细胞成片分布（HE 染色，400×）；C. 肿瘤细胞 CD38 表达阳性（SP，200×）；D. 肿瘤细胞 CD138 表达阳性（SP，200×）；E. 肿瘤细胞 Kappa 表达阳性（SP，200×）；F. 肿瘤细胞 MUM-1 表达阳性（SP，200×）。

【病例讨论】

1. 颌骨孤立性浆细胞瘤的预后　浆细胞瘤通常采取化疗，肿瘤部位的照射剂量一般至少 4 000cGy。不幸的是，对浆细胞的长期随访发现，大多数患者发展为多发性骨髓瘤。大约 50% 的患者在 2~3 年内出现弥散性病灶，但其中 1/3 的患者在 10 年内不会出现多发性骨髓瘤的症状。

2. 骨外浆细胞瘤　骨外浆细胞瘤（extraosseous plasmacytoma）是指骨外软组织发生的浆细胞瘤（图 10-3-36）。

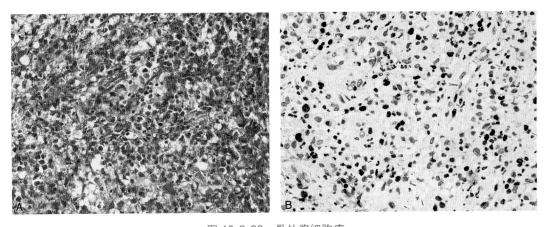

图 10-3-36 骨外浆细胞瘤

A. 镜下示肿瘤性浆细胞均匀成片分布，可见淀粉样物质和免疫球蛋白沉积（HE 染色，200×）；B. Ki-67 在肿瘤细胞的细胞核中呈阳性表达（SP，200×）。

患者多在 50 岁以上，男性多于女性。肿瘤好发于上呼吸道及口腔，如牙龈、腭、口底和舌等处。临床表现为暗红、肿胀的软组织肿块。骨外浆细胞瘤对放疗敏感，预后较颌骨孤立性浆细胞瘤好。由于发生在骨外部位，与呈明显浆细胞分化的淋巴瘤鉴别困难。肿瘤表达 γ 重链而不表达 μ 重链，是支持浆细胞瘤而不是淋巴瘤的鉴别证据。

 知识点

常用抗体在骨髓活检中的应用

（1）髓过氧化物酶（myeloperoxidase，MPO）为粒系细胞标志物，细胞质着色。该抗体灵敏度高，特异度强，很少出现假阳性或假阴性结果。除了与单核细胞有交叉表达，与其他系造血细胞很少有交叉表达，粒系与单核系可结合常规 HE 染色形态加以区别。

（2）CD20 为 B 淋巴细胞的标志物，细胞膜着色。正常骨髓中仅有少量 B 淋巴细胞散在分布，因此主要用于初步筛查骨髓中是否有 B 淋巴细胞淋巴瘤或淋巴瘤侵犯骨髓。

（3）CD3 为 T 淋巴细胞的标志物，细胞膜着色。正常骨髓中有少量 T 淋巴细胞散在分布，主要为小 T 淋巴细胞。当 T 淋巴细胞侵犯骨髓时，如果肿瘤细胞较少，要注意 CD3 标志物并结合细胞形态，才能准确判断。

（4）CD38 为浆细胞的标志物，细胞质着色。通常以成熟浆细胞为主，少数幼浆或前浆细胞，呈簇状或散在分布，也可表达于原幼粒及红细胞，用于观察幼稚细胞的数量和分布。

（5）CD68 为单核巨噬细胞的标志物，细胞质着色。正常骨髓中只有少数单核、组织细胞，无法用于鉴别粒细胞与单核细胞。CD68 用于粒细胞白血病、各种单核细胞来源肿瘤的诊断。

（6）CD43 为常用的 T 淋巴细胞及其肿瘤的标志物。正常 T 淋巴细胞、浆细胞，一些巨噬细胞、粒细胞、红细胞、朗格汉斯细胞、组织细胞呈阳性。阳性定位为细胞膜（有时高尔基复合体呈阳性）。T 淋巴细胞淋巴瘤、真性组织细胞肿瘤及粒细胞肉瘤呈阳性。在部分 B 淋巴细胞淋巴瘤中呈阳性表达，尤其是小细胞型，如套细胞淋巴瘤。在 B 淋巴细胞淋巴瘤中，如果 CD43 呈阳性，则更加支持 B 淋巴细胞淋巴瘤的诊断。浆细胞瘤有时呈阳性表达。EB 病毒感染的 B 淋巴细胞，CD43 呈阳性表达。

（7）CD138 为常用的浆细胞标志物。阳性定位细胞膜。在前 B 淋巴细胞、浆细胞、未成熟的 B 淋巴细胞、正常的上皮细胞、血管平滑肌细胞及内皮细胞中，CD138 呈阳性表达。在 B 淋巴母细胞性淋巴瘤、浆细胞淋巴细胞性淋巴瘤、浆细胞瘤及浆母细胞淋巴瘤，尤其间变性浆细胞瘤的诊断上，有较大的帮助（其他淋巴造血细胞标志物须呈阳性，如 LCA）。

（8）Kappa 和 Lambda 的组合，为免疫球蛋白轻链抗体，表达于浆细胞、伴浆细胞分化 B 细胞。正常情况下，κ：λ 为 2：1~3：1。当两者比例明显相差提示恶性；当 κ：λ 大于 10：1 或小于 1：10 或单项阳性，提示 B 淋巴瘤可能。注意有时候单克隆并不等于肿瘤。

（9）Ki-67 为细胞增殖活性指数标志物，细胞核表达。Ki-67 在正常骨髓造血细胞中的表达不同，主要与幼稚细胞的数量多少有关。Ki-67 在骨髓良恶性病变诊断中只有参考意义，不能作为诊断依据。

三、颌骨转移性肿瘤

骨是恶性肿瘤较常转移的部位之一，但颌骨转移瘤的发生率仅占口腔颌面部恶性肿瘤的 1%。

【临床要点】

1. 颌骨转移性肿瘤较多见的原发瘤，主要来自乳腺、肺、肾、甲状腺、胰腺等，其次也可见于肠、胃、黑色素瘤、睾丸、膀胱、肝、子宫颈、卵巢等。图 10-3-37 是一例原发于肺部的肺小细胞癌患者胸部正侧位片及 CT，可见右侧肺门占位性病变，边界呈毛刺状。

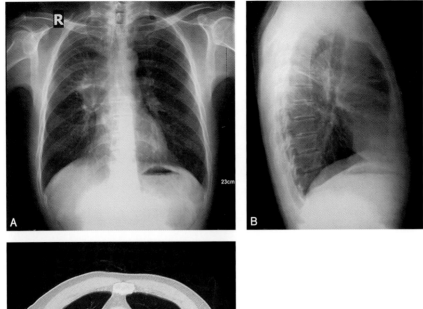

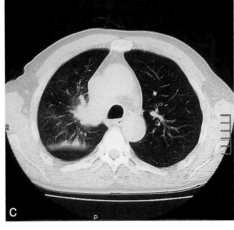

图 10-3-37 肺小细胞癌
A~C.胸部正侧位片及 CT 轴位示右侧肺门占位性病变,边界呈毛刺状。

2. 颌骨转移性肿瘤早期往往没有明显自觉症状,随着肿瘤灶的渐进性长大,可以出现面部肿胀隆起、疼痛、局部麻木、黏膜溃疡,可同时伴有牙痛、牙松动移位和鼻出血等。通常下颌比上颌更易受累,下颌后部比下颌前部易受累。

3. X 线表现为不规则溶骨性破坏,边界不清,有时也可有成骨性变化,或局部有成骨性改变。如果病变发生在上颌骨,常导致上颌窦壁程度不等的吸收和破坏。放射性核素显像常可追踪到骨内的肿瘤和破坏情况。

【病理学特征】

肉眼观察,颌骨转移性肿瘤往往呈多灶性,质地软。最常见的肿瘤多为来自乳腺、肺、肾等的不同类型肿瘤(图 10-3-38)。因此,其组织学可以为各种腺癌、透明细胞肿瘤等。

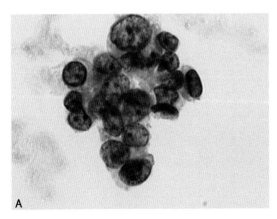

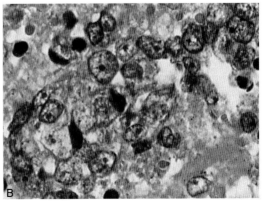

485

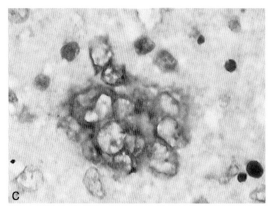
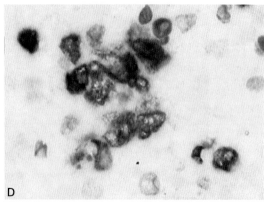

图 10-3-38 颌骨转移性肿瘤

A. 肺小细胞癌液基细胞薄层检测（TCT）（HE 染色,200×）;B. 肺小细胞癌（HE 染色,200×）;C. 肺小细胞癌 NSE 呈阳性表达（SP,200×）;D. 肺小细胞癌甲状腺转录因子-1（TTF-1）呈阳性表达（SP,200×）。

【问题 1】4 种常见的颌骨转移性肿瘤的免疫组织化学表型是什么？

思路:

抗体	原发灶来源					
	乳腺癌	肺腺癌	结-直肠腺癌	前列腺癌	肾透明细胞癌	甲状腺癌
CK7	+	+	−	−	−	+
CK20	−	−	+	−	−	−
TTF-1	−	+	−	−	−	+
PSA	−	−	−	+	−	−
CD10	−	−	−	−	+	−
mammaglobin/GCDFP	+	−	−	−	−	−
TG	−	−	−	−	−	+
NapsinA	−	+	−	−	−	−
Villin	−	+/−	+	−	−	−

【问题 2】下颌骨为什么是最常见的转移部位？

思路:在口腔颌面部骨及软组织发生的转移性肿瘤中,下颌骨是最常见的转移部位,尤其是下颌磨牙区,其次为前磨牙区。有学者认为,具有红骨髓的骨更容易吸引转移性肿瘤细胞,而下颌骨血供较丰富,骨代谢活跃,下颌骨后部往往在成年后还保留一定的造血功能。有研究表明,发生在下颌骨的骨转移约占颌面部骨转移的 72%。

【病例 1】

患者,女性,44 岁。腭部肿物 1 年,伴右侧上颌后牙疼痛 1 年半。

2005 年 10 月,患者因右侧上颌后牙疼痛、腭部溃疡就诊,未进行任何处置。2006 年,患者局部疼痛难忍,再次就诊,同时发现肺部肿物,于外院行肺肿物手术切除,术后病理诊断为腺癌,同年 9 月来我院行右侧上颌肿物切除。

专科检查:右侧颧部膨隆,骨样硬度,开口Ⅱ度,11—17 牙龈膨隆,呈菜花样,压痛（＋）。

影像学检查:颌骨 X 线检查及 CT 检查可见右侧下颌骨占位性病变（图 10-3-39）。B 超检查示肝脏、胆囊、脾脏、胰腺正常。

临床诊断:右侧上颌骨肿物占位性病变。

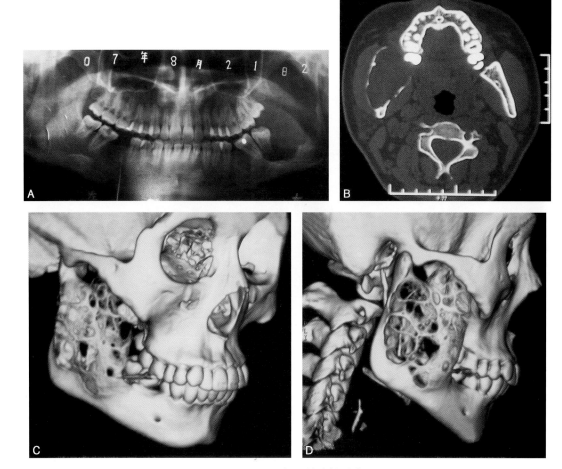

图 10-3-39 颌骨转移性肿瘤

A.全口牙位曲面体层片示右侧下颌角、下颌支处巨大囊性肿物,肿物内有分隔;B.CT 轴位示下颌支囊性病变,骨质变薄;C、D.CT 三维重建示右侧下颌支见巨大囊性肿物,其内见大量大小不等的网状分隔。

临床治疗:在全身麻醉下行肿物扩大切除术。

肉眼观察:送检物为上颌骨,5cm×4cm×4cm 大小,带有一部分上腭和一侧牙槽骨,骨质破坏显著,肿瘤剖面灰白,无明显界限(图 10-3-40A)。

光镜观察:瘤细胞呈上皮样及腺腔样排列,同时也有片状及微乳头样排列,细胞异型性明显,侵犯神

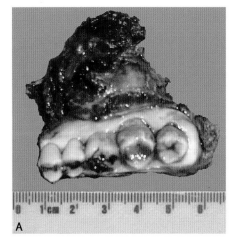

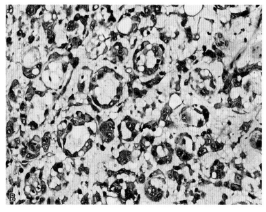

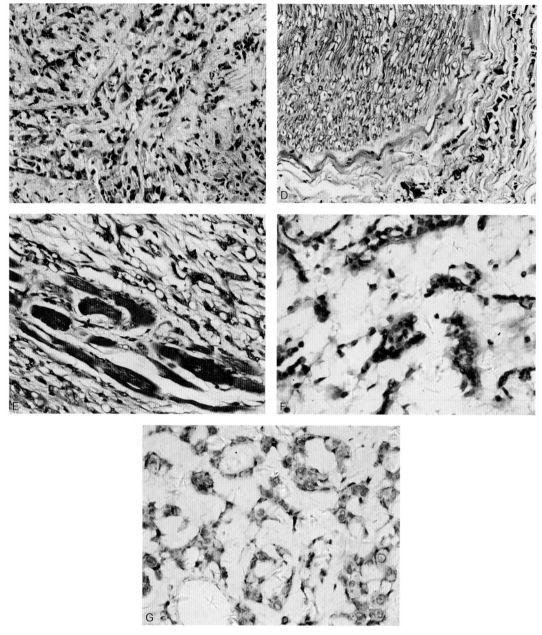

图 10-3-40 转移性颌骨肿瘤

A. 术后切除标本,上颌骨为 5cm×4cm×4cm 大小,带有一部分上腭和一侧牙槽骨,骨质破坏显著,肿瘤剖面灰白,无明显界限;B. 镜下示肺部病灶中见瘤细胞散在排列,局部区域呈腺样结构,细胞核大而深染,核质比失调(HE 染色,200×);C. 颌骨内肿瘤细胞呈腺腔样排列,细胞核大小不一,细胞核大而深染,细胞核质比失调(HE 染色,200×);D. 颌骨内肿瘤细胞浸润神经周边,围绕神经排列呈条索状(HE 染色,200×);E. 颌骨内肿瘤细胞浸润至软组织肌层,呈腺样排列(HE 染色,200×);F. 颌骨内呈腺腔样排列的肿瘤细胞中,TTF-1 在细胞质中为阳性表达(SP,400×);G. TTF-1 在肺部病灶的肿瘤上皮细胞质中表达为阳性(SP,400×)。

经、肌层等部位,瘤细胞中可见坏死(图 10-3-40B~E)。分别对原发肺肿物及颌骨肿物进行免疫组织化学检测,结果示 Vim(+),AAT(-),CD68(+),TTF-1(+),CK20(-),actin(-),CK(+),EMA(+),Syn(-),CgA(-)(图 10-3-40F、G)。

病理诊断:肺腺鳞癌颌骨转移。

【病例讨论】

转移性颌骨肿瘤的诊断思路: 全身软组织及骨组织发生的肉瘤转移到颌骨的非常罕见,有时转移性肿瘤分化低,不易与间变性小细胞肉瘤、淋巴瘤、恶性黑色素瘤鉴别。一般来说,能单纯依靠组织学检查确定原发部位的颌骨肿瘤并不多,需要结合病史和其他检查综合判断。

建议进行的诊断步骤和方法:①详细的病史收集及查体;②如有肿瘤史,应取得以往的组织学切片、病理报告、影像学资料等;③胸部 X 线片或胸部 CT 检查、腹腔及盆腔 CT 检查、全身 PET 扫描;④实验室检查如血、尿常规,肝功能检查,男性查血前列腺特异性抗原(PSA),女性进行乳房 X 线检查;⑤对病变组织进行组织学检查、组织化学检查、免疫组织化学检查、超微结构检查。

细胞学诊断

临床细胞学又称细胞病理学或诊断细胞学,是以观察细胞结构和形态变化来诊断和研究临床疾病的一门学科。根据细胞标本来源不同,又分为细针吸取细胞学(fine-needle aspiration cytology, FNAC)和脱落细胞学两大类。过去临床上实施的穿刺活检术是采用较粗的特制穿刺针,抽吸出条索状组织,供细胞学涂片与组织切片检查。这种方法对于深部组织器官病变,既能减少创伤,又能获得较满意的细胞学标本,从而可提高诊断效果。然而,穿刺活检是否引起肿瘤转移,曾一度成为临床所困扰的问题。根据国内外大量文献统计,穿刺活检引起的肿瘤转移和严重并发症甚微。

细针吸取细胞学是通过细针穿刺病灶,吸取少许细胞成分作为涂片检查的一种细胞学诊断方法。所吸取的细胞是人为的"脱落细胞",有时可同时吸取少许组织。这种方法具有独特的优点,已成为目前医学上一个重要的诊断手段。

细胞学诊断的优越性在于临床检查和 X 线检查很难定性的骨科疾患,如多发性骨髓瘤、尤因肉瘤及转移性癌等较小的细胞肿瘤引起骨质破坏时,针吸活检能明确诊断。所以,如果能将临床检查、X 线检查和 FNAC 检查密切结合起来,可进一步提高骨科疾病的确诊率。此方法的适应证:①凡 X 线检查怀疑骨肿瘤不能确诊者;②凡临床检查对骨科的炎症、结核、肿瘤鉴别诊断困难者;③X 线检查提示骨肿瘤、良恶性不易区分者;④某些切开困难的解剖部位,如脊柱、骨盆等。

【病例 2】

患者,女性,71 岁。左侧下颌骨肿物 2 个月。

2 个月前患者感觉左侧下颌骨肿胀,遂来就诊。

专科检查:张口受限,颌骨隆起。

影像学检查:CT 检查示左侧下颌支有一约 4.0cm×3.5cm 的肿物,骨质破坏。甲状腺彩超示右侧甲状腺肿物 2.2cm×1.8cm,光滑,双侧无肿大淋巴结(图 10-3-41)。

临床诊断:左侧下颌骨肿物。

临床治疗:在全身麻醉下行左侧下颌骨肿物切除术。

肉眼观察:送检物为左侧下颌组织,4.5cm×4.0cm×3.0cm,灰白色(图 10-3-42A)。

光镜观察:瘤组织成片或腺管样排列,细胞密集,细胞核圆形或椭圆形,有粉染的类胶样物,可见甲状腺滤泡样结构,偶见核分裂象,局部区域可见浸润性生长(图 10-3-42B、C)。免疫组织化学染色示肿瘤细胞呈 TG(+),SMA(-),S100 蛋白(-),P63(-)。

病理诊断:甲状腺滤泡状腺癌颌骨转移。

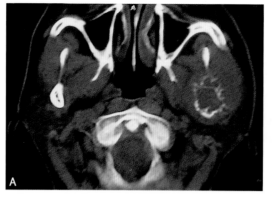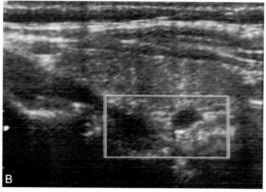

图 10-3-41　转移性颌骨肿瘤

A. CT 轴位示左侧下颌骨转移灶,邻近的左侧腮腺也受到波及;B. 彩超示甲状腺内小结节。

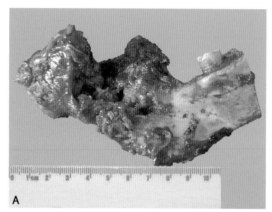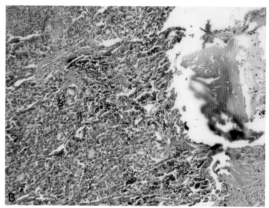

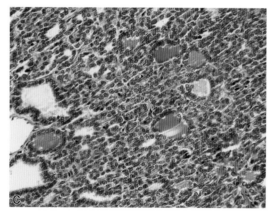

图 10-3-42　转移性颌骨肿瘤

A. 送检物为左侧下颌骨,肉眼可见颌骨破坏明显;B. 颌骨内可见瘤细胞侵袭,呈团块片状排列,可见破坏的骨组织(HE 染色,100×);C. 组织学可见甲状腺滤泡样结构(HE 染色,200×)。

【病例讨论】

颌骨发生转移性肿瘤时,最常见的 X 线表现是出现边界不清的虫蚀状溶骨性破坏。部分转移性颌骨肿瘤可引起成骨不全,表现为阻射影或透射/阻射混合影,如甲状腺腺癌、前列腺癌及乳腺癌。有些转移性肿瘤的边界清晰,可类似于囊肿。有些颌骨肿瘤的转移灶,在常规 X 线检查不明显,不易发现。

 知识点

2020 年 WHO 骨组织肿瘤分类解读

第 5 版 WHO 骨组织肿瘤分类中,骨肿瘤现在分为四类:良性、中间型(局部侵袭性)、中间型(很少转移)和恶性,这些在 WHO 肿瘤分类系列的第 3 版和第 4 版中进行了定义。分类的目的是明确哪些病变最好通过定期监测而不需要手术切除;哪些需要局部治疗,如刮除;哪些需要广泛的整体切除。在当前的版本中,对这些类别的划分进行了维持,并进一步定义或修订了某些肿瘤。

（1）良性:大多数良性骨肿瘤不会发生局部复发。确实复发者,肿瘤也不具备破坏性,几乎都可经完全局部切除或刮除而治愈。在目前的分类中,成软骨细胞瘤不再属于中间型(很少转移)类别。其报道的转移率小于1%,因此成软骨细胞瘤被归类为良性。同样,软骨黏液样纤维瘤和动脉瘤样骨囊肿现在被归类为良性(以前是局部侵袭性的)。此外,骨冬眠瘤是这一类别的新成员,而软骨瘤被删除。

（2）中间型

1）局部侵袭性:此类骨肿瘤经常发生局部复发,呈浸润性和局部破坏性生长。肿瘤无转移潜能,但常规需要采用切除边缘正常组织的广泛切除术式,或者局部应用佐剂来确保控制病情。在这一版本中,滑膜软骨瘤病因局部侵袭性和局部复发率很高,被列为中间型(局部侵袭性)类别(以前是良性),该疾病(5%~10%)多次复发可发生恶变。此外,2013版"非典型软骨肿瘤/软骨肉瘤Ⅰ级",被分为非典型软骨肿瘤和软骨肉瘤Ⅰ级两种疾病,前者仍保留为中间型,发生于四肢骨。后者升级为恶性。

2）偶见转移型:此类肿瘤常有局部侵袭性(如上述),但除此之外,偶尔有些肿瘤有明确的远处转移能力。其转移风险<2%,且根据组织形态学不能有效预测其转移潜能。这些肿瘤一般转移到肺脏。该分类的典型代表是骨巨细胞瘤。

（3）恶性:除了具备局部破坏性生长和复发潜能,恶性骨肿瘤(即骨的肉瘤)有重大远处转移的风险。根据不同的组织学分类和分级,转移的概率从20%到几乎100%不等。有些组织学上的低级别肉瘤转移风险仅为2%~10%,但这些肿瘤局部复发后,肿瘤级别可能提高,因此远处播散的风险提高,如软骨肉瘤和骨膜骨肉瘤。2020版中,软骨肉瘤Ⅰ级被认为发生于中轴骨(如骨盆、肩胛骨和颅底骨)的恶性肿瘤。其局部复发率为7.5%~11%,约10%复发病灶进展至高级别软骨肉瘤。预后差,发生于颅底者亡率达5%。

（钟鸣 张佳莉）

参考文献

1. 李铁军.颌骨肿瘤实例图谱及临床病理精要.北京:人民军医出版社,2011.
2. 李铁军.口腔病理诊断.北京:人民卫生出版社,2011.
3. ROSAI J.Rosai&Ackerman 外科病理学:第10版.郑杰,译.北京:北京大学医学出版社,2014.
4. 张贤良.对WHO骨肿瘤新分类的几点讨论.中国骨肿瘤骨病,2005,4(5):257-260.
5. 朱雄增.介绍WHO(2002)骨肿瘤分类.诊断病理学杂志,2003,10(4):201-204.
6. 李江,何荣根.颌面部骨肉瘤61例临床病理研究.中华口腔医学杂志,2003,38(6):444-446.
7. BENNETT J H,THOMAS G,EVANS A W,et al.Osteosarcoma of the jaws:a 30-year retrospective review.Oral Surg Oral Med Oral Pathol Oral Radiol Endod,2000,90(3):323-332.
8. FLETCHER C D M,BRIDGE J A,HOGENDOORN P C W,et al.WHO classification of tumours of soft tissue and bone.4th ed.Lyon:IARC Press,2013.
9. JOHNSON S,TÊTU B,AYALA A G,et al.Chondrosarcoma with additional mesenchymal component(dedifferentiated chondrosarcoma).Ⅰ.A clinicopathologic study of 26 cases.Cancer,1986,58(2):278-286.
10. 燕太强,郭卫,沈丹华.畸形性骨炎.中华骨科杂志,2002,22(2):100-102.
11. 戴金汉,李明山,曾幼鲁,等.颌骨转移瘤的临床X线表现(附5例报告).中国临床医学影像杂志,2005,16(6):354-355.
12. YAMADA K,KOHNO N.Efficacy of bisphosphonates for bone pain control.Nihon Rinsho,2007,65(1):152-156.
13. 亓韵妮.案例报告:疑似使用双磷酸盐药物导致下颚骨坏死.台中慈济药讯,2009,65:5-10.

14. MILORO M,QUINN P D.Synchronous central giant cell lesions of the jaws:report of a case and review of the literature.J Oral Maxillofac Surg,1995,53(11):1350-1355.

15. INWARDS C Y,UNNI K K,BEABOUT J W,et al.Desmoplastic fibroma of bone.Cancer,1991,68(9):1978-1983.

16. GNEPP D R.Diagnostic surgical pathology of the head and neck.2nd ed.Philadelphia:Saunders,2009.

17. BARNES L,EVESON J W,REICHART P,et al.WHO classification of tumours:pathology and genetics of head and neck tumours.3rd ed.Lyon:IARC Press,2005.

18. IDOWU B D,AL-ADNANI M,O'DONNELL P,et al.A sensitive mutation-specific screening technique for GNAS1 mutations in cases of fibrous dysplasia:the first report of a codon 227 mutation in bone.Histopathology,2007,50(6):691-704.

19. NEVILLE B W,DAMM D D,ALLEN C M,等. 口腔颌面病理学:第3版. 李江,译. 北京:人民卫生出版社,2013.

20. FOREST M,TOMENO B,VANEL D.Orthopedic surgical pathology.London:Churchill Livingstone,1998.

21. REGEZI J A,SCIUBBA J J,JORDAN R C K.Oral pathology:clinical pathologic correlations.6th ed.Philadelphia:Saunders,2012.

22. WENIG B M.Atlas of head and neck pathology.2nd ed.Amsterdam:Elsevier,2008.

23. THOMPSON L D R. 头颈部病理学. 刘红刚,译. 北京:北京大学医学出版社,2008.

第十一章 软组织肿瘤

第一节 概　述

多数软组织由胚胎期的中胚层发育而来,颅颌面部的软组织则来自神经嵴细胞形成的外胚间叶组织,包括纤维组织、脂肪组织、平滑肌组织、横纹肌组织、血管和淋巴管,以及外周神经系统的非上皮性的骨外组织。目前,软组织肿瘤的命名方法主要基于肿瘤细胞的分化方向,即与瘤细胞最相似的正常细胞来命名,如脂肪细胞肿瘤、纤维母/肌纤维母细胞性肿瘤、纤维组织细胞性肿瘤、平滑肌肿瘤、血管周细胞性肿瘤、骨骼肌肿瘤、血管性肿瘤、软骨性-骨性肿瘤等。而 2020 年 WHO 软组织肿瘤分类根据肿瘤细胞致病基因的突变、融合,染色体重排、易位,增补了相应的命名,如先天性梭形细胞横纹肌肉瘤伴 *VGLL2/NCOA2/C1TED2* 重排、*EWSR1-SMAD3* 阳性成纤维细胞性肿瘤、上皮样血管内皮瘤伴 *YAP1-TFE3* 融合等,在保留原有的肿瘤来源特征的基础上,凸显了特定致病机制。

2020 年 WHO 软组织肿瘤分类保留了所有肿瘤及其变型,并严格按照疾病来描述诊断标准、病理学特点和相关的遗传学改变的原则,包括新的国际肿瘤学疾病分类(ICD-O)编码、发病率、年龄和性别分布、部位、临床症状和体征、病理学、遗传学和预后因素,将肿瘤生物学行为分为良性、中间型(局部侵袭性)、中间型(偶有转移性)、恶性,以及分化不确定的肿瘤。另外,还调整了一些肿瘤的命名和分类,增补了以致病基因重排、融合等为特点的诊断名称,增加了新的病种和形态学亚型,更新了部分肿瘤的分子遗传学改变(表 11-1-1)。

表 11-1-1　WHO 软组织肿瘤分类(2020 年)

名称	ICD-O 编码
脂肪细胞肿瘤(adipocytic tumours)	
良性(benign)	
脂肪瘤	
脂肪瘤,非特殊类型(lipoma,NOS)	8850/0
肌内脂肪瘤(intramuscular lipoma)	8856/0
软骨样脂肪瘤(chondrolipoma)	
脂肪瘤病(lipomatosis)	8850/0
弥漫性脂肪瘤病(diffuse lipomatosis)	
多发对称性脂肪瘤病(muliple symmetrical lipomatosis)	
盆腔脂肪瘤病(pelvic lipomatosis)	
类固醇性脂肪瘤病(steroid lipomatosis)	
艾滋病脂肪代谢障碍(HIV lipodystrophy)	
神经脂肪瘤病(lipomatosis of nerve)	8850/0
脂肪母细胞瘤病(lipoblastomatosis)	
局限性脂肪母细胞瘤(localized lipoblastoma)	8881/0
弥漫性脂肪母细胞瘤病(diffuse lipoblastomatosis)	

名称	ICD-O 编码
血管脂肪瘤,非特殊类型(angiolipoma,NOS)	8861/0
富于细胞性血管脂肪瘤(cellular angiolipoma)	
肌脂肪瘤(myolipoma)	8890/0
软骨样脂肪瘤(chondroid lipoma)	8862/0
梭形细胞脂肪瘤(spindle cell lipoma)	8857/0
非典型性梭形细胞/多形性脂肪瘤样肿瘤(Atypical spindle cell/pleomorphic lipomatous tumor)	8857/0
冬眠瘤(hibernoma)	8880/0
中间型(局部侵袭性)(intermediate,locally aggressive)	
非典型性脂肪瘤样肿瘤(atypical lipomatous tumor)	8850/1
恶性(malignant)	
高分化脂肪肉瘤,非特殊类型(liposarcoma,well-differentiated,NOS)	8851/3
脂肪瘤样脂肪肉瘤(lipoma-like liposarcoma)	8851/3
炎性脂肪肉瘤(inflammatory liposarcoma)	8851/3
硬化性脂肪肉瘤(sclerosing liposarcoma)	8851/3
去分化型脂肪肉瘤(dedifferentiated liposarcoma)	8858/3
黏液样脂肪肉瘤(myxoid liposarcoma)	8852/3
多形性脂肪肉瘤(pleomorphic liposarcoma)	8854/3
上皮样脂肪肉瘤(epithelioid liposarcoma)	
黏液样多形性脂肪肉瘤(myxoid pleomorphic liposarcoma)	8859/3
纤维母细胞/肌纤维母细胞肿瘤(fibroblastic and myofibroblastic tumours)	
良性(benign)	
结节性筋膜炎(nodular fasciitis)	8828/0
血管内筋膜炎(intravascular fasciitis)	8828/0
头颅筋膜炎(cranial fasciitis)	
增生性筋膜炎(proliferative fasciitis)	8828/0
增生性肌炎(proliferative myositis)	8828/0
骨化性肌炎和指/趾纤维骨性假瘤(myositis ossificans and fibro-osseous pseudotumour of digits)	
缺血性筋膜炎(ischaemic fasciitis)	
弹力纤维瘤(elastofibroma)	8820/0
婴儿型纤维性错构瘤(fibrous hamartoma of infancy)	8992/0
颈纤维瘤病(fibromatosis colli)	
幼年性透明变纤维瘤病(juvenile hyaline fibromatosis)	
包涵体性纤维瘤病(inclusion body fibromatosis)	
腱鞘纤维瘤(fibroma of tendon sheath)	8813/0
促结缔组织增生性纤维母细胞瘤(desmoplastic fibroblastoma)	8810/0
肌纤维母细胞瘤(myofibroblastoma)	8825/0
钙化性腱膜纤维瘤(calcifying aponeurotic fibroma)	8816/0

名称	ICD-O 编码
EWSR1-SMAD3 阳性纤维母细胞性肿瘤（EWSR1-SMAD3-positive fibroblastic tumour，emerging）	
血管肌纤维母细胞瘤（angiomyofibroblastoma）	8826/0
富于细胞性血管纤维瘤（cellular angiofibroma）	9160/0
血管纤维瘤，非特殊类型（angiofibroma，NOS）	
项型纤维瘤（nuchal fibroma）	8810/0
肢端纤维黏液瘤（acral fibromyxoma）	8811/0
Gardner 纤维瘤（Gardner fibroma）	8810/0
中间型（局部侵袭性）（intermediate，locally aggressive）	
孤立纤维性肿瘤，良性（solitary fibrous tumour，benign）	8815/0
掌/跖纤维瘤病（palmar/plantar-type fibromatosis）	8813/1
韧带样瘤型纤维瘤病（desmoid-type fibromatosis）	8821/1
腹壁外纤维瘤病（extra-abdominal desmoid）	8821/1
腹壁纤维瘤病（abdominal fibromatosis）	8822/1
脂肪纤维瘤病（lipofibromatosis）	8851/1
巨细胞纤维母细胞瘤（giant cell fibroblastoma）	8834/1
中间型（偶有转移型）（intermediate，rarely metastasizing）	
隆突性皮肤纤维肉瘤，非特殊类型（dermatofibrosarcoma protuberans，NOS）	8832/1
纤维肉瘤型隆突性皮肤纤维肉瘤（dermatofibrosarcoma protuberans，fibrosarcomatous）	8832/3
黏液型隆突性皮肤纤维肉瘤（myxoid dermatofibrosarcoma protuberans）	
色素性隆突性皮肤纤维肉瘤（pigmented dermatofibrosarcoma protuberans）	8833/1
隆突性皮肤纤维肉瘤伴肌样分化（dermatofibrosarcoma protuberans with myoid differentiation）	
斑块型隆突性皮肤纤维肉瘤（plaque-like dermatofibrosarcoma protuberans）	
孤立性纤维性肿瘤，非特殊类型（solitary fibrous tumour，NOS）	8815/1
脂肪形成性（脂肪瘤样型）孤立性纤维性肿瘤（fat-forming（lipomatous）solitary fibrous tumour）	
富于巨细胞型孤立性纤维性肿瘤（giant cell-rich solitary fibrous tumour）	
炎性肌纤维母细胞瘤（inflammatory myofibroblastic tumour）	8825/1
上皮样炎性肌纤维母细胞肉瘤（epithelioid inflammatory myofibroblastic sarcoma）	
肌纤维母细胞肉瘤（myofibroblastic sarcoma）	8825/3
浅表性 CD34 阳性肌纤维母细胞性肿瘤（superficial CD34-positive fibroblastic tumour）	8810/1
黏液炎性纤维母细胞性肉瘤（myxoinflammatory fibroblastic sarcoma）	8811/1
婴儿型纤维肉瘤（infantile fibrosarcoma）	8814/3
恶性（malignant）	
恶性孤立性纤维性肿瘤（solitary fibrous tumour，malignant）	8815/3
纤维肉瘤，非特殊类型（fibrosarcoma，NOS）	8810/3
黏液纤维肉瘤（myxofibrosarcoma）	8811/3
上皮样黏液纤维肉瘤（epithelioid myxofibrosarcoma）	
低度恶性纤维黏液样肉瘤（low-grade fibromyxoid sarcoma）	8840/3

续表

名称	ICD-O 编码
硬化性上皮样纤维肉瘤（sclerosing epithelioid fibrosarcoma）	8840/3
所谓的纤维组织细胞性肿瘤（so-called fibrohistiocytic tumours）	
良性（benign）	
腱鞘巨细胞肿瘤，非特殊类型/局限性（tenosynovial giant cell tumour，NOS）	
局限型（tenosynovial giant cell tumour，localized type）	9252/0
弥漫型（tenosynovial giant cell tumour，diffuse type）	9252/1
深部纤维组织细胞瘤（deep benign fibrous histiocytoma）	8831/0
中间型（偶有转移型）（intermediate，rarely metastasizing）	
丛状纤维组织细胞瘤（plexiform fibrohistiocytic tumour）	8835/1
软组织巨细胞肿瘤，非特殊类型（giant cell tumour of soft tissues，NOS）	
恶性（malignant）	9251/1
恶性腱鞘滑膜巨细胞肿瘤（malignant tenosynovial giant cell tumor）	9252/3
脉管肿瘤（vascular tumours）	
良性（benign）	
血管瘤，非特殊类型（haemangioma，NOS）	9120/0
肌内血管瘤（intramuscular haemangioma）	9132/0
动静脉性血管瘤（arteriovenous haemangioma）	9123/0
静脉性血管瘤（venous haemangioma）	9122/0
上皮样血管瘤（epithelioid haemangioma）	
富于细胞型上皮样血管瘤（cellular epithelioid haemangioma）	9125/0
非典型性上皮样血管瘤（atypical epithelioid haemangioma）	
淋巴管瘤，非特殊类型（lymphangioma，NOS）	9170/0
淋巴管瘤病（lymphangiomatosis）	
囊状淋巴管瘤（cystic lymphangioma）	9173/0
获得性簇状血管瘤（acquired tufted haemangioma）	9161/0
中间型（局部侵袭性）（intermediate，locally aggressive）	
卡波西样血管内皮瘤（kaposiform haemangioendothelioma）	9130/1
中间型（偶有转移型）（intermediate，rarely metastasizing）	
网状血管内皮瘤（retiform haemangioendothelioma）	9136/1
乳头状淋巴内血管内皮瘤（papillary intralymphatic angioendothelioma）	9135/1
复合型血管内皮瘤（composite haemangioendothelioma）	9130/1
神经内分泌性复合型血管内皮瘤（neuroendocrine composite haemangioendothelioma）	
卡波西肉瘤（Kaposi sarcoma）	9140/3
经典型惰性卡波西肉瘤（classic indolent Kaposi sarcoma）	
非洲地方性卡波西肉瘤（endemic African Kaposi sarcoma）	
AIDS 相关性卡波西肉瘤（AIDS-associated Kaposi sarcoma）	
迟发型卡波西肉瘤（latrogenic Kaposi sarcoma）	

续表

名称	ICD-O 编码
假肌源性（上皮样肉瘤样）血管内皮瘤（pseudomyogenic，epithelioid sarcoma-like，haemangioendothelioma）	9138/1

恶性（malignant）

上皮样血管内皮瘤，非特殊类型（epithelioid haemangioendothelioma，NOS）　9133/3

上皮样血管内皮瘤伴 *WWTR1-CAMTA1* 融合（epithelioid haemangioendothelioma with *WWTR1-CAMTA1* fusion）

上皮样血管内皮瘤伴 *YAP 1-TFE3* 融合（epithelioid haemangioendothelioma with *YAP 1-TFE3* fusion）

名称	ICD-O 编码
血管肉瘤（angiosarcoma）	9120/3

周细胞性（血管周细胞）肿瘤（pericytic（perivascular）tumours）

良性和中间型（benign and intermediate）

名称	ICD-O 编码
血管球瘤，非特殊类型（glomus tumour，NOS）	8711/0
球血管瘤（glomangioma）	8712/0
球血管肌瘤（glomangiomyoma）	8713/0
血管球瘤病（glomangiomatosis）	8711/1

恶性潜能未定的血管球瘤（glomus tumour of uncertain malignant potential）8711/1

名称	ICD-O 编码
肌周细胞瘤（myopericytoma）	8824/1
肌纤维瘤病（myofibromatosis）	8824/1
肌纤维瘤（myofibroma）	8824/0
婴儿型肌纤维瘤病（infantile myofibromatosis）	8824/1
血管平滑肌瘤（angioleiomyoma）	8894/0

恶性（malignant）

名称	ICD-O 编码
恶性血管球瘤（glomus tumour，malignant）	8711/3

平滑肌肿瘤（smooth muscle tumours）

良性和中间型（benign and intermediate）

名称	ICD-O 编码
平滑肌瘤，非特殊类型（leiomyoma，NOS）	8890/0
恶性潜能未定的平滑肌肿瘤（smooth muscle tumour of uncertain malignant potential）	8897/1

恶性（malignant）

名称	ICD-O 编码
平滑肌肉瘤，非特殊类型（leiomyosarcoma，NOS）	8890/3

骨骼肌肿瘤（skeletal muscle tumours）

良性（benign）

名称	ICD-O 编码
横纹肌瘤，非特殊类型（rhabdomyoma，NOS）	8900/0
胎儿型（fetal rhabdomyoma）	8903/0
成人型（adult rhabdomyoma）	8904/0
生殖道型（genital rhabdomyoma）	8905/0

恶性（malignant）

名称	ICD-O 编码
胚胎性横纹肌肉瘤，非特殊类型（embryonal rhabdomyosarcoma，NOS）	8910/3
胚胎性横纹肌肉瘤，多形性（embryonal rhabdomyosarcoma，pleomorphic）	8910/3
腺泡状横纹肌肉瘤（alveolar rhabdomyosarcoma）	8920/3

名称	ICD-O 编码
多形性横纹肌肉瘤,非特殊类型(pleomorphic rhabdomyosarcoma,NOS)	8901/3
梭形细胞横纹肌肉瘤(spindle cell rhabdomyosarcoma)	8912/3
先天性梭形细胞横纹肌肉瘤伴 *VGLL2/NCOA2/CITED2* 重排(congenital spindle cell rhabdomyosarcoma with *VGLL2/NCOA2/CITED2* rearrangements)	
梭形细胞/硬化性横纹肌肉瘤伴 *MYODI* 突变(*MYODI*-mutant spindle cell/ sclerosing rhabdomyosarcoma)	
骨内梭形细胞横纹肌肉瘤(伴 *TFCP2/NCOA2* 重排)(intraosseous spindle cell rhabdomyosarcoma,with *TFCP2/NCOA2* rearrangements)	
外胚间叶瘤(ectomesenchymoma)	8921/3
胃肠道间质瘤	
胃肠道间质瘤(Gastrointestinal stromal tumours)	8936/3
软骨-骨肿瘤(chondro-osseous tumours)	
良性(benign)	
软骨瘤,非特殊类型(chondroma,NOS)	9220/0
软骨母细胞瘤样软组织软骨瘤(chondroblastoma-like soft tissue chondroma)	
恶性(malignant)	
骨肉瘤,骨外型(osteosarcoma,extraskeletal)	9180/3
周围神经鞘肿瘤(peripheral nerve sheath tumours)	
良性(benign)	
神经鞘瘤,非特殊类型(schwannoma,NOS)	9560/0
陈旧性神经鞘瘤/古老型神经鞘瘤(ancient schwannoma)	9560/0
富于细胞性神经鞘瘤(cellular schwannoma)	9560/0
丛状神经鞘瘤(plexiform schwannoma)	9560/0
上皮样神经鞘瘤(epithelioid schwannoma)	
微囊性/网状型神经鞘瘤(microcystic/reticular schwannoma)	
神经纤维瘤,非特殊类型(neurofibroma,NOS)	9540/0
陈旧性神经纤维瘤/古老型神经纤维瘤(ancient neurofibroma)	
富于细胞性神经纤维瘤(cellular neurofibroma)	
非典型神经纤维瘤(atypical neurofibroma)	
丛状神经纤维瘤(plexiform neurofibroma)	9550/0
神经束膜瘤,非特殊类型(perineurioma,NOS)	9571/0
网状型神经束膜瘤(reticular perineurioma)	
硬化性神经束膜瘤(sclerosing perineurion)	
颗粒细胞肿瘤,非特殊类型(granular cell tumour,NOS)	9580/0
神经鞘黏液瘤(nerve sheath myxoma)	9562/0
孤立性局限性神经瘤(solitary circumscribed neuroma)	9570/0
丛状孤立性局限性神经瘤(plexiform solitary circumscribed neuroma)	
脑膜瘤,非特殊类型(meningioma,NOS)	9530/0

续表

名称	ICD-O 编码
良性蝾螈肿瘤/神经肌肉迷芽瘤（benign triton tumour/neuromuscular choristoma）	
混杂性神经鞘肿瘤（hybrid nerve sheath tumour）	9563/0
混杂性神经束膜瘤/神经鞘瘤（perineurioma/schwannoma）	
混杂性神经鞘瘤/神经纤维瘤（schwannoma/neurofibroma）	
杂合性神经束膜瘤/神经纤维瘤（perineurioma/neurofibroma）	
恶性（malignant）	
恶性外周神经鞘肿瘤，非特殊类型（malignant peripheral nerve sheath tumour, NOS）	9540/3
上皮样恶性外周神经鞘膜瘤（malignant peripheral nerve sheath tumour, epithelioid）	9542/3
色素性恶性周围神经鞘膜瘤（melanotic malignant peripheral nerve sheath tumour）	9540/3
恶性颗粒细胞肿瘤（granular cell tumour, malignant）	9580/3
恶性神经束膜瘤（perineurioma, malignant）	9571/3
分化不确定的肿瘤（tumours of uncertain differentiation）	
良性（benign）	
黏液瘤，非特殊类型（myxoma, NOS）	8840/0
富于细胞性黏液瘤（cellular myxoma）	
侵袭性血管黏液瘤（aggressive angiomyxoma）	8841/0
多形性玻璃样变血管扩张性肿瘤（pleomorphic hyalinizing angiectatic tumour）	8802/1
磷酸盐尿性间叶性肿瘤，非特殊类型（phosphaturic mesenchymal tumour, NOS）	8890/0
良性血管周上皮样细胞肿瘤（perivascular epithelioid tumour, benign）	8714/0
血管平滑肌脂肪瘤（angiomyolipoma）	8860/1
中间型（局部侵袭性）（intermediate, locally aggressive）	
含铁血黄素沉着性纤维脂肪瘤样肿瘤（haemosiderotic fibrolipomatous tumour）	8811/1
上皮样血管平滑肌脂肪瘤（angiomyolipoma, epithelioid）	8860/1
中间性（偶有转移型）	
非典型性纤维黄色瘤（Atypical fibroxanthoma）	8830/1
血管瘤样纤维组织细胞瘤（Angiomatoid fibrous histiocytoma）	8836/1
骨化性纤维黏液肿瘤，非特殊类型（Ossifying fibromyxoid tumour, NOS）	8842/0
混合瘤，非特殊类型（Mixed tumour, NOS）	8940/0
恶性混合瘤，非特殊类型（Mixed tumour, malignant, NOS）	8940/3
肌上皮瘤，非特殊类型（myoepithelioma, NOS）	8982/0
恶性（malignant）	
恶性磷酸盐尿性间叶性肿瘤（phosphaturic mesenchymal tumour, malignant）	8990/3
NTRK 重排梭形细胞间叶性肿瘤（NTRK-rearranged spindle cell neoplasm, emerging）	
滑膜肉瘤，非特殊类型（synovial sarcoma, NOS）	9040/3
梭形细胞型滑膜肉瘤（synovial sarcoma, spindle cell）	9041/3
双相型滑膜肉瘤（synovial sarcoma, biphasic）	9043/3
滑膜肉瘤，低分化（synovial sarcoma, poorly differentiated）	

名称	ICD-O 编码
上皮样肉瘤（epithelioid sarcoma）	8804/3
近端型或大细胞上皮样肉瘤（proximal or large cell epithelioid sarcoma）	
经典型上皮型肉瘤（classic epithelioid sarcoma）	
腺泡状软组织肉瘤（alveolar soft part sarcoma）	9581/3
透明细胞肉瘤，非特殊类型（clear cell sarcoma, NOS）	9044/3
骨外黏液样软骨肉瘤（extraskeletal myxoid chondrosarcoma）	9231/3
促结缔组织增生性小圆细胞肿瘤（desmoplastic small round cell tumor）	8806/3
横纹肌样瘤，非特殊类型（rhabdiod tumour, NOS）	8963/3
恶性血管周上皮样细胞肿瘤（perivascular epithelioid tumour, malignant）	8714/3
内膜肉瘤（intimal sarcoma）	9137/3
恶性骨化性纤维黏液样肿瘤（ossifying fibromyoid tumour, malignant）	8842/3
肌上皮癌（myoepithelial carcinoma）	8982/3
未分化肉瘤（undifferentiated sarcoma）	8805/3
未分化梭形细胞肉瘤（spindle cell sarcoma, undifferentiated）	8801/3
未分化多形性肉瘤，（pleomorphic sarcoma, undifferentiated）	8802/3
未分化圆形细胞肉瘤，（round cell sarcoma, undifferentiated）	8803/3
骨与软组织未分化小圆细胞肿瘤	
尤文肉瘤（Ewing sarcoma）	9364/3
圆细胞肉瘤伴 EWSR1-non-ETS 融合（Round cell sarcoma with EWSR1-non-ETS fusions）	9366/3
CIC-重排肉瘤（CIC-rearranged sarcoma）	9367/3
肉瘤伴 BCOR 遗传基因改变（Sarcoma with BCOR genetic alterations）	9368/3

良性软组织肿瘤几乎都可以经完整切除而治愈，大多数不会发生局部复发。确实复发者，肿瘤也通常不具备破坏性。但常规组织学检查并不能预测转移。中间型（局部侵袭性）软组织肿瘤呈浸润性和局部破坏性生长，容易局部复发，但无转移潜能。在临床手术中，肿瘤常需要做局部扩大切除术，以确保局部无肿瘤组织残余。中间型（偶见转移型）指肿瘤除具备局部侵袭性生长外，还能发生远处转移，但无可靠的组织学指标来预测转移。肿瘤一般转移至局部淋巴结和肺，但转移率 <2%。恶性软组织肿瘤又称肉瘤，呈局部破坏性生长且具有复发潜能，并能发生远处转移，根据组织学类型和分级，转移率从 20% 到 100% 不等。一些低级别肉瘤，虽然远处转移率较低，但局部复发时，恶性程度可能增高，增加了远处转移风险。

良性软组织肿瘤常见，发病率明显高于肉瘤。绝大多数良性软组织肿瘤位于浅表部位，脂肪瘤、纤维组织细胞性和纤维性肿瘤常见，发生率较高。软组织肉瘤在恶性肿瘤中所占比例较低，一般都有各自独特的临床、治疗和预后特点。肿瘤的类型、症状、部位与患者的年龄及性别有关，如脂肪瘤无疼痛，儿童罕见；胚胎性横纹肌肉瘤几乎只发生于儿童；滑膜肉瘤患者多数为年轻人；脂肪肉瘤、平滑肌肉瘤主要见于老年人。大多数软组织肿瘤病因不明，除少数几种肿瘤可能与环境因素、遗传因素、放射辐射、病毒感染、免疫缺陷有关外，绝大多数软组织肿瘤没有明显的致病因素。

对软组织肿瘤进行病理学检查，是临床上非常必要和重要的诊断手段。这不仅是获得确诊的重要方法，也是进行术后病理分期（pTNM）的重要依据，对指导临床治疗和预后判断具有十分重要的价值。在临床工作中，对于所有直径 <5cm 的肿物（除非是非常明显的皮下脂肪瘤），以及所有位于筋膜下位置深在的肿物，无论大小，一般均需要在治疗前进行诊断性活检。

软组织肿瘤的组织学类型和亚型繁多,形态学表现又常相互重叠,尤其是一些分化差的肉瘤,而不同类型肉瘤的治疗方法和预后也有较大差异,故病理学诊断中,除常规应用 HE 染色观察标本外,还常用到免疫组织化学染色。目前免疫组织化学技术已广泛应用于病理诊断和研究。但是,免疫组织化学只是对形态学评估的补充,并不能替代形态学诊断。

本章在全身软组织肿瘤病理诊断的基础上,主要介绍口腔及头颈部常见软组织肿瘤。除了介绍其形态学和免疫组织化学特点,对部分肿瘤还增补了核型分析、染色体分析、FISH 分析等分子细胞生物学诊断依据的介绍,以反映这些肿瘤的致病基因和遗传学特点。

第二节　脂肪细胞肿瘤

一、脂　肪　瘤

脂肪瘤(lipoma,WHO ICD-O code 8850/0)为良性肿瘤,由大量成熟的脂肪细胞组成。肿瘤一般发生于上背部,四肢近躯干处和腹部区域,大多表现为浅表(皮下)软组织肿物。少数亚型发生于骨骼肌内(肌内脂肪瘤)、骨骼表面(骨膜外脂肪瘤)或腱鞘内,甚至累及胃肠道、口腔或支气管。

脂肪瘤极少累及唾液腺,常为唾液腺周围脂肪瘤推挤式生长,导致唾液腺区形成肿物。脂肪瘤呈圆形、椭圆形或分叶状结构。光镜下观察,肿瘤由成熟的脂肪细胞构成。

【临床特点】

1. 脂肪瘤为成人最常见的软组织肿瘤,常与肥胖有关。

2. 50~70 岁多见,儿童少见。

3. 脂肪瘤在男性中更为常见。

4. 临床表现为缓慢增大的一个肿物,界限清楚,可以推动。但较大的肿瘤可能会压迫周围神经,并导致疼痛。

【病理学特征】

1. 肉眼观察

(1)肿瘤为淡黄色组织,呈圆形、卵圆形或结节状。

(2)肿瘤质地柔软,表面光滑,包膜完整。

(3)肿瘤剖面实性,均匀,呈黄色至浅棕褐色(图11-2-1)。

(4)在体积大的深部肿瘤中,可存在脂肪坏死和营养不良性钙化的白垩色病灶。

(5)骨脂肪瘤和软骨脂肪瘤中,可见骨和软骨区域。

2. 光镜观察

(1)肿瘤有完整包膜,肿瘤内可存在纤维间隔,形成分叶状结构。

(2)肿瘤由成熟的脂肪细胞构成,形成的脂肪空泡大小一致(图11-2-2A)。

(3)脂肪细胞可包围肌纤维(图11-2-2B),骨骼肌可萎缩(图11-2-2C),或含化生骨及软骨结节(图11-2-2D)。

(4)在体积大的深部肿瘤中,可见脂肪坏死区域。

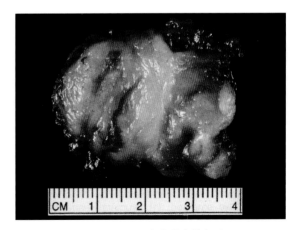

图 11-2-1　脂肪瘤的大体标本
肉眼观察,大体标本示脂肪瘤为黄棕色剖面。

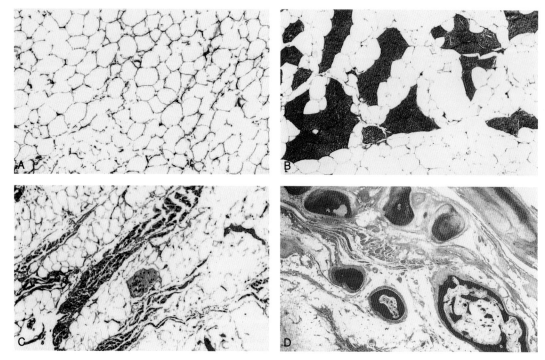

图 11-2-2　脂肪瘤的组织学表现

A. 组织学切片镜下见大量成熟脂肪细胞（HE 染色,200×）;B. 肌内脂肪瘤,骨骼肌纤维被成熟的脂肪细胞包围（HE 染色,200×）;C. 肌内脂肪瘤中萎缩的骨骼肌,类似于非典型性脂肪瘤样肿瘤,或高分化脂肪肉瘤中深染的基质细胞（HE 染色,200×）;D. 骨脂肪瘤,肿瘤组织中含有化生骨和软骨结节（HE 染色,100×）。

二、脂肪母细胞瘤和脂肪母细胞瘤病

脂肪母细胞瘤是来自胚胎白色脂肪的良性肿瘤,可分为局限性脂肪母细胞瘤（localized lipoblastoma,WHO ICD-O code 8881/0）和弥漫性脂肪母细胞瘤病（diffuse lipoblastomatosis,WHO ICD-O code 8881/0）。如肿瘤切除不完全,则有局部侵袭的倾向。肿瘤常见于躯干和四肢,头颈部病变则可发生在视网膜、咽部及口腔黏膜下层。

【临床特点】

1. 浅表的脂肪母细胞瘤类似于脂肪瘤或血管畸形,深部组织的病变浸润性更强。

2. 超声检查中,可探测到表浅组织的肿瘤液体含量高,且富含血管。

3. MRI 检查 T_1 加权图像显示,肿瘤为结节性肿物,其强度类似于（或低于）脂肪瘤或皮下脂肪组织。

4. 患者有发育延迟或异常,可伴有家族性脂肪瘤。

【病理学特征】

1. 肉眼观察

（1）直径为 2~5cm,偶尔超过 10cm。

（2）质地柔软,呈分叶状。

（3）剖面黄色、白色或棕色,并被白色细小纤维分隔。

（4）可见黏液样或脂肪结节,以及囊性间隙。

2. 光镜观察

（1）小叶状结构,脂肪细胞区域被纤维血管间隔分隔为小叶。

（2）包括不同成熟阶段的脂肪细胞,从原始的星状间充质细胞,到多囊泡脂母细胞,以及成熟脂肪细胞(图11-2-3A、B)。

（3）黏液样区域偶见类似于黏液样脂肪肉瘤的基质凝聚(图11-2-3C)。

（4）脂肪小叶周边,邻近纤维间隔处有未成熟黏液样细胞,中心则为成熟脂肪细胞。

（5）成熟的区域类似于脂肪瘤或纤维脂肪瘤,并含稀疏的脂肪母细胞(图11-2-3D)。

（6）不存在异常有丝分裂。

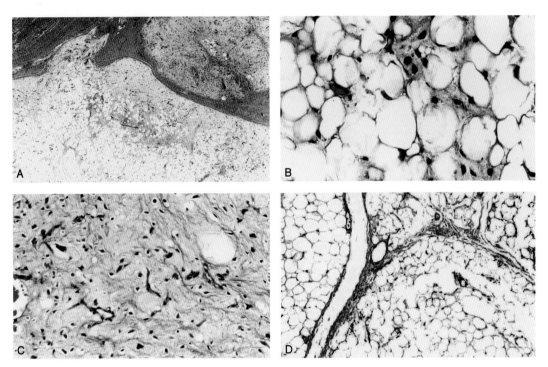

图 11-2-3 脂肪母细胞瘤和脂肪母细胞瘤病的组织学表现

A.镜下见肿物被纤维分隔,小叶周边为黏液样间充质和脂肪细胞,含不同成熟阶段的脂肪细胞(HE 染色,100×);B.不同成熟阶段的脂肪细胞,从多囊泡脂母细胞、小的印戒样脂母细胞到成熟脂肪细胞(HE 染色,400×);C.脂肪母细胞瘤的黏液样区,血管纤细,含黏液样基质和间充质梭形细胞,部分细胞有轻度至中度核异型性(HE 染色,200×);D.成熟的脂肪母细胞瘤类似于纤维脂肪瘤,纤维间隔薄弱,以成熟脂肪细胞为主,较少的成脂细胞位于小叶边缘(HE 染色,200×)。

【免疫组织化学特征】

1. 脂肪细胞对 S100、CD56 和 CD34 的染色呈阳性反应。

2. 原始间充质细胞一般对结蛋白(desmin)染色呈阳性反应。

【染色体及基因组分析】

1. 染色体分析 脂肪母细胞瘤的 r 带核型显示 8 号染色体多形性(图11-2-4A)。

2. 基因组分析 显示存在 2 个异常的 8 号同源染色体,并伴有 PLAG1 重排(图11-2-4B)。

三、血管脂肪瘤

血管脂肪瘤(angiolipoma,WHO ICD-O code 8861/0)是一种皮下肿瘤,由成熟的脂肪细胞与小而薄的血管混合而成,血管内常含有纤维蛋白血栓,常发生于四肢(通常是前臂),其次是躯干。血管脂肪瘤应与肌内血管瘤和实质器官的所谓血管脂肪瘤相区别,后两者包含较大血管,属于不同的病变。

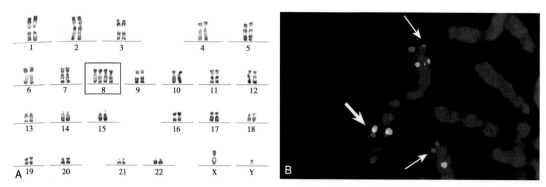

图 11-2-4 脂肪母细胞瘤和脂肪母细胞瘤病的染色体及基因组分析

A. 脂肪母细胞瘤的 r 带核型显示 8 号染色体多形性;B. *PLAG1* 断裂探针的 FISH 分析示存在 2 个异常的 8 号同源染色体,并伴有 *PLAG1* 重排(细箭头示),正常的 8 号染色体为并列的橙色/绿色信号(粗箭头示)(荧光原位杂交,1 000 ×)。

【临床特点】

1. 血管脂肪瘤最常见的表现为多个皮下小结节。

2. 疼痛多见,但疼痛程度与病变血管化程度没有关联。

【病理学特征】

1. 肉眼观察 肿瘤为有包膜的淡黄色或淡红色结节。

2. 光镜观察

(1)血管脂肪瘤通常包含两种成分:成熟的脂肪细胞和分支状毛细血管(图 11-2-5A)。

(2)肿瘤周边血管化更明显,分支状毛细血管内通常含有纤维蛋白血栓。

(3)脂肪细胞和血管的相对比例各不相同,如果病变几乎完全由血管构成,应与血管肉瘤和卡波西肉瘤鉴别(图 11-2-5B)。

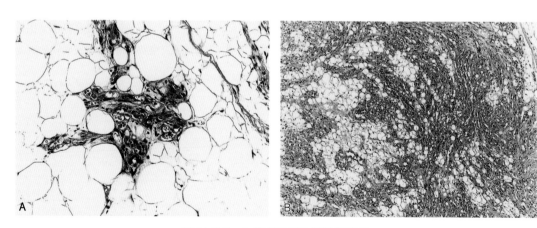

图 11-2-5 血管脂肪瘤的组织学表现

A. 组织由成熟的脂肪细胞和毛细血管组成,部分可见微血栓(HE 染色,200 ×);B. 细胞性血管脂肪瘤,其中血管占主导地位(HE 染色,100 ×)。

四、软骨样脂肪瘤

软骨样脂肪瘤(chondroid lipoma, WHO ICD-O code 8862/0)是一种良性脂肪组织肿瘤,由脂母细胞与成熟脂肪细胞构成,混合在透明软骨样基质中,涉及骨骼肌、深层纤维结缔组织或深层皮下脂肪。大多数发生于四肢近躯干处,少数发生于四肢远端、躯干和头颈部(包括口腔)。

【临床特点】

1. 肿瘤无痛,病程不等,偶尔在就诊前有生长、增大史。
2. 影像学检查可见界限分明的脂肪和黏液样病变,钙化常见。

【病理学特征】

1. 肉眼观察

(1)肿瘤大小为 2~7cm,有合并出血的肿瘤体积一般较大。

(2)肿瘤轮廓清晰,剖面呈黄褐色,凝胶状区域提示成熟的脂肪成分。

2. 光镜观察

(1)肿瘤表现为小的,边界清楚的肿物(图 11-2-6A)。由成熟脂肪组织和巢状、条索状排列的圆形小空泡细胞组成。

(2)肿瘤由上皮样细胞、脂母细胞和成熟脂肪,及软骨样基质组成(图 11-2-6B)。偶见钙化或骨化生。

(3)局部可呈血管化表现(图 11-2-6C)。

(4)高倍视野下可分辨脂母细胞、成熟脂肪和透明间质(图 11-2-6D)。

(5)可见细胞质嗜酸的颗粒细胞,PAS 染色显示这些颗粒为细胞质内的糖原。

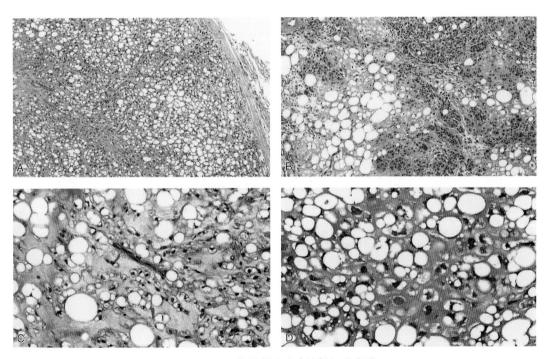

图 11-2-6 软骨样脂肪瘤的组织学表现

A. 镜下见肿瘤表现为小的边界清楚的有包膜的肿物(HE 染色,100×);B. 在透明样、模糊的软骨样基质中,见上皮样细胞、脂肪母细胞样细胞和成熟脂肪(HE 染色,100×);C. 软骨样脂肪瘤局部可见狭长血管,类似黏液样脂肪瘤(HE 染色,200×);D. 高倍镜下见脂肪母细胞样细胞、成熟脂肪和透明间质(HE 染色,400×)。

【免疫组织化学特征】

1. S100 染色显示,成熟脂肪成分呈强阳性,脂肪母细胞呈弱阳性,无明显成脂分化的细胞呈阴性。
2. 角蛋白缺乏,EMA 阴性。

五、梭形细胞脂肪瘤和多形性脂肪瘤

梭形细胞脂肪瘤（spindle cell lipoma，SCL，WHO ICD-O code 8857/0）和多形性脂肪瘤（pleomorphic lipoma，PL，WHO ICD-O code 8857/0）代表了一种肿瘤的不同形态学特点。梭形细胞脂肪瘤是一种良性脂肪细胞性肿瘤，包含数量不等的成熟脂肪细胞、未分化梭形细胞和成束的胶原蛋白。多形性脂肪瘤则在此基础上，还包含多形性的和小花样的多核巨细胞。

约 80% 的梭形细胞脂肪瘤和多形性脂肪瘤发生在后颈部、背部和肩部的皮下组织。其余 20% 可发生于面部、口腔、上下肢和躯干。

【临床特点】

1. 肿瘤无痛，生长缓慢。
2. 肿瘤为孤立的皮下可活动肿物。
3. 肿瘤直径一般 <5cm。

【病理学特征】

1. 肉眼观察

（1）肿瘤一般为椭圆形或盘状块。

（2）质地比普通的脂肪瘤更坚硬，但是含有大量黏液的肿瘤质地较软。

（3）肿瘤剖面呈黄色、灰白色和胶状。

2. 光镜观察

（1）肿瘤包膜完整，以数量不等的未分化梭形细胞、成熟脂肪细胞和胶原束（厚，可伸缩，嗜酸性）为特征（图 11-2-7A）。

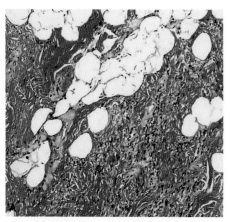
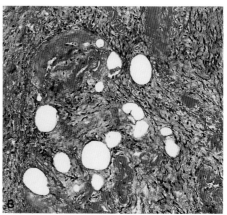
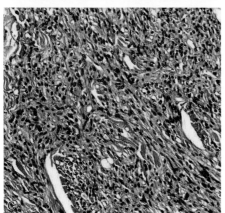

图 11-2-7　梭形细胞脂肪瘤的组织学表现

A. 镜下见肿瘤包含无特征的梭形细胞、胶原束和成熟脂肪细胞（HE 染色，200×）；B. 某些病例含有明显的黏液样基质（HE 染色，200×）；C. 梭形细胞脂肪瘤的乏脂肪亚型，含无特征梭形细胞和束状胶原蛋白（HE 染色，200×）。

（2）形态学亚型包括：几乎没有脂肪的乏脂肪梭形细胞脂肪瘤、有丰富的黏液样基质的黏液样亚型（图11-2-7B）。

（3）梭形细胞和间质被分支、扩张的血管分隔，并形成假乳头状突起的假血管瘤亚型；丛状梭形细胞脂肪瘤；伴有局灶性软骨和骨间质转移的梭形细胞脂肪瘤；梭形细胞无显著特征，随机分布或呈鱼群样排列（图11-2-7C）；细胞核细长一致；细胞质内偶见液泡。

（4）脂肪细胞大小不等，50%的病例中可见脂母细胞。有丝分裂和坏死罕见，偶见小到中等大小的厚壁、透明血管组成网络。

（5）多形性脂肪瘤在上述表现之外，还包含多形性梭形细胞和小花样巨细胞，后者细胞核深染，呈环状围绕中央嗜酸细胞质（花瓣样排列）（图11-2-8）。

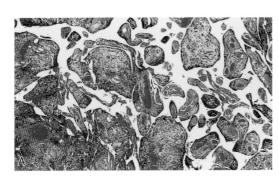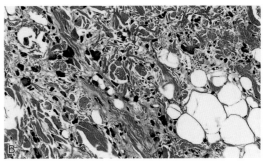

图11-2-8 梭形细胞脂肪瘤的假血管瘤亚型和多形性脂肪瘤的组织学表现

A.梭形细胞脂肪瘤的假血管瘤亚型（HE染色，100×）；B.典型的多形性脂肪瘤，由小花样巨细胞与无特征梭形细胞、大量胶原和成熟的脂肪细胞混合组成（HE染色，200×）。

【免疫组织化学特征】

梭形、多形性和小花样巨细胞有特征性的CD34着色，同时缺乏核RB1蛋白表达。

六、冬 眠 瘤

冬眠瘤（hibernoma，WHO ICD-O code 8880/0）是一种罕见的良性脂肪细胞性肿瘤，表现为褐色脂肪分化，多位于大腿、躯干、胸部、上肢和头颈部。黏液样和梭形细胞亚型常累及后颈和肩。骨骼内非常少见。

【临床特点】

1. 冬眠瘤多发生于年轻人，发病年龄为2~75岁，平均年龄为38岁，以男性多见。
2. 肿瘤生长缓慢、较小，为无痛性活动性皮下肿物。

【病理学特征】

1. 肉眼观察 冬眠瘤边缘清楚，呈模糊的分叶状，剖面外观为棕色至黄色。
2. 光镜观察 镜下见肿瘤细胞类似于脂肪瘤的间质梭形细胞，缺乏核异型性和有丝分裂活性。
（1）富含毛细血管网。
（2）棕色脂肪细胞的细胞核小而圆，居中，核仁小（图11-2-9A）。细胞质嗜酸，或呈浅蓝色；细胞呈多角形，多空泡。
（3）棕色脂肪细胞可伴随含单个空泡的白色脂肪细胞。
（4）典型的冬眠瘤含有>70%的棕色脂肪，类似脂瘤的亚型则含有更多的白色脂肪（图11-2-9B）。
（5）间质发生黏液样变和梭形细胞增多的病例，类似于梭形细胞瘤。发生于肌肉内的冬眠瘤为罕见类型（图11-2-10）。

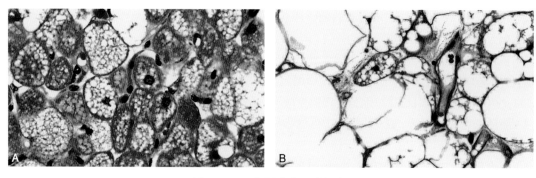

图 11-2-9 冬眠瘤的脂肪细胞

A.经典组织学表现,包含多囊泡的棕色脂肪细胞,细胞核居中(HE 染色,400×);B.冬眠瘤的脂肪瘤样亚型,主要由白色脂肪构成(HE 染色,400×)。

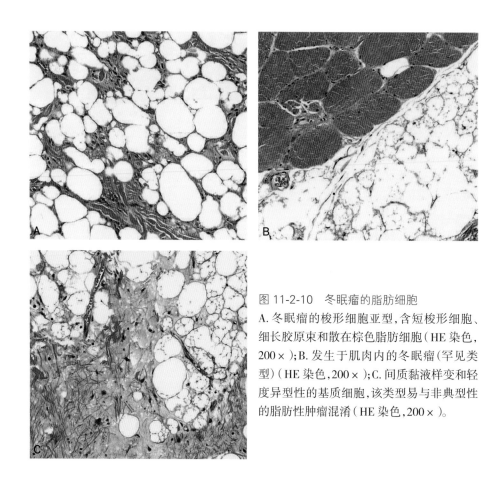

图 11-2-10 冬眠瘤的脂肪细胞

A.冬眠瘤的梭形细胞亚型,含短梭形细胞、细长胶原束和散在棕色脂肪细胞(HE 染色,200×);B.发生于肌肉内的冬眠瘤(罕见类型)(HE 染色,200×);C.间质黏液样变和轻度异型性的基质细胞,该类型易与非典型性的脂肪性肿瘤混淆(HE 染色,200×)。

(6)缺乏有丝分裂活性和核异型性。

【染色体及基因组分析】

基因组分析发现,11 号染色体有额外的结构重排(图 11-2-11)。

七、非典型性脂肪瘤样肿瘤/高分化脂肪肉瘤

非典型性脂肪瘤样肿瘤(atypical lipomatous tumor,ALT,WHO ICD-O code 8850/1)/高分化脂肪肉瘤(well-differentiated liposarcoma,WDLPS,WHO ICD-O code 8850/1;liposarcoma,well-differentiated,NOS,WHO ICD-O code 8851/3)是具有局部侵袭性的间充质肿瘤,全部或部分由脂肪细胞增殖而成,脂肪细胞和基质细胞中有局

灶性核异型性。非典型性脂肪瘤样肿瘤和高分化脂肪肉瘤是同义词，描述了形态和遗传上相同的病变。

　　肿瘤最常发生于肢体近端（大腿和臀部）与躯干（后背和肩膀）的深部软组织中。腹膜后和睾丸旁区域，通常也受累。偶尔发生于头颈部、纵隔、肢体远端和皮肤。

【临床特点】

　　1. 肿瘤为深层组织中的无痛肿物，缓慢增大。

　　2. 病变部位以腹膜后多见，肿瘤直径在 20cm 以下者，通常无症状。

【病理学特征】

　　1. 肉眼观察

　　（1）肿瘤由境界清晰的分叶状肿物构成（图 11-2-12）。

　　（2）因纤维和黏液成分比例变化，剖面含灰色实性和胶状区域。

　　（3）发生于腹膜后的肿瘤通常包含脂肪坏死和点状出血灶。

　　2. 光镜观察

　　（1）该病包括 3 种亚型：脂肪细胞型（类脂瘤）、硬化型和炎症型。同一种病变中，可见一种以上亚型形态。

　　（2）脂肪细胞型由成熟的脂肪细胞组成，脂肪细胞或间质梭形细胞呈异型性（图 11-2-13A）；而非典型者间质细胞核深染明显（图 11-2-13B）；脂母细胞的量并非诊断脂肪肉瘤的依据（图 11-2-13C）。

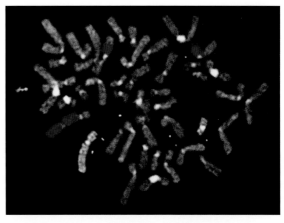

图 11-2-11　冬眠瘤的染色体及基因组分析
11 号染色体有额外的结构重排（荧光原位杂交，1 000×）。

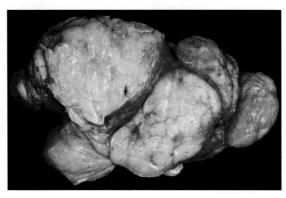

图 11-2-12　非典型性脂肪瘤样肿瘤/高分化脂肪肉瘤的大体标本
肉眼观察，大体标本示肿瘤边缘清楚，分为小叶状，呈黄色。

　　（3）硬化型非典型性脂肪瘤样肿瘤中，可见散在于胶原基质中的异型基质细胞，细胞核深染；亦可见含多个空泡的成脂细胞（图 11-2-13D）。

　　（4）炎症型非典型性脂肪瘤样肿瘤较罕见，多发生于腹膜后，浸润的炎症组织甚至可掩盖脂肪组织（图 11-2-13E、F）。

【免疫组织化学特征】

　　1. 多数病例存在 MDM2 和/或 CDK4 核免疫阳性。

　　2. 与 Li-Fraumeni 综合征相关的非典型性脂肪瘤样肿瘤/高分化脂肪肉瘤的 MDM2 呈阴性，但表达 P53。

【染色体及基因组分析】

　　1. 染色体分析　出现多余的环形染色体（图 11-2-14A）。

　　2. 基因组分析　*MDM2* 高度扩增（图 11-2-14B）。12q14-q15 扩增，也可见 1q23-q24 和 2q11-q13 扩增（图 11-2-14C）。

【鉴别诊断】

　　主要是脂肪瘤与非典型性脂肪瘤样肿瘤/高分化脂肪肉瘤的鉴别。

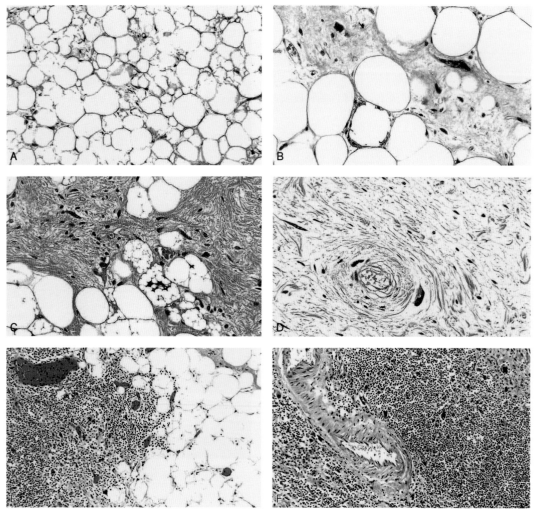

图 11-2-13 非典型性脂肪瘤样肿瘤/高分化脂肪肉瘤的组织学表现

A. 脂肪细胞型,脂肪细胞大小差异明显是其典型的组织学特征(HE 染色,200×);B. 非典型者,细胞核深染的间质细胞是其必要的诊断特征(HE 染色,400×);C. 非典型性脂肪瘤/分化良好的脂肪肉瘤中,脂母细胞通常数量不等,并非脂肪肉瘤的诊断依据(HE 染色,200×);D. 纤维状的胶原背景中,散布异型基质细胞,细胞核增生明显,代表了硬化型的重要诊断特征(HE 染色,400×);E. 在炎症型中,大量的慢性炎症细胞浸润可能占主导地位,存在散布的异型基质细胞(HE 染色,200×);F. 如果炎症成分占主导地位,细胞核深染和非典型的基质细胞是重要的诊断线索(HE 染色,200×)。

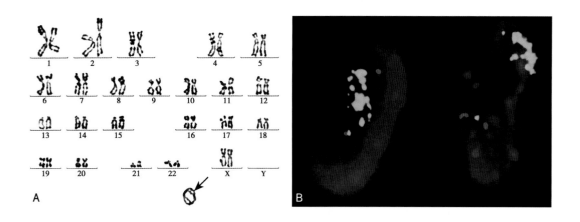

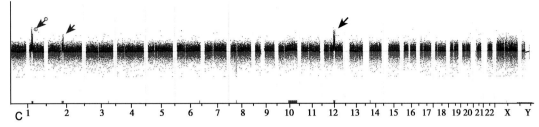

图 11-2-14 非典型性脂肪瘤样肿瘤/高分化脂肪肉瘤的染色体及基因组分析

A. 染色体异常表现为多余的环形染色体(箭头示);B. 使用 *MDM2*(绿色信号)和 12 号染色体着丝粒(红色信号)的探针,进行相间 FISH 分析,显示 *MDM2* 高度扩增(荧光原位杂交,1 000×);C. 通过阵列比较基因组杂交获得的基因组定量图显示,12q14-q15 扩增,其中包括 *MDM2*(黑色箭头示),也可见 1q23-q24 和 2q11-q13 扩增(蓝色箭头示)。

脂肪瘤有完整包膜,可呈分叶状结构,肿瘤细胞由成熟的脂肪细胞构成,形成的脂肪空泡大小一致。非典型性脂肪瘤样肿瘤/高分化脂肪肉瘤组织中出现大小不一的脂肪空泡,有些细胞核深染,细胞质中含有大小不一的脂肪空泡,细胞核边缘呈锯齿状或核压迹,具有脂肪母细胞的特点。

必要时应用 FISH 检测染色体 12q13-15 区间的 *MDM2* 基因,多数非典型性脂肪瘤样肿瘤出现 *MDM2* 基因扩增。

【病例】

患者,男性,85 岁。右侧颊部肿块 2 个月。

患者 3 年前曾行右侧颊部肿块切除术,病理诊断为黏液样脂肪肉瘤。

专科检查:右侧颊部皮肤见一 3cm 陈旧性手术瘢痕。皮下扪及一 2.8cm×2.0cm×1.5cm 肿物,质地中等,边界不清,无压痛。

临床诊断:右侧颊部脂肪肉瘤复发。

临床治疗:在全麻下切除肿块。

肉眼观察:带梭形皮肤灰白色组织一块,体积 3.1cm×2.0cm×2.0cm。皮肤面积 3.1cm×2.0cm,皮肤表面见一长 3cm 陈旧性手术瘢痕。皮下见一灰白色区,大小 2.8cm×1.5cm×1.6cm,质地中等,与周围界限不清。

光镜观察:低倍镜下见肿瘤由梭形细胞构成,细胞分布不均,细胞稀少的区域中可见黏液背景,中间有纤细的新生毛细血管,部分细胞中含有脂肪空泡。细胞密集区肿瘤细胞异型性明显,易见病理性核分裂象,其间可见脂肪母细胞(图 11-2-15)。

病理诊断:黏液样脂肪肉瘤。

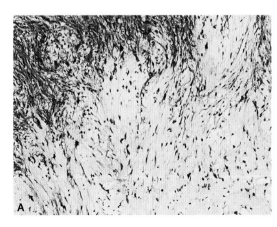 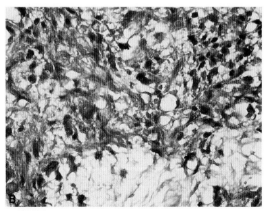

图 11-2-15 黏液样脂肪肉瘤

A. 肿瘤由梭形细胞构成,细胞分布不均,细胞稀少的区域中,可见黏液背景,内含纤细的新生毛细血管(HE 染色,100×);B. 细胞密集区的肿瘤细胞异型性明显,可见脂肪母细胞(HE 染色,400×)。

八、去分化型脂肪肉瘤

去分化型脂肪肉瘤（dedifferentiated liposarcoma，DDLPS，WHO ICD-O code 8858/3）可在原发灶或复发灶持续进展，形成具有不同组织分级的肉瘤（通常为非脂肪性）。

病变部位以腹膜后常见，其他位置包括精索和纵隔，头颈部和躯干少见，皮下组织极为罕见。

【临床特点】

1. 去分化型脂肪肉瘤通常为较大的无痛性肿物。
2. 如果长期存在的肿物，近期突然增大，通常表明有去分化的表现。
3. 影像学表现通常为脂溢性和非脂溢性的固体成分并存。

【病理学特征】

1. 肉眼观察

（1）去分化型脂肪肉瘤通常由大的多结节状黄色肿物组成（图 11-2-16）。

（2）非脂瘤性（去分化）区域，通常为不连续的棕褐色固体。

（3）未分化的区域可能有坏死。

（4）脂质区和去分化区之间可能呈逐渐过渡表现。

2. 光镜观察

（1）去分化成分可分为高级别（高度恶性）和低级别（低度恶性）两种（图 11-2-17A、B）。

（2）不同分化程度的组织混杂，在去分化成分为非脂肪源性成分中，高级别肉瘤多呈多形性未分化肉瘤样或纤维肉瘤样形态（图 11-2-17C）。

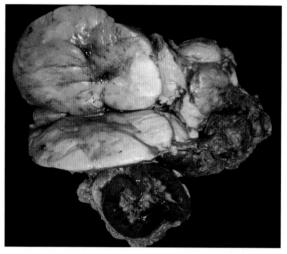

图 11-2-16　去分化型脂肪肉瘤的大体标本
肉眼观察，大体标本示体积较大的脂肪性肿物，含实性结节。

（3）最常见的去分化特征表现为轻度核异型的纤维母/肌纤维母细胞样梭形细胞均匀分布。此外，还可见横纹母细胞分化，类似神经或脑膜内皮的螺旋状结构，和脂肪生成性分化（图 11-2-17D~G）。

（4）高分化等级的区域，也可以表现为脂母细胞散在分布，或非典型多形性脂肪细胞成片分布。

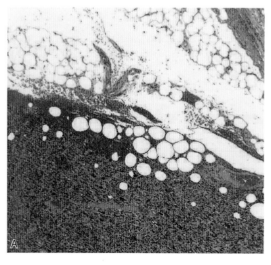

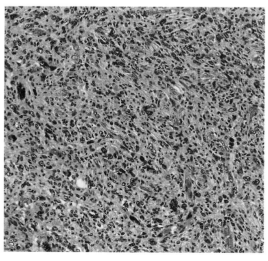

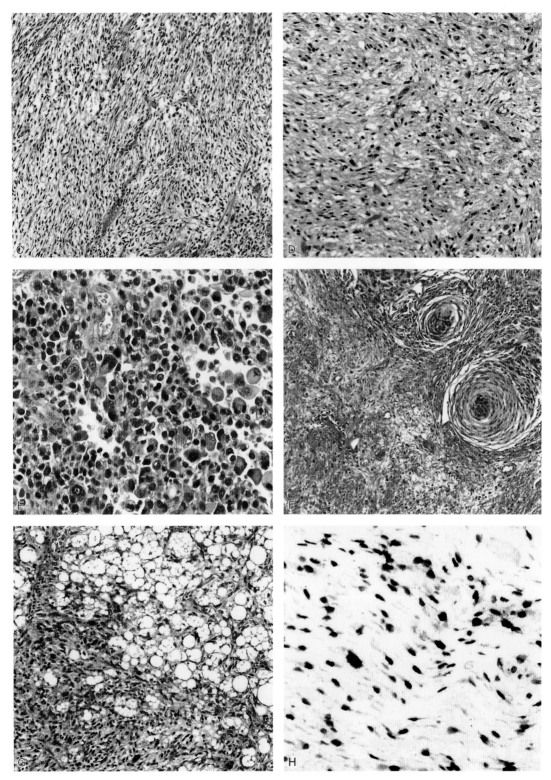

图 11-2-17　去分化型脂肪肉瘤的组织学表现

A. 镜下见肿瘤从分化良好的高分化脂肪肉瘤,到高级别、非脂肪性的多形性肉瘤,可见突然过渡(HE 染色, 100×);B. 去分化的成分,通常与未分化多形性肉瘤相交织(HE 染色,200×);C. 去分化成分的形态,可与 黏液纤维肉瘤的形态相同(HE 染色,200×);D. 低级别的去分化,通常以均匀的纤维/肌纤维母细胞样梭形 细胞为特征,有轻度核异型性(HE 染色,200×);E. 横纹肌母细胞样分化,是去分化型脂肪肉瘤中常见的异 源分化类型(HE 染色,400×);F. 去分化型脂肪肉瘤中偶见漩涡状结构,类似于神经或脑膜内皮结构(HE 染色,200×);G. 偶见去分化成分发生明显的脂肪生成性分化(HE 染色,200×);H. 去分化的脂肪肉瘤中易 见到 MDM2 在细胞核表达(SP,400×)。

【免疫组织化学特征】

MDM2 和/或 CDK4 的弥漫性核表达（图 11-2-17H）。

【染色体及基因组分析】

基因组分析显示,MDM2 高度扩增,12 号染色体为三体（图 11-2-18A）。12q 扩增子（从 12q12 到 q21）大而不连续,包含几个与 MDM2 共扩增的基因,如 CDK4、HMGA2 和 FRS2。其他一些不平衡变化,包括 1q24、2p11、2q11 和 6p11-q16 区域扩增,以及 1、16 和 20 号染色体的得失位突变（图 11-2-18B）。

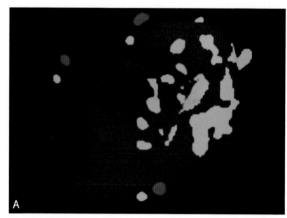

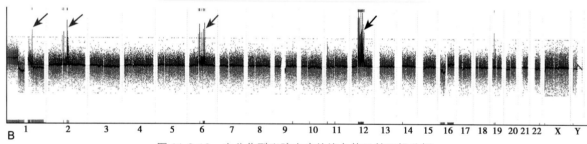

图 11-2-18　去分化型脂肪肉瘤的染色体及基因组分析

A. MDM2（绿色信号）和着丝粒 12（红色信号）的探针,行相间 FISH 分析,示 MDM2 高度扩增,有超环或巨型染色体存在,耦合红绿色信号表示 12 号染色体三体（荧光原位杂交,1 000×）;B. 阵列比较基因组杂交示 12q 扩增,包括 MDM2（12q15）（黑色箭头示）,12q 扩增子（从 12q12 到 q21）大而不连续,其他还包括 1q24、2p11、2q11 和 6p11-q16 区域扩增（蓝色箭头示）。

九、黏液样多形性脂肪肉瘤

黏液样多形性脂肪肉瘤（myxoid pleomorphic liposarcoma,WHO ICD-O code 8859/3）,是一种罕见的侵袭性脂肪细胞性肿瘤,多发生于儿童和青少年。由混杂的黏液样脂肪肉瘤和多形性脂肪肉瘤组织构成,但缺乏黏液样脂肪肉瘤、非典型性脂肪瘤样肿瘤和去分化型脂肪肉瘤的特征性基因融合及扩增。好发于纵隔,其余位置包括大腿、头颈部、会阴、腹部和背部。

【临床特点】

黏液样多形性脂肪肉瘤通常表现为较大的、位于深部软组织的肿物。

【病理学特征】

1. 肉眼观察　肿瘤无包膜,为界限不清的肿物。

2. 光镜观察　黏液样多形性脂肪肉瘤具有非特异性免疫表现。

（1）含不同比例的黏液样脂肪肉瘤区域，毛细血管纤细弯曲或呈丛状网络（图 11-2-19A）。

（2）丰富的黏液样基质，内含散在成脂细胞，以及无特征、原始的圆形或椭圆形细胞（图 11-2-19B）。

（3）黏液成分内可见多形性梭形细胞或卵圆形细胞，细胞核浓染，逐步向富含细胞的多形性脂肪肉瘤样区域过渡，毛细血管呈丛状（图 11-2-19C）。

（4）脂肪肉瘤样区域内，细胞异型性明显，有丝分裂活性增加，可见非典型有丝分裂；亦有多形性脂母细胞，偶尔可见坏死（图 11-2-19D）。

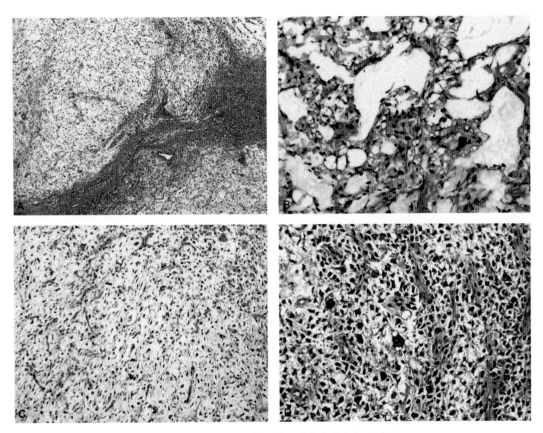

图 11-2-19　黏液样多形性脂肪肉瘤的组织学表现

A. 细胞密集的多形性区域，毗邻黏液样脂肪肉瘤样区域（HE 染色，100×）；B. 黏液样区域假囊性变，有典型、含单个或多个囊泡的脂母细胞，也可见散在的单个多形性细胞（HE 染色，400×）；C. 黏液背景下的丛状血管模式，原始细胞和孤立细胞的细胞核深染（HE 染色，200×）；D. 含黏液样脂肪肉瘤区域，分叉的毛细血管，肿瘤细胞核异型性明显，含多形性脂母细胞（HE 染色，400×）。

第三节　纤维/肌纤维母细胞性肿瘤

一、结节性筋膜炎

结节性筋膜炎（nodular fasciitis，WHO ICD-O code 8828/0）是一种自限性间质肿瘤，通常发生在皮下组织，由肥大、均匀的成纤维样和/或肌成纤维细胞样细胞组成，常伴有 *USP6* 基因重排。本病包括颅骨筋膜炎和血管内筋膜炎，通常发生于肌筋膜表面，延伸至皮下，皮肤少见，上肢、躯干和头颈部多见。

【临床特点】

1. 肿瘤生长迅速，可出现酸痛或压痛，患者通常在发现后 2~3 个月就诊，并进行手术治疗。

2. 大多数肿物直径 <2cm，最大不超过 5cm。

3. X 线表现为不明显的软组织肿物。

4. X 线检查示颅骨筋膜炎常有溶骨样缺损，伴有硬化边缘。

【病理学特征】

1. 肉眼观察

（1）肿瘤无包膜，境界清楚或有浸润表现。

（2）剖面呈黏液样到纤维样的变化，偶尔在中央出现囊性变。

（3）血管内剖面从结节状到丛状变化，大量增生的血管和周围组织构成边界，形成肿物的轮廓。

（4）头颅筋膜炎一般境界清楚，质地坚硬如橡胶，剖面中心可呈黏液状或囊性。

2. 光镜观察

（1）结节性肿瘤，边界不清，含黏液样、囊性变以及出血区域，偶见血管内肿瘤（图 11-3-1）。

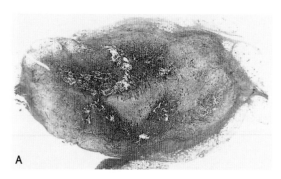
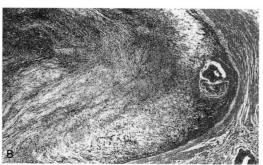

图 11-3-1 结节性筋膜炎的组织学表现

A. 低倍镜下见典型表现为结节性肿瘤，边界不清，含黏液样、囊性变，以及出血区域（HE 染色，40×）；B. 偶见血管内肿瘤（HE 染色，100×）。

（2）细胞成分丰富，部分呈黏液样（图 11-3-2A）；常见透明样变（图 11-3-2B）。

（3）肿瘤由肥大纺锤形细胞组成，缺乏核增生或多态性；有丝分裂象丰富，但不存在异常有丝分裂；细胞可呈 S 形或 C 形束状排列（图 11-3-2C）。

（4）胶原较少，但偶见局部胶原束聚集，呈瘢痕瘤样。

（5）可见红细胞、淋巴细胞和破骨细胞样巨细胞渗出。

（6）血管内筋膜炎有大量破骨细胞样巨细胞。颅骨筋膜炎中偶见骨化生。

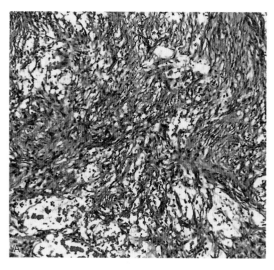
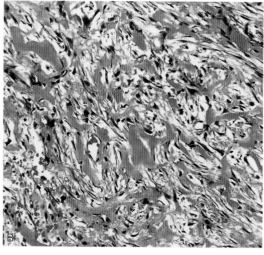

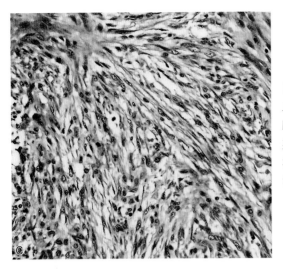

图 11-3-2 结节性筋膜炎的特征性组织学表现
A. 特征性的组织外观和囊状黏液样结构,可作为诊断依据(HE 染色,200×);B. 常见透明样变区域(HE 染色,400×);C. 肿瘤细胞含有卵形至细长形细胞核,核仁小,细胞质双嗜性,束状结构松散,有丝分裂活跃(HE 染色,400×)。

【免疫组织化学特征】

1. 增生细胞大多表达平滑肌肌动蛋白(SMA)和肌肉特异性肌动蛋白(MSA),为典型的肌纤维母细胞表型。

2. 偶见结蛋白(desmin)阳性。

3. 头颅筋膜炎中可见核 β-catenin 表达。

【鉴别诊断】

1. 纤维肉瘤(fibrosarcoma, NOS, WHO ICD-O code 8810/3) 纤维肉瘤的表现为肿瘤组织细胞密度明显增大,肿瘤细胞呈车辐状和鲱鱼骨样排列。肿瘤组织呈浸润性生长,细胞异型性明显,可见较多病理性核分裂象(图 11-3-3)。

2. 平滑肌肉瘤(leiomyosarcoma, NOS, WHO ICD-O code 8890/3) 头颈部平滑肌肉瘤可以发生在任何年龄,与机体其他部位的平滑肌肉瘤相似。肿瘤生长迅速,大体呈浸润性生长,常见肿瘤组织坏死。细胞质较纤维肉瘤丰富而嗜伊红染色,梭形细胞呈杆状核,细胞异型性明显,易见病理性核分裂象。免疫组织化学染色显示,SMA 和 desmin 恒定阳性,Ki-67 显示较高增殖指数(图 11-3-4)。

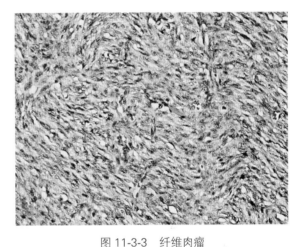

图 11-3-3 纤维肉瘤
镜下见典型的鲱鱼骨样结构,肿瘤细胞密度高,细胞异型性明显(HE 染色,200×)。

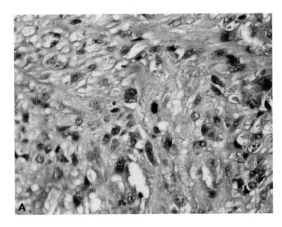

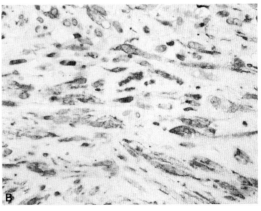

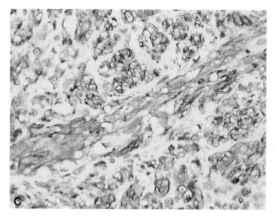

图 11-3-4 平滑肌肉瘤
A. 镜下见细胞胞质丰富,红染,细胞异型性明显,易见病理性核分裂象(HE 染色,400×);B. 细胞胞质中 SMA 弥漫强阳性(SP,400×);C. 细胞胞质中 desmin 弥漫强阳性(SP,400×)。

【病例】

患者,男性,19 岁。下唇肿块 4 周。

专科检查:左侧下唇表面一 0.8cm×0.7cm×0.7cm 大小肿物,质地中等,边界不清,伴有压痛。

临床诊断:左侧下唇肿物。

临床治疗:在局部麻醉下切除肿块。

肉眼观察:灰白色肿物一块,体积为 0.9cm×0.8cm×0.6cm。剖面呈灰白色,实性。

光镜观察:病变呈浸润性生长,侵犯脂肪组织。病变组织富含梭形细胞,细胞分布密度不一,细胞稀疏区出现黏液背景,细胞丰富区域的梭形细胞逐渐移行为胶原纤维。且病变边缘可见到瘢痕化的胶原(图 11-3-5)。同时可见淋巴细胞和红细胞。

病理诊断:结节性筋膜炎。

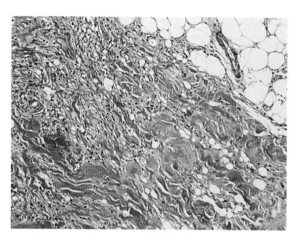

图 11-3-5 结节性筋膜炎
镜下见病变组织富含梭形细胞,边缘可见到瘢痕化的胶原(HE 染色,100×)。

二、钙化性腱膜纤维瘤

钙化性腱膜纤维瘤(calcifying aponeurotic fibroma,WHO ICD-O code 8816/0),是一种罕见的良性肿瘤,有潜在的局部复发性。通常发生于儿童和青少年的肢体远端。以未分化的梭形细胞为特征,钙化区域细胞较少,含有肥大的或上皮样的纤维/肌纤维母细胞。

肿瘤多见于手和手指,其次为脚和脚趾表面,腕、踝较少,偶尔发生于头颈部。多数病变位于皮下组织,通常与肌腱和腱膜相连。

【临床特点】

1. 肿瘤无痛,为边界不清的软组织肿物,病程长。

2. X 线表现通常为钙化。

【病理学特征】

1. 肉眼观察

(1)肿物直径为 1~3cm。

(2)剖面模糊不清,为灰白色、坚硬的组织块(图 11-3-6)。

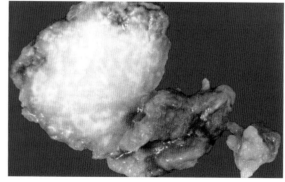

图 11-3-6 钙化性腱膜纤维瘤的大体标本
肉眼观察,大体标本示肿物剖面呈灰白色,致密,边界模糊。

2. 光镜观察

（1）含纤维瘤样浸润成分和结节状钙化成分（图 11-3-7A）。

（2）纤维瘤样浸润成分由均匀、饱满的梭形细胞组成，无明显的核异型性（图 11-3-7B）。

（3）结节状钙化区的细胞较少，透明或呈软骨样变；圆形或软骨样细胞围绕钙沉积物，或在其周围呈放射状排列（图 11-3-7C、D）。

（4）破骨细胞样巨细胞常见。

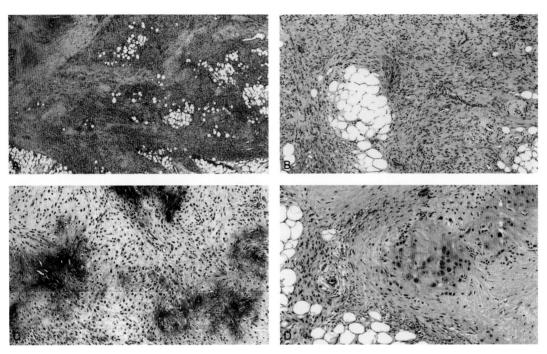

图 11-3-7 钙化性腱膜纤维瘤的组织学表现

A. 镜下见皮下脂肪内呈浸润性病变，含梭形细胞病变，早期基质内钙化（左上）（HE 染色，100×）；B. 浸润性梭形细胞成分，与脂肪纤维瘤病类似（HE 染色，200×）；C. 钙化区域包含上皮样纤维/肌纤维母细胞和散布的巨细胞（HE 染色，200×）；D. 存在软骨区域（HE 染色，200×）。

【免疫组织化学特征】

1. 病变细胞通常有 SMA、MSA、CD99 阳性反应。

2. 在软骨样区域的细胞有 S100 蛋白阳性反应。

3. p-catenin 不能着色。

三、Gardner 纤维瘤

Gardner 纤维瘤（Gardner fibroma，WHO ICD-O code 8810/0），是一种良性斑块状肿物，由不规则排列的厚胶原束和散布的纤维/肌纤维母细胞组成，常与家族性腺瘤性息肉病（familial adenomatous polyposis，FAP）相关。本病通常发生于躯干的浅表、深部软组织（背部或脊柱旁区域）或头颈部。

【临床特点】

Gardner 纤维瘤为无痛性肿物。

【病理学特征】

1. 肉眼观察

（1）肿瘤大小为 1~10cm。

（2）肿物界限不清,质地呈橡胶状,剖面呈棕色或白色。

2. 光镜观察

（1）无规则排列的粗胶原纤维,间杂梭形细胞（图 11-3-8A）。

（2）病变边缘常见脂肪组织和神经纤维束（图 11-3-8B）。

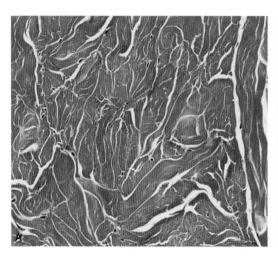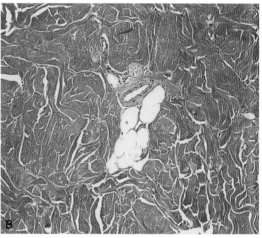

图 11-3-8　Gardner 纤维瘤的组织学表现

A. 小梭形细胞分散在胶原裂缝中（HE 染色,200×）;B. 成熟脂肪组织和良性神经纤维常嵌于胶原中（HE 染色,100×）。

【免疫组织化学特征】

1. CD34 几乎总是阳性,而 SMA 阴性。

2. 与 FAP 有关的病变中,常见 β-catenin 蛋白在细胞核聚集。

四、硬化型纤维瘤病

硬化型纤维瘤病（desmoid-type fibromatosis,WHO ICD-O code 8821/1）,是一种非转移性深层（肌）纤维/肌纤维母细胞瘤,有局部侵袭性生长和复发倾向。四肢发病率占 30%~40%,腹膜后或腹腔占 15%,腹壁占 20%,胸壁占 10%~15%。本病偶见于头颈部、脊柱旁区域和躯干侧面。

【临床特点】

1. 硬化型纤维瘤病为无痛性肿物,约有 10% 的患者曾在病变区域内有创伤或手术。

2. 家族性腺瘤性息肉病患者常在腹部手术后出现腹腔内肿瘤。

3. 肢体病变可能呈多灶性,可引起肢体挛缩和慢性疼痛。

【病理学特征】

1. 肉眼观察

（1）肿瘤剖面呈棕褐色,有小梁状或螺纹状结构（图 11-3-9）。

（2）多数病灶界限不清,边缘不清晰,浸润邻近组织。

（3）腹内病变常以肿物的形式出现,直径可达10cm,剖面呈螺纹状。

2. 光镜观察

（1）纤维/肌纤维母细胞束向周围软组织浸润,淋巴样组织聚集在病变进展的边缘(图11-3-10A、B)。

（2）可出现黏液样变,乏细胞透明区域,以及类似于结节性筋膜炎的区域。胶原分支长、宽(图11-3-10C)。透明样变区域含有薄壁血管(图11-3-10D)。

（3）肿瘤细胞的细胞质嗜酸,缺乏细胞核增生或细胞异型性,缺乏异常有丝分裂(图11-3-10E)。

（4）腹腔肿瘤有类似瘢痕瘤的胶原沉积现象(图11-3-10F)。

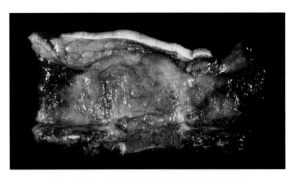

图 11-3-9 硬化型纤维瘤病的大体标本

肉眼观察,大体标本示肿瘤为棕褐色实性表面,向周围脂肪和骨骼肌浸润。

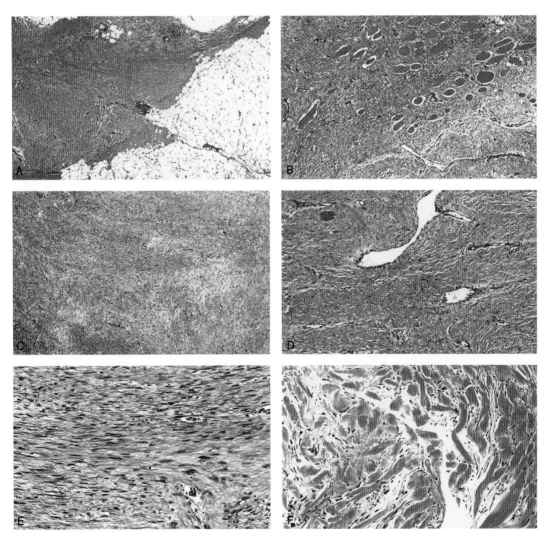

图 11-3-10 硬化型纤维瘤病的组织学表现

A.镜下见病变向脂肪组织浸润,浸润前缘有淋巴样聚集(HE染色,100×);B.向邻近骨骼肌浸润(HE染色,200×);C.胶原分支长而且宽(HE染色,100×);D.透明样变区域含有薄壁血管(HE染色,200×);E.细胞异型性缺乏,细胞核增生的纤维/肌纤维母细胞(HE染色,400×);F.在腹腔的病变,可能会出现瘢痕瘤样的胶原沉积的区域(HE染色,400×)。

【免疫组织化学特征】

大多数肿瘤(约80%)显示核 p-catenin 表达。

五、脂肪纤维瘤病

脂肪纤维瘤病(lipofibromatosis,WHO ICD-O code 8851/1)是一种较罕见、易复发的小儿软组织肿瘤。肿瘤含成熟脂肪和梭形细胞束,成脂肪样细胞位于前二者界面。多数发生于手足,也可累及头颈部。

【临床特点】

肿瘤生长缓慢,为界限分明的皮下肿物,也可能累及骨骼肌。

【病理学特征】

1. 肉眼观察 直径为 1~7cm,质地硬,呈橡胶状,剖面为黄色或白色,边界不清。

2. 光镜观察

(1)肿瘤由成熟的脂肪组织组成,包含骨骼肌和细胞纤维间隔,胶原蛋白基质丰富(图 11-3-11)。

(2)在新生儿患者中,脂肪小叶可能不成熟且含有黏液样基质。

(3)病变可能会包埋有皮下组织,有时会包裹骨骼肌。

(4)有丝分裂活动很少,无坏死。

(5)有时候,复发的病变与钙化性腱膜纤维瘤难以分辨。

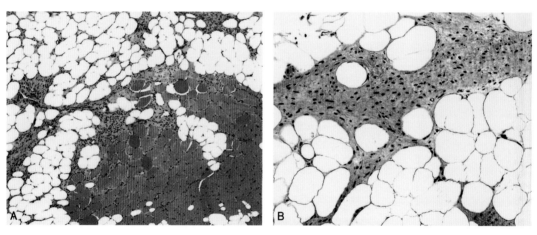

图 11-3-11 脂肪纤维瘤病的组织学表现

A. 镜下见肿瘤包含脂肪和骨骼肌,由外观成熟的脂肪组织及细胞纤维间隔组成,无异型性或有丝分裂活性,表现为纤维瘤样外观(HE 染色,100×);B. 梭形细胞排列均匀,嵌于丰富的胶原蛋白基质中(HE 染色,200×)。

【免疫组织化学特征】

梭形细胞显示不同程度的 CD34 和 SMA 表达。结蛋白(desmin)阴性,这一点与梭形细胞脂肪瘤中的梭形细胞不同。

六、巨细胞纤维母细胞瘤

巨细胞纤维母细胞瘤(giant cell fibroblastoma,WHO ICD-O code 8834/1),是一种具有局部侵袭性的成纤维细胞赘生物,与隆突性皮肤肉瘤(dermatofibrosarcoma protuberans,DFSP)密切相关,主要发生于儿童,以多核巨细胞、假血管腔隙和 *COL1A1-PDGFB* 基因融合为特征。发病部位以躯干、腹股沟和腋窝区域的浅表软组织多见,很少发生于四肢和头颈部。

【临床特点】

巨细胞纤维母细胞瘤在皮肤缓慢生长,为无痛斑块状病变。

【病理学特征】

1. 肉眼观察

(1)病变的大小为 0.6~8.0cm,平均 3~4cm。

(2)肿瘤边界模糊,浸润;剖面呈灰白色和黏液样。

2. 光镜观察

(1)肿瘤浸润真皮,偶尔浸润到浅层骨骼肌。

(2)典型表现为病变呈蜂窝状,浸润皮下组织,但保留皮肤附属器。富含细胞区域的下方,含较多黏液样或胶原基质。

(3)肿瘤细胞为梭形或星状,多核巨细胞散在分布,后者的细胞核呈花环状排列,并沿着不规则的假血管腔隙分布(图 11-3-12A~B)。

(4)有丝分裂罕见,一般无坏死区。

(5)偶有病例表现出明显的黏液样改变,或存在纤维肉瘤区域。如与隆突性皮肤纤维肉瘤形成杂交瘤,代表肿瘤进展(图 11-3-12C)。

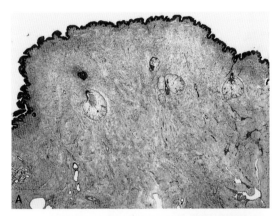
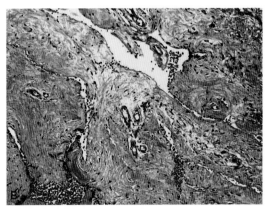
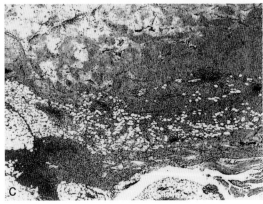

图 11-3-12 巨细胞纤维母细胞瘤的组织学表现
A. 低倍镜下见巨细胞纤维母细胞瘤含分支不规则的假血管腔隙(HE 染色,40×);B. 肿瘤由梭形细胞和分散的多核巨细胞组成,这些巨细胞也位于假血管腔隙内(HE 染色,200×);C. 具有巨细胞纤维母细胞瘤(上部)和隆突性皮肤纤维肉瘤(下部)特征的杂交瘤(HE 染色,100×)。

【免疫组织化学特征】

梭形细胞和多核巨细胞呈 CD34 阳性。

七、隆突性皮肤纤维肉瘤

隆突性皮肤纤维肉瘤(dermatofibrosarcoma protuberans,WHO ICD-O code 8832/1),是一种浅表性局部侵袭性的肿瘤,并带有 *COL1A1-PDGFB* 基因融合。最常见于躯干和肢体近端,其次是头、颈部,少数发生于生殖器、乳房和肢端。

【临床特点】

1. 肿瘤通常为结节性皮肤肿物,缓慢但持续生长。

2. 早期病变可能表现为斑块状生长,周围呈红色。

3. 在妊娠期,肿瘤可发生纤维肉瘤样变化而迅速增大。

【病理学特征】

1. 肉眼观察

(1)肿瘤为具有一个或多个结节的硬结斑块,复发的病变常出现隆突样生长。

(2)肿物边界不清,有浸润。剖面坚硬,呈灰白色,多呈实性纤维性(图 11-3-13)。坏死灶罕见。

2. 光镜观察

(1)肿瘤以真皮和皮下组织的浸润为特征,但不破坏皮肤附属器(图 11-3-14)。

(2)由均匀的梭形细胞构成,异型性及有丝分裂象少见,浸润皮下脂肪,导致蜂窝状表现(图 11-3-15A)。

(3)偶见血管增生、颗粒细胞变、细胞核呈栅栏状排列、形成 Verocay 小体等变化。

(4)可见色素细胞、黏液样变(图 11-3-15B~D),平坦的隆突性皮肤纤维肉瘤类似于良性真皮肿物,如伴有腺苷脱氨酶缺乏症联合免疫缺陷,则表现为细胞稀少(图 11-3-16)。

【免疫组织化学特征】

1. 肿瘤细胞 CD34 阳性,且常见 EMA 表达。

2. 在发生纤维肉瘤样变化的病例中,CD34 表达常常消失。

【染色体及基因组分析】

1. 染色体分析　G 带状核型显示两个多余的染色体(图 11-3-17A)。

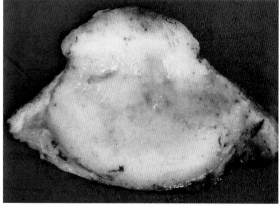

图 11-3-13　隆突性皮肤纤维肉瘤的大体标本
肉眼观察,大体标本剖面示病变为实性纤维性肿瘤。

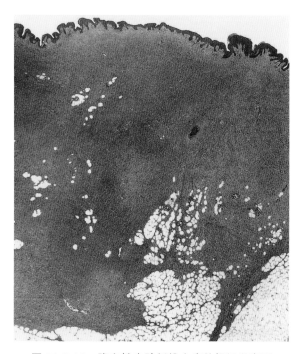

图 11-3-14　隆突性皮肤纤维肉瘤的组织学表现
低倍镜下见肿瘤位于真皮,通常沿着纤维隔扩张到皮下组织(HE 染色,40×)。

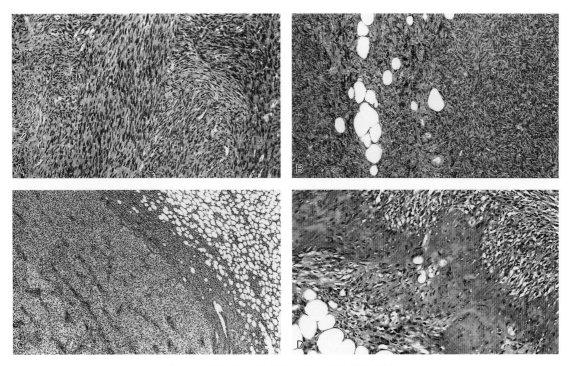

图 11-3-15　隆突性皮肤纤维肉瘤的组织学表现

A. 高倍镜下见在肿瘤纤维肉瘤样区域,细胞多形性和增殖活性增高(HE 染色,200×);B. 除梭形细胞外,还可见色素(HE 染色,200×);C. 可见黏液样变区域,该类病变有浸润性,含较多血管,由纤维性血管壁构成(HE 染色,100×);D. 局部黏液样分化,透明基质中有嗜酸性梭形细胞增生(HE 染色,200×)。

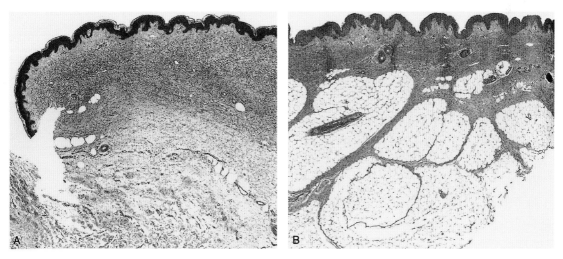

图 11-3-16　平坦的隆突性皮肤纤维肉瘤的组织学表现

A. 平坦的斑块状的隆突性皮肤纤维肉瘤,与良性真皮肿物类似(HE 染色,100×);B. 腺苷脱氨酶缺乏症严重的联合免疫缺陷患者,伴发平坦的隆突性皮肤纤维肉瘤,细胞较少(HE 染色,100×)。

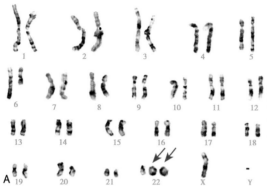
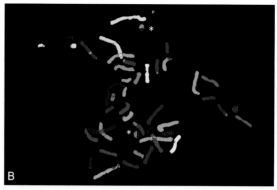

图 11-3-17 隆突性皮肤纤维肉瘤的染色体及基因组分析

A. 经典的 G 带状核型示两个多余的染色体(箭头示);B. 荧光原位杂交示多余的染色体是伪彩色,物质来自 22 号和 17 号染色体,分别是粉红色和蓝色(星号示)(1 000×)。

2. 基因组分析 原位杂交显示多余的染色体来自 22 号和 17 号染色体(图 11-3-17B)。

八、孤立性纤维性肿瘤

孤立性纤维性肿瘤(solitary fibrous tumour,benign,WHO ICD-O code 8815/0;solitary fibrous tumour,NOS,WHO ICD-O code 8815/3;solitary fibrous tumour,malignant,WHO ICD-O code 8815/1),是一种成纤维细胞性肿瘤,以突出、分支、薄壁扩张的脉管系统为特征,携带 *NAB2-STAT6* 基因重排。

肿瘤可发生于任何部位,包括深、浅软组织,以及内脏、骨骼。胸膜外病变有 30%~40% 发生于四肢,30%~40% 发生于腹腔、骨盆或腹膜后,10%~15% 出现在头、颈部,躯干占 10%~15%。颈部、鼻窦、眼眶、口腔和唾液腺亦常见。

【临床特点】

1. 肿瘤为生长缓慢的无痛肿物,出现在头颈部时,可发生鼻塞、声音改变或出血。

2. 较大的肿物可能引起副肿瘤综合征,如 Doege-Potter 综合征,并诱发严重的低血糖症或肢端肥大症改变。

3. 由于存在广泛的肿瘤脉管系统,可导致增强 CT 造影剂的异质性。

4. MRI 检查在 T_2 加权图像上显示低强度至高强度信号,对应纤维、细胞或黏液区域。

【病理学特征】

1. 肉眼观察

(1)肿物界限分明,直径通常为 5~10cm,个别病变可能超过 25cm。

(2)剖面呈结节状,为棕褐色至红褐色,偶有出血、黏液样变或囊性变(图 11-3-18)。

2. 光镜观察

(1)肿瘤由杂乱无序的梭形或卵圆形细胞构成,细胞质弱嗜酸,细胞核染色浅,核仁不明显。胶原基质中混杂有透明、分支的血管,但细胞较多的肿瘤中胶原和血管较少(图 11-3-19A~D)。

(2)大多数肿瘤含中等量的细胞,细胞丰富者可见囊性变和多核巨细胞(图 11-3-19E、F)。组织结构

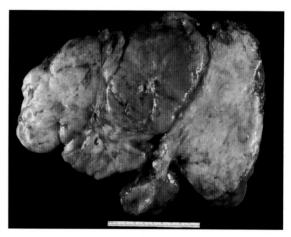

图 11-3-18 孤立性纤维性肿瘤的大体标本
肉眼观察,大体标本示肿瘤界限清楚,表面呈分叶状、果冻样外观。

多样,从瘢痕瘤样的胶原区域,向富含细胞且缺乏间质的区域过渡,可见黏液样变(图 11-3-19G、H)。黏液样变大多见于已接受新辅助放疗的肿瘤,血管周围常发生透明样变(图 11-3-19I、J)。

(3)有丝分裂象少,缺乏细胞核多形性和坏死区。

(4)脂肪形成(脂肪瘤样):孤立性纤维性肿瘤含有成熟脂肪组织成分,或存在散在脂肪细胞(图 11-3-19K)。

(5)富含巨细胞的孤立性纤维性肿瘤,以前称为巨细胞血管纤维瘤,基质和假血管腔隙内混合有多核巨细胞群。

(6)去分化孤立性纤维性肿瘤(退行性)显示了肿瘤向高分化肉瘤的转变,含或不含横纹肌肉瘤或骨肉瘤等异源性成分。

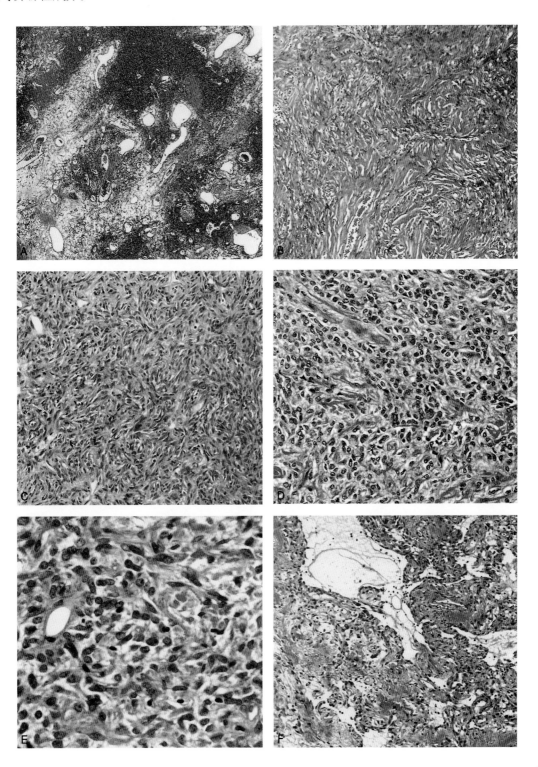

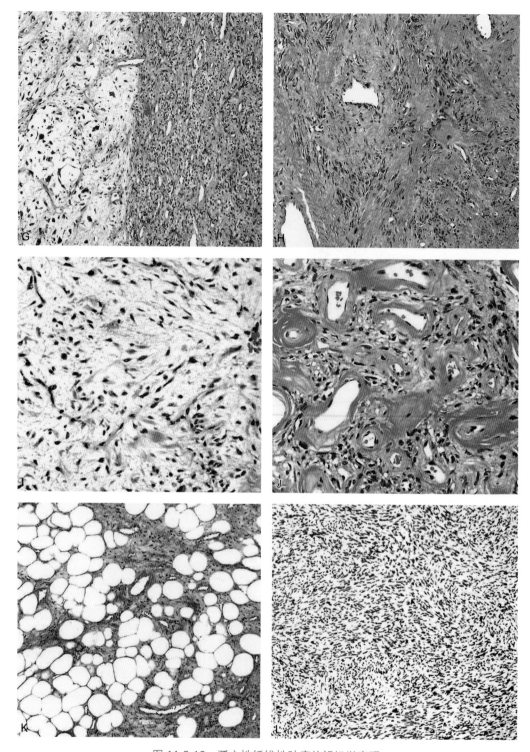

图 11-3-19 孤立性纤维性肿瘤的组织学表现

A. 镜下见细胞含量不一,血管分支扩张(HE 染色,100×);B. 细胞少的肿瘤含致密的透明胶原(HE 染色,200×);C. 细胞多的肿瘤中胶原极少,细胞遮盖血管(HE 染色,200×);D. 细胞为梭形或卵圆形(HE 染色,200×);E. 细胞含量中等的肿瘤(HE 染色,400×);F. 细胞多的肿瘤,囊性变区域周边衬有多核巨细胞(HE 染色,200×);G. 典型孤立性纤维性肿瘤(右)和未分化肉瘤(左)之间可呈突然过渡(HE 染色,200×);H. 有的肿瘤以富含胶原区域为主,细胞少(HE 染色,200×);I. 肿瘤黏液样变(HE 染色,400×);J. 血管周围透明样变(HE 染色,400×);K. 脂肪瘤样孤立性纤维性肿瘤中成熟的脂肪组织(HE 染色,200×);L. STAT6 核染色强阳性(SP,200×)。

【免疫组织化学特征】

CD34 和核 STAT6 呈弥漫性强阳性,但在去分化孤立性纤维性肿瘤中可能为阴性。STAT6 是孤立性纤维瘤肿瘤细胞的特征,细胞核染色强阳性,阳性细胞核弥漫分布(图 11-3-19L)。

【鉴别诊断】

孤立性纤维性肿瘤的鉴别诊断包括纤维瘤。部分孤立性纤维性肿瘤中细胞丰富,需要与纤维肉瘤和恶性外周神经鞘瘤相鉴别。

1. 纤维瘤(fibroma,WHO ICD-O code 8810/0) 纤维瘤由分化良好的纤维细胞或平滑肌样梭形细胞构成,肿瘤组织中可见到数量不等的胶原纤维。肿瘤组织呈浸润性生长,而界限不清。孤立性纤维性肿瘤的组织学改变和细胞形态与纤维瘤相似,而且肿瘤组织也含有胶原纤维,但是肿瘤边界清楚。同时,孤立性纤维性肿瘤 CD34 呈强阳性且弥漫表达,而纤维瘤不表达或仅局部区域表达 CD34。

2. 纤维肉瘤(fibrosarcoma,NOS,WHO ICD-O code 8810/3) 如孤立性纤维性肿瘤组织富含细胞,需要与其他梭形细胞肉瘤鉴别。最常见的肿瘤是纤维肉瘤。纤维肉瘤的肿瘤细胞排列成车辐状或鲱鱼骨样,常见病理性核分裂象。孤立性纤维性肿瘤细胞异型性不明显。纤维肉瘤灶性表达 CD34,网织纤维染色呈阳性。而孤立性纤维性肿瘤弥漫表达 CD34,网织纤维染色呈阴性。

3. 恶性外周神经鞘瘤(malignant peripheral nerve sheath tumor,NOS,WHO ICD-O code 9540/3) 恶性外周神经鞘瘤中有明显的血管外皮瘤样区域,梭形细胞呈漩涡状或栅栏状排列,细胞丰富。肿瘤组织可见典型的地图状坏死,肿瘤呈浸润性生长。免疫组织化学特征性呈现 S100 蛋白局灶性阳性表达,可部分区域表达 CD34。而孤立性纤维性肿瘤中无坏死,无浸润性生长,弥漫表达 CD34。

【病例】

患者,男性,56 岁。右侧面颊部肿块 5 年。

专科检查:患者右侧面颊部见一 2.5cm×2.2cm×1.6cm 大小肿物,质地中等,边界清楚,无压痛。

临床诊断:左侧颞部纤维瘤。

临床治疗:在局部麻醉下切除肿块。

肉眼观察:灰白色肿物一块,体积 0.7cm×0.7cm×0.6cm。

光镜观察:肿瘤组织可见多处呈血管外皮瘤样改变,并伴有大量胶原纤维沉积。细胞异型性不明显,无病理性核分裂象。肿瘤界限清楚。免疫组织化学染色示 CK 阴性,vimentin 阳性,SMA 阴性,desmin 阳性,S100 蛋白阴性,EMA 阴性,CD34 阳性,CD99 阳性,Bcl-2 阳性,Ki-67 为 2%(图 11-3-20)。

病理诊断:孤立性纤维性肿瘤。

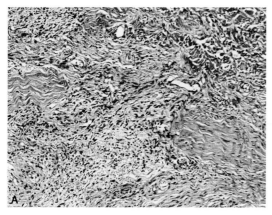
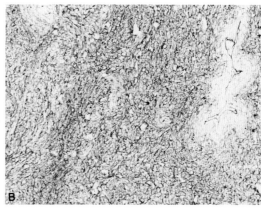

图 11-3-20 孤立性纤维性肿瘤

A. 血管周围成纤维细胞样细胞缠绕在一起,并伴有大量胶原纤维沉积(HE 染色,200×);B.肿瘤细胞表达 CD34(SP,200×)。

九、炎性肌纤维母细胞瘤

炎性肌纤维母细胞瘤（inflammatory myofibroblastic tumour，IMT，WHO ICD-O code 8825/1），由纤维/肌纤维母细胞样梭形细胞构成，伴浆细胞、淋巴细胞和/或嗜酸性粒细胞的炎症浸润，转移极罕见。

肿瘤分布广泛，最常见于腹部软组织，包括肠系膜、网膜、腹膜后和骨盆，其次是肺、纵隔、头、颈、胃肠道和泌尿生殖道（包括膀胱和子宫）。

【临床特点】

1. 症状与部位有关，腹部肿瘤可能引起胃肠道阻塞或出血；肺部病变有时有胸痛和呼吸困难；1/3 的患者患有全身症状，可能是由细胞因子介导的发热，全身乏力，体重减轻。

2. 实验室检测可伴小细胞低色素性贫血、血小板增多症、多克隆高 γ 球蛋白血症、ESR 升高和 C 反应蛋白升高。

3. 影像学检查可见分叶状异质性固体，伴或不伴钙化。

【病理学特征】

1. 肉眼观察

（1）肿瘤直径为 1~20cm 或更大，中位大小为 5~6cm。肿瘤为结节状肿物，有包膜（图 11-3-21）。

（2）剖面呈棕褐色、螺纹状、鲜肉色或黏胶状；可伴不同程度出血、坏死和钙化。

2. 光镜观察

（1）肿瘤由呈梭形的纤维/肌纤维母细胞及炎细胞构成。

1）黏液样模式：黏液样背景中松散排列肥大或纺锤形的纤维/肌纤维母细胞，血管丰富。浆细胞、淋巴细胞和嗜酸性粒细胞浸润，类似肉芽组织（图 11-3-22A）。

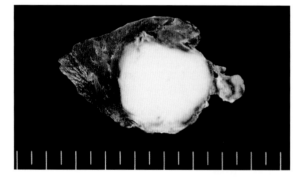

图 11-3-21 炎性肌纤维母细胞瘤的大体标本

肉眼观察，大体标本示肺部肿瘤为境界清楚的实性肿物。

2）多细胞模式：梭形细胞增殖为紧密的束状，具有不同程度的黏液样和胶原基质，以及炎症浸润（图 11-3-22B）。

3）乏细胞纤维性模式：胶原基质透明质化，梭形细胞少，炎症浸润轻，类似于硬化型纤维瘤病（图 11-3-22C）。

（2）偶见发育不良的钙化和骨化生，有丝分裂和坏死罕见。

（3）肌纤维母细胞的细胞质嗜酸，有囊泡状细胞核，含 1~3 个小核仁，可形成肥大的多边形和上皮样肿瘤细胞，或者神经节样多边形细胞（图 11-3-22D~F）。

（4）上皮样炎性肌纤维母细胞肉瘤（epithelioid inflammatory myofibroblastic sarcoma，EIMS）是炎性肌纤维母细胞肿瘤亚型，上皮样或组织细胞样细胞丰富，含水泡样染色质，细胞质嗜酸或呈双嗜性，通常在黏液样基质中与中性粒细胞混杂。

【免疫组织化学特征】

1. 病变对 SMA、MSA、钙蛋白和结蛋白（desmin）呈阳性反应。

2. 30% 的病例可见局灶性角蛋白染色阳性。

3. 50%~60% 的病例中，可检测到 ALK 染色阳性，且与 *ALK* 基因重排密切相关，有不同基因融合模式（图 11-3-22G、H）。

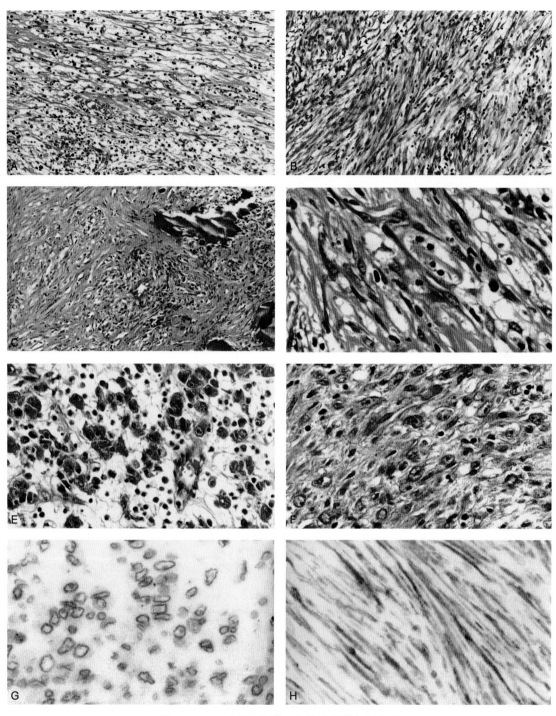

图 11-3-22 炎性肌纤维母细胞瘤的组织学表现

A. 镜下见黏液样模式,梭形的肌纤维母细胞散在分布于黏液样基质中,基质内含淋巴细胞和浆细胞(HE 染色,200×);B. 多细胞模式,梭形细胞增生成束状,与炎症细胞交织(HE 染色,200×);C. 乏细胞纤维性模式,透明样变的胶原基质中,散布梭形细胞和淋巴细胞(HE 染色,200×);D. 梭形细胞含空泡状细胞核,核仁小,细胞质嗜酸(HE 染色,400×);E. 上皮样炎症性肌成纤维细胞肉瘤,伴 *RANBP2-ALK* 基因重排,肥大的多边形和上皮样肿瘤细胞,核仁明显(HE 染色,400×);F. 神经节样多边形细胞,细胞核大而圆,核仁明显(HE 染色,400×);G. 上皮样炎性肌纤维母细胞肉瘤,ALK 染色示独特的核膜阳性(SP,400×);H. *TPM3-ALK* 基因融合的肿瘤,表现为细胞质 ALK 阳性(SP,400×)。

（1）*RANBP2-ALK* 融合蛋白表达于核膜。

（2）*HRBP1-ALK* 在核周胞质加强表达。

（3）*CLTC-ALK* 与颗粒状胞质表达有关。

4. 其他 *ALK* 融合变体显示出弥散的细胞质着色模式。

5. *ROS1* 重排的 IMT 通常显示 ROS1 的细胞质染色呈阳性。

十、肌纤维母细胞肉瘤

肌成纤维细胞肉瘤（myofibroblastic sarcoma，WHO ICD-O code 8825/3），是一种很少转移的间质肿瘤，通常具有类似纤维瘤病的特征。肿瘤常出现在头部和颈部，以舌和口腔最常见。肿瘤可发生于皮肤、黏膜下和较深的软组织中。

【临床特点】

肌纤维母细胞肉瘤大多数为无痛肿胀或肿物。影像学表现为具有破坏性生长模式的肿瘤。

【病理学特征】

1. 肉眼观察　肿瘤质地硬，剖面苍白，呈纤维状，边缘不清晰，少数病例有推进式的边缘围绕。

2. 光镜观察

（1）肿瘤生长模式呈弥漫浸润，肿瘤细胞常在骨骼肌纤维间生长，为束状排列的梭形细胞（图 11-3-23A、B）。

（2）肿瘤细胞的细胞质为不确定嗜酸性。在缺少细胞的肿瘤中，胶原间质较多，偶呈透明样（图 11-3-23C）。

（3）细胞有中等程度的核异型性，细胞核浓染，增殖活性略有增加。

（4）肿瘤可含较多薄壁毛细血管，形态学上可能向较高级别的肌成纤维细胞肉瘤发展。

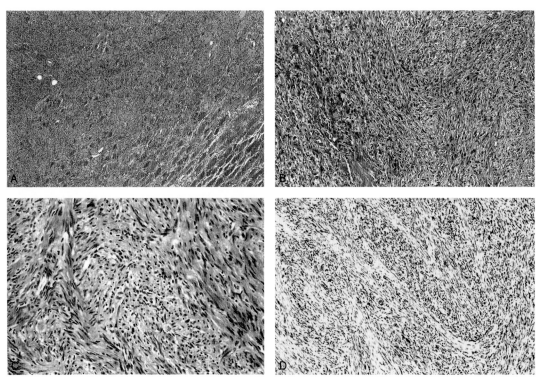

图 11-3-23　肌纤维母细胞肉瘤的组织学表现

A. 镜下见梭形细胞构成的肿瘤，弥漫性浸润骨骼肌（HE 染色，100×）；B. 较大的梭形细胞排列成束状（HE 染色，200×）；C. 某些肿瘤细胞较大，细胞质弱嗜酸，细胞核深染，可见散在的有丝分裂象（HE 染色，200×）；D. desmin 染色一般呈阳性（SP，100×）。

【免疫组织化学特征】

肌纤维母细胞肉瘤 SMA 阳性和/或结蛋白（desmin）阳性（图 11-3-23D），有的亚类可见 β-cantenin 阳性。

十一、婴儿型纤维肉瘤

婴儿型纤维肉瘤（infantile fibrosarcoma，WHO ICD-O code 8814/3）常见于婴儿期的纤维/肌纤维母细胞性肿瘤，具有局部侵袭性，且生长迅速，很少转移。通常有 *ETV6-NTRK3* 基因融合。最常发生于四肢的浅表和深部软组织，其次是躯干和头颈部。肾脏中类似的肿瘤称为先天中胚层肾瘤。

【临床特点】

1. 婴儿纤维肉瘤为局部迅速增大的无痛性肿物，或表现为外生性结节。
2. 1/3 的病例在出生时即被发现，可使皮肤表面溃疡，类似于血管肿瘤。
3. 肿瘤内出血可能导致贫血或出血性休克。

【病理学特征】

1. 肉眼观察

（1）肿瘤大小不一，从 1cm 到 >15cm 不等，中位大小为 5~6cm。

（2）肿瘤边界不清，有浸润；一些肿瘤可能具有较薄的假囊。

2. 光镜观察

（1）婴儿型纤维肉瘤最常见的形态由梭形和卵圆形细胞组成，细胞质少，细胞核有角状突起。

（2）肿瘤可见分支血管、出血灶。细胞呈片状或鱼骨状排列，基质由胶原向黏液变化（图 11-3-24A、B）。

（3）细胞较少的肿瘤中，胶原沉积明显，类似于纤维瘤病或肌纤维瘤病。伴 *LMNA/NTRK1* 基因融合肿瘤的束状生长特征不明显（图 11-3-24C）。

（4）细胞丰富的类型，含圆形或卵圆形细胞，或可见星状细胞位于黏液样基质中（图 11-3-24D、E）。

（5）常见肿瘤向脂肪组织、骨骼肌和其他结构浸润。

（6）细胞无异常有丝分裂，偶见片状坏死。

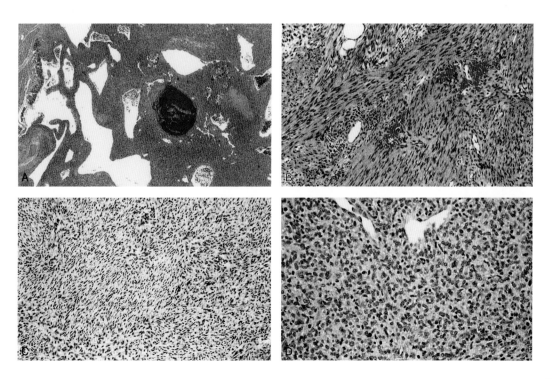

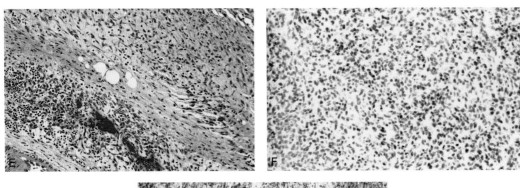

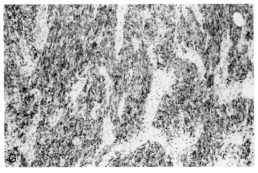

图 11-3-24　婴儿型纤维肉瘤的组织学表现

A. 低倍镜下见大量扩张、不规则分支的血管(伴 *ETV6-NTRK3* 基因融合)(HE 染色,40×);B. 束状生长模式的肿瘤,含出血灶(伴 *TPR-NTRK1* 融合)(HE 染色,200×);C. 束状生长不明显的肿瘤(伴 *LMNA/NTRK1* 基因融合)(HE 染色,100×);D. 细胞丰富的类型,含圆形或卵圆形细胞(伴 *ETV6-NTRK3* 基因融合)(HE 染色,400×);E. 原始的星状细胞,位于大量黏液样基质中(伴 *ETV6-NTRK3* 基因融合)(HE 染色,200×);F. pan-TRK 核染色阳性(伴 *ETV6-NTRK3* 基因融合)(SP,200×);G. pan-TRK 胞质表达(伴 *TPM3-NTRK1* 基因融合)(SP,100×)。

【免疫组织化学特征】

1. SMA、CD34、S100 蛋白和结蛋白(desmin)呈不同程度阳性表达。

2. 如果肿瘤携带 *NTRK* 基因重排,pan-TRK 抗体染色即为阳性(图 11-3-24F、G)。

十二、纤 维 肉 瘤

纤维肉瘤,非特殊类型(fibrosarcoma,NOS,WHO ICD-O code 8810/3)(本章统一为纤维肉瘤),是较少见的肉瘤,由形态相对单一的成纤维细胞样细胞组成,产胶原能力不等,通常排列成鱼骨样结构。肿瘤通常累及四肢、躯干和头颈部的深部软组织。

【临床特点】

纤维肉瘤为伴或不伴疼痛的肿物。

【病理学特征】

1. 肉眼观察　质地硬,剖面为白色或棕褐色;可含出血或坏死灶。

2. 光镜观察

(1)肿瘤由形态相对单一的梭形细胞组成,呈束状排列,可见出血和坏死灶(图 11-3-25A、B)。

(2)梭形细胞形态单一,含细长深染的细胞核,可见异型性。放射诱导的纤维肉瘤则细胞核形态单一(图 11-3-25C、D)。

(3)基质中胶原蛋白含量不等,在细胞缺少的区域类似于瘢痕瘤样硬化,或呈透明样。

(4)有的纤维肉瘤可能包含类似于纤维瘤病的区域。

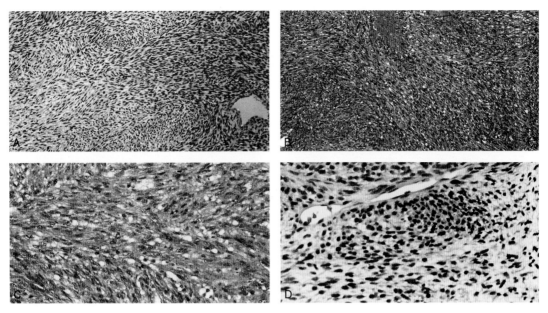

图 11-3-25　纤维肉瘤的组织学表现

A. 镜下见细胞呈束状排列,并有局灶性出血(HE 染色,200×);B. 细胞束状排列,可见坏死灶(HE 染色,200×);C. 肿瘤由单一形态的梭形细胞构成,有核异型性(HE 染色,400×);D. 放射诱导的纤维肉瘤,细胞核形态单一(HE 染色,400×)。

【免疫组织化学特征】

1. 偶见 SMA 或钙蛋白表达,代表局灶性肌成纤维细胞分化。
2. CD34 阳性通常代表纤维肉瘤样的隆突性皮肤纤维肉瘤,或高危的孤立性纤维性肿瘤。

【鉴别诊断】

纤维肉瘤必须应用免疫组织化学排除肉瘤样癌和其他梭形细胞肉瘤,并且通过网织纤维染色证实梭形细胞周围有丰富的网织纤维,方可诊断。

1. 肉瘤样癌(sarcomatoid carcinoma)　发生在口腔的肉瘤样癌,有时在 HE 染色上表现为异型性明显的梭形细胞浸润性生长,肿瘤细胞呈束状排列。与纤维肉瘤难以鉴别时,可通过免疫组织化学标志物鉴别。肉瘤样癌表达 Pan-CK、EMA,并表达 CK34βE12 和 CK5/6 等高分子 CK(图 11-3-26)。纤维肉瘤不表达上述标志物。网织纤维染色证实梭形细胞周围有丰富的网织纤维,可鉴别两种恶性肿瘤。

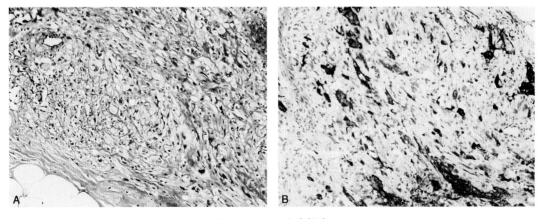

图 11-3-26　肉瘤样癌

A. 镜下见肿瘤细胞呈束状排列,浸润至周围脂肪组织(HE 染色,200×);B. 部分肿瘤细胞表达 Pan-CK(SP,200×)。

2. 平滑肌肉瘤（leiomyosarcoma，NOS，WHO ICD-O code 8890/3） 平滑肌肉瘤向周围组织呈浸润性生长，肿瘤细胞排列呈束状、车辐状或鲱鱼骨样，常见成片的肿瘤性坏死，其中可见异型性明显的梭形细胞，病理性核分裂象常见。平滑肌肉瘤免疫组织化学染色示 SMA、desmin、caldesmon 呈弥漫阳性，网织纤维染色呈阴性（图 11-3-27）。纤维肉瘤可以灶性表达 SMA，但不表达 desmin、caldesmon，同时网织纤维染色阳性，以此可鉴别两种恶性肿瘤。

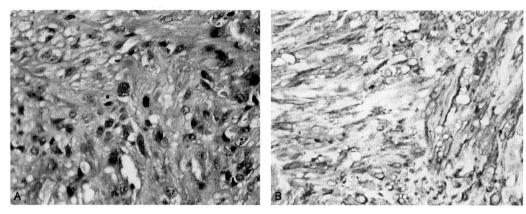

图 11-3-27 平滑肌肉瘤
A. 镜下见肿瘤中易见病理性核分裂象（HE 染色，400×）；B. 肿瘤细胞 SMA 表达阳性（SP，400×）。

3. 恶性外周神经鞘瘤（malignant peripheral nerve sheath tumor，NOS，WHO ICD-O code 9540/3） 恶性外周神经鞘瘤中，梭形细胞呈漩涡状或栅栏状排列，细胞丰富，异型性明显，易见病理性核分裂象（图 11-3-28A）。肿瘤组织有明显的血管外皮瘤样区域。可见典型的地图状坏死，坏死周围细胞呈栅栏状排列。有时肿瘤组织中可见化生的软骨、骨、平滑肌或横纹肌成分。免疫组织化学特征性呈现 S100 蛋白局灶性阳性表达，vimentin 阳性，网织纤维染色阴性（图 11-3-28B、C）。纤维肉瘤一般缺乏地图状坏死，肿瘤细胞可以灶性表达 S100 蛋白，但网织纤维染色呈阳性，以此可鉴别两种恶性肿瘤。

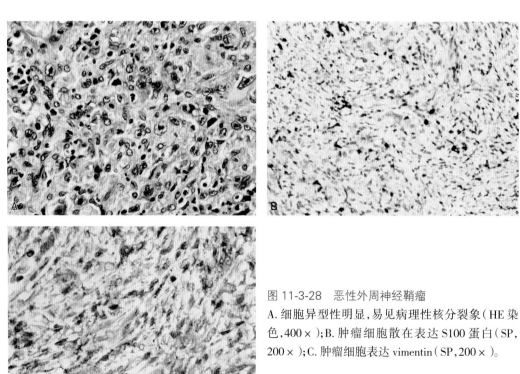

图 11-3-28 恶性外周神经鞘瘤
A. 细胞异型性明显，易见病理性核分裂象（HE 染色，400×）；B. 肿瘤细胞散在表达 S100 蛋白（SP，200×）；C. 肿瘤细胞表达 vimentin（SP，200×）。

4. 梭形细胞型滑膜肉瘤（synovial sarcoma，spindle cell，WHO ICD-O code 9041/3）　滑膜肉瘤，尤其是梭形细胞型滑膜肉瘤，需要与纤维肉瘤鉴别。梭形细胞型滑膜肉瘤细胞缺乏上皮样分化，肿瘤组织中无腺样结构或鳞状上皮样区域，主要由比较肥硕的梭形细胞构成，细胞呈束状排列。滑膜肉瘤中，梭形细胞可表达广谱 CK，CK7、14、19，EMA，vimentin，有时表达 S100 蛋白（图 11-3-29）。同时，应用 FISH 可检测出 *SYT-SSX1/2* 融合基因，大多数梭形细胞型滑膜肉瘤有 *SYT-SSX2* 融合基因。滑膜肉瘤的网织纤维染色阴性。纤维肉瘤的肿瘤细胞可以表达 vimentin，不表达 CK，CK7、14、19，EMA 等上皮标志物，网织纤维染色阳性，以此可鉴别两种恶性肿瘤。

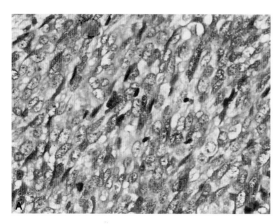
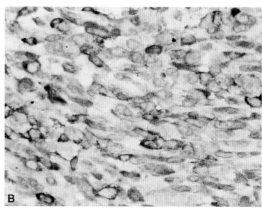

图 11-3-29　梭形细胞型滑膜肉瘤
A. 肿瘤细胞呈束状排列（HE 染色，400×）；B. 肿瘤细胞 EMA 表达阳性（SP，400×）。

【病例】

患者，男性，23 岁。左侧下颌肿块 5 个月。

专科检查：37 腭侧可见一 3.0cm×3.5cm×4.5cm 大小肿物。肿物表面呈淡红色，质地硬，边界不清，伴有轻压痛。

影像学检查：左侧下颌牙腭侧恶性肿瘤，肿瘤侵犯下颌骨。

临床诊断：左侧下颌牙腭侧恶性肿瘤。

临床治疗：在全麻下行肿块切除。

肉眼检查：带 3 颗牙齿的下颌骨组织一块，一侧见一灰白色肿物，体积为 4.5cm×3.5cm×3.0cm，表面光滑呈灰白色。肿瘤剖面为灰白色，实性，呈编织状，肿瘤组织累及下颌骨。

光镜观察：肿瘤为梭形细胞肿瘤，细胞丰富，肿瘤细胞排列成束，可见车辐状或鲱鱼骨样排列（图 11-3-30）。细胞核异型性明显，病理性核分裂象常见。组织化学染色示肿瘤细胞周围见网织纤维包绕。免疫组织化学染色示 CK 阴性，EMA 阴性，vimentin 弥漫阳性，灶性区域 SMA 阳性，S100 蛋白阴性，CD34 阴性，desmin 阴性，CD68 阴性，Ki-67 为 25%~30%。

病理诊断：（左侧下颌牙腭侧）纤维肉瘤。

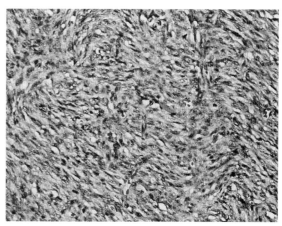

图 11-3-30　纤维肉瘤
镜下见肿瘤细胞呈鲱鱼骨样排列（HE 染色，200×）。

十三、黏液纤维肉瘤

黏液纤维肉瘤（myxofibrosarcoma，WHO ICD-O code 8811/3），包括一系列恶性纤维/肌纤维母细胞性肿瘤，其间质黏液样变，具有多形性和弧线状血管。肿瘤多数发生在四肢，下肢多于上肢，少见于躯干、头颈部和手、脚。50% 以上的病例发生在真皮或皮下组织中,其余涉及筋膜和骨骼肌。

【临床特点】

黏液纤维肉瘤多数为缓慢增大的无痛性肿物。

【病理学特征】

1. 肉眼观察

(1)表浅的肿瘤常由多个凝胶状或较坚硬的结节组成;深部肿瘤通常形成单个团块,并具有浸润边缘(图 11-3-31)。

(2)在高等级的病变中,易见肿瘤坏死区域。

2. 光镜观察

(1)肿瘤呈多结节性生长,伴不完整的纤维间隔和黏液样基质,血管弯曲细长。

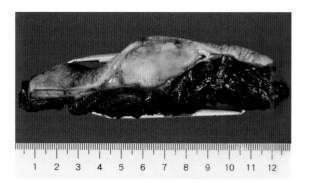

图 11-3-31 黏液纤维肉瘤的大体标本
肉眼观察,大体标本示表浅的高级别黏液纤维肉瘤,具有多结节状的生长方式,质地柔软,剖面呈胶状、黏液样。

(2)皮下病变的浸润边缘,通常超过临床所见范围。

(3)低级别黏液纤维肉瘤,黏液样基质明显,含肥大的梭形或星状,且细胞核多形性、深染的非典型纤维/肌纤维母细胞,有丝分裂少见(图 11-3-32A)。

(4)细长、曲线状的薄壁血管是其特征性表现,血管周围有肿瘤细胞和/或炎症细胞(主要是淋巴细胞和浆细胞)聚集(图 11-3-32B)。

(5)与低等级病变相比,在中等级病变中,细胞核多形性更加明显,可见假脂母细胞,但缺乏实性区域和坏死灶(图 11-3-32C、D)。

(6)可以根据黏液基质和血管特征,鉴别高级别黏液纤维肉瘤和未分化多形性肉瘤。高等级的病变常由梭形和多形性细胞构成,形成实心片状和细胞束,常见异常核分裂、出血和坏死(图 11-3-32E~G)。

(7)高等级病变也常混有低等级病变特征,如黏液样基质和大量细长的毛细血管。

(8)上皮样亚型主要由非典型的上皮样肿瘤细胞组成,嗜酸性细胞质丰富,位于黏液区域,或在透明变区域形成片状(图 11-3-32H)。

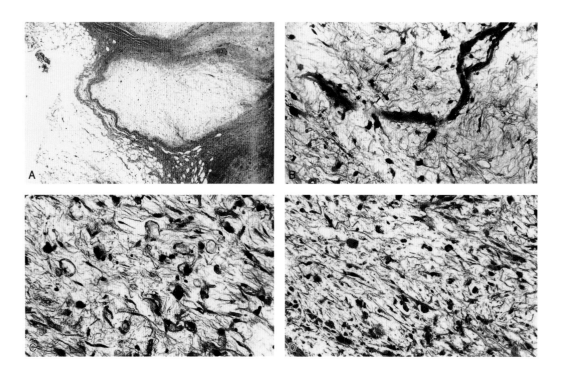

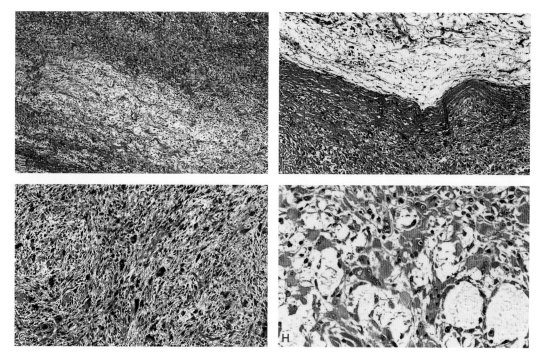

图 11-3-32　黏液纤维肉瘤的组织学表现

A. 低级别黏液纤维肉瘤（HE 染色,100×）;B. 含非典型纤维/肌纤维母细胞,血管弯曲、细长（HE 染色,400×）;C. 含假脂肪母细胞（HE 染色,400×）;D. 中级别黏液纤维肉瘤,细胞核多形性更常见（HE 染色,400×）;E. 高等级病变含异常核分裂、出血和坏死（HE 染色,100×）;F. 未分化多形性肉瘤(下部),典型黏液纤维肉瘤(上部)（HE 染色,200×）;G. 高级别肿瘤常见嗜酸的多形性巨细胞（HE 染色,200×）;H. 上皮样黏液纤维肉瘤,散布嗜酸性上皮样细胞（HE 染色,400×）。

【免疫组织化学特征】

局灶性 SMA 和/或 CD34 阳性,而结蛋白（desmin）和 S100 呈阴性。

十四、硬化性上皮样纤维肉瘤

硬化性上皮样纤维肉瘤（sclerosing epithelioid fibrosarcoma,WHO ICD-O code 8840/3）的特征是在致密的硬化性透明基质中,上皮样细胞排列呈索状和巢状。肿瘤深在,最常见于上下肢,其次是躯干和头颈部。

【临床特点】

病程持续时间不一,1/3 的患者有近期肿大或疼痛史。

【病理学特征】

1. 肉眼观察

（1）肿瘤多数 <10cm,但偶有超过 20cm 的肿瘤。边界清楚,呈小叶状或多个小叶状。

（2）肿瘤常见与深部肌肉、筋膜和骨膜粘连,偶见侵蚀骨组织。

（3）肿瘤剖面坚硬,呈白色,可存在钙化区域（图 11-3-33）。

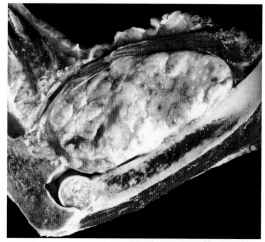

图 11-3-33　硬化性上皮样纤维肉瘤的大体标本
肉眼观察,大体标本示硬化性上皮样纤维肉瘤与深部肌肉、筋膜和骨膜粘连,剖面坚硬,呈白色,可见钙化。

2. 光镜观察

（1）肿瘤边缘通常浸润到肌肉、筋膜或骨膜中。

（2）有明显的透明硬化性胶原质基质，其中单一形态的上皮样细胞排列呈绳状、巢状、或偶呈片状（图11-3-34A）。

（3）实性区域基质密度较低（图11-3-34B）。上皮样细胞淡染，细胞核圆形或卵圆形，排列于基质间形成假肺泡外观（图11-3-34C、D）。

（4）常见黏液样或纤维样基质构成乏细胞区域，可见钙化或软骨样分化。

（5）可伴发低等级纤维黏液样肉瘤（图11-3-34E）。

【免疫组织化学特征】

1. MUC4 表达存在于 80%~90% 的病例中，弥漫分布或表达于细胞质（图11-3-34F）。

2. 大约 40% 的病例中存在 EMA 和 SMA 的表达。

3. 角蛋白通常为阴性。

4. 缺乏大片硬化间质的肿瘤中，与低等级纤维黏液样肉瘤难以鉴别，可根据相对单一的肿瘤细胞、MUC4 表达和角蛋白缺乏，诊断为硬化性上皮样纤维肉瘤。

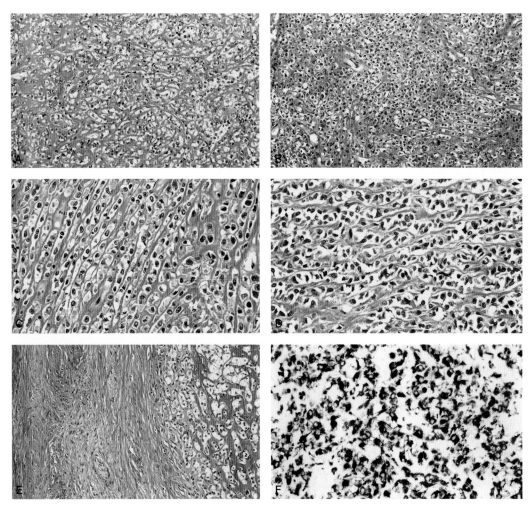

图 11-3-34　硬化性上皮样纤维肉瘤的组织学表现

A. 镜下见上皮样细胞形成小巢和条索，位于致密的硬化基质中（HE 染色，200×）；B. 实性区域基质密度较低（HE 染色，200×）；C. 上皮样细胞胞质淡染，细胞核为圆形或卵圆形（HE 染色，400×）；D. 上皮样细胞在基质构成的小梁间排列，表现为假肺泡外观（HE 染色，400×）；E. 硬化性上皮样纤维肉瘤，向低等级纤维黏液样肉瘤的突然过渡（HE 染色，200×）；F. MUC4 在肿瘤中呈细胞质强阳性，散在分布（SP，400×）。

第四节　所谓的纤维组织细胞性肿瘤

一、深部纤维组织细胞瘤

深部纤维组织细胞瘤（deep benign fibrous histiocytoma，WHO ICD-O code 8831/0），形态学上为良性，发生于皮下或深部软组织，有时可能转移。发病部位中，四肢占 50% 以上，其次是头部和颈部，近 10% 发生在内脏软组织（例如腹膜后、纵隔、骨盆）。

【临床特点】

深部纤维组织细胞瘤多数为无痛、缓慢增大的肿物。

【病理学特征】

1. 肉眼观察

（1）皮下病变大小的中位数为 2.5cm，深部病变更大，为界限清楚的结节。

（2）皮下肿瘤附着于筋膜或肌腱。

2. 光镜观察

（1）肿瘤一般发生于皮下，边界清楚，深部纤维组织细胞瘤，比皮肤的纤维组织细胞瘤的细胞更多，包膜更完整，常见薄壁分支血管（图 11-4-1A、B）。

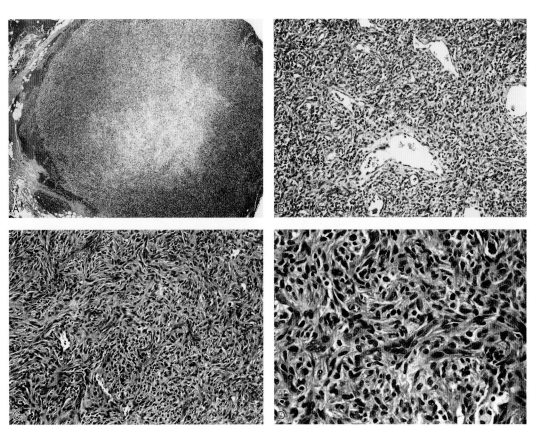

图 11-4-1　深部纤维组织细胞瘤

A. 肿瘤一般发生于皮下，边界清楚，有纤维性的假包膜（HE 染色，40×）；B. 多见薄壁的分支血管（血管外皮细胞瘤样）（HE 染色，200×）；C. 细胞排列成单一的席纹状（HE 染色，200×）；D. 肿瘤细胞形态比较均匀，多形性少见（HE 染色，400×）。

（2）少数肿瘤的细胞排列成短束状结构，局部排列成席纹状（图11-4-1C）。

（3）肿瘤细胞形态均匀，多形性少见，一般呈梭形，饱满，细胞质弱嗜酸，细胞核呈卵圆形或细长空泡样（图11-4-1D）。

（4）常见透明基质，偶见出血、黏液样变、囊性变性、中心性阻塞和周围淋巴样浸润。

（5）一般没有核异型性，坏死少见。

【免疫组织化学特征】

1. 深部纤维组织细胞瘤中CD34阳性率达40%，比皮肤的纤维组织细胞瘤更多见。

2. STAT6一般是阴性。

3. SMA通常是局灶性表达。

二、丛状纤维组织细胞瘤

丛状纤维组织细胞瘤（plexiform fibrohistiocytic tumour, WHO ICD-O code 8835/1），是一种罕见的真皮和皮下肿瘤，组织学上为丛状结构和双相形态，由组织细胞样结节和梭形细胞束组成。发病部位以上肢多见，下肢其次，躯干和头颈部区域较少。

【临床特点】

肿瘤缓慢生长，为界限不清的斑块和结节，直径通常为1~3cm。

【病理学特征】

1. 肉眼观察　为真皮及皮下交界处境界不清的肿物，通常<3cm。

2. 光镜观察

（1）肿瘤集中于真皮及皮下组织交界处，整体轮廓呈丛状，浸润骨骼肌（图11-4-2）。

（2）肿瘤由组织细胞样细胞的小结节、破骨细胞样的多核巨细胞组成，周围被梭形细胞束包围（图11-4-3）。

（3）肿瘤可能有出血、含铁血黄素沉淀和慢性炎症浸润，很少浸润淋巴血管。

（4）偶见间质黏液样或透明质样变，偶见化生性骨形成。

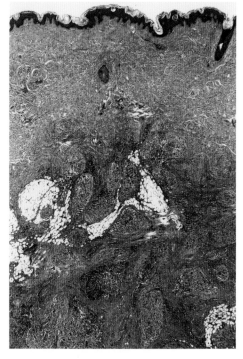

图11-4-2　丛状纤维组织细胞瘤的组织学表现

低倍镜下见肿瘤在真皮深层和皮下脂肪组织中呈丛状生长（HE染色，40×）。

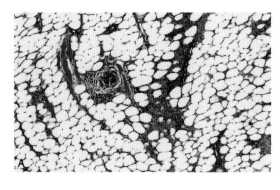

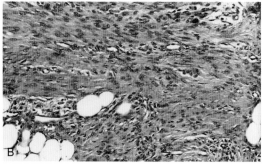

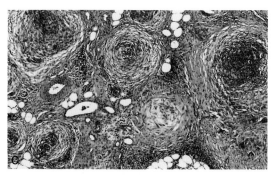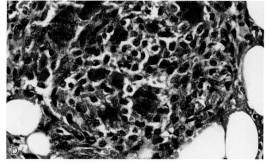

图 11-4-3 丛状纤维组织细胞瘤的组织学表现

A. 镜下见肿瘤在皮下脂肪组织中浸润生长,并延伸到骨骼肌(HE染色,100×);B. 梭形细胞沿交叉的胶原束分布(HE染色,200×);C. 肿瘤在脂肪组织中形成特征性的结节,呈丛状分布(HE染色,100×);D. 结节由上皮样细胞,以及破骨细胞样的多核巨细胞构成(HE染色,400×)。

【免疫组织化学特征】

梭形的肿瘤细胞表达 SMA。

三、软组织巨细胞肿瘤

软组织巨细胞肿瘤,非特殊类型(giant cell tumour of soft tissues,NOS,WHO ICD-O code 9251/1)(本章统一为软组织巨细胞肿瘤),在形态上与非遗传性骨巨细胞瘤相似。肿瘤通常发生在上下肢的浅表软组织(70%)、躯干(20%)和头颈部(7%)。

【临床特点】

1. 肿瘤为无痛性生长的肿物,平均病程 6 个月。
2. 周围矿化常见。

【病理学特征】

1. 肉眼观察

(1)肿瘤直径为 0.7~10cm 不等(平均为 3cm)。

(2)界限分明,为实性结节样肿物。

(3)剖面为鲜肉样,红褐色或灰色,周围常有粗糙的矿化骨组织。

(4)70% 的肿瘤含有皮下脂肪,30% 位于浅筋膜深处。

2. 光镜观察

(1)肿瘤为多结节结构,细胞结节被厚度不一的纤维隔开。肿瘤内含吞噬了含铁血黄素的巨噬细胞。

(2)细胞结节由圆形到椭圆形的单核细胞,以及破骨细胞样的多核巨细胞组成,两种细胞位于富含血管的基质中(图 11-4-4A、B)。

(3)巨细胞有丝分裂常见,但缺乏核多形性和细胞异型性,坏死少见。

(4)大约 50% 的肿瘤中存在化生性骨形成,形成由编织骨构成的外壳;可见动脉瘤样骨囊肿样改变(图 11-4-4C、D)。

(5)大约 30% 的肿瘤浸润血管。

(6)其他可见间质内出血(50%),明显的基质纤维化退变,成簇的泡沫巨噬细胞(70%)。

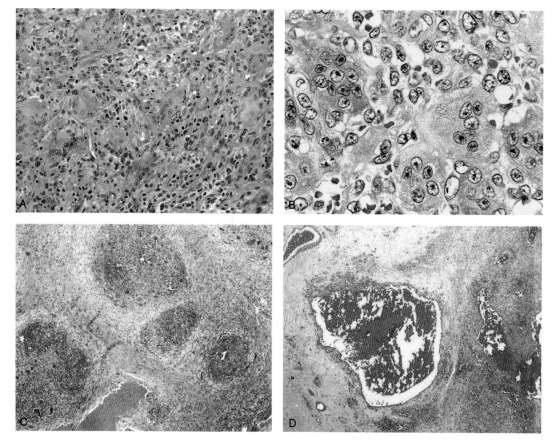

图 11-4-4 软组织巨细胞肿瘤的组织学表现

A.肿瘤细胞形成结节,结节由破骨细胞样多核巨细胞,以及卵圆形的单核细胞构成(HE 染色,200×);B.结节内单核细胞为圆形或卵圆形,多核细胞类似破骨细胞(HE 染色,400×);C.肿瘤内包含多个结节,其中破骨细胞样多核巨细胞被纤维分隔,瘤体内化生性骨常见(HE 染色,100×);D.肿瘤的软组织内可发生动脉瘤样骨囊肿样改变(HE 染色,100×)。

第五节　平滑肌组织肿瘤

一、平 滑 肌 瘤

　　头颈部也可以发生平滑肌瘤,非特殊类型(leiomyoma,NOS,WHO ICD-O code,8890/0)(本章统一为平滑肌瘤)。肿瘤常在局部形成肿物,手术切除后可以完全治愈。

【临床特点】

　　1. 平滑肌瘤见于任何年龄。

　　2. 口腔常见发病部位是舌部,也可发生在颊部。

　　3. 肿瘤生长缓慢,一般形成一个界限清楚的无痛性肿物。

【病理学特征】

　　1. 肉眼观察

　　(1)肿瘤一般呈淡红色,表面光滑。

　　(2)剖面呈灰白色或淡红色,编织状,质地中等,不向周围浸润性生长。

2. 光镜观察

（1）口腔发生的平滑肌瘤与机体其他部位的平滑肌瘤形态相同。

（2）肿瘤组织无坏死。

（3）肿瘤细胞呈梭形，细胞核呈杆状，细胞质红染，细胞异型性不明显（图 11-5-1）。

（4）偶见病理性核分裂象。

【免疫组织化学特征】

免疫组织化学 SMA、desmin、caldesmon 呈阳性是平滑肌瘤的特征。

【鉴别诊断】

正确诊断平滑肌瘤，需要排除平滑肌肉瘤。通过组织学改变和免疫组织化学标志物，一般均能正确诊断。

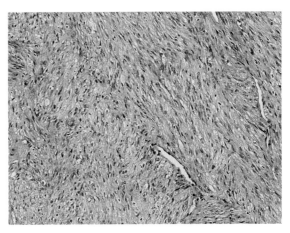

图 11-5-1　平滑肌瘤
镜下见细胞呈编织状排列，细胞核呈杆状，细胞质红染（HE 染色，200×）。

二、平滑肌肉瘤

【临床特点】

1. 平滑肌肉瘤，非特殊类型（leiomyosarcoma，NOS，WHO ICD-O code 8890/3）（本章统一为平滑肌肉瘤）可见于任何年龄。

2. 肿瘤生长较快，形成界限不清的肿物。

【病理学特征】

1. 肉眼观察

（1）发生在口腔的平滑肌肉瘤与其他部位的相似。

（2）肿瘤呈结节状生长。

（3）剖面呈灰白色，实性，可见坏死、出血和囊性变。

2. 光镜观察

（1）肿瘤细胞排列呈束状，可见成片的肿瘤性坏死（图 11-5-2A）。

（2）可见细胞异型性明显的梭形细胞和/或多核瘤巨细胞。

（3）病理性核分裂象常见，核分裂象计数 >5 个/10 个高倍视野（图 11-5-2B）。

（4）同时可见肿瘤组织向周围呈浸润性生长。

【免疫组织化学特征】

免疫组织化学示 CK 阴性，EMA 阴性，vimentin 阳性，SMA 阳性，desmin 阳性，caldesmon 阳性（图 11-5-2 C、D）。

【鉴别诊断】

平滑肌瘤：生长缓慢，一般形成一个界限清楚的无痛性肿物，可见于任何年龄。肿瘤呈淡红色，表面光滑。剖面呈灰白色或淡红色，编织状，质地中等。肿瘤不向周围浸润性生长，无坏死。肿瘤细胞呈梭形，细胞核呈杆状，细胞质红染，细胞异型性不明显，偶见病理性核分裂象。

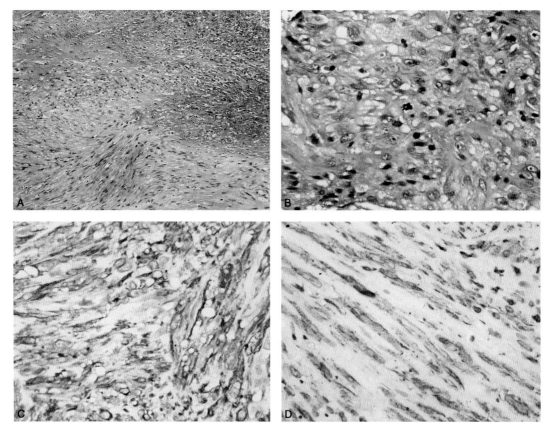

图 11-5-2 平滑肌肉瘤

A. 镜下易见肿瘤性坏死(HE 染色,100×);B. 肿瘤中易见病理性核分裂象(HE 染色,400×);C. 肿瘤细胞 SMA 表达阳性(SP,400×);D. 肿瘤细胞 desmin 表达阳性(SP,400×)。

【问题】如何鉴别平滑肌肉瘤与平滑肌瘤?

思路1:平滑肌瘤生长缓慢,平滑肌肉瘤生长较快。

思路2:平滑肌瘤不向周围浸润性生长,平滑肌肉瘤向周围浸润性生长。

思路3:平滑肌瘤中肿瘤组织无坏死,平滑肌肉瘤中常见肿瘤组织坏死。

思路4:平滑肌瘤的肿瘤细胞呈梭形,细胞核呈杆状,细胞质红染,细胞异型性不明显,偶见病理性核分裂象。平滑肌肉瘤可见细胞异型性明显的梭形细胞和/或多核瘤巨细胞,常见病理性核分裂象,核分裂象计数大于5个/10个高倍视野。

【病例】

患者,男性,55 岁。左侧颊部肿物 4 个月。

专科检查:左侧面颊部有一 1.8cm×1.8cm×1.6cm 大小的肿物,质地中等,边界不清,伴有轻压痛。

临床诊断:左侧颊部纤维肉瘤。

临床治疗:在局部麻醉下切除肿物。

肉眼检查:灰白色肿物一块,体积 1.5cm×1.4m×2.6cm,表面皮肤面积 1.4×1.0cm。剖面呈灰白色,质地软。可见出血和坏死区,肿瘤呈浸润性生长。

光镜观察:梭形细胞肿瘤,肿瘤组织向周围浸润性生长。肿瘤细胞排列呈束状,可见成片的肿瘤性坏死。细胞异型性明显,可见多核瘤巨细胞,常见病理性核分裂象,病理性核分裂象计数 7 个/10 个高倍视野(图 11-5-3A)。免疫组织化学染色示 CK 阴性,EMA 阴性,CD34 阴性,S100 蛋白阴性,vimentin 阳性,SMA 阳性,desmin 阳性,Ki-67 为 20%~25%(图 11-5-3B、C)。

病理诊断:(左侧颊部)平滑肌肉瘤。

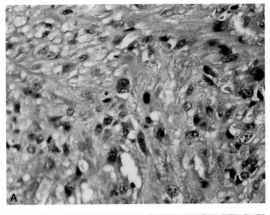

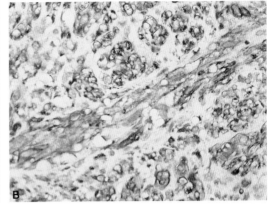

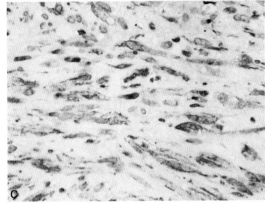

图 11-5-3　平滑肌肉瘤

A. 肿瘤组织中梭形细胞异型性明显,易见病理性核分裂象(HE 染色,400×);B. 肿瘤细胞 SMA 呈阳性(SP,400×);C. 肿瘤细胞 desmin 呈阳性(SP,400×)。

第六节　横纹肌肉瘤

横纹肌肉瘤(rhabdomyosarcoma,RMS)是一种显示骨骼肌分化的原始间叶性恶性肿瘤,包括多形性横纹肌肉瘤,非特殊类型(pleomorphic rhabdomyosarcoma,NOS,WHO ICD-O code 8901/3)、胚胎性横纹肌肉瘤,非特殊类型(embryonal rhabdomyosarcoma,NOS,WHO ICD-O code 8910/3)、腺泡状横纹肌肉瘤(alveolar rhabdomyosarcoma,WHO ICD-O code 8920/3),以及梭形细胞横纹肌肉瘤(spindle cell rhabdomyosarcoma,WHO ICD-O code 8912/3)。其中,胚胎性横纹肌肉瘤好发于头颈部,尤其是口腔、鼻腔、中耳和眼眶等。

【临床特点】

1. 是 15 岁以下婴幼儿和儿童最常见的软组织肉瘤,其中多形性横纹肌肉瘤多发生于 45 岁以上成年人。

2. 肿瘤生长迅速,常在局部形成结节状或息肉状肿物。

3. 肿瘤生长巨大时,可以产生压迫症状。

4. 肿瘤具有高复发率和低生存率。

【病理学特点】

1. 肉眼观察

(1)肿瘤呈结节状或息肉状生长。

(2)肿瘤呈浸润性生长而界限不清。

(3)剖面呈灰白色,质地软。

2. 光镜观察

(1)在黏液疏松背景中,可见小圆细胞或梭形细胞,细胞质红染,有时可见到横纹(图 11-6-1A)。

(2)可见细胞核偏位,细胞质红染的横纹肌母细胞(图 11-6-1B)。

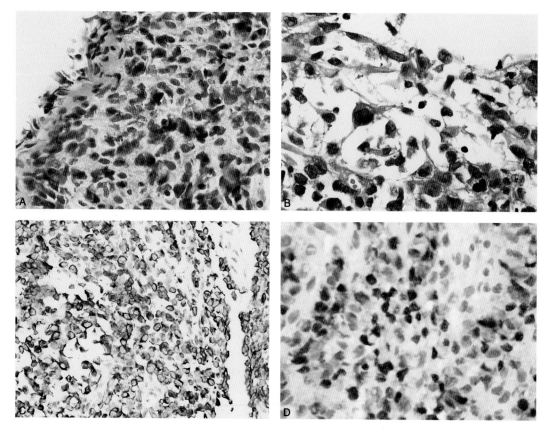

图 11-6-1 胚胎性横纹肌肉瘤

A. 镜下见小圆形或梭形肿瘤细胞（HE 染色,400×）;B. 肿瘤组织可见细胞核偏位,细胞质红染的蝌蚪状横纹肌母细胞（HE 染色,400×）;C. 肿瘤细胞表达 desmin（SP,400×）;D. 肿瘤细胞表达 Myogenin（SP,400×）。

（3）肿瘤组织中有比较丰富的新生血管。

【免疫组织化学特征】

免疫组织化学染色示 CK 阴性,EMA 阴性,CD34 阴性,S100 蛋白阴性,SMA 阴性,desmin 阳性,MyoD1阳性,Myogenin 阳性,有助于鉴别诊断（图 11-6-1C、D）。

【鉴别诊断】

1. 恶性外周神经鞘膜瘤（malignant peripheral nerve sheath tumor） 肿瘤组织部分区域可出现黏液性水肿,需要与胚胎性横纹肌肉瘤鉴别。一般恶性外周神经鞘膜瘤的发病人群为成年人,多见于中老年人。肿瘤可见地图状坏死,肿瘤细胞表达 S100 蛋白,不表达 desmin、MyoD1、Myogenin。而胚胎性横纹肌肉瘤见于儿童,圆形细胞的细胞核偏位,细胞质红染,梭形细胞呈蝌蚪状,细胞质中有时可见横纹,肿瘤细胞表达 desmin、MyoD1、Myogenin。

2. 恶性淋巴瘤（malignant lymphoma） 一些恶性淋巴瘤出现去分化,部分区域可以出现梭形细胞区域,需要与胚胎性横纹肌肉瘤鉴别。免疫组织化学染色显示,恶性淋巴瘤表达 LCA,单克隆性表达 T 细胞或 B 细胞标志物,不表达 desmin、MyoD1、Myogenin。胚胎性横纹肌肉瘤表达 desmin、MyoD1、Myogenin。

【病例】

患儿,女性,9 岁。发现右侧舌后部肿物 3 个月。

专科检查:右侧舌后部见一 1.2cm×1.0cm×0.8cm 大小的息肉状肿物。质地软,边界清楚,伴有轻压痛。

临床诊断:右侧舌后部息肉。

临床治疗:在局部麻醉下切除肿物。

肉眼观察:灰白色息肉样肿物一块,体积1.2cm×1.0cm×1.0cm,表面光滑,质地软。剖面质地嫩,呈灰红色。

光镜观察:靠近上皮或黏膜层出现富于细胞区域,细胞小而圆,缺少细胞质。其下方组织出现黏液水肿背景,肿瘤细胞异型性明显,圆形细胞的细胞核偏位,细胞质红染。梭形细胞的细胞核居于一侧,细胞质细长呈蝌蚪状,细胞质红染,可见横纹(图11-6-2A、B)。肿瘤组织含有多量的新生血管。免疫组织化学染色示 CK 阴性,EMA 阴性,LCA 阴性,CD34 阴性,S100 蛋白阴性,SMA 阴性,desmin 阳性,MyoD1 阳性,Myogenin 阳性(图11-6-2C、D)。

病理诊断:(右侧舌后部)胚胎性横纹肌肉瘤。

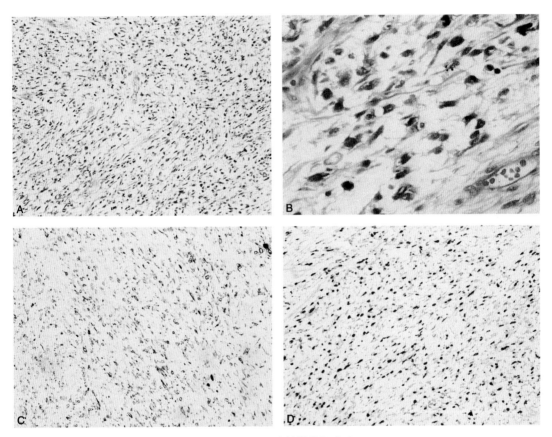

图 11-6-2 胚胎性横纹肌肉瘤

A.黏液背景中可见梭形和圆形的肿瘤细胞(HE 染色,100×);B.肿瘤组织可见细胞核偏位,细胞质红染的蝌蚪状横纹肌母细胞(HE 染色,400×);C.肿瘤细胞表达 desmin(SP,400×);D.肿瘤细胞表达 Myogenin(SP,400×)。

第七节 血管性肿瘤

一、血管瘤和血管畸形

血管瘤和血管畸形(haemangioma and vascular malformation)常发生于口唇、颊黏膜、舌、牙龈等部位。

【临床特点】

1. 本病一般病程较长。

2. 发病年龄可以是儿童或成年人。

3. 本病为良性病变,一般手术治疗后无复发。

【病理学特征】

1. 肉眼观察

(1)本病常在局部形成肿物,直径从几毫米至十几厘米。

(2)肿瘤色暗红,质地软。

(3)剖面呈暗红色,一般病变界限清楚。

2. 光镜观察及分型

(1)毛细血管瘤(capillary haemangioma):婴幼儿患者多属于先天性病变。肿瘤可以不附着在皮肤,独立发生在腮腺中,在唾液腺腺泡和导管组织中可见交织排列的毛细血管。毛细血管内皮细胞可有明显的异型性,甚至病理性核分裂象,并有较高的增殖活性,而易被误认为恶性肿瘤(图 11-7-1A)。

(2)海绵状血管瘤(cavernous haemangioma):呈结节状生长,光镜下观察血管管腔呈囊性扩张,管壁较薄,有时血管腔中可有血栓形成,并伴有机化(图 11-7-1B)。

(3)动静脉性血管瘤(arteriovenous haemangioma,WHO ICD-O code 9123/0):病变中见到较大的动脉和静脉相互吻合的混合结构,由于管壁畸形而不易辨别出动脉或静脉(图 11-7-1C)。血栓或钙化较常见。

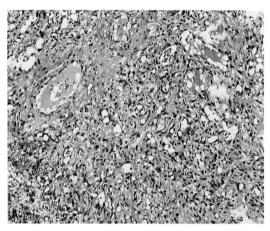
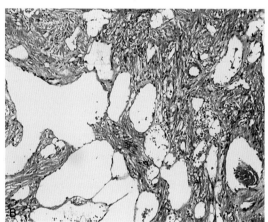
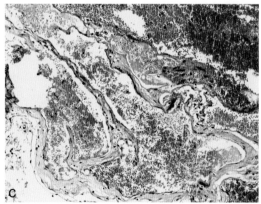

图 11-7-1　血管瘤和血管畸形
A. 毛细血管瘤(HE 染色,200×);B. 海绵状血管瘤,血管管腔呈囊性扩张,管壁较薄(HE 染色,200×);C. 动静脉畸形,血管畸形的病变中见到较大的动脉和静脉相互吻合的混合结构,管壁呈畸形(HE 染色,200×)。

【鉴别诊断】

掌握各型血管瘤的组织学特征,一般均能正确诊断。

二、化脓性肉芽肿

化脓性肉芽肿(granuloma pyogenicum)也称为获得性血管瘤,为良性病变。

【临床特点】

1. 化脓性肉芽肿的病程一般较长。

2. 本病可发生于任何年龄。

3. 本病以成年人多见。

4. 本病好发于口唇、鼻部、四肢,常为自限性病变,可自行消退或残留纤维包块。

5. 临床表现为单发性息肉状病灶,界限清楚。

【病理学特征】

1. 肉眼观察

(1)一般病变呈隆起,深红色。

(2)化脓性肉芽肿可伴有或不伴有溃疡形成。

2. 光镜观察

(1)表皮明显变薄,有时有溃疡形成。

(2)最具特征性的改变为毛细血管小叶形成,小叶中央有分支状血管,毛细血管中一般无红细胞,周围是增生的血管内皮细胞(图11-7-2)。

(3)毛细血管被周围含有炎症细胞的水肿间质分隔。

(4)化脓性肉芽肿的另一种组织学形态较少见,血管内皮形成乳头状增生,形态与机体其他部位的类似。有时单独发生,有时可与前者重叠发生。

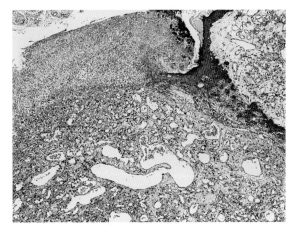

图 11-7-2 化脓性肉芽肿

镜下见被覆鳞状上皮坏死,下方为毛细血管瘤结构,中间可见分支状血管(HE染色,200×)。

【鉴别诊断】

化脓性肉芽肿作为血管瘤的一种特殊亚型,依据其发病部位和特征性形态学改变,一般能准确诊断。

三、淋 巴 管 瘤

【临床特点】

1. 淋巴管瘤,非特殊类型(lymphangioma NOS,WHO ICD-O code 9170/0)(本章统一为淋巴管瘤)可见于任何年龄。

2. 常见发病部位是舌部。

3. 肿瘤生长缓慢,一般形成一个界限清楚的无痛性肿物。

4. 肿瘤可因生长巨大,而产生压迫症状。

【病理学特征】

1. 肉眼观察

(1)淋巴管瘤常在局部形成肿物,直径为几毫米至十几厘米。

(2)肿瘤色暗红,质地软。

(3)剖面呈暗红色,一般病变界限清楚。

2. 光镜观察

(1)病变呈囊性扩张的淋巴管,囊内可见淋巴液和淋巴细胞(图11-7-3A)。

(2)淋巴管瘤包括毛细淋巴管瘤、海绵状淋巴管瘤和囊性淋巴管瘤。

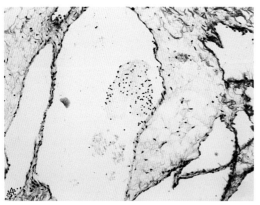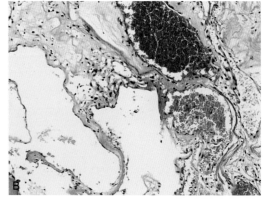

图 11-7-3　淋巴管瘤

A. 淋巴管瘤,淋巴管囊性扩张,其中可见淋巴液和淋巴细胞(HE 染色,100×);B. 脉管瘤,囊性扩张的淋巴管和血管(HE 染色,100×)。

（3）发生在婴幼儿颈部的囊性淋巴管瘤,可冠以囊性水瘤。

（4）如果病变组织中有囊性扩张的淋巴管和血管同时出现,则为脉管瘤(图 11-7-3B)。

【鉴别诊断】

掌握淋巴管瘤形态学特点,一般都能正确诊断。

四、血 管 肉 瘤

【临床特点】

1. 不同于其他软组织肉瘤,血管肉瘤(angiosarcoma,WHO ICD-O code 9120/3)多发生于皮肤和浅表软组织。头面部皮肤血管肉瘤多发生于老年人,特别是 60 岁以上者,男性多见。

2. 口腔发生的血管肉瘤较少见,与机体其他部位的血管肉瘤相似。肿瘤中可见大片出血,肿瘤向深部组织浸润性生长。

3. 血管肉瘤为高度恶性肿瘤,进展快,很容易转移到其他器官。

【病理学特征】

1. 肉眼观察

（1）血管肉瘤常局部形成肿物,直径由几毫米至十几厘米不等。

（2）肿瘤质地柔软,色暗红。

（3）肿瘤向周围呈浸润性生长,界限不清。

2. 光镜观察

（1）肿瘤组织呈结节状或弥漫性分布,肿瘤组织向周围呈浸润性生长。

（2）血管肉瘤可见分化好及分化差的肿瘤成分。

（3）分化好的肿瘤成分中,可见血管瘤形态,肿瘤组织构成明显血管裂隙结构,裂隙中可见到红细胞。

（4）分化差的肿瘤成分中,细胞具有明显的异型性,易见核分裂象,可见条束状排列的梭形细胞,或成片分布的圆形或多边形细胞,血管裂隙较少(图 11-7-4A)。

（5）肿瘤组织内常见出血。

【免疫组织化学特征】

血管肉瘤的肿瘤细胞表达 CD31、CD34、F8 因子,肿瘤细胞显示较高的增殖指数(图 11-7-4B~E)。

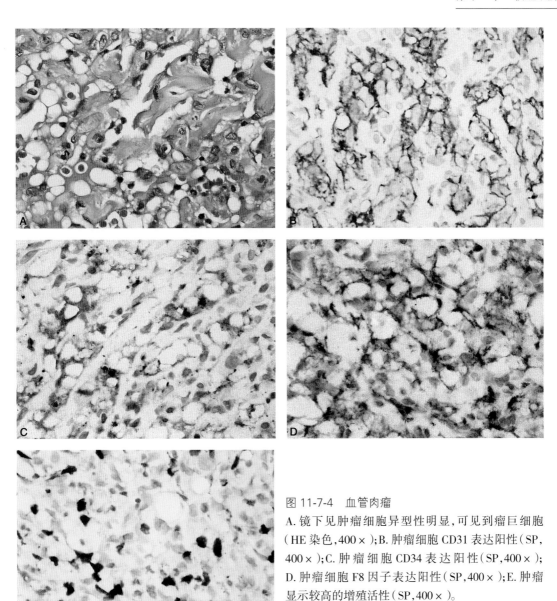

图 11-7-4　血管肉瘤

A. 镜下见肿瘤细胞异型性明显,可见到瘤巨细胞 (HE 染色,400×);B. 肿瘤细胞 CD31 表达阳性(SP, 400×);C. 肿瘤细胞 CD34 表达阳性(SP,400×); D. 肿瘤细胞 F8 因子表达阳性(SP,400×);E. 肿瘤 显示较高的增殖活性(SP,400×)。

【鉴别诊断】

　　血管肉瘤的组织学形态特殊,一般通过形态学观察,同时标记 CD31、CD34、F8 因子,能够明确肿瘤源自血管组织,在实际工作中,主要为血管肉瘤和血管瘤的良恶性鉴别诊断。

　　血管瘤的发病年龄可以是任何年龄。肿瘤呈结节状,不向周围浸润性生长。肿瘤组织中可见明显的血管裂隙,肿瘤细胞异型性不明显,年轻患者偶见核分裂象。

　　【问题】如何鉴别血管肉瘤和血管瘤?

　　思路1:血管瘤的发病年龄可以是任何年龄,血管肉瘤多数发生在老年人。

　　思路2:血管瘤呈结节状生长,不向周围浸润性生长。血管肉瘤呈结节状或弥漫性分布,肿瘤组织向周围浸润性生长。

　　思路3:血管瘤可见明显的血管裂隙,肿瘤细胞异型性不明显,偶见核分裂象。血管肉瘤中肿瘤细胞异型性明显,易见核分裂象,可见分化好的血管瘤形态或条束状排列的梭形细胞,或成片分布的圆形或多边形细胞。

【病例】

患者,男性,75 岁。左侧面部肿物 6 个月,进行性增大 3 个月。

专科检查:左侧颊部有一 1.8cm×1.2cm×1.2cm 大小的息肉状暗红色肿物。表面见血痂,质地软。边界不清,伴有轻压痛。

临床诊断:左侧颊部血管瘤,恶性待排?

临床治疗:在局部麻醉下切除肿物。

肉眼观察:带皮肤的暗红色肿物一块,体积为 2.5cm×1.7cm×1.6cm,皮肤面积为 2.5cm×1.7cm。剖面见一 1.5cm×1.3cm×1.0cm 暗红色肿物,肿瘤与周围界限不清,质地软。

光镜观察:肿瘤组织呈结节状,向周围浸润生长。肿瘤组织构成可见明显血管裂隙结构,裂隙中可见红细胞。肿瘤组织内常见出血,肿瘤细胞异型性明显,可见较多的核分裂象(图 11-7-5A)。免疫组织化学染色示 CK 阴性,EMA 局灶阳性,CD31 阳性,CD34 阳性,Ki-67 为 30%(图 11-7-5B)。

病理诊断:(左侧颊部)血管肉瘤。

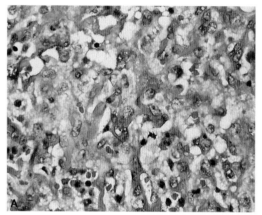 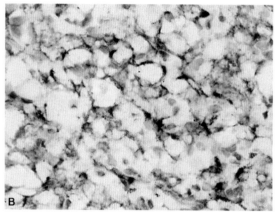

图 11-7-5　血管肉瘤

A. 镜下见肿瘤组织中易见病理性核分裂象(HE 染色,400×);B. 肿瘤细胞 CD31 表达阳性(SP,400×)。

第八节　周围神经鞘肿瘤

一、创伤性神经瘤

头颈部发生的创伤性神经瘤(traumatic neuroma)与机体其他部位相似,在创伤发生后,近端神经再生过程中,神经纤维发生缠结形成局部肿物。

【临床特点】

1. 创伤性神经瘤可见于任何年龄的患者。

2. 患者既往有明确的创伤病史。

3. 创伤性神经瘤病程缓慢。

【病理学特征】

1. 肉眼观察

(1)病变常在既往创伤部位,形成局限性肿物。

（2）肿物呈灰白色。

（3）剖面编织状,质地中等,界限清楚。

2. 光镜观察 在创伤性神经瘤中,外周神经组织的所有成分均可见到,包括轴突、施万细胞、神经束膜细胞和纤维母细胞等,神经纤维相互缠结(图11-8-1)。

【免疫组织化学特征】

创伤性神经瘤的免疫组织化学染色示 NF 阳性,S100 蛋白阳性,部分区域 CD68 阳性。

【鉴别诊断】

患者有明确的创伤史,组织学改变可见于外周神经组织所有成分,如轴突、施万细胞、神经束膜细胞和纤维母细胞等。

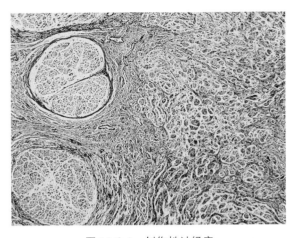

图 11-8-1 创伤性神经瘤

镜下见神经纤维发生缠结,形成创伤性神经瘤(HE 染色,100×)。

二、神经鞘瘤

发生在头颈部的神经鞘瘤,非特殊类型(schwannoma,NOS,WHO ICD-O code 9560/0)(本章统一为神经鞘瘤)源自面神经的细小分支。

【临床特点】

1. 可发生于任何年龄。

2. 男女发病均等。

3. 临床过程缓慢。

4. 一般发病部位表浅。

5. 肿瘤界限清楚。

【病理学特征】

1. 肉眼观察

（1）肿瘤有完整包膜。

（2）剖面呈灰白色,实性,质地较硬。

2. 光镜观察

（1）神经鞘瘤有完整包膜,肿瘤细胞由梭形细胞构成(图11-8-2A)。

（2）与其他部位发生的神经鞘瘤相同,特征性的表现可有 Antoni A 区和/或 Antoni B 区构成囊性区(图11-8-2B)。

（3）有时可见梭形细胞呈栅栏状或器官样,排列形成 Verocay 小体(图11-8-2C)。

【免疫组织化学特征】

免疫组织化学染色示神经鞘瘤的肿瘤细胞 S100 蛋白呈弥漫强阳性(图11-8-2D)。

【鉴别诊断】

可根据神经鞘瘤的临床病理特征和免疫组织化学 S100 蛋白恒定呈弥漫强阳性鉴别。

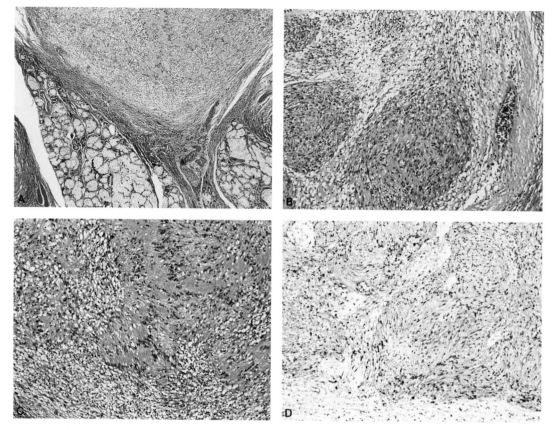

图 11-8-2　神经鞘瘤

A. 镜下见唾液腺周围发生的神经鞘瘤,肿瘤有完整包膜,与周围界限清楚(HE 染色,100×);B. 可见致密区(Antoni A 区)和疏松网状区(Antoni B 区)(HE 染色,200×);C. 梭形细胞呈栅栏状或器官样,排列形成 Verocay 小体(HE 染色,100×);D. 肿瘤细胞 S100 蛋白呈弥漫强阳性(SP,100×)。

三、神经纤维瘤

神经纤维瘤,非特殊类型(neurofibroma, NOS, WHO ICD-O code 9540/0)(本章统一为神经纤维瘤)由外周神经所有成分构成。与神经鞘瘤不同的是,该肿瘤无包膜,且质地较软。

【临床特点】

1. 临床过程缓慢。

2. 可见于各个年龄的患者。

3. 发病部位表浅,肿瘤界限不清。

【病理学特征】

1. 肉眼观察

(1)肿瘤形成局限性肿物。

(2)肿瘤呈灰白色,质地柔软。

(3)肿瘤与周围界限不清。

2. 光镜观察

(1)肿瘤可见施万细胞、神经束膜细胞、纤维母细胞及形态介于神经束膜细胞和其他细胞之间的移行细胞,细胞之间可见多少不等的胶原纤维,背景常呈黏液样或胶原黏液样。

(2)多数细胞表现出波浪状排列,细胞核呈两端尖而非杆状(图 11-8-3)。

【免疫组织化学特征】

免疫组织化学染色显示神经纤维瘤表达 NSE、NF 和各种神经肽等。施万细胞表达 S100 蛋白,神经束膜细胞表达 EMA。

【鉴别诊断】

纤维瘤病(fibromatosis)由分化良好的梭形细胞构成,其间可见到数量不等的胶原纤维。神经纤维瘤免疫组织化学显示,肿瘤细胞弥漫强阳性表达 NSE、NF、S100 蛋白。纤维瘤病的免疫组织化学显示,肿瘤细胞表达 vimentin,部分细胞表达 SMA 和 S100 蛋白。

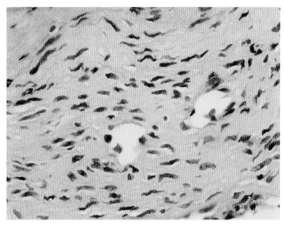

图 11-8-3 神经纤维瘤
镜下见肿瘤细胞形成典型的波浪状排列(HE 染色,200×)。

【问题】如何鉴别神经纤维瘤和纤维瘤病?

思路 1:神经纤维瘤细胞呈波浪状排列,可见轴索、施万细胞、神经束膜细胞和成纤维细胞,多数细胞核呈两端尖而非杆状。纤维瘤病的肿瘤由分化良好的梭形细胞构成,肿瘤组织中可见到数量不等的胶原纤维。

思路 2:神经纤维瘤免疫组织化学显示,肿瘤细胞呈弥漫强阳性表达 NSE、NF、S100 蛋白。纤维瘤病的免疫组织化学则显示,肿瘤细胞表达 vimentin,部分细胞表达 SMA 和 S100 蛋白。这有助于两种肿瘤的鉴别诊断。

【病例】

患者,男性,33 岁。右侧颊部肿物 8 个月。

专科检查:右侧颊部有一直径为 0.8cm 的肿物,质地柔软,边界不清,伴有轻压痛。

临床诊断:右侧颊部纤维瘤肿物。

临床治疗:在局部麻醉下切除肿物。

肉眼观察:灰白色肿物一块,体积为 0.7cm×0.7cm×0.6cm,无包膜。剖面呈灰白色,实性,质地柔软。

光镜观察:为梭形细胞病变,肿瘤细胞呈波浪状排列,与周围界限不清(图 11-8-4)。免疫组织化学染色示肿瘤细胞 NF 阳性,S100 蛋白阳性。

病理诊断:(右侧颊部)神经纤维瘤。

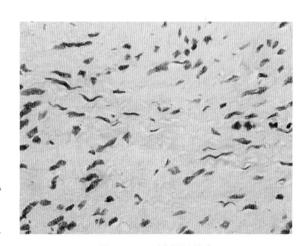

图 11-8-4 神经纤维瘤
镜下见肿瘤细胞形成典型的波浪状排列(HE 染色,200×)。

四、恶性外周神经鞘瘤

恶性周围神经鞘膜瘤,非特殊类型(malignant peripheral nerve sheath tumor,NOS,WHO ICD-O code 9540/3)(本章统一为恶性外周神经鞘瘤)是一种起源于周围神经或显示神经鞘膜不同成分分化的梭形细胞肉瘤,近半数病例源于 I 型神经纤维瘤病,常见发病部位在神经走行区域。

【临床特点】

1. 肿瘤多发生于 30~60 岁成年人,男性略多见。
2. 多数肿瘤的发生与周围神经干关系密切。

3. 肿瘤多表现为逐渐增大的肿物。

4. 肿瘤呈浸润性生长,边界不清。

【病理学特征】

1. 肉眼观察

（1）肿瘤体积可以从几厘米至几十厘米。

（2）肿瘤无包膜,质地中等。

（3）肿瘤向周围浸润性生长,界限不清。

2. 光镜观察

（1）梭形细胞呈漩涡状或栅栏状排列。

（2）可见比较明显的血管外皮瘤样区域(图 11-8-5A)。

（3）可见典型的地图状坏死,坏死周围细胞呈栅栏状排列。

（4）可见到病理性核分裂象,超过 4 个/10 个高倍视野(图 11-8-5B)。

（5）有些肿瘤组织可在血管周围出现上皮样区域,如果肿瘤细胞多,细胞质丰富,嗜伊红染,上皮样排列,则冠以上皮样型恶性外周神经鞘瘤。

（6）可见化生的软骨、骨、平滑肌或横纹肌成分,如果含有骨骼肌成分可称为恶性蝾螈瘤。

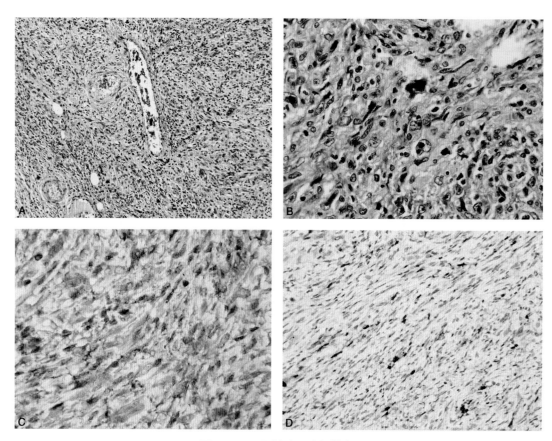

图 11-8-5　恶性外周神经鞘瘤

A. 镜下见肿瘤中出现血管外皮瘤样区(HE 染色,200×);B. 肿瘤细胞异型性明显,可见瘤巨细胞和病理性核分裂象(HE 染色,400×);C. 肿瘤细胞 vimentin 呈弥漫强阳性表达(SP,200×);D. 肿瘤细胞 S100 蛋白呈散在阳性表达(SP,200×)。

【免疫组织化学特征】

肿瘤 vimentin 呈弥漫强阳性表达，局灶表达 S100（图 11-8-5C、D），还可不同程度地表达 SOX10，常表达 P53，ki-67 指数为 5%~65%。

【鉴别诊断】

恶性外周神经鞘瘤需要与纤维肉瘤、肉瘤样癌、多形性脂肪肉瘤、平滑肌肉瘤和滑膜肉瘤等恶性梭形细胞肿瘤鉴别。

【病例】

患者，男性，67 岁。左侧颈上部进行性增大肿物 6 个月。

专科检查：左侧颈上部有一 4.4cm×3.6cm×2.6cm 大小肿物，质地中等。边界不清，不易推动。

临床诊断：左侧颈上部纤维肉瘤。

临床治疗：在全麻下切除肿物。

肉眼观察：带梭形皮肤组织一块，体积为 5.0cm×4.0cm×3.2cm，皮肤面积为 5cm×4cm。剖面见一灰白色实性区域，质地中等，呈编织状，与周围界限不清。

光镜观察：肿瘤组织中细胞丰富，主要由梭形细胞构成，呈漩涡状排列。部分区域见血管外皮瘤样区域（图 11-8-6A）。肿瘤细胞异型性明显，病理性核分裂象计数 7 个/10 个高倍视野。肿瘤浸润到脂肪

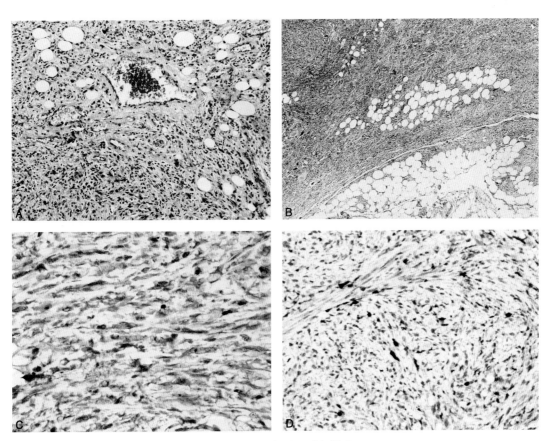

图 11-8-6 恶性外周神经鞘瘤

A. 镜下见肿瘤部分区域见血管外皮瘤样区域（HE 染色，200×）；B. 肿瘤浸润到脂肪组织中（HE 染色，100×）；C. 肿瘤细胞 vimentin 呈弥漫强阳性表达（SP，200×）；D. 肿瘤细胞 S100 蛋白呈散在阳性表达（SP，200×）。

组织中(图 11-8-6B)。组织化学染色示网织纤维染色呈阴性。免疫组织化学染色示 CK 阴性,EMA 阴性,vimentin 阳性,CD34 灶性阳性,SMA 阴性,desmin 阴性,S100 蛋白散在阳性,CD68 阴性,Ki-67 为 30%~40%(图 11-8-6C、D)。

病理诊断:(左侧颈上部)恶性外周神经鞘瘤。

第九节　滑膜肉瘤

滑膜肉瘤,非特殊类型(synovial sarcoma,NOS,WHO ICD-O code 9040/3)(本章统一为滑膜肉瘤)是一种具有间叶和上皮双相性分化的恶性肿瘤。其组织发生与滑膜并无关系,也可发生于人体内无滑膜的部位。80%~95% 病例发生于肢体,其中 50%~60% 发生于下肢,15%~25% 病例位于上肢。此外,5%~12% 病例发生于头颈部,多位于椎体旁,表现为咽部和喉部的孤立性肿物,面颊部、耳后、下颌下、软腭、舌、颞下窝、上颌窦、扁桃体、涎腺等部位也有报道。

【临床特点】

1. 可见于任何年龄,常见发病年龄在 50 岁以前,高峰年龄为 15~35 岁之间。
2. 起病隐匿,多表现为深部软组织内缓慢生长的肿物。
3. 局部症状随部位而不同,如发生于舌或扁桃体者,可出现咀嚼障碍或吞咽困难。

【病理学特点】

1. 肉眼观察
(1)肿瘤大小为 3~10cm。
(2)肿瘤颜色为灰白色或黄色。
(3)剖面为实性或囊实性,可见坏死。
(4)肿瘤边缘呈浸润性生长。
2. 光镜观察
滑膜肉瘤分为双相型(biphasic type)、梭形细胞型(spindle cell type)、单相上皮型(monophasic epithelial type)和差分化型(poorly differentiated type)4 种亚型,以梭形细胞型最常见,其次为双相型,其余 2 种十分少见,需要经分子遗传学检测证实。

(1)双相型滑膜肉瘤:占 20%~30%,由比例不等的上皮样细胞和梭形细胞组成,上皮样细胞和梭形细胞之间可有移形,即肿瘤组织中有明显的短梭形细胞,细胞大小形态较一致,细胞呈编织状或鲱鱼骨样排列。有些病例可形成血管外皮瘤样区;此外,部分区域可见到上皮样区域。典型的病例呈腺样排列,有时呈鳞状上皮样排列,有时可见肿瘤组织出现骨、软骨化生(图 11-9-1A)。

(2)梭形细胞型滑膜肉瘤:曾称单相纤维型(monophasic fibrous type)滑膜肉瘤,是滑膜肉瘤中最常见的一种类型,亦是极易误诊的一种类型,占滑膜肉瘤的 50%~60%。它由单一、比较肥硕的梭形细胞构成,细胞呈束状排列,可见血管外皮瘤样区,缺乏上皮样分化,肿瘤组织中无腺样结构或鳞状上皮样区域(图 11-9-1B)。

【免疫组织化学特征】

滑膜肉瘤中上皮样区域和梭形细胞表达 AE1/AE3、CAM5.2、EMA、CK7、CK19 和 vimentin(图 11-9-1C、D)。约 30% 病例中梭形细胞还可表达 S100。

90% 以上的病例具有 t(X;18)(p11.2;q11.2),使位于 X 号染色体上的 SSX 基因(SSX1、SSX2 或 SSX4)与位于 18 号染色体上的 SS18 基因(或称 SYT)发生融合,产生 SS18(SYT)-SSX 融合性基因。

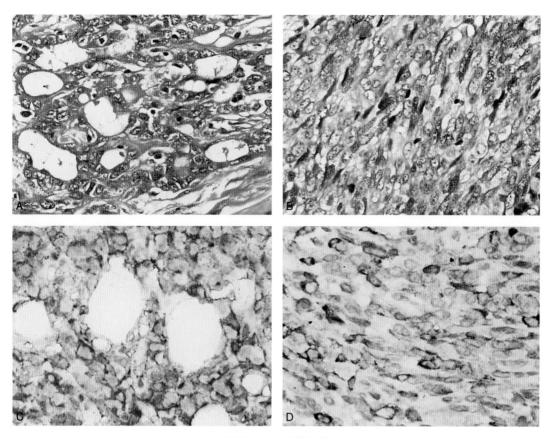

图 11-9-1 滑膜肉瘤

A. 双相型滑膜肉瘤,肿瘤细胞有腺样区(HE 染色,200×);B. 梭形细胞型滑膜肉瘤,肿瘤细胞呈束状排列(HE 染色,200×);C. 双相型滑膜肉瘤,肿瘤细胞 EMA 表达阳性(SP,200×);D. 梭形细胞型滑膜肉瘤,肿瘤细胞 EMA 表达阳性(SP,200×)。

【鉴别诊断】

根据双相型滑膜肉瘤的组织学特征性改变、免疫组织化学标志物,一般均能与其他软组织肉瘤鉴别。

梭形细胞型滑膜肉瘤需要与纤维肉瘤、恶性外周神经鞘瘤、孤立性纤维性肿瘤、上皮样肉瘤、梭形细胞恶性黑色素瘤等鉴别,较为困难。梭形细胞型滑膜肉瘤细胞缺乏上皮样分化,主要由比较肥硕的梭形细胞构成,细胞呈编织状或鲱鱼骨样排列。滑膜肉瘤中梭形细胞可表达 AE1/AE3、CAM5.2、EMA、CK7、CK19 和 vimentin,有时表达 S100 蛋白。

【病例】

患者,女性,39 岁。左侧耳后包块 6 个月。

专科检查:左侧耳后见一 2.6cm×1.8cm×2.6cm 大小的肿物,质地中等。边界不清,无压痛。

临床诊断:(左侧耳后)神经纤维瘤。

临床治疗:在局部麻醉下切除肿物。

肉眼观察:灰白色肿物一块,体积为 3.1cm×2.0cm×3.0cm,表面不光滑,未见包膜。剖面呈灰白色,实性,质地软,与周围界限不清。

光镜观察:肿瘤由梭形细胞构成,细胞成分单一。梭形细胞比较肥硕,呈束状排列,部分区域可见血管外皮瘤样区(图 11-9-2A、B)。免疫组织化学染色示肿瘤细胞 CK 阳性,vimentin 阳性,EMA 阳性(图 11-9-2C、D),部分区域 CD34 阳性和 S100 蛋白阴性,SMA 阴性,desmin 阴性,NF 阴性,GFAP 阴性。

病理诊断:(左侧耳后)梭形细胞型滑膜肉瘤。

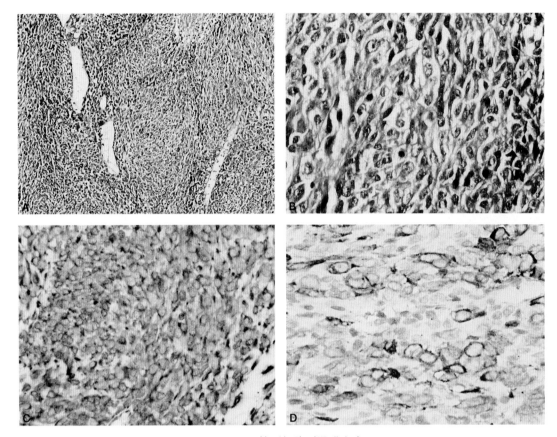

图 11-9-2　梭形细胞型滑膜肉瘤

A. 镜下见梭形肿瘤细胞呈束状排列,肿瘤组织见血管外皮瘤样区(HE 染色,100×);B. 高倍镜下见肿瘤细胞呈短梭状(HE 染色,400×);C. 梭形细胞型滑膜肉瘤 vimentin 呈阳性(SP,200×);D. 梭形细胞型滑膜肉瘤 CK 呈阳性(SP,200×)。

第十节　软组织转移性肿瘤

软组织转移性肿瘤是发生在机体其他部位的恶性软组织肿瘤,可转移到头颈部,如脂肪肉瘤、平滑肌肉瘤、横纹肌肉瘤、滑膜肉瘤等。诊断时,要注意将其与头颈部原发性恶性软组织肿瘤相鉴别,完善相应临床资料和患者既往病史有助明确诊断。

第十一节　迷　芽　瘤

迷芽瘤(choristoma)是一种异位的组织肿物,本身具有正常的组织学特点,但位于其他器官。在口腔颌面部,迷芽瘤常发生于舌、颌骨,也可见到位于中耳的异位唾液腺组织。

【临床特点】

1. 可发生于任何年龄,儿童常见。

2. 一般无症状或缓慢增大。

3. 肿瘤质地因组织类型而不同,如有钙化则较硬。

4. 肿瘤活动性好。

【病理学特征】

1. 肉眼观察

（1）肿瘤境界清楚。

（2）肿瘤剖面因组织类型而不同,可包含骨或软骨区域,以及腺体。

2. 光镜观察　迷芽瘤位于黏膜下或者骨内,可发生于舌背、耳道(图 11-11-1A~C)。与正常组织界限清楚,有典型的组织学特点,包含软骨、骨、腺体,以及神经胶质等组织(图 11-11-1D)。

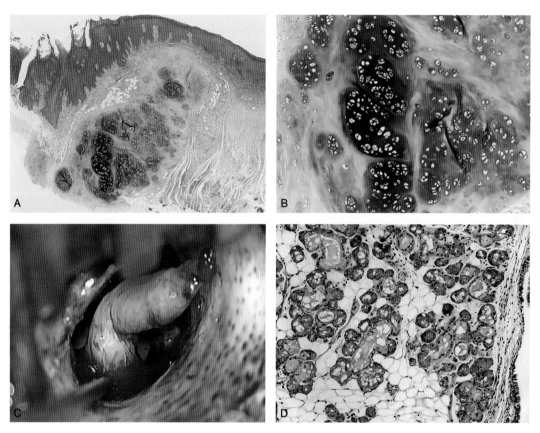

图 11-11-1　迷芽瘤

A. 镜下见发生于舌的软骨迷芽瘤(HE 染色,40×);B. 可见舌背黏膜固有层内有软骨组织(HE 染色,400×);C. 中耳内粉红色肿物呈指状突出;D. 镜下见肿物位于假复层纤毛柱状上皮下,由浆液性和黏液性的腺体以及脂肪组织构成(HE 染色,200×)。

（胡赟　钟鸣　王海丞）

参考文献

1. 王坚,朱雄增. 软组织肿瘤病理学. 2 版. 北京:人民卫生出版社,2017.

2. ROSAI J.Rosai&Ackerman 外科病理学:第 10 版. 郑杰,译. 北京:北京大学医学出版社,2014.

3. 李铁军. 口腔病理诊断. 北京:人民卫生出版社,2011.

4. NEVILLE B W,DAMM D D,ALLEN C M,等. 口腔颌面病理学:第 3 版. 李江,译. 北京:人民卫生出版社,2013.

5. MANN G N,MANN L V,LEVINE E A,et al. Primary leiomyosarcoma of the inferior vena cava:a 2-institution analysis of outcomes. Surgery,2012,151(2):261-267.

6. CRUCIS A,RICHER W,BRUGIÈRES L,et al. Rhabdomyosarcomas in children with neurofibromatosis typeⅠ:A national historical cohort. Pediatr Blood Cancer,2015,62(10):1733-1738.

7. COFFIN C M,DAVIS J L,BORINSTEIN S C. Syndrome-associated soft tissue tumours. Histopathology,2014,64(1):68-87.

8. PANER G P,COX R M,RICHARDS K,et al. Pseudoangiosarcomatous urothelial carcinoma of the urinary bladder. Am J Surg Pathol,2014,38（9）:1251-1259.

9. HUANG S C,ZHANG L,SUNG Y S,et al. Recurrent CIC gene abnormalities in angiosarcomas:a molecular study of 120 cases with concurrent investigation of PLCG1,KDR,MYC,and FLT4 gene alterations. Am J Surg Pathol,2016,40（5）:645-655.

10. LI C,CHEN Y,ZHANG H,et al. Epithelioid angiosarcoma arising in schwannoma:report of three Chinese cases with review of the literature. Pathol Int,2012,62（7）:500-505.

11. MAHAJAN V,RAO S,GUPTA P,et al. Angiosarcoma developing in a vagal schwannoma:a rare case report. Head Neck Pathol,2015,9（3）:405-411.

12. SCHAEFER I M,FLETCHER C D. Malignant peripheral nerve sheath tumor（MPNST）arising in diffuse-type neurofibroma:clinicopathologic characterization in a series of 9 cases. Am J Surg Pathol,2015,39（9）:1234-1241.

13. KANG Y,PEKMEZCI M,FOLPE A L,et al. Diagnostic utility of SOX10 to distinguish malignant peripheral nerve sheath tumor from synovial sarcoma,including intraneural synovial sarcoma. Mod Pathol,2014,27（1）:55-61.

14. SCHAEFER I M,FLETCHER C D,HORNICK J L. Loss of H3K27 trimethylation distinguishes malignant peripheral nerve sheath tumors from histologic mimics. Mod Pathol,2016,29（1）:4-13.

15. CHINN S B,COLLAR R M,MCHUGH J B,et al. Pediatric laryngeal neurofibroma:case report and review of the literature. Int J Pediatr Otorhinolaryngol,2014,78（1）:142-147.

16. RODRIGUEZ F J,FOLPE A L,GIANNINI C,et al. Pathology of peripheral nerve sheath tumors:diagnostic overview and update on selected diagnostic problems. Acta Neuropathol,2012,123（3）:295-319.

17. JOHANN A C B R,GARCIA B G,NACIF T R,et al.Submandibular osseous choristoma.J Craniomaxillofac Surg,2006,34（1）:57-59.

18. CHEN S,LI Y. Salivary gland choristoma of the middle ear. Ear Nose Throat J,2015,94（2）:E9-E12.

19. FAN S Q,OU Y M,LIANG Q C. Glial choristoma of the tongue:report of a case and review of the literature. Pediatr Surg Int,2008,24（4）:515-519.

20. SBARAGLIA M,BELLAN E,DEI TOS A P.The 2020 WHO classification of soft tissue tumours:news and perspectives. Pathologica,2021,113（2）:70-84.

第十二章　恶性淋巴瘤

恶性淋巴瘤（malignant lymphoma，ML）是原发于淋巴结和结外淋巴组织的免疫细胞恶性肿瘤，起源于淋巴细胞及其前体细胞，是淋巴细胞分化成熟过程中，某一阶段的淋巴细胞单克隆性增生所形成的一类恶性肿瘤。发生肿瘤性增殖的免疫细胞，主要包括 B 淋巴细胞（简称 B 细胞）、T 淋巴细胞（简称 T 细胞）、自然杀伤细胞（natural killer cell，NK cell）及其前体细胞等。传统上将恶性淋巴瘤分为霍奇金淋巴瘤（Hodgkin lymphoma，HL）和非霍奇金淋巴瘤（non-Hodgkin lymphoma，NHL）。目前，恶性淋巴瘤经规范化治疗后，约 60% 的患者可被治愈或长期生存，而规范化治疗的前提是标准化病理诊断分类，这凸显了病理诊断对提高患者生存率和生存质量的重要性。

第一节　正常淋巴细胞分化

一、B 淋巴细胞的发生、分化和成熟

1. 骨髓是 B 淋巴细胞产生和分化的场所。B 细胞来源于造血干细胞，即前-前 B 细胞（progenitor B cell，也称为先祖 B 细胞），逐渐发育为前 B 细胞，然后成为早 B 细胞（immature B cell，也称为不成熟 B 细胞），经免疫球蛋白重链基因重排成功后发育为成熟 B 细胞（naive B cell，也称为原态 B 细胞、处女型 B 细胞或童贞 B 细胞）（图 12-1-1）。这些成熟 B 细胞是 CD5+ 的休眠小淋巴细胞，还表达 CD23 和免疫球蛋白 IgM、IgD。原态 B 细胞从骨髓迁移至淋巴组织（如淋巴结、淋巴滤泡和脾），位于初级淋巴滤泡和淋巴结皮质内。

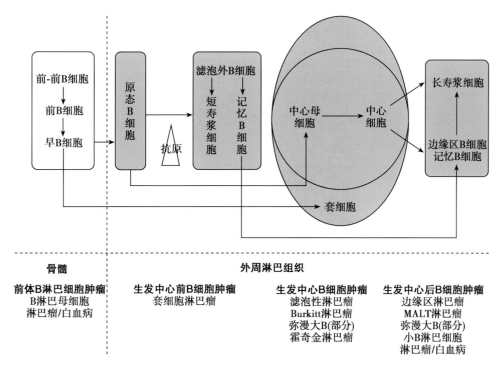

图 12-1-1　B 细胞分化成熟过程与 B 细胞淋巴瘤模式图

2. 从前 B 细胞发展出一小群 B 细胞,这些细胞聚集在淋巴滤泡周围的套区,称为套细胞。套细胞表达 CD5、IgM 和 IgD,但不表达 CD23。

3. 原态 B 细胞若遇到对应的抗体,可以进行转化、增生,分化为浆细胞和记忆 B 细胞。当记忆 B 细胞再次遇到抗原刺激时,可直接转化为浆细胞,分泌抗体。该分化途径主要有两条。

（1）生发中心以外的原态 B 细胞若遇抗原,可直接发展成熟为短寿浆细胞,产生 IgM 抗体。该过程不依赖 T 细胞。

（2）更为重要的分化途径是位于初级滤泡中的原态 B 细胞遇到抗原后开始向母细胞转化,形成生发中心。最早转化的母细胞称滤泡母细胞,进一步发展成中心母细胞,此母细胞表面 IgD 丢失,但 CD10 及核转录因子 Bcl-6 阳性表达,且关闭 Bcl-2 蛋白的表达。中心母细胞继续分化形成中心细胞,中心细胞停止表达 Bcl-6,但表达 Bcl-2。中心细胞可继续分化至长寿浆细胞或形成记忆 B 细胞。

4. 记忆 B 细胞形态上与原态 B 细胞相似,位于淋巴滤泡的边缘区(边缘区 B 细胞),可长期存活,并通过淋巴细胞再循环,参与了黏膜相关淋巴组织(mucosal-associated lymphoid tissue,MALT)的滤泡边缘区细胞的组成。边缘区 B 细胞典型性地表达全 B 细胞标志物,表达 IgM、IgA 或 IgG,不表达 CD5、CD23、CD10 和 IgD。

5. 经生发中心演化的浆细胞,有的进入外周血,归巢至骨髓。浆细胞是 B 淋巴细胞分化的终末细胞,其细胞表面大多数 B 细胞抗原如 CD20、CD10 丢失,但表达 CD79a、CD138、CD38、Vs38c、IgG 和 IgA。

二、T 淋巴细胞的发生、分化和成熟

1. 骨髓中的未分化细胞产生前胸腺细胞,大约在胚胎第 9 周,前胸腺细胞迁移至胸腺,然后在胸腺内成熟和获得功能。

2. 前胸腺细胞在胸腺被膜下发育成被膜下胸腺细胞,表达 CD2 和 CD7。被膜下胸腺细胞向皮质移动,分化为皮质胸腺细胞,表达 TdT、CD1a、CD2、CD3、CD5 和 CD7,且 CD4 和 CD8 同时呈阳性表达。随后,皮质胸腺细胞又向髓质移动,分化为髓质胸腺细胞,CD4 和 CD8 不再同时表达(即仅表达 CD4 或 CD8)。由此显示,在抗原不依赖期分化成熟的 T 细胞就具备了表达 CD4 或 CD8 的功能。随后,这些分化成熟的 T 细胞进入外周血,迁移至淋巴结、淋巴滤泡和脾(又称为外周 T 细胞)。

3. 外周 T 细胞和髓质胸腺细胞具有类似的免疫表型,这些 T 细胞通过其表面 T 细胞受体(T cell receptor,TCR)识别抗原。TCR 基因有 4 种链,α、β、γ 和 δ,而成熟 T 细胞只表达 2 种 TCR,即 TCRαβ 和 TCRγδ。故外周 T 细胞存在两类细胞即 αβT 细胞和 γδT 细胞,前者占成熟 T 细胞的 95% 左右,后者只占 5% 左右。

4. αβT 细胞包括了细胞毒性 T 细胞(Tc,CD8+,CD4−)及辅助或诱导 T 细胞(Th,CD4+,CD8−)。表达 TCRγδ 的 T 细胞通常不表达 CD4、CD5 和 CD8,仅有一亚群表达 CD8,只占正常 T 细胞的 5% 以下,主要分布在脾红髓、小肠上皮和其他上皮内,γδT 细胞淋巴瘤累及这些部位更为多见。

5. 通常 TCR 与另一种 T 细胞表面抗原 CD3 形成 T 细胞受体复合物,因此,大多数 T 细胞 CD3 呈阳性表达,CD3 含有 γ、δ、ε 三种多肽链。

6. NK 细胞是一种在抗原和功能等许多方面与 Tc 细胞有相似之处的特殊类型细胞。NK 细胞起源于骨髓干细胞,无胸腺依赖性,对肿瘤细胞、异体细胞和病毒有较强的选择性杀伤作用。NK 细胞无完整的 TCR 复合物,但活化的 NK 细胞胞质表达 CD3 的 ε 链。此外,NK 细胞还表达 CD16、CD56、CD57 和细胞毒性颗粒蛋白。

三、淋巴细胞分化、成熟与恶性淋巴瘤分类

1. 恶性淋巴瘤是成熟和不成熟 B 细胞、T/NK 细胞在分化的不同阶段发生的克隆性增生。由于肿瘤性增生的免疫细胞在形态学、免疫表型和分子遗传学上的特征,都与其相应分化阶段的正常免疫细胞部分相似,因此恶性淋巴瘤的分类在一定程度上是根据其所对应的正常免疫细胞不同分化阶段的特征来决定

的,特别是非霍奇金淋巴瘤。通常将非霍奇金淋巴瘤分为 B 细胞和 T/NK 细胞淋巴瘤,而近年来的研究发现,绝大部分(98%)霍奇金淋巴瘤来源于生发中心 B 细胞,极少数(2%)来源于 T 细胞。

2. 除考虑肿瘤细胞形态、免疫学表型、遗传学特征之外,还应结合疾病的临床特征(如部位)对恶性淋巴瘤进行分类,即所谓的"四结合原则"。

3. 按 B 细胞分化发育阶段,B 细胞淋巴瘤大致可分为以下几类:B 淋巴母细胞淋巴瘤/白血病、慢性淋巴细胞白血病/小淋巴细胞淋巴瘤、边缘区淋巴瘤、浆细胞肿瘤、淋巴浆细胞淋巴瘤、滤泡性淋巴瘤、套细胞淋巴瘤、弥漫性大 B 细胞淋巴瘤、Burkitt 淋巴瘤等。这几类几乎与正常 B 细胞的不同分化阶段一一对应,如:前-前 B 细胞分化为前 B 细胞和早 B 细胞,此阶段对应的肿瘤是 B 淋巴母细胞淋巴瘤/白血病;慢性淋巴细胞白血病/小淋巴细胞淋巴瘤是 CD5 阳性、CD23 阳性原态 B 细胞所对应的肿瘤;套细胞淋巴瘤是 CD5 阳性、CD23 阴性的原态 B 细胞所对应的肿瘤;滤泡性淋巴瘤是生发中心 B 细胞——中心细胞和中心母细胞所对应的肿瘤;MALT 边缘区淋巴瘤对应于生发中心后的记忆 B 细胞;浆细胞性骨髓瘤对应于归巢骨髓的浆细胞。

4. 目前,T/NK 细胞淋巴瘤尚缺乏特征性标志物作为 T/NK 细胞克隆性增生的分类指标。不同肿瘤的区分和分类,多需要结合免疫标志物、遗传特征、临床特点和组织学表现综合考虑。

5. T/NK 细胞淋巴瘤大致可分为 T 淋巴母细胞白血病/淋巴瘤、T 细胞前淋巴细胞白血病、T 细胞大颗粒淋巴细胞白血病、慢性 NK 细胞增殖性疾病、侵袭性 NK 细胞白血病、成人 T 细胞白血病、肠病相关 T 细胞淋巴瘤、肝脾 T 细胞淋巴瘤、皮下脂膜炎样 T 细胞淋巴瘤、蕈样霉菌病/Sezary 综合征、原发皮肤 CD30 阳性 T 细胞淋巴组织增生性疾病、外周 T 细胞淋巴瘤、血管免疫母细胞 T 细胞淋巴瘤、间变大细胞淋巴瘤,以及结外 NK/T 细胞淋巴瘤,鼻型等。

(1)免疫标志物为 T/NK 细胞淋巴瘤分类的主要参考指标,如 CD30+ 是间变性大细胞的一个常见标志物,CD56+ 是结外 T/NK 细胞淋巴瘤,鼻型的标志物,T 淋巴母细胞性淋巴瘤表达 TdT 和 CD99,并不同程度表达 CD10 和 CD1a 等。

(2)*TCR* 基因克隆性重排为 T/NK 细胞淋巴瘤分类的主要参考指标:如根据 TCR 受体亚型,肝脾 T 细胞淋巴瘤又分为肝脾 αβT 细胞淋巴瘤和肝脾 γδT 细胞淋巴瘤两种亚型。又如皮肤的 T 细胞淋巴瘤,若出现 γ 基因重排,则被分类为皮肤原发 γδT 细胞淋巴瘤。

(3)病毒感染为 T/NK 细胞淋巴瘤分类的参考指标:如成人 T 细胞白血病/淋巴瘤由嗜人类 T 淋巴细胞病毒 I 型(human T-cell lymphotropic virus type I,HTLV-1)引起,结外 T/NK 细胞淋巴瘤,鼻型与 EB 病毒(EB virus,EBV)感染有关。

(4)在 T/NK 细胞淋巴瘤分类中,疾病的临床特点具有举足轻重的作用,组织学形态、免疫表型和遗传学特征是很好的辅助参考指标。

(5)除了具有独特的临床特点、组织学特点、免疫表型的 T/NK 细胞淋巴瘤可分类成为独立疾病,那些缺乏独特的临床表现、免疫学或遗传学特点,组织形态多变,分类可重复性差且分类的临床意义不明显的外周 T/NK 细胞淋巴瘤,都归为"外周 T 细胞淋巴瘤,非特殊类型"。

第二节 淋巴细胞抗原受体基因的生理性重排

淋巴细胞有别于其他造血细胞的特点之一,是淋巴细胞在个体发育过程中,其抗原受体基因(antigen receptor gene,*ARG*)不断发生重排,ARG 包括编码 B 细胞表面免疫球蛋白(*Ig*)的基因和 T 细胞受体(*TCR*)基因,该基因转录翻译产物分别为免疫球蛋白(Ig)和 TCR 受体。

一、Ig 结构

Ig 分子由 B 细胞产生,各种 Ig 分子均为多二聚体,由 2 条相同的重链(IgH)和 2 条轻链(IgL)组成(图 12-2-1)。IgH 有 5 种亚单位,即 α、δ、ε、λ 和 μ 链,相对应的抗体分别为 IgA、IgD、IgE、IgG 和 IgM。IgL

有 2 种,分别为 κ 和 λ 链,通常一个 Ig 分子只能具有一种 IgL 链,即 κ 链(Igκ)或 λ 链(Igλ)。不同的 Ig 分子均由 N 端的可变区(variable region,V 区)和 C 端的恒定区(constant region,C 区)组成(图 12-2-1)。V 区氨基酸序列变化较大,而恒定区氨基酸序列相对保守。但在 V 区内也存在氨基酸序列相对保守的区域,这些区域往往是不与抗原结合的部位,被称为框架区(framework region,FR)。

二、TCR 结构

TCR 是 T 细胞表面特有的标志。TCR 结构有 4 种多肽链,即前述的 α、β、γ 和 δ 链,4 条链形成二种异二聚体,即 TCRαβ 和 TCRγδ。每条多肽链也均由可变区(V 区)和恒定区(C 区)组成。

三、*Ig* 基因结构及基因重排

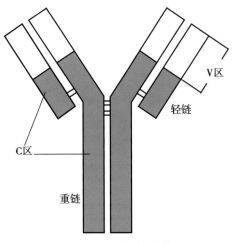

图 12-2-1 Ig 分子结构模式图

各种 Ig 分子均由 2 条重链和 2 条轻链构成,形成 Y 形结构,N 端为可变区(V 区),C 端为恒定区(C 区)。

1. *IgH*、*Igκ* 和 *Igλ* 基因分别定位于人染色体 14q32、2p12 和 22q11。各基因在发育的最初阶段是不连续的,形成多个 DNA 基因片段,分散位于染色体的不同位置上,构成所谓的 *Ig* 胚系基因。*Ig* 胚系基因无转录活性,必须通过各基因片段的重新组合,才可形成一个连续、完整、具有转录活性的基因。这种基因片段重新组合的过程即称为基因重排(gene rearrangement)。

2. *Ig* 胚系基因包括可变区(V 区)、变异区(diversity region,D 区)、连接区(joining region,J 区)和恒定区(C 区)(图 12-2-2)。

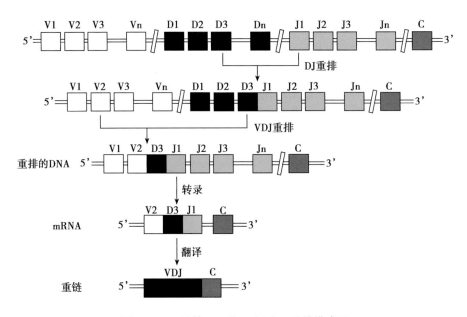

图 12-2-2 重链 IgH 的 V-(D)-J 重排模式图

通过 V、D、J 片段基因重排生成重链,胚胎期 DNA 中含有很多不同的 V、D、J 片段,因此产生众多不同的抗体。

3. *IgH*(免疫球蛋白重链)胚系基因具有完整 V(VH)、D(DH)、J(JH)、C(CH)区,即一个 *IgH* 基因由 VH-DH-JH-CH 四个片段连接而成。目前已知 VH 区包括 66 个片段(分为 7 个家族,VH1~VH7),DH 包括 27 个片段(分为 7 个家族,DH1~DH7),JH 包括 6 个片段(JH1~JH6),CH 包括 11 个片段。

4. *Igκ* 和 *Igλ*（免疫球蛋白轻链）胚系基因分别由 Vκ-Jκ-Cκ 和 Vλ-Jλ-Cλ 连接而成,不含 D 区。Vκ 包括 76 个片段(分为 7 个家族,Vκ1~Vκ7),Jκ 包括 5 个片段(Jκ1~Jκ5),Cκ 只有 1 个片段。Vλ 包括 38 个片段(分为 10 个家族,Vλ1~Vλ10),Jλ 包括 7 个片段(Jλ1~Jλ7),Cλ 也有 7 个片段(Cλ1~Cλ7)。

5. *IgH*、*Igκ* 和 *Igλ* 胚系基因在淋巴细胞分化早期,经基因重排连接成一个完整的有转录功能的活性基因,其中 IgH 蛋白氨基 V 区由 *VDJ* 基因片段重组形成 [首先发生 D~J 区基因重排,然后 V 区再与 D~J 区重排产物重排,形成 V-（D）-J 重排基因],*Igκ* 和 *Igλ* 蛋白 V 区由 *VJ* 基因片段重组形成。一旦完成基因重排,*IgH*、*Igκ* 和 *Igλ* 基因即开始转录,在形成 mRNA 时与下游的 C 区结合,从而翻译产生相应的抗原受体。

6. 在 V-（D）-J 基因重排过程中,由于 V 区、D 区、J 区各基因片段为多拷贝,因此重排的形式多种多样,可形成 2×10^6 种以上的基因重排形式。

四、*TCR* 基因结构和基因重排

1. 编码 TCRα/δ、TCRβ、TCRγ 的基因分别位于人染色体 14q11、7q34 和 7p15,编码 TCRδ 链的基因位于编码 TCRα 的基因中,β、δ 链由 V、D、J、C 片段形成,V、D、J 编码抗原受体 V 区,C 片段编码抗原受体 C 区,α 和 γ 链由 V、J、C 片段形成,V、J 编码抗原受体 V 区,C 片段编码抗原受体 C 区。

2. TCRα 的 Vα 包括 54 个片段(分为 32 个家族,Vα1~Vα32),Jα 包括 61 个片段,Cα 只有 1 个片段。TCRβ 的 Vβ 包括 67 个片段(分为 30 个家族,Vβ1~Vβ30),Jβ 包括 13 个片段,Dβ 和 Cβ 各有 2 个片段。TCRγ 的 Vγ 包括 9 个片段(分为 4 个家族,Vγ1~Vγ4),Jγ 包括 5 个片段,Cγ 包括 2 个片段。TCRδ 的 Vδ 包括 8 个片段,Jδ 包括 3 个片段,Dδ 和 Cδ 分别包括 3 和 1 个片段。

3. 与 Ig 相似,*TCR* 基因经过 V-（D）-J 基因重排过程,形成多种多样的 T 细胞表面受体抗原,其中 TCRαβ 分子大约有 3×10^6 种,TCRγδ 分子约有 5×10^3 种。

五、淋巴细胞基因重排的诊断意义

1. 正常 T 细胞、B 细胞在分化过程中,均要发生抗原受体基因的 V-（D）-J 功能性重排,从而产生大量的多种类型 Ig 和 TCR 分子,以确保每一个分化成熟的淋巴细胞都具有独一无二的抗原受体。

2. 正常淋巴组织和淋巴组织反应性增生病变中,发生免疫反应的 T 细胞、B 细胞往往表达多种不同的抗原受体,是多克隆性（polyclonal）的,表现为 Ig 或 *TCR* 基因多克隆性重排,DNA 电泳检测时呈现 smear 带。在恶性淋巴瘤中,肿瘤细胞具有相同 *Ig* 或 *TCR* 基因序列,该序列可遗传给子代肿瘤细胞,形成相同类型的抗原受体基因,表现为单克隆（monoclonal）性,DNA 电泳时呈现为一条清晰的亮带。利用这一特性,通过检测 T 细胞、B 细胞抗原受体基因的多克隆/单克隆性,可鉴别淋巴细胞反应性增生和恶性淋巴瘤。

第三节 WHO 恶性淋巴瘤分类

分类是医学的语言,充分反映了人们对于疾病本质的认知程度。关于恶性淋巴瘤分类的争论由来已久,各种分类林立,直至 2001 年 WHO 发布了关于淋巴造血系统肿瘤的分类(第 3 版)后,才使 "WHO 分类" 真正成为淋巴瘤分类的 "世界语言",为世界各国普遍接受。2022 年 WHO 发布了第 5 版淋巴造血系统肿瘤分类的修订版,此为 WHO 关于淋巴造血系统肿瘤分类的最新版。

根据肿瘤细胞起源(B 细胞、T/NK 细胞、霍奇金)、细胞分化程度(前体和成熟)和主要临床表现(淋巴结内、淋巴结外、白血病性),WHO 将恶性淋巴瘤分为前体淋巴细胞肿瘤、成熟 B 细胞肿瘤、成熟 T 细胞和NK 细胞肿瘤、霍奇金淋巴瘤、免疫缺陷相关淋巴增殖性疾病、组织细胞和树突细胞肿瘤。延续原习惯,霍奇金淋巴瘤之外的 B 细胞、T/NK 细胞恶性淋巴瘤,也可笼统地称为非霍奇金淋巴瘤。非霍奇金淋巴瘤与霍奇金淋巴瘤的不同之处在于,前者具有发病部位随机性、病理形态学分类复杂性和临床表现多样性的特点。

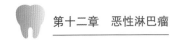

第 5 版 WHO 淋巴造血系统肿瘤分类如下。

第 5 版 WHO 淋巴造血系统肿瘤分类

- **B 细胞淋巴组织增生和淋巴瘤**
  - **B 细胞为主的瘤样病变**
    - 类似淋巴瘤、富于 B 细胞的淋巴组织增生
    - IgG4 相关性疾病
    - 单中心性 Castleman 病
    - 特发性多中心性 Castleman 病
    - KSHV/HHV8 相关多中心性 Castleman 病
  - **前体 B 细胞肿瘤**
    - B 淋巴母细胞性白血病/淋巴瘤
      - B 淋巴母细胞性白血病/淋巴瘤伴有高超二倍体
      - B 淋巴母细胞性白血病/淋巴瘤伴有亚二倍体
      - B 淋巴母细胞性白血病/淋巴瘤伴有 iAMP21
      - B 淋巴母细胞性白血病/淋巴瘤伴有 BCR::ABL1 融合
      - B 淋巴母细胞性白血病/淋巴瘤伴有 BCR::ABL1 样特征
      - B 淋巴母细胞性白血病/淋巴瘤伴有 KMT2A 重排
      - B 淋巴母细胞性白血病/淋巴瘤伴有 ETV6::RUNX1 融合
      - B 淋巴母细胞性白血病/淋巴瘤伴有 ETV6::RUNX1 样特征
      - B 淋巴母细胞性白血病/淋巴瘤伴有 TCF3::PBX1 融合
      - B 淋巴母细胞性白血病/淋巴瘤伴有 IGH::IL3 融合
      - B 淋巴母细胞性白血病/淋巴瘤伴有 TCF3::HLF 融合
      - B 淋巴母细胞性白血病/淋巴瘤伴有其他明确定义遗传性异常
      - B 淋巴母细胞性白血病/淋巴瘤,非特殊类型
  - **成熟 B 细胞肿瘤**
    - 瘤前和肿瘤性小淋巴细胞性增生
      - 单克隆性 B 细胞淋巴细胞增多症
      - 慢性淋巴细胞性白血病/小淋巴细胞性淋巴瘤
    - 脾 B 细胞性淋巴瘤和白血病
      - 毛细胞白血病
      - 脾边缘区淋巴瘤
      - 脾弥漫性红髓小 B 细胞淋巴瘤
      - 伴有明显核仁的脾 B 细胞淋巴瘤/白血病
    - 淋巴浆细胞性淋巴瘤
      - 淋巴浆细胞性淋巴瘤
    - 边缘区淋巴瘤
      - 黏膜相关淋巴组织结外边缘区淋巴瘤
      - 原发性皮肤边缘区淋巴瘤
      - 淋巴结边缘区淋巴瘤
      - 儿童淋巴结边缘区淋巴瘤
    - 滤泡性淋巴瘤
      - 原位滤泡性 B 细胞肿瘤
      - 滤泡性淋巴瘤

儿童型滤泡性淋巴瘤

　　十二指肠型滤泡性淋巴瘤

皮肤滤泡中心淋巴瘤

　　原发性皮肤滤泡中心淋巴瘤

套细胞淋巴瘤

　　原位套细胞肿瘤

　　套细胞淋巴瘤

　　白血病性非淋巴结型套细胞淋巴瘤

惰性 B 细胞淋巴瘤转化

　　惰性 B 细胞淋巴瘤转化

大 B 细胞淋巴瘤

　　弥漫性大 B 细胞淋巴瘤,非特殊类型

　　富于 T 细胞/组织细胞大 B 细胞淋巴瘤

　　伴 MYC 和 BCL2 重排的弥漫性大 B 细胞淋巴瘤/高级别 B 细胞淋巴瘤

　　ALK 阳性大 B 细胞淋巴瘤

　　伴有 IRF4 重排的大 B 细胞淋巴瘤

　　伴有 11q 异常的高级别 B 细胞淋巴瘤

　　淋巴瘤样肉芽肿病

　　EBV 阳性弥漫性大 B 细胞淋巴瘤

　　慢性炎症相关性弥漫性大 B 细胞淋巴瘤

　　纤维素相关性大 B 细胞淋巴瘤

　　体液过载相关性大 B 细胞淋巴瘤

　　浆母细胞性淋巴瘤

　　原发性免疫赦免部位大 B 细胞淋巴瘤

　　原发性皮肤弥漫性大 B 细胞淋巴瘤,腿型

　　血管内大 B 细胞淋巴瘤

　　原发性纵隔大 B 细胞淋巴瘤

　　纵隔灰区淋巴瘤

　　高级别 B 细胞淋巴瘤,非特殊类型

伯基特淋巴瘤

　　伯基特淋巴瘤

KSHV/HHV8 相关性 B 细胞淋巴组织增生和淋巴瘤

　　原发性渗液淋巴瘤

　　KSHV/HHV8 阳性弥漫性大 B 细胞淋巴瘤

　　KSHV/HHV8 阳性嗜生发中心淋巴组织增生性疾病

免疫缺陷及失调相关性淋巴组织增生和淋巴瘤

　　发生于免疫缺陷/失调的增生

　　发生于免疫缺陷/失调的多形性淋巴组织增生性疾病

　　EBV 阳性黏膜皮肤溃疡

　　发生于免疫缺陷/失调的淋巴瘤

　　免疫相关淋巴组织增生及淋巴瘤性先天性缺陷

霍奇金淋巴瘤

　　经典型霍奇金淋巴瘤

结节性淋巴细胞为主型霍奇金淋巴瘤

➢ 浆细胞肿瘤和其他伴有副蛋白的疾病

单克隆性丙种球蛋白血症

冷凝结素病

意义不明的 IgM 型单克隆性丙种球蛋白血症

意义不明的非 IgM 型单克隆性丙种球蛋白血症

有肾脏意义的单克隆性丙种球蛋白血症

伴有单克隆免疫球蛋白沉积的疾病

免疫球蛋白相关性(AL)淀粉样变性

单克隆性免疫球蛋白沉积症

重链病

μ 重链病

γ 重链病

α 重链病

浆细胞肿瘤

浆细胞瘤

浆细胞骨髓瘤/多发性骨髓瘤

伴有相关副肿瘤综合征的浆细胞肿瘤

• T 和 NK 细胞淋巴组织增生和淋巴瘤

➢ T 细胞为主的瘤样病变

Kikuchi-Fujimoto 病

自身免疫性淋巴组织增生综合征

惰性 T 淋巴母细胞性增生

➢ 前体 T 细胞肿瘤

T 淋巴母细胞性白细胞/淋巴瘤

T 淋巴母细胞性白细胞/淋巴瘤,非特殊类型

早期 T 前体淋巴母细胞性白血病/淋巴瘤

➢ 成熟 T 和 NK 细胞肿瘤

成熟 T 细胞和 NK 细胞白血病

T 幼淋巴细胞性白血病

T 大颗粒淋巴细胞性白细胞

NK 大颗粒淋巴细胞性白细胞

成人 T 细胞白血病/淋巴瘤

Sezary 综合征

侵袭性 NK 细胞白血病

原发性皮肤 T 细胞淋巴瘤

原发性皮肤 CD4 阳性小或中 T 细胞淋巴组织增生性疾病

原发性皮肤肢端 CD8 阳性 T 细胞淋巴组织增生性疾病

蕈样肉芽肿

原发性皮肤 CD30 阳性 T 细胞淋巴组织增生性疾病:淋巴瘤样丘疹病

原发性皮肤 CD30 阳性 T 细胞淋巴组织增生性疾病:原发性皮肤间变性大细胞淋巴瘤

皮下脂膜炎样 T 细胞淋巴瘤

原发性皮肤 γ/δ T 细胞淋巴瘤

原发性皮肤 CD8 阳性侵袭性嗜表皮性细胞毒性 T 细胞淋巴瘤

原发性皮肤外周 T 细胞淋巴瘤,非特殊类型

肠道 T 细胞和 NK 细胞淋巴组织增生和淋巴瘤

胃肠道惰性 T 细胞淋巴瘤

胃肠道惰性 NK 细胞淋巴组织增生性疾病

肠病相关 T 细胞淋巴瘤

单形性嗜上皮性肠道 T 细胞淋巴瘤

肠道 T 细胞淋巴瘤,非特殊类型

肝脾 T 细胞淋巴瘤

肝脾 T 细胞淋巴瘤

间变性大细胞淋巴瘤

ALK 阳性间变性大细胞淋巴瘤

ALK 阴性间变性大细胞淋巴瘤

乳腺植入物相关性间变性大细胞淋巴瘤

淋巴结滤泡辅助 T 细胞淋巴瘤

淋巴结滤泡辅助 T 细胞淋巴瘤,血管免疫母细胞型

淋巴结滤泡辅助 T 细胞淋巴瘤,滤泡型

淋巴结滤泡辅助 T 细胞淋巴瘤,非特殊类型

其他外周 T 细胞淋巴瘤

外周 T 细胞淋巴瘤,非特殊类型

EBV 阳性 T 细胞和 NK 细胞淋巴瘤

EBV 阳性淋巴结 T 细胞和 NK 细胞淋巴瘤

结外 NK/T 细胞淋巴瘤

儿童 EBV 阳性 T 细胞和 NK 细胞淋巴组织增生和淋巴瘤

严重蚊虫叮咬过敏

水疱-痘疮淋巴组织增生性疾病

系统性慢性活动性 EBV 疾病

儿童系统性 EBV 阳性 T 细胞淋巴瘤

- 树突细胞和组织细胞肿瘤
  - ➢ **浆细胞样树突细胞肿瘤**

    与髓细胞肿瘤相关的成熟浆细胞样树突细胞增生

    母细胞性浆细胞样树突细胞肿瘤

  - ➢ **朗格汉斯细胞及其他树突细胞肿瘤**

    朗格汉斯细胞肿瘤

    朗格汉斯细胞组织细胞增生症

    朗格汉斯细胞肉瘤

    其他树突细胞肿瘤

    未确定树突细胞肿瘤

    交指树突细胞肉瘤

  - ➢ **组织细胞/巨噬细胞肿瘤**

    幼年性黄色肉芽肿

    Erdheim-Chester 病

    Rosai-Dorfman 病

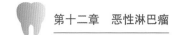

ALK 阳性组织细胞增生症

组织细胞肉瘤

第四节　流行病学概述

1. 非霍奇金淋巴瘤的发病率近年来呈现上升趋势　发达国家的发病率明显高于发展中国家。在我国,非霍奇金淋巴瘤发病率亦呈上升趋势,以每年 5% 的速度在增长,从 10 年前非霍奇金淋巴瘤位居中国常见恶性肿瘤的第 11 位,上升至目前的第 8 位。其中,沿海地区发病率高于内地,经济较发达区发病率高于欠发达区;男性多于女性;好发年龄曲线呈现单峰型,40 岁左右为发病高峰年龄。

2. 霍奇金淋巴瘤是年轻人中最常见的恶性肿瘤之一　霍奇金淋巴瘤的发病率在世界各地存在差异,美国、加拿大、北欧等国家和地区发病率最高,其次为南欧和东欧,亚洲发病率低。霍奇金淋巴瘤好发年龄曲线呈现双峰型,第一高峰年龄在 15~30 岁,第二高峰年龄为 55 岁以上。儿童患者中男性多见,成人患者中女性居多。

3. 头颈颌面部是恶性淋巴瘤的好发部位之一　随着恶性淋巴瘤发病率的逐年上升,发生于头颈颌面部的恶性淋巴瘤占全身恶性肿瘤的构成比已上升至 23.6%。

第五节　病　因　概　述

一、非霍奇金淋巴瘤

1. 感染　包括各种病毒、细菌、衣原体感染。目前已知的与非霍奇金淋巴瘤相关的病毒有 EB 病毒(EB virus,EBV)、人类疱疹病毒 8 型(human herpers virus 8,HHV-8)、HTLV-1 等。例如,T/NK 细胞淋巴瘤鼻型是口腔颌面部好发的 T/NK 细胞淋巴瘤,*EBV* 基因呈阳性表达;HTLV-1 可导致成人 T 细胞白血病(adult T-cell leukemia,ATL);HHV-8 最先在 kaposi 肉瘤中检出,以后在原发性渗出性淋巴瘤中也检出该病毒,被认为是导致上述两种疾病的主要致癌病毒。与非霍奇金淋巴瘤发病相关的细菌,最经典的莫过于幽门螺杆菌。幽门螺杆菌可通过刺激 T 细胞,促使 B 细胞肿瘤性增生,导致胃 MALT 淋巴瘤发生。幽门螺杆菌感染的人群中,MALT 淋巴瘤发病率明显高于正常人群。抗幽门螺杆菌治疗后可导致肿瘤缩小,这些现象都表明了幽门螺杆菌感染与 MALT 淋巴瘤之间关系密切。此外,鹦鹉热衣原体与眼附属器边缘区淋巴瘤相关。

2. 化学毒物　女性应用染发剂与淋巴瘤的发生有相关性;农药中的有机氯和有机氮成分可导致淋巴瘤。

3. 免疫因素　患有自身免疫病如桥本甲状腺炎、Sjögren 综合征的患者,发生 MALT 淋巴瘤的危险性增加。器官移植后长期服用免疫抑制剂的患者、HIV 感染者、罹患淋巴瘤的风险高于正常人。

4. 物理因素　电离辐射可导致淋巴瘤。日本广岛和长崎等受原子弹影响的人群中,淋巴瘤发病率增高。

二、霍奇金淋巴瘤

1. 病毒感染　主要为 EBV 感染。30% 的霍奇金淋巴瘤病例与感染性单核细胞综合征有关,存在感染性单核细胞综合征的患者,发生霍奇金淋巴瘤的概率明显增加。在霍奇金淋巴瘤的 RS(Reed-Sternberg)细胞中检出 EBV 编码的小 RNA。

2. 遗传因素　霍奇金淋巴瘤患者的一级亲属罹患霍奇金淋巴瘤的风险较正常人群高 5 倍。

第六节　前体淋巴细胞肿瘤简介

1. 前体淋巴细胞肿瘤主要包括前驱 B 急性淋巴细胞白血病/淋巴母细胞淋巴瘤(precursor B

lymphoblastic leukaemia/lymphoblatic lymphoma,B-ALL/B-LBL)、前驱 T 急性淋巴细胞白血病/淋巴母细胞淋巴瘤(precursor T lymphoblastic leukaemia/lymphoblatic lymphoma,T-ALL/T-LBL)、NK 淋巴母细胞性白血病/淋巴瘤。这是分别定向于 B 细胞系、T 细胞系和 NK 细胞系的淋巴母细胞(原始淋巴细胞)性肿瘤。

2. B-LBL 可能来自前驱 B 淋巴母细胞,包括前-前 B 细胞、前 B 细胞和早 B 细胞。T-LBL 可能来自前驱 T 淋巴母细胞,包括前胸腺细胞、被膜下胸腺细胞和皮质胸腺细胞。

3. B-LBL 的临床表现与 T-LBL 明显不同,T-LBL 中位发病年龄为 25 岁,B-LBL 发病年龄稍大。T-LBL 的临床表现为浅表淋巴结肿大、纵隔肿块、压迫邻近器官导致呼吸困难,皮肤、骨髓等结外累及少见。B-LBL 常表现为淋巴结肿大、结外累及如皮肤、软组织肿块,纵隔累及少见。

4. LBL 细胞为小至中等大小,细胞核呈圆形、卵圆形或曲核状,染色质细腻,小核仁或核仁不明显,细胞质少,嗜碱性,核质比高。免疫组织化学(immunohistochemistry,IHC)标志物 TdT 阳性。

5. 无论是淋巴瘤,还是白血病,这些肿瘤均来源于原始淋巴细胞,虽然表现出较强的增殖活性,为高度恶性肿瘤,好发于年轻人,但是应用联合化疗后,患者的缓解率较高,有些患者甚至能痊愈,儿童疗效优于成人。

第七节 成熟 B 细胞肿瘤简介

一、套细胞淋巴瘤

套细胞淋巴瘤(mantle cell lymphoma,MCL)来源于部分起自前 B 细胞的 CD5$^+$、CD23$^-$ 的 B 淋巴细胞,并定位于淋巴滤泡套区的外周 B 细胞。

1. 男性为主,多见于中、老年人,初期表现为进行性淋巴结肿大,进展期表现为全身淋巴结肿大和骨髓侵犯。

2. 镜下见肿瘤细胞为小到中等大小,细胞核不规则,核仁模糊。镜下生长模式可呈现扩大的套区、模糊的结节、弥漫性或滤泡性。免疫标志物 CD5、CyclinD1 阳性,CD23 阴性。

3. MCL 为侵袭性肿瘤,中位生存期为 3~5 年。但部分病例表现为惰性,称为"惰性套细胞淋巴瘤"。

二、滤泡性淋巴瘤

滤泡性淋巴瘤(follicular lymphoma,FL)起源于滤泡中心 B 细胞(包括中心母细胞和中心细胞),肿瘤细胞表达 CD10、Bcl-2、Bcl-6,组织学上至少部分区域形成滤泡结构。

1. 好发于老年人,中位年龄 60 岁,女性稍多见。

2. 镜下见肿瘤细胞由中心细胞和中心母细胞组成,中心细胞为有裂细胞,小到中等大小,细胞核成角、扭曲或见裂沟,细胞质少,核仁不明显。中心母细胞为无裂细胞,中等到大细胞,细胞核为圆形或卵圆形,1~3 个小核仁且靠近核膜,细胞质少。

3. 滤泡性淋巴瘤按每个高倍视野(high power field,HPF)中的中心母细胞绝对数分为 1~3 级。0~5 个/高倍视野为 1 级;6~15 个/高倍视野为 2 级;>15 个/高倍视野为 3 级(3A 级为仍存在中心细胞;3B 级为中心母细胞成片,无中心细胞残存)。

4. 免疫组织化学标志物 Bcl-2 阳性,Bcl-6、CD10、Mum-1 阴性。

5. 中心母细胞是处于细胞增殖期的细胞,故组织学分级与患者预后有一定相关性。1~2 级为惰性淋巴瘤,3 级有较强的侵袭性。3 级者的生物学特性及预后与弥漫性大 B 细胞淋巴瘤类似,需要采用较强的治疗方法。

三、弥漫性大 B 细胞淋巴瘤

1. 弥漫性大 B 细胞淋巴瘤,非特殊类型(DLBCL,NOS)(本章统一为弥漫性大 B 细胞淋巴瘤)由体积中等或大的肿瘤性淋巴细胞构成,可原发,也可从其他低侵袭性的淋巴瘤如小淋巴细胞淋巴瘤、滤泡性淋巴瘤、边缘区 B 细胞淋巴瘤和结节性淋巴细胞为主型霍奇金淋巴瘤转化而来。老年人好发,男性略多于女性。肿瘤可原发于结内或结外,超过 40% 的病例原发于结外。

2. 弥漫性大 B 细胞淋巴瘤可分为不同形态变型和分子亚型,常见形态变型包括中心母细胞性、免疫母细胞性、间变性、罕见形态学变异。分子亚型为生发中心 B 细胞亚型(germinal center B-cell subtype,GCB 亚型)和激活的 B 细胞亚型(activated B-cell subtype,ABC 亚型)。推测前者肿瘤细胞向生发中心起源的外周成熟 B 细胞分化,后者向生发中心后起源或早期浆母细胞的外周成熟 B 细胞分化。

3. 大多数弥漫性大 B 细胞淋巴瘤由体积较大的母细胞组成,主要为中心母细胞和免疫母细胞。免疫母细胞为大细胞,细胞质嗜碱性,细胞核为圆形、卵圆形,单一居中的大核仁。中心母细胞类似滤泡生发中心的中心母细胞,细胞核为圆形或椭圆形,核仁近核膜处,可见 1~3 个小核仁。间变细胞的体积由大到非常大,细胞核多奇异形,可类似霍奇金的 RS 细胞,或类似间变大细胞的马靴形核。

4. 免疫组织化学标志物全 B 抗原阳性,如 CD19、CD20、CD79a 阳性,间变细胞变异型 CD30 阳性,10% 的病例 CD5 阳性。

5. Mum-1、Bcl-6 和 CD10 联合应用,可用于诊断弥漫性大 B 细胞淋巴瘤的分子亚型。若 CD10 阳性(30% 以上瘤细胞阳性)或 CD10 阴性、Bcl-6 阳性、Mum-1 阴性,提示弥漫性大 B 细胞淋巴瘤起源于生发中心,为 GCB 亚型;CD10 阴性、Bcl-6 阴性、Mum-1 阴性或 CD10 阴性、Bcl-6 阴性、Mum-1 阳性或 CD10 阴性、Bcl-6 阳性、Mum-1 阳性,提示为生发中心后来源,为 ABC 亚型。

6. 弥漫性大 B 细胞淋巴瘤具有侵袭性,化疗敏感,超过半数的患者可完全缓解,GCB 亚型较 ABC 亚型预后好。在 CHOP 方案中加入 CD20 单克隆抗体 Ritumab(R-CHOP),可提高患者生存率。

四、其他大 B 细胞淋巴瘤

其他大 B 细胞淋巴瘤(other lymphomas of large B cell)包括:富于 T 细胞/组织细胞的大 B 细胞淋巴瘤、原发中枢神经系统弥漫性大 B 细胞淋巴瘤、EBV 阳性弥漫性大 B 细胞淋巴瘤、慢性炎症相关弥漫性大 B 细胞淋巴瘤、淋巴瘤样肉芽肿、原发纵隔(胸腺)大 B 细胞淋巴瘤、血管内大 B 细胞淋巴瘤、ALK 阳性大 B 细胞淋巴瘤、浆母细胞性淋巴瘤、原发渗出性淋巴瘤和 HHV8 阳性弥漫性大 B 细胞淋巴瘤,以及原发皮肤弥漫性大 B 细胞淋巴瘤,腿型。其中,浆母细胞淋巴瘤(plasmablastic lymphoma,PBL)是一种罕见的淋巴瘤,起源于终末分化的 B 淋巴细胞,好发于成年男性,好发部位为 HIV 感染患者的口腔。镜下见浆母细胞呈圆形或卵圆形,细胞质丰富,细胞核偏位,核仁分散在核膜边缘。瘤细胞表达 CD138、CD38、Vs38c、Mum-1,50%~85% 病例 CD79a 阳性,可表达 EMA 和 CD30,CD45、CD20、Pax-5 等标志物阳性较弱或不表达。与浆细胞肿瘤不同的是,浆母细胞淋巴瘤 CD56 多呈阴性表达(图 12-7-1),CD56 呈阳性表达应高度怀疑为浆细胞骨髓瘤。通常,浆母细胞淋巴瘤 Ki-67 指数很高(>90%),口腔黏膜浆母细胞淋巴瘤几乎 100% 表达 EBV。该肿瘤恶性程度较高,手术 + 放疗 + 化疗综合治疗效果不理想,平均生存期为 10 个月左右。

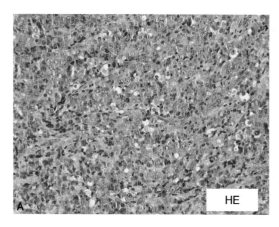
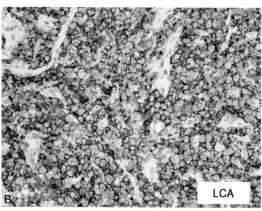

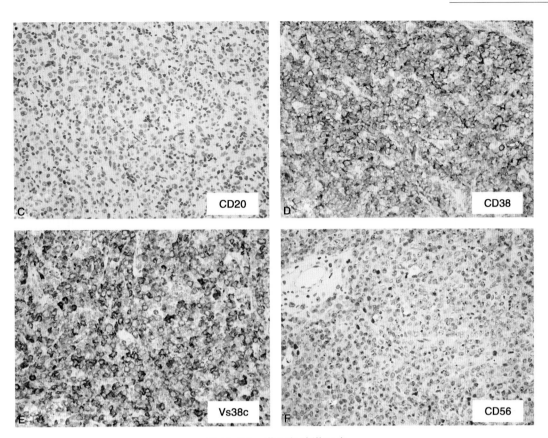

图 12-7-1　浆母细胞淋巴瘤

A. 镜下见肿瘤细胞呈圆形或卵圆形,细胞质丰富,染色质细致,可见核仁(HE 染色,400×);B~F. 免疫组织化学染色示 LCA 呈阳性(B),浆细胞标志物 CD38(D)、Vs38c(E)呈阳性,而 CD20(C)、CD56(F)呈阴性,可与浆细胞肿瘤相鉴别(Polymer,400×)。

五、高级别 B 细胞淋巴瘤

高级别 B 细胞淋巴瘤,非特殊类型(high-grade B-cell lymphoma,NOS)(本章统一为高级别 B 细胞淋巴瘤)是具有侵袭性的成熟 B 细胞淋巴瘤,其临床表型和生物学行为不同于弥漫性大 B 细胞淋巴瘤和 Burkitt 淋巴瘤,其又分为高级别 B 细胞淋巴瘤伴 MYC 和 Bcl-2 和/或 Bcl-6 重排和高级别 B 细胞淋巴瘤。前者指弥漫性大 B 细胞淋巴瘤发生 MYC 基因重排,并与(大部分)Bcl-2 重排相关,少部分与 Bcl-6 重排相关,分别称为所谓的"二次打击"或"三次打击"淋巴瘤。

伴 MYC 和 Bcl-2 和/或 Bcl-6 重排的高级别 B 细胞淋巴瘤,其细胞形态呈母细胞样或形态介于弥漫性大 B 细胞淋巴瘤和 Burkitt 淋巴瘤之间,免疫组织化学检测 B 细胞抗原阳性,如 CD19、CD20、CD79a 和 Pax5,不表达 TdT。75%~90% 肿瘤细胞 CD10 和 Bcl-6 呈阳性,Mum-1 阳性率为 20%。伴 Bcl-2 断裂的病例,通常 Bcl-2 阳性,而 Burkitt 淋巴瘤 Bcl-2 多为阴性表达,以此可以鉴别。此肿瘤预后差,中位生存期仅为 4.5~18.5 个月。

高级别 B 细胞淋巴瘤是临床表现为侵袭性的成熟 B 细胞淋巴瘤,缺乏 MYC 和 Bcl-2 和/或 Bcl-6 重排。细胞形态特征介于弥漫性大 B 细胞淋巴瘤和 Burkitt 淋巴瘤之间或呈母细胞样,表达 CD20、Bcl-6,可不同程度表达 CD10,大部分病例 Mum-1 阴性,Ki-67 增殖指数可变。20%~35% 的病例 MYC 发生重排。发生 MYC 重排者,蛋白表达多为阳性。此类型患者预后差,但稍好于"二次打击"的高级别 B 细胞淋巴瘤。发生 MYC 扩增者,预后变差。

六、Burkitt 淋巴瘤

Burkitt 淋巴瘤(Burkitt lymphoma,BL)也被认为是生发中心来源,表达 CD10 和 Bcl-6,Ki-67 增殖指数近 100%。肿瘤存在 8 号染色体的 C-MYC 基因易位。肿瘤大多侵犯结外部位,可累及中枢神经系统。Burkitt 淋巴瘤有三种临床亚型,分别为地方性(非洲)Burkitt 淋巴瘤、散发性(非地方性)Burkitt 淋巴瘤和

HIV 感染相关 Burkitt 淋巴瘤。这三种 Burkitt 淋巴瘤病理表现相似,但在某些临床表现、基因改变和病毒学特征等方面有所不同。地方性 Burkitt 淋巴瘤与 EB 病毒感染密切相关。

1. 地方性 Burkitt 淋巴瘤　非洲高发,多见于儿童,常累及上下颌骨及其他颅颌面骨。

2. 散发性 Burkitt 淋巴瘤　多见于儿童和青少年,表现为腹部肿块,颌骨肿块非常罕见。

3. HIV 感染相关 Burkitt 淋巴瘤　多累及淋巴结及骨髓。

肿瘤细胞呈中等大小,形态单一,细胞质微嗜碱性,细胞核为圆形或卵圆形,1~3 个核仁,嗜碱性,近中心分布,染色质分散,核分裂象多见。肿瘤细胞增殖指数很高,存在明显的自发性凋亡现象。这些凋亡的肿瘤细胞被巨噬细胞吞噬,形成细胞质淡染、含吞噬碎片和包涵体样颗粒、散在分布于肿瘤细胞之间的巨噬细胞,呈现"星空"现象。

免疫组织化学染色显示,全 B 细胞抗原 CD20、CD79a 等呈阳性,表达 Bcl-6、CD10、IgM,不表达 Bcl-2、TdT,增殖指数 Ki-67 在几乎 100% 细胞呈阳性。

存在 *C-MYC* 基因和 *IgH*（80%Burkitt 淋巴瘤）基因易位,20% Burkitt 淋巴瘤发生 *C-MYC* 基因和 IgL 染色体易位。

Burkitt 淋巴瘤和弥漫性大 B 细胞淋巴瘤的瘤细胞都是增殖期细胞,具有高度侵袭性,但对于联合化疗高度敏感,有治愈的可能性。儿童疗效优于成人。

七、边缘区 B 细胞淋巴瘤

边缘区 B 细胞淋巴瘤（marginal zone B-cell lymphoma, MZBL）来自记忆 B 细胞。

1. 记忆 B 细胞主要位于淋巴滤泡的边缘区（边缘区 B 细胞）,具有再循环和归巢的特性,由于细胞表面存在整合素,可使这些细胞回到原先受抗原刺激的组织,因此来自淋巴结外的淋巴组织,如黏膜相关淋巴组织的 B 细胞会回到原来的结外淋巴组织,同样原因来自淋巴结者也会归巢回到淋巴结。故来自生发中心边缘区 B 细胞的淋巴瘤,即边缘区 B 细胞淋巴瘤分为黏膜相关淋巴瘤型（MALT lymphoma）、脾型（splenic marginal zone lymphoma）和淋巴结型（nodal marginal zone B-cell lymphoma）,与它们相对应的是来自结外、脾和结内的边缘区记忆 B 细胞。

2. 结外 MALT 边缘区 B 细胞淋巴瘤（extranodal MALT marginal zone B-cell lymphoma）最常见的发病部位为胃,与胃幽门螺杆菌感染有关。非胃组织结外 MALT 边缘区淋巴瘤的好发部位为甲状腺、腮腺、眼及附属器、皮肤、乳腺等。患有 Sjögren 综合征、桥本甲状腺炎的患者,罹患 MALT 边缘区淋巴瘤的概率大大增加。眼附属器的 MALT 淋巴瘤可能与鹦鹉热衣原体有关。

3. 结外 MALT 边缘区 B 细胞淋巴瘤成人多见,中位发病年龄为 60 岁,男女发病率接近。腺上皮被瘤细胞灶侵入形成淋巴上皮病变,是 MALT 淋巴瘤最具特征性的改变。浸润的瘤细胞灶内需要含 3 个以上瘤细胞,瘤细胞为小至中等大小,可呈中心细胞样,也可呈单核样 B 细胞,细胞核染色质细腻,核仁不明显,细胞质丰富、淡染,或为小淋巴细胞样,这三种瘤细胞可相互混合,也可以其中某一种为主。浆样分化可见于部分结外 MALT 淋巴瘤病例。有时病变中还可见大细胞夹杂其中,通常数量不多,但若大细胞（中心母细胞和免疫母细胞）成片浸润时,应诊断为 MALT 淋巴瘤弥漫性大 B 细胞淋巴瘤转化。

4. 全 B 细胞抗原 CD19、CD20、CD79a 阳性,Bcl-2 常为阳性表达,不表达 CD5、CD10、CD23 和 CyclinD1,Ki-67 指数不高。

5. 边缘区 B 细胞处于细胞静止期,因此临床过程较为惰性,为低度恶性肿瘤。大部分患者在诊断时为 I 期或 II 期,I 期患者 5 年生存率为 90%~95%,II 期患者约为 80%,部分病例可进展为弥漫性大 B 细胞淋巴瘤。

八、浆细胞肿瘤

浆细胞肿瘤（plasma cell neoplasm）是免疫分泌性疾病,其特征是瘤细胞合成并分泌单一类型的 Ig 或其片段。这些疾病包括浆细胞骨髓瘤（plasma cell myeloma, PCM）、骨的孤立性浆细胞瘤（solitary plasmacytoma of bone, SPB）、髓外浆细胞瘤（extramedullary plasmacytoma, EMP）、意义未明的单克隆免疫球蛋白血症等。

1. 浆细胞具有归巢的特性,归巢到骨髓。与归巢于骨髓对应的典型肿瘤性病变是浆细胞骨髓瘤。

2. 浆细胞骨髓瘤是浆细胞恶性肿瘤,具有多发性,常累及多个部位骨骼。肿瘤好发于老年男性,最常位于颅骨,约 30% 病例可累及颌骨,15% 病例可累及口腔黏膜,尤其舌部可见软组织淀粉样沉积,也可播散至淋巴结和结外组织。

3. 骨痛是最常见的症状,实验室检查可发现患者外周血 Ig 水平升高和／或尿中查见克隆性蛋白,称为 Bence Jones 蛋白。

4. 肿瘤细胞可为成熟浆细胞样、浆母细胞样或混合细胞型。免疫组织化学检测表达浆细胞标志物,如 CD138、CD38、Vs38c,瘤细胞还表达 CD79a。约 75% 的病例表达 CD56,通常不表达 CD20、CD10、LCA 和 CD19,选择性表达 Ig 重链蛋白,以 IgG 和 IgA 多见,并限制性表达一种 Ig 轻链 κ 或 λ(图 12-7-2)。

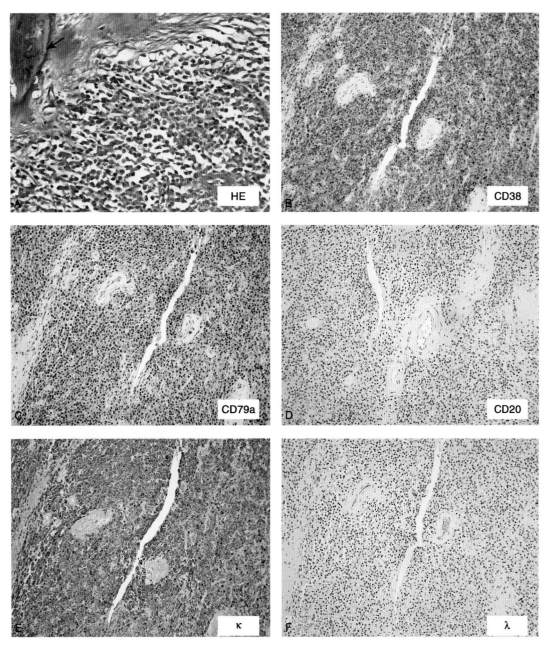

图 12-7-2　骨浆细胞骨髓瘤

A. 镜下见骨内弥漫性浆细胞样细胞浸润(箭头示)(HE 染色,400×);B~F. 免疫组织化学显示肿瘤细胞浆细胞标志物 CD38 呈阳性(B),B 细胞标志物 CD79a 呈阳性(C),而 CD20 呈阴性(D),限制性表达一种轻链, κ 呈阳性(E),λ 呈阴性(F)(Polymer,200×)。

5. 患者预后差别很大,不治疗生存期仅为 6~12 个月,治疗后 50% 以上患者可缓解,中位生存期 3 年。

6. 骨的孤立性浆细胞瘤是原发于骨骼、单个孤立的浆细胞瘤。病变为单一骨病损,临床及影像学检查均未发现其他病变,骨髓检查浆细胞 <5%,血清及尿单克隆蛋白浓度低,无免疫球蛋白异常。平均发病年龄 55 岁,男性多见。本病患者预后优于多发性骨髓瘤。

7. 髓外浆细胞瘤是起源于骨或骨髓以外的其他组织的单克隆浆细胞异常增殖性疾病。病变少见,发病年龄 50~60 岁,男性多见。80%~90% 髓外浆细胞瘤位于头颈部(扁桃体、鼻咽部、鼻窦和喉部),表现为单一、髓外部位的浆细胞瘤。患者血清和尿中克隆性蛋白无或浓度低。患者预后较好,发生头颈部者优于胃肠道、皮肤等其他部位者。

九、淋巴浆细胞淋巴瘤

淋巴浆细胞淋巴瘤/Waldenstrom 巨球蛋白血症(lymphoplasmacytic lymphoma,LPL/Waldenstrom macroglobulinemia)来源于抗原刺激后向浆细胞分化的外周 B 细胞,是一种罕见的疾病。由小淋巴细胞、浆细胞样淋巴细胞和浆细胞组成。浆细胞样淋巴细胞体积近似浆细胞或稍大,呈圆形或卵圆形,细胞质似浆细胞,嗜碱性着色,细胞核似小淋巴细胞,常偏位。由于细胞处静止期,因此该疾病临床表现惰性,中位生存期为 5 年。本病好发于老年人。

十、慢性淋巴细胞白血病/小淋巴细胞淋巴瘤

慢性淋巴细胞白血病/小淋巴细胞淋巴瘤(chronic lymphocytic leukemia,CLL/small lymphocytic lymphoma,SLL)是西方国家常见的成人白血病,我国发病率较低。病变常累及外周血、骨髓、肝脾和淋巴结。本病好发于中老年人,女性略多见。肿瘤细胞体形小,细胞核圆形,染色质聚集,偶见小核仁,细胞质少。免疫组织化学标志物 CD5、CD23 阳性。CLL/SLL 患者预后存在异质性,2~20 年不等,临床分期、外周淋巴细胞计数、淋巴细胞倍增时间、骨髓浸润模式等是肿瘤预后判定的参考指标。

第八节　成熟 T/NK 细胞肿瘤简介

据统计,中国人群的非霍奇金淋巴瘤中,B 细胞性占 73%,T/NK 细胞性占 26%,可见 T/NK 细胞性淋巴瘤仅占非霍奇金淋巴瘤的 1/4 左右,其中,结外 NK/T 细胞淋巴瘤(25%)以及外周 T 细胞淋巴瘤(26%)又占据了 T/NK 细胞淋巴瘤的 1/2。常见的 T/NK 细胞淋巴瘤是间变大细胞 T 细胞淋巴瘤,其他类型的 T/NK 细胞淋巴瘤较少见。因此,本章节主要介绍口腔颌面部好发且较常见的结外 NK/T 细胞淋巴瘤,其他类型的 T/NK 细胞淋巴瘤在此不作介绍。

结外 NK/T 细胞淋巴瘤(extranodal NK/T cell lymphoma)的曾用名包括恶性肉芽肿、致死性中线肉芽肿、多形性网织细胞增生症、血管中心性 T 细胞淋巴瘤等。

1. 肿瘤主要发生在结外部位,常发生于中线部位,具有噬血管性,多伴有血管破坏及坏死,易导致面部中线部位的毁损性破坏。该肿瘤与 EB 病毒感染有关,瘤细胞 EBV 阳性,表达 CD56,但仍有部分病例 EBV 阳性、CD56 阴性,提示少数病例肿瘤细胞具有 Tc 细胞表型。因此,该肿瘤被称为 NK/T 细胞淋巴瘤,而不是 NK 细胞淋巴瘤。

2. 本病呈现显著的地域分布特征,在我国东南部、日本、中南美洲等国家和地区较常见,但在欧洲、美国等地非常少见。该疾病好发于成人,儿童少见,男性居多。

3. 鼻和腭部是最常见的发病部位,病变可累及整个上呼吸道、消化道,也可发生在鼻以外,如皮肤、胃肠道和软组织。临床上的典型表现是溃疡,组织坏死,形成洞穿性缺损,有恶臭。

4. 肿瘤以形态多样为特点。肿瘤细胞小至中等大小,间杂大细胞,混合有浆细胞、免疫母细胞、嗜酸性粒细胞、小淋巴细胞和组织细胞,类似炎症性病变。肿瘤细胞的细胞核多不规则,染色质颗粒状,体积较大的细胞其细胞核呈泡状,核仁不显著或有小核仁,细胞质淡染至透亮。非典型淋巴细胞常侵犯血管壁,

引起血管壁纤维素样坏死,或管腔内血栓形成引起血管阻塞,导致凝固性坏死。

5. 坏死为病变明显特征,因此,活检取材时应避开坏死部位。

6. 肿瘤细胞 CD56 呈阳性,CD3ε、CD2 呈阳性。细胞毒颗粒蛋白,如颗粒酶 B(granzyme B,GB)、穿孔素(perforin)、TIA-1 呈阳性。

7. 该肿瘤具有侵袭性,需要高强度化疗,部分病例可缓解,但仍有部分病例治疗反应较差,预后不良。

第九节　霍奇金淋巴瘤简介

1. 霍奇金淋巴瘤(Hodgkin lymphoma,HL)具有以下特征:①好发于年轻人;②结内多见,特别是好发于颈部淋巴结;③组织学上由不等量的散在肿瘤细胞及其周围大量非肿瘤性反应性细胞组成。肿瘤细胞指经典型 RS 细胞(Reed-Sternberg cell)及其变异型细胞,统称为 HRS 细胞,共有 7 种细胞形态,包括单核型 RS 细胞(Hodgkin cell,H 细胞)(图 12-9-1A)、经典型 RS 细胞(图 12-9-1B)、多核型 RS 细胞、陷窝型 RS 细胞、固缩型 RS 细胞、奇异型 RS 细胞和 LP 型 RS 细胞。

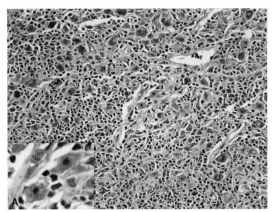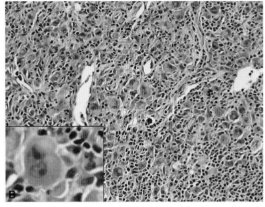

图 12-9-1　霍奇金淋巴瘤

A. 镜下见反应性淋巴组织背景中见大细胞,细胞胞质丰富,微嗜碱性,细胞核大,呈圆形或椭圆形,核膜清楚,染色质细腻,嗜酸性大核仁,大单核 H 细胞(左下)(HE 染色,400×);B. 经典型 RS 细胞(左下),细胞核镜影对称,似"鹰眼"(HE 染色,400×)。

2. 经典型 RS 细胞是一种巨细胞,直径为 15~45μm,细胞质丰富,微嗜碱性,两个分叶核,两叶核形态相似、对称,故称为"镜影细胞"。细胞核呈圆形或卵圆形,染色质细腻,核膜清楚,嗜酸性大核仁,似"鹰眼"。

3. WHO 将霍奇金淋巴瘤分为 2 种独立的疾病,即结节性淋巴细胞为主型霍奇金淋巴瘤(nodular lymphocyte predominant Hodgkin lymphoma,NLPHL)和经典型霍奇金淋巴瘤(classical Hodgkin lymphoma,CHL)。后者又根据肿瘤细胞、淋巴细胞比例及组织学构象分为 4 个亚型:结节硬化型、混合细胞型、淋巴细胞丰富型和淋巴细胞消减型。这两种霍奇金淋巴瘤在临床特点、生物学行为、形态学、免疫表型、Ig 转录及背景中反应性细胞的组成等方面均有不同。

4. 通常认为,霍奇金淋巴瘤起源于生发中心 B 细胞或其衍生细胞。NLPHL 起源于生发中心 B 细胞,中心母细胞分化阶段。有报道显示,NLPHL 和弥漫性大 B 细胞淋巴瘤之间存在克隆性关系,因此,有部分 NLPHL 可进展为大 B 细胞淋巴瘤。CHL 起源于生发中心阶段分化的成熟 B 细胞,极少数起源于外周 T 细胞。4 种 CHL 亚型具有相同的免疫表型和遗传学特点,但在某些方面可能有所不同。如 EB 病毒的感染程度,通常 75% 的混合细胞型 CHL 病例 EB 病毒检测阳性,而只有 10%~40% 的结节硬化型 CHL 病例 EB 病毒阳性。

5. 免疫组织化学标志物 CD30、CD15、Pax-5 呈阳性,但 CD20 阳性率不高(图 12-9-2)。

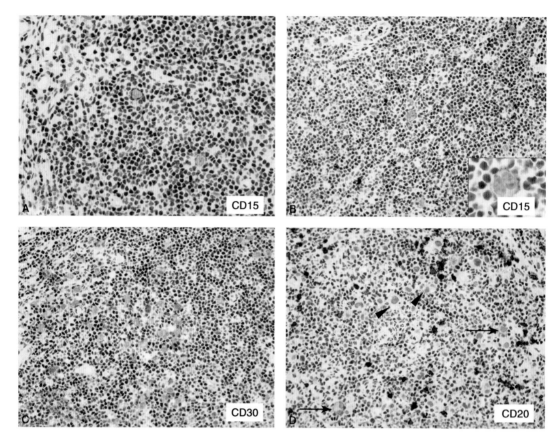

图 12-9-2　霍奇金淋巴瘤免疫组织化学检测

A、B. 肿瘤细胞 CD15 呈阳性；C. CD30 呈阳性；D. B 细胞标志物 CD20 部分细胞呈阳性（箭头示），部分细胞呈阴性（三角箭头示）（Polymer，400×）。

6. 随着治疗技术的改进，近十几年来霍奇金淋巴瘤患者的生存率显著提高，5 年相对生存率约 85%；但老年患者疗效并不令人满意，5 年相对生存率为 53%。

第十节　口腔颌面部常见恶性淋巴瘤

1. 头颈部含丰富的淋巴结组织，而颈部淋巴结又是恶性淋巴瘤的好发部位，因此头颈部淋巴瘤并不少见。

2. 除颈部淋巴结之外，恶性淋巴瘤也可发生在口腔黏膜、唾液腺及颌骨内，即结外部位，这些结外淋巴瘤可能是其他部位的淋巴瘤播散而来，也可为原发性恶性淋巴瘤。

3. 口腔黏膜结外恶性淋巴瘤的最常见部位是颊、硬腭后份、牙龈。唾液腺的好发部位是腮腺。颌骨多见于下颌骨。

4. 口腔颌面部结外恶性淋巴瘤以非霍奇金淋巴瘤多见，其中又以弥漫性大 B 细胞淋巴瘤最多见。此外，口腔颌面部也是浆母细胞淋巴瘤、NK/T 细胞淋巴瘤、结外 MALT 边缘区 B 细胞淋巴瘤、Burkitt 淋巴瘤的好发部位。浆细胞肿瘤也可发生在颌骨。

5. 口腔黏膜恶性淋巴瘤多表现为无痛性、弥漫性肿胀，质地较软，病灶呈红斑或略带紫色，伴或不伴溃疡。唾液腺病灶表现为唾液腺区肿大，质地较硬，界限不清，可为双侧性。骨淋巴瘤可导致患者出现感觉异常、隐痛或不适感，易误以为是牙痛。影像学上通常表现为透光影，界限不清，但在病变早期可无影像学改变或改变轻微，晚期病变可破坏局部骨皮质，并导致软组织肿胀。

【病例1】

患者,男性,62岁。右侧下颌下肿块2个月。

2个月前,患者无意中发现右侧下颌下肿块,数日前肿块突然肿大伴疼痛,曾抗感染治疗9天,肿块缩小。

专科检查:右侧下颌下肿块大小为2.8cm×2.0cm×2.0cm,质地中等偏硬,紧贴下颌骨内侧,边界不清,活动度差,表面未见明显结节,双合诊未扪及结石。右侧下颌下腺导管开口处未见明显液体溢出,双侧下颌下、颈部未见明显肿大、固定淋巴结。

肉眼观察:送检组织为一腺体,大小为4.5cm×3.7cm×3.4cm,呈灰黄色,分叶状,一侧见一肿块2.0cm×2.0cm×1.7cm,为灰红、灰黄色,无包膜,边界不清。

光镜观察:低倍镜下见成片的淋巴细胞样细胞,表面有纤维组织包膜与周围腺体组织相隔,似淋巴结组织。局部淋巴组织侵犯包膜,并累及周围腺体组织(图12-10-1A)。中倍镜下见淋巴结内正常结构破坏,不见皮质与髓质分区,不见淋巴滤泡,代之以弥漫成片的体积由中到大的淋巴细胞(图12-10-1B)。高倍镜下见这些淋巴细胞呈圆形或椭圆形,细胞质嗜伊红,细胞核为圆形或椭圆形,部分似有分叶状,染色质细腻,细胞核呈泡状,可见小核仁。细胞异型性明显,核分裂象易见(图12-10-1C、D)。免疫组织化学示CD20阳性、Mum-1阳性、Bcl-2阳性、CD3阴性、CD10阴性、Bcl-6阴性、Ki-67 80%阳性、Ckpan阴性、CKH阴性、PGM1散在阳性(图12-10-2)。CD20阳性、CD3阴性提示肿瘤细胞为B细胞来源。Ki-67增殖指数达80%提示肿瘤细胞增殖活性高。CD10阴性、Mum-1阳性、Bcl-6阴性提示肿瘤性大B细胞为生发中心后起源。

病理诊断:(右侧下颌下)淋巴结弥漫性大B细胞淋巴瘤。

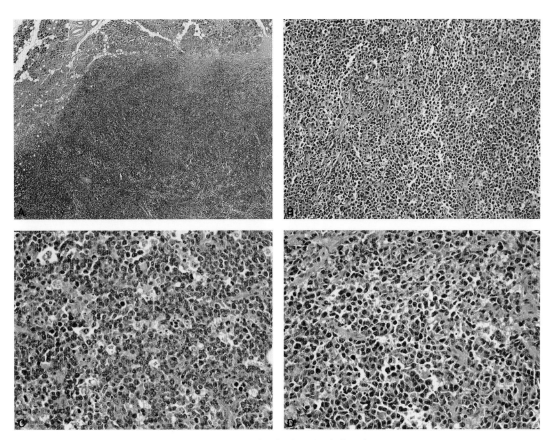

图12-10-1　弥漫性大B细胞淋巴瘤

A.镜下见肿瘤性淋巴细胞侵犯周围腺体组织(HE染色,40×);B.正常淋巴结组织被代之以成片的体积由中到大的淋巴细胞(HE染色,100×);C、D.淋巴细胞呈圆形或椭圆形,细胞质嗜伊红,细胞核为圆形或椭圆形,细胞核呈泡状,可见小核仁,细胞异型性明显,核分裂象易见(HE染色,400×)。

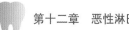

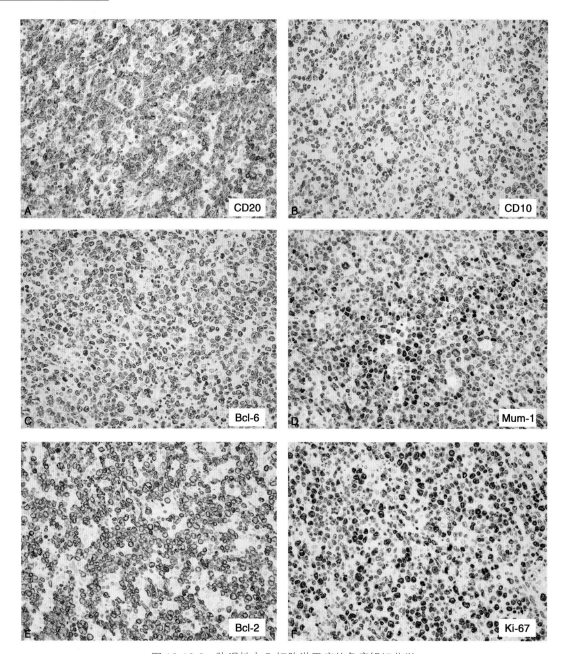

图 12-10-2　弥漫性大 B 细胞淋巴瘤的免疫组织化学

A. 肿瘤细胞 CD20 阳性；B. 肿瘤细胞 CD10 阴性；C. 肿瘤细胞 Bcl-6 阴性；D. 肿瘤细胞 Mum-1 阳性；E. 肿瘤
细胞 Bcl-2 阳性；F. 肿瘤细胞 Ki-67 80% 阳性（Polymer，400×）。

【病例 2】

患者，男性，46 岁。右侧腭部溃疡数周，不愈合，无明显自觉症状。

专科检查：软硬腭交界处见一溃疡，直径约 1.5cm，表面色黄，似有假膜，触之较硬。

肉眼观察：一黏膜组织大小为 0.7cm×0.3cm×0.1cm，剖面灰白色。

光镜观察：低倍镜及中倍镜下见黏膜上皮下有大量小圆细胞弥漫浸润（图 12-10-3A），无明显成巢分布特征，小圆细胞呈浸润性生长，侵及下方腺体组织。小圆细胞周围可见较多小淋巴细胞浸润。高倍镜下见小圆细胞呈裸核状，细胞质少，细胞核大，染色质细腻，可见多个小核仁（图 12-10-3B），核分裂象易见。免疫组织化学示小圆细胞 CD20 阳性、CD79a 阳性、Pax-5 阳性、CD3 阴性、perforin 阴性、GB 阴性、TIA-1 阴性、CD56 阴性、CD10 阴性、Bcl-6 阴性、Ckpan 阴性，Ki-67 80% 阳性，组织细胞 PGM-1 散在阳性（图 12-10-4）。

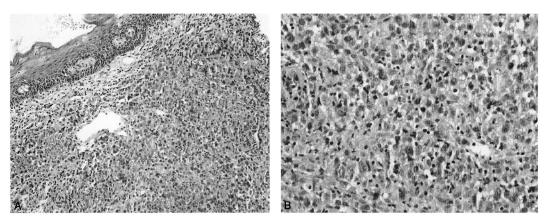

图 12-10-3 弥漫性大 B 细胞淋巴瘤

A. 镜下见黏膜上皮下见大量小圆细胞浸润,弥漫分布,无明显成巢性(HE 染色,200×);B. 小圆细胞的细胞质少,细胞核大,染色质细腻,可见多个小核仁(HE 染色,400×)。

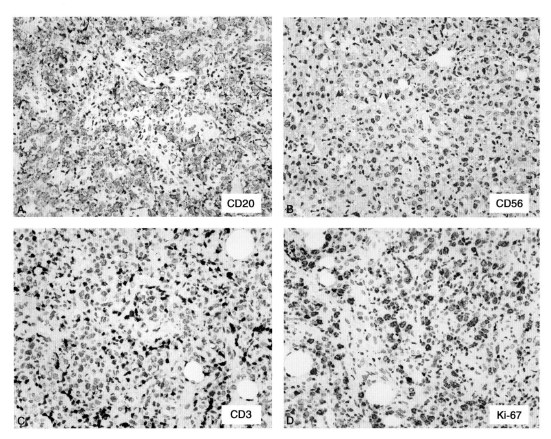

图 12-10-4 弥漫性大 B 细胞淋巴瘤的免疫组织化学

A. 小圆细胞 CD20 阳性;B. CD56 阴性;C. 小圆细胞 CD3 阴性;D. Ki-67 增殖指数为 80%(D)(Polymer,400×)。

原位杂交(EB 病毒检测):EBER 阴性。

病理诊断:(软腭)弥漫性大 B 细胞淋巴瘤。

【问题】病例 1 为淋巴结内病变,病例中哪些病理表现提示病变为恶性而非良性增生性病变?

思路 1:从生长方式来鉴别恶性和良性病变。和恶性淋巴瘤一样,反应性淋巴组织增生病变种类繁多,形态各异,依据主要生长方式淋巴结反应性增生可分为淋巴结反应性滤泡增生、反应性副皮质增生、反应性窦增生和反应性混合性增生。然而,无论形态变化如何,反应性增生一般不破坏淋巴结或结外组织的正常结构,淋巴窦可见。而淋巴瘤往往侵犯周围组织,伴随淋巴组织正常结构破坏(图 12-10-5)及淋巴窦破坏。病例 1 中明显的特征是淋巴结内无皮质和髓质分区,不见含生发中心的淋巴滤泡,提示正常淋巴结结构破坏,且病变累及周围腺体组织。

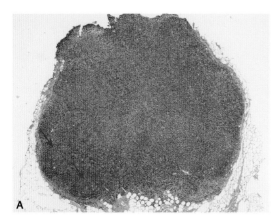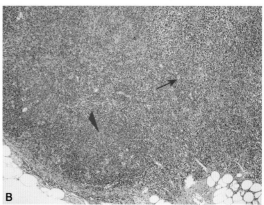

图 12-10-5　恶性淋巴瘤破坏淋巴结正常结构

A.镜下见弥漫增生的肿瘤细胞破坏正常淋巴结结构,几乎整个淋巴结无皮质和髓质的区分,仅在左下角显示残余的淋巴滤泡(箭头示)(HE 染色,40×);B.增生的肿瘤性淋巴细胞(箭头示),残余的淋巴滤泡(三角箭头示)(HE 染色,200×)。

思路 2:从增生细胞形态一致性和细胞异型性来分析肿瘤性病变和良性增生性病变。正常淋巴结内有处于不同分化阶段的 T 细胞、B 细胞,还可见浆细胞、组织细胞等,淋巴细胞大小不一,形态多样。在病例 1 中淋巴结内见大量异型大淋巴细胞浸润,细胞核为圆形或卵圆形,大核仁,细胞质少,染色质稀疏,细胞类型单一,呈一致性表现,理应怀疑是否存在淋巴细胞单克隆性增生。同时,在淋巴组织反应性增生的病例中,虽细胞的核分裂象可明显增多,但通常找不到真正的细胞异型性;而在本病例中,大细胞均出现显著的细胞异型性。

思路 3:从免疫组织化学表型来分析肿瘤性增生和反应性增生。反应性增生的淋巴结中可见正常的免疫结构,即可见正常的 T 细胞、B 细胞分布,T 细胞、B 细胞均有较多的阳性细胞分布(图 12-10-6),而肿瘤性增生中 T 细胞、B 细胞分布往往以 T 细胞或 B 细胞一类细胞占优势,如 B 细胞增生导致 T 区萎缩、T 细胞增生导致 B 区破坏等。病例 1 中免疫组织化学染色显示 CD20、CD79a 全 B 细胞标志物呈阳性,而 T 细胞标志物 CD3 异型大细胞为阴性表达,提示淋巴结内为一致性 B 细胞增生,再结合增生细胞形态、细胞异型程度、核分裂象多少和细胞增殖指数等情况,提示病例 1 为恶性淋巴瘤而非反应性增生。

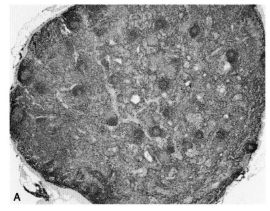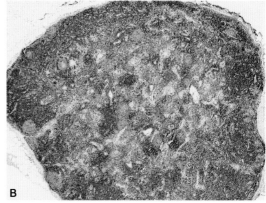

图 12-10-6　反应性增生的淋巴结中 T 细胞、B 细胞均有较多分布

A.CD20 标志物示 B 细胞分布区(Polymer,40×);B.CD3 标志物示 T 细胞分布区(Polymer,40×)。

除此之外,通常情况下免疫组织化学表型还在下述方面有助于反应性增生和淋巴瘤的鉴别诊断:①异常免疫组织化学表型的出现,往往提示病变为淋巴瘤而非反应性增生。如淋巴结内出现小淋巴细胞增生,且这些小淋巴细胞CyclinD1呈弥漫阳性,提示病变为套细胞淋巴瘤而非反应性增生。又如滤泡间区或全部淋巴结内弥漫性B淋巴细胞标志物阳性,失去正常表达模式,提示B细胞淋巴瘤可能。相对应地,若弥漫性T淋巴细胞标志物阳性,并侵蚀滤泡,残留少数B淋巴细胞区和滤泡树突细胞网碎片,可提示T细胞淋巴瘤可能。②免疫球蛋白轻链κ/λ限制性表达对两者的鉴别诊断也有帮助。免疫球蛋白限制性轻链检测一般多用于含较多浆细胞/浆样细胞的增生性病变。若浆细胞/浆样细胞仅表达一种限制性轻链,κ阳性/λ阴性或κ阴性/λ阳性,或κ阳性细胞显著多于λ阳性细胞,或λ阳性细胞显著多于κ阳性细胞,κ:λ>10:1或κ:λ<1:5(正常情况下κ:λ≈2:1或3:1),提示病变为肿瘤性。

思路4:从分子遗传学检测来区别反应性增生和肿瘤性增生。反应性增生通常不存在Ig和TCR基因克隆性重排,而肿瘤性增生的病例中存在Ig或TCR基因克隆性重排。

正常淋巴结结构

淋巴结是外周淋巴器官,是包膜化淋巴组织,通常直径为0.2~1cm,呈肾形,是淋巴系统的重要组成部分,其功能为截获来自组织液和淋巴液中的抗原。

1. 被膜 由薄层致密结缔组织形成。被膜结缔组织伸入实质,形成小梁结构。

2. 皮质区 位于被膜下方,皮质区为被膜下窦与副皮质区之间的带状区,主要结构为淋巴滤泡,淋巴滤泡是B细胞免疫功能区(非胸腺依赖区)。滤泡之间称为小结间区,含有较多的原态B细胞,是最先接受抗原刺激的部位,可诱发淋巴滤泡形成。

(1)淋巴滤泡又分为初级滤泡(primary follicle)和次级滤泡(secondary follicle)(图12-10-7)。初级滤泡由成熟小B细胞组成,中央无生发中心。次级滤泡由初级滤泡经抗原刺激后衍化而来,明显生发中心发育,含增殖B细胞和巨噬细胞,非反应小B细胞被推向滤泡边缘,形成套区(mantle zone)。

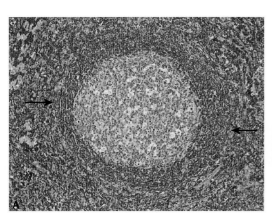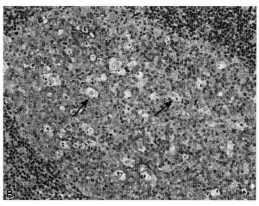

图12-10-7 次级滤泡

A.镜下见次级滤泡中央见明显的生发中心发育,非反应小B细胞被推向滤泡边缘,形成套区(箭头示)(HE染色,200×);B.生发中心主要由中心细胞与中心母细胞组成,尚有散在着色体巨噬细胞(箭头示)等细胞(HE染色,400×)。

(2)生发中心内B细胞是高度活化的,主要由中心细胞与中心母细胞组成,尚有少量滤泡树突细胞(follicular dendritic cell,FDC)(图12-10-8A)、着色体巨噬细胞(tingible-body macrophage)(图12-10-7B)及少量T小淋巴细胞(CD4阳性,CD57阳性)。在反应性增生淋巴结中可见到明显生发中心,套区可增宽或变窄,甚至消失,呈裸生发中心状。

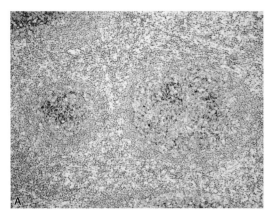
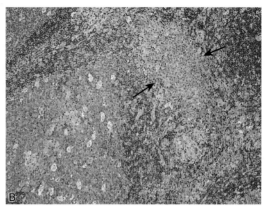

图 12-10-8　滤泡树突细胞和单核样 B 细胞

A. CD21 标志物示次级滤泡中的滤泡树突细胞（Polymer，200×）；B. 弓形虫淋巴结病时，滤泡旁可见灶性单核样 B 细胞（箭头示）增生（HE 染色，200×）。

（3）套区外周可见由单核样 B 细胞形成的边缘区（marginal zone），为记忆 B 细胞聚集区。单核样 B 细胞在正常淋巴结中不易识别，而在反应性淋巴结病明显可见，如弓形虫病时的淋巴结病变（图 12-10-8B）等。

（4）淋巴滤泡周围尚可见成纤维细胞性树突细胞（CK 阳性）和毛细血管后微静脉（post capillary venules，PCV）（又称高内皮小静脉）（图 12-10-9）。高内皮小静脉是淋巴细胞由血液进入淋巴组织的通道。

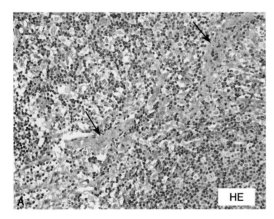
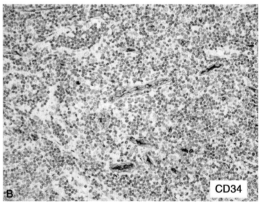

图 12-10-9　淋巴结组织

A. 镜下见毛细血管后微静脉（箭头示）（HE 染色，400×）；B. CD34 标志物示淋巴结内毛细血管后微静脉（Polymer，400×）。

3. 副皮质区　副皮质区为皮质区与髓索之间的带状区，主要为 T 淋巴细胞免疫功能区，主要由成熟 T 细胞组成，另有少量 B 细胞和指状突树突细胞（interdigitating dendritic cell，IDC）。副皮质区含有大量毛细血管后微静脉。

4. 髓质　由髓索和髓窦组成。髓索由索状的弥散淋巴组织构成，是 B 淋巴细胞免疫功能区。发生免疫时，原态 B 细胞在生发中心分化为中心细胞、中心母细胞、免疫母细胞，这些细胞穿过副皮质区到达髓索，进一步分化为浆母细胞、浆细胞，分泌免疫球蛋白发挥免疫功能。髓窦是髓质内淋巴窦，与皮质淋巴窦相连，含较多的巨噬细胞和网状细胞。

5. 淋巴窦　淋巴窦是淋巴液进出通道。输入淋巴管进入被膜→被膜下窦→皮质区淋巴窦→髓窦→输出淋巴管，部分淋巴液经淋巴组织渗入髓窦。淋巴窦内衬扁平的窦岸细胞，为特殊的内皮细胞。内皮外面有薄层基板、网状纤维和扁平的网状细胞，窦内含有星形网状细胞作为支架，其上见巨噬细胞。

知识拓展

淋巴结活检

1. 淋巴结活检的重要性　淋巴结或某些结外病灶的完整切除标本,是淋巴瘤诊断最为理想的病理标本。一个成功的淋巴结活检是成功诊断的先决条件。

2. 淋巴结活检部位的选择　如有多个解剖区域的淋巴结可供选择,一般应选择颈部淋巴结及腋下淋巴结,应尽量避免选择腹股沟淋巴结,因为该处淋巴结易受慢性感染而影响诊断。一般应选择病变区域内肿大最显著的淋巴结。

3. 取活检时,切勿用手术器械钳夹组织,手术刀片应锋利,手术动作应轻柔,尽量取完整淋巴结,切忌取成碎小块。

4. 淋巴结活检新鲜标本应立即放入 10% 中性甲醛溶液(最理想的固定液)中固定,并立即送病理科。固定液量应是组织体积的 5~10 倍,不要用乙醇固定。组织固定时最好能切成厚 0.2~0.3cm 组织块,固定时间应少于 12 小时。为了准备做分子遗传学检测,最好将组织块一半用甲醛溶液固定,另一半用液氮速冻后置于 –70℃冰箱保存。

5. 细针吸取细胞学检查获得的标本也能识别部分淋巴瘤。但是,确诊淋巴瘤,特别是初诊病例,必须通过组织病理学而非细胞学检查确诊。其主要用于淋巴瘤初筛患者、复发病例和某些特殊淋巴瘤,如原发性渗出性淋巴瘤的诊断等。

知识拓展

恶性淋巴瘤诊断需要优质常规 HE 切片

1. 优质常规 HE 切片是淋巴瘤病理诊断的基础,是准确诊断的重要条件。目前,淋巴瘤的治疗多采用多种方法联合治疗和个性化治疗。因此,对于淋巴瘤病理诊断的要求大为提高。

2. 组织固定时间一般为 6~12 小时,多梯度延长脱水时间,浸蜡温度应低于 60℃。

3. 淋巴组织标本最好与其他标本分开脱水,浸蜡处理。

4. 石蜡切片厚度应 <4μm,最好为 2~3μm,无刀痕与褶叠。一般来说,小细胞性病变切片宜薄,大细胞性病变切片可略厚,观察细胞形态宜薄,观察组织结构可略厚。

【问题】正常情况下,口腔黏膜上皮下为结缔组织、腺体、脂肪等组织,无病例 2 中弥漫的小圆细胞分布。出现这些小圆细胞时,的确要考虑是否为肿瘤性病变,且细胞异型性明显,核分裂多见,恶性肿瘤不能除外。那么这些小圆细胞恶性肿瘤除了淋巴造血系统肿瘤,还需要与哪些口腔黏膜发生的小圆细胞恶性肿瘤相鉴别呢?

思路:形态表现为小圆细胞的恶性肿瘤非常多,不仅有淋巴瘤,还有上皮性肿瘤、软组织肿瘤,甚至骨肿瘤。几乎所有的小圆细胞肿瘤都可发生在口腔黏膜,有些骨组织起源的小圆细胞肿瘤可累及至牙龈黏膜,表现为黏膜肿块。口腔黏膜比较常见的小圆细胞肿瘤,包括淋巴造血系统肿瘤、尤因肉瘤/外周原始神经外胚层瘤(PNET)、上皮性癌、横纹肌肉瘤、转移性肿瘤等。其他稍少见的,包括差分化滑膜肉瘤、间叶性软骨肉瘤、小细胞性骨肉瘤、小细胞性恶性黑色素瘤、上皮样肉瘤、促结缔组织增生性小圆细胞肿瘤(desmoplastic small cell round cell tumor,DSRCT)、圆细胞脂肪肉瘤等。当然,其中一部分病变可能是骨原发累及黏膜者。要鉴别这些肿瘤,往往需要临床、影像学、病理学表现,特别是免疫组织化学标志物结果综合考虑,可参考如下诊断步骤。

1. 根据临床、影像学表现确定肿瘤的可能来源　儿童和青少年好发的肿瘤有 PNET、横纹肌肉瘤、DSRCT、某些类型的恶性淋巴瘤等。如病灶主要位于骨组织内,黏膜为累及病灶(特别是牙龈黏膜的病灶),且病灶内存在高密度影,则需考虑病变是否为骨源性或牙源性肿瘤。又如,若患者曾有其他脏器的肿瘤病史,则应排除肿瘤转移的可能。确认肿瘤的可能来源,为免疫组化化学抗体的选择提供了参考依据。

2. 免疫组织化学标志物　是鉴别诊断这些小圆细胞肿瘤的主要方法及可靠依据。在肿瘤可能来源无法确定的情况下,推荐采用如下的免疫抗体组合:广谱细胞角蛋白(CKpan)、EMA、Vim、SMA、CD34、Des、LCA、CD99、ChgA、Syn、S100,初步可确定小圆细胞的大致分化方向,具体见表 12-10-1。

表 12-10-1　小圆细胞恶性肿瘤的鉴别诊断

疾病名称	CKpan	EMA	Vim	SMA	CD34	Des	LCA	CD99	ChgA	Syn	S100
上皮性癌	+	+	+/-	-	-	-	-	-	-	-	-
恶性淋巴瘤	-	-/+	+	-	-	-	+/-	-	-	-	-
恶性黑色素瘤	-	-	+	-	-	-	-	-	-	-	+
PNET/尤因肉瘤	-	-	+	-	-	-	-	+	-/+	+/-	-/+
横纹肌肉瘤	-	-	+	+/-	-	+	-	-	-	-	-
脂肪肉瘤	-	-	+	-	+/-	-	-	-	-	-	+
DSRCT	+	+	+	-	-	+	-	-	-	-	-
滑膜肉瘤	+	+	+	-	-	-	-	+	-	-	-
骨肉瘤	-	-	+	-	-	-	-	-	-	-	-
软骨肉瘤	-	-	+	-	-	-	-	-	-	-	+
上皮样肉瘤	+	+	+	-	+	-	-	-	-	-	-

3. 根据初步免疫组织化学染色结果,再有针对性地选择其他特异性抗体,最终确定肿瘤细胞的来源和分化方向,作出明确的诊断。如 LCA 呈阳性,可加做 CD20、CD3、CD79a、Pax-5 等,确定 B 细胞或 T 细胞淋巴瘤。若 Des 呈阳性,可加做 MyoD1、Myogenin 等,确定是否为横纹肌肉瘤。

4. 分子遗传学检测有助于诊断。很多软组织肿瘤、淋巴瘤存在分子异常,如 90% 以上的滑膜肉瘤可检出 *SYT-SSX1/2* 融合基因等,对滑膜肉瘤的诊断很有帮助。

【病例 3】

患者,女性,28 岁。右侧耳前区肿块 1 年,酸痛 2 个月。

右侧耳前区肿块 1 年,约黄豆大小,2 个月前出现酸痛感,给予抗感染治疗后疼痛缓解。外院 B 超示右侧腮腺混合回声肿块,考虑多形性腺瘤,MRI 检查示右侧腮腺肿块,双侧颈淋巴结肿大。

专科检查:右侧耳前腮腺区约 2cm×2cm 肿块,质地中等,边界清楚,轻压痛,右侧下颌下可触及一直径约 1cm 的淋巴结,无压痛。

肉眼观察:一肿块大小为 2.1cm×1.3cm×0.9cm,呈灰黄色,似有包膜,质地中等。

光镜观察:低倍镜下见肿瘤由成片增生的淋巴细胞组成,似呈分叶状分布,其间可见上皮细胞团及衬复层上皮的囊腔,呈淋巴上皮病表现,增生的淋巴组织中可见淋巴滤泡形成。中倍镜下见成片增生的淋巴细胞中间杂着上皮细胞团块,上皮细胞团体积较小,与周边淋巴组织界限尚清晰,似有基底膜样嗜伊红物质间隔,上皮细胞巢周围可见细胞质透亮、成片的淋巴细胞增生。高倍镜下见这些透亮的淋巴细胞呈中等大小,细胞核略不规则,染色质细腻,有时可见小核仁,细胞质丰富、淡染,呈单核样 B 细胞样。这些细胞质透亮的单核样 B 细胞侵入上皮细胞团(图 12-10-10)。免疫组织化学示 Ckpan 和 CK8 上皮团阳性,上皮团周围透亮淋巴细胞 CD79a 阳性、CD20 阳性、Pax-5 阳性、Bcl-2 阳性、Ki-67 10% 阳性、CD3 阴性(图 12-10-11)。

病理诊断:(右侧腮腺)结外黏膜相关淋巴组织边缘区 B 细胞淋巴瘤。

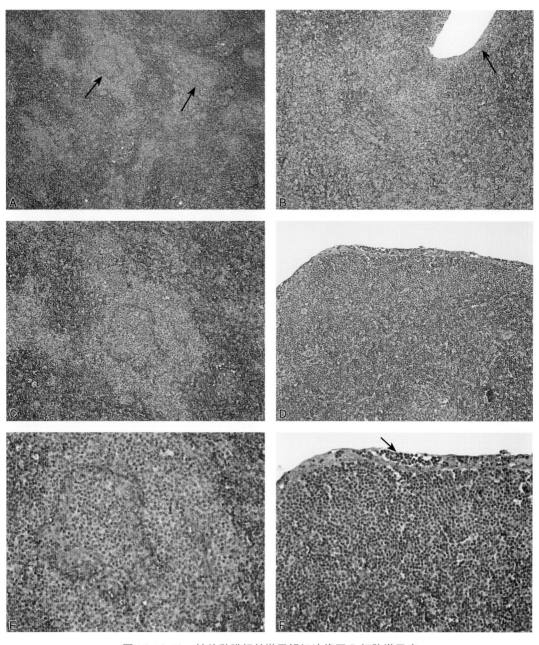

图 12-10-10 结外黏膜相关淋巴组织边缘区 B 细胞淋巴瘤

A. 镜下见增生淋巴组织背景中见成巢的上皮细胞团(箭头示),呈淋巴上皮病表现(HE 染色,100×);B. 病变部分区域见囊腔,上衬复层腺上皮(箭头示)(HE 染色,200×);C. 中倍镜下见上皮细胞巢周围可见细胞质透亮、成片增生的淋巴细胞(HE 染色,200×);D. 中倍镜下见囊腔上皮周边也可见较一致的淋巴细胞增生(HE 染色,200×);E. 高倍镜下见透亮的单核样 B 细胞中等大小,细胞核略不规则,染色质细腻,可见小核仁,细胞质丰富、淡染,单核样 B 细胞侵入上皮细胞团(HE 染色,400×);F. 高倍镜下见囊腔上皮下成片单核样 B 细胞增生,侵入囊腔上皮的单核样 B 细胞(箭头示)(HE 染色,400×)。

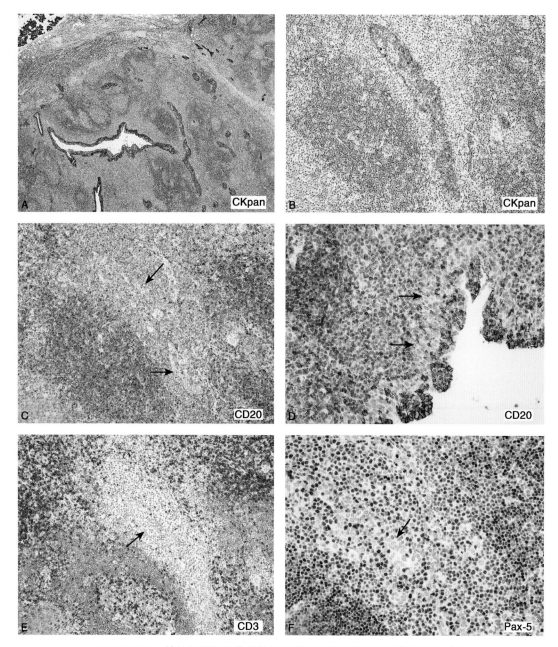

图 12-10-11　结外黏膜相关淋巴组织边缘区 B 细胞淋巴瘤的免疫组织化学

A. Ckpan 示病变中的上皮细胞团,部分区域呈囊性(Polymer,40×);B. 囊腔上衬复层上皮,上皮细胞巢周围可见透亮、形态较一致的单核样 B 细胞增生(Polymer,200×);C. 上皮巢周围单核样 B 细胞 CD20 阳性(箭头示)(Polymer,200×);D. 上皮细胞团内也可见 CD20 阳性的单核样 B 细胞,提示肿瘤细胞侵犯上皮(箭头示)(Polymer,400×);E. 上皮细胞巢周围单核样 B 细胞 CD3 呈阴性(箭头示)(Polymer,200×);F. 上皮细胞巢周围单核样 B 细胞 Pax-5 呈阳性(箭头示)(Polymer,400×)。

【问题】病例 3 中,镜下显示病变背景为淋巴组织,其内见上皮细胞团,呈淋巴上皮病的镜下表现。这种类似的镜下表现也可见于腮腺好发的淋巴上皮性唾液腺炎和淋巴上皮癌,如何鉴别这些病理表现相似的病变?

思路 1:从上皮细胞团入手分析。①淋巴上皮性唾液腺炎(图 12-10-12)和 MALT 淋巴瘤(图 12-10-13)中的腺上皮细胞团周围,常可见基底膜样结构,一般与周围增生的淋巴组织有一定的边界,细胞团块体积通常较小,形态较规则,细胞团内细胞之间,有时可见嗜伊红样物质。淋巴上皮癌中的上皮细胞团通常形态不规则,与周围组织之间无明显的基底膜样结构,有些细胞巢的体积较大,可成片分布。②上皮细胞团

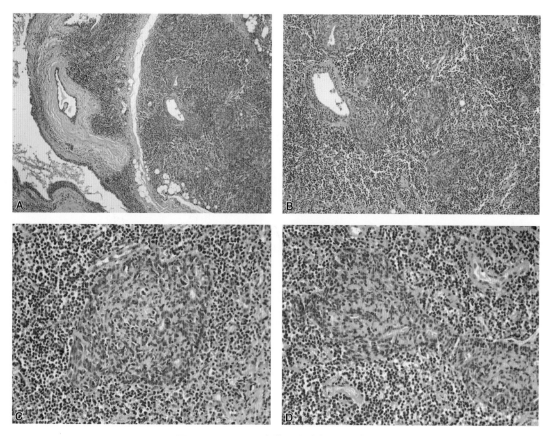

图 12-10-12　腮腺淋巴上皮性唾液腺炎

A. 镜下见增生淋巴组织背景中见上皮细胞巢,呈淋巴上皮病变表现,部分区域病变呈囊性,囊腔形成,上衬复层腺上皮(HE 染色,100×);B. 中倍镜下见增生淋巴组织背景中见多个实性上皮细胞巢,上皮细胞团块较小(HE 染色,200×);C、D. 高倍镜下见上皮细胞团与周边淋巴细胞之间有基底膜相隔,分界较清楚,上皮细胞无明显异型性,细胞之间可见嗜伊红样物质,上皮细胞巢周围缺乏一致性增生的单核样 B 细胞,缺乏上皮细胞巢内单核样 B 细胞侵犯现象(HE 染色,400×)。

被瘤细胞灶入侵并破坏,是 MALT 淋巴瘤最具特征性的改变。淋巴上皮癌通常缺乏这种表现或表现不典型(图 12-10-14A)。

　　思路2:从上皮巢周边增生淋巴细胞形态和一致性来进行分析鉴别。MALT 淋巴瘤的边缘区 B 细胞通常为单核样 B 细胞,细胞质丰富、淡染。这些淡染的细胞常围绕上皮细胞团周围成片分布和浸润上皮细胞巢内。在淋巴上皮性唾液腺炎中,上皮细胞巢的形态虽然与 MALT 淋巴瘤相似,但上皮巢周围缺乏形态一致性的增生的单核样 B 细胞,且不见上皮细胞巢内瘤细胞入侵现象(图 12-10-12)。淋巴上皮癌中的淋巴细胞具有多克隆性,细胞种类多样,通常无明显的形态一致性的淋巴细胞增生,反之上皮细胞具有明显的异型性,裸核状,可见核仁(图 12-10-14B)。

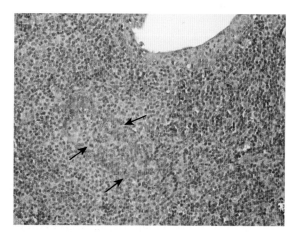

图 12-10-13　腮腺 MALT 边缘区 B 细胞淋巴瘤

镜下见上皮细胞巢(箭头示)与周围增生淋巴细胞之间有一定分界(HE 染色,400×)。

　　思路3:从分子遗传学检测结果判断。①EB 病毒(标志物 EBER)原位杂交检测:淋巴上皮癌中的上皮细胞 EBER 检测呈阳性,而淋巴上皮性唾液腺炎和 MALT 淋巴瘤中的上皮细胞呈阴性。②Ig 基因重排检测:MALT 淋巴瘤 Ig 基因重排呈阳性,而淋巴上皮性唾液腺炎及淋巴上皮癌中 Ig 基因重排检测呈阴性。

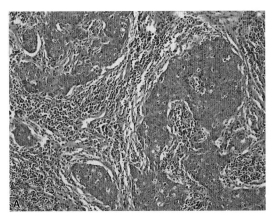
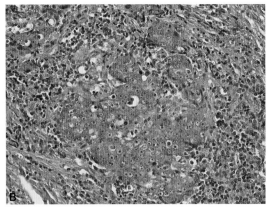

图 12-10-14 腮腺淋巴上皮癌

A.镜下见上皮细胞巢周围缺乏一致性单核样 B 细胞增生,不见上皮细胞巢内瘤细胞入侵现象(HE 染色,200×);B.上皮细胞具有明显异型性,细胞核大,呈空泡状,可见核仁(HE 染色,400×)。

 知识点

良性淋巴上皮病变、Mikulicz 病、Sjögren 综合征、结外 MALT 边缘区 B 细胞淋巴瘤的相关性

1. 良性淋巴上皮病变和 Mikulicz 病 良性淋巴上皮病变(benign lymphoepithelial lesion),过去也称为肌上皮唾液腺炎(myoepithelial sialadenitis),目前更多的专家建议称为淋巴上皮性唾液腺炎(lymphoepithelial sialadenitis,LESA)。19 世纪晚期,Johann von Mikulicz-Radecki 首先描述了双侧泪腺和所有唾液腺无痛性肿大的少见病例,组织学检查发现受累腺体中大量淋巴细胞浸润,其间可见增生的上皮岛,即今天被称为良性淋巴上皮病变的典型镜下表现。当时也将临床表现为双侧泪腺唾液腺肿大的疾病称为 Mikulicz 病,但后来发现 Mikulicz 病这一名称涵盖的是一系列疾病。而这一系列疾病中,相当一部分并没有良性淋巴上皮病变的镜下表现,而是其他疾病如结核病、结节病和淋巴瘤累及唾液腺和泪腺,后来这些继发于其他疾病的腮腺和泪腺肿大的病例又被称为 Mikulicz 综合征(Mikulicz syndrome),以此与 Mikulicz 病相区别。由于命名繁复混乱,因此,目前很多专家建议放弃 Mikulicz 病和 Mikulicz 综合征的名称。

2. Mikulicz 病和 Sjögren 综合征 以前 Mikulicz 病多被认为是 Sjögren 综合征的一个亚型,但事实上,Mikulicz 病和 Sjögren 综合征在很多方面存在不同,具体体现在:①性别分布不同,Mikulicz 病男、女性别分布相当,但 Sjögren 综合征主要发生在女性。②Mikulicz 病表现为持续性泪腺和唾液腺肿大。③Mikulicz 病患者唾液腺分泌功能正常或轻度受损。④Mikulicz 病对糖皮质激素治疗高度敏感。⑤Mikulicz 病患者有高丙种球蛋白血症,但是血清抗 SS-A 和抗 SS-B 抗体检测呈阴性。⑥Mikulicz 病的腺体组织中有大量淋巴组织浸润,且伴较多淋巴滤泡形成。近年来的研究发现,Mikulicz 病患者中血清 IgG4 升高,唾液腺腺体内大量纤维组织增生,淋巴细胞、浆细胞浸润,灶性淋巴滤泡形成,浸润的浆细胞大多 IgG、IgG4 呈阳性(图 12-10-15)。这些实验室和病理检查结果也被发现于自身免疫性胰腺炎(autoimmune pancreatitis)、硬化性胆管炎(sclerosing cholangitis)、间质性肾炎(tubulo-in-terstitial nephritis)、Riedel 甲状腺炎和 Küttner 瘤等疾病的患者。目前,这些疾病被称为 IgG4 相关性疾病(IgG4-related disease,IgG4-RD),因此,多数学者认为 Mikulicz 病是累及泪腺和唾液腺的 IgG4 相关性疾病,应称为 IgG4 相关性泪腺炎和唾液腺炎(IgG4-related dacryoadenitis and sialoadenitis)。而 Sjögren 综合征是与之不同的一种自身免疫病。

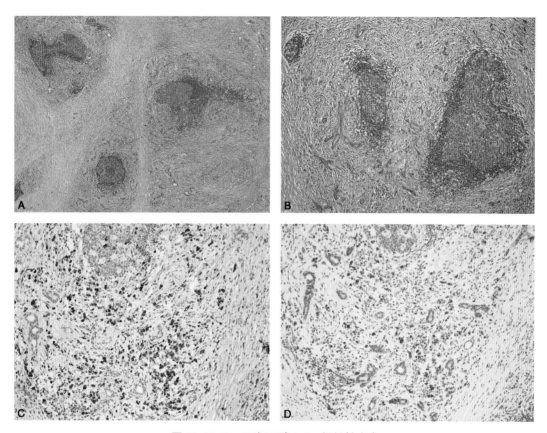

图 12-10-15　下颌下腺 IgG4 相关性疾病

A. 镜下见腺体内腺泡萎缩,纤维组织增生,灶性淋巴滤泡形成(HE 染色,40×);B. 腺体内残留及增生的导管,腺泡萎缩,纤维组织增生,淋巴滤泡形成,大量浆细胞浸润(HE 染色,100×);C. 浸润的浆细胞 IgG 呈阳性(IHC,200×);D. 浸润的浆细胞 IgG4 呈阳性(Polymer,200×)。

3. Sjögren 综合征、良性淋巴上皮病变和结外 MALT 边缘区 B 细胞淋巴瘤　后来发现,几乎所有的 Sjögren 综合征患者均患有良性淋巴上皮病变,但仅一半的良性淋巴上皮病变患者是 Sjögren 综合征患者。很多良性淋巴上皮病变可能只是 Sjögren 综合征的局部表现。Sjögren 综合征是一种慢性全身性自身免疫病,主要累及唾液腺和泪腺,引起口干燥症和眼干燥症。口干燥症和眼干燥症有时又被称为干燥综合征(sicca syndrome)。Sjögren 综合征临床上有两种表现形式:一为原发性,患者仅有干燥综合征,没有其他自身免疫病;二为继发性,患者主要的症状是干燥综合征,同时伴有其他相关的自身免疫病。良性淋巴上皮病变患者具有罹患结外 MALT 边缘区淋巴瘤的风险,而 Sjögren 综合征患者患淋巴瘤的风险比普通人群高 40 倍。随着现代分子生物学技术的发展,对病变中浸润的淋巴细胞的基因重排和单克隆性研究发现,一些原先认为是良性淋巴上皮病变者,实际上是 MALT 淋巴瘤的早期阶段。许多学者已经认识了腺体内淋巴细胞从良性淋巴上皮病变到交界性病变,再到明显的淋巴瘤的整个恶变过程。因此,一些学者建议取消“良性淋巴上皮病变”这一名称中的“良性”二字,称为“淋巴上皮病变”,或者改称为“淋巴上皮性唾液腺炎”。

黏膜相关淋巴组织(MALT)简介

1. MALT 是广泛分布于黏膜的淋巴细胞集合体。MALT 概念的提出是建立在黏膜免疫系统理论之上,抗原与黏膜相接触后,在黏膜局部产生免疫应答。呼吸道、消化道等黏膜直接与外界抗原接触。因此,在这些部位的上皮细胞下就存在局部免疫应答的淋巴组织。这些淋巴组织的特征成了 MALT 理论的基础。MALT 也可表现为器官化的淋巴组织,如扁桃体、腺样体、阑尾和回肠部派尔集合淋巴组织等。这些组织是抵御病原微生物等抗原性异物入侵机体的重要防御屏障,也是发生局部特异性免疫应答的主要部位。

2. 有学者认为 MALT 淋巴瘤的好发部位,如胃、甲状腺、腮腺,其实并不存在 MALT,所发生的边缘区淋巴瘤多继发于这些部位的慢性炎症或自身免疫病基础之上。有研究发现,这些部位的慢性炎症或免疫性疾病改变与 MALT 在细胞构成和免疫表型上有很多相似之处。因此,有人将这些部位发生的边缘区淋巴瘤称为"获得性 MALT 淋巴瘤"。

【病例4】

患者,男性,64 岁。左侧下颌下肿块 10 天。

10 天前无意中发现左侧下颌下肿块,蛋黄大小,无疼痛、不适等自觉症状。外院 B 超示左侧下颌下腺实质性占位病变,考虑为良性肿瘤。

专科检查:左侧下颌下肿块大小为 3cm×2cm,双合诊示肿物位于下颌下腺内,质地韧偏硬,无压痛,活动度良好,与周围组织无粘连。下颌下腺导管开口处无红肿,分泌物清亮,无舌麻木,伸舌居中,无张口受限。

肉眼观察:一腺体 5.0cm×3.2cm×2.5cm,呈灰黄色,分叶状,一侧见一肿块 3.2cm×1.9cm×1.7cm,灰黄、灰红色,边界尚清。

光镜观察:低倍镜下见增生的淋巴组织,周围有纤维组织包膜,为淋巴结组织。淋巴结皮质和髓质区见大量淋巴滤泡形成(图 12-10-16A),部分区域淋巴滤泡排列紧密,可见"背靠背"现象。中倍镜下见部分淋巴滤泡周围无套区,滤泡生发中心无极性,细胞单一,少见吞噬现象,局部仍可见少量残余的反应性滤泡,内见吞噬现象(图 12-10-16B)。高倍镜下见滤泡内大部分为小至中等大细胞,核型不规则,有裂,核仁不明显,细胞质少。另见散在分布大细胞,细胞核为圆形或椭圆形,空泡状,核膜下可见 1~3 个小核仁,大细胞约 10 个/高倍视野(图 12-10-16C、D)。滤泡内尚可见嗜伊红物质沉积。免疫组织化学示肿瘤性滤泡 CD20 阳性、CD79a 阳性、Pax-5 阳性、CD3 阴性、CyclinD1 阴性、Bcl-2 阳性、Bcl-6 阳性、CD10 弱阳性、Mum-1 少阳性、CD21 阴性、CD23 阴性,而残余反应性滤泡 Bcl-2 阴性、Bcl-6 阴性、CD21 阳性、CD23 阳性,Ki-67 肿瘤性滤泡 20% 阳性,而反应性滤泡 90% 阳性(图 12-10-17)。

病理诊断:(左侧下颌下淋巴结)滤泡性淋巴瘤Ⅱ级。

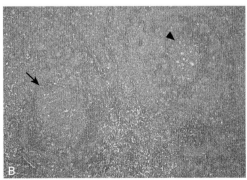

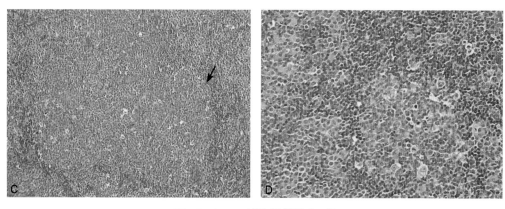

图 12-10-16　滤泡性淋巴瘤Ⅱ级

A.镜下见淋巴结内见增生的淋巴滤泡,无明显髓质和皮质的正常区分(HE 染色,20×);B.肿瘤性滤泡(箭头示)的组成细胞成分单一,而残余的正常滤泡(三角箭头示)内细胞成分多样,可见着色体巨噬细胞,呈星空状(HE 染色,100×);C.肿瘤性滤泡(箭头示)由大量的中心细胞组成,其间见个别中心母细胞,滤泡周围套区破坏(HE 染色,200×);D.肿瘤性滤泡内中心母细胞,细胞核为圆形或椭圆形,空泡状,核膜下可见 2 个小核仁(HE 染色,400×)。

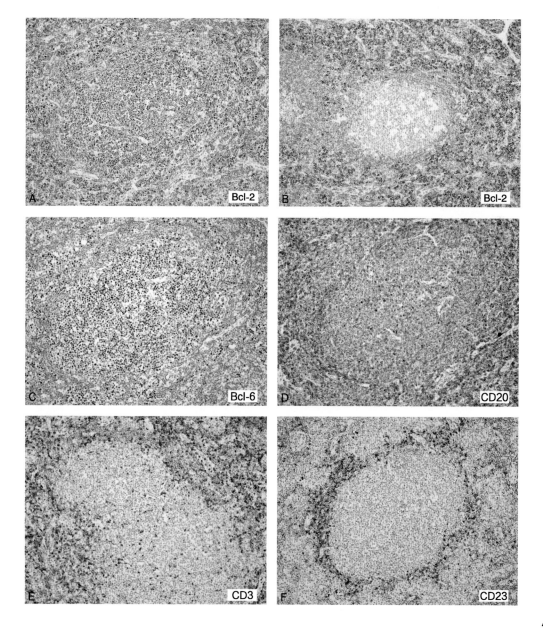

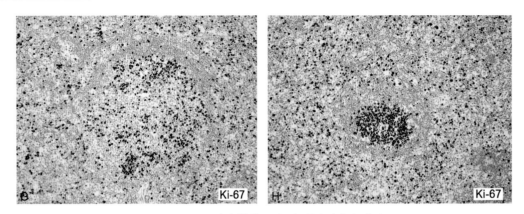

图 12-10-17 滤泡性淋巴瘤 II 级的免疫组织化学

A. Bcl-2 肿瘤性滤泡阳性；B. 残余反应性滤泡 Bcl-2 阴性；C~F. 肿瘤性滤泡 Bcl-6 阳性（C）、CD20 阳性（D）、CD3 阴性（E）、CD23 阴性（F）；G、H. 肿瘤性滤泡中 Ki-67 增殖细胞阳性细胞数（G）较反应性滤泡（H）减少（Polymer，200×）。

【问题】淋巴结反应性增生中也可出现大量淋巴滤泡增生，这些增生的淋巴滤泡和滤泡性淋巴瘤中增生的肿瘤性滤泡应该如何鉴别？

思路 1：从滤泡的分布、形态、数量等进行分析。①反应性增生的滤泡通常限于淋巴结皮质区，滤泡密度低，滤泡间区宽，包膜外无滤泡分布；肿瘤性滤泡可占据整个淋巴结实质，滤泡密度高，常可累及包膜外脂肪组织。②反应性增生的滤泡一般大小形态不一致，套区存在，有时可见滤泡内细胞极向；肿瘤性滤泡通常大小形态一致，套区缺乏或不明显，通常不见滤泡内细胞极向。③反应性增生的滤泡内的细胞类型多样，为混合细胞群，核分裂活性高，可见着色体巨噬细胞；而肿瘤性滤泡内的细胞单一或为混合细胞群，核分裂活性低或中等，无或偶见着色体巨噬细胞。

思路 2：通过免疫组织化学检测来分析肿瘤性滤泡和反应性增生滤泡（图 12-10-18）。常用的抗原标

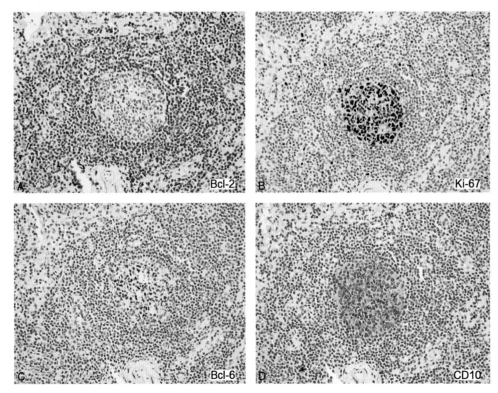

图 12-10-18 淋巴结反应性增生

A. 反应性增生滤泡 Bcl-2 阴性；B. 反应性增生滤泡 Ki-67 高表达；C. 反应性增生滤泡 Bcl-6 核阳性；D. 反应性增生滤泡 CD10 阳性（Polymer，400×）。

志物主要有三种。①Bcl-2:滤泡性淋巴瘤滤泡生发中心 Bcl-2 呈阳性,而反应性增生的滤泡中心 Bcl-2 呈阴性;但需要注意的是,高级别滤泡性淋巴瘤中的滤泡生发中心 Bcl-2 可呈阴性表达。②CD10 和 Bcl-6:反应性增生和滤泡性淋巴瘤的生发中心 CD10 和 Bcl-6 均呈阳性表达,但是若滤泡间或淋巴结外组织 CD10 或 Bcl-6 呈阳性,则提示为淋巴瘤。③Ki-67:反应性增生的滤泡生发中心 Ki-67 呈高表达,低级别滤泡性淋巴瘤的滤泡生发中心 Ki-67 表达较反应性增生显著降低。需要注意的是,高级别滤泡性淋巴瘤的生发中心 Ki-67 也可呈较高表达。

思路3:从遗传学改变的检测进行分析。①反应性增生通常不存在 *Ig* 基因重排,约80%的滤泡性淋巴瘤存在 *Ig* 基因重排。②80%~90% 滤泡性淋巴瘤Ⅰ级和Ⅱ级病例存在 t(14;18)染色体易位,反应性增生病例通常缺乏此分子异常。

Ig 和 TCR 分子克隆性基因重排检测

Ig 和 TCR 分子克隆性基因重排检测是鉴别反应性增生和恶性淋巴瘤的主要分子诊断手段。

1. 目标基因 IgH(B 细胞)和 TCRβ、TCRγ(T 细胞)的 V 区、D 区、J 区发生基因重排后的 V-(D)-J 重排 DNA 片段。

2. 检测实验方法 Southern 法和 PCR 法,后者常用。

3. PCR 检测 Ig 和 TCR 分子克隆性基因重排的原理 在淋巴组织反应性增生中,淋巴细胞是多克隆性的,V-(D)-J 结合片段的 PCR 产物多样,大小各异,凝胶电泳显示产物弥散或梯状条带。在淋巴瘤组织中,V-(D)-J 结合片段的 PCR 产物单一,大小一致,凝胶电泳显示一条或两条(双等位基因重排)边缘锐利、预知范围大小的亮带。

4. PCR 检测样本 外周血(抗凝)、骨髓穿刺物、新鲜活检组织、石蜡包埋组织等。

5. PCR 检测的引物 一般 PCR 引物设计在 V 区相对保守的骨架区(即 FR 区,包括 FR1、FR2 和 FR3)和 J 区,扩增 FR1、FR2、FR3 到 J 区的序列。其中,FR3 到 J 区片段较为常用。

6. Ig 和 TCR 分子的克隆性基因重排检测的标准化——BIOMED-2 方案 BIOMED-2 方案由欧洲 7 国 47 个研究所的分子生物学、免疫学、血液学和病理学等领域的专家共同参与研发,已被推荐为可疑淋巴组织增生性疾病克隆性分析的标准方法。该方案将 107 种不同的引物组合在 18 个试管中,其中 8 个用于 Ig 基因重排分析,6 个用于 TCR 基因重排分析。检测 *IgH* 基因重排的有 5 个试管,包括检测 *VDJ* 重排和 *VJ* 重排,2 个试管用于检测 Igκ,1 个试管用于检测 Igλ。检测 TCRβ、TCRγ、TCRδ 基因重排的试管分别为 3 个、2 个和 1 个。另有 4 个试管用于检测染色体易位。PCR 产物分析采用 PAGE 电泳异源双链分析法和毛细管电泳基因扫描分析法。

Ig 和 TCR 克隆性基因重排检测的应用策略

一般情况下,通过形态学观察和免疫组织化学表型检测,90% 以上的病例可进行良恶性诊断,但仍有 5%~10% 的病例需要进行分子学检测,具体情况如下。

1. 所有通过形态学和免疫组织化学检测未能明确诊断,怀疑为恶性 T 细胞、B 细胞淋巴瘤的病例。

2. 免疫缺陷患者,包括器官移植后患者的淋巴组织增生性病变。

3. 确定同一患者身上两个不同部位淋巴瘤之间的克隆关系。

4. 确定淋巴瘤的来源是 B 细胞源性,还是 T/NK 细胞源性。

5. 形态和免疫表型均可考虑为淋巴瘤,但部位和发病年龄不典型病例的诊断。

6. 较小组织的诊断,如深部组织穿刺标本等。

【病例5】

患儿,男性,6岁。左侧颊部肿胀伴触痛2个月。

患儿于2个月前出现左侧扁桃体肿大,抗感染治疗后好转,后自觉出现左侧颊部肿胀,伴触痛,肿物生长较快。

专科检查:左侧面颊部及咬肌区膨隆,约4cm×3cm,表面光滑,边界不清,活动度差,质地中等偏硬,触痛明显。左侧下唇麻木,表面皮肤无红肿,无额纹消失,无闭眼不全,无口角偏斜。左侧下颌下扪及一直径约1cm淋巴结,质地中等,边界清楚,活动度一般。

影像学检查:CT检查示左侧下颌支低密度影,骨密质破坏,累及周围软组织,伴软组织肿胀,考虑恶性肿瘤(图12-10-19)。

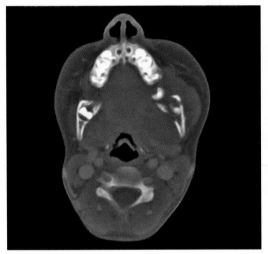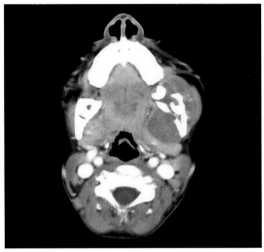

图12-10-19 Burkitt淋巴瘤的影像学表现

CT示下颌支骨质低密度影,骨密质破坏,累及周围软组织,伴软组织肿块影。

肉眼观察:送检为活检组织,大小为3.0cm×1.5cm×1.2cm,呈灰黄色。

光镜观察:形态较单一的肿瘤细胞呈弥漫性生长,破坏骨组织。肿瘤细胞体积中等大小,细胞质嗜碱性,细胞核为圆形,染色质分散、致密,可见多个核仁,近中心分布。其间散在吞噬凋亡肿瘤细胞的巨噬细胞,呈现"星空"现象。核分裂象易见(图12-10-20)。免疫组织化学示肿瘤细胞CD20阳性、CD79a阳性、Pax-5阳性、CD10阳性、Bcl-6阳性、Vim阳性、Ki-67近100%阳性、CD3阴性、Syn阴性、Mum-1阴性、CD99阴性、ChgA阴性、Bcl-2阴性、Des阴性(图12-10-21)。

病理诊断:(左侧下颌骨)Burkitt淋巴瘤。

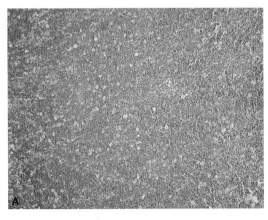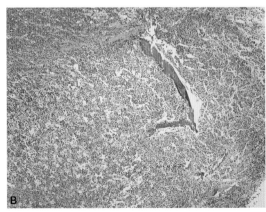

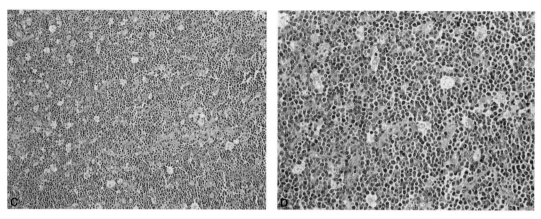

图 12-10-20　Burkitt 淋巴瘤

A. 镜下见弥漫增生的淋巴细胞样细胞,瘤细胞形态相对单一,呈弥漫性生长(HE 染色,100×);B. 肿瘤细胞侵犯破坏骨组织(HE 染色,100×);C. 肿瘤细胞内散在巨噬细胞,呈"星空"现象(HE 染色,200×);D. 肿瘤细胞体积中等大小,细胞质嗜碱性,细胞核为圆形,染色质分散,可见多个核仁,散在巨噬细胞(HE 染色,400×)。

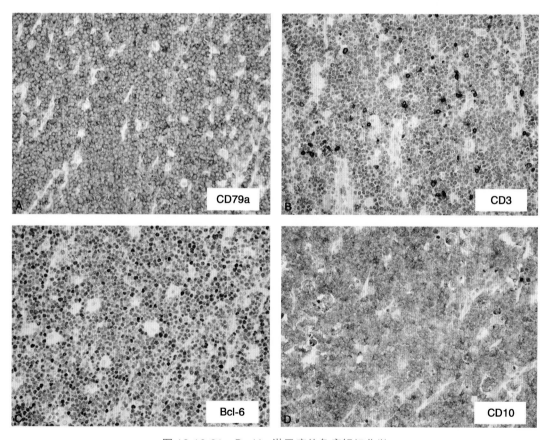

图 12-10-21　Burkitt 淋巴瘤的免疫组织化学

A、B. 肿瘤细胞 CD79a 阳性(A),病变内小淋巴细胞 CD3 阳性(B)而肿瘤细胞阴性,提示肿瘤细胞为 B 细胞来源;C、D. Bcl-6 阳性(C)、CD10 阳性(D)提示肿瘤细胞为生发中心起源(Polymer,400×)。

【问题】Burkitt 淋巴瘤和部分弥漫性大 B 细胞淋巴瘤均为生发中心来源的高度侵袭性淋巴瘤,两者在组织学形态上均表现为一致性体积中~大 B 肿瘤细胞增生,特别是与弥漫性大 B 细胞淋巴瘤中心母细胞亚型的瘤细胞形态十分相似,应该如何鉴别诊断?

思路 1:从临床病理特征进行鉴别。

（1）Burkitt 淋巴瘤的患者儿童多于成人,男性多于女性,结外病变多于结内病变,肿块体积可能较巨大。弥漫性大 B 细胞淋巴瘤,成人多于儿童,结内病变多于结外病变。

（2）Burkitt 淋巴瘤的瘤细胞中等大小,细胞核内可见 2~4 个小核仁,近中心排列。弥漫性大 B 细胞淋巴瘤的瘤细胞体积更大,为大细胞,含 2~3 个核仁,贴核膜排列。

（3）Burkitt 淋巴瘤中存在明显的细胞凋亡现象。巨噬细胞吞噬凋亡细胞后,散在分布于肿瘤细胞之间,形成"星空"现象。这是 Burkitt 淋巴瘤的组织学特征之一。弥漫性大 B 细胞淋巴瘤,仅少数可存在"星空"现象。

思路 2:从免疫组织化学表达特征进行鉴别。Burkitt 淋巴瘤和弥漫性大 B 细胞淋巴瘤均表达 CD20、CD79a 等全 B 细胞标志物,但是 Burkitt 淋巴瘤 Bcl-6 阳性、CD10 阳性、Bcl-2 阴性、Ki-67 近 100% 阳性。弥漫性大 B 细胞淋巴瘤 Bcl-6 阳性/阴性、CD10 阴性/阳性、Bcl-2 阳性/阴性、Ki-67 高表达,但一般 <90%。

思路 3:从分子学特征进行鉴别。Burkitt 淋巴瘤存在 C-MYC 基因和 IgH/IgL 染色体易位,通常不存在 Bcl-6、Bcl-2 异常。弥漫性大 B 细胞淋巴瘤 Bcl-2 和 Bcl-6 多异常（IgH 和 Bcl-2 易位、Bcl-6 易位）,仅少数病例可出现 C-MYC 基因异常。

【病例 6】

患者,男性,57 岁。腭部溃疡 2 周,进行性发展,自觉口内异味。

专科检查:腭部中线处溃疡,溃疡深在,底部软组织破坏,与鼻腔贯通,溃疡面积约 3cm×2cm,溃疡表面见灰黄色假膜。

肉眼观察:送检组织为 3 块碎组织,大小为 1.0cm×0.6cm×0.3cm,呈灰黄、灰白色。

光镜观察:低倍镜下见送检标本表面大片坏死,坏死面下方大量细胞弥漫浸润,累及腺体组织,腺体组织萎缩、破坏。中、高倍镜下见病变区浸润细胞种类多样,包括小淋巴细胞、组织细胞、中性粒细胞、浆细胞等,其间见散在及成片的细胞核不规则的淋巴细胞样细胞,染色质颗粒状,核仁不明显,细胞质淡染,核分裂象可见,这些细胞浸润血管,血管内血栓形成（图 12-10-22）。免疫组织化学示淋巴细胞样

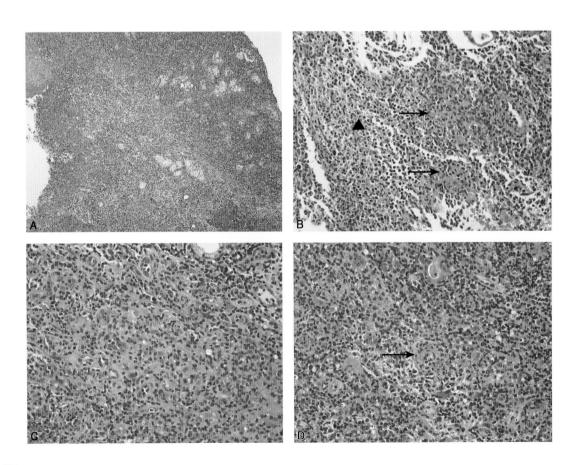

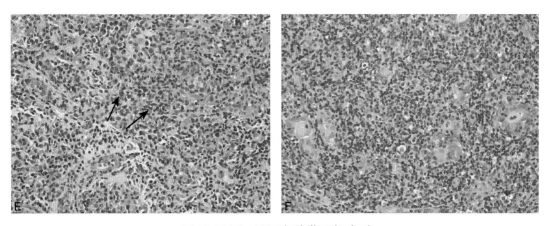

图 12-10-22　NK/T 细胞淋巴瘤,鼻型

A. 镜下见黏膜溃疡,溃疡面下大量淋巴细胞样细胞浸润,累及腺体组织(HE 染色,100×);B. 溃疡(三角箭头示)下方浸润肿瘤细胞(箭头示)(HE 染色,400×);C. 病变区大量淋巴细胞样细胞浸润,细胞有异型性,此外,尚可见中性粒细胞、浆细胞浸润(HE 染色,400×);D. 肿瘤细胞浸润血管(箭头示)(HE 染色,400×);E. 肿瘤细胞可见核分裂象(箭头示)(HE 染色,400×);F. 肿瘤细胞破坏腺体组织(HE 染色,400×)。

细胞 CD56 阳性、CD3 阳性、LCA 阳性、perforin 阳性、TIA-1 阳性、GB 阳性、Ki-67 40% 阳性、CD20 阴性(图 12-10-23A~G)。

原位杂交(EB 病毒检测):淋巴细胞样细胞核 EBER 阳性(图 12-10-23H)。

病理诊断:(腭部)NK/T 细胞淋巴瘤。

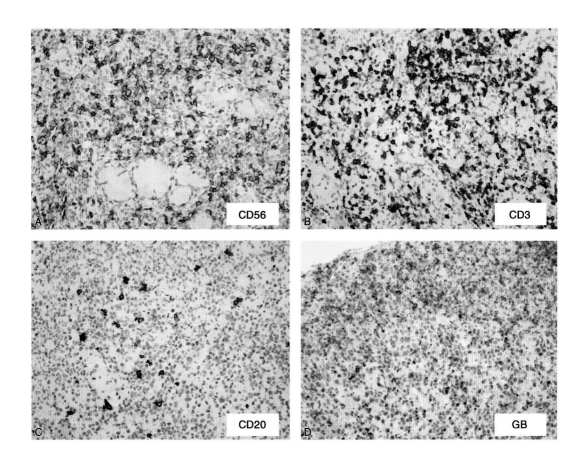

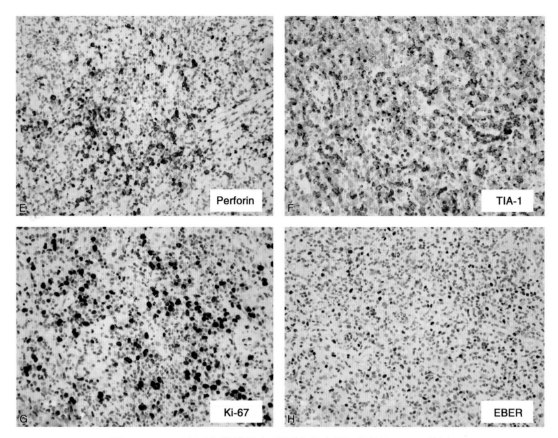

图 12-10-23 NK/T 细胞淋巴瘤,鼻型的免疫组织化学及 EBER 检测

A~G. 淋巴细胞样细胞 CD56 阳性(A)、CD3 阳性(B)、CD20 阴性(C)、GB 阳性(D)、细胞毒标志物 perforin 阳性(E)、TIA-1 阳性(F),Ki-67(G)约 40% 阳性(Polymer,400×);H. 肿瘤细胞 EBV 检测(EBER)阳性(原位杂交,400×)。

【问题】炎症和恶性淋巴瘤最重要的区别在于后者增生的细胞具有一致性。在 NK/T 细胞淋巴瘤中,大量的淋巴细胞、浆细胞等各种类型细胞浸润,病变和炎症有类似之处,且两者都表现为黏膜溃疡。如何避免 NK/T 细胞淋巴瘤的漏诊?

思路 1:从临床表现进行分析,NK/T 细胞淋巴瘤导致的溃疡往往比较深在,且易导致局部组织的洞穿性缺损,中线位置多见。而一般炎症引起的黏膜溃疡可发生在口腔内任何部位,且多可查见局部刺激因素或溃疡有自愈性,造成洞穿性缺损者少见。

思路 2:从浸润细胞形态和浸润方式进行分析,除了小淋巴细胞、浆细胞、嗜酸性粒细胞、组织细胞浸润,NK/T 细胞淋巴瘤中尚可查见小至中等大小、染色质细腻、核仁不明显的淋巴细胞样细胞浸润。这些细胞在镜下呈现一定程度的细胞异型性,可见核分裂象。这些细胞与血管关系密切,往往浸润及破坏血管壁,导致血管栓塞,血管壁可见纤维素样变性。而在炎症性病变中,浸润的细胞可以生长活跃,出现核分裂象,但这些细胞往往没有细胞异型性,一般不浸润破坏血管。

思路 3:从 CD56 免疫组织化学染色和 EB 病毒检测结果进行分析,CD56 的阳性细胞分布和数量非常重要。一般情况下,在鼻腔和口腔黏膜中可存在少量的 NK 细胞和细胞毒性 T 细胞。因此,若 CD56 呈弥漫阳性表达,则支持 NK/T 细胞淋巴瘤的诊断;而个别散在细胞阳性,则考虑为炎症性病变的可能。同时,进行 EBER 原位杂交检查,若 CD56 阳性的细胞 EBV 也阳性,则更支持为 NK/T 细胞淋巴瘤的诊断。

知识点

淋巴瘤诊断中常用的免疫组织化学标志物

1. TdT 细胞核阳性,为前驱 B/T 细胞淋巴瘤的主要标志物。白细胞共同抗原(LCA):细胞膜阳性,T 细胞、B 细胞均阳性,但浆细胞肿瘤、CHL、间变性大细胞淋巴瘤呈阴性表达。

2. B 细胞淋巴瘤常用抗体

(1)CD20:细胞膜阳性,全 B 细胞标志物,大部分成熟 B 细胞淋巴瘤阳性,但 B 淋巴母细胞性淋巴瘤、浆细胞瘤、浆母细胞淋巴瘤除外。

(2)CD79A:细胞质阳性,全 B 细胞标志物,包括前驱 B 细胞、浆母细胞和浆细胞在内的各发育阶段的 B 细胞均表达。

(3)Pax-5:细胞核阳性,全 B 细胞标志物,除浆细胞外的 B 细胞肿瘤均阳性,多用于 CHL、B 淋巴母细胞性淋巴瘤的诊断。

(4)Bcl-2:细胞质阳性,与细胞凋亡相关。反应性增生的淋巴滤泡呈阴性表达,而滤泡性淋巴瘤中肿瘤性滤泡呈阳性。Bcl-2 主要用于滤泡性淋巴瘤的诊断。需要注意的是,滤泡性淋巴瘤 Ⅰ~Ⅱ 级 Bcl-2 呈阳性,而Ⅲ级或皮肤滤泡性淋巴瘤则呈阴性表达。

(5)Bcl-6 和 CD10:细胞核阳性,生发中心细胞阳性,主要用于生发中心起源的淋巴瘤诊断,包括滤泡性淋巴瘤、Burkitt 淋巴瘤等。Bcl-6、CD10 和 Mum-1 联用,可判断弥漫性大 B 细胞淋巴瘤是否为生发中心起源。

(6)Mum-1:细胞核阳性,部分生发中心 B 细胞、浆细胞/浆母细胞、少数 T 细胞呈阳性表达。Mum-1 多用于浆细胞肿瘤、淋巴浆细胞性淋巴瘤、MALT 淋巴瘤和弥漫性大 B 细胞淋巴瘤的诊断,大部分霍奇金淋巴瘤、间变性大细胞淋巴瘤、部分外周 T 细胞淋巴瘤中也有阳性表达。

(7)IgD:细胞膜或细胞质阳性,套区细胞阳性,多用于套细胞淋巴瘤和黏膜相关结外边缘区淋巴瘤的鉴别。

(8)CD5:细胞膜阳性,主要用于 T 细胞淋巴瘤的诊断。小淋巴细胞性淋巴瘤/慢性淋巴细胞性白血病和套细胞淋巴瘤也可呈阳性表达。

(9)CyclinD1:细胞核阳性,正常淋巴细胞为阴性表达,而套细胞淋巴瘤呈阳性表达,是套细胞淋巴瘤的主要诊断标志物。

(10)CD23:细胞膜阳性,滤泡树突细胞为阳性表达,多用于显示滤泡树突细胞网,还可用于诊断慢性淋巴细胞性白血病/小淋巴细胞淋巴瘤和原发纵隔(胸腺)大 B 细胞淋巴瘤。

(11)κ 和 λ:细胞膜和细胞质阳性。一般淋巴组织增生 κ:λ=3:1 或 2:1。大于 10:1、小于 1:5 或单项阳性,提示为 B 细胞淋巴瘤可能。κ 和 λ 主要用于鉴别浆细胞/浆母细胞/免疫母细胞增生性病变的性质。

(12)Vs38c、CD38、CD138:细胞膜阳性,浆细胞/浆母细胞为阳性表达,主要用于浆细胞肿瘤的诊断。

3. T/NK 细胞淋巴瘤常用抗体

(1)CD3:细胞膜和细胞质阳性,T 细胞的可靠标志物。大部分 T 细胞淋巴瘤表达阳性,NK 细胞也可为阳性表达。

(2)CD2:细胞膜阳性,主要用于 CD3 阴性的 T 细胞淋巴瘤诊断。

(3)CD4:细胞膜阳性,辅助型 T 细胞标志物,蕈样肉芽肿和其他类型外周 T 细胞为阳性表达。

(4)CD5:细胞膜阳性,常用于标记 T 细胞,也可用于套细胞淋巴瘤等诊断。

(5)CD7:细胞膜阳性,是 T 细胞最早表达的特异性抗体,常与 CD3 和 CD5 联合应用于 T 淋巴母细胞性淋巴瘤的诊断。

（6）CD8：细胞膜阳性，细胞毒性 T 细胞标志物。皮下脂膜炎样 T 细胞淋巴瘤、原发皮肤 CD8 阳性侵袭性亲表皮性细胞毒性 T 细胞淋巴瘤为阳性表达。对于外周 T 细胞增生性病变，若出现 CD4 阴性/CD8 阴性或 CD8 阳性/CD4 阳性的抗原标志物表达组合，则应高度怀疑为恶性淋巴瘤。

（7）CD43：细胞膜阳性，大部分 T 细胞淋巴瘤、NK 细胞淋巴瘤呈阳性，套细胞淋巴瘤、慢性淋巴细胞性白血病/小淋巴细胞性淋巴瘤、浆细胞肿瘤也可表达。

（8）UCHL-1：细胞膜阳性，T 细胞阳性，但组织细胞、髓细胞也可阳性表达。

（9）CD56：细胞膜阳性，细胞毒性 T 细胞、NK 细胞为阳性表达。CD56 主要用于结外 NK/T 细胞淋巴瘤、原发性皮肤 γδT 细胞淋巴瘤、肝脾 T 细胞淋巴瘤等淋巴瘤的诊断。

（10）GB、perforin 和 TIA-1：细胞毒性分子，细胞膜阳性，呈颗粒状，NK 细胞和细胞毒性 T 细胞阳性，主要用于结外 NK/T 细胞淋巴瘤、皮下脂膜炎样 T 细胞淋巴瘤等诊断。

（11）CD30：细胞膜阳性，活化大淋巴细胞呈阳性表达，主要用于间变性大细胞淋巴瘤、原发性皮肤 CD30 阳性 T 细胞淋巴组织增生性疾病、CHL 等诊断。

知识拓展

主要各型淋巴瘤的常用标志物

1. 前驱细胞淋巴瘤　TdT。B-LBL 可加 CD79a、Pax-5，T-LBL 可加 CD99、CD3、UCHL-1、CD2、CD7、CD1a 等。

2. 成熟细胞淋巴瘤　B 系主要采用 CD20、CD79a、Pax-5，T 系主要采用 CD3、UCHL-1、CD2 等。

（1）小淋巴细胞性淋巴瘤/慢性淋巴细胞性白血病：CD5、CD23，CD20 常为弱阳性。

（2）套细胞淋巴瘤：CyclinD1、CD5、IgD。

（3）滤泡性淋巴瘤：CD10、Bcl-2、Bcl-6。

（4）浆细胞肿瘤：CD38、CD138、CD79a、Vs38c、κ、λ。

（5）边缘区 B 细胞淋巴瘤：CD20、CD79a、Pax-5、Bcl-2。

（6）弥漫性大 B 细胞淋巴瘤：CD20、CD79a、Pax-5、CD10、Bcl-6、Mum-1。

（7）Burkitt 淋巴瘤：CD10、Bcl-6、Ki-67。

（8）间变性大细胞淋巴瘤：CD30、ALK、CD3、EMA。

（9）NK/T 细胞淋巴瘤，鼻型：CD56、CD3、TIA-1、perforin、GB 和 EBER 原位杂交。

知识拓展

正确看待免疫组织化学在淋巴瘤诊断中的价值及检查注意事项

1. 没有一种抗原标志物对任何一种淋巴瘤是特异的，应用一组抗原标志物是正确诊断所必需的。

2. 镜下细胞、组织学表现是淋巴瘤诊断的基础。HE 染色切片是病理诊断的基础，免疫组织化学检测结果应与形态学改变相结合，而不是凌驾于组织形态学之上。当 HE 染色和免疫组织化学结果产生矛盾时，应以组织学特征为准进行诊断。

3. 应保证免疫组织化学染色的质量，避免假阳性和假阴性结果。

4. 学会利用内对照，正确判断免疫组织化学染色结果。

5. 熟悉各种抗体的反应谱系和使用范围。

（田臻）

参考文献

1. 林桐榆,朱军,高子芬. 恶性淋巴瘤诊断治疗学. 北京:人民卫生出版社,2013.

2. 沈志祥,朱雄增. 恶性淋巴瘤. 2版. 北京:人民卫生出版社,2011.

3. 朱梅刚,林汉良. 淋巴瘤病理诊断图谱. 广州:广东科技出版社,2010.

4. Grossbard M L. 恶性淋巴瘤. 周立强,李陶,译. 北京:中国医药科技出版社,2010.

5. IYENGAR P,MAZLOOM A,SHIHADEH F,et al. Hodgkin lymphoma involving extranodal and nodal head and neck sites: characteristics and outcomes. Cancer,2010,116(16):3825-3829.

6. NASSIE D I,BERKOWITZ M,WOLF M,et al. Parotid mass as presenting symptom of lymphoma. Isr Med Assoc J,2010,12(7):416-418.

7. SEIDAL T,BALATON A J,BATTIFORA H. Interpretation and quantification of immunostains. Am J Surg Pathol,2001,25(9):1204-1207.

8. THÉRIAULT C,GALOIN S,VALMARY S,et al. PCR analysis of immunoglobulin heavy chain(IgH)and TcR-gamma chain gene rearrangements in the diagnosis of lymphoproliferative disorders:results of a study of 525 cases. Mod Pathol,2000,13(12):1269-1279.

9. KOKOVIC I,NOVAKOVIC B J,CERKOVNIK P,et al. Clonality analysis of lymphoid proliferations using the BIOMED-2 clonality assays:a single institution experience. Radiol Oncol,2014,48(2):155-162.

10. MIYATA-TAKATA T,TAKATA K,YAMANOUCHI S,et al. Detection of T-cell receptor γ gene rearrangement in paraffin-embedded T or natural killer/T-cell lymphoma samples using the BIOMED-2 protocol. Leuk Lymphoma,2014,55(9):2161-2164.

11. KOSARI F,SHISHEHBOR F,SAFFAR H,et al. PCR-based clonality analysis in diffuse large B-cell lymphoma using BIOMED-2 primers of IgH(FR3)on formalin-fixed paraffin-embedded tissue. Arch Iran Med,2013,16(9):526-529.

12. FERRY J A. Burkitt's lymphoma:clinicopathologic features and differential diagnosis. Oncologist,2006,11(4):375-383.

13. TERUYA-FELDSTEIN J. Diffuse large B-cell lymphomas with plasmablastic differentiation. Curr Oncol Rep,2005,7(5):357-363.

14. NACHMAN J B,HEEREMA N A,SATHER H,et al. Outcome of treatment in children with hypodiploid acute lymphoblastic leukemia. Blood,2007,110(4):1112-1115.

15. PEREIRA PINTO L,DE SOUZA L B,GORDÓN-NÚÑEZ M A,et al. Prevention of oral lesions in children with acute lymphoblastic leukemia. Int J Pediatr Otorhinolaryngol,2006,70(11):1847-1851.

16. NIKOLAOS N,GRIGORIOS P,KONSTANTINOS K,et al. Extranodal nasal-type NK/T-cell lymphoma of the palate and paranasal sinuses. Am J Case Rep,2012,13:79-85.

17. RAMANATHAN A,MAHMOUD H A,HUI L P,et al. Oral extranodal non Hodgkin's lymphoma:series of forty two cases in Malaysia. Asian Pac J Cancer Prev,2014,15(4):1633-1637.

18. CORDES C,TIEMANN M,TIEMANN K,et al. Epstein-Barr virus-associated diffuse large B-cell lymphoma of the hypopharynx. B-ENT,2011,7(1):43-46.

19. SHIN J,CHUTE D,MILAS M,et al. A rare case of chronic lymphocytic leukemia/small lymphocytic lymphoma presenting in the thyroid gland. Thyroid,2010,20(9):1019-1023.

20. PENG Y,WANG H Y,MOLBERG K H. Cutaneous colocalized invasive poorly differentiated carcinoma and chronic lymphocytic leukemia/small lymphocytic lymphoma of the head and neck region:a case report and review of the literature. Arch Otolaryngol Head Neck Surg,2009,135(6):606-610.

21. OLSZEWSKI A J,DESAI A. Radiation therapy administration and survival in stage I/II extranodal marginal zone B-cell lymphoma of mucosa-associated lymphoid tissue. Int J Radiat Oncol Biol Phys,2014,88(3):642-649.

22. GABALI A,ROSS C W,EDWARDS P C,et al. Pediatric extranodal marginal zone B-cell lymphoma presenting as amyloidosis in minor salivary glands:a case report and review of the literature. J Pediatr Hematol Oncol,2013,35(3):e130-133.

23. METIKURKE S H,KRISHNAPPA R,RAMACHAR S M,et al. Primary malignant lymphoma of the parotid gland. J Cancer Res Ther,2012,8(4):641-643.

24. TRIANTAFILLIDOU K,DIMITRAKOPOULOS J,IORDANIDIS F,et al. Extranodal non-hodgkin lymphomas of the oral

cavity and maxillofacial region：a clinical study of 58 cases and review of the literature. J Oral Maxillofac Surg，2012，70（12）：2776-2785.

25. KRISHNAMURTHY A，SHAH A，GANESAN P，et al. Mantle cell lymphoma presenting as Mikulicz syndrome. J Cancer Res Ther，2011，7（3）：372-375.

26. PALIGA A，FARMER J，BENCE-BRUCKLER I，et al. Salivary gland lymphoproliferative disorders：a Canadian tertiary center experience. Head Neck Pathol，2013，7（4）：381-388.

27. TRIANTAFILLIDOU K，DIMITRAKOPOULOS J，IORDANIDIS F，et al. Extranodal non-hodgkin lymphomas of the oral cavity and maxillofacial region：a clinical study of 58 cases and review of the literature. J Oral Maxillofac Surg，2012，70（12）：2776-2785.

28. KOJIMA M，TSUKAMOTO N，YOKOHAMA A，et al. B-cell lymphoma associated with Sjögren's syndrome among Japanese patients：a clinicopathologic and immunohistochemical study of 15 cases. J Clin Exp Hematop，2009，49（2）：89-95.

29. SAHOO S R，MISRA S R，MISHRA L，et al. Primary diffuse large B-cell lymphoma in the anterior hard palate：A rare case report with review of literature. J Oral Maxillofac Pathol，2014，18（1）：102-106.

30. SINGH A，SOOD N，KAUR H，et al. Primary diffuse large B cell lymphoma of the base of tongue：a rare entity. Am J Otolaryngol，2014，35（3）：435-438.

第十三章 颌面部先天性发育畸形

颌面部先天性发育畸形是指出生时颌面部组织或器官的形态和功能异常,通常包括唇裂、腭裂、面裂、下颌畸形、上颌畸形、舌畸形和颞下颌关节强直。颌面部先天性发育畸形可以是单独出现的散发病例(非综合征性),也可以作为某些综合征的合并症状出现(综合征性)。有研究报道称,约90%遗传性综合征会表现出程度不同的先天性颌面畸形。其中,最常见的是唇裂和腭裂,其在新生儿的发病率为1/1 000~1/700。其他的先天性颌面畸形,尽管发病率相对较低,但由于同样会影响面部美观和日常功能,因此对患者的生存与生活质量构成严重影响。

受孕后第3~8周,即胚胎期,是胎儿组织分化并形成器官、系统的关键时期,也是人面部发育与器官形成的关键阶段。约在胚胎发育第4周,由位于面部正中上方的额鼻突、两侧对称的一对下颌突与一对上颌突共同构成原始口腔。这些面部突起之间,隔以沟样凹陷。在正常发育过程中,随着突起内部间充质迁移与增殖,以及表面上皮接触与凋亡,突起间的沟样凹陷会通过融合或联合方式而变浅或消失。在胚胎发育第5周,位于未来眼部的外胚层局部增厚形成视盘区,进而发育成未来的晶状体。在未来鼻部的上皮,也增厚并向下陷入间充质内,形成两个盲端的鼻凹(原始鼻腔),并分化形成嗅觉上皮。在胚胎发育第6周,上颌突向内侧向前扩展并生长。同时,两个下颌突在中线融合以形成下颌。下颌突和上颌突在口角相接续,形成口腔的轮廓。额鼻突内部的间充质完全来源于颅神经嵴细胞,而上颌与下颌突的间充质细胞既有起源于颅神经嵴的,也有来源于中胚层的。尽管两种间充质具有不同的发育命运和潜能,但它们之间通过相互作用决定了各自的最终形态与功能。

面部的发生与形成遵循胚胎发育的四个基本事件,即模式形成(pattern formation)、形态发生(morphogenesis)、生长(growth)与细胞分化(cell differentiation)。模式形成是指在整个胚胎或单个器官发育中,当尚未出现可见的形态学特征来区分胚胎或器官的前后、左右及背腹轴向时,不同部位的细胞已经通过差异性基因表达确定了各自的轴向。确定胚胎躯干体轴和器官空间轴向的关键基因是同源异型盒(*Hox*)基因,而额鼻突及上颌和下颌突神经嵴细胞均不表达 *Hox* 基因。但最近的研究表明,与 *Hox* 相关的 *Dlx* 基因家族在下颌和上颌突模式形成中起重要作用。形态发生是指器官原基中的祖细胞通过细胞迁移、分裂或凋亡,运动到未来的既定位置的过程。器官中的各种类型细胞并不是随机分布的,而是通过各种行为造成特定组织的折叠或分离,将它们组成复杂的组织器官,这种使器官内各种组织有序排列的过程称为形态发生。生长是指细胞通过个体成长或增殖分裂,使组织或器官体积增大的过程。值得注意的是,胚胎发育中的生长既是程序性的,也是可调控的。严格的生长调控是保证胚胎发育各个事件正常发生的基础,而发育中的细胞是如何保证在特定时间使处在特定位置的细胞生长,是发育中一直受关注的问题。细胞分化是指由单个祖细胞(如受精卵或前体细胞)通过产生表达不同基因的子代细胞,产生不同的细胞类型并发挥不同的功能。这种可产生多样性细胞的行为称为细胞分化。由于人体的每个细胞都包含相同的基因组,如何由相同的基因组中发出不同的遗传指令并产生不同类型的细胞,是研究胚胎发育的前沿热点。

颌面部发育生物学是研究颌面部先天性发育畸形的基础学科。只有明晰颌面部组织器官的发育过程和分子机制,才能理解导致颌面部器官发育障碍的分子调控机制,为颌面部先天性发育畸形的防治提供科学依据。因此,本章将介绍几种常见的颌面部先天性发育畸形的临床分型与表现,着重介绍这些畸形发生的分子与遗传机制,以及与这些畸形防治相关的临床基础研究热点科学问题与技术手段,为掌握颌面部先天性发育畸形的分子与实验病理学打下基础。

第一节　先天性唇裂

一、临床分型和表现

先天性唇裂多见于上唇,主要是指由球状突与上颌突联合失败所致的疾病。在上颌切牙与尖牙区域的上唇侧方,出生时就存在的上唇与相对应牙槽突的裂隙,有时伴发从继发腭延伸至牙槽突的裂隙(腭裂)。先天性唇裂按受累位置分为单侧与双侧唇裂,按累及组织深度分为隐性与显性唇裂。单侧唇裂较双侧唇裂发病率高。隐性唇裂患者的上唇皮肤与黏膜连续性完好,但黏膜下口轮匝肌连续性中断。显性唇裂患者则是全层组织,包括皮肤、口轮匝肌与唇部黏膜等,连续性中断而出现明显裂沟。显性唇裂按裂隙长短程度,又细分为微型、不完全性和完全性唇裂。

微型唇裂患者的裂隙局限于唇红部,口轮匝肌的排列和连续性只在裂隙侧方发生轻微改变。不完全性唇裂的裂隙超出唇红,但没有累及整个上唇(裂隙未到达鼻底部),口轮匝肌连续性部分或完全丧失,但上皮与黏膜连续性未完全丧失。完全性唇裂的裂隙到达鼻底部,唇部皮肤、唇黏膜及其皮肤黏膜下组织,包括口轮匝肌,连续性完全中断。在少数双侧完全性唇裂中,残存的皮肤条索横跨裂隙,连接两侧上唇,此皮肤条索称为Simonart系带。完全性唇裂患者常伴有牙弓分离、牙槽突裂和腭裂(图13-1-1)。

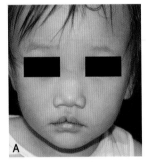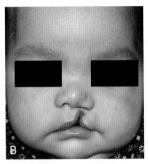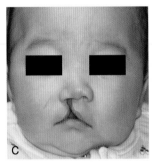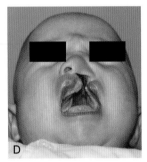

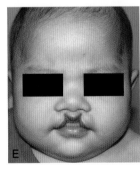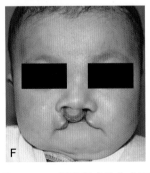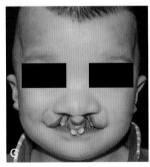

图 13-1-1　唇裂患者的临床表现

A. 微型唇裂;B. 单侧不完全性唇裂;C. 单侧完全性唇裂;D. 单侧完全性唇裂合并腭裂;E. 双侧不完全性唇裂;F. 双侧完全性唇裂;G. 双侧完全性唇裂。

(四川大学华西口腔医院石冰医师供图)

二、发育过程

在胚胎第6~10周,两侧上颌突相向生长,在中线部位与由额鼻突发育而来的中鼻突融合,形成上唇。中鼻突前部发育成上唇的正中部分,而中鼻突中部将形成上颌切牙及其附着的上颌骨,中鼻突后部发育成原发腭。也有学者认为,整个上唇是由两侧上颌突横向越过其上方的中鼻突后在上唇中线处融合,且在融合过程中上颌突来源的间充质完全替代了中鼻突间充质。其依据之一是来源于上颌突的器官受三叉神经上颌支支配,来源于额鼻突的器官受三叉神经眼支支配,而整个上唇的感觉均由三叉神经上颌支支配。值得注意的是,上唇组织来源不同,即皮肤与黏膜来源于胚胎外胚层,皮下结缔组织也是由来源于外胚层的神经嵴细胞迁移而来的,但包括唇部肌肉在内的面部肌肉,都来源于中胚层的体节前部细胞。体节前部的肌祖细胞在面部间充质细胞的诱导下,经过第二咽弓迁移进入未来的唇部和颊部,分化为成熟肌细胞,并受面神经支配。

上唇发育涉及一系列高度协调的遗传控制事件,包括面突的定向生长与延伸、程序性细胞死亡,以及上颌突与中鼻突之间的主动融合。这些事件中的任何一个出现异常,都可能导致先天性唇裂发生。上唇形态发生过程中涉及大量基因和信号分子通路,这些基因的突变和信号分子通路的干扰,为人类先天性唇裂的频繁发生和遗传异质性提供了解释。在颌面部发育早期的面突形成过程中,Sonic Hedgehog(Shh)信号通路即在面部始基的外胚层中表达,这对面部间充质细胞的存活与增殖都是必需的。在小鼠胚胎神经嵴中失活的 Shh 信号通路,神经嵴来源间充质细胞仍然能够正常迁移至面部,并形成面部始基,但很快就出现细胞凋亡水平急剧升高,并接着出现细胞增殖水平下降。实验性过度激活 Shh 信号可以使面部始基出现程度较轻的过度生长,表明面部外胚层的 Shh 信号分子是通过早期支持细胞存活,继而促进细胞增殖,来控制面部始基的大小。Fgf 信号通路在面突上皮的迁移、存活、增殖与形成过程中,起着至关重要的作用,并同样参与调控面部始基的生长。Fgf8 在前脑和面部外胚层中的特异性失活,可导致严重的面部缺损。Bmp 信号分子在上唇发育过程中受到严格调控。Bmp4 是面部原基生长与上唇融合的重要调节,其表达剂量与小鼠唇裂发生频率相关。Bmp IA 型受体突变体,可引发上颌间充质增殖缺陷。Wnt 信号通路也对面部发育与上唇形成至关重要。Wnt3 和 Wnt9b 均在发育中的面部始基外胚层表达,二者的缺失均会产生唇裂。Wnt/β-catenin 经典 Wnt 信号通路直接调节面部间充质生长与上唇融合,其活性与面部始基远端外胚层 Bmp4 表达重叠,可以直接激活 Bmp4 表达,以调节面部的形态形成(图 13-1-2)。

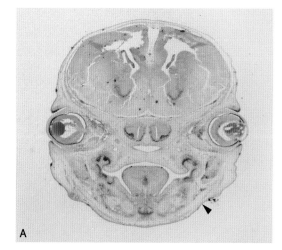
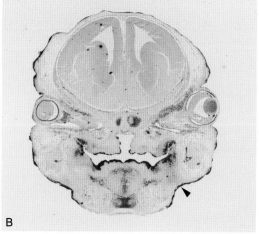

图 13-1-2　Bmp4 在 K14-cre;Cnttb1^{ex3f} 小鼠(经典 Wnt 信号通路激活)的表达
A. 野生型对照组;B. 胚胎 13.5 天 K14-cre;Cnttb1^{ex3f} 小鼠颅颌面部冠状切面,上皮内 Bmp4 强表达(箭头示)(ISH,20×)。

三、发病机制

作为人类最常见的先天性颌面部缺陷,唇腭裂在拉丁美洲地区、亚洲部分国家(如中国、日本)发病率较高,而在以色列、南非和欧洲南部发病率较低。流行病学与胚胎学研究表明,尽管唇裂和腭裂有时出现在同一个体中,但两者常具有不同的病因。唇裂和腭裂均具有综合征和非综合征形式。综合征性唇裂通常由单个基因突变、染色体异常或致畸性暴露所引起,但大约 70% 的先天性唇裂病例是非综合征性的,其病因和发病机制很复杂,且了解甚少。

由于颌面间充质来自神经嵴细胞，因此调节神经嵴形成、迁移、增殖和凋亡的基因和信号分子通路，对颌面发育都至关重要。胚胎第 6~7 周是导致先天性唇裂发生的关键时期，当中鼻突只与一侧上颌突未融合时，会导致单侧唇裂；而中鼻突与双侧上颌突都未融合，则会导致双侧唇裂。先天性唇裂发生是遗传因素与环境共同作用的结果，发病率约为 1/1 000，男性多于女性。遗传学研究发现，*Dlx1/2/5/6*（与 FGF8 和 Arnt2 信号通路相关），*IRF6*（与 FGFR1 和 BMP 信号通路相关），*Lhx8*（与 SK11 和 GABRB3 信号通路相关），*Pax7*（调控神经嵴中 Slug、Sox9 和 Sox10 的表达），*MAFB*（编码碱性亮氨酸拉链转录因子，参与角化上皮细胞的融合），*ARHGAP29*（编码 Rho GTPase 激活蛋白 29，调节小 GTP 结合蛋白周期性调控的蛋白与细胞形状、运动、细胞间相互作用和增殖），*VAX1*（编码腹前侧同源框转录因子）等基因突变与非综合征性唇裂相关。此外，还发现人 8 号染色体长臂 2 区 4 带（8q24）是一个与非综合征性唇裂有显著相关性的基因空缺区。由于在 8q24 位点发现了几个在颌面组织中有显著增强子活性的区域，所以提示该区域包含多种对颌面正常发育至关重要的调节元件。

IRF6 基因既与唇窝、唇裂与腭裂综合征（Van der Woude syndrome）和常染色体显性鳃裂-眼-面综合征（branchio-ocuo-facial syndrome）有因果关系，也与非综合征性唇裂有很强的关联。*IRF6* 调控元件中一个常见的单核苷酸突变，可破坏转录因子 AP-2α 结合位点，其表型特征包括上唇凹陷。其他与先天性唇裂密切相关的综合征，包括卡尔曼综合征（*FGFR1* 突变）、异指畸形与外胚层发育不良和裂陷综合征（*TP63* 突变）、X 染色体连锁裂陷与甲状舌骨肌综合征（*TBX22* 突变）以及哥林综合征（*PTCH1* 突变）与玛格丽塔岛外胚层发育不良（*PVRL1* 杂合突变）等。虽然综合征性唇裂的致病基因突变的确定，不会立即应用于临床治疗，但其在遗传咨询方面的优势是显而易见的，可以应用于产前诊断，从而鉴别出具有相同缺陷的高危个体。

除了遗传因素，环境因素对先天性唇裂，尤其是非综合征性唇裂的发病，也有重要影响。流行病学数据表明，孕妇在妊娠早期接触烟草、酒精、病毒感染、药物和致畸物，以及营养不良等环境危险因素，可能增加胎儿唇腭裂的发病风险。孕妇在怀孕期间吸烟，可使胎儿患唇裂合并腭裂或单纯腭裂的风险增高 20%，而在怀孕早期服用多种维生素补充剂，可以降低胎儿发生唇裂的风险。

四、前沿热点

（一）非综合征性唇腭裂相关致病基因的筛选方法

近几十年来，候选基因、连锁分析与全基因组关联研究等方法，被用来鉴定与非综合征性唇腭裂相关的基因，并在近年来取得了较大进展。

候选基因法（candidate gene approaches）通常依赖于有关生物研究的先验知识，可以利用从综合征性病例、化学诱变小鼠模型及基因敲除小鼠模型等多种来源发现致病基因。表达分析是识别和聚焦候选基因的另一个强大工具。颅颌面口腔基因表达网络（COGENE）数据库编目早期人类胚胎的基因表达模式，而 EMAGE 数据库编目小鼠胚胎发育的基因表达信息。

连锁分析（linkage analysis）是基于对唇腭裂患者的家系或多个亲属进行的与疾病相关的遗传位点扫描，是筛选致病基因突变的研究手段。针对非综合征性唇裂的第一个全基因组显著连锁结果，是在对 1q32、2p13、3q27 28、9q21、14q21 24 和 16q24 分别扫描，并对 9q21 区域的精细定位后，确定 *FOXE1* 为该位点的致病基因。

全基因组关联分析（genome wide association study，GWAS）是对多个个体在全基因组范围的遗传变异（标记）多态性进行检测，获得基因型，进而将基因型与可观测的性状（即表型）进行群体水平的统计学分析，根据统计量或显著性 *p* 值筛选出最有可能影响该性状的遗传变异（标记），挖掘与性状变异相关的基因。相对于连锁分析，GWAS 具有分辨率高（可达单碱基水平）、研究材料来源广泛、可捕获变异丰富、节省时间的优势。利用 GWAS 方法，已经在欧美人群中鉴定得到 6 个具有全基因组意义的非综合征性唇腭裂相关候选基因或位点（8q24、10q25、17q22、2p21、13q31 与 15q22），以及 3 个在亚洲人群中达到全基因组显著性的位点（1q32、1p22 与 20q12）。

（二）神经嵴细胞的迁移及示踪方法

神经嵴在胚胎神经板和表皮外胚层的交界区域内被诱导形成。由表皮外胚层、神经外胚层和下方中胚层产生的 BMP、Wnt、FGF 和 Notch 信号通路，以及视黄酸组成的精确诱导信号组合，共同激活未来神经嵴细胞内一系列转录因子的表达，例如 Snail/Slug、Foxd3 与 SoxE 等。这些转录因子决定了神经嵴细胞的命运，并控制了随后的神经嵴发育。神经嵴细胞分化为成体的多种组织，包括牙本质/牙髓、面部骨骼和肌腱、躯干部外周神经、肾上腺髓质与黑色素细胞等。研究表明，绝大多数神经嵴细胞的分化命运是在迁移过程中被特定环境信号特化的，但某些神经嵴细胞，似乎在迁移之前，就已被特化为一定的细胞谱系。因此，神经嵴群体实质上是由具有不同程度多能性与可塑性细胞组成的异质群体。

神经嵴细胞迁移是以上皮间充质转化起始的。在神经嵴被诱导形成时，由 Snail、Slug、Foxd3 和 Sox9/10 等转录因子（在颅颌面部，神经嵴还需要其他因子，例如 Ets1、LSox5 和 P53 参与）促使神经嵴细胞由先前表达 E-钙粘蛋白（cadherin 1），转变为表达 N-钙粘蛋白（cadherin 2），随后又降低 N-钙粘蛋白表达量，最后开始表达较弱Ⅱ型钙粘蛋白及能够裂解其的蛋白酶（例如 ADAM10 和 ADAM13）。这一系列细胞黏附因子的变化，改变了神经嵴细胞之间的黏附特性，使得原先紧密连接在一起的上皮样神经嵴细胞转变为间充质样细胞，并从神经嵴中分离出来，开始沿特定路径迁移。迁移的神经嵴细胞保留了一些细胞间黏附分子的表达，介导细胞间的接触抑制，即迁徙细胞在彼此接触时会立即停止，然后沿相反方向重新极化，并通过促使细胞相互远离来促进分散。迁移的神经嵴细胞通过接触部位的 N-钙粘蛋白激活 Wnt/平面细胞极性（PCP）信号通路，实现了接触抑制。神经嵴细胞迁移依赖于特定的细胞外基质，主要包括迁移路线上的纤连蛋白、层粘连蛋白和一些胶原蛋白。

目前，研究神经嵴细胞迁移的主要方法是利用 Wnt1-cre 小鼠（在神经嵴细胞特异性表达重组酶 Cre）与 Rosa26R-mT/mG 小鼠或 Rosa26R-LacZ 小鼠交配，获得 Wnt1-cre;Rosa26-mT/mG 或 Wnt1-cre;Rosa26R-LacZ 小鼠胚胎，观察其中神经嵴细胞的迁移情况。带有 *Rosa26-mT/mG* 敲入基因的细胞，平时只表达红色荧光蛋白，当 *Rosa26-mT/mG* 细胞内带有 *Cre* 转基因时，*Cre* 可将红色荧光转变为绿色荧光。由于 Wnt1-cre 只在神经嵴细胞内激活，因此 Wnt1-cre;Rosa26-mT/mG 小鼠的神经嵴细胞发出绿色荧光，而身体其他部分则发出红色荧光。在 Wnt1-cre;Rosa26R-LacZ 小鼠胚胎神经嵴细胞内，Cre 可以激活 *LacZ* 基因表达，当加入显色剂时，神经嵴细胞会出现蓝色，而其他非神经嵴细胞则不显色。通常，Wnt1-cre;Rosa26R-LacZ 小鼠胚胎只能用于固定组织中显示神经嵴细胞的踪迹，而 Wnt1-cre;Rosa26-mT/mG 小鼠胚胎可以用来追踪活体组织中神经嵴细胞的迁移（图 13-1-3）。

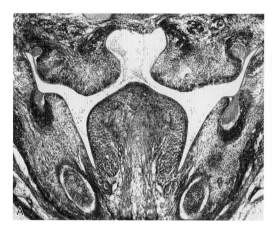
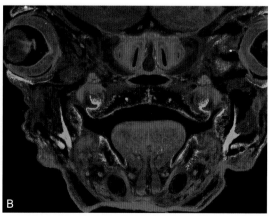

图 13-1-3　颌面部神经嵴来源细胞迁移与示踪的两种常用工具鼠

A. 胚胎 13.5 天 Wnt1-Cre;Rosa26R-LacZ 小鼠颅颌面部冠状切面，神经嵴来源细胞被染成蓝色（X-gal/LacZ 染色，40×）;B. 胚胎 14.5 天 Osr2-cre;Rosa26-mT/mG 小鼠颅颌面部冠状切面，Osr2 表达的神经嵴来源细胞显示绿色荧光（IF，40×）。

第二节　先天性腭裂

一、临床分型和表现

在组织结构上，腭包括前部的骨性硬腭和后部的肌性软腭。其中，硬腭对正常的进食和发音等功能至关重要。软腭则具有阀门作用，在吞咽时关闭气道，在发音时引导气流产生声音变动。人的腭部前 2/3 是硬腭，是由中鼻突发育而来的上颌骨与上颌突发育而来的腭骨融合而成的。硬腭在上方中线与鼻中隔软骨和犁骨融合，在后外侧方与蝶骨翼内板和翼钩相连。腭部后 1/3 是软腭，由黏膜包绕的软组织构成。软腭内的腭帆张肌和腭帆提肌附着在蝶骨翼钩上，腭咽肌则附着在腭骨后缘。

腭裂是由上颌突来源的侧腭突（腭板）未能与对侧的侧腭突融合而导致的。根据程度可分为完全性腭裂、不完全性腭裂（图 13-2-1）与隐性腭裂。完全性腭裂可累及硬腭和软腭。其中，当单侧腭板未能与鼻中隔与对侧腭板融合时，被称为单侧完全性腭裂。如果双侧腭板都未与鼻中隔与对侧腭板发生融合，则称为双侧完全性腭裂。不完全性腭裂是指裂隙未贯通整个腭板，部分腭板尚且发生了融合。隐性腭裂又称黏膜下裂，是指双侧腭板虽然发生接触，但由于接触部位腭板正中黏膜上皮未凋亡而阻碍了双侧腭板发生融合。隐性腭裂外表未见明显异常，但当口腔压力大于鼻腔时，会导致双侧腭板接触部位出现裂隙，并可能引起口腔内容物进入鼻腔。

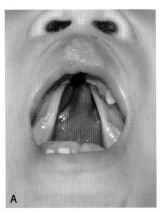
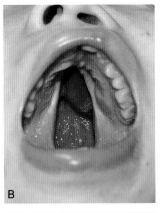
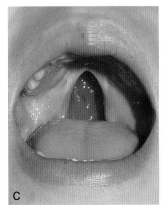
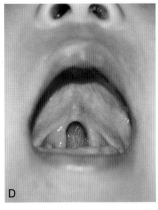

图 13-2-1　腭裂患者临床表现
A. 完全性双侧腭裂；B. 完全性单侧腭裂；
C. 不完全性腭裂；D. 软腭裂（不完全性腭裂）。
（四川大学华西口腔医学院石冰医师供图）

对腭裂患者的临床诊断，常常区分为综合征性或非综合征性的，但在探究腭裂病因学方面，上述区分方式却非常局限。这是因为腭裂病因学研究关键在于区分是原发于腭骨自身发育缺陷，还是继发于颅颌面其他组织器官缺陷的。尤其是综合征性腭裂，可能是其他发育障碍的继发后果，也可能是腭本身的内在缺陷导致的（伴有唇腭裂症状的人类综合征详见表 13-2-1）。比如临床上较常见的罗班序列征（Robin sequence），就是由下颌短缩畸形导致舌移位高耸，进而阻碍腭板抬升，而物理性导致腭裂。

表 13-2-1　伴有唇腭裂症状的综合征

综合征	显著症状	唇腭裂发生频率
阿佩尔特-格肯-伦茨综合征（Appelt-Gerken-Lenz syndrome）	眼距过宽，短四肢畸形，阴茎或阴蒂增大	常见
安特利-比克斯勒综合征（Antley-Bixler syndrome）	肥大症，小耳症，异位肾脏，先天性心脏缺陷，生长缺陷	常见
鲍恩-阿姆斯特朗综合征（Bowen-Armstrong syndrome）	生长迟缓，智力衰退，异常脑电图，脚趾联合反应，色素沉着区，缺牙症，强直性脊柱炎	高发
睑缘开裂/粘连综合征（clefting/ankyloblepharon syndrome）	丝状睑缘粘连	常见
顶骨孔开裂/扩大综合征（clefting/enlarged paietal foramina syndrome）	顶骨孔扩大	少见
隐眼综合征（cryptophthalmos syndrome）	隐眼，额部发际线异常，手和脚畸形并指，鼻翼缺损，泌尿生殖系统异常	少见
外胚层发育不良综合征（ectrodactyly-ectodermal dysplasia-clefting syndrome）	缺趾畸形（手或脚），头发呈金色且稀疏，缺牙症，鼻泪管阻塞	常见
弗莱雷-马亚综合征（Freire-Maia syndrome	四足畸形，大耳畸形，乳头发育不良，缺牙畸形，锥形牙冠，性腺机能减退，精神缺陷	少见
胎儿面容综合征（fetal face syndrome）	巨头畸形，眼距过宽，扁鼻，先天性趾侧弯，脊椎异常，生殖器异常	罕见
痣样基底细胞癌综合征（nevoid basal cell carcinoma syndrome）	多发性基底细胞癌，颌骨囊肿，骨骼异常	少见
戈尔登哈尔综合征（Goldenhar syndrome）/小儿眼-耳-脊椎综合征	半侧颜面短小畸形，单侧耳、耳垂和/或耳孔发育不良，下颌支单侧发育不良，以及眼球表皮样变，椎骨异常，心脏缺陷，肾脏异常等	少见
眼距过宽-尿道下裂综合征（hypertelorism-hypospadias syndrome）	眼距过宽，尿道下裂等	少见
朱-海二氏综合征（Juberg-Hayward syndrome）	小颅畸形，拇指发育不全，桡骨变短	常见
梅克尔综合征（Meckel syndrome）	多指畸形，多囊肾，脑膨出，心脏畸形及其他异常	常见
眼-齿-骨骼发育异常（oculo-dento-osseous dysplasia）	窄鼻，鼻翼发育不全，小角膜，虹膜异常，第四、五指并指和先天性指屈曲，牙釉质发育不全	罕见
翼状胬肉综合征（popliteal pterygium syndrome）	翼状胬肉，肌肉骨骼异常，尤其是发育不良的手指，泌尿生殖系统异常等	常见
假性反应停综合征（pseudothalidomide syndrome）	短四肢畸形，鼻翼和耳廓软骨发育不全，面部血管瘤，智力低下	少见
拉普·霍奇金综合征（Rapp-Hodgkin syndrome）	少汗症，毛发纤细，指甲营养不良	常见
范德·伍德综合征（Van der Woude syndrome）	先天性唇瘘	常见
瓦尔登贝格综合征（Waardenberg syndrome）	内眦外移，连眉，虹膜异色症，耳聋，小儿麻痹症，白癜风	少见
羊膜带综合征（amniotic band syndrome）	手指或四肢的环状收缩和截肢，脑膨出，面部裂口等	少见
胎儿乙内酰脲综合征（fetal hydantoin syndrome）	指/趾及指/趾甲发育不全，异常面容，生长发育及精神运动迟缓等	少见
胎儿三苯甲基二酮综合征（fetal trimethadione syndrome）	智力缺陷，语言障碍，V形眉毛，内眦赘皮，耳朵位置低，螺旋折叠等	少见

续表

综合征	显著症状	唇腭裂发生频率
裂陷/外翻综合征（clefting/ectropion syndrome）	眼部玻璃体肥大，下眼睑外翻，手指和/或肢体减少缺陷	常见
Ⅱ型赫尔曼综合征（Herrmann syndrome Ⅱ）	小颅畸形，颅缝早闭，四肢对称畸形，智力缺陷	？
皮洛托综合征（Pilotto syndrome）	发育迟缓，智力缺陷，短头畸形，眼距过长，耳畸形，鼻梁高，面部不对称，颈短，后发际线低，导管未闭及其他骨骼异常	？
维尔德万-史密斯综合征（Wildervanck-Smith syndrome）	下颌骨及上下肢发育不全	？
亚瑟-史密斯综合征（Aase-smith syndrome）	脑积水，Dandy-Walker 畸形，髋关节脱位，耳部畸形等	？
阿布鲁佐-艾里克森综合征（Abruzzo-Erickson syndrome）	耳廓瘤，大而软，颧区扁平，感音神经性耳聋，尿道下裂，短吻合术等	常见
阿佩尔综合征（Apert syndrome）	颅缝早闭，眼距过长，睑裂下斜、突出，面中部缺如，手足对称性并指，最少累及第二、三、四指，智力缺陷	常见
坎波米利奇综合征（campomelic syndrome）	面部扁平，眼距过宽，肩胛骨发育不全，胸椎缺损，股骨头和胫骨弯曲，胫骨前凹陷，足外翻畸形及其他异常，一般在 6 个月前死亡	常见
脑肋下颌综合征/肋间隙综合征（Cerebro-costo-mandibular syndrome）	小头畸形，后肋间隙缺陷及其他异常，通常在新生儿期间致死	常见
德拉沙佩勒综合征（De la Chapelle syndrome）	肢端纤细型侏儒症，低位耳，眼距过宽，鼻根扁平，骨头短而弯曲（尤其是桡骨和尺骨），三角腓骨和尺骨，双指骨，椎体异常，卵圆孔未闭，动脉导管未闭，通常是致命的	2/2
点状软骨发育不全（肢根型）[chondrodysplasia punctata（rhizomelic type）]	股骨和肱骨畸形，前额突出，面部平坦，白内障，点状骨骺及其他异常，通常致死	少见
克里斯蒂安综合征（Christian syndrome）	颅缝早闭，小颅畸形，拇指关节病	常见
腭裂/臂丛神经炎综合征（Cleft palate/brachial plexus neuritis syndrome）	复发性臂丛神经炎，肘部伸展受限，肩胛骨翼状突起（外翻），面部两侧不对称，睑裂下斜	常见
腭裂/外侧粘连综合征（cleft palate/lateral synechiae syndrome）	腭板外侧与口腔粘连	常见
腭裂/镫骨固定综合征（cleft palate/stapes fixation syndrome）	镫骨固定，牙齿发育不全，骨骼异常	2/2
畸形性侏儒症（diastrophic dwarfism）	身材矮小，肌肉挛缩，马蹄内翻足，拇指外翻，囊性耳等	常见
唐兰综合征（Donlan syndrome）	皮肤薄，湿疹，牙齿发育不全，小颌畸形，生长不足，胰腺功能不全	常见
伊士曼综合征（Eastman syndrome）	马蹄型肾脏，心脏异常，严重智力缺陷，神经肌肉异常，黄斑发育异常，鼻根宽阔，耳朵突出，斜头畸形，发育不全	1/3
先天性缺指-腭裂综合征（ectrodactyly-cleft palate syndrome）	先天性缺指和并指畸形（手和脚）	常见

综合征	显著症状	唇腭裂 发生频率
加里斯-史密斯综合征（Gareis-Smith syndrome）	身材矮小	常见
戈登综合征（Gordon syndrome）	先天性指屈曲，马蹄内翻足	常见
凯彻·霍尔综合征（Katcher-Hall syndrome）	身材矮小，智力缺陷	常见
拉尔森综合征（Larsen syndrome）	多处脱臼，骨骼缺陷，面部扁平	少见
洛里-米勒综合征（Lowry-Miller syndrome）	永存动脉干，右肺动脉异常，宫内死亡	2/2
马登-沃克综合征（Marden-Walker syndrome）	睑裂狭小，关节挛缩，肌张力减退等	少见
马方综合征（Marfan syndrome）	肢体细长症，蜘蛛样趾，晶状体异位，主动脉瘤	很少见
孟氏骺端侏儒症（Mengepiphyseal dwarfism）	关节增大，骨短而长，大骺板，骺端肥大	?
小颌侏儒症（micrognathic dwarfism）	肢端纤细性侏儒症，小颌畸形，脊柱裂	常见
多发性翼状胬肉综合征（multiple pterygia syndrome）	多发性翼状胬肉	常见
南斯-斯威尼软骨发育不全（Nance-Sweeney chondrodysplasia）	肢根性侏儒症，耳朵发育不良，厚革质皮肤，软组织钙化	?
纳格尔口面部发育不良（Nager acrofacial dysostosis）	耳朵发育不全，睑裂下斜，小颌畸形，前轴上肢缺失	少见
Ⅰ型口-面-趾综合征（oral-facial-digital syndrome Ⅰ）	内眦外移，鼻翼软骨发育不良，粟粒疹，多发性疱疹	常见
Ⅱ型口-面-趾综合征（oral-facial-digital syndrome Ⅱ）	舌裂，多指，双侧大拇趾多趾畸形	少见
耳-腭-指综合征（otopalatodigital syndrome）	额部突出，眼距过宽，鼻根宽阔，枕骨突出，传导性耳聋，手指和脚趾上的短指骨和短指甲，第五指先天性侧弯，宽间距弯曲脚趾，桡骨头脱位，漏斗胸	常见
帕兰特综合征（Palant syndrome）	小颌畸形，身材矮小，智力缺陷，杏仁状眼球深陷，球形鼻尖，脚趾侧弯，手腕前内侧突出	2/2
左侧上腔静脉永存综合征（presistent left superior vena cava syndrome）	左侧上腔静脉永存，房间隔缺损，畸形足	常见
菲利普斯-格里菲斯综合征（Phillios-Griffiths syndrome）	生长缺陷，黄斑缺损，拇趾外翻，第五指远端指间关节屈曲畸形等	高发
假性萎缩性侏儒症（pseudodiastrophic dwarfism）	扁平鼻，眼距过宽，小颌畸形，面颊饱满，耳朵畸形，四肢短小，马蹄内翻足，外旋手，脚趾畸形等	2/2
罗兰综合征（Rolland syndrome）	身材矮小，短而宽的管状骨伴干骺端增宽，腕骨早熟，小腿还有大腿和前臂弯曲，骨盆短而宽，且髂翼宽大外展，椎骨畸形，呼吸窘迫，小颌畸形	2/3
鲁迪格综合征（Rudiger syndrome）	生长迟缓，双手屈曲挛缩，断掌，手指和指甲很小，输尿管狭窄，面容粗糙，出生后第1年内可致死	2/2
塞-科氏综合征（Saethre-Chotzen syndrome）	颅缝早闭，面部不对称，前额发际线低，眼睑下垂，鼻中隔偏曲，短指畸形，皮肤性并指畸形尤其是第二、第三指	罕见
萨尔迪诺-努范氏综合征（Saldino-Noonan syndrome）	短肢侏儒症，轴后多指/趾，短指/趾畸形，胸腔狭窄，腹部隆起，在子宫内或出生后不久死亡，多种内部畸形，特别是大血管的移位，肺部发育不良，肛门闭锁，生殖器官异常	少见

续表

综合征	显著症状	唇腭裂发生频率
萨氏综合征（Say syndrome）	头小，耳大，身材矮小，手指变细，末节指骨发育不全，拇指向近中生长	高发
史-李-欧综合征/脑肝肾综合征（Smith-Lemli-Opitz syndrome）	生长不足，智力障碍，宽鼻尖，鼻孔外翻，上睑下垂，牙槽嵴过宽，小颌畸形，尿道下裂，隐睾，2~3个并趾	少见
先天性椎骺发育不良（spondyloepiphyseal dysplasia congenita）	颈部和躯干不成比例的矮小，近视，视网膜脱落	常见
斯蒂克勒综合征（Strickler syndrome）	近视，视网膜脱落，面中部平坦，关节突出伴退行性关节病，轻度骨骺发育不良，长骨过度微管化等	常见
特雷彻·柯林斯综合征/颌面部骨发育不全综合征（Treacher Collins syndrome）	发育不良的低位耳，睑裂下斜，小颌畸形	常见
VSR 综合征（VSR syndrome）	身材矮小，手臂中间短小，下肢肢根缩短，脊柱侧弯，关节挛缩，颧骨突出，上下颌骨过宽	?
W 综合征（W syndrome）	智力缺陷，癫痫，前额突出，眼距过宽，睑裂下斜，斜视，鼻尖宽阔，上唇中央凹陷，先天性中切牙缺失，面下部高度过长，肘外翻，桡尺关节半脱位，先天性指屈曲，先天性趾侧弯	?
华莱士综合征（Wallace syndrome）	四肢短，肋骨不整，脑积水，肺发育不全，先天性心脏缺陷，上唇中央凹陷	常见
韦弗-威廉姆斯综合征（Weaver-Williams syndrome）	智力缺陷，皮下组织和肌肉减少，小颌畸形，耳部发育不全，面中发育不全，双眼深陷，嘴巴小且下翻，牙齿畸形，颈长而细，全身骨发育不全，长骨管化增加，骨成熟迟缓，肋骨下斜，先天性趾侧弯	常见
颈眼耳综合征（wildervanck syndrome）	神经融合，耳聋，瘫痪	高发
氨蝶呤综合征（aminopterin syndrome）	颅骨发育不良，颅缝早闭，小颌畸形，马蹄内翻足，垂体功能减退	少见
胎儿酒精综合征（feta alcohol syndrome）	生长缺陷，智力缺陷，小头畸形，睑裂狭窄，先天性心脏缺陷，关节异常等	少见
短肢畸形综合征（thalidomide syndrome）	海豹肢，耳朵发育不良，面部血管瘤，食管或十二指肠闭锁，法洛四联症，肾缺如	罕见
贝-维综合征（Beckwith-Wiedemann syndrome）	巨舌，脐膨出，新生儿低血糖，巨人症等	罕见
查理·M. 综合征（Charlie M. syndrome）	眼距过宽，部分病例出现第七神经麻痹，切牙缺如或锥形，可出现少指，甚至四肢不全的肢体异常	?
腭裂/黑棘皮病综合征（cleft palate/acanthosis nigicans syndrome）	黑棘皮病，眼距过宽，新生儿牙，缺牙，乳头裂，性腺功能减退	?
科芬-西里斯综合征（Coffin-Siris syndrome）	脸容粗陋，无第五指甲和趾甲，生长缺陷，智力缺陷等	很少见

续表

综合征	显著症状	唇腭裂 发生频率
股骨发育不全-异常面容综合征（femoral hypoplasisa-unusual facies syndrome）	睑裂上斜，短鼻伴鼻翼软骨发育不良，长人中，股骨和腓骨变短或缺如等	常见
舌腭强直综合征（glossopalatine ankylosis syndrome）	舌腭强直，小颌畸形，缺牙症，可出现少指甚至四肢不全的肢体异常	少见
豪萨姆综合征（Hausam syndrome）	颅缝早闭，颅面不对称，眼球突出，额头扁平，后发际线低，肘部和膝部挛缩，足底沟，拇指缺如，中指骨缺失（多个），肛门闭锁，婴儿猝死综合征	2/2
何氏综合征（Ho syndrome）	小颌畸形，缝间骨，先天性心脏缺陷，髋关节脱位，胫骨缺失，腓骨弯曲，轴前多趾症，断掌，手指尺侧偏斜	?
先天性短颈综合征（Klippel-Feil syndrome）	颈椎块状融合	很常见
克尼斯克综合征（Kniest syndrome）	不成比例的侏儒症，圆脸，面中部扁平，短颈，脊柱前弯，脊柱后凸，胫骨弯曲，逐渐加重的僵硬和疼痛的关节，马蹄内翻足，高度近视，视网膜脱离，白内障，耳聋，复发性呼吸道感染	常见
德朗格综合征（De lange syndrome）	小颅畸形，连眉，鼻孔外翻，长人中，薄嘴唇，生长缺陷，智力缺陷，四肢畸形等	很常见
劳瑞-麦克林综合征（Lowry-MacLean syndrome）	小颅畸形，颅缝早闭，癫痫，突出的钩形鼻，睑裂下斜，眼球突出，青光眼，牙齿发育延迟，房间隔缺损，膈膨升，指甲狭窄超凸	?
马耶夫斯基综合征（Majewski syndrome）	胸腔变短且狭窄，手脚前轴和后轴多指/趾，胫骨短，腹部隆起，心脏畸形，生殖器异常，正中唇裂和/或腭裂等，呼吸窘迫致死	常见
短肋/骨-多指/趾综合征，第三类（Short rib-polydactyly syndrome，Type Ⅲ）	肋骨短而宽，除颅底和锁骨外所有骨骼明显骨化不足，小躯干和大头不成比例，眼距过宽，鳍状肢，多指，每只脚上有三个球状脚趾，永存左侧上腔静脉，肾脏发育不良，呼吸道发育不良，双角子宫，缺乏嗅神经束	1/1
瓦尔登综合征（Walden syndrome）	肱骨和股骨变短，桡骨和胫骨变长	?

二、发育过程

　　按胚胎学起源划分，腭分为原发腭和继发腭。原发腭起源于额鼻突，形成从上颌前部到切牙孔的上颌切牙区域。原发腭后方的硬腭和软腭，则是来源于上颌突向口腔内外向生长的一对侧腭突，称为继发腭。继发腭的发育涉及一系列动态的形态发生过程，这些过程中任何阶段受到干扰都会引起腭裂。胚胎发育早期，原始鼻腔与原始口腔彼此相通，原始鼻中隔将原始鼻腔左右分隔开，原始口腔则被分为原发腭下方的较小空间，以及被原发腭后部所分隔出来的较大空间。在胚胎发育第6周，在原发腭后方的两侧，由上颌突向口腔内生长出一对侧腭突。在胚胎发育第7周，发育中的舌完全充满原始口腔，侧腭突在舌两侧垂直向下生长。随后，侧腭突抬升到位于舌背上方的水平位置，水平向生长并在中线处接近。继而，在中线处互相接触（并与鼻中隔接触）或融合形成完整的继发腭。然后，继发腭与其前方的原发腭接触并融合,形成完整的腭板,将口腔与鼻腔隔开。在两侧继发腭接触并融合时,正中嵴上皮细胞发生凋亡,当双侧腭板间充质细胞穿通时,上皮中缝消失。在继发鼻中隔后方,腭板融合形成软腭和悬雍垂。在人胚胎腭的发育中,继发腭的发育从第6周开始,腭融合在第12周完成。在小鼠中,首次发现腭突生长是在胚胎期第11.5天,腭融合则是在胚胎期第17天完成。

(一)调控腭板生长与模式形成的分子机制——上皮间充质相互作用

侧腭突发生与快速生长是上皮间充质相互作用的结果。Sonic Hedgehog(Shh)在早期腭突上皮内被激活,是推动腭板早期生长的关键信号分子。Shh通过腭突间充质细胞内Smo,激活了由细胞周期调节因子Cyclin D1和Cyclin D2介导的有丝分裂。而腭上皮细胞本身生长不需要由Smo介导的Shh信号通路参与,但当Shh在腭上皮表达受阻时,腭上皮细胞增殖被抑制。其机制是Shh通过激活腭间充质细胞表达Fgf10,Fgf10通过结合上皮细胞表面的Fgfr2b,反馈调节腭上皮细胞增殖。*Fgf10*或*Fgfr2b*基因缺失小鼠胚胎中,腭上皮细胞表达Shh显著减少,导致腭上皮与间充质细胞的增殖均减少,表现为腭裂和腭板生长异常。近期的研究发现,Shh同时还可激活转录因子Foxf1a和Foxf2在腭间充质中的表达,并通过Shh-Foxf1/2-Fgf8-Shh环路维持Shh在腭上皮的表达。

腭上皮来源Shh还可以诱导腭间充质细胞表达Bmp2,从而促进腭间质细胞增殖,而在腭间质中特异性过表达Bmp拮抗剂Noggin,则会导致小鼠腭生长发育迟缓和腭裂。此外,*Noggin*基因缺失也可导致腭裂,并伴有腭上皮细胞异常凋亡与腭前间质细胞增殖下降,提示在腭发生过程中BMP信号通路的作用强度必须受到严格控制。研究表明,Bmp信号通路在腭发育过程中的作用是由BmpIA型受体(Bmpr1a)介导的。利用*K14-Cre;Bmpr1a*^{f/−}小鼠在腭上皮中特异性敲除*Bmpr1a*没有发现腭裂表型,但*Osr2-Cre;Bmpr1a*^{f/f}小鼠在腭间充质中特异性失活*Bmpr1a*功能则出现腭裂,说明腭间充质的BMP信号通路对腭发育是必需的。腭间充质BMP信号通路失活,会导致腭前部间充质细胞增殖减少和腭上皮Shh表达下调,说明腭间充质Bmp和腭上皮Shh信号交互作用,参与腭上皮与间充质之间的相互作用。

(二)调控腭板生长与模式形成的分子机制——腭板前后轴向基因表达差异

对腭发育起到重要调控作用的分子,常常在腭板立体形态的前后轴呈现明显表达差异,而基因的差异表达也被证明在调控腭正常发育和腭裂发生中起重要作用。以小鼠腭发育为例,在腭垂直生长期间,腭前部向口腔内呈指状斜向突出,而位于磨牙两侧的腭中部呈三角形垂直向下突出,腭后部是末端呈圆形的垂直向下突出。转录因子Msx1和Shox2仅表达在小鼠腭前部间充质中,并在其细胞增殖中起关键作用,Msx1还通过维持Bmp4在腭前部间充质中的表达,以维持Shh在腭前部上皮中的表达。而Meox2和Tbx22则局限于小鼠腭后部间充质中,Barx1和Mn1则是先在腭后部表达,然后其表达区域才延伸至腭前部。另外,Wnt经典信号通路活性,则主要被限制在最前部的腭间充质中。Wnt非经典通路的配体Wnt5a主要表达在腭前部间充质,并调控腭间充质细胞迁移与腭板延伸。有学者在追踪体外培养标记的腭板细胞时发现,腭前部间充质细胞向外侧迁移,而腭后部间充质细胞,则以依赖Wnt5a与Fgf10的方式向前部迁移。此外,腭板在体外重组培养时,也发现腭前部上皮能够诱导腭后部间充质表达Shox2,这表明当腭前后轴的模式信息可能指导了腭间充质细胞的定向迁移。

(三)调控腭板生长与模式形成的分子机制——腭板内外侧轴向基因表达差异与模式形成

发育中的腭板沿内外侧轴(以临近鼻腔和舌面为内侧,以临近面颊和牙齿面为外侧),也表现出形态与基因表达差异性。在小鼠胚胎12天,腭板外侧上皮开始局部增生,形成皱褶,并出现*Shh*基因的局限性表达。在小鼠胚胎第13.5天,转录因子Osr2在外侧腭板间充质中表达最强,在内侧间充质中表达较弱,而Osr1只在外侧腭板间充质中表达。Osr2缺失导致腭板内侧间充质细胞增殖减少和腭板内外侧模式的破坏,并引发腭裂。Osr2缺失未引发腭板外侧细胞增殖障碍,可能是由于Osr2与Osr1存在部分功能冗余。因为用Osr1替换Osr2编码序列,可挽救*Osr2*缺失小鼠的腭裂表型。腭板内外侧模式形成,也涉及转录因子Dlx5。Dlx5与Fgf7在腭板内侧间充质中共表达,而在*Dlx5*突变小鼠腭板中Fgf7表达明显减少,而Shh表达扩展到内侧腭上皮。在体外培养中,外源性Fgf7可以抑制腭板Shh表达,因此推测Fgf7抑制了Shh的表达,使其无法从腭外侧上皮扩展到内侧上皮。

三、发病机制

(一)腭板抬升/重新定向

在腭发育的特定时间,腭板从舌两侧的垂直向生长,快速翻转到舌上方而转变为水平向生长。腭裂动物模型研究显示,腭板抬升方式在腭前部与后部并不相同,前部是整体向上翻转,而中后部则是通过从内侧壁水平突出,并伴随外侧壁退缩而导致腭板的重新定向生长。转录因子 Osr2、Pax9 与 Ldb1 基因缺失小鼠模型均出现腭板抬升失败,机制是腭板内侧间充质细胞增殖减少,影响了内侧腭板水平向生长,从而减少腭板内侧的收缩力。持续性激活 Fgfr2 突变体($Fgfr2^{C342Y/C342Y}$)或过表达 Fgf8 导致腭板内侧间充质细胞过度增生和延迟抬高,从而导致腭裂,而 FGF-ERK/MAPK 信号转导通路在这两种突变小鼠中都被过度激活。当 FGF-ERK/MAPK 信号转导途径的负调节因子 Sprouty 2(Spry2)缺失时,同样会因为腭板细胞增殖导致腭板抬升失败。

Wnt-平面细胞极性信号通路(planar cellular polarity,PCP)在细胞内的信号传导,是由小分子 GTP 酶 Rac1、RhoA 和 Cdc42 介导的,在多种环境下调节细胞运动和细胞极性。在多种缺乏 Wnt-PCP 通路活性的小鼠模型中,都观察到了腭板抬升障碍,在腭板体外培养中过表达 Rac1 会破坏腭板抬升。Wnt5a 能够与 Ror2 和 Fzd1 或 Fzd2 形成受体复合物结合,并激活 Wnt-PCP 信号通路。大约 50% 的 Fzd2 缺失小鼠和所有 Fzd1/Fzd2 双缺失小鼠,都出现腭裂表型。Wnt5a 与 Ror2 突变小鼠胚胎,也表现出腭板抬升失败,其腭板间充质细胞由后部向前部迁移受阻。另外,缺乏 Wnt-PCP 通路组分 Prickel 的小鼠,也表现出腭板抬升缺陷与腭裂。因此,可以推测腭间充质细胞内的 Wnt-PCP 信号通路很可能是腭板抬升过程中细胞行为的基础。

在腭发育中,Wnt/β-Catenin 经典信号通路局限性表达在腭板上皮褶皱处,在腭间充质中并无分布。在腭上皮中敲除或过表达 β-Catenin 均会导致小鼠发生腭裂,但并不影响腭板抬升。尽管经典 Wnt/β-Catenin 信号通路表达可能并非是腭板抬升所必需的,但在腭板间充质中过表达 Wnt/β-Catenin 信号的 K14-cre;Ctnnb1^{ex3f} 和 Osr2-cre;Ctnnb1^{ex3f} 小鼠,则会引发腭板抬升障碍并导致腭裂(图 13-2-2)。另外,Gsk3b 是通过介导 β-Catenin 降解来抑制 Wnt/β-Catenin 信号通路的,在腭上皮中敲除 Gsk3b 却会导致腭板抬升缺陷,并伴有上皮细胞增殖减少与凋亡增加,这提示了 Gsk3b 可能不是通过 Wnt/β-Catenin 经典信号通路调控腭板抬升的。

(二)腭板接触、黏附与融合

双侧腭板转为水平向生长后,最初发生接触的部位是腭前部第二组上皮褶皱的后方,接着从最初接触处向前后两个方向延展。发生接触的腭板内侧上皮出现桥粒形成的相关蛋白表达,从而产生特定的黏附性,以确保腭上皮不与其他部位例如舌上皮的融合。双侧腭板在中线黏附后,上皮细胞间形成桥粒并迅速聚集,进而形成腭中嵴上皮(MEE),再演化为腭上皮中缝(MES)。待腭上皮中缝被清除后,才能实现双侧腭板的真正融合。尽管多项研究发现,在腭板融合时中缝上皮发生细胞凋亡,但是腭中缝上皮细胞被清除的分子机制仍不十分清楚。

双侧腭板的腭中嵴上皮在中线处黏附,是腭板融合的关键起始,其分化与黏附能力失调可导致腭裂。胚胎期的口腔上皮包括腭突上皮最外层,均为扁平状上皮细胞。其中,Jag2 是维持外层上皮细胞所必需的,因为 Jag2 缺失可导致腭与舌异常粘连而引发腭裂。目前认为,Jag2-Notch 信号是通过维持口腔表皮完整性,来防止腭与口腔组织发生异常粘连的。Jag2 在 Fgf10 缺失小鼠胚胎腭上皮中表达减少,会使该小鼠发生腭舌融合,这表明 Fgf10 信号是作用于 Jag2-Notch 信号通路上游的分子。

干扰素调节因子 6(IRF6)功能缺失,与几乎所有的人类综合征性与非综合征性腭裂相关。IRF6 缺失小鼠表现为上皮细胞未分化增生而引发口腔粘连与腭裂。缺乏转录因子 P63 的小鼠上皮表层变薄,并且分化不良,同时出现腭裂与 IRF6 表达减少。P63 与 IRF6 双重杂合突变小鼠,无法维持上皮表层细胞生存,从而导致腭板融合失败。在胚胎口腔上皮分化为多层后,P63 可直接激活 IRF6,IRF6 通过 P21

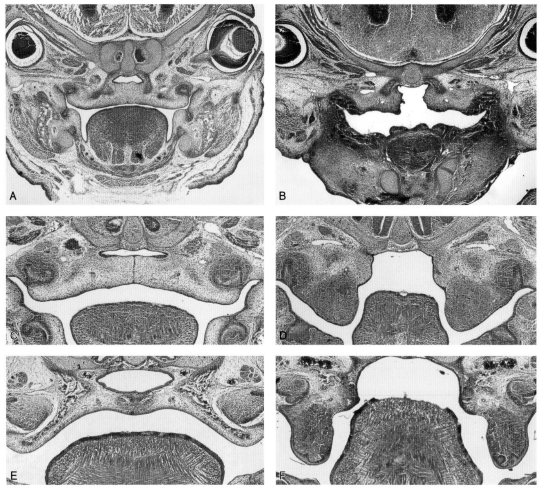

图 13-2-2　Wnt/β-Catenin 经典信号通路激活小鼠出现腭裂表型

A、B. 胚胎 14.5 天野生型与 K14-cre;Ctnnb1^ex3f 小鼠胚胎颅颌面部冠状切面（Masson,4×）;C、D. 胚胎 14.5 天野生型和 Osr2-cre;Ctnnb1^ex3f 小鼠腭部冠状切面;E、F. 胚胎 16.5 天野生型和 Osr2-cre;Ctnnb1^ex3f 小鼠腭部冠状切面（Masson,20×）。

促进蛋白酶体介导的降解,诱导表皮细胞退出细胞周期,从而抑制表皮基底细胞层中 P63 蛋白水平。而腭上皮中 ACVR1 介导 BMP 信号异位激活,可以通过上调 P63 导致腭中嵴上皮持续存在,并引起黏膜下裂,这表明 P63 下调是腭融合的必要条件。以上结果表明,口腔(包括腭突)上皮最外层细胞充当了防止病理性上皮粘连的屏障,其正常分化可以防止腭板与其他口腔结构发生异常黏附。腭中缝上皮崩解消融是保证腭间充质完全融合的前提条件。目前认为,腭中缝上皮消融的细胞生物学机制存在 3 种假说:①上皮间充质转化(epithelial-mesenchymal transition,EMT);②腭中缝上皮凋亡;③腭中缝上皮细胞向口腔和/或鼻腔方向迁移。应用小鼠模型进行的细胞生物学、胚胎学和发育遗传学研究发现,这三种机制可能都在腭中缝上皮的消融中发挥作用。同时,也有人提出,腭中缝上皮消融的机制可能沿腭板前后轴存在差异。

转化生长因子 β3(TGFβ3)在腭板的黏附和融合过程中也起重要作用。TGFβ3 表达在腭板内侧边缘上皮细胞,并且在腭板抬升前覆盖整个腭板上皮表层。但特异性失活经典 TGFβ-Smad4 信号通路并未破坏腭板融合,表明依赖 Smad 的经典信号 TGFβ 通路并不是维持腭板融合的唯一途径。TGFβ-p38-MAPK 通路的活性在融合的腭板的上皮细胞中升高,而 TGFβ-p38-MAPK 通路的抑制剂够阻断腭中嵴上皮中细胞凋亡和腭中嵴上皮消融。这些结果表明,经典 TGFβ-Smad4 信号通路和非经典 TGFβ-p38-MAPK 信号通路都能够驱动腭板融合。缺乏 TGFβ3 的小鼠腭板上皮细胞持久性存在,并伴有显著 IRF6 的表达减少和腭板融合失败。在基底上皮细胞中表达 *IRF6* 转基因,可以部分挽救 TGFβ3 缺失导致的腭板融合失败。TGFβ3 被认为是通过抑制腭中嵴上皮 Jag2-Notch 信号通路而破坏上皮完整性来促进腭板融合的,Ⅰ型和Ⅱ型 Tgf 受体在腭上皮失活时不影响腭板最初发生粘连,但会因为腭中缝上皮细胞凋亡显著减少而不发生消融,导致腭裂。这表明 TGFβ3 信号通路调控腭中缝上皮细胞程序性死亡。经典 Wnt/β-catenin 信号通路,也可以通过调控腭中嵴细胞中 TGFβ3 表达调控腭中缝上皮消融,在腭上皮细胞内特异性敲除 β-catenin(Ctnnb1)会导致 TGFβ3 表达缺失,细胞凋亡减少,腭板融合失败。

(三)腭骨化与腭骨形成

在胚胎发育第 8 周,两侧上颌骨各出现一个骨化中心,两侧腭骨也各出现一个骨化中心。硬腭是膜内骨化方式,由神经嵴来源间充质凝集并直接分化为成骨细胞。腭的骨化与腭的融合是相互独立的过程,即使腭板不能抬升或融合,腭骨的骨化也可能发生。而腭骨在骨化不良的情况下,即使腭板能够融合,也会导致在人类中发病率很高的黏膜下腭裂。腭间质中 IA 型 Bmp 受体(Bmpr1a)失活的 Osr2-IresCre;Bmpr1a^ff 小鼠,由于缺乏间充质凝集与上颌骨腭突成骨作用减弱,而导致黏膜下腭裂。转录因子 Tbx22 也是腭骨形成所必需的,*Tbx22* 基因缺失小鼠胚胎表现为完全性腭裂或黏膜下腭裂,并伴有成骨细胞分化延迟与骨量减少。

四、前沿热点

腭板由垂直生长到反转上抬到水平位的过程非常迅速。尽管学者们曾经认为,腭板迅速反转上抬的原因可能是外力造成的(例如来自舌或颌骨运动的力,或由于腭板上方和下方的压差而产生的力),但目前主要认为是腭板间充质提供了抬升的内在动力。对腭板间充质细胞的细胞核与高尔基体排列方向的分析表明,腭板前部间充质细胞在腭板抬升阶段翻转了大约 90°,而腭板后部间充质细胞几乎转了 180°。同时,肌动蛋白纤维在腭板中部与后部区域朝向上内侧壁排列。这些研究结果提示,腭板抬升源于内部力量。由于肌动蛋白纤维与形成腭板中后部内侧壁突起的腭间充质细胞的细胞核方向一致,也产生了腭板在中部和后部区域重新定向,是由基于肌动蛋白收缩的细胞运动而驱动的假说,而腭板内细胞外基质组成和硬度差异也有助于组织重塑。但目前尚需要进一步研究来阐明,细胞收缩是如何使腭板抬高及重新定向的。

在腭间充质细胞外基质中,主要有三种细胞外糖胺聚糖,即透明质酸、硫酸乙酰肝素和硫酸软骨素。透明质酸是结合大量水分子的细胞外糖胺聚糖。由于透明质酸在发育中的腭间充质中差异分布,可以推测透明质酸在腭间充质特定部位积累到较高水平,会产生渗透压力,使腭板移动重塑。高尔基体相关蛋白 Golgb1 缺乏小鼠胚胎表现出腭板抬升失败,并伴随着腭间充质中透明质酸的积累显著减少。除了透明质酸,在发育中的腭组织中,几种其他的细胞外基质成分也有不同的表达。其中,Tenascin-C 在腭中部和后部间充质最先表达,但在腭板抬升前扩大到整个前部腭间充质,而 Tenascin-W 表达限制于腭间充质的鼻中隔区域。*Foxf2* 突变小鼠出现腭板抬升失败,并且几种细胞外基质成分,如 Tenascin-C、Fibronectin 与 integrin-β1 表达均减少。因而,透明质酸或者其他糖胺聚糖是否对于腭板抬升产生力量仍未可知。细胞外基质除了被认为可能通过水合作用为腭板抬升提供内在力量外,还被认为参与了腭部生长的调控。*Adamts9* 与 *Adamts20* 编码分泌性金属蛋白酶,主要作用是水解多功能蛋白聚糖。*Adamts9* 和 *Adamts20* 双重突变小鼠的腭板蛋白聚糖减少,从而导致腭裂抬升障碍。另外,对 Versican 和 Adamts20 功能的同时干扰,也会导致腭细胞增殖减少。因此,可以推测细胞外基质分子(如多功能蛋白聚糖蛋白)水解后,可能产生具有促生长活性的生物活性片段,而其可能间接影响调节腭部生长的经典信号分子的分布或活性,尚需要进一步研究验证。

第三节　舌发育畸形

一、临床分型和表现

舌是一个具有高度活动度的肌肉器官,占据了大多数脊椎动物的口腔和上咽,行使咀嚼、吞咽、口腔清洁和发声等重要功能。在解剖学上,舌由舌根、舌下表面和舌背组成,并通过舌中隔分成对称的两半。舌背部被 V 形线或界沟分成口前区和咽后区。舌的高活动性,是通过复杂的舌外和舌内肌群实现的。舌外肌群由成对的舌骨舌肌、颏舌肌、茎突舌骨肌和腭舌肌组成,分别附着于舌骨、下颌骨、颅底和软腭,能使舌进行广泛的运动。舌内肌群包括上下纵向、横向和垂直群,通过舌中隔作用,可以显著改变舌的三维形状,进一步增强了舌的灵巧性。

先天性舌畸形会对新生儿健康产生直接影响。最轻微的舌畸形是短舌畸形或舌强直,其特征是舌系带缩短或增厚导致舌运动受限。短舌畸形的病因尚不清楚,通常会导致新生儿早期母乳喂养的问题,但可以通过系带切除术改善症状。比短舌畸形更严重的舌畸形,从舌体完全缺失(无舌畸形)到舌体变小(小舌畸形)或变大(大舌畸形)。此外,先天性舌畸形还包括分叉舌或错构瘤等。小舌畸形比无舌畸形更常见。先天性大舌畸形是舌的异常肿大,可能是由于肌肉组织过度生长或血管异常引起的。大舌畸形影响下颌和牙列的生长,还会引起语言和饮食障碍、擦伤、打鼾和气道阻塞,其治疗取决于具体病因和严重程度。

严重的先天性舌畸形常作为某些综合征表现的一部分,例如无舌或小舌畸形可能是 Treacher-Collins 综合征、Moebius 综合征、Hanhart 综合征或 Hanhart 综合征(又名 hypoglossia-hypodactylia 综合征)综合征等。而大舌畸形,往往出现在 Down 综合征和 Beckwith-Wiedemann 综合征中,以及其他一些以生长缺陷为特征的异常病症中,如甲状腺机能亢进或胰岛素样生长因子-2(*IGF-2*)基因过度表达产生的肌肉肥大。需要指出的是,大舌畸形分为真性大舌畸形和相对大舌畸形。前者是舌体体积的绝对增大。后者往往是由于下颌其他组织的病变,改变了舌的相对位置形态,导致的功能性障碍。例如,Down 综合征患者可能有正常大小的舌体,但由于伴有小颌畸形,导致舌突出,形成相对大舌畸形。相比综合征性舌畸形,非综合征性舌畸形则很少见。有关伴有舌畸形的人类综合征可详见表 13-3-1。

表 13-3-1　伴有舌畸形的人类综合征

综合征	舌症状	致病相关基因位点
α 地中海贫血/智力低下综合征(alpha-thalassemia/mentalretardation syndrome)	突出舌/吐舌	*ATRX*/Xq21.1
胼胝体发育不全伴周围神经病变(agenesis of the corpus callosum with peripheral neuropathy)	突出裂纹舌	*SLC12A6*/15q14
无下颌并耳畸形综合征(agnathia-otocephaly complex)	小舌症	*PRRX1*/1q24.2
Angelman 综合征/天使综合征/快乐木偶综合征(Angelman syndrome)	突出舌/吐舌,大口畸形/颊横裂,流涎	Ubiquitin protein ligase E3A(*UBE3A*)/15q11.2
耳髁状突综合征 3(auriculocondylar syndrome 3)	舌错构瘤,舌附属物,舌下垂/舌后坠	*EDN1*/6P24.1
远端关节弯曲综合征 5D 型(arthrogryposis distal type 5D)	中央舌萎缩(部分患者),沟纹舌/沟状舌	*ECEL1*/2q37.1
早发型共济失调眼球运动失用和低蛋白血症(ataxia, early-onset, with oculomotor apraxia and hypoalbuminemia)	舌肌束颤动	*APTX*/9q21.1
共济失调-毛细血管扩张症(ataxia-telangiectasia)	舌肌张力障碍	*ATM*/11q22.3

续表

综合征	舌症状	致病相关基因位点
Au-Kline 综合征（Au-Kline syndrome）	舌中线皱褶	HNRNPK/9q21.32
自发炎症、脂肪代谢障碍和皮肤病综合征（autoinflammation, lipodystrophy, and dermatosis syndrome）	巨舌症	PSMB8/6p21.32
常染色体显性先天性肌强直（autosomal dominant myotonia congenita）	舌肌强直	CLCN1/7q34
常染色体隐性先天性肌强直（autosomal recessive myotonia congenita）	舌肌强直	CLCN1/7q34
Baraitser-Winter 综合征（Baraitser-Winter syndrome）	突出舌/吐舌	ACTB/7q22.1
Bannayan-Riley-Ruvalcaba综合征（Bannayan-Riley-Ruvalcaba syndrome）	舌息肉	PTEN/10q23.31
贝-维综合征（Beckwith-Wiedemann syndrome）	巨舌症	NSD1/5q35.3, ICR1/11p15.5, H19/11p15.5, KCNQ1OT1/11p15.5, CDKN1C/11P15.4
Brown-Vialetto-Van Laere 综合征 1（Brown-Vialetto-Van Laere syndrome 1）	舌萎缩，舌肌束颤动	SLC52A3/20p13
Brown-Vialetto-Van Laere 综合征 2（Brown-Vialetto-Van Laere syndrome 2）	舌肌束颤动	SLC52A1/8q24.3
心-面-皮肤综合征（cardiofaciocutaneous syndrome）	吐舌习惯	BRAF/7q34
Catel-Manzke 综合征/伴有多指节与示指弯曲的皮埃尔·罗班综合征（Catel-Manzke syndrome）	舌下垂/舌后坠	TGDS/13q32.1
4J 型/常染色体隐性遗传性脱髓鞘型遗传性运动感觉周围神经病（Charcot-Marie-Tooth disease, type 4J）	影响舌运动的运动功能障碍	FIG4/6q21
腭裂伴舌系带短缩（cleft palate with ankyloglossia）	舌系带短缩	TBX22/Xq21.1
蚕茧综合征（cocoon syndrome）	突出舌/吐舌	CHUK/10q24.31
Cerebro Oculo Dento Auriculo Skeletal 综合征/脑眼针牙耳骨综合征（cerebro oculo dento auriculo skeletal syndrome, CODAS syndrome）	舌偏侧萎缩症（部分患者）	LONP1/19P13.3
联合性细胞和体液免疫缺陷伴肉芽肿（combined cellular and humoral immune defects with granulomas）	舌肉芽肿	RAG1/11p12, RAG2/11p12
联合性垂体激素缺乏症（combined pituitary hormone deficiency, CPHD）	巨舌症（未治疗的甲状腺功能减退）	POU1F1/3p11.2
2a 型先天性糖基化障碍（congenital disorderof glycosylation, type Ⅱa）	突出舌/吐舌	MGAT2/14q21.3
先天性心脏病、舌错构瘤与多指畸形（congenital heart defects, hamartomas of tongue and polysyndactyly）	舌息肉（错构瘤）	WDPCP/2p15
与胰腺胆碱受体缺乏相关的先天性肌无力综合（congenital myasthenic syndrome associated with AChR deficiency）	舌肌无力	CHRNE/17P13.2
考登综合征/多发性错构瘤综合征（Cowden syndrome）	阴囊舌/裂缝舌/皱襞舌，口腔乳头状瘤	PTEN/10q23.31

续表

综合征	舌症状	致病相关基因位点
克斯提洛氏弹性蛋白缺陷症/小黑人症/先天性水痘综合征（Costello syndrome）	巨舌症	*HRAS*/11p15.5
全身性扭转性肌张力障碍（torsion dystonia）	舌肌张力障碍	*THAP1*/8p11.21
唐氏综合征（Down syndrome）	突出舌/吐舌	21q22.3
常染色体隐性遗传性先天性角化不良（dyskeratosis congenita. autosomal recessive 1）	紫舌，变色/褪色	*NOLA3*/15q14
先天性角化不良（dyskeratosis congenita）	舌头发蓝（常染色体隐性遗传）	*TERT*/5p15.33
外胚层发育不良/矮身体综合征（ectodermal dysplasia/short stature syndrome）	舌色素沉着	*GRHL2*/8q22.3
埃利伟综合征/软骨外胚层发育不良（Ellis-van Creveld syndrome）	分叉舌	*EVC2/EVC*/4p16.2
营养不良性大疱性表皮松解症（epidermolysis bullosa dystrophica）	舌粘连	*COL7A1*/3p21.31
家族性自主神经功能障碍（familial dysautonomia）	舌菌状乳头减少或缺失	*IKBKAP*/9q31.3
局灶性真皮发育不全/灶性皮肤发育不全（focal dermal hypoplasia）	舌大乳头状瘤	*PORCN*/Xp11.23
Ⅱ型糖原贮积症（glycogen storage disease Ⅱ）	巨舌症	*GAA*/17q25.3
先天性致死性心脏糖原贮积症（glycogen storage disease of heart, lethal congenital）	巨舌症（在部分患者中）	*PRKAG2*/7q36.1
生长迟缓，发育迟缓，面部畸形症候群（growth retardation, developmental delay, facial dysmorphism）	突出舌/吐舌	*FTO*/16q12.2
ⅡD 型遗传性感觉和自主神经病变（hereditary sensory and autonomic neuropathy type ⅡD，HSAN2D）	舌菌状乳头数目减少	*SCN9A*/2q24.3
贺勒氏综合征/粘脂沉积症Ⅰ型/脂肪软骨营养障碍（Hurler syndrome）	巨舌/胖大舌	*IDUA*/4p16.3
由甲状腺发育不全或再生不良引起的先天性甲状腺功能减退症（hypothyroidism, congenital, due to thyroid dysgenesis or hypoplasia）	巨舌症	*PAX8*/2q14.1
躯体的下丘脑错构瘤（hypothalamic hamartomas, somatic）	小舌症	*GLI3*/7P14.1
免疫缺陷着丝粒不稳定面部畸形综合征 1（immunodefiency-centromeric instability-facial anomalies syndrome 1）	突出舌/吐舌，巨舌症	*DNMT3B*/20q11.21
Joubert 综合征 1（Joubert syndrome 1）	间歇的舌运动，突出舌/吐舌，舌软组织肿瘤	*INPP5E*/9q34.3
幼年肌萎缩侧索硬化-2（juvenile amyotrophic lateral sclerosis-2）	舌头运动困难	*ALS2*/2q33.1
角膜炎鱼鳞病耳聋综合征（keratitis-ichthyosis-deafness syndrome）	阴囊舌/裂缝舌/皱襞舌	*GJB2*/13q12.11
粘滞综合征（Kleefstra syndrome）	巨舌症	*EHMT1*/9q34.3
Lenz-Majewski 骨增生性侏儒症（Lenz-Majewski hyperostotic dwarfism）	小舌症	*PTDSS1*/8q22.1
李-佛美尼综合征（Li-Fraumeni syndrome）	舌癌	*TP53*/17p13.1

续表

综合征	舌症状	致病相关基因位点
下颌骨发育不良（mandibuloacral dysplasia）	舌乳头缺失	LMNA/1q22
梅克尔综合征（Meckel syndrome1）	分叶舌	MKS1/17q22
精神发育迟滞低张相综合征（mental retardation-hypotonic facies syndrome, X-linked）	突出舌/吐舌	ATRX/Xq21.1
Claes-Jensen 型智力迟缓 X 连锁综合征（mentalretardation, X-linked, syndromic, Claes-Jensen type）	阴囊舌/裂缝舌/皱襞舌	KDM5C/Xp11.22
小眼畸形 5 型（microphthalmia, syndromic 5）	退化舌/未充分发展的舌/原始舌，无颌畸形	OTX2/14q22.3
小眼畸形 6 型（microphthalmia, syndromic 6）	小舌症	BMP4/12q22.2
1 型强直性肌营养不良（myotonic dystrophy 1）	舌肌强直	DMPK/19q13.32
穆利布雷侏儒（Mulibrey nanism）	相对小舌症	TRIM37/17q22
多发性内分泌肿瘤（multiple endocrine neoplasia）	唇舌神经瘤	RET/10q11.21
肌营养不良症（muscular dystrophy-dystroglycanopathy）	轻度舌肥大	LARGE/22q12.3
神经肌强直与轴突神经病（neuromyotonia and axonal neuropathy）	在一个家庭出现舌强直收缩	HINT1/5q23.3
非光敏性毛发硫营养不良症 4（nonphotosensitive Trichothiodystrophy 4）	舌白斑	MPLKIP/7p14.1
残毁性掌跖角皮综合征（olmsted syndrome）	舌黏膜白斑/白斑角化症	TRPV3/17p13.2
常染色体隐性外胚层发育不良（odontoonychodermal dysplasia）	光滑舌，菌状乳头、丝状乳头减少	WNT10A/2q35
Okur-Chung 神经发育综合征（Okur-Chung neurodevelopmental syndrome）	突出舌/吐舌	CSNK2A1/20p13
Ⅰ型口面指综合征（orofacialdigital syndrome Ⅰ）	分叶舌（30%~45%），分叉舌，舌结节，舌错构瘤（70%）	OFD1/Xp22.2
Ⅳ型口面指综合征（orofacialdigital syndrome Ⅳ）	分叶舌，舌结节	TCNTN3/10q24.1
Ⅴ型口面指综合征（orofacialdigital syndrome Ⅴ）	分叶舌	DDX59/1q32.1
Ⅵ型口面指综合征（orofacialdigital syndrome Ⅵ）	分叶舌，舌的结节，舌下结节	C5orf42/5p13.2
ⅩⅣ型口面指综合征（orofacialdigital syndrome ⅩⅣ）	裂舌，分叶舌，舌的错构瘤	C2CD3/11q13.4
ⅩⅤ型口面指综合征（orofacialdigital syndrome ⅩⅤ）	分叶舌	KIAA0753/17p13.1
ⅩⅥ型口面指综合征（orofacialdigital syndrome ⅩⅥ）	舌的错构瘤，多系带，舌囊肿	TMEM107/17p13.1
伴或不伴有局限性奢状过骨症/科斯综合征的骨斑症/全身脆弱性骨硬化（osteopoikilosis with or without melorheostosis/ Buschke-Ollendorff syndrome）	舌丘疹	LEMD3/12q14.3
3 型先天性指甲肥厚（pachyonychia congenita 3）	舌黏膜白斑病，裂纹舌	KRT6A/12q13.13
4 型先天性指甲肥厚（pachyonychia congenita 4）	舌角化过度	KRT6B/12q13.13
Pallister-Hall 综合征（Pallister-Hall syndrome）	多颊系带，小舌症	Gli3/7p14.1
白甲病、肢端点状角化病、唇炎和关节垫脱皮（peeling skin with leukonychia, acral punctate keratoses, cheilitis, and knuckle pads）	舌黏膜白斑	CAST/5q15
皮特-霍普金斯样综合征（Pitt-Hopkins-Like Syndrome）	突出舌/吐舌	NRXN1/2p16.3

续表

综合征	舌症状	致病相关基因位点
腘翼状胬肉综合征（popliteal pterygium syndrome）	舌发育不全	RIPK4/21q22.3
Rabson-Mendenhall 综合征/黑棘皮-多毛-胰岛素抵抗综合征（Rabson-Mendenhall syndrome）	大裂纹舌	INSR/19p13.2
Raine 综合征/致死性骨硬化性骨发育不良（Raine syndrome）	大突出舌/吐舌	FAM20C/7p22.3
雷特综合征（Rett syndrome）	吐舌习惯/吞咽功能异常	FOXG1/14q12
Revesz 综合征（Revesz syndrome）	舌白斑	TINF2/14q12
Ritscher-Schinzel 综合征 2（Ritscher-Schinzel syndrome 2）	突出舌/吐舌	CCDC22/Xp11.23
Robin 序列征伴下颌骨裂和肢体异常（Robin sequence with cleft mandible and limb anomalies）	Pierre-Robin 综合征	DDX48/17q25.3
罗毕诺综合征/机器人综合征（Robinow syndrome）	分叉舌	ROR2/9q22.31
胎儿面容综合征	双叶舌	DVL3/3q27.1
常染色体显性遗传 Robinow 综合征 1（Robinow syndrome, autosomal dominant 1）	巨舌症，分叉舌	WNT5A/3p14.3
赛加瓦综合征（Segawa syndrome）	舌颤动	TH/11p15.5
短肋骨胸廓发育不良 3 伴或不伴多指畸形（short-rib thoracic dysplasia 3 with or without polydactyly）	分叉舌（罕见）	DYNC2H1/11q22.3
短肋骨胸廓发育不良 6 伴或不伴多指畸形（short-rib thoracic dysplasia 6 with or without polydactyly）	小舌症（罕见），舌错构瘤（部分患者）	NEK1/4q33
短肋骨胸廓发育不良 14 伴多指畸形（short-rib thoracic dysplasia 14 with polydactyly）	多系带，多发性舌错构瘤	KIAA0586/14q23.1
1 型 Simpson-Golabi-Behmel 综合征（Simpson-Golabi-Behmel syndrome Type 1）	巨舌症	GPC3/Xq26.2
Smith-Lemli-Opitz 综合征/小头-小颌-并趾综合征（Smith-Lemli-Opitz syndrome）	舌发育不全	DHCR7/11q13.4
肯尼迪脊髓和延髓性肌萎缩（spinal and bulbar muscular atrophy of Kennedy）	舌萎缩	Androgen receptor/Xq12
脊髓性肌萎缩-1（spinal muscular atrophy-1）	舌肌束颤动/肌纤维颤动	SMN1/5q13.3
脊髓性肌萎缩-2（spinal muscular atrophy-2）	舌肌束颤动/肌纤维颤动	SMN1/5q13.2
脊髓性肌萎缩-3（spinal muscular atrophy-3）	舌肌束颤动/肌纤维颤动	SMN1/5q13.2，SMN2/5q13.2
常染色体隐性遗传脊髓小脑共济失调 8（spinocerebellar ataxia, autosomal recessive 8）	舌肌束颤动，舌萎缩	SYNE1/6q25.2
Stuve-Wiedman 综合征（Stuve-Wiedmann Syndrome）	光滑舌，无菌状乳头（在较大孩子中）	LIFR/5p13.1
婴儿猝死伴睾丸发育不全综合征（sudden infant death with dysgenesis of the testes syndrome）	舌肌束颤动	TSPYL1/6q22.1
双胎动脉反向灌注综合征（TARP syndrome）	舌结节（罕见）	RBM10/Xp11.3
1 型遗传性出血毛细血管扩张（telangiectasia, hereditary hemorrhagic, type 1）	舌毛细血管扩张症	ENG/9q34.11

续表

综合征	舌症状	致病相关基因位点
Troyer 综合征（Troyer syndrome）	舌运用障碍/运动困难	*SPG20*/13q13.3
皮肤黏膜类脂沉积症（Urbach-Wiethe disease）	厚舌	*ECM1*/1q21.2
多发性皮肤和黏膜静脉畸形（venous malformations, multiple cutaneous and mucosal）	舌血管畸形/脉管畸形	*TEK*/9p21.2
维亚克尔-沃尔夫综合征（Wieacker-Wolff syndrome）	舌肌劳损/舌肌运用障碍	*ZC4H2*/Xq11.2
A 型着色性干皮病（xeroderma pigmentosun group A）	舌癌	*XPA*/9q22.33
济-拉氏综合征 1/齿龈瘤-指畸形-肝脾肿大（Zimmermann-Laband syndrome 1）	巨舌症	*KCNH1*/1q32.2

资料来源：COBOURNE M T，ISEKI S，BIRJANDI A A，et al.How to make a tongue：Cellular and molecular regulation of muscle and connective tissue formation during mammalian tongue development. Semin Cell Dev Biol，2019，91：45-54.

二、发育过程

胚胎期舌发育的第一个形态特征是在人胚胎第 4 周末（小鼠胚胎 10.5 天）时，第一咽弓基底部间充质形成的正中舌隆突，随后在正中舌隆突两侧形成了成对的侧舌隆突。正中隆突和侧舌隆突生长融合，并最终形成舌原基的前 2/3。大约在同一时间，起源于第三和第四咽弓中线的咽下隆突迅速生长，形成舌原基的后 1/3。而起源于第四咽弓的会厌隆突则形成喉部会厌，构成舌的最后边界。舌原基的前 2/3 和 1/3 发生融合，融合部位即形成界沟。舌体组织是由复层鳞状上皮、舌肌和神经嵴细胞衍生的间充质构成的。其中，上皮来源于第一和第二咽弓的外胚层和内胚层，舌肌来源于轴旁中胚层演化而来的枕部肌结，而舌结缔组织成分（包括血管和周围平滑肌细胞等）来源于颅神经嵴细胞。

（一）舌神经支配

不同部位的舌组织起源于不同的胚层，这也解释了舌神经支配的多样性。舌前 2/3 黏膜来自第一咽弓，其一般感觉由舌前神经，即第Ⅴ对颅神经（三叉神经）的舌支提供，舌后 1/3 黏膜来自第三咽弓，由第Ⅸ对颅神经（舌咽神经）支配感觉，而位于会厌最后部黏膜来自第四咽弓，由第Ⅹ对颅神经（迷走神经）的喉上支支配一般感觉和味觉。舌前 2/3 的味觉与第Ⅶ对颅神经（面神经）的鼓索神经分支，以及前神经（来源于第二咽弓的神经）有关，但舌前 2/3 区域中的轮廓乳头和舌后 1/3 的味觉，都是由舌咽神经支配的。舌肌来自枕部肌节，随舌下神经迁移到发育中的舌体。所有的舌外肌和舌内肌（除腭舌肌外）均由舌下神经（第Ⅻ对颅神经）支配，腭舌肌由副神经（第Ⅺ对颅神经）通过咽丛支配。

（二）舌肌祖细胞的迁移

形成舌肌的祖细胞，起源于躯干和头部交界处枕部第 2~5 体节中的肌祖细胞。这些肌源性祖细胞失去上皮形态，分层为单个细胞后脱离体节，形成一个细胞群，经舌下索迁移到舌原基。肌源性祖细胞向颌面部（包括舌原基）迁移本身不需要神经嵴来源的间充质细胞。然而，当肌源性祖细胞进入颅面区域时，会与神经嵴来源的间充质细胞通过细胞间相互作用，决定细胞命运，调节舌形态发生过程。

c-Met（编码肝细胞生长因子酪氨酸激酶受体的原癌基因）对于肌源性祖细胞从体节迁移到四肢和舌原基是必不可少的。如果 *c-Met* 缺失，小鼠骨骼肌和舌肌都无法发育。Gab1（编码 GRB2 相关结合蛋白 1）是磷酸化 *c-met* 的重要因子，介导肝细胞生长因子（HGF）信号通路。*c-met* 和 HGF 之间的相互作用，不仅对于肌源性祖细胞从体节中分离出来是必需的，而且对于肌源性祖细胞的迁移和存活也是必需的。HGF 通过磷脂酰肌醇 3 激酶（PI3K）介导基质金属蛋白酶 9（MMP-9）的表达，诱导肌源性祖细胞的迁移。而 *Gab1* 突变的小鼠与 HGF 和 *c-Met* 功能缺乏的小鼠，在舌下索中迁移的肌源性祖细胞数量减少，导致相应的舌内肌也减少。Lbx1（编码转录因子瓢虫同源框 1）只在迁移中的肌源性祖细胞中表达，Lbx1 缺失仅影响四肢的肌源性祖细胞的迁移，但舌的形成大体正常。这表明，不同亚群肌源性祖细胞在迁移过程中受到不同的信号引导。

肌源性祖细胞增殖由 Six1-Eya1(转录辅激活因子和磷酸酶 1)-DACH1 转录复合物调控。*Six1* 突变小鼠舌体积明显下降,颏舌肌缺失,而 *Six1* 和 *Eya1* 双重缺失,使得舌肌缺失更为严重。Six 家族转录因子之间似乎存在功能冗余,因为 *Six4* 突变小鼠舌肌发育正常,而 *Six1* 与 *Six4* 双基因突变小鼠,比 *Six1* 突变体肌肉缺失更严重,出现颏舌肌缺失,以及舌内肌明显减少。

(三) 舌肌祖细胞的分化

舌肌源性细胞的分化,与躯体其他部位的肌源性细胞分化过程几乎相同。成肌调节因子家族成员 *Myf5* 和 *MyoD*,被认为是成肌细胞命运的决定基因,可促进具有多向分化潜能的间充质细胞向肌源性细胞分化。*Myf5* 或 *MyoD* 缺失,会导致骨骼肌成肌细胞缺失。肌生长素对成肌细胞的终末分化是至关重要的,缺乏肌生长素的小鼠骨骼肌组织发育很差。MRF4 既是一种促进成肌分化的基因,又可能具有决定成肌命运的作用。在 *Myf5* 与 *MyoD* 双缺失的小鼠中,当 *MRF4* 表达不受影响时,骨骼肌仍然能够发育和分化。

Pax3 和 *Pax7* 对肌源性祖细胞的成肌潜能、存活和增生至关重要。*Pax3* 是肌原性祖细胞从体节中分离和迁移到其他肌生成部位所必需的。*Pax7* 是 *Pax3* 的下游基因,对肌卫星细胞的存活至关重要(肌卫星细胞是成年肌肉中静止的单核肌细胞,位于肌膜和终末分化肌纤维基膜之间,作为细胞的储备群体,能够在损伤时增殖,并产生再生肌肉和更多的卫星细胞)。*Pax7* 突变的小鼠在胚胎发育过程中没有明显的肌肉缺陷,但成年 *Pax7* 突变的小鼠缺乏肌卫星细胞,严重损害肌肉再生能力。

(四) 神经嵴细胞在舌发育中的作用

舌的发育,首先是由神经嵴来源的间充质细胞形成舌原基,而后肌源性细胞迁入形成肌性舌组织。神经嵴来源的间充质细胞除了分化成舌中的肌腱和结缔组织,还在舌发育过程中发挥另外两个重要功能:一是作为支架结构,将成肌细胞迁移到成肌核心;二是引导肌源性祖细胞的生存、增殖和分化。研究表明,在胚胎 10.5 天的早期舌原基中,只含有神经嵴来源的间充质细胞。从胚胎 11.5 天开始,舌原基核心内可检测到肌源性祖细胞。到胚胎 14.5 天时,神经嵴来源的间充质细胞在肌纤维束之间,开始分化为结缔组织和肌腱。在舌发育过程中,上皮细胞、神经嵴来源的间充质细胞和肌源性祖细胞之间,存在着复杂的相互作用和信号传导网络,例如 Wnt1-cre;Fam20b^(f/f) 小鼠舌中隔结缔组织明显窄缩(图 13-3-1A~D),舌纵肌与直肌肌群界限不明显,出现交叉与排列紊乱(图 13-3-1E~H)。

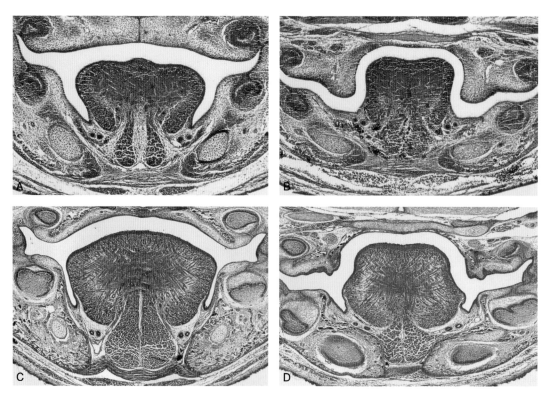

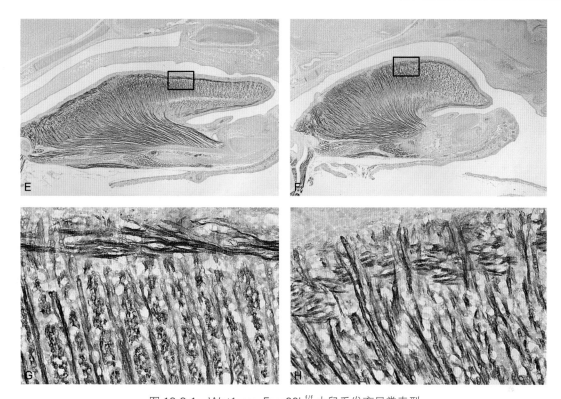

图 13-3-1 Wnt1-cre;Fam20b^{f/f} 小鼠舌发育异常表型

A、B. 胚胎 14.5 天野生型与 Wnt1-cre;Fam20b^{f/f} 小鼠舌冠状切面;C、D. 胚胎 16.5 天,舌中隔结缔组织明显窄缩(Masson,10×);E、F. 胚胎 16.5 天野生型与 Wnt1-cre;Fam20b^{f/f} 小鼠舌矢状切面,肌球蛋白重链(IHC,4×);G、H. 图 E、F 中黑框区域放大(IHC,100×)。

第一咽弓衍生物(包括上颌、下颌及舌)不表达 Hox 基因,而是通过表达 Dlx 家族基因来确定远-近轴和背-腹轴的模式信息和咽弓内器官的极性。Dlx1 和 Dlx2 在上颌突和下颌突中都表达,而 Dlx5 和 Dlx6 只在下颌突中表达。Dlx5 和 Dlx6 失活会导致下颌肌肉的丧失和舌发育受损,但四肢和躯干肌肉不受影响。由于肌源性细胞不表达 Dlx5 和 Dlx6。因此,该结果表明 Dlx5/6 阳性神经嵴来源的间充质细胞在肌形成中具有指导作用。在 Dlx5 和 Dlx6 双缺失小鼠中,颏舌肌和颏舌骨肌缺失,而其他舌肌则减少和走行紊乱,但会表达分化标记物。因此,神经嵴来源的间充质细胞表达 Dlx5/6,是其与肌源性细胞相互作用的必要条件,这将影响肌源性模式形成和分化。此外,Dlx5 和 Dlx6 在下颌远端间充质中诱导转录因子 Hand2 表达后,Hand2 会负反馈抑制 Dlx5 和 Dlx6 的表达,从而抑制了侧舌隆突向下颌远端的延伸,导致无舌畸形。因此,Dlx 基因在舌发育中至少有两个重要作用,一是通过确立第一腮弓的背腹模式而间接地建立了舌的背腹模式,二是调节舌肌的决定和分化过程。

SHH 是一种分泌性信号蛋白,是舌早期发育的标志物。SHH 在舌隆突的背侧上皮中表达,随着舌的发育而局限于舌上皮。舌上皮表达的 SHH 激活下方的神经嵴来源的间充质细胞和肌源性细胞内的 Hedgehog 通路。在缺乏上皮来源的 SHH 信号情况下,舌内神经嵴来源的间充质细胞存活率降低,而中胚层来源的肌肉祖细胞无法迁移到舌原基中。同样,阻断小鼠胚胎舌间充质细胞的 Hedgehog 通路,会引起无舌畸形。在这种突变小鼠(Wnt1-Cre;Smo^{flox/-})在胚胎 10.75 天的舌原基中检测不到肌源性祖细胞,而正常小鼠这一时期的肌源性祖细胞已聚集在下颌弓的舌原基周围。因此,在舌体内部的神经嵴来源间充质细胞中存在的 Hedgehog 信号,可能介导了舌上皮对肌源性祖细胞迁移的指导作用。

舌上皮中存在的经典 Wnt/β-Catenin 信号,被证实可以通过调节 SHH 表达来影响舌发育。在小鼠舌上皮中表达 SHH 的细胞内失活经典 Wnt/β-Catenin 信号通路,可以导致 SHH 表达被下调,表明舌上皮中 SHH 是经典 Wnt/β-Catenin 信号通路的下游基因。舌上皮中经典 Wnt/β-Catenin 信号通路失活,会导致严重小舌畸形,不但侧舌隆突的体积较小,存在融合缺陷,而且完全缺乏味觉乳头,神经嵴来源的间充质细胞数量也严重减少。抑制舌上皮 Wnt 配体转运,会导致不能形成复层上皮,同时出现结缔组织固有层缺失,以及舌纵肌纤维减少和排列紊乱。这表明,舌上皮内的经典 Wnt/β-Catenin 信号通路,对于驱动舌上皮细胞、舌内神经嵴来源的间充质和肌源性细胞的增殖及分化是必需的。Wnt5a 是激活非经典 Wnt 信号通路的配体,在舌发育中主要表达在舌前部的上皮和临近上皮的间充质中,Wnt5a 功能丧失会导致明显的舌变短和舌强直。Wnt5a 表达与 CaMKIId 呈正相关,在抑制舌肌细胞增殖中起作用,并可能调控舌体下降。

神经嵴来源的间充质细胞中,TGF-β 在舌肌发育中具有重要作用。神经嵴来源的间充质细胞中,TGF-β 受体 2(Tgfbr2)缺失会导致小舌畸形。虽然其舌肌能够分化,但是肌纤维密度低且排列杂乱无章,并有舌内结缔组织发育缺陷。Tgfbr2 突变小鼠的神经嵴来源间充质细胞增殖不受影响,其小舌畸形是由于成肌细胞增殖活性降低,这与 Fgf10 表达下调有关。非经典性 TGF-β 信号通路对于舌神经嵴来源的间充质细胞发育有重要调节作用。Tgfbr2 突变小鼠的神经嵴来源的间充质细胞降低非经典性 TGF-β 信号通路,也会导致结缔组织分化障碍和肌细胞增殖减少。而 TGF-β 激活激酶(TAK1)在舌神经嵴来源的间充质细胞中丧失功能,会通过诱导 P38 活性而增加 Fgf10 表达,导致结缔组织增生,引起舌高耸(图 13-3-2)。

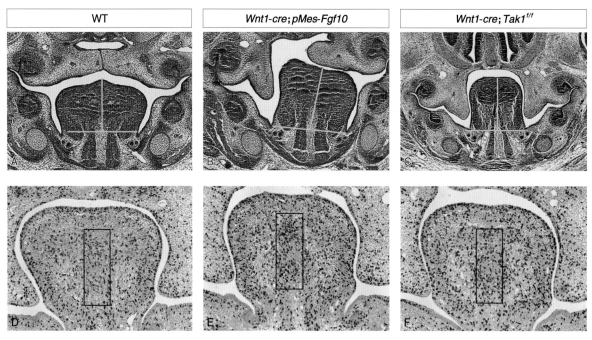

图 13-3-2 *Wnt1-cre*;*pMes-Fgf10* 和 *Wnt1-cre*;*TAK1^{f/f}* 小鼠舌异常表型
A~C. 胚胎 14.5 天野生型 *Wnt1-cre*;*pMes-Fgf10^{f/f}* 与 *Wnt1-cre*;*TAK1^{f/f}* 小鼠口腔冠状切面(HE 染色,10×);D~F. 胚胎 13.5 天野生型 *Wnt1-cre*;*pMes-Fgf10^{f/f}* 与 *Wnt1-cre*;*TAK1^{f/f}* 小鼠口腔冠状切面示舌中隔细胞增殖水平(BrdU,40×)。

经典 TGF-β 信号通路则在舌肌肉组织发育中起重要调节作用。在肌源性祖细胞中,失活经典 TGF-β 信号通路会导致小舌畸形,舌内肌纤维密度低,且排列无序。这是由于成肌细胞终末分化和融合受抑制而发生的,但其细胞增殖或存活未受影响。研究表明,舌肌细胞内的经典 TGF-β 信号通路,通过诱导 FGF4 和 FGF6 的表达,促进成肌细胞分化和融合。

三、发 病 机 制

由于舌和四肢的发育都需要经过复杂和频繁的上皮-间充质相互作用,特别是在这两个器官发育过程中,上皮-间充质相互作用涉及 Hedgehog 信号和 FGF 信号通路互相作用,因此,无舌和小舌畸形常与肢体畸形有关。细胞内 Hedgehog 信号通路是由细胞内纤毛来处理和传递的,口面指综合征-1 和 Meckel 综合征-1 都是由于原始纤毛的缺陷而引起舌和四肢发育异常的。在这两种综合征中，舌神经嵴来源的间充质细胞不能接收或处理早期舌上皮细胞产生的 SHH 信号，影响了舌原基的隆起和融合，导致肌源性细胞不能迁移到舌中，也无法增殖和分化，从而引发无舌或小舌畸形。

另一种罕见的舌畸形——分叉舌，与口面指综合征、Opitz G/BBB 综合征和糖尿病母亲综合征相关，常同时伴有腭裂、下颌裂、腭下颌中线和颈椎骨融合。这是由于在舌发育起始阶段，舌正中隆突与两个侧舌隆突的融合受到干扰，导致两侧侧舌隆突融合不足，使得舌尖沿纵向分裂，形成分叉舌或舌裂。

Treacher-Collins 综合征（TCS）是由于大量神经嵴细胞迁入上颌突、下颌突和舌原基之前凋亡，导致面中部和颌骨发育不全。Treacher-Collins 综合征通常表现出小舌畸形，但也经常由于小颌畸形引起 Pierre-Robin 综合征，即舌向在咽部后部移位，造成舌下垂阻塞气道，并导致继发性腭裂。

四、前沿热点

在骨骼肌发育过程中，肌源性细胞和周围细胞（包括肌腱细胞）之间的相互作用，对骨骼肌的发育至关重要。在颅面发育过程中，肌肉和肌腱之间的相互作用与在四肢和躯干中观察到的规律相似，即肌腱和肌肉在发育起始阶段是相互独立的，但在随后的发育中，肌肉组织必须和肌腱组织通过相互作用，才能正常分化并形成正确的附着模式。研究已经证明，肌腱形成缺陷或肌间隔中黏附分子骨膜素的丢失，会导致成肌细胞分化缺陷。与舌相关的所有肌腱都来源于神经嵴，而肌腱祖细胞分化依赖于 Scleraxis（Scx）活性。Scx 是一种参与控制胶原表达的转录因子，能够直接结合胶原基因的启动子，激活其表达。Scx 基因敲除的小鼠，肌腱形成减少。TGFβ 信号通路对于维持早期肌腱祖细胞的命运与存在至关重要。TGFβ2 和 TGFβ3 双突变或 II 型 TGFβ 受体失活，会导致小鼠四肢、躯干、尾部和颅颌面部大部分肌腱和韧带的丧失。在舌肌和其他颅面部骨骼肌的发育过程中，TGFβ 信号通路诱导和维持肌腱中 Scx 和 I 型胶原的表达。

第四节　下颌发育与小颌畸形

一、临床分型和表现

下颌作为整个颌面部最复杂精细的器官，不仅承担着重要的生理功能，而且对面部形态形成与外观具有重要作用。下颌发育过度（hyperplasia）或发育不足（dysplasia），都会对颌面部功能与形态产生不良影响。尤其是下颌发育不足导致小颌畸形（micrognathia），常常会导致颌面部其他组织器官形态发育异常与功能紊乱（图 13-4-1），出现皮埃尔·罗班综合征（Pierre Robin syndrome，PRS）等临床症状。

小颌畸形在新生儿中的发病率约为 1/8 500，表现为下颌骨发育过小，常易与颌后缩（retrognathia）的下颌骨倒位相混淆。在小颌畸形非常严重的情况下，也可导致颌后缩，使得舌下垂，即舌后坠而阻塞气道，形成 PRS。小颌畸形的诊断目前尚无明确的指标，常用的标准化方法是在胎儿第 12 周和第 37 周时，分别测量下颌骨的长度和宽度，计算出下颌骨在两个维度上的生长矢量，而后用下颌长度除以双顶径得出颌骨指数。一般当颌骨指数 <23 时，可诊断为小颌畸形。颌骨指数在诊断小颌畸形时虽然精确，但是测量困难，并且耗时。在对妊娠前 3 个月胎儿进行二维和三维超声检查时，均可以观察到正常左右下颌体之间的下颌间隙。下颌间隙在下颌的鼻后三角视图中缺失，是诊断胎儿小颌畸形的早期标志。虽然测量下颌间隙比其他技术可以更早发现小颌畸形，但是由于颌面部扫描技术通常不会在妊娠前 3 个月进行，因此临床应用并不广泛。

二、发育过程

下颌是由外胚层来源的颅神经嵴细胞（CNCC）发育而来，其发育过程的主要事件为下颌突的发生与特化、下颌模式形成、梅克尔软骨（Meckel's cartilage，MC）发生、下颌骨形态发生及生长。

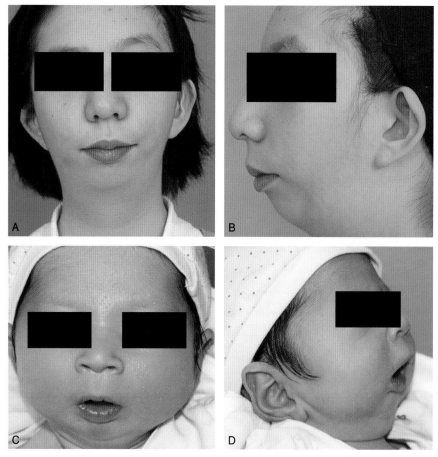

图 13-4-1　小颌畸形患者的临床表现

A. 成年小颌畸形患者面部正面观；B. 成年小颌畸形患者面部侧面观；C. 新生小颌畸形
患儿正面观；D. 新生小颌畸形患儿侧面观。

（四川大学华西口腔医院石冰医师供图）

（一）下颌突的特化

在小鼠胚胎第 9.5~10.5 天，CNCC 迁移至颌面第一鳃弓，并不断增殖形成膨隆的下颌突及上颌突。上下颌突的身份特化，主要是通过 *Dlx* 基因家族的不同表达组合来实现的，即上颌突仅表达 *Dlx1/2*，下颌突表达 *Dlx1/2/5/6*。其中，*Dlx5/6* 基因可以特化下颌的身份；*Dlx5* 和 *Dlx6* 基因表达缺失，会导致小鼠下颌向上颌的转化。此外，上下颌身份特化也与 Endothelin-1（Edn1）/Endothelin receptor type-A（Ednra）通路活性有关，Ednra 信号缺失会导致下颌向上颌结构转化，而这种转化会伴随 *Dlx5* 与 *Dlx6* 表达下调，而 *Dlx5/6* 可进一步通过调控 Hand2 表达，完成对下颌身份的特化。

（二）下颌的早期发育模式

在小鼠胚胎第 10.5 天之前，尽管在下颌突内缺乏分化的细胞，但未来的下颌远端-近端轴向（也称口-尾轴或口-对口轴）已经开始建立。在下颌发育中，磨牙或下颌支等靠近躯干中轴的部分被称为近端，而切牙和唇等远离躯干中轴的部分被称为远端。首先，在小鼠胚胎第 8.5~9.5 天，下颌突上皮表达 Fgf8 信号分子，可诱导其下方间充质在下颌远端表达特定的 Lim-同源框结构域基因（Lim-homeobox domain genes）*Lhx6* 和 *Lhx7*，而在下颌近端表达同源盒基因 Goosecoid（*Gsc*）。*Lhx6* 和 *Lhx7* 在下颌远端的表达，抑制了远端 *Gsc* 表达区域向下颌近端的扩展，从而初步建立了早期下颌的远-近轴模式。在随后的胚胎 9.5~10.5 天，下颌突的近-远轴模式进一步受到下颌上皮来源的 Fgf8 与 Bmp4 分子调控。下颌近端上皮表达 Fgf8，可诱导近端间充质表达 *Barx1* 和 *Dlx2*；而远端上皮则表达 Bmp4，将 Msx1、Msx2 与 Alx4 表达限制在下颌远端区域。Fgf8 与 Bmp4 通过在下颌近远端上皮之间的相互拮抗作用，诱导其下方间充质在近远端表达不同的特异性转录因子,从而决定了下颌近-远端模式。中胚层 Tbx1 是通过促进 Fgf8 与 Bmp4 之间的拮抗作用而控制下颌远中的发育模式。此外,*Dlx5/6* 通过将 *Dlx3* 和 *Dlx4* 表达域限制在下颌突最远端,也参与下颌突的近-远轴的建立。Fgf8 作为上皮来源的信号分子,除了调控下颌模式形成,也是发育早期下颌突细胞生存所必需的。在下颌发育早期,*Fgf8* 基因缺失会导致新生小鼠无颌畸形,而只保留下颌远端切牙。

(三)梅克尔软骨的发生及功能

梅克尔软骨发育早于下颌骨,是下颌发育过程中出现的特征性结构,起始于颅神经嵴衍生的间充质细胞凝集。此种细胞凝集是下颌骨形态发生和细胞分化的首个标志,是通过上皮-间充质相互作用来激活特异性基因而实现。

在小鼠胚胎第 12.5 天(相当于人胚胎第 6 周),颅神经嵴衍生的间充质细胞在未来的第一磨牙水平发生凝集,这是梅克尔软骨发生的第一步。然后,这些凝集的细胞不断增殖,并分化成软骨细胞。在小鼠胚胎第 13.5 天(相当于人胚胎第 7 周)时,梅克尔软骨不断沿下颌近-远两侧延长,并在最远侧末端融合,在下颌内呈现"V"形结构。梅克尔软骨细胞分泌富含 2 型胶原的软骨基质,形成从软骨性耳囊延伸至下颌联合的特异性双侧杆状软骨结构。梅克尔软骨在组织学上是典型的透明软骨,由成纤维细胞样的间充质细胞形成软骨膜,将梅克尔软骨与邻近的非软骨细胞分开。梅克尔软骨随着下颌骨的发育逐渐消失,其形成和退化的分子机制,尚不十分清楚(图 13-4-2)。梅克尔软骨远端结节状的残余软骨,可以存在于下颌骨中缝软骨直到出生。其近端最背侧弯曲骨化,形成听小骨(锤骨和砧骨)的原基,中间部位一部分降解,另一部分在下颌体后面的梅克尔软骨膜形成蝶下颌韧带和蝶骨系韧带。蝶骨下颌韧带在其附着部位骨化,形成下颌骨的下颌小舌和蝶骨棘。软骨发育关键基因 *Sox9* 的表达,是梅克尔软骨发生所必需的。*Sox9* 在颅神经嵴衍生的间充质细胞中表达缺失时,可导致梅克尔软骨完全缺失,虽然下颌骨仍可发生,但是下颌骨体积变小,并出现髁突和喙突缺失的形态改变。这提示梅克尔软骨可能主要控制下颌骨的形态大小,而不是下颌骨的模式形成和发生。

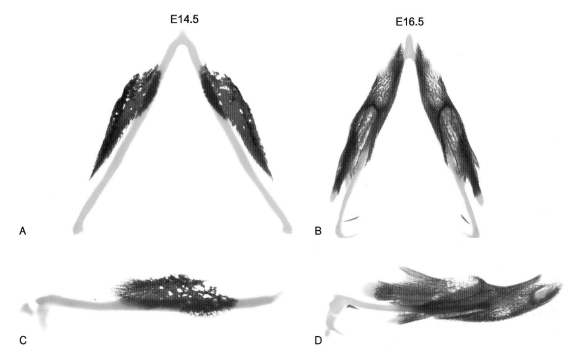

图 13-4-2 退化中的小鼠梅克尔软骨

A. 小鼠胚胎第 14.5 天下颌骨和软骨整体染色(俯视),可见完整连续的梅克尔软骨;B. 小鼠胚胎第 16.5 天下颌骨和软骨整体染色(俯视),梅克尔软骨在磨牙窝前已经断开;C. 小鼠胚胎第 14.5 天下颌骨和软骨整体染色(侧面观),可见梅克尔软骨完整、连续;D. 小鼠胚胎第 16.5 天下颌骨和软骨整体染色(侧面观),磨牙窝前的梅克尔软骨发生了断裂(茜素红阿尔辛蓝染色,10×)。

梅克尔软骨内的细胞增殖及分化过程受结缔组织生长因子（connective tissue growth factor, CTGF）影响。CTGF 从小鼠胚胎第 12.5 天软骨凝聚形成时出现，至第 15.5 天在整个梅克尔软骨中表达。*CTGF* 缺失小鼠的梅克尔软骨形态严重改变，出现近端折叠，并伴有小颌畸形，推测是由于梅克尔软骨的机械性能被破坏引起的。而 CTGF 在梅克尔软骨内表达受 TGF-β 信号分子通路的调节，在小鼠颅神经嵴衍生的间充质细胞中敲除 TGF-β 的 1 型或 2 型受体后，都会导致梅克尔软骨形态缺陷和下颌骨变小。此时，梅克尔软骨中 CTGF 表达量下降，而添加外源性 CTGF 可以挽救梅克尔软骨的细胞增殖缺陷。而且 CTGF 启动子序列含有 TGF-β 应答元件，均提示 TGF-β 信号通路通过激活 CTGF 表达，促进梅克尔软骨细胞的增殖和分化。

（四）下颌骨形态的发生与生长

下颌骨形态发生是沿着近-远轴以不同的骨化方式进行的。骨化方式分为膜内骨化和软骨内骨化。膜内骨化是下颌骨的主要骨化方式，其特征是间充质细胞凝聚，并直接分化形成成骨细胞。而软骨内骨化需要先分化成软骨模板，然后在此基础上发生骨化。下颌远端区域经历软骨内骨化，形成下颌骨中缝软骨；中间部分经历膜内骨化；近端区域的次级软骨，则发生软骨内骨化。出生时下颌体与下颌支的比例大于成年（图 13-4-3）。这表明，胚胎期下颌骨体积取决于下颌骨体生长，而出生后下颌骨体积主要受下颌支生长的影响。发育中的下颌支首先位于梅克尔软骨的外侧，是与下颌骨连续的致密结缔组织膜。下颌支之后的发育与下颌体向后的骨化和次生软骨的出现有关。关于次生软骨，尤其是髁突软骨，在下颌生长中的作用一直存在争议。一种观点认为，这种软骨是出生后下颌骨生长的重要中心，其持续增殖是下颌长度和下颌支高度增加的主要原因。而另一种观点认为，髁突软骨的增生是下颌生长的结果，而不是生长的原

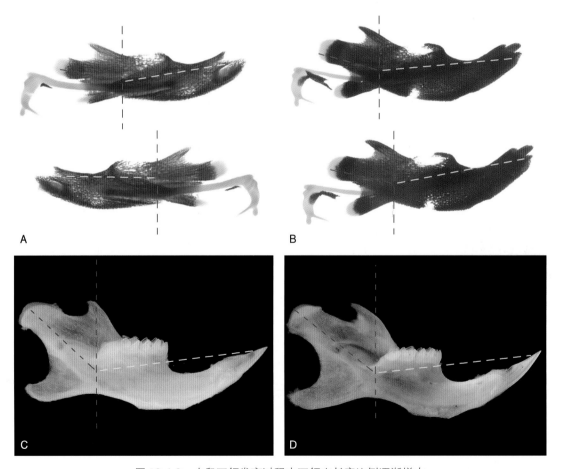

图 13-4-3　小鼠下颌发育过程中下颌支长度比例逐渐增大

A、B. 胚胎第 14.5 天与第 16.5 天小鼠下颌骨（茜素红阿尔辛蓝染色，10×）；C、D. 出生后第 2 周与第 4 周小鼠下颌骨。

因。后一种观点目前得到了实验研究的支持。研究表明,在维持正常下颌功能的情况下,髁突切除术后,下颌生长相对不受影响。

(五)下颌骨中部膜内骨化

下颌骨中间部分最先骨化。小鼠胚胎第 13.5 天(约为人胚胎第 7 周),在梅克尔软骨的前外侧的磨牙胚水平处,间充质细胞首先凝集形成一条带状致密结缔组织膜。这些凝集细胞直接增殖、分化,形成成骨细胞,并合成分泌能够结合钙盐的胶原-蛋白多糖基质(细胞外基质),开始形成类骨质,即下颌最初的骨化中心,一般位于带状致密结缔组织膜上靠近未来颏孔的部位。骨化中心出现后,迅速向后、向前和向上扩展,围绕下牙槽神经及其末梢分支(切牙神经和颏神经),在梅克尔软骨外侧方向产生一块骨板。该骨板上下边缘围绕着梅克尔软骨,向口腔内侧弯曲延伸,形成下颌磨牙胚舌侧牙槽骨。同时,该骨板沿梅克尔软骨长轴不断的延伸并矿化,在远端到达下颌正中联合。最终,随着梅克尔软骨的退化,牙胚中的神经血管束被包含在下颌骨的骨管内,且牙槽突有了明显的发育。胚胎期下颌骨的形态和体积,取决于下颌体的迅速增长和骨化。下颌骨的生长是通过骨的重塑来实现的。一般来说,下颌体的高度增加主要是由于牙槽骨的形成。下颌骨长度的增加是通过在下颌支后表面的骨沉积伴随其前表面的代偿性吸收,喙突后表面的骨沉积和髁突前表面的骨吸收完成的。下颌骨宽度的增加是由于下颌骨外表面的骨沉积和内表面的吸收造成的。

胚胎期下颌骨的膜内成骨细胞分化过程,受到多个信号分子、信号传导蛋白和转录因子的调控。调控成骨细胞分化的关键转录因子 Runx2(*runt* 相关基因 2,也称 Cbfa1),是将间充质细胞定向为成骨祖细胞(osteo-progenitor cell)的首要基因之一,是间充质细胞分化为前成骨细胞(osteo-precursor/pre-osteoblast cell)所必需的。*Runx2* 敲除小鼠出现成骨细胞和所有骨骼的完全缺失(也缺乏髁突软骨和下颌骨),而在梅克尔软骨中出现异位软骨突。在下颌原基中,Hand2 蛋白通过直接结合 *Runx2*,抑制其转录活性和表达,抑制下颌骨中成骨细胞分化;而 *Dlx5* 则诱导 *Runx2* 表达,促进成骨细胞分化。Osteix(*OSX* 或 *SP7*)是 *Runx2* 下游基因,促进前成骨细胞的分化和成熟,并在成骨细胞持续表达。Osteix 在颅神经嵴衍生的间充质细胞中缺失,不会影响梅克尔软骨的发生,但会导致成骨细胞成熟迟缓,因而造成下颌骨体积减小、骨量降低。此外,下颌骨的骨化及细胞增殖也受 TGFβ 介导 Msx1 控制,而 Msx1 被推测是通过促进 Bmp4 表达来促进成骨分化。

(六)下颌近端及远端软骨内骨化

下颌近端及远端联合区是通过软骨内骨化形成的,其特征是间充质细胞凝集后,需要先分化成软骨模板,然后在此基础上发生骨化。下颌骨近端被认为是次生软骨,是由软骨内骨化形成的三个突起构成,包括髁突、喙突及角突(下颌角)。这三个突起表面附着咀嚼肌,维持咀嚼运动等重要生理功能。髁突软骨是研究最多的主要的次生软骨,与原发软骨的区别在于,其祖细胞(前成骨/成软骨细胞)能快速分化为肥大软骨细胞。小鼠下颌近端的髁突和角突的发育,始于胚胎第 14.5 天的间充质细胞凝集,此区域的间充质细胞被称为成骨/软骨祖细胞。同时,Runx2、Osterix 和 Sox9 三种转录因子,导致成骨和成软骨因子竞争性相互作用,调节其软骨内成骨过程。Osterix 在成骨/软骨祖细胞中表达降低,可能对于这些细胞的软骨命运的特化,进而形成髁突软骨至关重要。

TGF-β 信号通路通过调节成骨转录因子(Runx2 和 Dlx5)和成软骨转录因子(Sox9)在下颌间充质细胞中的平衡,决定下颌间充质细胞的命运。*Wnt1-Cre;Tgfbr2^{fl/fl}* 小鼠(在颅神经嵴衍生的间充质细胞中失活 TGF-β 信号通路)下颌髁突及喙突减小,角突消失,Sox9 在下颌骨近端区域中的骨/软骨祖细胞中表达减少,而成骨细胞标志物如 Runx2 和 Dlx5 表达增强。当在 *Wnt1-Cre;Tgfbr2^{fl/fl}* 小鼠中敲除 *Dlx5* 后(即 *Wnt1-Cre;Tgfbr2^{fl/fl};Dlx5^{-/-}* 小鼠),挽救了角突细胞增殖和软骨形成,表明 TGF-β 信号通路通过调控成骨/成软骨转录因子的平衡,促进下颌骨近端间充质细胞向软骨细胞的分化。

下颌骨最远端通过软骨内骨化形成中缝软骨。从小鼠胚胎第 16.5~18.5 天,在下颌中缝软骨区表达 Tgfβ-1 和 Runx2 的间充质细胞凝聚,形成 Sox9 阳性的软骨细胞,并形成类似于关节软骨生长板的结构,开始表达 X 型胶原、Indian hedgehog(Ihh)和骨桥蛋白。Ihh 对于中缝软骨发育是必不可少的。Ihh 缺失小鼠由于软骨细胞提早成熟,导致成软骨祖细胞增殖减少,引起中缝软骨发育缺陷。此外,虽然 Bmp7 失活不影响梅克尔软骨远端 Sox9 阳性细胞的凝集,但其软骨细胞分化被抑制,以致于下颌骨远端中缝软骨缺失。

三、发 病 机 制

颌面骨骼是颅神经嵴细胞的衍生物,神经嵴细胞发育异常导致的颅颌面先天缺陷,占人类先天颅颌面缺陷的至少 1/3。先天性下颌畸形在颅面先天性发育畸形中十分常见,主要包括小颌畸形(micrognathia)、巨颌症(macrognathia)和无颌畸形(agnathia)。其中,小颌畸形更常见,出现在超过上百种的综合征中。小颌畸形是指在发育中由各种原因所致的下颌骨发育不良,表现为下颌骨短小,伴发颏部后缩。作为最常见的下颌发育异常,小颌畸形可单发,也可作为多种综合征的伴发症状。目前,已经确认多个重要基因家族和信号传导通路的突变,如 TGF-β、BMP、FGF 基因家族及 ERK 信号通路,与小颌畸形发生相关。

TGF-β 超家族成员包括活化素(activin)、骨形态发生蛋白质(BMP)和生长分化因子(GDF)基因家族,编码分泌型信号配体分子。这些配体信号分子通过与由 TGF-β Ⅰ型和Ⅱ型受体组成的异聚复合物结合,向细胞内发出信号。TGF-β 配体先与Ⅱ型受体结合,然后Ⅱ型受体募集并磷酸化Ⅰ型受体。磷酸化的Ⅰ型受体继而磷酸化 Smad 2/3 蛋白,使其与 Samd4 蛋白结合进入细胞核内,作为转录激活复合物激活特定下游基因的表达。TGF-β 信号通路既通过 Msx1 表达控制下颌骨祖细胞增殖及膜内骨化,也通过促进 Sox9 及抑制 Dlx5 调节下颌近端的软骨内骨化。因此,TGF-β 信号通路失活导致小颌畸形,是以下颌近端发育不良为特征,表现为下颌近端成骨细胞分化加速,以及软骨形成障碍(髁突、喙突减小及角突消失)。在严重的情况下,下颌骨近端结构几乎消失(远端结构仍然保留),这与发育早期下颌近端间充质细胞凋亡增加,以及下颌模式形成基因 Gsc、Lhx6/7、BMP2 和 Alx4 降低有关。

BMP 信号通路传导障碍与小颌畸形及颅骨缺损相关。对 BMP 家族的三个重要配体 Bmp2、Bmp4 和 Bmp7 条件性敲除的研究发现,在发育早期的下颌突上皮中敲除 Bmp4,可导致下颌骨几乎完全丧失或者远端严重缩短(下颌近端依旧形成);在下颌间充质中单独失活 Bmp4,小鼠下颌骨整体尺寸变小,但下颌近端三个突起能够形成;单独失活 Bmp7 的小鼠,下颌骨尺寸及形状无明显变化,或者整体尺寸变小;单独失活 Bmp2 的小鼠,下颌骨整体尺寸变小,下颌近端喙突消失,说明 Bmp2 在调控下颌骨喙突发育中具有独特的作用。与 TGF-β 信号通路不同,BMP 信号通路是通过磷酸化 Smad1/5/8,使其结合 Smad4 形成转录激活复合物,来激活包括 Gata、Hand、Satb 和 Klf 等多个基因家族编码的多个转录因子表达,以此控制下颌发育中骨祖细胞自我更新、成骨细胞分化,并调节各种细胞分化之间的命运平衡。

下颌间充质细胞中 ERK 信号传导障碍,也会导致小颌畸形。ERK 信号通路通过三级蛋白激酶级联反应,包括 MAPKKK(RAF)、MAPKK(MEK1/2)及 MAPK(ERK1/2),将细胞外信号传导至胞内,来调控诸如细胞迁移、存活和增殖等细胞行为。ERK 激活可能定义下颌中的成骨祖细胞,将其分化为成骨细胞,调节下颌原基中成骨分化程序中的早期步骤,对于下颌的尺寸和形态是必需的。在颅神经嵴衍生的间充质中失活 Erk2,会导致小鼠会出现类似人皮埃尔·罗班综合征的小颌畸形、小舌畸形(伴发舌位置异常)和腭裂等颌面部畸形。下颌间充质细胞 Osterix 和Ⅰ型胶原表达下降,不但导致下颌骨体的膜内骨化被抑制,也使下颌近端髁突的尺寸显著减小,角突和喙突发育不良或完全缺失。

四、前 沿 热 点

(一)皮埃尔·罗班综合征的病因学研究

皮埃尔·罗班综合征(Pierre Robin syndrome,PRS)是一组由先天性小颌畸形、舌下垂和气道阻塞组成的临床三联征,而且在多数情况下会引起继发性腭裂。在没有其他先天性异常的情况下,通常被称为非综合征性皮埃尔·罗班综合征;作为更复杂的综合征组成部分的,则被命名为综合征性皮埃尔·罗班综合征。大约 26%~83% 皮埃尔·罗班综合征,被诊断为综合征的一部分,最常见的是 Stickler 综合征、22q11.2 缺失综合征(Digeorge 综合征)、Treacher Collins 综合征和 campomelic 发育不良等。其中,约 11%~18% 的皮埃尔·罗班综合征患者被诊断患有 Stickler 综合征,而 22q11.2 缺失综合征约占 11%。皮埃尔·罗班综合征发病率为 1/14 000~1/8 000。非综合征性皮埃尔·罗班综合征的病死率为 1.7%~11.3%，而综合征性皮埃尔·罗班综合征的病死率增加到 26%。虽然腭裂不是诊断皮埃尔·罗班综合征的严格标准，但是 85% 的患者伴有腭裂。而综合征性的患者腭裂发病率为 38%~44%，且无性别差异。

目前的观点认为，引发皮埃尔·罗班综合征的关键因素是小颌畸形。在人胚发育第 7 周，随着下颌骨开始沿着矢状方向向前生长，起源于下颌骨的颏舌肌向前伸展而使舌变平，从而为腭板抬升留出空间。而当下颌骨在矢状方向生长不足时，由于无法为舌下降提供足够空间，以及颏舌肌肌腱附着位点改变，可能引发舌收缩力变化，从而导致舌根不能向前伸展，将迫使舌体抬高后缩，使婴儿易患声门气管阻塞，也阻碍了腭板抬升和融合，形成继发性腭裂。目前，尚未鉴定出与皮埃尔·罗班综合征有经典因果关系的单一基因突变。

以小鼠作为疾病模型的研究发现，当在神经嵴来源的颅颌面间充质细胞中特异性失活 Erk2 时，小鼠会出现合并继发性腭裂的皮埃尔·罗班综合征。这提示综合征性和非综合征性皮埃尔·罗班综合征，可能都是通过抑制 Erk2 活性引发小颌畸形，从而导致皮埃尔·罗班综合征的。

(二)下颌肌群发育对下颌骨形态的影响——颌面发育中组织间的相互作用

虽然下颌骨是一块独立的骨，但它可以被认为是由许多骨骼单元组成的。小鼠下颌骨在结构上分为 6 个形态发生单元，从远中至近中依次是切牙牙槽突、磨牙牙槽突、下颌支，以及喙突、髁突、角突 3 个突起。每个单元与 1 个或多个软组织"功能模块"相关，这些模块的行为大致上决定了每个骨骼单元不同的功能。下颌骨上附着多种升、降颌肌群，包括咀嚼肌群中的咬肌、颞肌、翼内肌、翼外肌、二腹肌(前腹)、下颌舌骨肌、颏舌肌、颏舌骨肌等附着在下颌骨内外侧的多种肌群，维持及稳定下颌的运动，以行使重要的生理功能。例如，下颌支受翼内肌和咬肌的影响，髁突受翼外肌的影响，而喙突形成一个受颞肌作用的骨骼单元，在下颌早期发育时对颞肌进行切除，可能导致成年下颌骨萎缩或喙突完全缺失。

下颌骨的发育也极有可能会受到其表面附着肌肉与肌腱发育的调控。目前，有研究报道称，全身骨骼肌缺乏或分化不良的小鼠都出现明显的小颌畸形，表现为下颌短缩、下颌远端出现急剧弯曲、髁突及角突尺寸减小及喙突几乎消失。然而，这是否是由于下颌骨上附着肌肉/肌腱组织发育缺失直接导致小颌畸形发生的，目前并没有进行后续深入的研究。此外，关于其他肌腱/肌肉发育对颅颌面骨骼发育的影响，也几乎没有专门的研究。

研究表明，肌肉及肌腱发育对于小鼠躯干和四肢骨骼的正常形态发生与功能是必不可少的。小鼠骨骼肌缺失或分化不良时，出现脊柱和四肢骨骼短缩、骨化中心与骨量减少，以及骨表面结构，如骨隆突与骨结节等缺失或变形。但当肌肉和肌腱组织正常形成，只是肌肉收缩障碍时，仅有骨骼表面次级结构的轻微形态变化。这提示，胚胎骨骼矿化可能受肌肉运动负荷影响，而骨骼表面次级结构形成可能依赖于肌肉提供的旁分泌因子。此外，肌腱发育异常也往往会导致骨骼异常。间充质细胞向肌腱定向分化时必须有 Scleraxis(Scx)、Mkx 及 Egr1 等肌腱发育相关转录因子表达。小鼠躯干与四肢的肌腱祖细胞，来源于软骨始基最外层未分化的 Sox9 阳性间充质细胞。当软骨细胞分化时，在信号分子 Shh、FGF，尤其是 TGFβ2 的诱导下，间充质细胞开始表达肌腱特异性标志物 Scx，同时伴有 Sox9 表达下降，开始分化为肌腱细胞。当 TGFβ2 缺失时，间充质细胞将持续表达 Sox9 而不表达 Scx，最终分化成软骨细胞。Scx 缺失导致小鼠肌腱形成受到抑制，使肌腱-骨交界面的隆突和骨嵴不能形成。发育中的肌腱通过分泌 FGF，诱导骨骼表面的隆突祖细胞增殖，并表达 Bmp4。而 Bmp4 诱导骨隆突祖细胞表达 Runx2，并开始成骨分化，最终形成骨骼表面次级结构。当 Bmp4 表达被抑制后，小鼠肱骨三角肌结节及骨脊形成被抑制。这提示，肌腱能够通过旁分泌方式直接调控骨骼细微形态。

下颌形态异常是临床较常见的先天性发育畸形，大多表现为下颌缩短，并常伴有颌骨表面结构缺陷。目前，对于其病因的研究大多集中于下颌骨自身发育过程中的障碍，包括骨骼或软骨发育方面，而忽略了其相邻软组织，尤其是与其直接相连、产生并传递肌收缩力的肌肉/肌腱对下颌骨及整个颅颌面部骨骼的重要作用，这也导致了许多颌面部畸形尚未找到病因。此外，由于四肢与躯干部骨骼和肌腱均来源于中胚层的间充质细胞，而颌面骨骼和肌腱却来源于外胚层神经嵴细胞，因此躯干和四肢肌腱的发育过程，以及其调控肌肉和骨骼形态功能的机制，是否适用于颌面部发育，尚未有确切研究。由于目前几乎所有的肌腱发育研究均是以躯干,尤其是四肢为对象,而颌面肌腱研究甚少,其发育是否也与躯干与四肢部遵循相同的模式与分子调控机制尚需要明确。

（肖晶 刘超）

参考文献

1. 高岩. 口腔组织病理学. 8 版. 北京:人民卫生出版社,2020.

2. 俞光岩,王慧明. 口腔医学:口腔颌面外科分册. 北京:人民卫生出版社,2016.

3. BERKOVITZ B K B,HOLLAND G R,MOXHAM B J. Oral anatomy,histology and embryology. 4th ed.Philadelphia:Mosby,2009.

4. NANCI A. Ten Cate's oral histology. 8th ed. St. Louis:Elsevier,2013.

5. HAND A R,FRANK M E. Fundamentals of oral histology and physiology. Hoboken:Wiley Blackwell,2014.

6. MYERS S L,CURRAN A E. General and oral pathology for dental hygiene practice. Philadelphia:F A Davis Company,2014.

7. PARADA C,HAN D,CHAI Y. Molecular and cellular regulatory mechanisms of tongue myogenesis. J Dent Res,2012,91(6):528-535.

8. PARADA C,CHAI Y. Mandible and tongue development. Curr Top Dev Biol,2015,115:31-58.

9. COBOURNE M T,ISEKI S,BIRJANDI A A,et al. How to make a tongue:Cellular and molecular regulation of muscle and connective tissue formation during mammalian tongue development. Semin Cell Dev Biol,2019,91:45-54.

10. MILLINGTON G,ELLIOTT K H,CHANG Y T,et al. Cilia-dependent GLI processing in neural crest cells is required for tongue development. Dev Biol,2017,424(2):124-137.

11. ZHU X J,YUAN X,WANG M,et al. A Wnt/Notch/Pax7 signaling network supports tissue integrity in tongue development. J Biol Chem,2017,292(22):9409-9419.

12. HUANG A H,LU H H,SCHWEITZER R. Molecular regulation of tendon cell fate during development. J Orthop Res,2015,33(6):800-812.

13. FELSENTHAL N,ZELZER E. Mechanical regulation of musculoskeletal system development. Development,2017,144(23):4271-4283.

14. FELSENTHAL N,RUBIN S,STERN T,et al. Development of migrating tendon-bone attachments involves replacement of progenitor populations. Development,2018,145(24):dev165381.

15. SUBRAMANIAN A,KANZAKI L F,GALLOWAY J L,et al. Mechanical force regulates tendon extracellular matrix organization and tenocyte morphogenesis through TGFbeta signaling. Elife,2018,7:e38069.

16. ROBERTS R R,BOBZIN L,TENG C S,et al. FGF signaling patterns cell fate at the interface between tendon and bone. Development,2019,146(15):dev170241.

17. HUANG A H,WATSON S S,WANG L,et al. Requirement for scleraxis in the recruitment of mesenchymal progenitors during embryonic tendon elongation. Development,2019,146(20):dev182782.

18. LI C,LAN Y,JIANG R. Molecular and cellular mechanisms of palate development. J Dent Res,2017,96(11):1184-1191.

19. JIA S,ZHOU J,FANELLI C,et al. Small-molecule Wnt agonists correct cleft palates in Pax9 mutant mice in utero. Development,2017,144(20):3819-3828.

20. LI C,LAN Y,KRUMLAUF R,et al. Modulating Wnt signaling rescues palate morphogenesis in Pax9 mutant mice. J Dent Res,2017,96(11):1273-1281.

21. HAMMOND N L,BROOKES K J,DIXON M J. Ectopic hedgehog signaling causes cleft palate and defective osteogenesis. J Dent Res,2018,97(13):1485-1493.

22. COHEN M M JR. Syndromes with cleft lip and cleft palate. Cleft Palate J,1978,15(4):306-328.

23. GARG P,LUDWIG K U,BÖHMER A C,et al. Genome-wide analysis of parent-of-origin effects in non-syndromic orofacial clefts. Eur J Hum Genet,2014,22(6):822-830.

24. PARADA C,HAN D,GRIMALDI A,et al. Disruption of the ERK/MAPK pathway in neural crest cells as a potential cause of Pierre Robin sequence. Development,2015,142(21):3734-3745.

25. GIUDICE A,BARONE S,BELHOUS K,et al. Pierre Robin sequence:A comprehensive narrative review of the literature over time. J Stomatol Oral Maxillofac Surg,2018,119(5):419-428.